FRAMES OF REFERENCE FOR
PEDIATRIC OCCUPATIONAL THERAPY_KRAMER · HINOJOSA

SECOND EDITION

# 아동작업치료
## 이론의 틀

옮긴이_김경미 · 김영근 · 김태훈 · 박수현 · 유은영 · 이지연 · 조무신

LIPPINCOTT WILLIAMS & WILKINS
A Wolters Kluwer Company
Philadelphia · Baltimore · New York · London
Buenos Aires · Hong Kong · Sydney · Tokyo

정 문 각

# 한글판 머리말

우리나라의 아동 인구가 줄어들고 있다고는 하지만 의학의 발전과 환경 호르몬 등의 여러 가지 요인으로 인해서 장애 아이들의 수는 줄어들지 않고 오히려 장애 성향을 가진 아이들까지 고려하면 그 수는 늘어나고 있는 추세다. 장애 아이들에 대한 정부의 의료 혜택이나 의료 재활의 관심도가 과거에 비해 많이 증가하고 있고 이와 더불어 특수교육 시스템이 강화되고 정부의 각종 지원 사업으로 인해 치료교육과 지역 치료교육 센터들이 개설되면서 장애를 가진 아이들에게 교육적 서비스도 증가하고 있다. 이러한 이유에서인지는 확언할 수 없지만 대학에서 학생들 취업 관리를 해본 결과 장애아동을 전문적으로 치료할 작업치료사를 찾는 병원이나 기관들의 문의가 늘어나고 있다. 이러한 의료와 교육적 요청을 고려해 볼 때 학교 교육에서 아동작업치료에 대한 교육과 아동 전문 작업치료사를 더욱 심도 있게 양성해야 할 필요성을 느낀다.

학교에서 학생들을 교육하면서 느낀 것은 학생들이 아동 작업치료를 성인 작업치료보다 공부하기에 어려워한다. 물론, 역자의 역량이 부족한 것이 근본적인 원인이겠지만 학생들이 아동작업치료를 어려워할 수밖에 없는 이유를 고려해 볼 때 아이들은 고정된 상태로 머물러 있지 않고 무척 가변적이다. 그렇다고 성인들은 전혀 가변적이 아니라는 것은 아니다. 아이들은 계속 성장하는 시기이므로 시간적인 측면에서 볼 때 성인들보다 훨씬 가변적이라는 것이다. 둘째, 아이들은 성인보다 환경 영향에 더욱 민감하다. 치료사라는 사회적 환경에도 아이들이 적응하기에 성인보다 어려움이 크다는 것은 아동을 치료해 본 사람들이라면 공감할 수 있다. 셋째, 아동 질환을 고려해 보니 무척 다양하고 한 질환에 파생된 질환들과 스펙트럼식의 장애적 경향을 가진 경우를 따져본다면 성인에 비해 무척 복잡하다. 마지막으로 아동은 경험의 양이 성인에 비해 적다. 아동 입장에서 세상을 바라볼 때 온통 비 친숙한 것 투성이다. 성인 환자들에 대한 치료가 이미 학습된 것을 재학습한다는 재건축의 의미라면 장애 아이들은 치료사가 새롭게 건축해야 하므로 치료 시 고려해야 할 사항들이 상당히 많다. 아동작업치료의 이러한 난점 뒤에는 상당한 매력도 있다. 먼저, 아이들은 변화가 가능성이 많다는 것은 그만큼 치료사의 중재에 대한 긍정적 변화를 이끌 수 있는 잠재력이 많다는 것이다. 또한 보호자의 기대치와 치료 동기 및 의지가 매우 강하다는 것이다. 무엇보다 한 장애 아이가 앞으로 살아가야 할 전체 삶을 치료사가 고려하고 새롭게 건축한다는 것은 치료사에게는 도전해 볼 만하고 무척 많은 보람이 있을 것으로 본다. 위에서 열거한 사실들은 작업치료를 공부하는 학생들과 임상 작업치료사들이 아동 작업치료에 관심을 가지고 심도 있는 학문과 연구를 해야 할 이유가 될 것이다.

역자는 강단에 서서 학생들에게 나름대로 열심히 준비하여 아동작업치료를 가르치고 있고 이쯤이면 학생들 입장에서는 기본적인 것은 전달했다고 자만해 보지만 학생들이 취업을 할 때쯤 '어떻게 치료해야 하는가?' 라고 털어놓는 부분에 대해서 답답함을 금할 길이 없다. 물론 일차적으로는 역자의 역량이 부족한 탓이다. 핑계이겠지만 학생들이 처한 시간적 제약과 교재의 탓도 해 본다. 나름대로 아동작업치료의 대표적인 책들을 참고해서 강의를 하고 평가도구와 치료 계획을 세우는 것까지 학생들을 안내하지만 정작 치료에 대한 이론이나 이론의 틀(Frames of reference)만을 소개해 놓고 있는 교재를 찾아보기가 어려웠다. 정작 임상에 나가서 치료사로서 '어떻게 치료할 것인가?' 에 대한 고민은 궁극적인 것이다. 물론 정확하고 면밀하게 평가해서 목표를 설정하고 거기에 맞는 활동을 분석해서 아이들에게 적절하게 제시하면 치료적 접근은 가능하겠지만 이러한 절차를 뒷받침해 주는 치료 모델을 결정하는 것은 매우 중요한 문제이다. 그러나 학생들에게 이러한 치료 이론, 이론의 틀, 모델까지 강의하기에는 다양한 영역을 함께 공부해야 하는 학생들에게 시간상 역부족이고 이러한 학문의 욕구를 충족할 만한 교재도 부족하다. 이러한 부분들에 대해 고민을 하고 있던 역자는 Kramer와 Hinojosa(1999)의 「Frames of Reference for pediatric occupational therapy(2nd ed.)」을 접하게 되었다. 역자는 이 책이 출판되자마자 호기심 반, 기대 반으로 구입을 하게 되었고 첫 장을 읽기 시작한 순간 이 책을 손에서 놓을 수가 없었다. 위에서 언급한 역자의 고민과 답답함을 어느 정도는 해소해 줄 수 있는 책을 이제야 찾았다는 안도감도 있었다. 그리고 아동을 전문적으로 치료하시는 몇몇 임상 작업치료 선생님과 교수님께 이 책을 소개하였는데 다들 병원이나 기관에서 아동을 치료하는 치료사라면 꼭 한번쯤은 참고해 볼 만한 가치가 있는 책이라는 데 이구동성하였다.

이 책이 기존에 교재로 쓰고 있는 책과 차별이 되는 점은 치료 이론, 중재 접근법, 치료 방향에 대한 것을 집중적으로 소개하고 있다는 점이다. 많은 학생들이 공부하기에 어려워하는 이론의 틀에 대하여 구조와 구성 요소들부터 쉽게 설명하고 있다. 그 중에서도 현재 임상에서 많은 작업 치료사들이 치료적 근간으로 고려하는 이론의 틀과 작업치료에서 새로이 부각된 이론의 틀을 포함하여 10가지 이론의 틀을 비교적 이해하기 쉽게 설명하고 있다. 또한 우리나라에서도 많은 치료에 활용하고 있는 대표적인 이론의 틀인 신경발달치료와 감각 통합 그리고 운동 기술 습득에 대해서는 구체적인 사례까지 소개하고 있어서 심도 있으면서 보다 쉽게 이해하는 데 큰 도움을 준다는 것이다.

역자는 강의시간에 이 책의 내용을 부분적으로 정리하여 학생들에게 강의하고 있고 직접 책을 소개하기도 한다. 그리고 이제 갓 취업하여 치료하는 데 두려움을 느끼는 제자들에게 서슴없이 이 책을 소개하곤 한다. 그러나 학생들이 원서로 된 책으로 공부하는 것이 학생들의 발전을 위해 필요하다는 것을 충분히 공감하고 있지만 학생들의 입장에서 볼 때 원서로 공부하는 것에 대해 두려워하는 학생들이 상당수이고 이러한 어려움이 오히려 학습의 동기를 떨어드린다는 것을 절실히 경험한 결과 이 책을 번역하기로 마음먹었다.

역자가 번역한 부분을 읽어보니 읽을 때마다 참으로 송구스러운 부분들이 많다. 우리말 쓰는 것도 어려워하면서 남의 나라 말을 우리말로 매끄럽게 옮긴다는 것이 역자에게는 고통이었으나 역자보다 훌륭한 교수님들이 함께 공동 작업을 하셨기에 든든하고 그나마 위안을 삼아본다. 동시에 여러 가지 일을 하면서 시간 내어 급하게 서두르다 보니 그런 표가 나는 부분이 한두 군데가 아니다. 이러한 부분들은 독자들이 너그러이 이해해 주시길 바란다.

이 책은 현재 작업치료를 공부하는 학생들에게는 아동작업치료뿐만 아니라 작업치료 전반적인 치료 원리를 이해하는 데 참 좋은 스승이 될 것이고 임상에서 아동작업치료에 종사하고 있는 선생님들에게는 좋은 벗이 될 것이라 확신한다. 부디 이 책을 통하는 많은 분들에게 아동작업치료에 대해 자신감을 갖고 전문지식을 한층 심화하는 데 길잡이가 되고 훌륭한 작업치료사로서의 역할을 해내는 데 도움이 되어 이 분들을 통해 치료받는 아이들이 보다 좋은 미래를 꿈꾸게 되기를 간절히 소망한다.

역자 대표 **김영근**

# 영문판 머리말(foreword)

최근까지, 작업치료 임상에서는 가장 최선의 방법으로 무엇을 할 것인가에 대해 직관적인 느낌이나 관례화된 기술 또는 모방을 사용하여 왔다. 대부분의 작업치료사들은 각 개인의 문제를 평가하고 치료하는 과정에서 정확하게 무엇을 했는지에 대해 명확하게 표현할 수 없었으며 평가와 치료과정의 기초를 제공하고 지원해줄 이론적 정보가 무엇인지도 알아낼 수 없었다.

이번 「아동작업치료를 위한 이론의 틀」의 두번째 판에서는 이러한 상황이 더 이상 존재하지 않는다. 작업치료사들은 이제 임상의 기초가 되는 데 사용하는 이론의 틀(임상의 가이드라인을 위한 이론적 기초)을 가지고 있다. 첫번째 판과 유사하게, 이번 교재에도 유아, 아동, 청소년의 전형적인 훈련 및 교육(habilitation)을 위한 다양한 이론의 틀이 소개되어 있다.

이번 판에는 몇 가지 변화가 있다. 특별한 것은 치료에 대한 계획 세우기와 치료를 실행하는 데 더 쉽고 간결하게 이론의 틀의 변화(문제 치료를 안내하는 데 사용되는 원칙 및 원리)를 요구하는 것에 따라 변화하였다. 다른 것은 가정, 학교, 운동장, 그리고 지역사회에서의 기능을 위해 필요한 일상적 삶의 활동들에 관한 몇 가지 이론의 틀이 추가되었다. 이러한 추가는 개인의 근본적인 능력과 기술을 발전시키도록 돕는 것과 일상적 삶의 활동을 마스터하도록 돕는 것 사이의 최적의 균형을 유지하는 것이 필요하다는 것을 강조하는 것이다.

Paula kramer와 Jim Hinojosa는 이번 교재에서 이론의 틀은 작업치료 임상에서 하나의 중요한 부분이라고 말하였다. 3가지의 특별한 가치있는 이유가 있다. 첫째, 이론의 틀은 치료사들에게 그들이 하고 있는 일이 무엇인지, 어떻게 해야 하는지에 대한 명백한 이해를 주며 자신들의 치료적 행동에 대한 합리적 근거를 제시해 준다. 둘째, 이론의 틀은 기술(technique)보다 훨씬 융통성이 있다. 따라서 이론의 틀을 기초로 하여 문제를 확인하고 치료하는 것이 상황에 따라 맞추기가 쉽다. 다시 말해, 각 개인의 연령, 흥미, 좋아하는 것, 싫어하는 것, 특별한 요구도 등과 같은 개인의 특성과 한계에 따라 평가하고 치료할 수 있다는 것이다. 세번째, 이론의 틀은 우리로 하여금 상황에 따라 적절한 이론의 틀을 결정하게 하고, 우리의 중재가 안전하도록 하며, 정확한 문제 확인과 성공적인 치료중재를 하도록 이끈다. 과거에는 이러한 결정을 하기가 어려웠다. 이유는 중재의 과정이 검증할 수 있을 정도로 충분히 명확하지 않았기 때문이다. 단어로 표현될 수 있는 활동만이 연구되었다. 문제 확인과 치료를 위한 가이드라인이 이론의 틀에 담겨 있으며 이론의 틀은 과학적 연구를 할 수 있는 주제가 될 수 있으며 이러한 것은 우리의 치료가 과연 효율적인지를 결정하는 데 필요한 것이다.

물론, 이론의 틀은 단지 종이 위의 단어에 불과하다. 이것이 임상에서 어떻게 적용되는가 하는 것이 가장 중요하다. 학생 독자들은 이번 기회에 잘 이해하도록 하라. 교재를 통해 읽고 이해하는 것이 첫 번째 단계이다. 어떻게 하면 일관성있는 방법으로 이론의 틀을 사용하는 것을 학습하는지가 다음 단계로서 이것은 그리 쉽지 않다. 이것은 인내를 필요로 하며, 자기 훈련, 적절한 슈퍼비젼(감독지도:supervision), 그리고 임상경험이 필요하다. 이것은 처음에는 어렵게 느껴지나 시간이 지나면서 이론의 틀이 제공하는 가이드라인을 기술적으로 사용하는 것이 하나의 일상적 일로 자연스럽게 이뤄질 것이다.

이 교재의 어떤 이론의 틀들은 더 강화되어야 하거나 더 다음어져야 할 것들이 있다. 대부분의 전문적인 이론의 틀들은 그들의 효능성에 관련된 평가를 하는 것이 필요하다. 부수적인 이론의 틀들은 더 강화되고, 더 다듬어져야 하고 평가되어야 한다. 이러한 모든 것들을 어떻게 해야 할 것인가를 학습하는 것은 이 교재의 범위를 넘어서는 것이다. 그러한 활동들이 필요하다는 것을 기억하는 것이 좋다. 작업치료는 우리가 도와야 할 개인과 사회의 요구가 계속적으로 변화하는 것에 적응해야 할 것이고 이에 따라 적절한 이론의 틀을 계속적으로 발전시키는 것이 우리의 책임이다.

마지막으로, 개인적으로 언급하고 싶은 것은 Paula, Jim, 그리고 이 책을 위해 함께 애쓴 이들이 뉴욕대에서 나와 함께 연구를 하게 되었다는 것이다. 이것은 우리가 함께 앞으로도 계속 이 일을 수행할 수 있다는 것으로 매우 기쁜 일이다. 이들 외의 다른 모든 이들과도 함께 일할 수 있기를 원한다.

Anne Cronin Mosey, PhD, OT, FAOTA
Professor of Occupational Therapy
New York University
New York, NY

# 영문판 서문(Preface)

작업치료에서 소아과 분야는 주요 성장분야이다. 따라서 숙달된 작업치료사의 필요가 증가하고, 아동 치료에 관련된 실제 임상의 기술과 이론을 가르치는 것이 매우 강조되는 교과과정의 필요가 증가되기 시작하였다. 조기개입 프로그램과 학교시스템 안에서의 교육관련 서비스로서 작업치료 서비스가 이뤄질 것을 요구하는 법이 만들어지면서 학습준비를 위한 서비스의 증가가 더 부가되었다. 임상분야의 변화에 따라 기초과정의 학생들을 위한 교과과정이 작업치료 서비스의 전달체계 변화, 새로 나타나는 이론들, 대안적인 임상세팅에 대한 기초를 필수적으로 제공해 주어야 할 것이다.

「아동작업치료를 위한 이론의 틀」 두번째 판은 기초과정의 작업치료학생을 위해 아동작업치료에 대한 전반적인 정보를 제공해 준다. 현재 사용되고 있는 다양한 이론의 틀들이 잘 조직화되어 소개되고 있다.

Anne Cronin Mosey에 의해 정리된 이론의 틀은 임상에서 문제를 확인하고 해결하는 데 필요한 임상의 실제적, 이론적 방법들의 순서를 조직화하여 제공한다. 이 이론의 틀은 기능의 특별한 분야에서 필수적인 이론적 정보의 개요를 제공하고, 개인의 기능적 역량을 평가하기 위한 가이드를 제공하며, 치료를 실시하고 개념화하는 데에 그 방법을 제공한다. 결론적으로, 임상을 위한 청사진을 제시한다는 것이다.

「아동작업치료를 위한 이론의 틀」 두번째 판은 이론의 틀을 구조화하고 조직화하여 전반적인 아동치료의 정보를 제공하는 특별한 책이다. 하나의 구조적 도식으로서 이론의 틀을 사용하는 것은 대부분의 작업치료 교재에서 보아왔던 수행영역의 결함이나 진단적 분류를 위해 사용하는 것과는 다르다. 아동의 진단이 그 아동의 장애에 대한 어떠한 통찰력을 제공해 준다고 해도 작업치료사들은 기본적으로 아동의 기능적 역량에 대해 관심을 가져야 한다. 치료가 필요한 어느 특별한 진단적 범주에 속한다 해도 아동은 다양한 기능적 문제들을 가질 것이다.

이론의 틀이 (1) 실제 임상에서 중요시 하는 이론적 정보에 초점을 맞추고 (2) 중재전략을 위한 정보를 제공하게 되면, 이것은 아동의 기능적 수행능력을 개선하기 위한 작업치료사에게 청사진을 제시하는 것이다.

이 교재는 작업치료교육 프로그램에서 기초과정을 위한 프로그램으로 사용하는 데에 일차적 초점이 맞추어져 있다. 발달장애와 아동 평가와 치료가 중점으로 하는 과정에 사용하기에 적절하며 뿐만 아니라 아동기의 기능적 장애와 작업치료 이론을 가르치는 과정에도 적절하게 사용할 수 있다. 소아임상분야를 특별히 지원하는 학생들은 이론의 틀을 전반적으로 다루고 있는 기본적 교재로서 이 교재를 사용하게 될 것이다.

아동 작업치료사들은 이론의 틀의 접근에 따르는 치료계획을 세우고, 중재의 기초가 되는 이론적 개념을 이해하는 데 도움을 얻고자 이 책을 찾게 될 것이다. 그와 마찬가지로, 치료사들도 그들의 현재 실제 임상을 분석하기 위해 이 교재를 사용할 수 있을 것이다. 다른 분야에서 아동 분야로 들어오기를 희망하는 이들도 그들의 기본적인 지식을 더 업데이트하고자 이 책을 찾을 것이다. 이 교재가 작업치료교육을 위한 것이기는 해도 아동과 함께 일하는 사람이라면 어느 누구라도 정보를 얻기 위해 이 책을 찾고자 할 것이다.

「아동작업치료를 위한 이론의 틀」 두번째 판은 지도 및 강의 자료로 사용할 수 있는 교수도구(teaching tool)로서 고안되었고 아동 분야에서 자주 사용되는 이론의 틀이 소개되었다. 각 이론의 틀은 이론의 틀을 사용하고 이해할 수 있도록 이론적 정보를 분명하게 서술하고 있다. 핵심 용어들이 이론의 틀 배경에 따른 이론적 기초에서 잘 설명되어지고 있다. 특별한 용어를 이해하고 싶은 독자는 이 책의 인덱스에서 찾아보면 될 것이다. 인덱스를 통하여 이론의 틀에서 사용되고 정의된 용어를 알아볼 수 있을 것이다. 이론적 기초에 따라, 각 이론의 틀은 학생들이 이론에서 실제까지에 필요한 정보를 포함하고 있다.

이 교재의 첫번째 판을 본 독자들과 다른 전문 분야의 독자들은 이번의 새로운 책이 더 업그레이드되고 재조직화되었다는 피드백을 받게 될 것이다. 아동 분야에서 자주 사용되는 세 개의 이론의 틀이 더 첨가되었다: 획득적 이론의 틀, 운동기술 획득적 이론의 틀, 그리고 작업 이론의 틀이 그것이다. 모든 이론의 틀이 더 업그레이드되었으며 광범위하게 재개정되었다.

덧붙여, 17~20장에서 보여주는 네 개의 새로운 사례연구는 특별한 이론의 틀을 사용하여 제시하였다. 이들 사례연구들 중 하나는 한 명의 클라이언트에 두 개의 이론의 틀을 사용하여 제시한 것이다. 사례 연구를 보여주는 장(chapter)은 그에 관련된 질문도 함께 실었으며 특별한 사례에 사용된 이론의 틀을 하나의 예로서도 사용될 수 있을 것이다. 강사들은 그들이 과정에 적합한 사례들을 사용할 수 있다.

우리는 여기에 제시된 이론의 틀이 아동의 실제에서 필요한 가장 대표적인 이론의 틀이라고 믿는다. 독자들도 동의하기를 기대한다.

Paula Kramer, PhD, OTR, FAOTA
Jim Hinojosa, PhD, OT, FAOTA

# 감사의 글(Acknowledgments)

사람들은 두번째 판을 저술하는 것이 첫번째보다는 더 쉬울 것이라고 생각한다. 그러나 이것은 그렇지 않았다. 우리는 첫째 판을 내고 두번째 판을 출간하면서 아동작업치료의 문헌에 더 큰 기여를 하고자 하였다. 우리는 꼭 그렇게 되기를 바라는 마음이다.

이 책이 출간되도록 우리에게 직접적으로 또는 간접적으로 도움을 준 많은 사람들에게 감사드린다. 가장 먼저, 우리의 부모들인 samuel, Rosalia, Ray, Rose Hinojosa에게 감사드린다. 지난 몇 년간 우리가 힘들었지만 우리의 부모들은 우리의 발전과 성공에 기여하였다. 항상 그 자리에 있어주고, 사랑과 지원과 격려를 해준 우리의 가족, 특히 David L. Hunt와 Steven A.에게도 고마움을 전한다. 그리고 정상발달의 경이로움을 보여준 Andrew Litchfield Kramer Hunt에게도 고마움을 전한다.

Anne Cronin Mosey 박사는 우리의 생각, 기술의 조직화, 전문적 발전에 상당한 영향을 미쳤다. 우리는 작업치료의 전체적 지식에 그녀가 기여한 바를 감사하게 생각하고 있다.

이 책에 기여한 모든 저자들에게 특별한 감사를 드리며 그들을 지원하고 이러한 좋은 책이 나오도록 지지해 준 그들의 배우자, 가족, 친구들에게도 감사드린다. 동료뿐 아니라 친구들까지 우리를 배려해 준 것은 우리로서는 행운이었다.

사진들은 이 교재의 핵심적인 부분이다. NJ주의 chester에 있는 아동 센타와 PA주의 rosemont에 있는 Ken-Crest 발달 센타에 감사드린다. 그들이 이 교재의 사진을 실을 수 있도록 도와주었고 독자들로 하여금 중요한 부분에 흥미를 가질 수 있도록 도와주었다. 사진을 찍도록 허락해 준 모든 아동과 어른들에게 감사를 전한다: Tamara Alfred, Jillian Alfred, Amy Amtman, David Amtman, Charles Amtman, Victeria Buondonna, R.J. D' Agostino, Shane DeStefano, Courtney Dougherty, Paige Dougherty, Joseph E. Greenberg, Dheyenne Harrington, Andrew Litchdield Kramer Hunt, David L. Hunt, Al-Ameen Hussein, Eileen Hussein, Paul Johnson, Alex Kane, Alexander LeGuillou, Jennnifer Lubragge, Gaetano Mascara, Paula McCreedy, Samantha Miller, Samantha Myers, Alexamdria Personeus, Devorah Leah Pruzansky, Taylor Jane Robinson, Dakota Swainson, and Zoe Swainson.

이번 프로젝트를 격려하고 피드백을 준 뉴욕대와 캔 대학의 동료들에게 감사를 전한다. 우리 학생들의 견해와 질문과 관찰이 우리를 성장하도록 항상 자극을 주었다. 특히, 첫번째 발간한 책에 대한 그들의 조언이 이번 개정판을 만드는 데 도움이 되었다. Sol Ittach, Ruth Hansen, Flo Hannes, Arlen Kraat, Angela Peralt와 Angela Swainson

등은 우리가 현재의 임상에서의 이슈에 기초를 두도록 한 사람들이다. 다른 많은 사람들도 우리의 전문적인 성장과 아동의 이해에 기여를 해주었고 우리는 그들 모두에게 감사를 드린다.

이 책을 전폭적으로 지원해 준 Lippincott Williams & Wilkins 전체 팀의 노력에 진정 감사드리며 특히 매번 자세히 교정하고 우리에게 조언해 주었던 Linda Napora, 첫번째 출간에 저자로서 조언해 준 John Butler, 이번 출판이 이뤄지도록 우리를 이끌어줬던 Eric Johnson에도 감사드린다.

마지막으로, 우리와 함께 일한 아동들과 가족들에게 우리는 많은 은혜를 입었고 그들은 너무나 많은 가르침을 우리에게 주었으며 우리의 삶에 도움을 주었다.

# 차례

# 차례

## 차례

# 3편 … 이론의 틀 적용

# 1편 … 아동 치료의 기초

FOUNDATIONS OF PEDIATRIC PRACTICE

제 1 장

# 발달에 대한 조망 : 발달이론의 기초

JIM HINOJOSA / PAULA KRAMER
김영근 역

작업치료사 모지(Anne Cronin Mosey)가 미국 연방 작업치료 협회를 1970년에 공포할 즈음에 이론의 틀(FOR, frames of reference)은 임상에서 문제 정의와 해결 방안을 위한 이론적 재료에 대한 체제를 제공하였다. 소아 영역에서 이론의 틀은 기능의 특별한 영역과 관련된 기초적인 이론적 개념에 관하여 기본적인 틀을 제공한다. 이론의 틀이 환자의 기능적 가능성을 사정하는 데 안내자로서의 역할을 하는 것과 같이 중재 개념을 설정하고 시작하는 데 하나의 수단을 제공한다. 이론의 틀은 작업치료에서 이론적 재료를 조직하고 그것을 기능적 조망을 통해 실제 임상에서 적용할 수 있도록 하는 전달매체가 되어왔다. 그래서 이론의 틀은 치료사가 이론을 임상에 적용하는 것을 가능하게끔 해 준다.

이 책은 작업치료사들이 사용하는 주요한 이론의 틀들로 구성되어 있다. 이론의 틀은 이와 관련된 이론들을 정의하고 이러한 정보를 기초로 해서 사정과 중재 시 작업치료사가 사용하는 치료 가이드라인에 대한 틀을 세우기 위해 구조를 제공한다. 어떤 작업치료 교과서는 진단 범주들이나 중재 전략들로 구성되어 있다. 이러한 교과서들은 환자의 진단에 기초하여 중재를 선택하는 고유한 전제로 진단 범주와 특별한 중재 전략을 연결시킨다.

진단이 환자의 장애에 대한 통찰을 제공한다 할지라도 작업치료사들은 일차적으로 기능적 수행에 관심을 가진다. 진단 범주로 구성된 재료들이 작업치료 과정에 필수적인 초점을 항상 제공하는 것은 아니다. 게다가, 아이는 진단 범주 내에서가 아닌 중재를 위해 여전히 필수적인 여러 가지 다른 필요사항들을 요구한다. 이 책에서 중재는 이론에 기초한 것이며 이론과 실제 사이의 관계에 대해 묘사하고 있는 이론의 틀로 구성되어 있다. 이론의 틀은 처음에는 전통적 이론에 대한 핵심들로 설계된 후 기능에 대한 정보와 관련되고 마지막으로 중재 목적에 대한 정보로 구성되어 있다. 이론의 틀은 평가와 중재를 위한 필수적인 청사진이다.

## 1.1 발달에 관한 조망

아이들에 관련된 작업치료 중재는 정상 발달에 대한 이해와 해석을 기초로 한다. 발달에 대한 인식에서 차이가 있겠지만 아직까지는 모든 아이들의 특별함을 수용하면서 발달의 일반적인 패턴이나 순서를 설명하는 추세이다. 달리 말하자면 아이들 발달을 다루는 모든 이론들에는 순서의 본질이 있다는 것이다. 어떤 이론가들은 선형적인 진행에 대한 생각을 지지한다. 즉, 전체로서의 기술이 습득되고 학습되기 전에 하나의 과정에 관한 여러 가지 요소들이 발생해야 한다(Freud, 1966, Gesell & Armatruda, 1947, Kohlberg, 1969). 이것은 하나의 체인 연결과 유사한데 각 연결은 전체 체인의 강점들에 대한 중요한 조각들이다. 다른 이론가들은 아이들의 이러한 진행을 피라미드 형식으로 표현하고 있다(Ayres, 1972, 1979, Erikson, 1963, Llorens, 1976, Piaget, 1963, Reily, 1974). 즉, 발달 기술에는 진화하는 기본 토대가 존재한다는 것이다. 이러한 관점에서 피라미드의 기초에 있는 모든 블록들은 견고해지고 안정적인 지지를 제공받는다.

발달을 선형으로 보는 치료사들을 환원주의자라고 부른다. 발달에 대한 그들의 관점은 한 과정을 이루는 요소들과 조건적인 반응들로 구성되어 있다는 것이다. 아이들이 발달할 때 행동은 연속적인 순서 세트를 표상한다. 파블러(1972), 스키너(1974), 카루거와 카루거(1984)는 이러한 과점을 지지하는 다른 이론들을 제안하였다. 행동주의자와 학습 이론은 이러한 철학을 포함한다.

발달을 피라미드로 바라보는 치료사들을 비환원주의자들이라고 부른다. 그들의 관심은 더욱 높은 수준의 기술들을 위한 기초를 제공하는 기능에 관한 각 수준의 발달에 있다. 더 낮은 수준에서 일어나는 과정들은 더 세련된 과정이 발달하는 기초를 제공한다. 이러한 관점에서 기술들이 특별한 단계라는 생각이 고유한 생각이다. 즉, 하나의 단계에서 진화하는 한 가지 기술은 이후 단계에서 일어나는 행동들에 대한 하나의 요소를 형성한다. 이러한 생각들은 피아제(1963), 가네(1970), 그리고 메슬로(1970)가 제안하였고 이러한 관점을 트라버스(1977)가 다음과 같이 요약하였다.

> 복잡한 행동 발달은 건축구조로 유추할 수 있다. 첫째, 기초가 형성되어야 한다. 그러한 기초는 그것 위에 구성할 수 있는 건축물의 종류와 많은 연관성이 있다. 원형 건축물은 네모형의 기초 위에 쉽게 세울 수는 없는 것과 마찬가지이다. 그 기초의 크기와 견고성은 이후에 지어질 가능성이 있는 구조와 매우 관련성이 높다. 벽은 구조의 가장

높은 곳에 씌울 수 있는 지붕의 종류를 결정한다.

환원주의자들의 관점은 보통 발달을 본래의 발달로서 여기지 않는다. 대신에 하나의 과정에 대한 요소들을 조건 반응으로써 첫번째 고려한다. 일부 작업치료사들은 이러한 것을 부정적인 뜻을 내포한 말로 '스프린트 기술'을 만드는 것으로 여기는 경향이 있다. 이와는 반대로 일부 치료사는 긍정적인 표현으로 학습되거나 습득된 행동을 만들어 가는 것으로 여기기도 한다. 두 집단이 긍정적인 조망이나 부정적인 조망의 다른 견해를 가지고 있지만, 선행 조건들과 기술이 새로운 기술을 얻기 전에 존재한다는 것을 공통적으로 믿는다. 우리의 견해에서 본다면 이러한 개념을 발달로 고려할 수 있는데 왜냐하면 특별한 순서가 발생하거나 실제적인 기술이 일어나려면 그 전에 발달해야 하는 순서가 존재하기 때문이다. 아이가 적응 장비의 특별한 한 부분을 필요로 할 때 치료적 중재는 대개 적절한 장비를 선택하고 아이에게 그것의 사용방법을 가르치는 것을 포함한다. 소아 치료 환경에서 아이가 장비의 특별한 부분을 사용하는 단계를 준비하는 특별한 능력을 과거에 습득하지 못했다면 치료사는 치료적 장비를 성공적으로 사용하도록 촉진하지 못한다. 그러므로 환원주의 과정에서 순서의 본질을 발달 과정의 한 가지 양상으로 볼 수 있다. 한편으로는 기능을 피라미드 과정(각 단계는 미리 준비된 기술들에 의해 결정된다)으로 보는 관점을 전통적인 발달로 여겼다.

소아 치료 배경에서는 선형과 피라미드 과정이 실제 의미하는 관점에서는 꽤 다를지라도 발달로서 적격으로 본다. 발달은 학습과 기술 습득을 통해서 일어나거나 성숙을 통해 일어난다. 연속하는 기술들은 미리 확립된 기초 위에 만들어진다. 두 가지 관점은 공통적으로 발달 진행 패턴을 이해하기 위한 시도이다. 이러한 이론적 조망들은 아이들의 발달 진행 패턴을 다르게 설명하지만 인간 발달에서 일반적으로 받아들여지는 원리들을 공유하고 있다(Daub, 1988).

지금까지 논했던 발달에 대한 조망은 발달 심리와 인간 발달에서 심도 있게 그려 놓았다. 이러한 조망들은 발달이 발생하는 중요한 단계들과 순서들을 지적한다. 이러한 발달 이론은 소아 작업치료의 기초 지식을 제공한다. 하지만 우리의 조망은 기초적인 발달보다 더 넓고 독특하다. 작업치료사로서 우리는 발달을 순수한 발달의 순서적 성질보다 오히려 기능적 수행으로 해석하는 방법에 더욱 많은 관심을 가진다. 이전에 토의한 발달 이론들은 일상생활 활동의 수행이나 기술 습득에 관한 충분한 지식을 제공하지 않는다. 발달에 대한 우리 조망의 중심은 아이들이 발달 기초의 배경에서 어떻게 의미 있는 작업들을 수행하는가에 있다(Coster, 1995).

작업치료사들이 발달에 대한 모든 면을 학습한다 하더라도 이들의 주요관심은 발달을 행위로 전이하는 아이들의 능력이다. 소아 작업치료사는 수행 기술 발달에 대한 관심 안에서 독특한 관점을 공유한다. 작업치료사는 아이들이 능력을 최대한 발휘하게 하여 그들의 환경 안에서 기능을 수행할 수 있도록 하는 데 관심이 있다. 이러한 관점은 아이들의 전반적인 발달에 영향을 줄 수 있는 많고 다양한 요인들에 대한 깊은 사고를 필요로 한다. 그러므로 치료사들은 본래 아이들의 능력과 이러한 능력 발달에 인간(human) 영향 요인들과 비인간(nonhuman) 영향 요인들이 어떻게 영향을 주는지에 관심을 가진다. 아이들의 능력은 다양하고 특별한 기술들의 혼합으로 볼 수도 있다. 이러한 기술들의 발달을 다루기 위해서 치료사들은 아이들의 발달 패턴과 순서를 결정하는 발달 수준을 확인하는 것에 우선적으로 관심을 가진 후 습득한 발달 수준을 평가하는 데 관심을 가진다.

아이는 진공상태에서는 발달하지 않는다. 변화는 아이의 내적 그리고 외적인 환경 안에서 지속적으로 일어나기 때문에 아이는 언제나 역동적으로 변하는 과정의 일부이다. 아이의 신체와 정신은 내적 환경을 표상하고, 아이의 신체와 마음은 성장과 성숙에 매우 많은 영향을 받는다. 인간과 비인간 대상들은 외부 환경에 속한다. 이러한 두 가지 세상은 아이들의 발달에 개별적으로 그리고 연합하여 영향을 준다. 각 환경의 중요성은 아이의 능력, 환경의 특별한 요구, 관련된 사물들 그리고 필요한 수행을 변화시킨다. 아이들을 고려할 때, 운동, 심리, 그리고 사회적 발달 등 이 모든 것이 독립적으로 발달하는 분리된 영역이라고 여길 지라도 사실 상호의존적이고 서로 연관이 되어 있다. 실제 아이의 운동발달에 대해 논쟁을 해도 운동 발달을 아이의 전체 삶에서 따로 떼어내 생각할 수 없다. 운동 발달에 영향을 주는 어떤 요인들에는 신경생리학적 상태, 정형학적 상태, 초기 감각과 인지 경험 그리고 가족 상황 등을 포함시킨다. 걸을 수 없는 아이는 또래들과 상호작용하는 데 한계가 있어서 그 나이에 맞는 사회성 발달에 어려움이 있다.

발달 속도는 아이들마다 다양하다. 두 아이가 똑같지 않다. 발달 진행과 속도에는 정상 범위가 존재한다. 예를 들어, 일반적으로 아이는 걷기 전 기는 것에 적응한다. 특별히 아이들은 기는 데 숙달하기 위해 몇 달은 보내지만 어떤 아이들은 이 단계를 빠르게 통과하고 기는 것을 시작한 후에 바로 걷는 것을 시도하기도 한다. 그러나 대개 정상적인 발달을 고려할 때는 예견 가능하며 순서적이다. 분명히 아이들마다 어느 정도의 개인차는 존재한다. 어떤 시기가 다른 시기보다 더 중요하다. 예를 들어, 초기단계에서는 운동 수행은 인지 수행보다 더 중요하다. 마지막으로 발달은 항상 일관성 있는 속도로 일어나지는 않는다. 오히려 기술이 발생하는 시기가 연합하여 휴식기와 번갈아 분출하는 경향이 있다. 아이가 보행을 시작할 때 앉아서 가지고 놀며 좋아하던 장난감에 대해서는 무관심해지기 시작한다. 대신에 아이는 지금 새로운 자유를 발견한 환경에서 탐험하기를 원한다.

아이의 발달 패턴, 순서 그리고 수준이 결정될 때, 작업치료사는 두 가지 방법으로 필요사항을 처리할 수 있다. 첫째는 치료사는 아이의 현재 기능 수준에서 아이에게 있는 수행 기술을 확립하고 발달시킬 수 있다. 여전히 걷거나 말하지 못하는 아이라도 스스로 음식을 먹는 데 적극적으로 참여할 수 있다. 둘째는 발달 순서나 패턴에 기초하여 치료사는 아이의 결점과 발달 요인들에 영향을 주는 가능성을 결정할 수 있다. 어떤 가설을 기초하여 치료사는 정상적인 성숙과 발달, 해부학, 신경생리학 그리고 생애 과제에 관한 지식을 사용하여 질병의 결과나 아이에게 부족한 특별한 시스템의 발달에 관해서 알려진 자료에 부합하는 중재 계획을 발달시킨다. 더욱이, 작업치료사는 가족의 생활, 교육 프로그램 그리고 다른 요인들과 같이 발달에 영향을 주는 다른 영역에 대해 관심을 가진다. 특별한 수행 요소의 특별한 발달 패턴에 관한 지식은 발달의 방향, 속도 그리고 순서에 의해 균형이 잡혀야 한다.

아마도 가장 쉽게 이해할 수 있는 영역은 운동 진행으로, 대개 아이가 움직이는 능력을 습득하는 순서를 결정하는 형식에서 볼 수 있다. 이러한 진행은 다른 시스템의 진행과 마찬가지로 두 가지 기초 가설을 포함한다: (1) 발달은 자연스런 순서이다. (2) 발달은 순서적이다. 환경, 자극 그리고 아이들의 개인적 특성의 영향을 받는다 해도 운동 발달은 아이들마다 일관성 있고 자연스런 순서가 존재한다. 더욱이 각각의 아이들의 순서는 유사한 기초 기술을 성취하기 위해서 똑같은 기초 순서를 따른다. 어떤 아이들은 한 영역에서 보다 빨리 발달하고 어떤 영역에서는 보다 느리게 발달하지만 각 아이들은 기본적으로 똑같은 순서를 따른다. 수행 요소에 대한 메카니즘은 직접적으로 관찰할 수는 없지만 변화가 일어난다는 증거는 기술이 발달하는 것으로 명백한 사실이다.

## 1.2 발달 이론의 틀이 존재하는가?

발달에 대한 조망은 모든 소아 작업치료사들에게 중요한 기초 지식을 형성시켜 준다. 대다수 이론의 틀들은 치료사가 발달 조망에 대한 굳건한 지식을 가질 것과 아이의 기술 습득에서 그것의 영향을 기대한다. 그러나 특별한 발달 이론의 틀은 없다. 소아 작업치료에 대한 하나의 특별한 발달 이론의 틀이 존재하지 않는다는 것이다. 우리는 대개 발달 이론의 틀이 정상 발달의 순서를 따르는 습득 이론의 틀이라고 믿는다. 이러한 상황에서 치료사는 정상적인 발달 순서를 따라 학습 과정을 가르침으로써 부재한 기술 발달을 촉진시킨다.

## 참고문헌

Ayres, A. J. (1972). *Sensory integration and learning disorders.* Los Angeles, CA: Western Psychological Services.

Ayres, A. J. (1979). *Sensory integration and the child.* Los Angeles, CA: Western Psychological Services.

Coster, W. (1995). What is the unique occupational therapy perspective on development? In Cermack, S., Henderson, A., and Ray, S. (Eds.) Proceedings of the Pediatric Occupational Therapy: Challenges for the future in education and research. U. S. Department of Health and Human Services, The Maternal and Child Health, Boston University, Boston, MA.

Daub, M. M. (1988). Occupational therapy—base in the human development process. In H. L. Hopkins and H. D. Smith (Eds.) *Willard and Spackman's occupational therapy (7th ed.).* Philadelphia, PA: J. B. Lippincott.

Erikson, E. H. (1963). *Childhood and society* (2nd ed.). New York: Norton & Co.

Freud, S. (1966). *Standard edition of the complete psychological works of Sigmund Freud.* London: Hogarth Press.

Gagne, R. M. (1970). *The conditions of learning* (2nd ed.). New York: Holt, Rinehart, & Winston.

Gesell, A., and Armatruda, C. S. (1954). *Developmental diagnosis* (2nd ed.). New York: Harper & Brothers.

Kaluger, G., and Kaluger, M. F. (1984). *Human development: the span of life* (3rd ed.). St Louis, MO: C. V. Mosby.

Kohlberg, L. (1969). *Stage and sequence: The cognitive developmental approach to socialization.* In D. Groslin (Ed.) Handbook of socialization theory and research. Chicago, IL: Rand McNally.

Llorens, L. A. (1976). *Application of developmental theory for health and rehabilitation.* Rockville, MD: American Occupational Therapy Association.

Maslow, A. H. (1970). *Motivation and personality* (2nd ed.). New York: Harper & Row.

Mosey, A. C. (1970). *Three frames of reference for mental health.* Thorofare, NJ: Charles B. Slack.

Mosey, A. C. (1968). Recapitulation of ontogenesis: A theory for practice of occupational therapy. *American Journal of Occupational Therapy,* 22, 426–432.

Pavlov, I. P. (1927). *Conditioned reflexes* (trans. by G. V. Andrep). London: Oxford.

Piaget, J. (1963). *Psychology of intelligence.* Paterson, NJ: Littlefield, Adams & Co.

Reilly, M. (1974). *Play as exploratory learning.* Beverly Hills, CA: Sage.

Skinner, B. F. (1974). *About behaviorism.* New York: Vintage Books.

Travers, R. M. W. (1977). *Essentials of learning.* New York: Macmillan.

제 2 장

# 작업치료의 관심 영역 : 아동 치료에 관하여

PAULA KRAMER / JIM HINOJOSA
김영근 역

대부분의 전문적인 직업에서 주요 관심사의 계속적인 진화는 그것의 핵심을 정의하고 사회에서 중요한 이유를 설명한다. 사회가 항상 똑같은 상태로 유지하는 것은 드물다. 사회가 변할 때 직업은 거기에 따라 반응한다. 서비스업은 모두 사회의 독특한 요구에 부합하기 위해서 진화하고 변화한다.

이러한 지속적인 변화 때문에 별개의 용어로 하나의 전문적인 직업을 정의하는 것은 사실상 불가능하다. 직업이 실용적인 것으로 유지하기 위해서 역동적이어야 하고, 지속적으로 발달해야 하며, 사회의 변화 요구에 일치하도록 수정되어야 한다. 직업을 연구하는 사람들은 대개 직업의 일관된 정의를 위해 애쓰기 때문에 이러한 개념과 분투한다.

건강관리 전문가 집단은 사회적 우선순위와 건강 관리하는 방법에서 변화에 적응해야 한다. 하나의 연령 집단이나 특별한 장애 집단은 다른 집단보다 많은 관심을 받을 때, 사회는 이들에 대하여 다양한 시기 동안 다양한 경향들을 가진다. 이것은 특별한 집단에 관해서 전문적인 관점이 늘어나도록 이끌고 특별한 치료를 이끌지도 모른다. 이러한 현상은 미국 작업치료 분야에서 볼 수 있다. 예를 들어, 소아 작업치료사들은 사회의 변화에 역동적으로 영향을 받는다. 1970년 초 연방법은 특수아들의 교육적 욕구를 강조하고 지지하였고, 서비스와 관련된 작업치료를 필요로 하였다(Gilfoyle & Hayes, 1979, Hanft, 1990, Ottenbacher, 1982). 이러한 생각은 유아가 관심의 대상이 되던 1980년대에 확장되었고 작업치료는 중요 서비스로서 자리를 잡았다(Hanft, 1990). 1990년대 동안에는 지역사회중심 서비스와 가정과 같은 자연스러운 중재 환경(Anderson & Schoelkopf, 1996) 그리고 학교 중심의 중재를 강조하는 경향이 증가하였다(Johnson, 1996). 초기 중재 서비스는 가족 중심으로 방향이 증가하였다(Case-Smith, 1993). 보조장비 사용은 임상에서 중요한 혁명이다(Bain & Leger, 1997). 이에 반응하여 작업치료는 이러한 우선순위에 초점 맞추어 진화 발전하였다. 지역사회 중심과 임상에서의 응급 모델에 대한 이해가 필수적인 요소가 되었다. 오늘날, 작업치료사들은 아기 건강 클리닉, 신생아집중치료실, 조기 중재 센터, 학령기전 선수 프로그램 그리고 학교 시스템을 포함한 다양하고 넓은 범위의 치료 환경에서 찾을 수 있다.

## 2.1 관심 영역

작업치료의 관심 영역은 치료사 전문기술 영역과 전문직업의 범위로 한정할 수 있다. 작업치료에 대한 전반적인 영역에 대해 정의하는 것은 이 책의 주제를 넘어서는 것이다. 그러므로 이 장에서는 소아 치료에서의 주요 영역에 초점을 맞추기로 한다.

작업치료는 개인이 의미 있는 작업에 참여하는 것을 가능하게 하는 수행 영역, 수행 요소 그리고 수행 배경을 정의하였다. 이러한 것들은 사회 요구와 치료의 초점이 사회의 변화에 적응하는 데 초점이 맞춰지면서 시대가 변함에 따라 변화한다. 작업치료사는 이러한 요구에 부합하기 위해 작업치료 통합용어를 발전시켰다. 1979년 미국 작업치료 연합(AOTA) 대표 회의에서, 작업치료 내에서 임상을 위한 통일된 용어를 발전시키기 위해 작업치료 통합용어를 승인하였다. 치료의 진화 발전에 응하여 AOTA는 최근 임상의 경향을 반영하고 통일된 용어를 재 강조함에 따라 지속적으로 용어를 갱신할 필요성을 인식하였다. 1989년 용어 정의를 정제하고 범주화하는 것과 함께 최근 임상을 반영하기 위한 이유로 통합용어 두번째 판이 개정되었다. 1994년에는 이러한 통합용어의 세번째 개정판이 나왔는데 이는 수행에 영향을 주는 배경과 환경을 포함하여 확대되었다.

소아 작업치료사들의 관심 영역은 아이를 치료하고 가족과 함께 공동 치료를 할 때 관심을 가진 모든 삶의 영역들과 연합한다. 작업치료의 주요 관심에 대한 다음의 논의들은 일차적으로 작업치료 통합용어 세번째 개정판을 중심으로 이루어진다. 논의의 초점은 이것이 어떻게 소아치료와 관계가 있는 것인지에 대한 것이고 또한 어떤 경우에 임상의 최근 상태를 가장 잘 반영하는지에 대한 관심으로 확대되었다.

### 2.1.1 수행 영역

> 수행 영역은 전형적인 일상생활 삶의 부분으로 인간 활동의 넓은 범주이다. 이것에는 일상생활활동, 일과 생산적 활동 그리고 놀이와 여가 활동들이 있다(American Occupational Therapy Association, 1994, p. 1047).

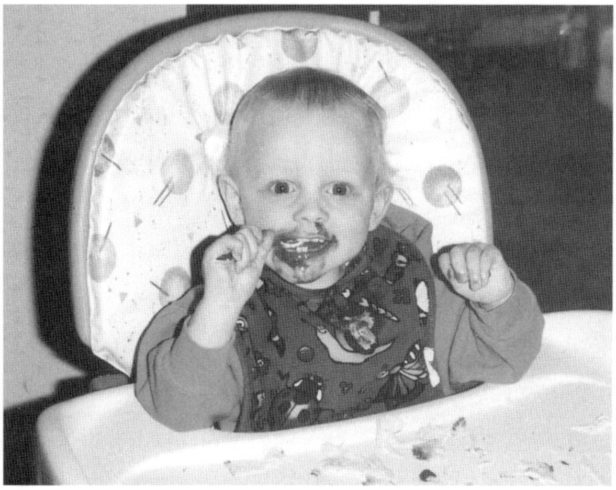

**그림 2.1**
아이가 혼자 음식 먹는 기술을 발달시키고 있다.

수행 영역은 사람들이 참여하는 작업에 대한 임의의 범주이다. 수행 영역은 일상생활 활동, 일과 생산적 활동 그리고 놀이 또는 여가 활동들을 포함한다. 작업치료사의 일차 관심 영역은 아이들이 수행 영역 안에서 기능을 수행할 수 있는 것이다.

### 1) 일상생활 활동

일상생활 활동은 자조활동을 위해 필요한 과제에 대해 아이가 수행하는 능력이다. 이러한 활동들에는 몸치장하기(grooming), 구강 위생(oral hygiene), 목욕 또는 샤워하기, 화장실 위생처리, 옷입고 벗기, 먹기, 약 관리하기, 사회성, 기능적 의사소통, 기능적 움직임 그리고 성적 표현 등을 포함한다(그림 2.1). 아이들의 개인적 상황 때문에 치료사는 아이, 보호자 또는 둘 다에게 개입한다. 일상생활 활동을 수행하는 능력은 개인의 존엄성에 중요하다. 그러므로 이것은 소아작업치료사를 위한 일차적인 관심 영역이고 중재 시에 이것을 간과해서는 안된다.

치료사가 일상생활 활동 중 어떤 영역들은 중재하기가 어려울 수도 있다. 그러나 이것이 아이들을 가능한 한 독립적인 존재가 되게 하고 긍정적인 자아관을 발달시킬 수 있게 하기 때문에 치료사들이 일상생활 활동에 관해 중재하는 것은 필수이다. 이 책에서의 어떤 이론의 틀은 직접적으로 이 영역에 대해서 언급하지는 않았지만 일상생활 활동에서 독립적으로 아이들이 수행하는 것이 기본이어야 한다고 이해하면 된다.

### 2) 일과 생산적 활동

일에는 가정관리, 다른 사람 돌보기, 교육 활동 그리고 직업 활동 등이 있다. 일과 생산적 활동들은 가정, 학교 그리고 지역사회에서 활동의 참여와 성취를 언급한다. 아이들에게서 가정 관리는 집안 심부름하기, 자기 방 정리하기 그리고 옷을 단정하게 입기와 관련될 것이다. 다른 사람 돌보기는 동생이나 애완동물 돌보는 것을 포함한다. 교육 활동에는 놀이방, 어린이집 그리고 유치원 같이 학령기 전 준비 활동이나 종교 교육과 수업 외 학교 수업과 관련된 방과 후 학습 활동을 포함한다. '직업 활동'은 일반적으로 어린 아이들에게는 적용되지 않는다. 그것은 잔디 깎기나 눈 치우기 같은 직업 활동에 참여하는 고학년의 아이들과 관련이 있다.

작업치료 통합 용어 안에서 이 영역은 다소 한계가 있다. 그러나 학교 중심의 치료에서는 소아작업치료에서 주요한 영역이 되었다. 아이가 학교에서 기능수행을 잘 하게 하기 위해 작업치료사의 역할은 쓰기 기술 향상에서부터 아이가 다른 환경으로 전이되는 것을 도와주는 세심한 부분까지 넓고 다양하다.

### 3) 놀이나 여가 활동

놀이나 여가 활동에는 탐험과 수행이 있다. 통합용어에서 이 영역을 놀이나 여가 활동영역으로 언급하고 있지만 '여가'라는 용어는 어린 아이들에게는 적용이 되지 않는다. 전문적으로 이야기하면 놀이는 두 가지 부분으로 나누어지는데, 놀이 탐험과 놀이 수행이다. 놀이 탐험은 기술과 기회를 향상시키는 흥미거리를 정의하는 것과 관련된다. 놀이 수행은 만족감을 주는 물리적 그리고 사회적 활동들이다. 놀이나 여가 활동들은 아이의 참여를 선택하는 것 안에서 이루어진다. 그러한 활동들을 치료사는 아이들의 즐거움, 흥미 또는 자기 표현을 위해 선택하기도 한다(그림 2.2). 놀이 활동은 놀이에 아이가 참여하고 다른 아이들과 어울리면서 발달 기술을 향상하도록 해야 한다.

놀이는 아이들의 삶에 자연스러운 한 부분이다. 그리고 장애가 없는 아이들은 놀이에 참여할 많은 기회를 가진다. 그러나 장애아들은 놀이에 참여할 기회를 얻지 못한다. 아이가 놀이를 해야 하는 일차적인 공간은 치료적 경험의 배경이다. 작업치료사는 놀이를 자기표현의 수단과 즐거움의 수단이며, 아이들 시기에 전형적으로 경험하는 또래 아이들과의 상호작용을 강화하도록 돕는 수단으로써 사용할 수 있다(Hinojoas & Kramer, 1997).

놀이나 여가 활동들은 즐겁고, 흥미진진하며, 아이를 이완시키기도 하고 자기를 표현하게 하기 때문에 아이들이 선택한다. 놀이는 종종 아이들의 기술 발달을 돕고 또래 아이들과의 상호작용을 지지한다. 작업치료사는 두 가지 분리된 방법에서 놀이를 사용한다. 첫째, 치료사는 아이들이 다양한 종류의 놀이를 시도하고 즐거움을 줄 놀이를 선택할 수 있는 놀이 탐험 능력을 촉진해야 한다. 두번째는 아이들의 수행과 발달을 촉진하는 치료 수단으로서 놀이를 사용한다. 놀이의 이러한 면은 뒤(작업치료 도구 부분)에서 설명하겠다.

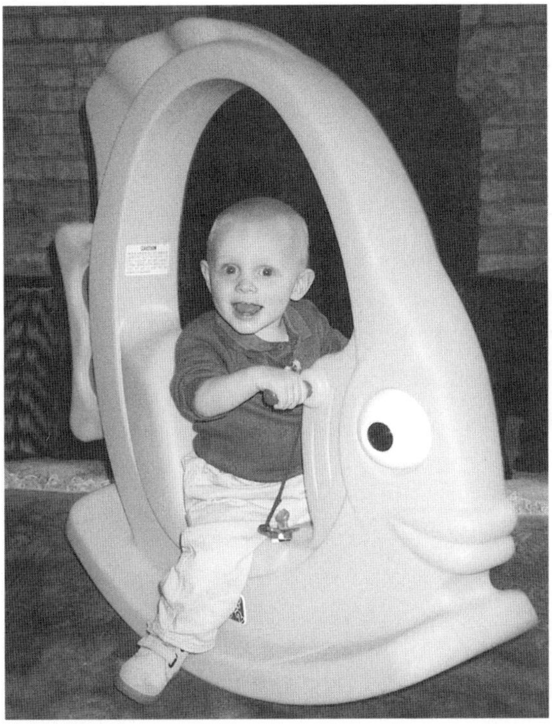

**그림 2.2**
아이가 물고기 모양의 흔들 놀이 기구에서 움직임을 탐험하며 놀이를 하고 있다.

## 2.1.2 수행 요소

수행요소는 수행 영역에 성공적으로 참여하는 데 필요한 다양하고 연합된 인간 기초 능력이다. 이러한 요소들에는 감각운동, 인지 그리고 심리학적 요소들이 있다(미국작업치료연합, 1994, p 1047).

수행 요소는 작업치료의 주요 관심영역으로 인간의 기능을 임의로 감각 운동 요소, 인지 통합 그리고 인지 요소 그리고 정신사회 기술과 심리적 요소로 나눈다(미국작업치료연합, 1994).

인간 기능을 기초적인 부분들로 나누는 것은 작업치료사로 하여금 전체를 구성하고 있는 것을 개별적인 부분들로 이해하도록 한다. 치료사는 작은 부분들을 보면서 개별적인 영역 안에서 아이가 정보를 처리하는 방법을 잘 이해할 수 있다. 각각 개별적 영역이나 인간 수행에 대한 특별한 조사는 아이의 능력과 약점에 대한 더 포괄적인 이해를 돕는다. 복잡한 인간 조직체에 대한 치료사의 지식과 이해는 수행 부분들을 검사하고 이해하면서 증가한다.

수행 요소들은 서로 밀접하게 연관되어 있고 각각의 수행 요소는 아이의 발달 영역을 구현한다. 작업치료사는 모든 수행 요소에서 전문성을 가지고 있다. 수행 요소와 그들 간의 상호 관련성에 대한 이해는 아이에 대한 기초적 정보를 제공한다. 이러한 점에서 작업치료사는 아이의 생물학적 잠재력과 발달 상태를 고려한 후에 적절한 중재를 발전시킬 수 있다.

소아작업치료는 각각의 수행요소의 특별한 면을 강조하는 경향이 있다. 인간이 성장할수록 아이는 수행 영역에 필요한 각각의 기술을 발달시키고 성숙시켜서 발달을 방해하는 어떤 조건에 더욱 민감해진다. 또한 치료사는 각각의 수행 요소의 다양한 부분들을 이해하는 것이 중요하다. 예를 들면, 감각 운동 수행 요소는 세 가지 단위인 감각, 신경근육골격 그리고 운동으로 나누어진다. 치료를 받는 아이들의 조건을 바탕으로 치료사는 이러한 하위 요소 중 하나 또는 두 가지에 초점을 맞출 필요가 있다. 예를 들면, 류마토이드 관절염이 있는 아이는 감각 하위 요소보다는 신경근육골격과 운동 하위 요소에 더욱 관심을 가져야 한다.

### 1) 감각 운동 수행 요소

아이의 감각 운동 수행 요소에는 감각 입력 처리에 의존하는 인간 기능의 여러 부분들이 있다. 이러한 수행 요소에는 감각, 신경근육골격, 그리고 운동 하위 요소들이 있다.

감각 하위 요소는 감각 자각, 감각 처리 그리고 지각 처리로 구성되어 있다. 이러한 개념화에서 중요한 개념들은 감각 정보를 받아들이는 능력, 이러한 정보를 처리하는 능력 그리고 적절한 반응을 산출하는 능력이다. 운동 기술은 세련된 운동 기능이 종종 적절한 감각 처리 안에서 기초한 산출물이기 때문에 여기에 포함한다.

감각 자각은 감각 자극을 수용하고 구분하는 것을 포함한다. 감각 자각은 중추신경계 상태에 기반을 둔다. 감각 자각에는 감각 정보에 대해 경계하는 것과 감각 입력에 잠재적 반응인 각성이 있다. 감각 처리는 촉각, 고유수용성 감각, 전정 감각, 시각, 청각, 미각 그리고 후각 시스템을 해석하는 것을 포함한다. 또한 감각 처리는 중추신경계 상태와 아이들의 신경생리학적 반응에 기초를 둔다. 감각 처리 반응은 전반적인 반응에서부터 특별한 자극에 대한 구체적이고 개별적인 반응으로 발전한다. 예를 들어, 촉각 시스템은 가벼운 촉각과 압각과 같은 외적 감각에 상반된 내적 감각을 재인하는 능력을 발달시킨다. 마찬가지로 시각 시스템은 패턴과 색상에 대한 재인을 통해 더 구체적인 반응을 발달시킨다. 지각 처리는 감각 입력을 의미 있는 패턴들로 조직하는 것을 포함한다. 지각 처리의 하부 요소에는 자동적이고 하부의식 수준 처리에서부터 기술 수준까지의 범위를 처리하는 다양한 수준들이 있다. 자동적인 하부의식 수준에는 입체인지 지각, 운동성 감각 그리고 통증 반응이 있다. 인지적 이해 수준에는 신체 도식, 깊이 지각, 형태 항등성 그리고 좌우 변별능력이 있다. 마지막으로 더 높은 차원의 기술 수준에는 공간에서의 위치 지각, 시각적 종결성, 전정배경, 공간 관계 그리고 지리적 지남력이 있다. 이러한 하부 요소는 학습 능력과 같은 더 높은 차원인 지적 기술의 발달에 필수적이다. 이러한 개

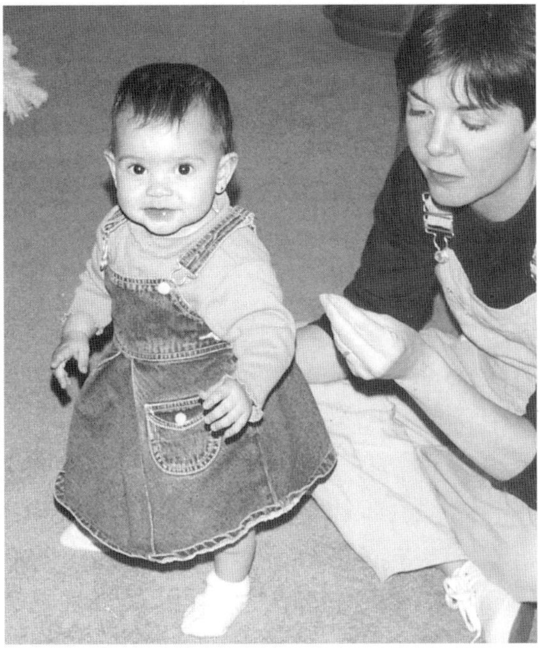

**그림 2.3**
아이가 보호자의 지지로 서기를 시작한다.

념들을 구분하여 분류를 해야 하지만 이러한 분류와 정의는 작업치료 통합 용어에 기초한다.

감각 하위 요소는 감각 통합, 신경발달 치료(NDT) 그리고 시지각 이론의 틀을 이해하는 데 중요하다. 학생은 이러한 이론의 틀을 읽을 때 각각의 이론적 배경이 이러한 하부 요소들을 다소 다르게 개념화하고 있을 것이라는 것을 알아야 한다.

신경근육골격 하부 요소는 행동의 운동적인 면에 기초가 되는 발달 영역들이다. 이것은 중추신경계와 신경생리학적 시스템의 성숙에 달려 있다. 신경근육골격에는 반사, 관절가동범위, 근긴장도, 근력, 지구력, 자세 조절, 자세 배열 그리고 연하조직 보호들이 있다(미국 작업치료 연합, 1994). 소아작업치료사들이 이러한 하부 요소들을 고려할 때 요소들 각각은 아이의 전형적인 발달과 관련된 것이라 생각한다. 예를 들어, 아이에게 반사가 존재하느냐 하지 않는냐와 같이 간단한 것이 아니라 아이의 연대기적 연령(C.A)과 발달 연령과 관련 있는 반사의 수준은 무엇이고 이러한 것들이 어떻게 수행에 영향을 주는지에 대해 고려하는 것이다. 종종 대부분의 영역들은 운동 행동과 기술에 관련된다. 이것은 특히 신경발달, 인체역학 그리고 운동 기술 습득 이론의 틀에서 사실로 입증된다.

운동 하위 요소는 행동의 운동적 측면에서의 수행을 포함한다. 일반적으로 운동 수행은 일반적인 발달 순서 법칙으로 본다 : 머리에서 꼬리로 발달, 근위부에서 원위부로 발달, 대근육 조절에서 미세근육 조절로 발달(그림2.3). 운동 기능에는 대근육 협응, 정중선 교차, 편측성, 양측 통합, 운동 조절, 실행, 미세협응/민첩성, 시각 운동 통합 그리고 구강 운동 조절이 있다. 하부 요소는 기초적인 처리 수준에서부터 고차원적 통합 기술 수준까지 다양하게 있다. 고차원적인 통합 기술 수준에서의 요소들에는 양측 통합, 운동 조절, 실행, 미세 협응/민첩성 그리고 시각 운동 통합이 있다. 이러한 모든 하부 요소들은 소아 치료에서 중요하고 다양한 이론의 틀에서 언급하고 있다.

### 2) 인지 통합과 인지 수행 요소

아이들의 인지 통합과 인지 수행 요소는 이해능력에 필요한 정신적 처리를 포함한다. 기초 수준에서는 아이의 의식적 자각과 지각, 기억 그리고 추론을 통한 대상들에 관한 지식이 있다. 이러한 광범위한 수행 요소에는 자각 수준, 지남력, 재인, 집중력, 활동 시작, 활동 종결, 기억력, 순서화, 범주화, 개념 형성, 공간 조작, 문제 해결, 학습 그리고 학습의 일반화가 있다. 인지 영역에서의 하부 요소들은 다양한 인지 수준을 포함한다. 기초 수준에서는 소아작업치료사는 아이들의 각성 수준, 지남력, 재인, 그리고 집중력 등에 관심을 가져야 하는데 이러한 능력들은 활동에 참여하는 데 기초 능력이다. 높은 수준의 기술에서는 치료사는 개념형성, 기억력, 순서화, 범주화 그리고 공간 조작 기술들에 관여한다. 지적인 수준에는 문제 해결, 학습 그리고 학습의 일반화에 치료사는 초점을 맞추어야 한다. 마지막으로 치료사는 발달의 모든 수준에서 아이들이 활동을 시작하고 종결하는 능력에 관심을 가져야 한다.

이러한 하부요소들은 특별히 운동기술 습득, 시지각 그리고 인간 작업 이론의 틀에서 중요하다.

### 3) 정신사회 기술과 심리적 요소

정신사회 기술과 심리적 요소는 사회에서 상호작용하고 감정을 처리하는 능력이다. 그것들은 임의로 아이들의 심리, 사회 그리고 자기 관리 하부 요소로 나누어진다.

심리적 하부 요소들에는 가치, 흥미 그리고 자기 개념이 있다. 이러한 요소들은 아이가 자기 개념을 발달시키고 삶의 상황들을 다루는 것을 가능하게 한다. 적절한 심리적 능력의 발달은 아이가 자신을 표현하고 조절하는 것을 돕는다.

사회적 하부 요소에는 역할 수행, 사회적 행위, 대인관계 기술 그리고 자기표현이 있다. 이러한 하부 요소들은 아이가 다른 사람과 관계를 형성하는 능력과 기술을 발달시키는 것을 가능하게 한다(그림 2.4).

자기 관리 기술은 아이가 심리적 그리고 사회적 발달을 지지하는 방법 안에서 매일의 일상적인 삶을 스스로 다루는 것을 돕는다. 이러한 하부 요소에는 대처 기술, 시간 관리 그리고 자기 조절 기술이 있다.

이러한 하부 요소들은 인간 작업과 대처 기술 이론의 틀과 직접적으로 관련이 있어

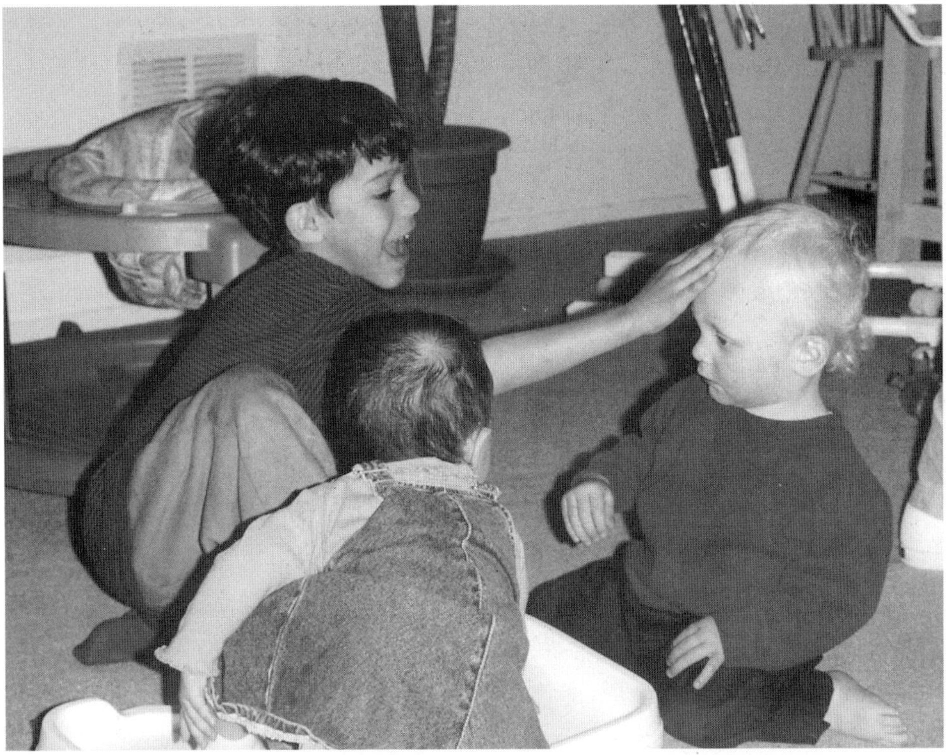

**그림 2.4**
사회성 발달은 다른 아이들과 함께 놀이를 하면서 강화된다.

보인다. 그러나 그것은 아이의 삶의 모든 영역에 영향을 주기 때문에 매우 넓은 범위에서 중요하다. 아이의 자연스런 주위 환경은 다른 아이들과 함께 하는 것과 상호작용을 가능하게 하며 성장과 발달을 가능하게 한다. 더욱이, 그것은 치료사가 아이의 가족과 함께 작업할 때 중요하다. 치료사는 종종 아이를 개별 단위로 바라본다. 그러나 이러한 요소는 아이가 가족들과 상호작용하고 사회화하는 것을 가능하게 한다. 그래서 치료사는 가족 구조 안에서 아이를 바라보는 관점을 더욱 넓혀야 한다.

## 2.1.3 수행 배경

수행 배경은 개인이 원하는 그리고 필요한 수행 영역에 참여하는 것에 영향을 주는 상황들이나 요인들이다. 수행 배경은 시간적인 측면(즉, 연대기적 나이(C.A.), 발달연령, 라이프 사이클, 건강 상태)과 환경적인 측면(즉, 물리적, 사회적, 문화적 고려사항들)으로 구성된다(미국작업치료연합, 1994, p.1047).

수행 영역과 수행 요소가 아이들의 내적인 면을 반영하는 반면, 수행 배경은 아이의 외적인 것이다. 이러한 외적인 요인들은 수행 영역에 참여하는 아이의 능력에 영향을 준다. 수행 배경은 시간적인 측면과 환경적인 측면으로 나누어진다.

수행 배경의 시간적인 측면은 연대기적 연령과 발달 연령, 라이프 싸이클 그리고 건강 상태가 있다. 이것은 전형적인 발달과 관련시켜서 그리고 발달 단계표의 성취를 이해하는 것을 통해 아이를 본다. 다른 중요한 고려사항은 아이의 기술과 아이들의 연대기적 연령과 발달 연령 사이의 관계이다. 소아의 배경에서 라이프 사이클이 논쟁점이지만 건강 상태가 실제 관심 영역이다. 아이들의 진단명과 후유증에 따라 아이들은 다양하다. 예를 들어, 주의력결핍 과잉행동장애가 있는 아이의 놀이에 대한 치료사의 기대와 접근은, 근이양증(muscular dystrophy)으로 인해 휠체어에 있는 아이와는 같지 않다

수행 배경의 환경적 측면은 물리적, 사회적 그리고 문화적인 사항들을 고려한다. 물리적 환경은 아이의 생활공간의 일부인 재료, 대상 그리고 구조이다. 구조적 환경은 아이가 생활하는 가정에서부터 다니는 학교, 아이가 뛰어노는 놀이터, 자주 이용하는 지역사회로 범위를 정한다. 재료와 대상은 아이의 장난감으로부터 자조 관리 물품들과 보조장비를 포함한다. 사회적 환경은 아이와 상호관계를 맺고 있는 모든 사람들과 살아있는 생물체 등을 포함한다. 여기에는 가족 구성원, 또래 아이들, 아이에게 의미 있는 타인들 그리고 애완동물들이 있다(그림 2.5). 사회적 환경은 아이가 상호작용하고 도전하며 권유받을 수 있고 지지받을 수 있는 기회를 제공함으로써 아이를 형성한다.

문화는 관습, 믿음, 활동, 패턴, 행동 기준 그리고 기대가 있다. 문화는 아이 자신의 기대와 아이에 대한 부모의 기대에 영향을 준다. 계속해서 이것은 아이의 수행에 영향을 줄 것이다. 예를 들어, 어떤 문화에서는 아이가 유치원에 입학할 때까지 젖병을 사용할 것이라 기대하는 반면 다른 문화에서는 아이가 일단 유아기가 되면 젖을 때도록 한다. 이것은 수행에 영향을 주는 문화적 기대에 대한 하나의 예이다. 일생을 통하여 문화는 사람이 전형적이라고 고려하는 것에 영향을 주고, 기대하는 행동 패턴을 구성하는 데 영향을 준다. 중재과정 안에서 치료사는 아이가 접하는 문화적 배경을 알고 거기에 민감할 필요가 있다.

문화와 가족 사이의 상호관계는 순환적이다. 문화는 가족에게 배경을 제공하고 가족 구성원들의 가치와 믿음에 영향을 준다. 가족은 아이의 배경이다. 유아기로 발달하는 동안 가족은 문화를 형성한다. 문화는 가족에 대한 주요 환경으로서 첫번째 관심영역이다.

### 1) 문화

문화는 집단에서 공유하고 인정하는 행동 패턴들이다. 이러한 집단은 공유하는 것에 따라 정의되는데 공유하는 것에는 종교, 민족적 배경, 국가, 그 외 특징들이 있다. 문화적 집단은 또한 공통된 믿음, 관습, 가치관 그리고 태도 등을 공유한다. 아이들의 발달

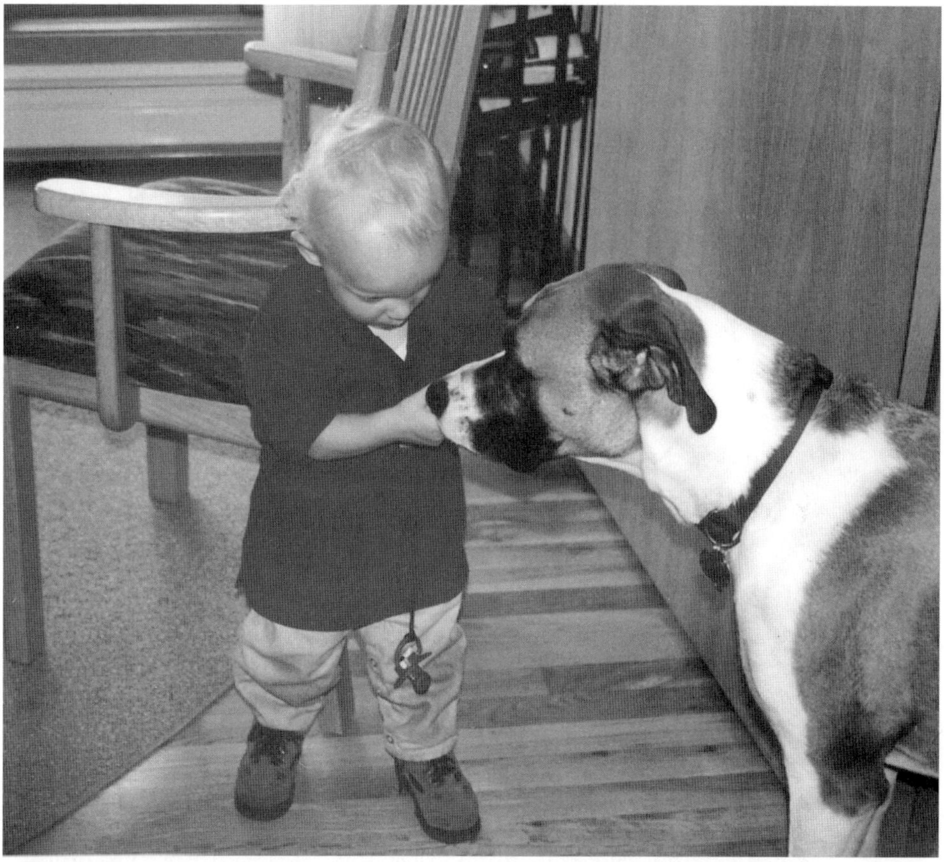

그림 2.5
애완동물과 놀이를 하는 아이

에 영향을 주는 문화적 차원은 가족의 구조, 부모의 부부 관계, 실제 양육, 그리고 교육 배경이 있다(Krefting & Krefting, 1991). 문화적 패턴은 무엇이 수용 가능하고 어떤 법칙이 육체적 상호작용 안에서 통상적이며 어떻게 의사소통하는가를 규정하면서 아이들의 행동에 영향을 준다. 문화는 아이의 일상생활의 일부인 장난감, 게임, 음식 그리고 물건들에 영향을 준다(Hopkins & Tiffany, 1988). 서양의 멕시코계 아이는 정규적인 식사로 콩과 옥수수빵을 먹는다. 아이는 스페인 또는 서양 음악과 락앤롤을 들을 것이다. 여가 시간에는 편자 던지기, 자전거 타기, 운동장에서 하는 놀이를 한다. 이런 문화에서 아이는 부엌 심부름이나 부엌놀이를 할 것이라고는 예상하지 않는다. 브롱크스의 유대인 아이는 전통적인 저녁시사 요리로 무교병과 함께 닭 수프를 먹을 것이다. 집에서의 음악은 전통 클래식이나 브로드웨이 음악과 락앤롤을 들을 것이다. 여자 아이는 요리와 빵굽는 놀이와 바비인형 놀이를 할 것이다. 여아는 또한 운동장에서 놀이를 즐기고 자전거를 탈 것이다. 이러한 아이들의 공통적 경험은 락앤롤을 듣고 운동장에서 놀며 자전거를 타는 것으로 모두 '미국 문화' 에 영향을 받은 것이다. 아이의 문화는 공동체 문화와 연합된 가족 배경에 의해 정해지는 것이 틀림없다.

중재에서 문화의 영향은 다중적인 면을 띤다. 건강과 병에 대한 관점 역시 문화에 영향을 받는다. 장애인을 향한 느끼고 행동하는 방법은 문화적 관점이나 편견을 반영한다. 이것은 가족 구성원이나 치료사에도 유사하다. 치료사가 문화 정체성에 반응하는 것은 중요하다. 한 가지 방법은 문화가 어떻게 목표의 선택과 라포 형성에 영향을 주는지 윤곽을 그려보는 것이다(Levin, 1984). 치료사와 환자의 지각은 문화 스크린을 통해 여과될는지 모른다(Hopkins & Tiffany, 1988, p.108). 소아작업치료사에게 문화는 치료사, 아이, 부모간의 상호작용에 대해 밑그림을 그려 줄 것이다. 이론의 틀과 함께 문화는 법적 도구와 활동에 대한 선택과 목표를 설정한다. "모든 문화 안에서 ..... 어떤 활동은 적절하지만 어떤 것은 적합하지 않으며 다른 어떤 것은 연령, 사회적 지위, 경제 수준, 성별, 날짜, 요일, 계절에 대해 인정되지 않는다."(Cynkin & Robinson, 1990, p. 10). 문화는 또한 수행에 대해 인정할 수 있는 수준을 결정하게 해서 치료사가 기대하는 결과를 선택 할 수 있게 한다.

### 2) 가족

한 가족은 두 사람 이상으로 구성되어 있고 아이들이 발달하고 사회의 일원으로 성장하는 환경을 제공한다. 가족은 대개 부모, 아이들 그리고 다른 의미있는 사람들이 있다. 최근 미국 사회는 다양한 가족의 모습들이 있다. 핵가족, 확대 가족(extended), 확장 가족(expanded) 그리고 부모 중 한 명만 있는 가족(single-parent households) 등이 있다. 핵가족은 한 아이를 기르는 데 책임을 공유한 부부로 구성되어 있다. 확대 가족은 아이 양육에서 어떤 부분을 서로 공유하는 한 집단이다. 확장 가족은 핵가족, 아이들, 그리고 과거 관계를 통해 의미가 있는 다른 구성원을 포함하는 복잡한 결합체이다(Mosey, 1986). 이러한 다양한 사람들 사이에서의 관계 형성은 최근 관계와 과거 관계에 의해 결정된다. single-parent household는 한 명의 성인이 부모의 책임을 맡는 가족의 형태이다.

가족의 일차적 기능은 아이의 발달에 영향을 주는 지지적이고 양육적인 환경을 제공하는 것이다. 가족은 아이의 이상적 시스템이고 대인관계 발달의 기회를 제공한다(Turnbull, Summers, & Brotherson, 1986). 모든 가족 구성원의 욕구는 좋은 기능을 하고 건강한 가족 안에서 인식할 수 있고 지지 받을 수 있다.

### 3) 시간 적응

시간적 하부 요소의 다른 측면은 시간 적응(temporal adaptation)(Mosey, 1986)이

다. 시간적 적응에는 다음 주요한 세 가지 영역이 있다: (1) 과제를 성취하고 다른 사람과 상호작용하도록 자신을 구조하는 아이의 학습 능력 (2) 사회적 역할을 충실히 이행하기 위해 일상 활동을 구조하는 능력 (3) 시간을 조직하는 데 대해 책임감을 가지고 아이가 가족 구성원으로 즐기고 일과 놀이에 있어서 문화적으로 기대하는 역할을 수행하는 능력이다. 이러한 각각의 영역들은 아이의 문화적 배경과 환경에 의해 결정된다.

시간 적응은 일상 활동을 규칙적으로 만드는 외적인 요인으로서의 시간에 대한 이해와 관련된 과제를 성취하고 관련된 사람들과 상호작용하도록 자신을 구조화하는 아이의 능력을 포함한다. 문화가 결정하기 때문에 아이는 자신의 싸이클을 학습한다. 이것은 먹고 활동을 하고 잠을 자는 데 금지된 시간을 포함한다. 이러한 구조는 아이에게 일정한 틀을 제공해서 아이가 일어날 상황과 다른 사람과 관계를 형성하는 방법을 예견 가능하도록 한다.

사회적 역할을 충실히 이행하기 위해 일상적인 활동을 구조화하는 능력은 자신을 구조화하는 아이의 학습된 능력에 기초하여 건설한다. 아이의 시간에 대한 이해를 통해 아이는 지금 자신의 욕구와 우선순위에 따라 행동을 할 수 있다. 그러나 종종 구조는 가족이나 학교와 같은 외적인 요인에 의해 조정되기도 한다. 다시 말하면, 아이가 앞에서 논했던 영역에 기초하여 발달할 때, 시간에 대한 조직화에 대해 책임지는 능력을 발달시켜서 가족, 일 그리고 놀이를 즐길 수 있도록 한다. 아이가 성숙할 때 아이는 자신의 가족, 지역사회 그리고 학교에 영향을 주는 데 기초가 되는 자신의 시간 계획을 발달시킨다. 이러한 일상적인 틀이 발달함으로써 아이는 가족 구성원, 또래 아이, 학생 그리고 노동자로서 자신의 역할을 세련되게 하고 발달시키고 자신의 시간을 조직하는 더 많은 책임을 지게 된다. 아이는 지금 자신의 내적인 욕구와 문화, 환경 그리고 사회 요구들을 고려할 수 있다. 아이는 또한 그러한 욕구들과 아이 주위의 요구사항들 사이의 균형을 확립해야 한다(Pratt, 1989).

중재과정에서 치료사가 시간적 적응을 고려하는 것이 중요하다. 이러한 방법에서 아이는 적절한 연령 수준과 문화적인 틀 그리고 행동 패턴들을 발달시킬 것이다. 그리고 지역 사회의 책임 있는 구성원이 되는 동안 자신의 욕구를 만족시킬 수 있을 것이다.

### 4) 중재에 대한 작업치료 주요 관심 영역과의 관련성

작업치료의 주요 관심 영역은 실제 임상에서의 초점과 범위를 규정한다. 그러나 작업치료 통합용어는 단지 주요 영역의 틀을 제공하고, 작업치료 실제에 내재하는 이론적 지식에 대한 깊이 있는 지식은 제공하지 않는다. 통합용어의 넓은 범주를 보면서 치료사는 더 심도 있는 사정과 가능성 있는 관심 영역을 정의할 수 있다. 이러한 영역이 정의되면 치료사는 특별한 영역을 더욱 심도 있게 언급하는 이론의 틀을 선택할 수 있다. 이론의 틀은 실제 치료의 다양한 영역들을 언급한다. 하나의 이론의 틀이 치료의 모든 영역을 만족스럽게 언급할 수는 없다. 어떤 이론의 틀은 수행 영역에 더욱 초점을 맞추고 있고 어떤 이론의 틀은 수행 요소에 초점을 맞추며 또 어떤 이론의 틀은 수행 배경을 중점적으로 언급한다. 결론적으로 특별한 아이와 가족에 관한 모든 영역을 적절하게 다루기 위해서는 치료사는 하나 이상의 이론의 틀을 사용해야 될지도 모른다.

특별한 아이를 치료할 때 선택한 특별한 이론의 틀과는 상관없이 소아작업치료사들은 그들의 전문성으로부터 다양한 이론적 관점에서 아이를 바라본다. 이것은 전형적인 발달과 관련 있고, 아이의 연대기적 그리고 발달 연령을 포함한 발달 마일스톤을 아이가 성취하는 것과 관련하여 아이를 바라보는 것이다.

종종 소아 작업치료사는 중재를 안내하는 이론의 틀을 결정하는 데 있어서 중요한 수행 요소의 발달적 측면에 관심을 가진다. 이러한 수행 요소에 대한 관심은 전형적인 발달에 대한 이해에 바탕을 둔 각각의 수행 요소를 이해하고 해석하는 것을 기본으로 한다.

작업치료 용어가 정의될 때 수행 요소는 다소 넓은 범주이고, 때로는 특정한 아이를 다루는 데 있어 그 범위가 너무 넓다. 중재의 특별한 양상 때문에 작업치료사는 이러한 수행 요소를 심지어 더 작은 실체로 나누는 것을 필요로 한다. 예를 들어 치료사가 쥐기에 문제가 있는 아이를 치료할 때, 대근육과 소근육의 범주로는 이러한 문제를 이해하고 분석하기에 부족하다. 이러한 상황에서 치료사는 아이의 운동 수행을 더욱더 개별적으로 그리고 특별한 것으로 나누기를 원한다.

어떤 경우에는, 치료사는 수행 영역에 초점을 맞추며 중재를 시작한다. 이것은 전반적인 수행을 바라보고 아이가 더 잘 기능하는 영역이 무엇이며 아이에게 도움을 주어야 하는 영역은 무엇인지 결정하는 것을 필요로 한다. 이것은 아이의 수행을 보다 전체적, 포괄적으로 보는 관점이다. 부수적으로 어떤 이론의 틀은 다른 영역보다 특별한 수행 영역에 관심을 가지거나 다른 영역들은 배제한다. 그밖에 치료사들은 아이가 연대기적 그리고 발달적 수준과 상관있는 수행 영역에서 아이가 어떻게 기능하는지에 관심을 가진다. 예를 들면, 치료사는 처음에 아이가 일상생활 활동을 어떻게 수행하는지를 결정할 것이고 그런 다음 아이의 연대기적 그리고 발달적 수준과 관련된 수행은 어떻게 하는지를 결정한다. 그리고 나서 기능에서의 결점을 보상할 수행 요소가 무엇인지 찾을 것이다. 이러한 상황에서 치료사는 수행 영역에서 기능하는 것이 수행 요소와는 별개가 아니라는 것을 다시 이해하게 된다.

마지막으로 치료사는 수행 배경에 초점을 맞춘다. 배경을 바라볼 때, 치료사는 처음에 이러한 환경에 기초하여 아이에게 필요한 것이 무엇인지 결정하거나 특별한 장애 상태가 어떻게 전반적인 수행에 영향을 주는지를 결정한다. 치료사가 일단 아이의 수행과 배경과의 관계를 결정하면 수행 영역이나 요소에 특별히 더욱 집중할 수 있다. 소아 작업치료사들은 일차적으로 아이의 수행 배경 안에서 아이의 기능 능력에 관심을 가진다. 그러므로 수행 배경과 수행요소는 서로 상호작용하고 수행 영역에 영향을 준다는 것을 인정한다.

작업치료사가 특정한 이론의 틀을 사용할 때, 치료사의 주요 관심 영역의 어떤 면들이 초점이 된다. 개별 치료사가 다양한 방법에서 인간의 기능을 나눌지라도, 중요한 것은 인간 기능을 전체로 고려하는 것이 여전히 남아있다는 것이다. 더욱 개별화된 특별한 수행 요소, 수행 영역 또는 수행 배경은 치료사가 아이들을 이해하기 위한 특별한 요구들을 돕는다. 그러나 이러한 것들은 인간 기능을 임의로 나누어 아이들이 반응하고 환경과 상호작용하는 총체의 부분들을 이해하도록 이끈다. 치료사는 수행 부분들을 이해함으로써 아이의 전반적인 기능을 분석하게 하는 더 좋은 조망을 가진다. 또 다른 수준에서 이러한 정보는 치료사로 하여금 아이가 상황에 어떻게 반응하고 환경과 어떻게 상호작용하는지에 대한 명백한 그림을 제공한다.

## 2.2 작업

작업은 작업치료의 핵심 개념이다. "사람들이 자신의 시간을 충분히 사용하게 하고 삶의 의미를 제공하는 활동 집합체인 작업은 역할이나 일상생활 활동, 일 그리고 생산적 활동 또는 놀이/여가에 의해 조직된다"(Hinojosa & Kramer, 1997, p.865). 작업은 많은 목적을 도와서 생존, 필수 요구, 즐거움 그리고 개인의 의미에 대해서 사람들이 관여하도록 한다. 각각 개인의 작업은 그 사람에게 의미 있는 독특한 활동의 연합들로 구성되어 있다.

사람들의 관심 영역을 보는 또 다른 방법은 직업을 정의하고 조직하는 '작업' 개념을 사용하는 것이다. 이러한 작업의 넓은 개념이 핵심이고 일, 자조활동 그리고 놀이/여가의 하부 범주는 덜 중요성을 띤다. "작업은 매일 일상에서 살아가는 사람들에게 친숙하고 평범한 것이다"(Christiansen 등, 1995, p. 1015). 사람은 전체 일상생활을 걸쳐서 작업에 종사하여 그들의 시간을 충실히 보내고 삶의 의미를 부여한다. 한 개인의 독특한 작업은 그 사람을 정의한다. 개인에게 중요한 작업은 상황과 환경에 의해 시간이 지남에 따라 변한다(Hinojosa & Kramer, 1997).

## 2.3 요약

직업을 보조하는 모든 것은 사회 욕구에 맞게 진화하고 변한다. 이러한 각각의 직업 안에서 관심영역이 직업의 전문성으로 고려된다. 작업치료사의 관심 영역은 수행 영역의 기초인 인간 수행 요소이다. 수행 요소와 수행 영역은 수행 배경에 의해 강력하게 영향을 받는다.

일상생활 활동, 일과 교육, 놀이 또는 여가 활동은 수행 영역을 구성한다. 작업치료사는 항상 환자의 작업 수행에 관심을 가진다. 소아작업치료에서의 핵심은 다양한 환경에서 기능하는 아이의 능력이다. 아이의 문화는 중재 환경을 제공하므로 치료사는 배경을 심도 있게 고려해야 한다.

수행 요소는 감각운동, 인지 통합과 인지적 요소 그리고 정신사회 기술 및 심리적 요소가 있다. 수행 요소는 작업치료사가 중재를 바라보는 방법 안에서 의미가 있다. 이러한 요소들이 중재에 필수적일지라도, 치료사는 계속해서 아이 전체를 바라보도록 하는 것이 중요하다.

작업치료사는 항상 수행 배경에 관심이 있다. 중심은 아이가 다양한 환경(즉, 가족, 학교, 지역사회) 안에서 효과적으로 기능을 수행하도록 하는 것이다. 작업 수행 영역 안에서 효과적으로 기능하는 아이의 능력을 다루기 위해서 치료사는 아이의 삶의 상황들에 민감해야 한다. 작업치료사는 대개 아이의 발달적 과제를 잘 안다. 그러나 치료사가 아이의 문화와 사회적 배경에 대한 민감성을 발달시키는 것이 필요하다. 문화와 사회적 배경은 부모와 사회의 기대를 통해 아이의 매일 일정한 삶에 영향을 준다. 치료사와 환자와의 좋은 연합(최상의 결과)을 확고히 하기 위해 이러한 수준에서 각각의 경우를 이해하는 것이 치료사의 장점이다.

## 참고문헌


American Occupational Therapy Association. (1979). *Occupational therapy output reporting system and uniform terminology system for reporting occupational therapy services.* Rockville, MD: Author.

American Occupational Therapy Association. (1989). Uniform terminology for occupational therapy (2nd ed.). *American Journal of Occupational Therapy, 43,* 808–814.

American Occupational Therapy Association. (1994). Uniform terminology for occupational therapy—Third edition. *American Journal of Occupational Therapy, 48,* 1047–1054.

American Occupational Therapy Association. (1994). Application of uniform terminology to practice. *American Journal of Occupational Therapy, 48,* 1055–1059.

American Occupational Therapy Association. (1997). *Occupational therapy services for children and youth under the individuals with disabilities act.* Bethesda, MD: Author

Anderson, J., and Schoelkopf, J. (1996). Home-based intervention. In J. Case-Smith, A.S. Allen, and P. N. Pratt (Eds.) *Occupational therapy for children* (pp. 758–765). St. Louis, MO: Mosby.

Bain B., and Leger, D. (1997). *Assistive technology: An interdisciplinary approach.* New York: Churchill Livingstone.

Case-Smith, J. (1993). *Pediatric occupational therapy and early intervention.* Boston: Andover Medical.

Christiansen, C. (1991). Occupational therapy: Intervention for life performance. In C. Christiansen, and C. Baum (Eds.), *Occupational therapy: Overcoming human performance deficits* (pp.3–43). Thorofare, NJ: Slack.

Cynkin, S., and Robinson, A. M. (1990). *Occupational therapy and activities health: Towards health through activities.* Boston, MA: Little, Brown & Company.

Gilfoyle, E., and Hayes, C. (1979). Occupational therapy roles and functions in the education of the school-based handicapped student. *American Journal of Occupational Therapy, 33,* 565–576.

Hanft, B. E. (1991). Impact of Federal policy on pediatric health and education programs. In W. Dunn (ed.) *Pediatric occupational therapy: Facilitating effective service provision* (pp. 273–284). Thorofare, NJ: Slack.

Hinojosa, J., and Kramer, P. (1997). Statement: Fundamental concepts of occupational therapy: Occupation, purposeful activity, and function. *American Journal of Occupational Therapy, 51,* 864–866.

Hopkins, H. L., and Tiffany, E. G. (1988). Occupational therapy—a problem solving process. In H. L. Hopkins, and H. D. Smith (Eds.). Willard and Spackman's occupational therapy (7th ed.) (pp. 102–111). Philadelphia, PA: J. B. Lippincott.

Johnson, J. (1996). School-based occupational therapy. In J. Case-Smith, A.S. Allen, and P. N. Pratt (Eds.) *Occupational therapy for children* (pp. 693–716). St. Louis, MO: Mosby.

Krefting, L. H., and Krefting, D. V. (1991). Cultural influences on performance. In C. Christiansen, and C. Baum (Eds.). Occupational therapy: Overcoming human performance deficits (pp. 101–122). Thorofare, NJ: Slack.

Levine, R. E. (1984). The cultural aspects of home care delivery. *American Journal of Occupational Therapy, 38,* 734–738.

Mosey, A. C. (1986). *Psychosocial component of occupational therapy.* New York: Raven.

Ottenbacher, K. (1982). Occupational therapy and special education: Some issues and concerns related to PL 94–142. *American Journal of Occupational Therapy, 36,* 81–84.

Pratt, P. N. (1989). Occupational therapy in pediatrics. In P. N. Pratt, and A. S. Allen, (Eds.) *Occupational therapy for children* (2nd ed.) (pp. 121–131). St. Louis, MO: C. V. Mosby.

Turnbull, A. P., Summers, J. A., and Brotherson, M. J. (1986). Family life cycle: Theoretical and empirical implications and future directions for families with mentally retarded members. In J. J. Gallagher, and P. M. Vietze (Eds.). Families of handicapped persons (pp. 45–65). Baltimore, MD: Paul H. Brooks.

제 3 장

# 아동 작업치료의 합법적인 도구들

AIMEE J. LUEBBEN / JIM HINOJOSA / PAULA KRAMER
조무신 역

이전에 설명된 바와 같이, 이론의 틀은 치료사에게 중재에서 사용되는 조직적이고, 일련의 방법으로 조직화된 이론과 임상적인 요소를 제공한다. 이론의 틀은 특정한 기능 영역과 관련한 중요한 이론적인 개념의 윤곽이다. 즉, 이러한 기능영역에 대한 접근을 위한 지침이며 개념화된 중재를 위한 방법이다. 이론의 틀은 좀 더 많은 사람에게 적절하도록 특정한 기능영역 내에서 더 일반적일 수 있도록 하는 경향이 있다. 특정하지 않기 위해서, 이론의 틀은 일반적으로 변화를 증진시키기 위해 치료사가 환경을 변화시키는 방법을 제안한다. 비록 이론의 틀이 보통 치료사에게 이용 가능한 도구로 언급될지라도 그것은 치료사가 이론의 틀의 사용에 능숙하고 다양한 전문적인 도구에 대한 확고한 이해를 가지고 있다고 가정한다. 도구들은 전문직의 임상에서 사용되는 그것의 항목, 의미, 방법 또는 수단으로 정의된다.

## 3.1 합법적인 도구들

모든 보건 전문직은 변화를 가져오기 위한 도구들 또는 수단들의 특정한 집합을 가진다. 이것은 전문가의 합법적인 도구들로써 언급된다. 사회는 이 특정한 합법적인 도구들의 사용에 전문적인 사람으로서 전문가를 인정한다. 합법적인 도구들은 시간이 지날수록 변화한다. 이 도구들은 전문 지식, 기술 진보, 전문가와 사회의 요구와 가치에 기초하기 때문이다. 변화를 초래하기 위해 작업치료사들이 다양한 도구들을 사용한다. 대부분의 전문 분야는 높이 평가하는 그들의 합법적인 도구들을 사용함으로써 유지한다. 몇몇의 전문가들을 위한 합법적인 도구들은 그 전문 분야의 상징이다. 환자와 함께 상호 작용하는 의미로서 매일 사용되는 합법적인 도구들은 지식의 총체 또는 관련 영역보다 더 명백히 고려될 것이다. 많은 전문가들은 그들의 전문적 도구들을 유일하다고 느낀다. 그리고 어떤 경우 이것은 사실일 수 있다. 비록 다양한 직종에서 합법적인 도구들을 종종 공유한다 하더라도, 각각의 직종에는 이론의 틀 적용에 사용하는 그 도구의 독특한 방식이 존재한다.

각각의 이론의 틀은 변화의 과정 또는 치료 전문가가 환자의 변화를 향상시키는 방법을 안내한다. 작업치료는 많은 임상 영역과 환자에 관련된 다양한 이론의 틀을 가지고 있다. 치료사는 특정한 환자에게 특정한 이론의 틀을 적용하기 위해 합법적인 도구들을 선택한다. 더군다나, 특정한 합법적인 도구들은 환자의 발달 수준과 중재가 제공된 환경에 적합한지를 고려하여 선택된다. 몇몇 합법적인 도구들은 총괄하여 전문가에 의하여 사용되지만 소아작업치료에 유일하게 적용될 수 있다. 그것은 특정 임상 영역에 관한 것이고 그들이 전문직에 관련이 있으면서 전문직의 도구들에 대하여 폭넓은 토론이 있었다(Ayres, 1979, Christiansen & Baum, 1997, Mosey, 1986, Neistadt & Crepeau, 1998, Pedretti, 1996, Trombly, 1995). 그리고 환자의 특별한 영역에 대하여 사람은 합법적인 도구들의 사용에 대한 최종 목표가 환자에게 중요하고 의미 있는 작업에 참여할 수 있도록 해야 한다는 것을 명심하여야만 한다. 비록 몇몇 사람들이 작업이 도구와 중재의 최종 결과라고 간주할지라도, 작업은 우리들의 전문분야의 합법적인 도구의 다수를 포함한 폭넓은 개념이다.

이 장은 자신에 대한 인식, 인간 이외의 환경, 목적 있는 활동, 활동 분석 그리고 적응, 활동 그룹, 그리고 교육/학습 과정을 포함하여 소아작업치료 임상을 위해 선택된 논리적인 수단들의 개요를 말한다. 이전의 것에 추가하여, 전문화되고 기존의 다른 도구는 이론의 틀에 대해 특별함을 가진다. 이것은 아마도 이론의 틀의 이론적인 기초에 대해 토의될 것이다. 하지만 종종 그러한 전문적인 도구들은 진보된 교육과 훈련을 요구하기 때문에 그것은 이 장의 범위 밖에 있다.

## 3.1.1 자신의 의식적인 사용

자신의 의식적인 사용은 치료적 과정과 함께 효과적인 변화를 대표하는 것으로서, 환자에 대한 치료사의 치료적 사용을 포함한다. 치료사와 환자 간의 긍정적인 치료적 관계의 확립은 자신의 의식적인 사용이 중요한 부분이다. 이 관계의 중요한 특징은 편안한 관계로 발전시킬 수 있는 치료 전문가의 능력이다(예를 들면, 아동의 현재 수행 수준을 인식하고 이 아동을 수용하고 치료사가 아동에게 관심을 가지고 있다는 것을 아동이 느낄 수 있게 만드는 것). 게다가, 치료사들은 아동의 환경을 조작하거나 가능하도록 아동의 능력을 증진시키기 위한 그 방식을 수행하기 위해 그들 자신의 반응을 조절하도록 요구한다. 이것은 특히 이 책의 이론의 틀에서 많이 사용되고 있다. 특히, 정신사회 그리고 감각 통합의 이론의 틀에 활발하게 사용되고 있다.

자신의 의식적인 사용은 또한 신체적 배경으로 생각될 수 있다. 치료사들은 의식적으로 중재 과정(예를 들면, 특히 신경발달치료에 대한 이론의 틀에 사용된 신경근육 촉진 기술의 핸들링)에 신체적으로 그들 자신을 사용할 수 있다.

소아 작업 치료사들은 소아의 세계에 들어가는 것을 포함하여, 지속적으로 아이들의 긍정적 변화를 위한 대리인으로서 역할한다.치료사는 아동의 현재 수준을 감정적, 신체적, 발달적으로 고려할 필요가 있다. 만약 아동이 바닥에서 대부분의 시간을 보내는 발달 수준에 있다면, 치료사는 바닥에서 아동과 활동하도록 요구된다. 그 아동을 위해, 아동이 사물과 방향을 이해하고 반응 할 수 있도록, 사물과 방향을 특수화하고 구체적인 방법으로 제공될 수 있다. 이러한 예에서 자신의 의식적인 사용은 아동의 수준에 대한 치료사의 인식과 그 수준에서 아동의 자세와 행동에 적응하는 치료사의 능력이다. 장난감과 치료적 도구는 아이들의 발달적 단계 또는 아이들의 성장을 좀 더 자극할 필요가 있다. 치료사는 아이들의 발달적 단계와 기술의 이해가 명백해야만 하고 그들은 같은 수준 또는 상향으로 중재할 수 있다.

치료사 자신의 의식적인 사용은 가족과 다른 부양자와의 상호작용에 확장될 수 있다. 치료사는 성공적으로 서로 협력하기 위해서 아동에 대한 가족의 이해도를 평가해야 한다. 치료사는 가족에게 지시하거나 그들에 대해 말로 압도하거나 비난할 수 없다. 치료사는 긍정적인 방법으로 가족과 상호 작용하여야 한다. 이것은 가족 구성원을 끌어들이는 목소리 톤과 포즈, 제스처, 언어를 포함한다(예를 들어, 그들은 모든 가족들이 치료과정에서 효과적인 역할을 할 수 있다는 것을 이해하고 확신하는 것을 말한다). 그러므로 이러한 점에서 자신의 의식적인 사용은 치료사가 가족을 위해 적합한 역할 모델을 제공함을 의미한다. 가족과 함께 치료사의 역할은 유연하고 도움에 의존 하는 것을 극복하여 변화를 여는 것을 필요로 한다.

자신의 의식적인 요구에 대한 능숙한 적용은 임상에서 발전한다. 숙련된 임상가에게 이것은 레퍼토리의 중요한 부분이 된다.

### 3.1.2 인간 이외의 환경

인간 이외의 환경은 아이들이 인간 이외인 것과 함께 접촉한 모든 것을 포함한다(Mosey, 1986, Searles, 1960). 아이들의 비인간적 환경은 애완동물, 사물, 놀잇감 그리고 사람에게 의미를 가진 인간이 아닌 것으로 이행 사물(예, 담요, 좋아하는 동물, 좋아하는 인형, 다이어리)뿐만 아니라 지역사회, 학교, 집을 포함한다. 그것들은 인간에게 의미가 있는 비인간적인 어떤 것일 수 있다. 아동의 비인간적 환경은 그들의 문화적 배경과 발달적인 수준에 의해 어느 정도 영향을 받는다(예를 들면, 이탈리아와 스페인 혈통의 소년들은 납작한 접시와 항아리나 부엌 도구를 가지고 노는 것이 전통적으로 수용할 수 없다고 고려되어진다. 왜냐하면, 그 문화에서는 남아에 대한 적절한 역할로 고려되어지지 않기 때문이다). 어떤 문화권에서, 성 역할은 아동에게 분명히 설명된다.

아이들과 놀 때, 인간이 아닌 환경의 특정 양상은 소아 치료사에게 중요하다. 첫번째, 아동이 성장하면서 물리적 환경, 인간이 아닌 환경은 변화한다. 아동은 처음에 아기침대, 유아 안전 놀이터, 어떤 문화권에서는 유아 의자에서 인생을 시작한다. 아동의 나이가 많아지면서, 그들은 바닥 위로 움직이고, 놀이터 안으로 움직이고, 워커 또는 활동 stander로 움직이면서 더 다양한 인간 이외의 환경을 가질 수도 있다. 두번째로, 아동의 물리적 환경, 인간 이외의 환경적 측면은 문화에 따라서 변한다. 다른 사람들은 그들 아동의 환경을 제한하는 것에 더 많이 안전한 것을 느끼는 것에 반해, 몇몇 부모들은 넓고 다양한 환경에 그들의 아이들이 노출되기를 원한다. 아이들의 상호작용과 인간 이외의 환경에 대한 인식은 아이들의 물리적 환경의 변화나 아동 주위의 다른 점에 적응할 때 변한다.

아동이 발달함에 따라, 그들은 인간 이외의 환경의 일부분인 장난감들과 다른 대상물에 관하여 다르게 관련시킨다. 처음에는, 아동은 아동의 어린이 침대(테두리에 난간이 있는 침대)에 놓여진 박제동물을 알지 못할지도 모른다. 그러나 아이들이 성숙하면서 박제 동물과 테디 베어는 항상 그들의 침대에 있고, 그 동물은 그들에게 중요하고, 침대의 환경이 분리되어 있다는 것을 인식한다. 아동의 환경에 관계없이 그 동물은 중요하다. 그리고 아동은 아동 옆에 곰돌이의 존재 없이 어떠한 새로운 일에 참여하는 것을 꺼려할 것이다. 이런 경우에 봉제완구는 아동이 한 단계에서 다른 단계까지 이동하도록 도와주는 이행 대상이 될 것이다. 이행 대상들은 특히 새로운 환경에 아동이 안전하다고 느끼도록 만드는 것을 돕는다. 예를 들면 아기침대에서 침대로 바꿀 때 어린 아동은 종종 그들이 좋아하는 장난감과 함께 움직일 것이다.

### 1) 장난감

장난감은 인간 이외의 환경에서 특히 중요한 학습 도구가 된다. 그것은 그들의 환경에 대하여 최초의 정복 감정과, 즐거움 그리고 기본적인 자극을 제공한다. 아이들은 장난감들로부터 능력을 배우고, 그들은 그것을 할 수 있다는 것을 배운다. 아이들은 장난감들을 가지고 상호작용을 함으로서 과제 수행에 대한 이해력을 발달시킨다. 작업치료사는 중재에 있어 장난감들의 사용에 능숙하고 아동의 발달 수준에 맞는 장난감을 제시한다. 장난감들은 다양한 연령과 단계에 따라 다른 의미를 가지면서 아동과 함께 '발달' 할 수 있다. 예를 들어, 아이는 블록 던지기를 시작할 수 있다. 그러고 나서 다음 단계에서 블록

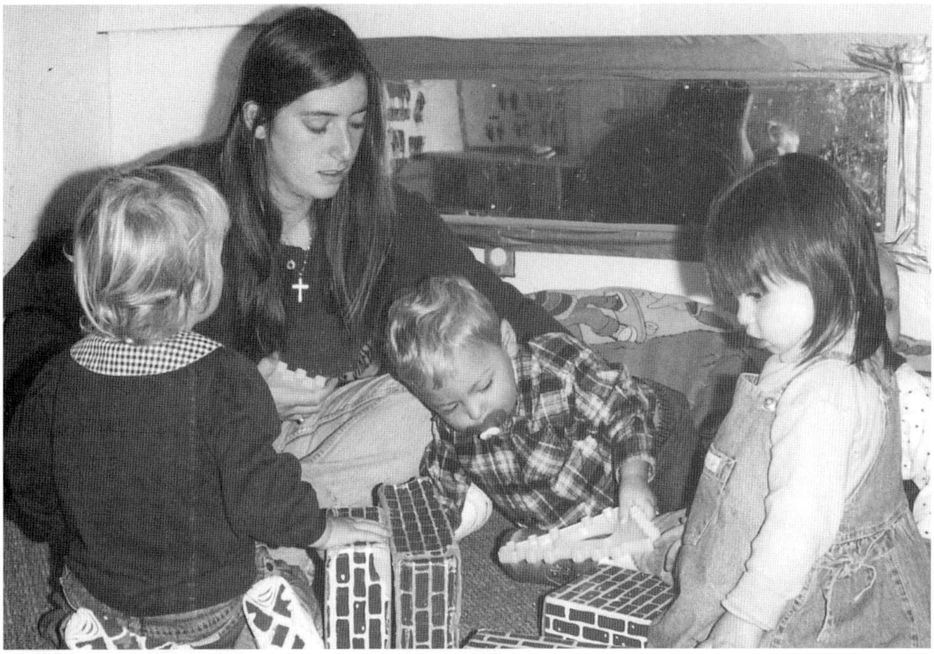

**그림 3.1**

블록과 조립식 장난감은 아동들에 의해 다른 방법들로 사용된다.

을 쌓고 나중에 상상 놀이에 사용되는 구조물을 만들 수 있다(그림 3.1).

### 2) 애완동물

애완동물 또한 비인간적 환경, 특히 학령전기 수준과 그 이상의 시기에서 중요하다. 유사한 기능을 제공하는 전이대상들과 애완동물은 또한 아이들의 양육 자질을 돕고 학령전기에 자연적으로 나타나는 이기주의적인 상태로부터 벗어나는 것을 도와줄지도 모른다. 애완동물들은 아동에게 다른 생물체와 다른 사람과 관계하는 법과 상호작용하는 지식을 일반화하여 가르쳐 줄 수 있다. 아동이 더 나이가 들었을 때, 애완동물은 아동이 책임감과 다른 사람 또는 생물을 돌보는 것에 대한 중요성을 배우도록 도와줄 수 있다. 소아의 삶에 있어서 애완동물은 즐거움과 우정의 근원 일 수 있다(그림3.2).

### 3) 기술

정보화 시대에 기술은 모두 사람들이 유용하게 이용할 수 있다. 작업치료 전문영역 속에서 소아작업치료사는 아이들의 잠재성을 최대한으로 활용하기 위해 재활공학을 자

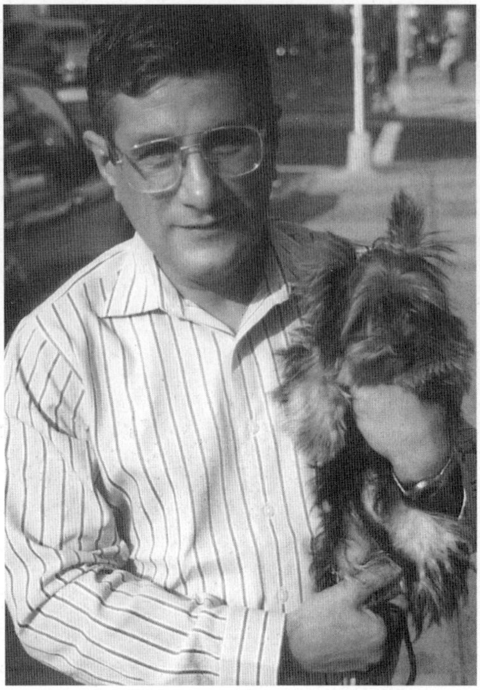

**그림 3.2**
개와 주인은 서로에게 즐거움과 우정을 준다.

주 이용한다. 이전에 적응장치라 불리면서, 연방의 법안을 조건으로 하여 새로운 용어와 정의를 제공하기 전에, 보조공학은 작업치료의 임상에서 여러 가지 이론의 틀에서 사용될 수 있다. 또한 이번 장에서 토의된 다른 선택된 소아 임상분야 도구로 역할을 할 수 있다. 그러나 이러한 기술의 특수화된 형식은 대부분 인간 이외의 환경으로 특성화된다.

법령용어와 정의를 규정한 최초의 법령, 공공 법률 100-407 : 기술은 능력 장애를 가진 개인을 보조하는 것과 관련된다. 보조공학은 보조공학 서비스와 보조공학 기술로 분리된다. 보조공학 서비스는 직업훈련과 교육하는 작업치료과정(평가, 중재, 계획, 중재계획)에서 작업치료 임상의 모든 측면을 거의 포함한다. 보조 기술법(Tech Act)에 의하면, (장애)보조 기구는 품목, 장치의 일부 또는 제품시스템으로 대량생산된 규격품이거나 설계를 변경했거나 또는 장애의 종류에 맞게 맞춤형으로 만든 것으로 장애가 있는 개인의 기능적인 능력을 증진시키거나 유지, 향상시키는 것이다. 보조 공학 도구는 연속적인 수준의 범위를 넘을 수 있다. 대부분의 사람들은 '고도기술'(high tech)이라는 단어를 컴퓨터와 같은 전자적 기반의 장치와 같은 의미로 보고 있다. 왜냐하면 직업치료사들은 고도기술 장비(이것은 이 단원의 범위를 넘는다)를 이용한 수행을 위해서 전문화된 작업 환경을 요구하기 때문이다. 추가적으로 보조첨단기술의 정보는 Angelo(1997), Anson(1997), Bain and Leger(1997), Cook and Hussey(1995), or Galvin and Scherer (1996)에서 찾을 수 있다.

범주의 다른 끝에서 보면 저렴하고 비전기적인 로우테크(low-tech)는 많은 아이들에게 기능적인 해결책을 지속적으로 제공한다. 로우테크 보조도구들은 수년 동안 작업치료사들의 실행에서 사용되어 왔다. 적용도구들의 범주는 로우테크 도구, 초기 수행영역, 일상생활 활동이 함께 사용되었다. 도구들에는 손잡이를 조작할 수 있는 숟가락이나 포크, 쏟지 않고 마실수 있는 컵, 음식을 먹거나 마실 때 사용되는 빨대, 탄력있는 신발끈, 신발을 신을 때 사용하는 긴 구두칼뿐만 아니라, 몸 단장, 구강위생, 샤워, 욕실위행을 위한 다양한 장치를 포함한다. 로우테크는 일과 관련된 놀이 혹은 여가생활에 아주 유용하게 사용된다.

하이테크(high tech) 도구들은 일이나 생산적 활동과 놀이 혹은 여가활동에 아이들을 위해 사용되었다. 전자 보완적 의사소통 시스템은 기능적인 의사소통에서 아이들을 도울 수 있다. 그리고 좌석에 바퀴달린 이동성 시스템(일반적으로 휠체어라고 말한다)은 기능적인 이동을 도울 수 있다. 컴퓨터는 자주 다양한 놀이 또는 여가 활동을 수행하거나 탐색하기 위해 제공되는 기회를 추가하여 교육 활동과 직업 탐색하는 데 자주 도움을 제공한다. 또한 로봇 장치들은 아이들을 위해 먹는 것이나 몸단장하기와 게다가 교육적 그리고 직업 활동과 놀이 또는 여가 활동과 같은 일상생활 활동에서 추가적인 독립심을 제공할 수 있다.

하이테크가 유용성이 높지만, 로우테크가 최선의 해결책인 경우도 자주 있다. 학교에서 말하기 시험과 같은 중요한 시간에 휠체어에 장착된 비싼 보완적 의사소통 도구 대신에 랩보드 위에 수제작한 의사소통판을 사용하기도 한다. 장을 빨리 보기 위해서, 아동이 전동 휠체어를 독립적으로 사용하는 대신에 보호자가 수동휠체어를 사용하기도 한다.

### 4) 물리치료 도구

물리치료 도구들은 연부 조직에 반응을 일으키는 빛, 물, 온도, 소리, 그리고 전기의 특성을 사용하는 것이다(McGuire, et al, 1991 p.6). 파라핀 욕조, 뜨거운 찜질, 냉찜질, 수치료, (냉온)교대욕, 초음파, 월풀, 그리고 전기자극과 같은 물리적 도구를 포함한다. 어떤 이론의 틀은 물리치료 도구가 아이들에게 사용되는 환경과 방법을 서술한다(Hinojosa & Poole, 1995). 그러므로 소아작업치료사는 아이들에게서 목적있는 활동을 이끌어내기 위해 물리치료 도구를 사용한다. 특정한 물리치료 도구들의 사용은 과제 또는 활동에 참여하거나 시작하기 위한 아동의 능력을 지지할 것이라고 믿는다. 물리치료 도구들이 사용될 때는 이론의 틀의 배경 내에서 적용되어야 한다. 이 책에서는 특정하게 물리치료 도구들 사용에 대한 이론의 틀이 없다는 것을 주목해야 한다. 그러므로 물리치료 도구를 사용하는 것을 선택한 소아작업 치료사는 그들의 기본적인 전문 교육과 전문적인 훈련을 해야만 한다.

### 5) 인간 이외의 환경에 대한 요약

비인간적 환경은 소아 작업치료사들에 의한 중재 과정에 사용된다. 치료사는 중재의 일부분으로서 아동의 나이, 발달 수준, 그리고 문화 등을 목표에 적합하게 선택한다. 치료사는 인간 외의 환경에 대한 아동의 성숙을 쉽게 하기 위하여 일한다. 이 성숙은 물리적 환경에 사물로 실험을 하는 것과 장난감을 통해 배우는 아동의 능력을 포함한다. 또한 치료사는 아동들의 발달 수행 요소 기술을 촉진시키기 위해 비인간적 환경을 이용하였다.

## 3.1.3 목적있는 활동

목적 있는 활동은 아동에게 의미를 가지는 사람과 환경간의 상호작용을 포함한다(King, 1978). 아동을 위한 많은 목적있는 활동은 놀이나 학교생활에서 자주 나타난다. Erikson(1963)은 놀이는 아동의 일이라고 생각했다. 놀이는 목적있는 활동의 도구들 중

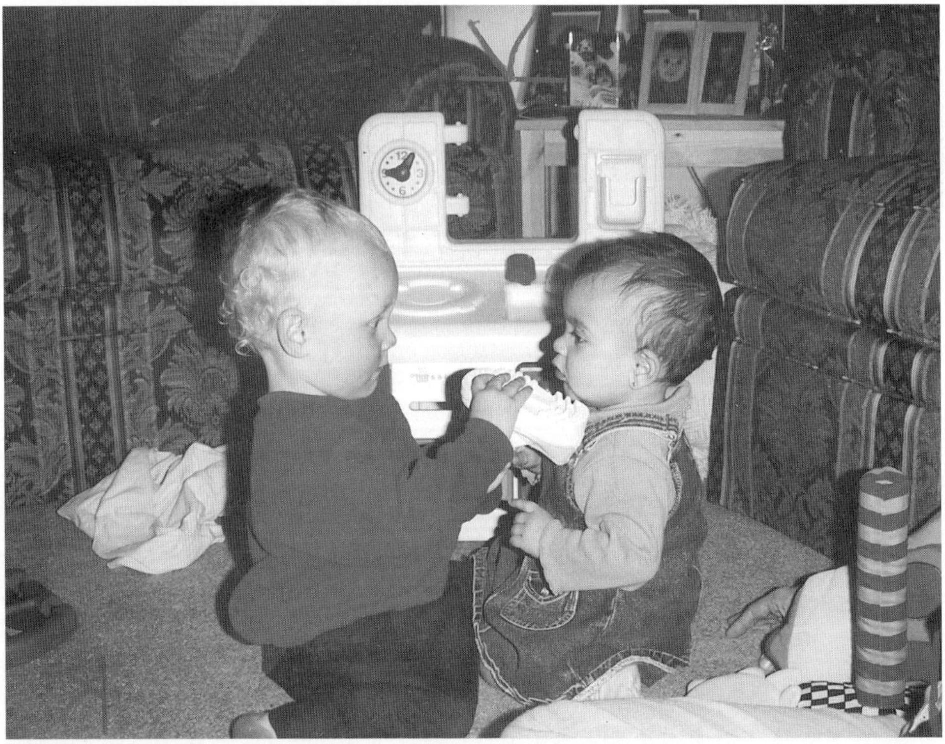

**그림 3.3**
아동이 함께 놀이를 하고 있다.

에서 유용한 범주 중의 하나이다. 아동은 놀이를 통해서 배운다. 놀이의 여러 유형들 중에는 감각운동놀이, 구성놀이, 상상놀이, 집단놀이를 포함한다. 감각운동놀이는 운동구성에 따른 감각자극의 사용에 따라 특징 지워진다. 구성놀이는 조각들을 쌓고 만드는 동안 기쁨을 증진한다. 상상놀이는 환상적이고 창조적인 것이 어우러지는 인지기능을 포함한다. 집단놀이는 아동들이 관련 있는 공동주제를 가지고 함께 활동하면서 상호작용을 한다(그림 3.3).

아동작업치료사는 자신의 치료적 경험과 아동의 발달수준, 문화, 욕구를 포함해서 아동이 유익한 쪽으로 치료방법을 선택하고 사용한다. 놀이 도구를 숙련되게 사용함으로써 치료사는 아동에게 치료 속에서 즐거움과 성취감을 줄 수 있다.

목적 있는 활동은 아동의 배경이나 환경 속에서 보여 줄 필요가 있다. 목적 있는 활동의 배경적 측면은 문화, 현실적응, 사회경제적 분위기를 포함한다. 각 활동은 아동이 활동을 수행하면서 상호작용하는 방법을 적절히 조정하게 된다. 아동작업치료사는 아동에게 의미있는 활동을 선정할 수 있어야 한다. 활동들은 발전적으로 아동에게 적합한 동기부여가 되고, 아동의 생활방식과 환경속에서 조화로와야 한다.

### 1) 작업분석과 적용

작업치료사는 환자를 치료하는 데 사용될 수 있기 때문에 활동을 분석한다. 이러한 도구의 사용을 통하여, 치료사는 활동을 수행하거나 완성하는 데 필요한 기술을 가지고 있는지 없는지를 확인한다. 또한 활동 분석은 치료사가 활동의 구성요소들을 정확하게 식별함으로써 좀 더 성공적으로 활동을 가르치는 것을 가능하게 한다.

아이들과 함께 과제를 수행할 때, 활동 분석은 중재 과정의 변하지 않는 핵심이다. 소아 작업치료사는 기술들이 과제 또는 활동을 완성하는 데 필요하다는 것을 결정하기 위해 활동의 구성요소를 지속적으로 세분화시킨다. 이것은 중재 과정의 첫 단계이다. 다음 단계는 아이가 활동 또는 활동을 구성하고 있는 일과 어떻게 반응하는지에 대한 관찰과 관련하는 것이다. 치료사는 아동의 활동과 아동의 참여, 그것에 대한 반응을 분석한다. 이 과정은 치료사에게 효과적인 중재를 위해 활동을 적응, 등급화, 결합시키는 정보를 제공한다(Hinojosa, bari, & Pedretti, 1993).

활동 분석 과정의 복잡성은 블록을 쌓는 단순한 활동에서 설명된다. 예비 분석은 아동이 블록을 쌓는 데 필요한 기술을 이해하는 데 필요하다. 아동은 블록을 잡는 능력과 블록을 쌓기 위한 조절된 놓기와 같은 소근육운동 기술을 시행하는 것이 필요하다(그림 3.4). 그리고 아동이 블록을 쌓기 시작하면, 치료사는 블록에 반응하는 아동의 행동을 관찰한다. 다음 단계는 아동과 활동의 조화를 분석하는 것이다. 다음 질문들은 치료사가 이러한 분석을 시작하기 위해 요구되어지는 예를 보여준다.

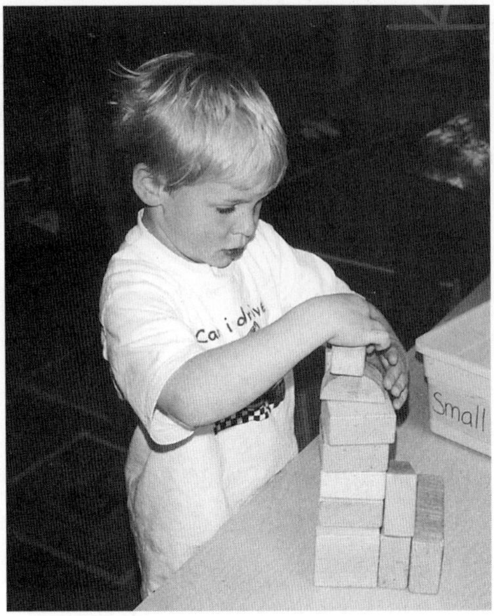

**그림 3.4**
아동이 블록들을 쌓고, 한 번에 하나의 각 블록을 잡는다.

① 아동이 블록을 집을 수 있나?
② 아동은 블록을 적절하게 쌓아 올릴 수 있는가?
③ 아동은 블록 쌓기를 실행할 때 어려움을 가지는가?
④ 아동은 과제를 수행할 때 다른 보상적인 몸의 움직임을 나타내는가?
⑤ 아동이 타워 쌓거나 붕괴시키는 것 중 더 흥미로워 하는 것은?
⑥ 아동이 과제를 수행하는 데 있어 소 근육 숙련 수준은 어느 정도인가?

치료사는 아동이 활동을 수행하는 것을 관찰함으로부터 얻어진 정보들이 결합된 그/그녀의 예비분석에 기초하여 이러한 질문들에 대하여 답한다. 치료사는 아이들을 치료하기 위한 활동을 어떻게 변화시킬지를 알기 전에 이러한 모든 문제들에 대한 답을 살펴보는 것이 필요하다. 게다가, 아이들의 반응과 이전에 말했던 문제들에 대한 답이 다르기 때문에 동일한 활동은 다른 아이들과 다를 것이다.

어떠한 활동은 아동이 활동을 수행하는 방법과 특정한 아동이 환경과 상호 작용하는 방법에 의하여 수정되어진다. 이러한 도구를 사용하는 다음 단계는 적응이다. 활동의 요소들을 의미하는 활동 적응은 환자의 욕구에 부합되고 긍정적인 변화를 촉진시키기 위해 수정하는 것을 의미한다. 활동은 아동의 상태, 도구의 제시, 또는 도구의 특성을 수정하는 것에 의하여 적응되어진다(예, 모양, 크기, 무게, 촉감). 적응은 또한 개인 간 교제의 활동, 자연, 그리고 행동을 위하여 진행 또는 순서적인 조절을 포함할 지도 모른다(Hinojosa, Sabari, & Pedretti, 1993). 치료사는 아동에게 소아치료 임상에서의 활동을 아동에게 맞추어 변화시킨다. 이전에 토의한 바대로, 적응의 예는 블록 쌓기의 수정을 말한다. 치료사는 더 큰 블록을 사용할 수도 있다. 아동을 바닥보다 작은 테이블에 앉히고 하나씩 블록을 주거나 서로 더 쉽게 붙이기 위해 블록에 벨크로를 붙인다. 이러한 활동에 대한 적응의 가능성은 끝이 없다. 다만 치료사의 창조성에 의하여 제한된다.

### 2) 활동그룹

활동 그룹들은 목적있는 활동을 포함하는 공통적인 목표를 가진다. 도구로서, 활동 그룹은 다른 이론의 틀보다 몇 가지의 이론의 틀에서 자주 어려움을 가지게 된다. 이 책에서, 심리사회적 이론의 틀과 대처기술(coping) 이론의 틀에서 더 많은 활동 그룹을 사용하기가 쉽다. Mosey는 활동 그룹과 그것의 다양한 단계들을 자세히 설명했다.

소아 작업치료에서, 활동 그룹은 치료적 환경에서 나이에 맞게 또래 상호관계를 증진시키기 위한 도구로서 사용된다. 작업치료사는 아동 발달에 대한 이해, 그룹의 역동성, 활동에 대한 확고한 이해로부터 이끌어 낸다. 활동 그룹들은 놀이, 일, 사회, 그리고 신체 기술을 발전시켰다. 또래 관계는 동기부여에 유용할 수 있다. 작업치료사는 안전한 그룹 상호작용과 지원적인 환경을 촉진한다.

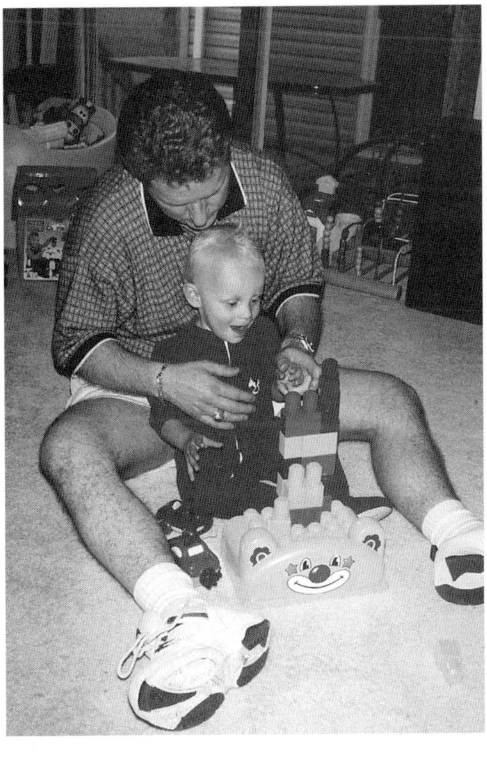

**그림 3.5**
아버지가 아들을 가르치고 있다.

### 3) 교수/학습 과정

교수/학습과정은 합리적인 도구로서 두 개의 부분으로 이루어진다. 교수는 아이들에게 가르침을 주거나 아동에게 어떤 것을 하는 방법을 보여주는 것이다. 반면에 학습은 경험에 관한 관찰, 정보나 지식의 통합을 증진시킨다(그림 3.5). 배움은 상대적으로 영구적인 행동변화를 가져온다. 이 도구로서 교수/학습과정은 습득 이론의 틀, 운동 습득 이론의 틀, 시각 정보 분석 이론의 틀과 같은 다른 이론의 틀보다 몇 가지 이론의 틀에서 더 빈번히 사용되는 것이다.

치료사는 아동의 긍정적인 변화를 조장하는 환경의 창조를 통해 학습을 촉진시킨다. 소아 작업치료사는 아동의 개별적인 수준, 나이, 능력, 그리고 흥미와 관련된 주의 깊은 활동 선택을 통해서 교수한다. 학습과정은 아동의 수행을 기초한 긍정적인 강화와 피드백의 사용을 통해서 증진된다. 아동은 더 즐겁고 흥미로운 치료적 중재로부터 더 쉽게 배우게 된다. 배움의 중요한 측면은 시도와 실패, 형성, 모델링, 반복, 수행을 포함한다. 학습 환경은 선택된 활동을 위해 지지되고 적절해야만 한다.

## 3.2 작업

작업치료사는 어떠한 합법적 도구를 사용할 때 아동의 사고의 중심에서 개인의 작업을 고려하는 것이 필요하다.

## 3.3 요약

이 장에서는 소아작업치료를 위한 중요하고 적합한 도구의 개요만을 설명하였다. 이 장에서 기술되지 않은 합법적 도구들도 있으나, 그것들은 한 가지 이론의 틀에 특수한 것이거나 상당히 세부적인 것이다. 이 특수한 도구는 부가적인 교육과 훈련을 요구한다. 실행이 시간에 따라 바뀌는 것처럼 전문적 도구도 시간이 흐르면 바뀔 수 있다. 왜냐하면 이러한 도구들은 이론의 틀 속에서 환경의 변화를 만들어 내고, 각 이론의 틀은 다른 도구들보다 좀더 적절하게 받아들일 수 있는 도구를 가진다. 각각의 이론의 틀 내에서 사용 가능한 도구들을 한정함으로써 그 변화과정이 설명된다.

## 참고문헌

American Occupational Therapy Association. (1994). Uniform terminology for occupational therapy (3rd ed.). *American Journal of Occupational Therapy, 48,* 1047–1054.

Angelo, J. (1997). *Assistive technology for rehabilitation therapists.* Philadelphia: F.A. Davis Company.

Anson, D. K. (1997). *Alternative computer access: A guide to selection.* Philadelphia: F.A. Davis Company.

Ayres, A. J. (1979). *Sensory integration and the child.* Los Angeles, CA: Western Psychological Services.

Bain B., & Leger, D. (1997). *Assistive technology: An interdisciplinary approach.* New York: Churchill Livingstone.

Blanche, E. I. (1997). Doing with—not doing to: Playing and the child with cerebral palsy. In D. L. Parham & Fazio, L. S. (Ed.) *Play in occupational therapy for children* (pp. 202–218). St. Louis, MO: Mosby-Year Book.

Christiansen, C., & Baum, C. (Eds.) (1997). *Occupational therapy: Enabling function and well-bearing.* Thorofare, NJ: Slack.

Cook, A.M., & Hussey, S.M. (1995). *Assistive technologies: Principles and practice.* St. Louis: Mosby.

Erikson, E. H. (1963). *Childhood and society* (2nd ed.). New York: Norton.

Galvin, J. C., & Scherer, M. J. (1996). Evaluating, selecting and using appropriate assistive technology. Gaithersburg, MD: Aspen Publishers.

Hinojosa, J. & Kramer, P. (1997). Statement: Fundamental concepts of occupational therapy: Occupation, purposeful activity, and function. *American Journal of Occupational Therapy, 51,* 864–866.

Hinojosa, J., & Poole, S. (1995). Modalities and domain of concern. In D. M. Baily & S. L. Schwartzberg (Eds.) *Ethical and legal dilemmas in occupational therapy* (pp. 95–111). Philadelphia, PA: F. A. Davis.

Hinojosa, J., Sabari, J., & Pedretti, L. (1993). Position paper: Purposeful activity. American Journal of Occupational Therapy, 47, 1081–1082.

King, L. J. (1978). Towards a science of adaptive responses. *American Journal of Occupational Therapy, 7,* 429–437.

McGuire, M. J., Fisher, T., Poole, S., Reitz, S., Schultz, K., Wilson, D., Hertfelder, S., & Ramsey, D. (1991). *Physical agent modality task group report.* Rockville, MD: American Occupational Therapy Association.

Mosey, A. C. (1986). *Psychosocial components oj occupational therapy.* New York: Raven Press.

Neistadt, M. E., & Crepeau, E. B. (Eds.) (1998). *Willard and Spackman's Occupational Therapy* (9th ed.). Philadelphia: J. B. Lippincott-Raven.

Pedretti, L. W. (Ed.) (1996). *Occupational therapy practice skills for physical dysfunction* (4th ed.). St. Louis, MO: Mosby.

Searles, H. F. (1960). *The nonhuman environment.* New York: International Universities Press.

Shepherd, J., Proctor, S. A., & Coley, I. L. (1996). Self-care and adaptation for independent living. In J. Case-Smith, A. S. Allend, & P. N. Pratt (Eds.). *Occupational therapy for children* (3rd ed.) (pp. 461–503). St. Louis, MO: C. V. Mosby.

Trombly, C.A. (Ed.) (1995). *Occupational therapy for physical dysfunction* (4th ed.). Baltimore, MD: Williams & Wilkins.

Trombly, C.A. (1995). Occupation: Purposefulness and meaningfulness as therapeutic mechanisms. *American Journal of Occupational Therapy,* 49(10), 960–972.

20 U.S.C.1401 (a) (25) Public Law 100–407: The Technology Related Assistance for Individuals with Disabilities Act of 1988.

제 4 장

# 이론의 틀과 관련된 환경에 대한 관점

MARY MUHLENHAUPT / JIM HINOJOSA / PAULA KRAMER
조무신 역

아동 작업치료에 대한 설명은 병원과 기타 급성 의료기관에 최초로 도입된 프로그램으로 1950년대로 거슬러 추적할 수 있다. 변화하는 환경에서, 작업치료 서비스는 신경근 손상(impairment)과 정형 외과적 손상을 가진 아동과 외래 클리닉에 다니는 아동을 위한 전문화된 학교에서 서서히 발전하였다. 사설기관도 설립되었다. 현재는 신생아 집중 치료실, 소아급성 재활치료실, 중장기 치료 기관, 병원과 지역사회를 기초한 외래 클리닉과 아동의 가정 내에서 모두 작업치료 서비스를 포함시키고 있다.

아동 작업치료 주요한 변화는 모든 장애(handicapped)가 있는 아동을 위한 교육법인 공법 94-142가 공포되었을 때, 1970년대 중반에 촉진되어졌다. 미국에서 최초로, 연방의 규정은 공립학교의 모든 아동에게 능력과 상관없이 동등한 교육 기회를 제공받을 권리를 가지도록 규정했다. 학교군은 다른 능력을 지닌 학생이 입학할 때, 작업치료사는 아동의 전문화된 교육 요구를 충족시키기 위해 다른 교육적 팀 구성을 보조하는 전문적 지식을 가지고 있는 다양한 인적 자원 중 한 명이다. 교육 체계에 가입된 작업치료사는 아동의 집, 공립과 사립학교, 중장기 치료 시설, 아동의 치료 환경에서 중재를 제공하거나 도서관의 주중에 부모-아이 음악 그룹이나 여름 캠프 프로그램 같은 지역사회-기반의 환경에서 중재를 제공할 수 있다. 표 4.1은 아동작업치료의 서비스 환경에서 구별되는 특성을 요약한 것이다.

# 4.1 아동 작업치료 실행장소

건강관리와 교육은 아동 작업치료 서비스에서 오늘날까지 전해 오는 두 가지 큰 체계를 나타낸다. 시스템 그리고 각각의 수행 환경과 함께 중재 과정에 영향을 미치는 다양한 환경적 고려사항이 존재한다. Mosby의 사전(1994)에서는 건강관리와 관련한 시스템 이론이 "환자를 반-독립적 부분보다는 통합된 열린 체계로 보는 전인적인 의학 개념"으로 정의한다. 시스템에서 건강관리 접근은 환자의 진단과 치료에 고려되는 영향으로서 가족, 지역사회, 문화 요소의 통합을 요구한다.

이 장에서 보여준 바대로, 환경은 작업치료사의 역할과 책임성, 서비스에 대한 설계와 이행을 위한 중요한 관련성을 가진다. 전인론의 관점에서의 시스템 이론은

**표 4.1** 아동 서비스 세팅의 분류 특징

| | 병원 | 학교 시스템 | 가정 | 사설치료 | 주간보호센터 |
|---|---|---|---|---|---|
| 관리 | 건강관리, 관리되는 의료 조직체, 평의원회(이사회) | 교육부, 지역 교육 위원회, 건물 관리자 | 가족 문화, 규범 | 독립된 법인 협회, 개인 소유주 | 협회, 공동경영, 개인소유주, 후원 기관 |
| 자금 조달 | 공공, 민간 자금, 기부금 | 주와 연방 정부, 지역 납세자 | 제3자의 지불, 의료보험, 연방과 국정 자금조달, 현금 지급 | 제3자의 지불, 개인보험, 현금 지급 | 의료보험, 연방/국정 보조금/초기 중재 프로그램 |
| 치료의 초점 | 급성, 만성 질병, 건강상태 | 교육 과정 내에 참여와 진행 | 가족의 일부분으로서 아동과 가족 시스템 | 기관의 임무에 대한 특정성 | 양육, 건강과 안전, 발달의 진행 |
| 또래관계/감독 | 치료, 급성 또는 만성 질병/건강상태 | 교장선생님은 다양한 중재 직원의 관리자이다. | 다른 서비스 공급자들 또는 프로그램 행정관들과 주기적인 기관에 근거한 회의들이 있는 순회한 기초에 집에서 활동한다. | 작업치료사는 단독 또는 관계있는 전문가들의 소집단과 작용한다. | 작업치료사는 먼저, 아이, 탁아소 공급자들, 그리고 관리인들과 서로 상호작용하면서 작용한다. |
| 치료환경 | 우선시해야 할 일로서 치료를 시행하는 구조화된 가상의 환경 | 교육 과정에 의하여 결정된 다각적인 학교-기반과 지역사회-기반의 환경 | 자연적인 집과 가정환경, 활동 | 기관-기반의 수행에서의 가상 환경 | 집과 학전전기 프로그램 환경들을 모의 실험한 환경에서 1:1 또는 소집단들 |
| 제공자/소비자와의 관계 | 단기간, 간헐적인 관계, 일시적인 1:1 관계 | 작업치료사는 시스템, 프로그램, 교육가, 학생과 보호자와 협력한다. 단/장기 관계 형성 | 가족과 아동의 1:1 관계에서의 작업치료사; 단/장기간 계약 형성 | 가족과 아동의 1:1 관계에서의 작업치료사; 단/장기간 계약 형성 | 아동과 주간 보호센터 직원과의 관계에서 작업치료사; 단/장기간 계약 형성 |

(Bertalanffy, 1968; Capra, 1996) 이러한 타당성을 설명하기 위해 제시된다. 시스템 개념은 우리가 효과적인 작업치료 과정이 전문적인 특수 지식과 기술에 관련되어 아동의 관점을 넘어서는 고려사항이 필요하다는 것을 이해하는 데 도움을 준다.

### 4.1.1 시스템 이론을 통한 건강과 교육 환경에 대한 이해

Bertalanffy(1968)는 (1) 시스템의 내적 환경과 (2) 시스템 간과 외적 환경 간의 관계에 의해 특징되는 상호적인 요소의 복합체로 열린 체계를 설명하였다. 열린 시스템은 각 부분에 의해서가 아니라 그것간의 관계에 의해 정의된다. 환경으로부터 분리되거나 요소의 부분으로 세분화함으로써 시스템을 이해할 수 없다. 왜냐하면 이렇게 함으로써 시스템이 제공하는 상호관계는 더 이상의 확인과 기여를 제공하지 않기 때문이다. 시스템 요소 간의 상호의존과 시스템과 외적 환경 간의 상호의존은 이 접근법에서 중요한 개념이다. 열린 시스템은 (1) 그것 자체와 (2) 외부 환경과의 교환으로부터 일반화된 정보를 받아들이고 반응하는 것이다. 이러한 반응들은 시스템반응에 대한 피드백을 제공한다. 이러한 피드백 메커니즘에 따라서, 시스템 내외로부터의 정보의 흐름은 시스템의 환경적 특징이 정적인 것이 아니라 시간을 초월하여 변화하고 발전한다는 관점을 필요로 한다.

이러한 관점은 분리된 하위 체계보다 전체에 초점을 둘 때, 이것이 하위시스템-하위시스템과 시스템-환경 상호작용 간의 불변의 변화를 나타내기 때문에 동일성과 관련되어진다는 것이 중요하다. 이것은 마치 시스템이 상호관계의 장막에 싸여 있고 어느 누구도 그러한 상호관계를 통하지 않고 시스템을 볼 수 없다는 것이다. 이러한 관점은 중재를 위한 주관적인 계획이라고 보지는 않는다.

한 예로서, 장애를 가진 아동에게 교육을 시행하는 연합의 규정에 의해 의무지어지는 학교지역에서는 교육을 지원하는 서비스가 이러한 서비스들을 필요로 하는 특수한 요구를 가지고 있는 모든 아동들에게 이용 가능할 때에 작업치료를 제공한다. 동시에, 지역 내에서의 인간적 요소는 등록된 학생들을 위하여 작업치료와 관련된 결과를 제공한다. 학교 구성원 또는 아동과 친밀한 사람들이 특수한 아동의 교육적 요구에 대한 작업치료의 잠재적 타당성을 인식하지 못할 때, 서비스는 시행되지 않을 것이다.

어떻게 시스템 관점이 중재를 계획하는 것을 돕기 위한 완성된 그림을 나타내는가를 설명하기 위해, 다음을 고려한다. 매년 학교지역의 질적 조절 평가의 과정은 작업치료 프로그램을 설명한다. 분석적인 접근은 지역아동에게 서비스를 제공하는 작업치료사의 수, 그들의 적격성, 관련 경험들과 현재 지속하고 있는 작업치료사로서의 활동과 관련하는 정보를 수집하는 것이다. 이 수치는 지역 내에서 특수한 요구를 가지는 학생들의 전체 수, 1년 동안 작업치료 서비스를 받은 학생들의 수, 서비스와 관계하는 학생들의 객관적 백분위, 학생들의 작업치료 프로그램 기간 그리고 기타 등등을 반영하여 얻었다. 정보는 수집되고, 요약되어 교과과정과 예산을 담당하는 행정 담당자에게 보고된다.

그러나 시스템의 관점으로부터, 분석은 학교지역의 작업치료 프로그램의 향상과 이해를 위하여 논의된 환경적 변수들을 통합해야만 한다(즉, 다시 말하면 연합의 규칙 조항, 특수아동과 관련된 학교스탭들로부터의 지식, 지역 교육프로그램 내에서의 작업치료로부터 제공된 잠재적 기여에 대한 인식의 부족). 최종 시스템 분석에서, 누구나 지역에서 작업치료 서비스를 어떻게 이용하는가에 대한 질문에 대하여 서로 다른 답을 나타낸다. 더 나아가, 이러한 지식에 상응하는 활동의 계획은 지역의 평가 절차에 대한 재검토와 작업치료에 대한 부모와 학교 임원들의 인식을 증진시키기 위한 훈련과 노력을 포함할지도 모른다. 건강관리 시스템과 유사하게, 작업치료 서비스의 규정은 학회의 임무와 목표, 제공되는 서비스의 유형, 개인의 배상 또는 보상시스템에 의하여 영향을 받는다.

건강관리 시스템에서의 서비스를 이해하고 향상시키기 위하여, 분석은 연방과 주의 규칙, 배상 목적의 학회 분류 또한 고려해야만 하고, 서비스 대상자의 유형도 종종 받아들여진다. 학회는 어떤 형태들의 프로그램이 재정 문제들, 지역사회의 요구들 또는 서비스를 받는 의뢰인, 그리고 직원의 전문적 지식에 기초하여 가장 유익한지에 대하여 결정해야 한다.

연구는 주민들의 요구와 서비스에 대한 요구가 있는지 없는지를 조사해야 할 것이다. 초점은 환경이 아니라 서비스를 받게 되는 진단 그룹의 유형에 있다. 시설에서 작업치료 서비스를 수행하는 동안 행정부서에서는 외래환자 소아 클리닉보다 성인재활 서비스에 초점을 맞출지도 모른다.

## 4.2 건강과 교육환경 형성의 영향

문화, 정치, 경제, 과학기술 그리고 윤리는 거대한 기구를 구성하는 데 기여하는 많은 요소들 중 몇 가지이다(예를 들면, 건강 체계와 교육체계가 어떻게 기능하는지, 또한 개인과 사회에 어떠한 영향을 끼치는지이다〈Bellah 등등, 1991〉). 의학, 건강, 교육의 유일한 철학적인 신념은 두 가지 체계를 구별하기 위해 역사와 전통을 조화시키고 있다. 영향은 또한 시스템의 구성요소나 하부조직 시스템으로부터 나타난다(예를 들어 의학기구의 정부 배상과 보상 프로그램, 혹은 시설의 서비스 공급과 연관된 전문적인 단체). 시스템에 영향을 주는 변수들은 인간과 인간이 아닌 것이다. 즉 사람과 그들의 관계, 지식과 정보, 이상과 믿음, 정치와 규범과 문화, 사건과 활동, 그리고 물체와 물리적 존재로서 나타난다. 이러한 요소들은 모두 상호관계를 이루고 있고 서로 엮여져 있고, 각 체계의 정체성에 기여하고, 체계에 접근하는 개인의 환경과 배경을 형성한다.

건강과 교육의 외부적인 요소에 대한 사회적 반응은 체계 내에서의 적응과 변화에 이끌어낸다. Califoro(1994)와 Ginzberg(1994)는 미국에서 정치적, 경제적 힘을 확인한다. 이러한 힘은 질과 비용-효율적 건강관리 규정을 조장시키기 위해 고안된 건강관리 개혁의 노력을 이끌어낸다. Alston(1997)은 결과적으로 변화들이 급격하게 일어났으며 "그 변화들이 의약분야와 그 관련업의 판도(1997. p5)를 완전히 바뀌게 했다"고 주장한다. 의료와 건강 서비스는 가지각색의 급성간호 병원에서 지역사회까지의 광범위한 시설 환경 내에서 제공된다. 관리가 되어 있는 의료 정책 하에 독자적인 의료 제공 단체들과 계약을 한 자들이나 직원들로서 특별한 관계를 맺게 된 많은 의료보건 제공자들 중에는 작업 치료사들이 있다. 단기 입원병원, 새로운 치료 프로토콜 그리고 치료사와 대상자 간의 상호작용 유형의 변화는 건강관리의 고유 경계에서의 외적 동기와 관련한 사건의 네트워크를 통해 발견할 수 있다.

현대의 장애에 대한 관점은 사회의 모든 사람을 포괄하여 지지한다. 장애 권리 운동은, 모든 사람들이 추구하는 활동과 생활양식을 정의하고 선택하기 위한, 소비자 중심의 중재와 모든 이들의 권리에 많은 관심을 유발시켰다(Shapiro, 1993). 이 운동은 전형적인 발달 성취를 경험하는 사람들에 의하여 획득한 수행과 과정에서 유사한 기준의 장애를 지닌 사람들이 가지고 있는 전통적 관점을 붕괴시켰다. 미국 작업치료사 협회(AOTA, 1996a AOTA, 1996b)와 다른 협회는(심각한 장애를 가지고 있는 사람을 위한 1993년 연합의 예외적인 학생들의 회의(1992)) 장애를 가지고 있는 개개인의 권리에 대하여 관심을 가졌고, 모든 사람에게 포괄적인 치료를 지지하는 입장을 채택하였다.

무주택, 물질 남용, 영양실조, 그리고 가난을 포함한 사회 문제는 학생의 수행에 영향을 미치며, 교육체계 변화와 적응을 촉진시킨다(Bucci&Reitzammer, 1922 Burnett, 1944). 위기 지향적(crisis-oriented) 예방 프로그램은 교실로 건강과 사회적 서비스가 연결되는 학교-지역사회 파트너 정신과 대안적 교사의 역할 확립을 통하여 개발되었고, 이것은 교육시스템의 배경이 환경적 영향으로부터 어떻게 발생되었는지에 대한 몇 가지 예이다.

최근 몇 년 동안, 학생들을 위한 단기와 장기목표를 살펴보는 것은 모든 학생들을 위한 교수와 학습을 향상시키기 위하여 교육 개혁의 시작을 촉진시켰다(Fuchs & Fuchs(1944), Lucas(1997), O' She(1997)). 이러한 움직임은 미국의 학교 수업에서의 훈련 계획과 전달에 영향을 미치는 중요한 시스템 변경을 제안하였다. 공법 94-142는 그 법률의 이름을 장애인 교육법(Individuals with Disabilities Education Act)으로 개정했고(연방정부 공보, 1990), 가족에 초점을 맞춰 출생 후 2세의 아이들을 위한 국가 서비스 내용 속에 가족에 초점을 맞춘 개정안을 포함시켰다(연방정부 공보, 1991). 조기 중재 요소들의 이행은 갓난 아이, 유아, 가족들을 위한 여러 가지 방법의 서비스에서의 주요한 철학적/실행적인 변화를 위한 법적, 재정적인 변화를 제공하였고, 갓난 아이, 유아, 가족들을 위해 디자인되었고, 시행되었다(thomason, 1997). 가장 최근에, IDEA의 연방 권한부여(연방 정부 공보, 4977)는 오랜 기간의 학습과 관련되는 목표(결과물)의 강조와 고용이 교육적 접근을 제공하기 위한 근원적인 목적을 증가시킬 때 중요한 철학적 변화를 통합시킨다. 이러한 변화는 특별한 요구를 가진 아이들을 위해 교육 프로그램의 결과에 영향을 주도록 고안되어진다. 이러한 변화로부터의 프로그램과 교육 과정의 수정은 전역에 걸친 학교프로그램에서 작업치료의 타당성을 위한 잠재적인 새로운 기회들을 제공하고, 전체적인 학교 시스템을 예상할 수 있을지 모른다. 작업치료 서비스를 계획할 때 배경을 고려해야 한다. 시스템 이론은 소아과 작업 치료 서비스 전달과 관련이 있는 하위 시스템을 살펴보기 시작하고 거시적 관점에서 움직일 때 지속적으로 적용된다. 시스템 이론을 사용하여, 아이들의 행동과 수행은 인간 시스템 내에서의 형성되고 아이가 존재하는 세상에서 형성되는 것들의 작용에 의하여 영향을 받게 된다.

### 4.2.1 작업치료 서비스를 계획할 때 고려해야 할 환경

시스템 이론은 소아 작업치료 서비스 전달과 관련된 하위 시스템을 보는 데서 시작하기도 하고, 거시적 관점에서부터 하나의 운동으로 계속 적용했다. 시스템 이론을 사용하는 것은 아동의 행동과 수행을 하는 데, 인간 시스템 중에서의 영향이나, 세계 속 아동 존재로부터의 영향을 받았다. Bronfenbrenner의 '인간 발달의 생태학' 은 아동과 환경 사이의 관계를 서술했다. 이 접근은 작업치료 서비스의 준비에서 아동의 환경과의 관련성을 테스트해 볼 수 있다. 이 관점에 따르면 아동 발달과 수행에서 직접적이거나 간접적인 영향을 주는 환경이 다양한 층의 맥락으로 보여진다고 한다.

거시적 시스템은 문화적, 가치적, 믿음에서 언급하고, 모든 각자 생태학 층에서 영향력이 있다. Bronfenbrenner의 미시적 시스템을 확인하는 모델의 핵심은 "활동, 역할 그리고 사람과 사람 사이 관계의 패턴은 개개인의 신체나 독특한 구성물질이 주는 개인 환경이 발달함으로써 경험할 수 있다" 고 말했다. 아주 어린 유아가 가족과 집의 환경 맥락 내에서 많은 아동을 위해 일찍 미시적 시스템이 나타난다. 하나의 예로써 또 다른 미시적 시스템은 아동이 성장하고 하루 중 일부를 위해 지역사회 day-care에 참여함으로 발전시킨다. 둘 혹은 그 이상의 미시적 시스템 사이 관계는 '내적 시스템' 이라 하고, 추가적인 문맥의 변화를 반영한다. 가족과 day-care 직원과, 2가지 환경간 접근원리에 부조화 혹은 양립가능성들의 커뮤니케이션은 아동의 발전에 영향력이 있다. 양쪽 접근들은 아이들과 같이 일할 때 반드시 고려해야 한다. Bronfenbrenner 생태학에서 다음 레벨은 "환경에서 활동적인 참가가 발전적 개인에 포함되지 않는다. 그러나 사건들은 발전적 사람을 포함한 환경에서 일어난 것에 의해 영향적이던지 영향을 받던지 한다." 고 나타낸다. 실례를 들어 설명하면 부모의 일터, 형제가 초등학교 같은 반, 삶의 중심이 조부모의 도움을 받는 것은 다양한 외적 시스템이다.

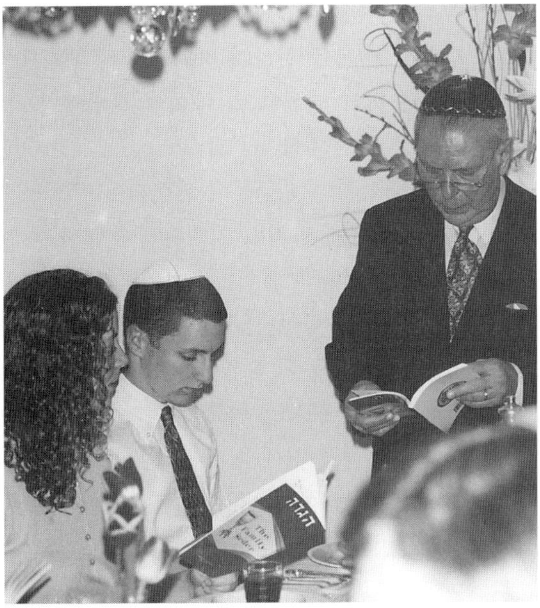

**그림 4.1**
가족 내 전통문화의 준수

인간수행에 영향을 미치는 가변성을 특징지어 주는 중요성은 생태학적 시스템 보기가 작업치료 실습에 적용되었을 때 강조된다. 이런 틀에서 행동에 영향을 미치는 배경은 아동의 수행능력에 대한 이해 없이는 설명이 불가능하고, 독특한 신체적, 사회적, 시간적, 그리고 문화적 요소들은 아동의 수행과제의 지지 또는 한계에 대한 환경적 요소를 제공한다.

아동의 세계는 가족과 문화적 배경에 의해 형성된다. 효과적인 작업치료 중재는 가족과 문화를 포함한 아동의 환경에 대한 치료사의 섬세함이 요구된다(그림 4.1). 아동의 환경을 포함하고 관심을 가져야 할 사람에 대한 고려 없이 치료사가 평가를 실시하고 중재를 계획할 때, 치료는 적절하지 못하다. 따라서 치료사가 인간에 대해서만 다루는 것은 효과적이지 못하다. 작업치료 중재는 아동의 삶의 배경에서 인간과 인간이 아닌 것에 대해서도 실시해야 한다.

어떤 이론의 틀은 그들의 이론적 기초의 모습과 같은 가족과 인간환경을 포함한다. 이들 이론의 틀은 직접적으로 가족이 포함되는 것 또는 실행에 적용된 그들의 영향이 나타나는 것과는 거리가 멀다. 이같은 예는 인간작업 이론의 틀, 심리 사회적 이론의 틀, 그리고 대처 이론의 틀에서 나타난다. 아동의 문화와 가족은 어떠한 이론의 틀을 적용시킬지에 대하여 고려되어지는 것이 중요하다. 예를 들어, 신경발달치료(neurodevelopmental)의 이론의 틀은 이론적 기초에서 가족들의 문제들을 설명하지는 않는다. 그러나 이러한 치료의 이론적 틀을 사용하는 전문가들은 항상 중재를 시행할 때 가족의 지지와 교육을 고려한다. 만약 그들이 빈번히 발생하는 이론적 근거에 기초하여 아동들의 가정에서 시행되지 않는다면 그들의 중재적 토대는 덜 효과적인 것으로 인식된다.

가족의 일차적인 기능은 아이들의 발달을 위하여 지원하고 양육하기 적절한 환경을 제공하는 것이다(그림 4.2). 그것은 문화와 일치하고, 아이의 관념적인 시스템을 형성하고, 대인관계를 발전시키기 위한 기회를 제공한다(Turnbull, summers, & Brotherson, 1986). 매우 잘 기능화된 가족은, 모든 가족 구성원의 요구들이 인식되어지고 지지되어진다. 각각의 가족은 유일무이하고, 이것은 치료사에 의해 고려되어져야만 한다. 아이들에게 작업치료 서비스를 제공할 때, 비록 이 상호작용의 범위가 일반적인 치료 세팅과 서비스 모델에 의해 결정될지라도, 치료사는 환자들과 항상 접촉해야 한다. 또한 그것은 협력을 하기 위해 치료사와 부모의 의지와 자발적인 행동에 의해 영향을 받게 될 수 있다.

치료 환경과 서비스 전달 모델에도 불구하고, 치료사는 가족과의 열린 의사소통을 발전시키도록 노력해야 한다. 작업치료사들은 장애를 가지고 있는 아동들의 가족들이 가지고 있는 행동들을 이해하는 데 노력해야만 한다. 초보 치료사는 양육과정에 대한 감수성과 몇 가지 경험을 얻는 것이 필요하며, 그러한 부분들이 항상 긍정적인 경험이 아니라는 것을 이해해야만 한다. 갈등은 대부분의 정상 가정에서 자연스럽게 나타난다.

가족들과 일하는 것은 효과적인 상호작용에 대하여 특수 지식과 기술을 요구한다.

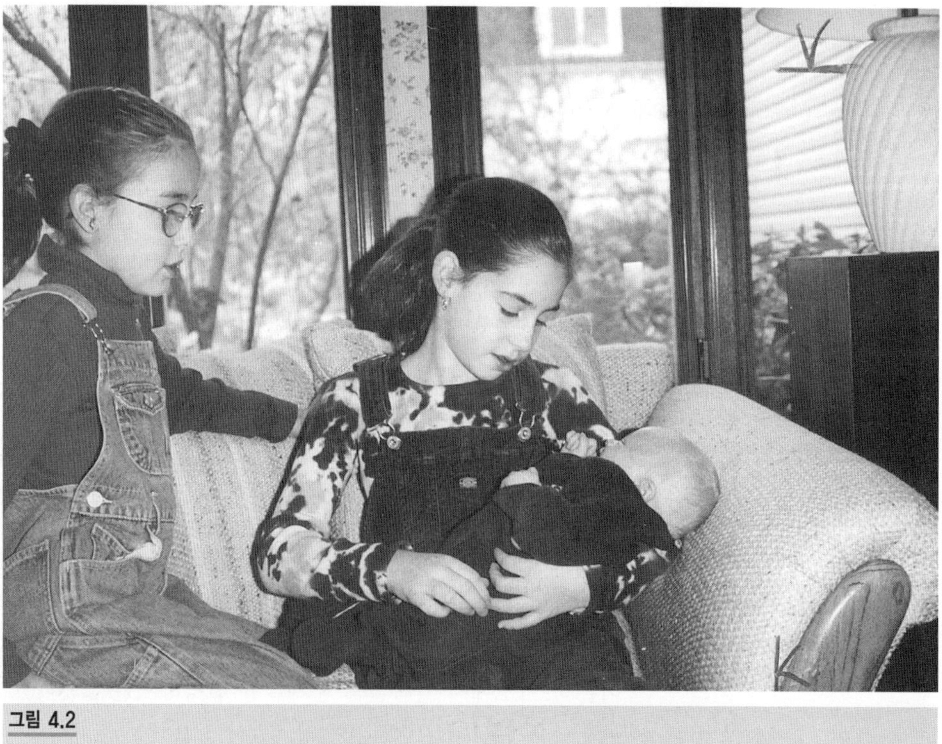

**그림 4.2**

아동들이 가족 내에서 갓난아이와 상호작용을 한다.

게다가, 치료사는 가족 기능의 원동력과 그/그녀가 가족 구성원 내에서의 잠재적인 영향력이 무엇인가에 대하여 이해해야만 한다. 비록 치료사가 작업치료와 관련된 우수한 지식적 기반을 갖추고 있다 할지라도, 그/그녀는 가족의 작용과 상호작용에 대한 많은 정보를 가지고 있지 않을지도 모른다. 이러한 정보들은 주로 경험을 통하여 그리고 상호간에 신뢰에 바탕을 둔 관계의 성립을 통하여 얻어질 수 있다. 각각의 가족은 그것 자체의 관심과 요구를 가진다. 이러한 반응을 위하여, 치료사는 포괄적인 중재계획을 실행하기 위해 적절한 수준에서 가족들에게 접근해야 한다.

가장 효과적인 중재를 제공하기 위하여, 치료사는 가족 안에 그 또는 그녀의 가치들 또는 관심을 강요하지 않도록 주의하면서 가족 구성원들과 함께 일해야만 한다. 치료사들은 이러한 노력의 일환으로 파트너로서 가족들에게 접근하여야 한다. 치료사와 가족 사이에 의사소통은 모든 참가자들의 욕구를 충족시키기 위하여 개인적인 판단을 배제해야만 한다. 의사소통의 목표는 아이와 가족에게 관련된 문제를 솔직하게 터놓고 논의할 수 있는 상호 협력적인 관계를 성립하는 것이다. 이 의사소통은 이러한 일들이 가족에게 얼마나 영향을 주는지, 아이의 실제-삶의 세계에서의 욕구(real-life world demand)의 명확한 시각을 치료사에게 제공할 수 있다. 그리고 치료사 자신의 중재와 상호작용과 관련해서 발생할 수 있는 피드백이 무엇인지에 대하여 제공할 수 있다.

가족 구성원들과 함께 일하는 것에 관한 심층적인 문제들을 토론하는 것은 이 장의 범위를 벗어난다. 그러나, 다음의 문제들은 어떠한 이론의 틀이 가족 배경 내에서 적용되어질 때마다 중요하게 확인되어졌다. 아이를 위한 문제의 중심으로서, 가족은 치료사/가족 관계에 실제적 힘을 가지고 있다. 가족은 중재 과정을 촉진시키거나 방해한다. 치료사들은 그들이 가족들에게 부여한 기대와 책임에 대하여 관여해야만 한다. 선택된 이론적 틀에 따라, 치료사들은 가족이 중재 과정을 수행한다는 역할에 관하여 실제적으로 인식해야만 한다. 더군다나, 그들은 가족 구성원들이 전문가들의 합법적 도구들의 사용에 숙련되지 않는다는 사실에 대하여 인지하는 것이 필요하다.

치료사들은 그들이 모든 답을 알고 있지 않는 것을 받아들여야만 하고, 가족의 목표에 부합하도록 그들의 중재를 조절한다. 치료사는 가족의 구성원들과 함께 중재의 목표와 유형들을 토론하기에 충분할 만큼 열려 있는 것이 필요하다. 이것은 이론의 틀을 조정 또는 변화시키는 것이 필요로 할지도 모른다. 중재들을 시행하지 않을 때, 치료사들은 몇 가지 영역들을 검사해야 한다. 실패에 대한 이유들은 이론의 틀을 선택할지도 모른다. 특수한 중재의 욕구(demand)에 영향을 주는 문화적인 영향, 치료사 또는 가족에 의한 비현실적인 기대 또는 치료사의 개성과 가족 구성원 사이에서의 적합성. 치료사들은 몇몇 가족이 치료사의 역할에서 나타나는 권위의 정도에 대하여 어떻게 바라보는지 인식하여야만 한다. 그리고 치료사들은 그러한 권위를 남용하지 않도록 주의하여야만 한다.

많은 전문가들은 때때로 가족과 다른 가족 구성원들과 함께 직접적으로 일하는 것에 대하여 걱정한다. 종종, 가족 문제들은 전문가들을 당황스럽게 한다. 치료사는 가족의 반작용들(reaction)을 다루기 위하여 적절한 준비가 되어 있지 않거나, 부모의 고민, 분노, 또는 좌절에 대해 불쾌함을 느낄지도 모른다. 반대로, 성취를 통하여 의기양양한 부모의 감정들 또한 치료사들을 당황스럽게 할지도 모른다. 이러한 감정들의 범위를 이해하기 위해, 이러한 감정들의 재인식은 가족과 함께 상호 관계를 발달시키기 위한 치료사의 능력에 기여할지도 모른다.

## 4.3 아동건강과 교육 체계에서의 사회적인 패러다임들

Capra(1996)는 '개념들의 모임' 으로서 사회적 패러다임을 정의한다. 가치, 지각, 실행은 현실의 특수한 시각을 형성하는 지역사회에 의하여 나누어지고, 지역사회는 그 자체에서 조직화되는 방법에 기초한다. 치료적 모델, 완화적 모델, 생태학적인 모델은 아동들을 위한 작업치료 서비스를 지원하는 관점의 범위를 통합시키는 3가지 사회적 패러다임을 나타낸다(표 4.2).

작업치료사의 전문적 훈련은 그들이 교육적인 인증 제도와 임상의 치료 장소 안에 존재할 때 사회적 패러다임에 의하여 영향을 받는다. 서술되었던 것과 같이 고려할 때, 이러한 패러다임 중에 어느 하나의 시스템에서의 실행도 배제되지 않는다. 게다가 독특한 경험들과 개인의 타고난 관점에 근거를 둔 이러한 주제들에는 많은 변화가 있다. 초기에 토론되었던 것과 같이, 인간 서비스 체계는 환경을 창조하고, 확실한 환경적 범위(인간과 비인간)는 인간 서비스 체계 안에서 실행을 위하여 이러한 모델들의 요소들을 제한하거나 지원할지도 모른다. Scott, Aiken, Mechacin, Moravcsik(1995년)은 의료체계 안에 문화, 조직, 행정상의 모든 환경들은 전문가가 제공하는 의료 보호의 특성, 그들이 의료 보호에서의 '보호적 측면' 으로서 나타나는 것들을 제한하는 데 영향을 준다. 이 장에서 논의된 생태학적 접근 또는 완화적 치료의 어떤 요소들은 몇몇 병원과 의료적 보호 시설 내에서 수행하는 것을 어렵게 할지도 모른다.

## 4.4 치료적 모델 패러다임

Mosby' s Medical, Nursing and Allied Health Dictionary(Mosby, 1004)는 의료적 모델을 다음과 같이 정의한다. "병의 진단과 치료에 대한 전통적 접근은… 문제해결 접근법을 사용하여 환자의 결손, 기능장애에 중점을 둔다. 병력, 신체적 검진 및 진단 테스

**표 4.2 보건체계와 교육 제도에 3가지 사회적인 패러다임**

| | 치료적 모델 패러다임 | 완화적 모델 패러다임 | 생태학적인 모델 패러다임 |
|---|---|---|---|
| **목표** | 치료하기 | 기능향상, 종합적 증상들을 경감 | 관련된/요구하는 환경에 대하여 수행을 달성하기 |
| **방법** | 진단에 대한 치료 | 사람과 환경을 다룸; 바라지 않는 특성/구성요소를 경감시키고, 바라던 특성/구성요소를 증가시킴 | 환경 사이에 그리고 환경 내에 아동과의 상호관계를 위한 선택을 만들어냄 |
| **문제의 원인** | 물리적, 생물학적 현상들 | 인체, 환경, 또는 두 가지 내에 다각적인 변화들 | 사람-환경의 범위와 역학관계에서의 다각적인 변화들 |
| **사고의 모델** | 환원주의적; 분석 | 통합된 마음-신체 결합; 종합체 | 전인적 ; 마음-신체-환경 상호작용과 상호 관계들 |
| **평가의 기초** | 병리생리학, 과학적 원리에 기초한 데이터, 전문가의 전문적 지식 | 이상 생리학, 과학적 원리에 기초한 데이터, 전문가의 전문적 지식, 아동/가족의 주관적인 관점들 | 과학적 원리에 기초한 데이터, 전문가의 전문적 지식, 아동/가족/전문가/다른 사람들과 관련된 환경의 범위와 역학관계의 관점들 |
| **인간 유기체의 관련성** | 질환(병)의 원인, 치료계획의 수락 | 가치 있는 정보들의 근원은 임상적인 정보들을 제공과 치료를 계획하기 위해 필요함 | 아동/가족은 선택을 하고 발달에 영향을 줄 수 있음 |
| **중재의 기초** | 전문적인 사고, 개인의 의료 기록, 임상적/어려운 과학 | 전문가들과 함께 협력하고, 그들의 진단과 삶과 관련되는 환자-결정된 목표 | 합의에 의한 의사 결정, 가족은 팀으로서 동등함 |
| **서비스 전달** | 중점적 관점을 가지고 많은 사람들에 의해 제공되는 하위 전문성 | 다양한 전문적 기술을 가지고 있는 전문가, 잘-발달된 의사소통 기술들 | 가족과 각각의 다른 사람들과의 협력적이고 자문적 관계 |
| **팀 과정** | 다방면의 전문 분야 | 둘 이상의 전문 분야 | 둘 이상의 전문 분야/전문분야들 간의 교류 |
| **평가된 중재 성공** | 치료의 완성 ; 종합적 증상의 제거/전환 | 환자/가족들의 관점들은 증상 경감에 관한 과학적인 데이터와 결합됨 | 지역사회에서 가족/아동이 기능할 수 있도록 환경적인 선택의 충족 |

트는 특수한 병의 확인과 치료를 위한 기초를 제공한다. 따라서 의료적 모델은 특수한 질병과 조건들에 대한 물리적(physical)/생물학적 측면에 중점을 둔다...." 전체적인 유기체의 기능과 조작 행동은 그것의 기초적 요소들이 가지는 본래의 모습에 의존한다는 신념은 의료 모델적 사고의 중심적인 개념이다(Starr, 1982). 이러한 접근에서, 나타나는 문제는 유기체를 각각의 구성요소로 세분화하고, 관찰된 행동들의 감정 표현에 기여한다고 믿는 이러한 기능들을 분석함으로써 검사되어진다. 검사는 전체 유기체의 구성 요소 내에서 종합적인 증상들을 확인하고 결정하기 위해 진단한다. Fox(1997)는 의료적 보호에서의 치료적 모델은 치료의 목표로서, 종합적인 증상들을 치료하는 데 중점을 둔다고 설명한다. 결과적으로, 종합적 증상들은 정의되어야 하고, 결정되어야 하고 환자의

진단은 치료되어야 한다. 이러한 접근에서 신체는 마음으로부터 분리되어진다.

이 조건에서, 유사하거나 환경적인 조건의 지지 또는 방해가 되는 일은 조정방식에서의 중추신경과 관계하지 않는다. 의학 치료 방식은 과학적 질문이나 의사들이 사용할 수 있는 목표치에 잘 부합되거나, 과학적인 기초에 근거한 정보로서 처리 접근적 선택이라는 견해를 갖는다(fox 1997).

의학 시스템의 발달은 보통 개업의의 접근으로부터 특수성을 지닌 지식의 분리로의 변화를 포함한다(Rosemberg. 1989). 이와 같이 여러 가지 교육과 훈련을 한 많은 전문가들이 신뢰하는 것은 서비스 보급이다. 다른 학문분야에서 인간의 역할에 관한 측면의 관점은 제각기 책임을 부여한다. 이 방식은 과학적이고 생물의학의 지식을 궁극적으로 존중함으로써 의사들은 책임과정에서 권위자로서 위엄 있는 위치를 취한다. 이 의료 방식의 그룹 작용은 여러 전문분야 기능의 원칙에 근거한다(Bailet 1994). 실제문제로서 이 접근방식은 다양한 학문분야, 제각기 지속적인 작용에 관한 구성요소를 평가하는 것에 의해 특정지워지게 된다. 예를 들어 설명하자면 아이들이 소아과 병원 진료소에 방문하는 것은 신경과 의사, 정형외과 의사, 언어병리학자, 영양학자 그리고 내과전문의와의 만날 약속을 의미할지도 모른다. 전개과정은 자주 특수화된 환경에 의해 완성된다(예를 들어, 전문의 사무실 또는 실험용 실습실). 각각 개업의들은 병리학 그리고 그 학문 분야에서 다루어진 처리계획의 개요를 확인한다. 조정에 의해 안내되어진 이론의 틀의 선택은 개개의 개업의 그리고 사람의 진단에 대한 견해사항에 의해 결정되어진다. 제각각의 전문의 또는 다른 학문 분야로부터 따로 분리해서 생각되어진 사람의 중재안을 수행한다.

### 4.4.1 아동작업치료에서 적용되는 치료적 패러다임

치료 의학 모델에서 작업치료사는 그 기관 내 특별분야의 부서에서 직무를 수행한다. 의학, 재활 그리고 건강과 관련된 전문분야에 종사하는 사람들에 따르면 그들은 아동의 기능과 행동에 대해 비슷한 가치와 이익, 흥미를 공유한다. 이 협회에서는 과학적 정보가 생길 때 기득권을 가지고 있다. 그래서 그 기관은 처리접근의 학술조사 연구에 있어서 그들의 지식을 새롭게 하기 위해 모든 직원들이 훈련할 수 있도록 지속적으로 장려한다(Rosenberg 1995). 회의와 지속적인 교육행사는 직원들의 참가에 의해 조직 내에서 빈번히 예정되어진다. 이 강좌의 결과로써 부서 직원들은 종종 그 기관에 의해 다루어진 개체에 관련된 조정에 대하여 유사한 지식 기초를 배운다.

실제에서 세분화된 협의는 환자관리에 관해 지도와 감독을 할 줄 아는 작업치료사들을 제공한다. 치료사들이 같은 언어를 사용하고 유사한 관심을 가진 다른 이들과 공동연구를 하거나 상호작용을 하는 데 충분한 기회를 준다. 아이들에게 치료의욕의 자세를 취하여 일하는 작업치료사들은 식이요법과 같은 치료를 재검토하기 위해 다른 부서 동료를 포함할 수도 있고 부가적이거나 수정된 치료전략이 고려될 수도 있다. 이러한 변화의 형태는 전통적인 병원 환경에서 일어나는 '의료적 순환(medical round)'을 상기시키는 서비스 구조 부문에 의하여 촉진되어질 수 있다. 이러한 동료 지지의 형태는 초기-수준의 치료사들에게 특히 유용하게 사용된다. 협력적 기회는 다른 동료들과의 상호 관계를 가지는 것을 선호하는 치료사들을 위한 또 다른 보상이다.

의료적 치료 모델을 사용하는 치료사들은 신경생리학과 신경심리학 혹은 운동신경에 기초한 이론의 틀과, 인간 유기체 내의 구성 부분간의 원인적 관계를 설명하는 다른 이론들을 선택하는 경향이 있다. 이러한 이론의 틀은 아동의 과제수행에 기여하는 감각 운동 요소들의 기능장애 또는 병리적인 측면의 확인을 강조한다. 초점은 수행요소에 있다. 비록 치료사가 문제들을 치료할 수 있다고 믿지 않을지라도, 신념은 수행이 근원적인 요소들을 설명함으로써 광범위하게 향상되어질 것이라는 점이다. 예를 들어, 아동이 신발 끈 매듭 묶기에 문제가 있다면, 치료사는 치료모델의 관점에서 아동이 매듭 묶기를 배우고 완성하는 것을 가능하게 하는 수행구성과 관련된 감각 통합적 이론의 틀을 선택할 것이다. 평가의 초점은 아동의 감각과 지각처리 능력, 신경 근과 운동기능의 분석에 있다. 치료사는 아동이 수용하고, 처리하고, 감각과 고유수용성, 전정, 시각 자극을 조직화하는 방법을 평가하고, 눈과 팔, 손, 손가락에서의 운동 활동을 시작하고, 모니터하고, 조정하기 위한 피드백으로서 얼마나 많은 정보들을 사용하는지를 또한 설명(address)한다. 근력, 지구력, 자세조절, 그리고 자동적인 계획을 세우기 위한 능력, 운동 활동의 순서를 조정하는 수행 또한 검사되어진다. 신발 끈 매듭 묶기의 어려움에 기여하는 것으로 믿어지는 기능장애를 나타내는 근원적 수행 요소들은 치료사의 치료적 모델 중재에서의 당면 과제이다. 왜냐하면 중재 계획은 진단적 평가를 통하여 확인된 병리적 과정을 제거하기 위하여 계획되어지기 때문에, 수행요소에서의 기능장애가 해결될 때, 중재는 성공적으로 수행될 것이라 생각된다. 기술의 숙달에 초점을 둔 것이 아니기 때문에, 신발 끈 매듭 묶기 활동은 치료적 과정에서 재조정(remediate)되어지지 않는다. 환경에서 외적인 요소, 선택된 신발 끈 매듭 묶기의 지도 방법, 빈번한 훈련 그리고 실행의 기회, 사용된 신발과 끈의 신체적/감각적 특성 또는 과제에서의 아동의 독립성에 대한 상대적인 가치는 이러한 측면에서 우선시되지 않는다. 근원적인 수행요소는 아동이 신발 끈 매듭 묶기의 능력이라기보다는 단지 그러한 능력들과의 관계이다.

치료모델의 관점을 사용할 때, 작업치료사의 초점은 아동의 근원적 처리과정에 있다. 이것은 수행능력에 영향을 주는 환경적 요소에 있는 것이 아니라 그/그녀의 관찰할 수 있는 행동에 기여한다. 이러한 우선권을 설명하는 프로그램을 지지하기 위해, 보통 공간과 장비는 아동 중심의 평가와 중재 과정을 위해 필요하다. 치료모델중재를 위한 선정은 중재를 염두해 두고 혼자서 선택되어진다. 왜냐하면 치료는 아동의 수행을 위해 관계되어진 환경적인 구성요소에 중심을 두지 않았기 때문이다. 예를 들어, 치료사가 다양한 움직임을 계획할 때 아동을 다룰 때 치료사들을 위해 사용되어지는 장애물이 없는 공간과 다양한 크기의 자세 취하기 보조도구를 둘 수 있는 넓은 환경은 신경발달 이론의 틀에 기초한 치료를 위하여 매우 적합하다.

다음의 예는 외래환자 치료실에서 작업치료를 적용하는 의료적 모델 상황을 제시한 것이다. 이 연구의 경우, 치료사는 변형이 없는 '순수한' 상태 속에 치료의 틀을 사용하거나 순서대로 일어나는 방법 속에 또 다른 치료의 틀을 사용하였다.

> Kevin은 8살 소년으로 안절부절못하고 오래 앉아있는 것에 어려움을 가지고 있었습니다. 또한 그의 손으로 쓴 글씨는 판독이 어려웠습니다. Kevin은 작업치료사가 손으로 쓰기 과제에 기여한다고 믿는 기초 감각과 운동 과정을 검사하였던 외래진료소에 보내졌습니다. Kevin의 신체자세와 조절, 시각의 이동성, 추적 기술을 분석하는 것은 다양한 치료 전문가가 이끄는 테스트를 진행하는 동안에 완료되었습니다. 감각통합 처리와 시지각 기능의 성분들은 Sensory Integration and Praxis Tests(Ayres, 1989) 그리고 Test of Visual Perceptual Skills(Gardner, 1996)의 해석과 관리를 통하여 측정되었습니다.
>
> 테스트 결과는 치료 전문가가 언급한 문제(예: 부족한 handwriting)에 관련되는 것으로써 해석하였던 촉각 시스템 기능에서의 결함을 제안하였습니다. 작업치료중재의 다음 프로그램은 대근육운동 영역을 다루는 체육관에서의 작업치료시간을 포함하였습니다. 중재들은 강조되는 깊은 압력 그리고 촉감 경험, 등급화된 고유수용성의 입력, 그리고 진정되는 움직임과 유사한 놀이활동을 포함합니다. 감각 정보의 통합과 사용이 회기의 적합한 과제의 일부분으로 판단하면서 치료 전문가는 Kevin이 다양한 촉각을 가진 유사활동과 단계적으로 자신의 상호작용을 시작하도록 격려하기 위하여 회기를 구성하였습니다. 그의 작업치료중재의 진행 동안, Kevin은 손가락 페인팅 혹은 젖은 모래상자에서 그의 손가락을 사용한 모양형성하기보다 어떠한 앉은 채 있는 활동 또는 쓰거나 그리는 활동에 참여하려 하지 않았습니다.

이 예에서 치료 프로그램은 감각통합치료와 실행에 바탕을 두며, 손으로 쓰기 문제와 관련하여 일시적으로 관찰하는 사람에게는 나타나지 않는다. 이 이론의 틀의 사용은 작업치료사가 중추신경계 기능의 성숙 발달을 위해서 중재활동들을 계획한다. 초점은 Kevin의 능력이 sensory와 motor system 통합과 통제에 영향을 주는 기초적인 신경계의 기능을 변경하는 것에 있다. Handwriting 수행이 나타내는 어느 것에서 환경의 특성과 구조는 이론의 틀을 사용하는 작업치료사로서 치료 관심사의 초점이 아니다. 선생님의 지도 또는 중재접근인 교육적인 재료와 사용된 도구는 작업치료사로서 검토되지 않는다.

치료관점이 있는 이론의 틀은 변형의 가능성과 함께 심각한 문제들을 대처하기 위해 또는 더 의학 위주로 세팅된 내부에 더 성공적으로 사용되어질 것이다. 치료사의 관점에서 세팅모델 사이의 일관성과 이론의 틀의 관점은 세팅에서 다른 전문가에 의해서 이해하는 것과 중재를 성공하기 위한 원인일 것이고 중요하다.

## 4.5 완화적 보호 패러다임

완화적 치료는 "치료는 불편한 증상의 강도를 경감시키거나 감소시키기 위하여 계획되는 것이며 병의 치유를 제공하는 것은 아니다(Mosby, 1994)"로 정의된다. 영국에서 재인식되어진 특수성인, 의료체계에서의 완화적 보호(care)는 최근 몇 년 사이에 미국에서 많은 관심을 받았다(Billings & 블록, 1997, Weissman(1997)). 집, 병원, 지역사회 환경으로 통합되어지는 호스피스 철학(Buckingham(1996))은 완화적 보호 요소를 통합한다. 이러한 접근은 이전에 논의했던 치료적 모델과는 대립되고 보완적인 것으로 생각되는 관점들을 포함한다. 완화적 보호는 그것의 일차적인 목표로서 병의 치유를 지원하는 것이 아니라, 삶의 질과 인간의 기능과 관련되는 목표의 다양성을 지원하는 것이다.

완화적 보호 접근들은 치유할 수 없는 종합적 증상이나 몸의 상태에 대하여 대처하는 보호(care)와 의약처방의 광범위한 목표들을 통합한다. 이러한 접근은 병과 질병에 관한 마음-몸의 결합을 인정한다. 초점은 질병에 있는 것이 아니라 의사결정 과정의 일부분인 그 또는 그녀의 가족과 환자에게 있다. 가치는 환자의 지각을 이해하고 그들의 목표를 알고 중재와 그들의 삶과 관련되는 우선적인 것들을 이해하는 것이다. 심리사회적, 문화적, 도덕적 문제들을 포함하는 환경적 요소들은 평가와 중재의 과정에서 나타날 수 있는 문제들이다.

평가는 그 또는 그녀의 건강 상태에 대한 주관적 평가와 관련하여 환자로부터의 정보들을 가지고 진단 검사와 과정에서 근거로서 사용한다. 다른 가능성들은 이러한 모델이 치료적 보호모델이 의존하는 정보들을 넘어서는 부가적인 자원으로부터의 정보의 중요성을 인식하기 때문에 나타난다. 완화적 보호 접근을 사용하는 전문가들은 그들이 적절한 환경으로부터 영향을 동반하는 인간 체계의 물리적, 사회적 측면을 다루는 보호과정으로 참여할 때 더 많은 여러 종류의 전문지식을 가지고 더 많은 '다방면의 전문적 관점'을 채택한다. 팀 구성원들은 정보 수집과정에서 역할들과 책임을 분배한다. 이것은 그들이 정보 수집을 위한 다방면의 자원을 처리하는 것이 요구된다. 정보의 분석은 둘 이상의 분야의 요소들을 동반한 팀 과정을 통하여 성취되어진다(McGonigel, et al, 1994). 제공자들의 태도는 사람들이 받는 서비스가 평가와 치료 계획의 과정에서 정보의 수집에 기여하도록 요구되어질 때 '좀더 보호하기' 또는 의사소통적이어야 한다고 생각된다.

### 4.5.1 아동 작업치료에서 적용하는 완화적 모델

이 모델에서 영역(department)의 구조는 둘 이상의 분야의 팀워크와의 협력을 지원한다. 종종 분리된 훈련-특수 사무소는 가까운 인접 장소에 위치할지 모른다. 또는 할당된 작업 공간은 다방면의 훈련을 위한 수용시설을 포함할지도 모른다. 환자 또는 가족으로부터 중요한 정보들을 배우기 위한 요구는 더 많은 시간적 할당, 다른 전문가의 전문적 지식 그리고 종종 다른 서비스 제공자들 간의 공동작용이 요구된다. 치료사의 일주일의 스케줄은 전화 접촉 또는 가족들과 일대일 상담을 위하여 지정된 정기적인 시간들을 포함할지도 모른다. 왜냐하면 성인 작업치료사는 평가를 완성하고 중재 계획을 개발하기 위하여 가족들과 함께 일하며 팀을 이끌어가는 책임을 담당하는 케이스 매니저로서의 역할을 수행할지도 모른다. 사회사업가와 심리학자들은 일반적으로 가족들과 치료사들, 그리고 보호 과정을 통한 다른 의료 종사들과 함께 밀접한 관계를 형성하며 일한다. 이러한 접근에 기초한 시설에서 치료사들은 생체 역학적 이론의 틀과 같은 조작적인 이론들을 강조하는 다양한 이론의 틀을 선택한다.

평가과정은 수행요소와 관련된 임상적 측정을 포함하고, 이러한 것들은 분리된 환경에서 시행되어진다. 작업치료사는 아침식사를 하는 동안 병원의 병실 또는 점심시간 동안 구내식당에서 아동 스스로의 먹기 기술을 평가할지도 모른다. 환경적 기회의 이러한 형태가 유용하지 않을 때, 영구적으로 확립된 가상의 환경(예를 들어, 교실은 작은 아파트로 개조하였다)은 수행 영역들을 평가하기 위하여 치료사들에 의하여 일시적으로 구조화되거나 이용할 수 있게 될지도 모른다.

서비스 제공 기관은 작업, 물리, 언어치료사들의 책임이 결합되어진 예정된 사정 프로토콜을 가지고 있을지 모른다. 각자의 치료사는 다른 사람들과 분리된 자신의 평가자 과정을 완성하고, 결과는 모든 평가자들에 의하여 재검토되어지고 논의되어진다. 평가 문서화는 세 명의 치료사들이 합치된 하나의 관점에 대하여 보고서로 만들어지는 것이 포함될지도 모른다. 중재의 우선권과 권고는 팀 구성원들이 의견 합치에 도달하기 위하여 가족 구성원들과 함께 만날 때까지 결정되어지지 않는다.

가정과 지역사회의 방문은 통상적으로 발생되며 서비스 이행을 위한 일차적인 장소로서 받아들여진다. '실제 생활' 경험의 요구에 근접한 가상의 환경들은 중재를 지원하기 위하여 사용되어질지도 모른다. 치료 환경들은 임상적 과정을 위하여 특별하게 설계된 중재 영역들로 나누어진다(예를 들어, 소아 관절염을 앓고 있는 아동에게 기능의 지지를 위하여 낮 시간 동안 손 스프린트의 제작하기와 취침하는 동안 편안함을 지지하기 위한 스프린트).

다음의 예는 완화적 보호 접근에 기초한다.

지역사회에 기초한 재활 기관에서의 외래환자 치료실에서, 뇌성마비를 앓고 있는 젊은 소년과 그의 부모는 인터뷰와 검사절차를 위해 재활의학과 전문의(physiatrist)와 만난다. 분리된 평가 시간은 심리학자, 작업치료사, 물리치료사, 언어 병리학자와 예정되어 있다. 각각의 전문가들은 그의 부모가 있을 때 아이들과 함께 개별적인 평가 시간 동안 평가 과정을 완성한다. 또 다른 정보에서, 각 평가자는 평가 자료를 수집하고 분석하기 위한 기회를 가진 후에, 전문가들은 그들이 수집한 정보들을 발표하고 재검토하기 위해 재활의학과 전문의와 함께 회의를 한다. 재활의학과 전문의는 종종 팀 리더로서 수집된 정보들을 요약하는 역할을 담당한다. 가족을 포함한 하나의 팀으로서, 아동과 그의 가족들을 위한 재활 계획은 개발되어진다. 상담 후에, 전문가들과 소년의 부모들은 작업치료, 물리치료, 언어치료에 의해 결정된 서비스의 최종 결정에 대하여 논의한다. 후에, 가족은 치료사의 방문 스케줄을 통보받게 되고, 치료프로그램은 시작한다. 전반적인 프로그램과 각 전문가의 중재 계획은 가족, 물리적 환경, 신경근골격계 기능장애와 수행영역의 제한을 나타내는 수행요소 전략들을 설명한다.

## 4.6 생태학적 모델 패러다임

인간 생태학은 "환경 내에서의 개인들 간의 상호관계에 대한 학문" 으로서 정의된다(Mosby, 1994). 생태학적인 관점은 아이들에게 서비스가 적용될 때(Peck et al., 1993, Rainforth et al. 1992), 환경과 성숙과정을 거치고 환경과 성숙과정 내의 관계와 상호작용이다. 이러한 접근은 발달하는 아동에게 있어 중요한 영향으로서, 사회/문화적으로 통합한다. 아동은, 인접하고 넓은 환경들 내에서 그리고 변화에 대하여 영향을 주는 열린 체계에서 바라보아야 한다. 이러한 모델에 기초한 프로그램과 서비스는 발달의 지표로서 그리고 변화를 이끌어 내기 위한 수단으로서 아동-환경들 간의 상호작용에 역점을 둔다. '자연그대로의 시설들' 내에서 서비스와 중재를 지원하기 위한 수많은 포괄적인 시설들과 프로그램들은 생태학적 관점에 기초한 원리들을 지지한다.

Bronfenbrenner의 생태학적인 프레임워크에서 나타내는 가정들에서(1979), 아동의 발달과 관련한 중요한 요소는 발달의 과정에서 아동들에 의하여 경험되어지는 환경이다. 이것은 개별적 중재에서의 중요성을 나타내며 이러한 개별적 중재는 문제해결전략들의 프로토콜에 의지하는 것보다 각각의 아동에 대하여 맞추어진다. 평가와 중재에 대한 계획은 아동의 지각과 흥미에 대해 인식을 촉진시키는 전략과 어린 유아의 경우에 그것이 가능하지 않다면 지각, 흥미, 아동의 생활과 관련한 우선적인 것들에 대한 인식을 촉진시키는 전략을 포함한다. 많은 방법들은 공식적 검사와 비공식적 측정을 포함하여 아동과 환경들에 대한 정보들을 수집하는 데 사용되어진다. 양적/질적 현상들은 고려되어진다. 평가과정에서의 기본적인 차이는 이 모델에서 명확하다. 왜냐하면 그것은 아동이 관련하는 인간과 비인간적 환경에서의 가능한 영향과 제한적인 영향을 나타내기 때문이다. 개별화된 가족 서비스 계획(Thompson et al, 1997)을 개발하는 데 중요한 요소인 가족의 강점과 약점을 바라보는 초기 중재 프로그램은 이러한 요소들을 설명한다.

게다가 현재의 수행 수준을 확인하기 위해, 기대되는 다음 수준의 수행으로 나아가기 위해 필요한 기술과 환경적 특성들은 관련된 문제이다. 생태학적 관점은 환경에서 나타나는 인간 발달을 평가한다. 환경에서의 변화가 행동에 얼마나 영향을 줄 수 있는가에 대한 이해는 이 모델에서 중요하다. 아동의 수행과 요구와 환경적 지지 사이의 불일치는 중재의 목표가 된다. 아동과 그 또는 그녀의 환경들 간의 상호관계에 있어 새로운 기회들의 창조는 중재의 목적으로서 평가되어진다. 팀워크는 이러한 접근에서 중요한 구성요소이고, 이 분야 또는 여러 분야들 간의 수행과정에서 나타나는 요소들이다.

의사소통 기술들과 대인관계는 여러 가지 배경들을 가지고 있는 개개인들이 아동과 관련되는 전문적 지식들을 공유할 때 중요하다. 각각의 팀 구성원들이 그들 자신의 지식과 정보-수집에 기초하여 아동들에 대한 생각을 가지는 동안에, 아동에 대한 완성된 그림은 모든 정보들이 수집되고 평가 결과들이 종합적으로 다루어질 때 가능하다.

전문적-특수 언어와 개념들은 비슷한 전문적 배경지식이 없는 사람들을 대상으로 이해되어지도록 해석되어진다. 팀의 계획 세우기를 위한 기회들은 이러한 관점에서 중요한 부분이다. 다양한 전문적 기술과 수많은 변수들에 대한 관심을 반영한 결과로서, 종합적인 그림들은 의미 있고 적절한 접근을 제공하고 이것은 아동의 일상적인 활동을 수행하는 환경 내에서 계획되어진다.

### 4.6.1 아동 작업치료에서의 생태학적 모델의 적용

생태학적 관점에 기초한 시설에서 작업치료사는 아동의 생활과 관련하는 가족 구성원과 그 밖의 다른 사람들과 함께 일한다. 서비스 시설은 뇌성마비 아동이 일상적인 프로그램과 활동들로 통합되어지는 지역사회 보호센터이다. 팀 일원들은 모든 영역의 전문적 지식들을 반영하여 평가를 완성하기 위하여 협력하며, 하나의 요약 보고서로 완성되어진다.

종종 과제 또는 활동에 아동이 참여하는 것을 동시에 관찰하기 위해, 하나 이상의 훈련에서 가족 구성원들은 함께 참여한다. 구성원들은 아동과 스텝 사이의 서로 다른 상호작용과 결합된 부모-아동 놀이 기간 동안 낮-보호실에서 아동과 부모를 함께 만날지도 모른다. 그들은 아동의 강점과 요구를 확인하기 위하여 함께 일한다. 사회사업가는 수업에 참여하고 부가적으로 관계하는 정보들을 얻기 위해 부모와 함께 비공식적으로 만난다. 놀이에 기초한 사정(assessment)과 같이 조직화된 접근은 평가 과정을 촉진시키기 위하여 사용될지도 모른다. 나중에, 부모들, 전문가 그리고 보조 전문가들은 다른 관점에서 수행을 평가하고 논의하기 위하여 만난다. 아동의 수행은 특수한 환경적 지지와 아동의 환경과 관계하는 행동적 진술에서 나타나는 결과들에서 동반되는 제한점들과의 관계를 검토한다.

작업치료사는 적절한 중재 계획과 프로그램 우선순위에 관련하는 의견일치에 도달하기 위해 다른 전문직의 구성원들과 가족들과 밀접하게 일한다. 이것은 작업치료사에 의해 확인되어지는 특수한 영역의 문제들이 즉각적인 치료를 시행하기 위하여 다른 팀원들에 의해 받아들여지지 않는다는 것을 의미할지도 모른다. 예를 들어, 3세 소년의 자기 스스로 옷 입기에 대한 욕구의 발달은 팀 계획으로서 덜 시급하게 생각되며 학령전기의 교실에서 구강 의사소통을 촉진시키기 위한 결집성 있는 접근(cohesive approach)을 수행한다.

중재는 다양한 상황에서 환경적으로 연결되어 있고 적용할 수 있는 기능적 활동들을 통하여 제공되어진다. 모델은 사회적 환경과 상호관계를 강조할 때, 활동들은 교실 내에 동질 그룹과 이질 그룹에서의 실행을 위하여 구조화될지도 모른다.

아이들의 삶의 발달에 영향을 받으며, 모든 사람들은 활동을 하고 아이들은 초등학교에서 아이들의 발달에 긍정적 영향을 주는 정보와 통찰력을 배우게 된다. 예를들어 작업치료사와 다른 팀 구성원들은 단어들의 시작 부분에서 'K'와 'G' 소리를 발달시키는데 한 아동이 필요로 하는 것을 배우게 된다. 이 정보와 초등학교 환경 안에서 어른들은 신속한 유형에 민감했고 질문은 아이들의 명료한 발음 능력을 표현할 수 있었다. 학급활동 중 아이들이 옷입기 놀이를 하는 동안 작업치료사는 명료한 발음 기술을 촉진하는 데 질문 요청을 어떻게 해야 하는지 알고 있다. 그 밖에도 작업치료사는 환경적 힌트를 볼 수 있는데 이것은 아동의 생활 변화와 발달을 입증하는 데 유용한 것이다. 학급에서 선생님과 보조자의 추천은 아마도 활동의 도구수정 또는 변화순서에 사용할 것이다

### 4.6.2 사회 패러다임과 배경에서 이론의 틀 적용

작업치료사들은 임상에서 이론의 틀을 신중하게 선택하고 적용해야 한다. 또한, 작업치료과정에서 치료 셋팅과 사회적 패러다임의 적합성을 고려해야 한다. 치료사들은 시스템 배경 안에서 중재하기 위해서 이론의 틀 선택에 셋팅의 사회 패러다임을 통합하기 위해 필요하다. 시스템 처리와 영향이 이해되어졌을 때, (1) 시스템의 가치 (2) 치료사의 전문기술과 분석, 그리고 그 후, (3) 작업치료 프로그램은 아마도 특별한 아이를 위해 디자인되어지고 적용 되어진 방법 사이에 관계성으로부터 만들어져 분석할 수 있다. 이 정보의 사용은 치료사가 작업치료 평가의 원칙, 프로그램 계획, 수행, 그리고 적절하고 효과적인 소아서비스를 위한 평가 결과를 효율적으로 통합할지도 모른다.

## 4.7 건강과 교육체계의 배경에 관한 전문적 관리

작업치료사는 아동을 독단적으로 중재해서는 안된다. 작업치료 서비스를 받는 거의 모든 아동들은 다른 전문가들과도 접촉을 한다. 효과적인 작업치료 중재를 위해서 치료

사는 특정 아동과 관련된 다른 전문가들과의 상호협력과 의사소통이 필요하다.

치료사가 가족들과 함께 하기 위해 라포(rapport) 형성을 하는 것처럼, 아동을 포함한 다른 전문가들과 효과적으로 협력하기 위해 열려있는 의사소통이 개발되어야 한다. 아동과 함께 하는 각각의 전문가는 상황에 따른 적합한 다른 견해들의 다른 교육적 배경을 가지고 있다. 각 전문분야의 역할과 의견이 다르기 때문에, 아동에 대한 관심과 목표가 다르다. 더군다나, 각 전문가들은 믿음, 가치, 태도가 다른 경우도 많다. 각각의 사람들은 작업환경과 다른 전문가들의 의견에 대해, 자신의 전문적인 견해를 제시한다. 그들 모두의 유일의 공통점은 그들이 일하고 있는 치료 셋팅에 대한 철학이다.

초보 작업치료사들은 다른 전문가들과 함께 성공적으로 참여해서 그 참여에 그들의 자신의 역할 안에서 안정되어야 한다. 그들은 그들의 전문성과 그 진귀함을 이해하는 것은 중재과정에 각각 기여한다. 그들은 이론의 틀의 확실한 이해와 아동에 대해 전반적인 영향을 주는 어떤 그들의 적합성을 필요로 한다. 치료사들은 팀 안의 다른 전문가들과 대등하다고 느껴야 한다. 상호의 관계는 그들의 것에 대해 배우는 동안 치료사가 작업치료 관점에 대해 다른 팀 멤버들에게 가르치는 것을 가능하게 한다.

다른 전문가와 함께 협력의 효과로 이 기술을 가질 수 있다. 전문가 팀의 배경에서 이론의 틀을 사용할 때 이슈 다음으로 중요하다.

- 모든 팀 멤버들은 평등한 지위를 가지고 그 또는 그녀의 가족과 그 아이의 긍정적인 변화를 용이하게 하는 쪽으로 할 수 있다.
- 어느 팀 일원은 팀의 기능을 방해할 수도 있고 따라서 중재 절차의 부정적 결과가 될 수 있다.
- 치료사들 자신이 모든 답을 가지지 않았다는 사실을 받아들이고 그 또는 그녀의 가족 그리고 아이를 위해 팀의 목표가 통합되어 변화한다는 사실을 받아들여야 한다.
- 치료사는 다른 팀원들과 함께 공적으로 의견을 나누거나 합의하는 것이 필요하다. 따라서 이론의 틀 안에서의 조정과 변화가 필요하다.
- 치료사는 모든 사물과 아이들을 다 볼 수 없다. 그들은 자기 분야의 강점과 제한점을 알고 다른 전문가들이 중요한 역할을 할 수 있다는 것을 이해해야 한다.
- 치료사들은 다른 전문가들과 의사소통하기 위한 용어도 고려해야 한다. 정확한 소통을 위해서 특수한 전문용어는 피해야 하며, 모든 팀 구성원들의 상호이해를 위해서 용어 번역을 해야 한다.

중재가 잘되지 않았을 때, 치료사는 몇몇의 영역을 검토해야만 한다. 이것은 다른 팀의 멤버들과의 의사소통이 필요하고, 아동을 위한 총제적인 목표의 조사가 필요할지도 모른다. 모든 방법은 잘못된 점을 찾기보다는 해결 방법을 모색해야 한다. 특별한, 부가적인 협동은 팀 접근을 재정의하거나 또는 작업치료사에 의해 사용된 다른 이론의 틀을 필요할지도 모른다. 치료사들은 'conflicting loyalties(견해 차이)' 의 가능성을 고려하지 않으면 안 된다(Purtilo, 1990). 이것은 개인 또는 전문적 관점이 다른 팀의 멤버의 개인 또는 전문적 관점과 대립했을 때 일어난다. 이 때 치료사들은 아동과 그 가족들의 요구를 최대한 만족시켜야 한다는 사실을 간과해서는 안된다.

초보치료사들은 팀 멤버에서의 독립적인 역할을 불안해 한다. 경험, 민감성, 상호작용에 대한 자기 평가와 함께 효과적인 팀 구성원에 필요한 기술들을 신속히 습득해야 한다. 작업치료사들은 그룹 과정을 촉진하기 위한 교육적 배경과 팀의 역할을 이해하기 위한 심리사회적 기능을 습득하여, 팀 멤버에 중요한 공헌을 할 수 있다.

## 4.8 요약

이 가변성의 원인은 건강관리 방법 또는 메시지의 전달과 교육중재 프로그램의 구조 때문이다. 궁극적으로 이 시스템은 작업치료사의 치료 전과정에서 영향을 미친다. 초기의뢰부터, 평가, 적당한 이론의 틀을 선정, 치료 실행, 퇴원계획, 서비스 종결, 중재는 또한 인간의 가치, 믿음, 요구의 판단에 의해 영향 받는다. 중재의 범위는 이 시스템의 정의가 감정적인 성질 때문에 주관적으로 된다. 그러나 작업치료사는 비록 자신의 강점도 중요하지만, 아동과 그들의 가족의 가치와 믿음을 우선으로 취해야 하는 것을 반드시 알아야 한다. 작업치료사와 가족구성원, 그리고 다른 전문가들의 협력은 아동과 가족을 위한 가장 적절한 중재를 제공하는 데 필수적이다. 협력적인 관계는 공개적으로 논의된 문제, 결정은 상호공동으로 만들어지고, 기초는 효과적인 중재관계를 위해 세워져야 한다.

## 참고문헌


Alston, R. J. (1997). Disability and health care reform: Principles, practices and politics. *The Journal of Rehabilitation, (63)3*, 5–9.

American Occupational Therapy Association. (1996a). Occupational Therapy: A profession in support of full inclusion. *American Journal of Occupational Therapy, (50)10*, 855.

American Occupational Therapy Association. (1996b). Occupational Therapy: White paper: The role of the occupational therapy practitioner in the implementation of full inclusion. *American Journal of Occupational Therapy, (50)10*, 856–857.

Association for Persons with Severe Handicaps (TASH). (1992). Endorsement of "full inclusion." Seattle, Washington.

Ayres, A. J. (1989). *Sensory integration and praxis tests*. Los Angeles: Western Psychological Services.

Bailey, D. B. (1989). Issues and directions in preparing professionals to work with young handicapped children and their families. In J. J. Gallagher, P. L. Trohanis, & R. M. Clifford (Eds.). *Policy implementation and PL 99–457* (pp. 97–132). Baltimore, MD: Paul H. Brooks.

Ballah, R. N., Madsen, R., Sullivan, W., Swidler, A., & Tipton, S. (1991) *The Good Society*. New York: Random House.

Bertalanffy, L. (1968). *General system theory: Foundations, development, applications*. New York: George Braziller.

Billings, J.A., & Block, S. (1997). Palliative care in undergraduate medical education. *Journal of the American Medical Association, (278)9*, 733–737.

Bronfenbrenner, U. (1979). *The ecology of human development*. Cambridge, MA: Harvard University Press.

Bucci, J.A., & Reitzammer, A. F. (1992). Collaboration with health and social service professionals: Preparing teachers for new roles. *Journal of Teacher Education, 43(4)*, 290–295.

Buckingham, R. W. (1996). *The handbook of hospice care*. New York: Prometheus Books.

Burnett, G. (1994). *Urban teachers and collaborative school-linked services*. Washington, DC: Educational Resource Information Center (ED 371 108).

Capra, F. (1996). *The Web of Life: A new scientific understanding of living systems*. New York: Doubleday.

Califano, J. (1994). *Radical surgery: What's next for America's health care*. New York: Random House.

Council for Exceptional Children. (1993). *CEC Policy on inclusive schools and community settings*. Reston, VA: Author.

Dunn, W., Brown, C., & McGuigan, A. (1994). The ecology of human performance: A framework for considering the effect of context. *American Journal of Occupational Therapy, (48)7*, 595–607.

Federal Register. (1977). The Education for All Handicapped Children Act of 1975, P. L. 94–142, Vol. 42, No. 163, August 23, 1977.

Federal Register. (1990). The Education of the Handicapped Act Amendments of 1990, P. L. 101–476. #20, USC 1400. October 30, 1990.

Federal Register. (1991). The Individuals With Disabilities Education Act Amendments of 1991. P. L. 102–119. #20.

Federal Register. (1997). The Individuals With Disabilities Education Act Amendments of 1997. P. L. 105–117, Vol. 62, No. 204, October 22, 1997.

Fisher, A. G., Murray, E. A., & Bundy, A. C. (1991). *Sensory integration theory and practice*. Philadelphia, PA: F. A. Davis.

Fox, E. (1997). Predominance of the curative model of medical care. *Journal of the Amercian Medical Association, (278)9*, 761–763.

Fuchs, D., & Fuchs, L. (1994). Inclusive schools movement and the radicalization of special education reform. *Exceptional Children, (60)4*, 294–309.

Gardner, M. (1996). *Test of visual perceptual skills (non-motor)*, Revised. Hydesville, CA: Psychological and Educational Publications.

Ginzberg, E. (1994). *The road to reform: The future of health care in America*. New York: The Free Press.

Grady, A. (1995). Building inclusive community: A challenge for occupational therapy, 1994 Eleanor Clarke Slagle Lecture. *American Journal of Occupational Therapy, 49*, 300–310.

Idol, L. (1997). Key questions related to building collaborative and inclusive schools. *Journal of Learning Disabilities*. (30)4, 384–394.

Linder, T. (1993). *Transdisciplinary play-based assessment: A functional approach to working with young children*. Baltimore, MD: Paul H. Brookes.

Lucas, C. (1997). *Teacher education in America: Reform agendas for the twenty-first century*. New York: St. Martin's Press.

McGonigel, M., Woodruff, G., & Rosmann-Millican, M. (1994). The transdisciplinary team: A model for family-centered early intervention. In L. Johnson, R. Gallagher, R. M. La Montagne, J. Jordan, J. Gallagher, P. Hutinger, & M. Karnes (Eds). *Meeting early intervention challenges*. Baltimore: Paul H. Brookes.

*Mosby's Medical, Nursing and Allied Health Dictionary* (4th ed.). (1994). Chicago, IL: Mosby.

Nagler, M. (Ed.). (1993). *Perspectives on disability*. Palo Alto, CA: Health Markets Research.

O'Shea, D., & O'Shea, L. (1997) Collaboration and School Reform: A twenty-first century perspective. *Journal of Learning Disabilities*, (30)4, 449–462.

Palmer, D., Borthwick-Duffy, S. & Widaman, K. (1998). Parent perceptions of inclusive practices for their children with significant cognitive disabilities. *Exceptional Children*, 64(2), 271–282.

Peck, C.A., Odom, S. L., & Bricker, D. D. (1993). *Integrating young children with disabilities into community programs*. Baltimore, MD: Paul H. Brookes.

Purtilo, R. (1990). *Health professional/patient interaction*, (4th Ed.). Philadelphia, PA: W.B. Saunders.

Rainforth, B., York, J., & Macdonald, C. (1992). *Collaborative teams for students with severe disabilities: Integrating therapy and educational services*. Baltimore, MD: Paul H. Brookes.

Rosenberg, C. E. (1995). *The care of strangers: The rise of America's hospital system*. Baltimore, MD: Johns Hopkins University Press.

Rosenberg, C. E. (1989). Community and communities: The evolution of the American Hospital. In: D. E. Long, & J. Golden (Eds.). (pp. 3–17). *The American general hospital communities and social contexts*. Ithaca, NY: Cornell University Press.

Scott, R., Aiken, L., Mechanic, D., & Moravcsik, J. (1995). Organizational aspects of caring. *The Millbank Quarterly*, (73)1, 77–95.

Shapiro, J. P. (1993). *No pity*. New York: Random House.

Starr, P. (1982). *The social transformation of American medicine*. New York: Basic Books.

Stephens, L. C., & Tauber, S. K. (1989). Early intervention and preschool programs. In P. N. Pratt, & S. S. Allen (Eds.) *Occupational therapy* (2nd ed.) (pp. 382–395). St. Louis: C. V. Mosby.

Thompson, L., Lobb, C., Elling, R., Herman, S., Jurkiewicz, T., & Hulleza, A. (1997). Pathways to family empowerment: Effects of family-centered delivery of early intervention services. *Exceptional Children*, (64)1, 99–113.

Weissman, D. E. (1997). Consultation in palliative medicine. *Archives of Internal Medicine*, (157)7, 733–737.

제 5 장

# 이론의 틀의 구조

PAULA KRAMER / JIM HINOJOSA
조무신 역

이론의 틀 구조 속에는 어떤 까다로운 아동을 중재하기 위한 다양한 방법이 있다. 각각의 치료사들은 아이들에게 유익하고 의미 있는 접근을 선택하기 위해 임상적 판단을 한다. 이 접근은 아이들의 삶을 위해 중요한 의미가 있고, 아동의 미래가 요구하는 목표를 명확히 하기 위해 필요하다. 선택된 접근방법은 서비스를 전달하려는 환경에 관련이 있고 적합하여야 한다. 작업치료에서 조직적인 중재접근의 한 방법이 이론의 틀이다.

Anne Cronin Mosey, Ph.D., OT, FAOTA(1968,1972)는 중재를 계획하고 실행하는데 사용하는 체계적인 지식의 한 방법으로 이론의 틀을 제안했다. 그녀는 이론과 적용사이의 연결 구조로서 이론의 틀을 제공했다. Dr.Mosey의 독창적인 이론의 틀의 구성요소는 기능/기능장애의 연속체들, 기능과 기능장애를 나타내는 행동들, 그리고 변화에 관해 요구하는 이론적 근거이다. 1996년에 Mosey는 기능과 기능장애의 지지자에게 기능과 기능장애를 나타내는 행동라벨을 변화시키는 이론의 한 부분을 개정했다.

Mosey의 작업을 확대하면, 우리는 평가지침의 중요성을 강조할 수 있고, 다른 구성요소와 실행을 위한 적용을 더할 수 있다. 평가지침의 목적은 독특한 이론의 틀과 함께 적합한 클라이언트의 수행평가에 사용되곤 하는 치료사의 방법과 도구를 제안하는 것이다. 실행요소의 적용은 치료사들에게 임상적으로 어떻게 이론의 틀을 적응할 수 있는지 명확히 했다. 이 구성요소는 평가의 과정을 통해 이론상의 관점으로부터 임상실행에서 어떻게 치료사가 움직이는지, 그리고 중재를 위한 특별한 문제 범위의 동일시에 대해 중요한 의미를 가진다. 그것은 각 이론의 틀 속에서 사용되어진 치료사를 위한 설명으로 어떤 특별한 예를 주는 적합한 도구들로 묘사된다. 이 이론의 틀에서 사용되었을 수도 있는 물리적 환경과 변경 가능한 환경은 이 단원에서 표현되었다. 이것은 치료사들이 중재과정과 중재배경을 이해하는 데 도움을 준다.

어떤 치료사에 있어서 도전은 임상실행에서 이론적 지식을 적용하는 것이다. 이론을 실행에 옮기는 것은 복잡한 과정이다. 그것은 추상적이고 그들이 사용할 수 있는 수준에 도달하는 생각까지 포함한다. 이론의 틀을 선택할 때, 작업 치료사는 아동들의 욕구나, 능력, 제한, 환경을 살펴본다. 이러한 문제의 포괄적인 이해와 함께, 치료사는 아동들을 위한 적당한 서비스의 접근과 배경을 선택한다. 이론의 틀은 아동들에게 접근했을 때 작업치료사의 통찰력을 서술한다.

이 개념은 추상적이어서 예를 통해 잘 이해할 수 있다. 예는 이 복잡한 문제를 경솔하게 판단하지 않도록 어떤 사람의 의도한 생각을 분명하게 소개하도록 제공한다. 이 이론의 틀의 예는 반대 성의 사람들과 접촉하는 청소년들을 다룬다. 그것은 전체 구성을 이해하기 위해 필요한 것을 간단히 표현한 것이지 완전하게 발달된 이론의 틀을 의도하는 것은 아니다. 하지만 오히려 그 다양한 부분은, 구성을 이해하기 위해 필요된 것으로 간단한 표본이다. 이 이론의 틀은 이 장 전체에서 돋보이는 부분이다.

## 5.1 이론적 기초

전문적인 교육은 넓은 지식의 근거를 작업치료사에게 제공한다. 이 교육 과정의 한 모습은 다양한 이론의 연구결과이다. "이론은 일어난 어떤 사건의 상황 아래, 어떻게 그들이 관련되었는지 관심을 가지게 된다. 이 이론의 목적은 사건과 현상 사이의 관계에 대한 예견을 만든다." 이론은 아동들의 연속적인 반응에서, 그들의 행동에 끼치는 영향을 이해하기 위한 방법을, 치료사에게 제공한다.

일반적으로, 우리는 작업치료에서 중재의 기초 이론에 대해 이야기한다. 중재가 이론의 기초라면 치료사는 치료와 아동의 연속적인 반응 사이의 관계를 이해할 수 있는 예를 들어 이론이 간지럼과 웃음 사이의 관계를 말하면, 아동들을 간지르면 그 때 치료사는 아동들의 웃음을 예상할 수 있다. 만약 아동들이 웃지 않는다면, 그 때 이론은 반응의 부재를 이해하기 위해 치료사에게 의미를 제공한다. 종종 치료사들은 전체에서 이론을 사용하지 않는다. 대신에 그들 이론의 다양성에서부터 부분을 선택하는 경향이 있고, 개인을 보조하는 의미있는 방법으로 이 부분적 정보를 조직화한다. 이 과정 동안, 치료사는 새로운 이론이 아니라, 치료적 정보의 새로운 개념을 만들어 간다(Hinojosa, Kramer &Pratt, 1996). 중재는 치료사가 아동의 기대했던 변화와 중재 사이에 근본적으로 연결할 수 있어야 하기 때문에 이론적 정보에 근거를 둬야 한다.

때때로 작업치료사들은 이론에서 실행으로 옮기는 데 어려움을 느낀다. 그것은 이론상의 지식이 실행에서 분리된 것 같다. 그것은 실용적인 지식이 특별한 기능 혹은 기술로 각각 분리되어 구성된다고 믿는다. 이론적이고 실용적인 지식의 수준은 반드시 통합해야 한다. 기본적인 이론의 확실한 이해에서부터 아동의 치료계획을 구성하고 조직화해야 한다. 어떤 중재를 위한 근본적인 이유는 분명하게 이해해야 한다. 치료사의 행동은 직관적이거나 이론상의 이해를 벗어나 생각해서는 안 된다. 그러므로 이론의 틀은 실용적인 방식에서 이론과 중재간의 결합을 제공한다. 이론상 근본은 아마 하나 또는 그 이상의 이론들로 작성했을 것이다. 만약 하나의 이론 이상을 사용했다면, 반드시 같은 기본전제가 내면적으로 혹은 조작할 때 변함없어야 한다. 대부분은 자주 이 틀의 이론상 근본에 일정하고 역동적인 이론을 포함한다. 불변의 이론은, 변화를 고려하지 않고 오로지 현상간의 관계를 서술한 것이다. 예를 들면, 해부의 이론은 인간의 신체와 각각의 다양한 부분의 관계를 서술한다. 해부이론은 어떻게 신체가 발달하거나 성숙하는지 설명하는 것을 고려하지 않는다. 그래서 이 이론은 불변한다고 생각한다.

이론의 틀 속에서 유용하게 사용하기 위해서는, 이론들이 역동적인 이론과 결합하여 사용할 수 있도록 구성한다. 역동적 이론은 변화를 생각하고, 치료사가 개인적인 변화증진에 사용할 이론상의 정보를 서술한다. 역동적 이론의 최우선 유형은 발달적이고, 성숙적이고, 습득적이고, 조작적인 소아작업치료에서 사용된다. 변화는 많은 방법에서 일어난다. 발달적인 이론가들은 특별한 단계와 개인의 한 능력이 다음 능력으로 이동하기 전까지 완수해야 한다고 믿는다. 능숙한 이론가들은 개인 내에서 발생하는 순차적 변화를 고려하고, 우선적으로 단계보다 특수화된 패턴의 진행에 초점을 둔다. 습득적인 이론은 배움과 환경의 상호작용에 근거를 두고, 변화가 발달적인 단계 혹은 성숙한 것보다 새로운 기능과 행동을 배우는 개인 능력에 의존한다. 조작적인 이론은 수행과 기능향상을 위한 개인적 도움의 환경변화에 근거한다. 이러한 수행 혹은 기능의 향상은 환경 적응과 개인의 외적요인에 의존한다. 작업치료사가 개인과 치료를 할 때 궁극적인 목표는 개인의 기능적 능력을 향상시키는 것이다. 그러므로 이론상 기초는 이 변화가 어떤 기능을 발생시킬 수 있는지 설명하는 역동적 이론이 필요하다. 이론상 근거에 포함되는 것은 가정, 개념, 정의, 근본원리, 전제들이다. 게다가 이론상 근거는 모든 이러한 요소간의 관계를 명확히 진술한다.

### 5.1.1 청소년기의 반대 성을 지닌 사람과의 교제 : 이론적 근거

이성 지향적인 사람은 일반적으로 발달단계상 청소년 전기나 초기 청소년기에 반대의 성을 가진 사람과 발전적 관계에 관심이 있다. 이렇게 초기 청소년기 때 이성에 관심을 갖기 시작하는 것은 정상적이고, 자연적이다. 그러나 이성을 잘 모르는 사람이 처음 접촉을 하는 데는 다소 어렵고 불편하다. 좀 더 나이가 들고 성장한 사람의 경우, 이성의 구성원들과 쉽게 접촉을 시작하고 유지하는 것이 자주 발견된다. 게다가 이성과의 관계에서 더 많은 경험을 얻은 사람은 삶의 동반자를 선택하는 이상형에 더욱 편안하게 관심을 가지게 된다. 사람들은 그들이 누구인지, 무엇을 원하고 기대하거나 다른 사람을 필요로 하는지에 대해 더욱 집중하게 된다.

이론의 틀의 이론적 근거는 단계적 발달을 설명하는 Blos(1962), Erikson(1968, 1982), Freud(1966), Rogers(1961), Elkind(1967)를 포함한 몇몇 발달 이론가들로부터 끌어냈다. 청소년 전기나 초기 청소년기 때 단계는 근면함 vs 열등감과 자기 정체성 vs 역할확산이다. Blos(1962)가 말하기를 청소년 전기 단계 때 이성에 관심을 갖기 시작하는 것은 정상이다. 비록 이 관심이 처음엔 부적절하고 다소 비우호적인 태도로 표현될지도 모르지만, 이것은 마찬가지로 교제의 수단이다. Erikson은 덧붙여 이성에 관심을 가지는 시작은 삶의 반려자 선택을 포함한 젊은 어른층(친밀감과 연대의식 vs 고립감)에 가까운 준비단계라고 말했다. Elkind은 청소년기 남/녀가 자기-의식 감정 때문에 이성과의 교제가 처음에는 어려울 것이라는 개념을 강조했다. 그가 말하길 청소년기는 모든 주변의 사람이 '가상의 청중' 이고, 그들은 주의의 중심에 있다고 생각한다. 청소년은 모든 사람이 자신을 본다고 믿는다. 이것은 청소년 전기나 혹은 초기 청소년기에 대립을 나타낸다. 그들은 이성과 교제하기를 원하지만, 아직 그들에겐 어렵다. 프로이드의 이론상 근거의 기여는 이성간의 관계는 자연적인 양상과 성적 발달에 대한 이론이다. 로저스의 공헌은 대인관계의 의사소통과 관계를 형성하는 능력의 이론들이다. 모든 이론들은 이성과의 교제가 정상적이고 자연적이라는 입장을 취했다. 게다가 그들은 이성적인 적응은 삶의 무대에서 자연적일 것이라고 추측한다.

사람들이 삶의 무대에서 이성과 교제를 시작하는 다양한 방법이 있다. 한 가지는 일반적으로 장난 삼아 연애를 하는 것을 언급한다. 이 연애는 누군가의 주의를 받으려고 시도한다. 주로 잘 알지 못하는 사람이나 일반적으로 성적인 암시를 기초로 한다. 이것은 눈을 마주치고, 웃으며, 요염한 태도로 행동하고 사회적으로 적절한 방법으로 실제 접촉을 한다.

연애는 다른 사람이 하는 연애에 관심이 있는 사람에 대해 결심하는 데 종종 사용된다. 동시에 눈맞추기와 미소짓는 것은 연애를 받아들이는 한 방법이다. 많은 상황에서, 연애는 반대 성을 가진 사람과 눈을 접촉할 때 친해지는 데 적절한 방법이다. 그러나 어떤 상황에서 이것은 건방진 것처럼 보이거나 친밀해지기에 부적절한 행동일 수 있다. 친해지기 위한 적절한 행동은 시대의 사회상황의 기초와 사회 문화적 가치와 기준에 적합한 행동으로 언급된다.

### 5.1.2 가정

가정은 진실을 유지하거나 의문시되지 않았던 것 또는 어떻게든 증명된 것들에 대한 생각들이다. 즉, 그것들은 기본적 믿음이다. 모든 이론은 가정을 하고 있다. 만약 이론적 기초가 몇몇 이론으로부터 받아들여진다면 모든 가정들은 모든 이론부터 받아들여져야 하고 대립되지 말아야 한다.

**가정**

이것은 청소년 전기나 초기 청소년기에 다른 성을 가진 사람과 접촉하고 원하는 것은 정상적이고 자연적이다.

**가정**

초기에 다른 성의 사람과 접촉하는 것은 어렵다.

**가정**

청소년 전기나 초기 청소년기 아동은 이성과 첩촉하기를 원하는 것과 그것을 찾는 것의 어려움으로 대립감을 느낀다.

**가정**

이러한 이론의 이성에 대한 본능은 인생에서 이 연령단계에서는 자연스러운 일이다.

### 5.1.3 개념

개념들은 관찰되고 특징을 공유해 온 현상을 나타낸 것이다. 그 개념은 이론가들이 중요하게 믿는 단초이다. 다음은 이론의 틀에서 정립된 개념들이다.

**개념**

연애하는 것.

**개념**

사회적으로 적합한 방법으로 행동하는 것.

### 5.1.4 정의

정의는 중요한 개념의 의미를 설명한다. 이론적 근거 속에서 모든 개념이 정리되어야 함을 명심해야 하고, 그것은 특별한 이론의 틀에 어떤 의미를 가지는 용어들 안에서 정리되어야 한다.

**정의**

연애는 대개 잘 알지 못하고, 일반적으로 성적인 의미를 가지는 요염한 자세를 보이는 어떤 사람에게 관심을 가지는 것이다. 연애는 다른 사람과 상호 관심을 가진다는 전제하에 이루어진다. 어떤 상황에서는 그것이 사회적으로 부적절한 행동인 것처럼 보일 수 있다.

**정의**

사회적으로 적절한 행동은 연령, 사회문화적인 가치와 규범의 바탕 위에 공공의 상황에서 받아들일 수 있는 행동을 언급하고 있다.

### 5.1.5 필요조건

필요조건은 개념들 사이의 관계를 말한다. 이론적인 기초에서, 모든 개념은 어떤 방법으로든 관계가 있다. 이론적인 기초 내에서, 중요한 개념들 사이의 관례는 필요조건에서 명료하게 만들어진다. 필요조건은 개념들 사이에 구조적인 연결을 제공한다.

**필요조건**

연애는 사회적으로 보통 이성의 누군가와 접촉을 하기 위한 적당한 방법이다.

**필요조건**

시선을 마주하게 하고 동시에 미소를 짓는 것은 연애를 받아들이는 한 방법이다.

### 5.1.6 가설

가설은 관찰하고 예측 가능한 필요조건의 매우 특별한 유형이다. 가설은 기대했던 행동을 예측하게 하는 것이다. 가설은 측정할 수 있고 검사할 수 있는 방법으로 필요조건을 말한다. 대개 가설은 이론적 관계를 가지고 그것이 보일 수 있고 양을 정하게 될 수 있는 진실의 상황으로 바꿀 수 있다. 그들은 이론적 근거 속에서 글을 쓰지 않을 때가 있으나 독자가 전체 이론적인 근거의 의미를 이해할 수 있는 함축적이어야 한다. 가설은 필요조건과 관련된 역동적 이론의 개념들 위에 근거한다. 가설은 이론의 틀 속에서 검증될 수 있다.

**가설**

청소년기의 소년들과 소녀들이 함께 있을 때, 그들은 서로 보고 웃을 것이다.

**가설**

청소년기의 소녀가 소년과 연애할 때, 소녀들은 소년들과 시선이 마주칠 것이고, 그들에게 미소지을 것이다.

### 5.1.7 이론에 기초한 구성

치료사가 새로운 이론의 틀을 사용하기 시작할 때, 그들이 이론적인 기초와 그 구성요소들을 확실히 이해해야 한다. 이론적 기초는 완전한 이론의 틀을 위해서 단계적으로 구성해야 한다. 그것은 대개 이론의 틀에서 대부분 복잡하고 추상적이다. 그러나 그것은 실행에서 이론의 틀의 이론으로부터 실행으로 이동시키는 것을 이해하는데 비판적이다.

이론적인 기초는 작업치료의 더 넓은 배경 속에서 이론의 틀에 관한 분야를 폭넓게 설명한다. 이론적인 기초는 또한 이론의 틀이 기초를 형성하게 되는 여러 가지 이론들을 증명한다. 그것은 만들고 있는 모든 가정을 입증한다. 그리고 그것은 주요한 개념과 그들 정의를 증명한다.

거기에는 대개 전체적인 형상에서 어떻게 부분들이 묘사되는지에 대한 이론적 근거 속에서 구성되었다. 이론의 틀을 배울 때, 그 구성을 이해하는 것 또는 그것이 어떤 방법으로 조직화되었는가는 중요하다. 이론적인 근거를 조직화하는 방법은 이론의 틀의 모든 하부구조에 반영되어야 한다. 예를 들어, 그 이론적 근거는 특별한 순서(다음에 계속될 흐름 같은 것) 속에서 개념화되고, 그러고 나서 그 순서는 이론의 틀의 모든 다른 부분에 반영되어야 한다. 이 형식은 치료사가 이론의 틀의 구성을 보고, 중재에 이론적인 근거의 적용에서 이같은 순서를 따르는 것을 가능하게 한다. 이것은 이론적 근거의 중요성을 다시 한 번 강조한다. 이론의 틀 예에서, 개념적 체계는 연애는 시선을 마주치고, 미소짓고, 애교 부리는 행동과 마지막으로 사회적으로 허용하는 방법 속에서 직접적으로 접촉하는 것이다.

이론의 틀의 이론적 근거를 연구할 때, 다음의 질문을 마음에 새기는 것이 유용할지도 모른다.

① 가설은 무엇인가?
② 개념은 무엇인가?
③ 개념의 정의는 무엇인가? 그들을 이해하는가?
④ 무엇을 주장하는가? 이들 관계를 이해하는가?
⑤ 이론적 근거가 어떻게 조직화되는가? 이론적 근거의 구성은 무엇인가?
그 구성을 이해하는가?

## 5.2 기능/기능장애의 연속체

다음 부분은 이론의 틀 속에서 기능/기능장애의 연속체에 대한 언급을 하고 있다. 기능과 관계하는 이론의 틀의 정확한 정의를 이 부분에서 다룰 것이다. 당신이 이론적 근거에 관해 읽었다면 아동의 기술과 능력발달에 있어 수행의 중요성에 대한 세부적 영역의 정의를 내릴 수 있을 것이다. 이것은 아동이 기능을 하느냐 기능장애인가 하는 것을 결정하는 치료사의 평가 영역이다.

이론적 근거를 바탕으로 한 치료사의 기능적 고려는 개념을 명확히 한다. 또한 기능장애의 의미에 대한 개념과 정의이다. 각각의 기능과 기능장애 연속체는 이론의 틀을 특징짓는 중요한 수행의 한 영역임을 내포하고 있다. 일반적으로 이론의 틀은 몇몇의 기능/기능장애 연속체들을 가지는데 사람의 수행은 드물게 좋거나 나쁘거나, 가능한가 불가능한가로 분류되기 때문이다. 이런 상황은 대부분 정확하게 나누기 힘들다. 기능은 스펙트럼의 한쪽 끝이고 기능장애은 다른 한쪽 끝이다. 인간수행은 이 범위의 어느 한 점일 것이다.

기능 ———————————————————————— 기능장애

연속체의 기능적 끝은 치료사 기대한 것을 아동이 실행할 수 있는 능력을 나타낸 것이며 연속체의 기능장애적 끝은 무능력을 나타낸 것이다.

기능 ———————————————————————— 기능장애
기대능력 무능력

기능/기능장애의 연속체들은 이론의 틀의 이론적 근거로부터 직접적으로 오고, 그러한 것은 이론의 틀을 특별화한다. 그들은 배경의 범위를 벗어날 수 없다.

비언어적 접근과 언어적 접근은 이론의 틀(차트 5.1과 5.2)에서 두 가지 기능/기능장애 연속체에 대한 예를 보여준다.

**차트 5.1** 비언어적 접근을 위한 기능/기능장애 연속체

| 비언어적으로 의사소통하기 | 비언어적으로 의사소통하기 어려움 |
|---|---|
| **기능** : 이 능력은 다른 성별의 친근하지 않는 사람과 의사소통을 하는 능력을 말한다. | **기능 장애** : 다른 성별의 친근하지 않는 사람과 의사소통을 하는 능력이 없다. |

**차트 5.2** 언어적 접근을 위한 기능/기능장애 연속체

| 편안하게 말하기 | 말하는 것이 어려움 |
|---|---|
| **기능** : 다른 성별의 모르는 사람과 말하는 능력을 말한다. | **기능 장애** : 다른 성별의 모르는 사람과 말하는 능력이 없다 |

### 5.2.1 기능과 기능장애의 척도

아래의 각 기능/기능장애의 범주는 행동들의 리스트, 신체적 신호들뿐 아니라 기능적 범주의 유형을 포함하는 평가항목들이다. 이것을 기능의 척도라고 부른다. 이론의 틀이 행동 혹은 신체적 신호들을 사용했을 때 기대했던 능력 중의 한 목록이다. 이것은 연속체의 기능적 끝이다. 다른 목록은 행동 또는 신체적 신호가 다른 영역의 관계를 고려해야 하며 연속체의 기능장애 끝을 나타낸다. 평가과정 동안 치료사는 행동과 신체 신호에 대한 힘과 영역을 고려한 항목을 사용하여야 한다.

때때로 기능적 범위는 평가에 사용되기도 한다. 인간수행의 어떤 영역은 수행을 수용하는 데 광범위한 변수가 나타나기도 한다. 많은 운동적인 단계들을 포함하는 물건집기를 예로 들 수 있다. 아동은 연령에 관련되어 아직 기능적이지는 않지만 이 부분의 발달을 가질 수 있지만 전체의 잡기 순서에서는 발달되지 못할 수도 있다. 이 아동은 잡기에 완전히 숙련되지 않았고 연속체의 기능적 끝에 도달하지 않은 것이다. 어떤 이론의 틀에서 기능적 범위는 특별한 능력보다 수행이나 행동을 수용할 수 있는 범위를 사용한다.

치료사가 평가를 한 후에, 아동은 결과를 볼 수 있고 기능의 정도나  설명된 목록을 다시 점검할 수 있다. 아동의 기능장애를 나타내는 행동과 신체적 신호는 연속체의 기능장애 끝에서 가깝게 위치하고 그는 중재의 필요성을 보여준다. 마찬가지로, 아동이 나타내는 기능장애의 몇 가지 특성을 범주의 기능적인 끝에 근접하게 있는지 나타난다.

아래의 두 개는 기능/기능장애의 연속체와 이론의 틀로부터 기능과 기능장애의 지표를 나타낸다.

#### 1) 기능, 기능장애의 지표 : 비언어적 접근

비언어적 접근은(즉, 다른 성별의 친하지 않는 사람과 함께 말을 사용하지 않고  의사소통을 하는 능력) 다른 성과 함께 눈을 마주치고, 빙긋 웃는 것을 포함하고 신체적으로 편안함을 느끼는 것이다. 이 영역에서 문제점은 다른 성의 사람에 대한 자연히 나오는 부끄러움과 아동 같은 태도를 나타내는 것이다 (차트 5.3).

**차트 5.3** 비언어적 접근을 위한 기능/기능장애의 지표

| 비언어적인 의사소통 | 비언언적 의사소통이 어려움 |
|---|---|
| **기능 :** 비언어적 접근은 이성의 생소한 사람들과 가지는 비언어적 의사소통의 능력이다.<br><br>**기능의 지표**<br>– 이성의 누군가와 눈 접촉을 할 수 있다.<br>– 이성의 누군가와 미소 지을 수 있다.<br>– 이성의 사람들과 신체적으로 편안함을 나타낸다. | **기능 장애 :** 이성의 생소한 사람들과 비언어적으로 의사소통하는 데 무능력하다.<br><br>**기능이상의 지표**<br>– 이성의 누군가와 눈 접촉을 할 수 없다.<br>– 이성의 누군가와 미소 지을 수 없다.<br>– 어린이 같은 자세 또는 억제되지 않은 수줍음을 이성 사람들의 표현을 통해 추정하다. |

### 2) 기능, 기능 장애의 지표 : 언어적 접근

언어적 접근은 다른 성의 모르는 사람과 말하는 능력과 판단력을 만들고 솔직하고 원활하게 이야기를 하는 것을 요구한다.

이 영역에 어려움을 가지는 사람은 이성의 회원들 주위에서 낄낄거리며 웃을지도 모르며, 이성의 사람을 부르고, 그/그녀가 대답하기 전에 그만두거나 이성의 사람과 말하는 것을 시도할 때 투덜거리다(차트 5.4).

**차트 5.4** 언어적 접근을 위한 기능/기능장애의 지표

| 말하는 데 안정정임 | 말하는 데 어려움 |
|---|---|
| **기능** : 이성의 모르는 사람과 말하는 능력 | **기능 장애** : 이성의 모르는 사람과 말하는 데 무능력 |
| **기능의 지표**<br>- 이성의 모르는 사람과 말할 수 있다.<br>- 이성의 사람과 솔직하고 매끄럽게 말할 수 있다.<br>- 이성의 누군가와 말하는 감각이 있다. | **기능이상의 지표**<br>- 이성의 누군가와 눈 접촉을 할 수 없다.<br>- 이성의 누군가와 미소 지을 수 없다.<br>- 어린이 같은 자세 또는 억제되지 않은 수줍음으로 이성 누군가와 말하는 감각이 없다. |

## 5.3 평가를 위한 안내

이 장은 치료사가 이론의 틀 속에서 평가과정에 접근하는 방법을 안내한다. 기능과 기능장애의 지표와 관련된 잠재적 평가 도구와 방법을 동일시한다. 이 장은 치료사가 평가하는 데 수행영역을 정의함에 있어서 특별한 평가지침서처럼 어려울 수 있다. 그러나 그것은 아니다. 특별한 평가도구 또는 특별한 평가지침서, 그것은 치료사에게 아동을 평가하는 방법에 대하여 말하지 않는다. 그러나 그것은 그 또는 그녀가 사물에 대해 말하며 그 또는 그녀가 만약 아기가 중재가 필요하다면 결정짓는 것을 지켜본다.

평가과정을 통해 치료사는 아동이 기능/기능장애 연속체에 있는지 결정한다. 아동이 기능이 닫혔는가? 혹은 그들이 중재의 도움을 필요로 한 것을 고려해야 하는 수행의 영역에서 많은 어려움이 있는가?

몇몇 이론의 틀은 특별한 평가도구가 없다. 이 경우는 치료사가 주로 다양한 기능/기능장애 연속체에서 아동의 수행을 결정하도록 관찰하거나 일의 구성을 계획한다. 이것이 완벽하게 수용할 수 있는 일이나 관찰을 선택하는 것은 직접적으로 특수화된 연속체와 관련이 있다. 비록 평가적인 임무를 계획하거나 선택하는 데 어려움을 종종 겪을지라도 치료사는 '옛날에 인기 있는 것'으로 하락하는 것을 피해야 한다. 치료사는 특별한 행동의 개요를 설명하는 일을 선택할 필요가 있다. 도구는 치료사의 편안한 수준에 맞추면 안되고, 도구는 이론의 틀 속에서 연속체에 따라야 한다.

평가를 위한 지침서에 따른 기능/기능장애의 연속체 사용은 치료사가 이 특별한 이론의 틀 용어 속에서 아동이 기능적 혹은 기능적 장애로 고려할 수 있는지 없는지 결정할 수 있다.

> 이론의 틀 예제를 들면, 초기 청소년기 동료 그룹상황을 관찰하는 것으로 평가를 사용할 수 있다. 이 관찰은 치료사와 청소년기의 행동과 동료의 사회화 경험에서 신체적 표현에 대한 정보를 제공한다.

## 5.4 변화에 대한 가설

가정은 이론의 틀의 이론적 근거로부터 두 개의 개념 사이의 관계를 말한다. 변화에 관한 가설은 또한 두 개의 개념과 관련 있다. 가정은 치료사가 어떻게 아동에게 개입해야 하는지 지침서가 된다. 변화에 관한 가정은 단지 기능/기능장애 연속체와 같다면 이론적 근거에서 중요한 개념으로 되돌아가는 것과 반드시 관계가 있다. 그들은 이론적 근거에서 말하는 역동적인 이론을 사용한다. 연속성의 맥락은 반드시 하나의 구역에서 다른 구역까지 나타내야 한다.

변화에 따른 가설은 그들이 이론의 틀이 추상적인 이론 수준에서 더 구체적인 실행 수준까지 이동하기 때문에 비판적이다. 이것은 아마 "만약-그 다음엔" 이란 주장처럼 근본원리를 생각하기 쉬울지도 모른다. 그들은 만약 치료사가 어떤 일을 하면, 그 다음에 결과로서의 효과가 발생해야 한다고 주장한다. 행동-지향적인 주장을 할 때, 그들은 생산의 변화를 창조해야 하는 환경의 유형이나, 기술의 유형의 야기되는 변화의 필요함을 치료사에게 전달한다. 그 결과는 아동의 행동 혹은 기능장애에 의해 장애를 가진 아동이 정상적 성장과 발달의 강화로 변화시킬 수 있다.

변화에 관한 가정의 맥락 속에는 '환경' 이란 용어는 중재구성에서 신체적 공간 이상을 포함한다. 아동들의 노출된 장소에는 정서적인 풍토, 치료사와 중요한 사람들과의 상호작용 그리고 다양한 행동들이 수반된다. 아동들의 변화는 실제로 치료사가 야기시키는 것이 아니라 변화가 허락된 장소인 환경에서 아동의 변화를 야기시키는 것이 중요하다(Mosey/1981,1986). 치료사들은 미리 고려하지 못했던 특이한 행동을 가진 아동들에게 정상적인 성장과 발달을 강화시키는 환경을 만들지도 모른다.

변화에 따른 가정이 특수한 치료 기술의 사용과 관련 있을 때, 그것은 아동에게서 치료사들이 이끌어내는 명백한 반응에 대한 활동 유형이다. 예를 들어, 만약 치료사가 근육유착에 직접적인 압력을 주면, 그때 근육은 긴장이 완화된다. 왜냐하면 변화를 위해 제공되는 환경은 중요하기 때문에, 이론의 틀이 특수한 기술의 사용을 묘사한 가설만을 이야기하는 것은 아니다. 대부분 이론의 틀은 환경과 치료사의 직접적인 행동을 논의한 변화에 따른 가설을 포함한다.

변화에 따른 가설은 이론의 틀에서 전환점이다. 그것들은 아동들의 변화를 촉진하게 하는 치료사들로부터 받은 필요한 실행활동에 따른 이론적 근거에서 추상적인 자료를 적용한다. 가정은 치료사에게 중재계획에서 이론의 틀 사용을 위한 기술을 준다.

이성과의 관계 정립을 위한 이론의 틀 안에서 변화에 관한 가설은 다음과 같다.

**변화에 따른 가설**

치료사는 청소년기에 이성들과 사회상황에 존재하게 될 환경을 만들어준다.

**변화에 따른 가설**

만약 치료사가 청소년기에 이성과 더욱 많은 이야기하는 기회를 가질 상황을 만들어 준다면, 그들은 더 편하게 느끼게 될 것이다.

**변화에 따른 가설**

만약 치료사가 청소년기의 남자와 여자를 편하고 자연적인 사회상황에 놓아두면, 사회 상호작용은 용이해질 것이다.

**변화에 따른 가설**

만약 치료사가 청소년기의 남자와 여자가 함께 일하는 그룹 활동을 제공한다면, 그들은 사회적인 적절한 예절을 배우게 될 것이다

## 5.5 임상에서의 적용

변화에 따른 가정은 치료사가 아동 안에서 변화를 촉진하는 수단으로 사용하는 중요한 개념이다. 몇몇 이론의 틀은 기능적 수행을 증진하는 데 사용되는 중요한 개념에 대해 좀더 깊은 설명을 요구한다. 또 다른 이론의 틀은 치료사들에 의해 나타나는 행동의 추가적인 설명을 요구한다. 또 다른 이론의 틀은 치료적 과정의 특별한 예를 요구하기도 한다. 종종 그것은 추가적인 설명 없이 경험이 풍부한 치료사가 이론적인 단계부터 임상적 적용을 하는 것을 어렵게 한다. 이 장은 이론으로부터 실행에 옮기는 것을 용이하게 한다. 다시 말해 이 장은 치료사에게 효과적으로 실행하는 데 이 이론의 틀을 적용하기 위한 추가적 정보를 준비했다는 의미이다. 게다가 이 장은 적절한 활동을 선택할 수 있는 안내를 제공하고 이러한 활동들이 환자가 기능장애 상태에서 기능 상태로 이동할 수 있

는 상호작용을 등급화할 수 있는 방법을 설명한다.

예를 들면, 이 장에서 제공된 이론의 틀 예에서 청소년기의 이성의 사람과 만나게 하는 것은, 상호작용이 개인적인 치료 속에서는 촉진할 수 없기 때문에 작은 그룹을 통한 환경 속에서 상호작용하여야 한다. 작업치료사 계획과 실행(소풍가는 것)을 포함하는 상호작용 계획을 개발해야 한다. 그룹참가자는 음식과 활동을 계획하기 위해 함께 일해야 한다. 작업치료사는 남녀 그룹이 적절하게 선택된 활동에 분배될 수 있도록 그룹을 이끌어야 한다. 예를 들면, 소년들이 축구를 하자고 제안하면, 치료사는 발리볼과 같은 남녀 모두가 수용할 수 있는 적절한 그룹 활동을 이끌어야 한다. 치료사는 개인적 상호간에 의사소통과 능력 그리고 관계설정에 중요한 것에 초점을 맞추는 클라이언트 중심적 접근을 사용한다(Rogers, 1961). 치료사는 클라이언트가 스스로 결정할 수 있도록 간접적인 접근을 한다. 다음 각 그룹장면에서 치료사는 클라이언트 자신의 행동을 반영할 수 있는 기회를 제공하고 서로에게 피드백을 제공하는 열린 공간을 제공 하므로 회의를 이끌어 갈 수 있다.

이 장은 적용을 위한 요리책을 의미하는 것이 아니다. 그 대신 다음 질문에 따르면 어디서든 필요한 자료를 준비할 수 있다는 것을 의미한다.

① 치료사는 효과적으로 이론의 틀을 적용하는 방법을 아는 데 필요한 어떤 추가적 정보가 있는가?
② 이론의 틀에 명확하지 않은 어떤 것이 있는가?
③ 치료사가 중재를 위해 이론의 틀을 적용할 때 마음에 들지 않는 어떤 것이 있는가?

## 참고문헌


Blos, P. (1962). *On adolescence*. Glencoe, IL: Free Press.

Elkind, D. (1967). Egocentrism in adolescence. *Child Development*, *38*, 1025–1034.

Erikson, E. H. (1968). *Identity: youth and crisis*. New York: Norton.

Erikson, E. H. (1982). *The life cycle completed: a review*. New York: W. W. Norton.

Freud, S. (1966). *Standard edition of the complete psychological works of Sigmund Freud*. London: Hogarth Press.

Hinojosa, J., Kramer, P., & Pratt, P. N. (1996). Theoretical foundations of practice: Developmental principles, theories, and frames of reference. In J. Case-Smith, A. S. Allen, & P. N. Pratt (Eds.) *Occupational therapy for children* (3rd ed.) (pp. 25–45). St. Louis, MO: C. V. Mosby.

Mosey A. C. (1968). Recapitulation of ontogenesis: A theory for practice of occupational therapy. *American Journal of Occupational Therapy*, *22*, 426–432.

Mosey, A. C. (1970). *Three frames of reference for mental health*. Thorofare, NJ: Slack.

Mosey, A. C. (1981). *Occupational therapy: configurations of a profession*. New York: Raven Press.

Mosey, A. C. (1986). *Psychosocial components of occupational therapy*. New York: Raven Press.

Mosey, A. C. (1996). *Applied scientific inquiry in the health professions: An epistemological orientation* (2nd ed.). Bethesda, MD: American Occupational Therapy Association.

Rogers, C. R. (1961) *On becoming a person*. Boston: Houghton Mifflin Co.

# 2편 ... 이론의 틀

## FRAMES OF REFERENCE

제 6 장

# 신경발달치료 이론의 틀

SARAH A. SCHOEN / JILL ANDERSON
박수현 역

신경발달치료(NeuroDevelopmental Treatment: NDT)는 작업치료사들이 신경근육 장애를 치료하기 위해 광범위하게 사용하는 감각운동치료이다. 감각운동기법은 기능장애의 발달적 순서를 재조정하기 위해 사용된다. 이러한 중재기법은 기능적 환경의 상황 내에서 클라이언트의 운동 수행의 질을 향상시키기 위해 설계되었다. 이러한 이론의 틀을 사용하는 것은 결국 목표 지향적인 활동에 능동적으로 침여하는 것에 초점을 두고 있다는 것을 명심해야 한다.

## 6.1 역사

NDT는 현재 보바스 센터로 널리 알려진 런던의 서부뇌성마비센터(Western Cerebral palsy center)에서 물리치료사인 Berta Bobath와 그의 남편인 의사 Karel Bobath의 임상적 경험과 주관적 관점으로부터 시작되어 30년이 넘는 기간 동안 변화하고 발전되었다. 원래 이 접근은 주로 뇌성마비로 진단내려진 신경학적인 손상을 지닌 아동을 치료하기 위해 개발되어 사용되었으나, 이후에는 뇌졸중으로 인해 편마비가 된 성인들에게로 확대 적용되었다. NDT의 적용범위는 광범위해졌으며 최근에는 조산으로 인한 미성숙한 중추신경계 장애, 신경근육의 장애, 그리고 그 외 발달장애를 지닌 아동을 포함한 다양한 기능장애를 지닌 환자에게 사용되어지고 있다.

NDT는 1940년대에서부터 오늘날에 이르기까지 다양한 단계를 통해 진행되었다. Bobath 여사는 NDT 동안 클라이언트의 반응을 관찰한 결과를 바탕으로, 이 접근을 끊임없는 변화를 가져오는 '살아있는 개념'으로 소개하였다. 초기에는 반사 억제 자세(Reflex Inhibiting Posture: RIP)를 이용하여 근긴장도를 낮추는 데 중점을 두었다. 이 자세는 아동의 전형적인 원시 반사 패턴의 반대 패턴이다(Campbell, 1986). 이후, 정상적인 운동발달에 관한 연구를 통해 이를 치료에서의 계층적 운동 순서(머리 조절, 뒤집기, 앉기, 네발기기, 무릎서기와 같은)로 결합시켰다. 이러한 접근의 적용을 통해 아동은 수동적으로나마 그 발달 상태에 도달하게 된다. 따라서 이 접근의 가장 큰 불만은 아동이 한 자세에서 다른 자세로 능동적으로 움직일 수 없다는 것이다.

그 다음 단계의 NDT 주안점은 분리된 발달적 기술과는 반대로 자동적 움직임 진행(automatic movement sequence)을 촉진하는 것이었다. 정위와 균형 반응의 발달은 본질적으로 중력에 대항하여 움직이는 기술이다. 이 치료적 접근은 두 가지 중요한 요소를 지니고 있었다. 첫째는 아동의 능동적 조절을 촉진하는 동시에 아동의 움직임을 조정하는 치료사의 조절을 감소시키는 것이었으며 이것은 곧 증가된 근긴장도의 영향을 감소시키기 위해 억제 기법을 적용하는 두번째 요소로 대치되었다. 그러나 이러한 자동적 움직임 진행을 촉진하는 것에 대한 주 비판은 운동 결과가 아동에게 일반화되지 못한다는 것이다. 그러므로 움직임이 기능적인 능력을 증진시켜주거나 일상생활활동(ADL)에서의 독립성을 증진시키지 못했다.

최근의 NDT는 CNS의 조직화에 관한 최신의 이론들과, 운동 조절(Guiliani, 1991; Horak, 1991), 운동 발달(Frank & Earl, 1990), 운동 학습(Nashner와 McCollum, 1997)과 관련된 연구들을 통합하고 있다.

CNS의 조직은 계층적 모델이라기보다는 분배모델로 설명되어 있다. 즉, 많은 시스템들이 인간의 움직임을 만들어내는 데 기여하고 있다는 것이다. 현재 NDT는 목표 지향적인 활동의 참여를 통해 개인의 능동적인 참여를 강조하고 있다. 자세 조절(postural control)과 기술 습득의 자동적이고 자발적인 요소는 연습을 통해 학습되어진다. 따라서 기능적 기술의 촉진은 개인과 환경, 그리고 과제 간의 상호작용에 관한 이해를 바탕으로 행해져야 하며, 이를 생체 역학적, 운동학적, 근골격적, 그리고 감각-지각적 관점으로 바라보아야 한다.

## 6.2 신경발달적 치료의 이론적 기초

NDT는 발달 이론의 틀이며, 다른 발달 이론의 틀(발달의 기본적 개념이 이론적 바탕의 받침돌이 됨)과 동일한 가정(assumption)을 지니고 있다. 이 이론의 틀을 치료로 적용하기 위해서는 정상 발달과 움직임의 요소에 관한 지식과, 비전형적 발달에 관한 폭넓은 이해, 그리고 정상적 자세 조절의 발달에 관한 충분한 이해를 지니고 있어야 한다. 작업치료사는 이러한 지식적 기반을 바탕으로 기능적 활동을 방해하는 운동 요소를 분석하고 아동에게 적절한 치료 목표를 개발하게 된다.

### 6.2.1 정상 운동발달의 원칙

이전에는 정상적인 운동 발달의 일반적인 원칙으로 조절이 머리에서 꼬리방향으로(cephalo-to-caudal), 근위부에서 원위부로, 대동작에서 소동작의 순으로 일어난다고 하였다. 그러나 최근에는 이러한 원칙이 순서적이라기보다는 상호작용적인 것으로 해석되고 있다. 즉, 머리와 꼬리 사이의 상호작용을 통해 머리 조절이 가능하다는 것이다. 이는 머리조절이 정렬과 자세를 이루기 위한 머리와 체간의 상호작용과 어느 정도의 체간조절을 통해 가능한 것을 보아서도 알 수 있다.

편마비 아동의 경우 손상측의 팔꿈치나 손목, 손보다 상지대(shoulder girdle)의 조절이 가능한 것은 근위부-원위부 조절의 원칙을 예증하는 것이다. 이와 더불어, 조절의 이러한 두 가지 기전이 상호작용한다는 것이 가정되어야 한다. 이것은 상완을 조절하기 위한 근위부 계통과 손을 조절하는 원위부 조절 계통이 분리되어 있음을 확인하는 연구를 통해 증명되었다(Kuypers, 1963; Lawrence & Hopkins, 1972). 발달을 통해 아동은 과제의 요구에 따라 큰 움직임에서 정교한 집기로 이동하게 된다. 예를 들어, 7개월 영아는 시리얼을 잡을 때 손바닥과 여러 손가락으로 긁듯이 잡는 반면, 2세 아동은 시리얼을 손끝으로 잡고, 손끝에 있는 시리얼을 손바닥으로 옮겨 쥘 수 있다.

### 6.2.2 피드백과 피드포워드 기전

피드백과 피드포워드는 이 이론의 틀에서 중요한 개념이다. 초기 NDT에서는 피드포워드가 움직임과 자세조절에 관여하다는 것을 인식하지 못했다. 그러나 최근의 진보된 운동과학에서는 기능적 활동을 위한 바탕이 되는 피드포워드, 움직임의 예측, 그리고 자세 조절의 중요성에 대해 강조하고 있다. 감각 피드백의 경우 학습과정에서는 중요한 부분이다. 그러나 일단 움직임이 학습되면 내적 프로그램이 자세 준비를 형성하기 위한 목표 지향적 활동의 상호작용을 먼저 일으킨다. 이것은 컵을 잡고자 할 때도 상완과 몸통에서 근육활성화가 일어난다는 것을 보아서도 알 수가 있다. 감각 피드백은 단지 목표지향적인 움직임을 성공하기 위해, 그 기술을 정교하게 하기 위해서 사용되는 것이다. 예로, 종이컵을 잡고자 할 때와 무거운 도자기 컵을 잡고자 할 때 이를 준비하는 자세근육의 활성 정도가 다르다는 것이다. 더불어 상지의 고유수용성 피드백 역시 다르게 주어질 것이다.

### 6.2.3 자세정렬, 자세조절 그리고 기저면

NDT에서는 자세조절(postural control)을 정적 동적 활동 동안 자세를 취하고 유지하는 능력으로 정의하였다. 자세정렬(postural alignment)은 자세조절의 발달보다 선행되어야 하며, 자세조절의 필수조건이다. 생체역학적으로 자세정렬은 그 사람의 무게 중심이 기저면 위에 있을 때 가능하다. 기저면(base of support)은 지지면과 접하고 있는 신체 부분으로 정의된다. 예로, 앉은 자세에서는 골반과 하지가 기저면이 되며, 네발기기 자세에서는 손과 무릎, 종아리, 그리고 발등이 기저면이 된다.

여러 연구에서 자세조절과 관련된 활동은 기저면에서부터 시작된다고 했다(Hantbourne, Giuhani, & MacNeela 1987; Keshner, 1980; Cupps, 1997). 선 상태에서의 자세 반응과 관련된 연구에서 근위부에서의 능동적이고 점진적인 활동 이후에 발목에서의 활동이 일어난다고 보고하였다. 4, 5개월 영아의 앉은 자세에 대한 Cupps(1997)의 연구에서는 자세를 잡기 위한 활동은 지지면에 대항하는 근육의 활동이며, 유연한 움직임은 기저면 안에서의 지속적인 변화로 일어나는 것이라고 결론지었다.

정상적인 발달에서는 중력에 대항하는 움직임이 정교해지는 것과 더불어 점진적으로 기저면이 좁아진다는 특징을 지니고 있다. 자세 조절의 습득은 발달적으로 경험과 연습을 통해 이루어진다. 기저면의 변화는 신체분절의 정렬에도 영향을 준다. 비정상적인 자세 긴장도와 자세조절을 지닌 아동은 보상적인 기저면을 개발하게 된다. 예로, 손등에 체중을 실어 비정상적인 상지대의 정렬을 유발하며, 후방골반기울임(posterior pelvic tilt)으로 인해 머리와 체간의 정열이 흐트러지기도 한다.

### 6.2.4 정상발달의 요소

정상발달의 가장 중요한 요소는 1) 안정성과 운동성의 상호작용; 2) 자세긴장도와 자세정렬의 발달; 3) 움직임을 분리할 수 있는 능력이다. 이러한 기본적인 요소는 특정 치료기법의 바탕이 된다.

#### 1) 안정성과 운동성의 상호작용

안정성(stability)과 운동성(mobility)의 개념은 동적 움직임의 정의를 통해 가장 효과적으로 이해할 수 있다. **동적 움직임(dynamic movement)**은 안정성을 제공하는 지점을 기반으로 하여 부드럽게, 조심스럽게, 그리고 조화롭게 움직이는 것을 말한다. 지지면과 접촉하고 있는 신체부분은 안정성을 제공하는 지점으로서의 기능을 담당한다. 예로,

선 자세에서는 두 발이 **안정성을 제공하는 지점**(point of stability)이 된다. **안정성**(stability)은 반대로 주어지는 힘에 대항하여 자세를 유지하는 능력이다.

**운동성**(mobility)은 어떤 방향으로 체중을 이동할 때 일어나는 것이다. NDT에서는 정상적인 움직임을 위해 안정성과 운동성의 조화가 필요하다고 가정하였다. 신체의 부분 부분은 수행하고자 하는 활동에 맞춰 안정성과 운동성을 제공한다. 예로 네 발로 기어다닐 때는 상완과 다리가 체간에 대한 안정성을 제공하는 반면, 네발기기 자세에서 장난감을 향해 손을 뻗을 때는 아동의 다리와 체간, 그리고 한 쪽 상지가 안정성을 제공하기 때문에 다른 손이 장난감을 잡기 위해 공간으로 손을 뻗을 수 있게 된다.

### 2) 자세긴장도와 자세정렬의 발달

이 이론의 틀에서는 자세긴장도와 근긴장도의 차이를 부각시키고 있다. 자세긴장도(postural tone)는 정상적인 움직임을 위한 기초가 되는 긴장도로, 특정 근육보다는 신체 전체를 통해 분포하는 전반적인 패턴과 관련된 근육의 질을 나타내는 것이다. 일부 임상가들은 자세긴장도를 '뻣뻣함(stiffness)' 이라는 용어로 대치하여 사용하고 있다. 반면 근긴장도(muscle tone)는 특별히 개별적인 근육이나 근육군 내의 근섬유 긴장도(muscle fiber tension)의 내적 상태를 일컫는 용어이다. 정상적인 자세긴장도는 중력에 대항하는 움직임(운동성)을 일으키기 위해 충분히 낮아야 하나 중력에 대항하여 안정된 자세를 유지(안정성)하기 위해서는 충분히 높아야한다.

NDT 이론의 틀은 세 가지 신체면에서 일어나는 자세조절의 습득에 대해 중요시 한다. 발달상 운동조절은 중력에 대항하여 굴곡과 신전이 일어나는 시상면(sagittal plane)에서 가장 먼저 일어난다. 그 다음 발달은 측면 정위가 일어나는 전두면(frontal plane)에서 일어나며, 발달의 마지막 단계에서 회전의 요소가 첨가된 횡단면(transverse plane)의 움직임이 일어난다(Scherzer & Tscharnuter, 1990). 예로, 아동은 체중을 옆으로 이동시키기 전에(전두면의 움직임) 앞과 뒤로 이동하는 것을 익히게 된다(시상면의 움직임). 횡단면에서의 조절은 움직임 발달의 마지막 면으로 회전을 위해 필요한 것이다(엎드려 누운 자세에서 앉은 자세로의 전환). 이후 이러한 진행은 앉기와 서기 같은 좀 더 높은 단계의 발달적 자세에서도 반복되어 일어난다.

### 3) 신체를 분리하여 움직이는 능력

분리, 또는 신체 여러 부분이 다르게 움직일 수 있는 능력은 중추신경계의 성숙으로 인해 일어나는 것이다. 움직임의 분리는 신체분절 간의 그리고 신체분절 내부의 독립된 움직임이 일어나는 것으로, 정상적인 발달에 의하면 생의 첫 1년 안에 일어난다. 정상발달의 원칙에 의하면 분리는 머리에서 꼬리, 그리고 근위부에서 원위부의 순서로 일어난다. 즉, 상지대의 움직임과 체간의 움직임으로부터 머리 움직임을 분리하는 것은 골반의 움직임으로부터 체간의 움직임을 분리하는 것보다 먼저 일어난다. 상호 교대적으로 네발기기를 할 수 있다는 것은 상지대(shoulder girdle)로부터 상지의 움직임과 상지의 각 분절이 서로 분리되었을 뿐 아니라, 골반 움직임으로부터 하지 그리고 하지의 각 분절이 서로 분리되었음을 시사하는 것이다. 양손을 이용한 활동에서 한 손은 장난감을 잡아 안정성을 주고 다른 한 손으로 장난감을 조작하는 것은 상위수준의 분리를 증명하는 것이다.

### 6.2.5 움직임의 다양성

정상발달에서 아동은 발달적 자세에서 안 밖으로 움직일 때, 그리고 물체를 가지고 놀 때 다양한 운동패턴을 보인다. 아동은 한 장난감에서 다른 장난감으로 옮겨가며 지속적으로 신체 자세를 변화시킨다. 전환은 모든 방향에서 일어난다. 아동은 활동에 접근하기 위해 똑같은 방법으로 동일한 움직임을 수행하지 않고 여러 다양한 방식을 활용한다. 예로, 아동들은 방을 기어 다니기 위해 엎드려 누운 자세에서 네발기기 자세로 전환하기도 하고, 앉은 자세에서 네발기기 자세로 움직이기 위해 한 쪽 하지와 골반으로 비스듬히 체중을 이동시키기도 한다.

### 6.2.6 기능적 기술을 수행하기 위한 운동발달의 관계성

NDT에서는 운동 발달을 기능적 기술 습득이 일어나는 환경적 배경(context)과의 상호작용으로 가정하였다. 원래, Bobath는 정상발달은 순서적으로 일어나며 그 순서는 서로 겹쳐진다고 언급하였다. 그러나 최근에는 운동 발달을 경직된 순서로 생각하기보다는 다양한 요소(유전적, 환경적, 경험적)에 의한 것으로 생각한다. 기능적 운동 기술을 습득하는 동안에도 그 개인은 과제의 특정 운동 요소보다는 목표에 초점을 맞추게 된다. 다시 말해, 정상발달은 바닥에서 놀고, 테이블에 앉고, 환경을 탐색하기 위해 자유자재로 자세를 바꾸어 움직이며, 먹고, 스스로 입는 등의 다양한 기능적 과제를 성취하기 위해 가장 효율적인 패턴을 이용하는 것이다.

### 6.2.7 비전형적인 운동 발달

이전에는 비정상적인 움직임을 '항중력 조절을 위한 보상적 시도' 또는 '원시적인 반사의 지속'으로 여겼으며, 이러한 관점으로 인해 비정상적인 움직임을 판에 박힌 상동적 패턴(stereotypical pattern)으로 설명하였다. 그러나 긴장도의 형태에 따라 상동적 패턴의 임상적 형태는 다양하며, 신경근육 장애의 서로 다른 형태로 인해 상동적 패턴에도 두드러진 차이가 있다. 이처럼 비정상적인 자세긴장도의 영향에 대한 인식이 증가함에 따라 비정상적인 움직임의 분석에도 영향을 미쳤다.

비록 비정상적인 움직임의 근본적인 원인을 해석하는 데에는 여러 관점이 있지만 비정상적인 발달로 인한 차후의 문제들을 바라보는 관점은 모두 동일하다. 임상적으로 그 문제들은 아동의 자세긴장도로 알려져 있으며 그 결과, 기능적 기술을 위한 다양한 자동적 움직임 패턴의 발달이 결여된다. 이 이론의 틀에 따르면, 자세조절의 습득이 상실되고 학습된 움직임 기술의 경험이 변화되는 것은 피드백과 피드포워드의 혼란 때문이다.

자세긴장도(postural tone)의 문제는 비정상적인 움직임 패턴의 발생을 야기하는 중대한 요인이다. 이전에 언급되었듯이 자세긴장도는 체간 또는 사지에 있는 근육의 긴장 상태를 의미하는 것이다. 운동학적 용어에서 이 '고정(fixing)' 또는 '지지(holding)'는 그 관절의 자유도가 감소함을 의미한다. 특히 사지에서 고정패턴을 지속적으로 사용하거나 관절을 움직이지 않는 것은 근섬유의 단축(shortening)을 유발하여 결국 관절가동범위의 감소와 구축을 야기한다. 연구에서는 이로 인해 위상성 근육(phasic muscle)이 긴장 안정성(tonic stability)을 위해 사용되며 섬유 고유의 성질도 변화된다고 주장하고 있다.

자세긴장도에 문제가 있는 유아의 경우 초기에 신진패턴이 나타나고 이후에도 이 신전이 운동패턴을 지배하는 것으로 나타났다(Scherzer & Tscharnuter, 1990). 유아가 자라남에 따라 그 패턴은 습관적인 사용으로 인해 더욱 강화된다. 또한 사지와 체간의 차이가 관찰된다. 대부분의 아동들의 신전 패턴은 처음에는 과도한 경추신전으로 나타났다가 점점 척주 아래로 진행된다. 이 신전은 굴곡이나 복부조절과 균형을 이루지 못한다. 이것이 바로 위치 안정성(positional stability)을 통해 자세조절을 얻고자 하는 '고정' 또는 '자유도의 감소'의 한 예이다. 아동이 성장함에 따라 자세긴장도의 차이는 골반과 고관절에도 나쁜 영향을 미쳐 결국 앉는 것과 잡고 일어서는 능력에도 영향을 주게 된다.

습관적인 '고정'은 움직임의 분리 부족을 선도한다. 분리(dissociation)의 부족은 연합반응이라고 일컫는 움직임의 전체적 패턴으로 특징지어진다. 예로, 머리, 상지대, 체간, 그리고 골반의 움직임이 연합된 패턴으로 나타나게 되면 신체 부분의 개별적 움직임과 회전이 결여된다. 이것은 바로 누운 자세에서 엎드려 누운 자세로 전환할 때, 또는 엎드려 누운 자세에서 바로 누운 자세로 전환할 때 분절적으로 뒤집기보다는 '통나무의 형태로 뒤집는 방식(log rolling)'으로 나타난다. 또한 고정은 분리 부족을 야기하여 손만의 독립적인 움직임을 수행할 수 없고 어깨에서 만들어진 움직임으로 조절된다. 즉, 손으로 글씨를 쓸 때 어깨의 움직임을 이용해 쓰기도구를 조절하는 손의 내재근 사용을 방해하게 된다. 또 다른 예는 하지에서 나타나는 두 가지 주요 패턴이다: 양 하지의 전체적인 신전 또는 전체적인 굴곡. 이와 유사한 패턴은 상지에서도 나타난다. 이러한 연합반응(associated reaction)은 엎드린 자세에서 한 쪽으로 체중을 이동시키거나 다른 쪽 팔을 앞으로 뻗는 것과 같은 독립적 수행기능을 제한하게 된다.

아동이 사용하는 비전형적 움직임 패턴을 파악하는 것은 적절한 중재 기법을 선택하는 가이드가 된다. 결과적으로 발생한 보상적 패턴(compensatory pattern)에 중재가 주어지지 않는다면 움직임의 습관적 방식이 되어버리고 말 것이다. 예로, 굴곡조절의 반작용이 부족하여 머리가 과도하게 과신전된 유아는 머리를 중립으로 유지하고 안정시키기 위해 어깨를 올리게 된다. 이러한 머리의 과신전과 어깨 거상은 곧 머리를 조절하고 유지하기 위한 선호패턴으로 굳어지게 된다(Bly, 1980).

비록 비정상적인 움직임 패턴을 지닌 유아와 아동이 기능적 활동에서 어느 정도의 독립성을 지니고 있다 하더라도 그 독립성은 움직임의 보상적 패턴으로 일어나는 것이므로 기술 수준은 떨어지게 된다. 보상적 패턴은 비정상적인 자세긴장도와 습관적 사용에 의해 영향을 받은 움직임들을 말한다. 이것은 정상적인 움직임 패턴이 수립되지 않았을 때 기능적 운동기술을 갖추기 위해 반복적으로 사용되는 비정상적 움직임 패턴이다. 머리와 목의 과신전 역시 보상적 패턴의 한 예이다. 체간의 안정성이 부족한 아동이 머리와 목을 과신전시키는 것은 공간에서의 시각적 정위(visual orientation)를 증진시키기 위한 시도인 것이다.

### 6.2.8 변화를 일으키는 수단으로써의 감각 입력

NDT에서 비정상적인 움직임 패턴은 중추신경계로 전해지는 감각 입력의 변화로 인해, 변화된 운동 출력이 일어난다고 가정하였다. 이러한 변화는 치료사에 의해 행해지는 '핸들링(handling)' 이라는 다양한 기법을 통해서도 일어날 수 있다. 핸들링은 치료사의 손을 이용하여 아동의 조절점(key points of control)에 조정된 감각입력을 적용하는 구체적인 방법이다. 조절점은 치료적인 핸들링에 사용되는 아동 신체의 특정 부위를 말한다. 특정 지점은 근위부(상지대, 몸통, 골반과 같은)일 수도 있고 원위부(손과 발)일 수도 있다. 핸들링을 통해 치료사는 운동 반응을 유발하고 촉진시킨다. 핸들링은 준비와 촉진을 위해 사용된다. 준비활동(preparatory activities)은 중력과 관련된 신체 분절의 정렬을 증진시키고 타이트해진 구조의 운동성이나 연장을 위해 적용하는 기법이다. 예로, 수동적인 움직임에 제한을 보이는 구조에 운동성을 증진시키기 위해 사용된다. 이러한 기법들은 능동적인 움직임을 촉진시키기 전에 신체의 자세 정렬을 통한 안정성을 증진시키기 위해 사용된다. 이러한 기법 또는 준비 활동은 다음과 같다.

- 기저면에 심부압박을 줌으로써 기저면에서의 움직임 시작과 타이트해진 구조의 운동성을 촉진시킬 수 있다.
- 견갑골의 움직임 전에 심부압박을 적용하여 타이트해진 흉부 근육을 늘림으로써 견갑골의 하방회전 운동성을 유발한다.
- 관절 주위의 협력수축을 유발하는 체중지지를 통해 근위부의 안정성을 촉진한다.
- 관절 주위의 근육에 직접적으로 간헐적 압박(intermittent compression)을 적용함으로써 안정성을 촉진시킨다.

작업치료사가 핸들링을 통해 움직임 패턴을 촉진시킬 때는 반드시 기능적 활동의 일환으로, 목표 지향적으로 적용되어야 한다. 효율적인 핸들링을 위해서는 아동의 개별적 요구에 맞춰 정교한 접촉과 그외 감각을 조정해야 한다(Scherzer & Tscharnuter, 1990).

NDT에서의 또 다른 중심 가정은 아동은 변화의 과정에 능동적으로 임해야 한다는 것이다. 변화는 자세조절과 움직임의 시작, 그리고 움직임 패턴의 다양성을 촉진시키기 위한 치료사의 핸들링으로부터 일어난다. 아동의 움직임 발달은 기술 발달에 관한 관심이나 인지적 훈련 방법과 관계없이 성취될 수 있다.

## 6.3 기능/기능장애의 연속체

기능과 기능장애 연속체는 임상적인 관련성을 지닌 관찰 가능한 행동들을 치료사들에게 설명하고, 아동의 기능장애 여부를 파악하도록 하는 데 목적을 두고 있다.

### 6.3.1 기능과 기능장애의 지표: 자세 긴장도

'자세긴장도' 라는 용어는 움직임의 바탕이 되는 긴장도를 의미하는 용어로 NDT 문헌에서 전통적으로 사용되었으며, 자세 긴장도가 증가되었거나 감소되었다는 용어 대신 몸의 뻣뻣함(stiffness)이 증가되었거나 감소되었다는 표현으로 사용해오고 있다. 이렇듯, 현재 '뻣뻣함' 은 자세 긴장도를 묘사하는 용어로 사용되고 있다. '고정(fixing)' 은 움직임 조절을 위해 사용되는 관절 주위의 근육활성화를 나타내는 용어이다. 그러므로 움직임에 대한 조절을 증가시키는 의미로의 '고정' 은 자세긴장도의 발달에 부정적인 영향을 준다. 이 장에서는 자세긴장도와 뻣뻣함의 정도는 유사한 의미로 사용된 용어이다.

정상적인 자세긴장도는 운동성과 안정을 가지고 중력에 대항하여 움직이게 한다. 근육 활성화(muscle activation)의 정도는 중력에 대항하여 신체를 지지할 수 있을 정도로 충분히 높아야 하며, 자유롭게 움직일 수 있을 정도로 충분히 낮아야 한다. 강직성 사지(spastic quadriplegia) 뇌성마비 아동의 경우 체간 또는 사지의 뻣뻣함이 우세하여 안정성이 과도하게 증가하고 중력에 대항하여 움직이기가 어렵다. 반대로 저긴장성을 보이는 뇌성마비 아동은 체간 또는 사지의 뻣뻣함이 부족하여 운동성이 과도하고 움직임에 대한 조절이 결핍되어 있다(그림 6.1). 또한 관절에 따라 이러한 뻣뻣함의 정도가 다양하다. 자세긴장도는 과제의 특성과 상황(배경)에 따라 낮음에서 높음, 정상에서 높음, 또는 낮음에서 정상까지 다양한 범위로 변한다. 정상적인 자세긴장도는 분포 패턴(pattern of distribution), 과제와(또는) 환경적 자극과 관련된 적응 정도, 뻣뻣함의 정도를 반영한다. 정상적인 발달에서는 유아가 정련된 움직임과 안정성을 발달시킴에 따라 관절에서의 고정 패턴의 정도와 위치가 변화한다. 예를 들어, 앉은 자세에서의 균형 발달을 살펴보면 처음에는 자세를 유지하기 위해 상지와 하지가 모두 고정패턴으로 사용되지만 체간의 자세긴장도가 충분히 발달하면 더 이상 이러한 패턴은 사용하지 않는다.

정상적인 자세긴장도는 신체 전반에서 동일하게 나타나지 않을 수도 있다. 일반적으로 원위부에서는 자세긴장도가 낮다. 하지만 강직성 뇌성마비 아동의 경우 근위부보다

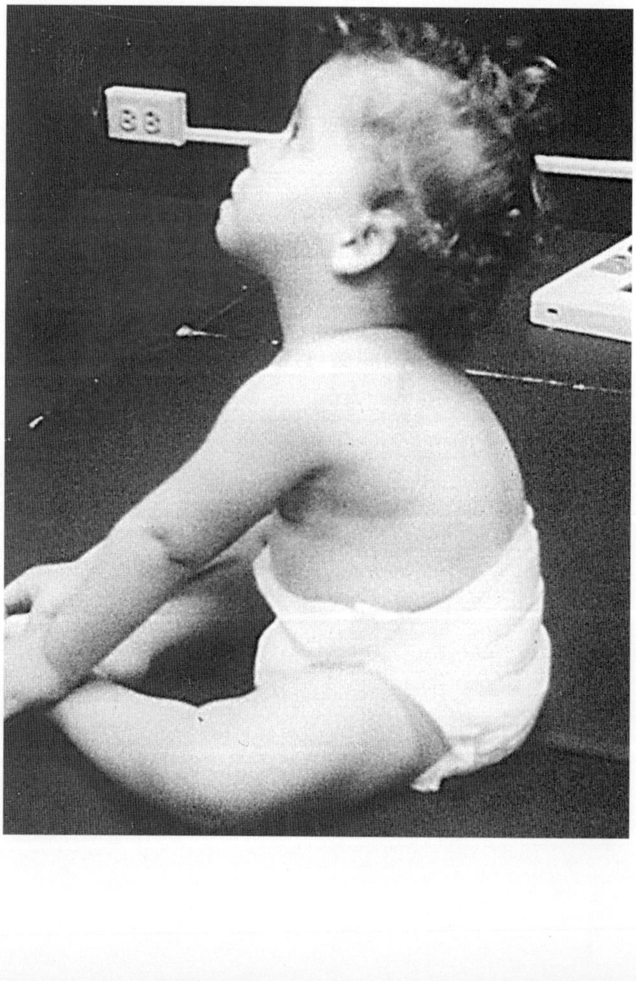

**그림 6.1**

저긴장성 아동의 앉은 자세. 척주가 구부러져있으며 목이 과신전됨

원위부에서 더 높은 자세긴장도를 보인다. 강직성 양하지마비(spastic diplegia) 아동처럼 긴장도의 분포 차이가 상·하지에서 두드러질 수도 있다. 이 아동은 하지의 긴장도가 상지 보다 높은 경우이다. 또한 긴장도의 차이는 신체의 오른쪽과 왼쪽에서 나타나기도 한다(편마비 아동)(차트 6.1).

**차트 6.1** 자세긴장도(postural tone)의 기능과 기능장애 지표

| 정상적인 자세긴장도 | 비전형적인 자세조절 |
|---|---|
| **기능** : 정상적 자세긴장도를 지님<br><br>**기능의 지표**<br>- 발달적 자세 안팎에서의 항중력 움직임이 나타남<br>- 발달단계에 맞춰 숙련된 활동 동안 지지와 정교한 조절을 위해 사지를 적절하게 이용함 | **기능 장애** : 비전형적인 자세긴장도를 지님<br><br>**기능장애의 지표**<br>- 체간 또는 사지의 비전형적인 자세긴장도<br>- 항중력 움직임을 저해하는 체간 또는 사지의 뻣뻣함<br>- 관절의 과운동성과 과신전(hyperextendability)<br>- 근육의 긴장도 감소<br>- 수동관절가동운동 시 사지가 무겁게 느껴짐<br>- 지지면에 사지와 신체가 주저앉음<br>- 여러 관절에서 항중력 움직임을 방해하는 다양한 정도의 뻣뻣함이 존재함<br>- 근육 내 긴장도의 증진<br>- 수동관절가동운동에 대한 저항<br>- 뻣뻣한 신체 부위에서 지지면과 접촉에 대한 회피가 나타남<br>- 신장반사(stretch reflex), 간대성경련(clonus), 또는 진전(tremor)이 나타남 |

## 6.3.2 기능과 기능장애의 지표: 안정성/운동성

정상아동은 체중을 이동할 때와 한 자세에서 다른 자세로 움직일 때 정상적인 자세긴장도를 바탕으로 안정성과 운동성을 잘 협력시킨다. 안정성/운동성 연속체의 기능적인 마지막 기점은 움직임을 전환할 때 동적인 기저면(base of support)과 지지면에서의 신체분절을 잘 이용하는 것이다. 앉은 자세를 잘 유지할 수 있는 아동이 다음 단계로 체중을 이동시키면서 손을 옆으로 뻗어 장난감을 잡기 위해서는 상체, 상지대, 상지, 그리고 머리의 자유로운 움직임과 운동성을 위한 체간과 골반의 충분한 안정성이 주어져야 한다. 동적 안정성이 부족한 아동들은 이러한 기능을 성취하기 위해 다른 기전을 사용하거나 보상(compensation)을 사용한다. 그같은 기전 중의 하나가 위치 안정성(positional stability)을 이용하는 것이다(예로 안정성을 얻기 위해 신경근육계를 이용하기보다는 골격계를 이용함). 고관절을 과도하게 외회전, 외전시켜 기저면을 넓히는 자세를 취하거나 'W' 형태로 앉는 것(그림 6.2)은 위치안정성을 확보하기 위한 아동의 시도이다. 앉아 있거나 보행 동안 상완을 높이 올리고 있는(high guard)보상패턴 역시 안정성을 갖기 위한

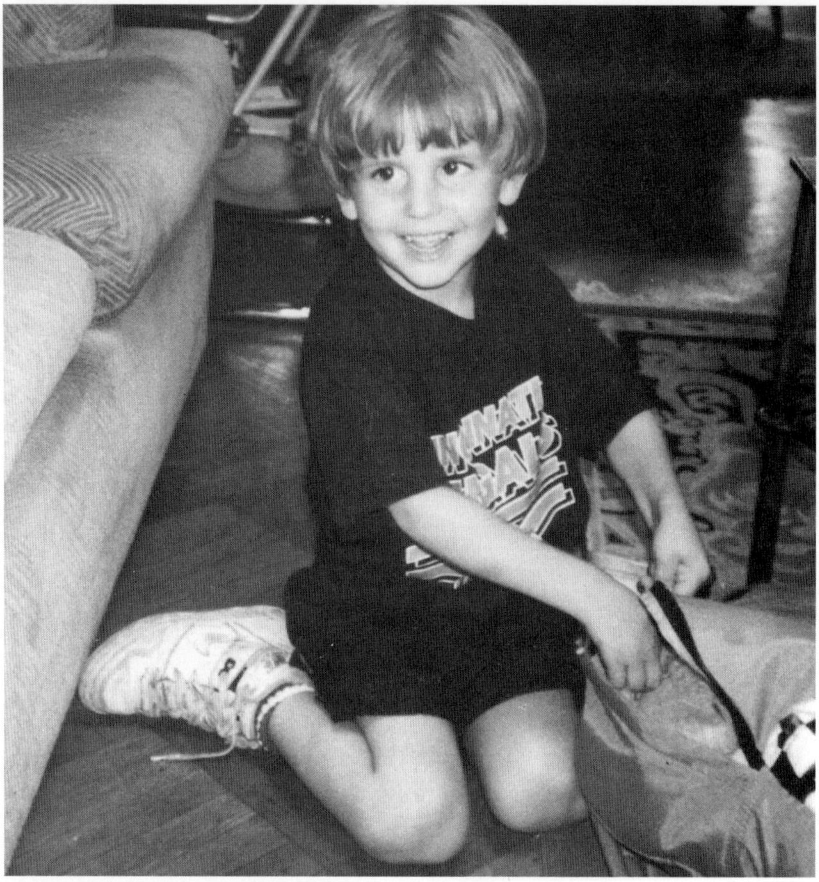

**그림 6.2**
앉은 자세에서 넓은 기저면을 확보하기 위해 W 자세로 앉은(W-sitting posture) 아동

자세이다(그림 6.3). 상완을 위로 올린 자세는 균형을 유지하기 위한 자세로 이러한 자세에서는 물체를 향해 자유롭게 손을 뻗거나 잡는 것이 제한된다. 또한 비대칭적인 자세를 이용하는 것도 안정성을 확보하기 위한 아동의 시도가 반영된 것이다(차트 6.2)(그림 6.4).

### 6.3.3 기능과 기능장애의 지표: 자세조절

자세조절(postural control)은 정적, 동적 움직임 동안 다양한 자세를 취하고 유지하는 능력으로 표출된다. 자세(posture)와 조절(control)은 근골격, 심폐기능, 그리고 환경과 같은 여러 계통과 더불어 감각운동계가 협력적인 상호작용을 함으로써 이루어낸 결

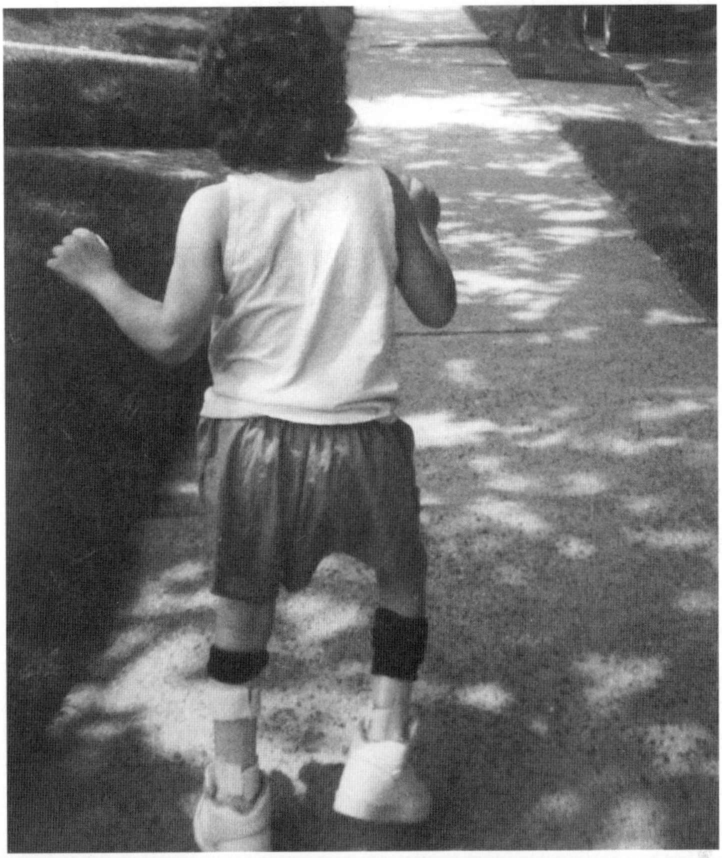

**그림 6.3**

high guard 자세로 걷고 있는 아동

**차트 6.2** 안정성(stability)/운동성(mobility)에 대한 기능과 기능장애 지표

| 동적 안정성 | 보상적 안정성 |
|---|---|
| **기능** : 동적 안정성을 지님<br><br>**기능의 지표**<br>– 발달적 자세 안팎에서의 유지와 움직임 | **기능 장애** : 보상적 안정성을 이용함<br><br>**기능장애의 지표**<br>– 넓은 기저면을 사용함<br>– 발달적으로 적합한 연령이 지났는데도 안정성을 위해 상지를 이용함<br>– 체중이동 동안 균형을 유지하거나 회복하기 위해 상위방어자세(high guard positoin)로 상체를 유지하는 보상패턴을 사용함; 체중이동 동안 보호반응에 과도하게 의존함; 비대칭적인 패턴이 지속됨; 다양한 고정패턴이 나타남(웅크린 발가락, 주먹 쥔 손)(그림 6.6)<br>– 오로지 'W' 자세로만 앉음 |

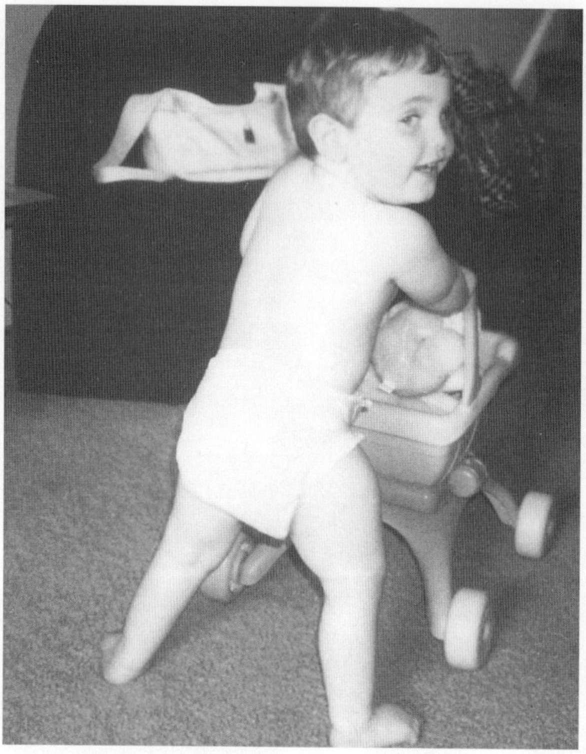

**그림 6.4**

넓은 지저면을 확보하기 위해 다리를 외전시킨 자세로 서 있는 아동. 이때 안정성을 위해 발가락을 웅크리고 있음

과물이다. 또한 자세조절은 다양한 환경적 상황 속에서 특정 과제를 수행하면서 학습된 경험과 반복적인 움직임 패턴을 통해 발달한다. 피드포워드와 피드백은 기능적 움직임이 시작되기 전에 준비단계로 사용된다(큰 물체를 잡아 올렸던 감각피드백 결과를 바탕으로 큰 물체를 잡기 위해 다리를 넓게 벌리고 섬[피드포워드]). 자세조절은 기저면에서 시작되어, 숙련된 움직임을 습득하기 위해 좁은 기저면을 지닌 상위 수준의 항중력 자세 움직임으로 발전된다.

이러한 부분에서의 문제는 연속체의 양쪽 끝에서 발생한다. 부적절한 기저면에서 중간 범위의 조절(mid-range control)만이 가능한 아동(강직:spasticity)은 상동적인 움직임 패턴(stereotypical pattern)을 보이며, 기저면에서 신체분절의 조정(accommodation)이 부족하고, 매우 좁은 기저면을 사용한다. 이들은 종종 자신의 기저면을 이동시켜 자세조절을 확보하고자 한다. 반면 이 연속체의 반대쪽 끝에 있는 아동들은 끝 범위에서의 조절이 어렵다(무정위성과 저긴장성 아동). 이들은 조절된 움직임 전환이 어렵고, 신체 움직임의 과도한 조정을 사용하며, 기저면을 유지하는 것이 어렵다. 따라서 과도하게 넓은 기저면을 사용하며 자세를 정적으로 조절한다(차트 6.3)

**차트 6.3** 자세조절의 기능과 기능장애 지표

| 비전형적인 자세조절 | 자세조절 | 비전형적인 자세조절 |
|---|---|---|
| **기능장애** : 끝범위에서의 조절이 어려움(무정위성과 저긴장성) | **기능** : 동적 기저면에서의 자세 조절 | **기능장애**: 비효율적인 기저면과 더불어 중간 범위에서의 조절만이 가능함(강직성) |
| **기능장애의 지표**<br>- 조절된 움직임 전환이 불가능함<br>- 신체의 과도한 조정<br>- 기저면의 분열<br>- 과도하게 넓은 기저면<br>- 현저하게 정적인 자세조절 | **기능의 지표**<br>- 동적 지지면에서 다양한 움직임을 지닌 숙련된 활동을 위한 정제된 움직임이 나타남 | **기능장애의 지표**<br>- 상동적 움직임 패턴<br>- 기저면에서 신체분절의 조정이 부족함<br>- 과도하게 좁은 기저면<br>- 기저면으로부터 멀어지는 움직임을 통해 자세조절을 시도 |

## 6.3.4 기능과 기능장애 지표: 공간의 세 면과 관련된 자세정렬

하나의 신체면 또는 모든 신체면에서의 자세정렬부족은 기능장애로 간주된다. 예로, 시상면에서는 신전근패턴의 우세 또는 굴곡으로의 과도한 끌어당김은 기능장애로 간주된다. 전두면에서는 체중지지 측면으로의 능동적인 신장(elongation)과 체중을 지지하지 않는 측면으로의 단축이 결여된것이 기능장애이다. 앞의 시상면과 전두면에서의 자세조절이 가능할지라도 신체 축을 기준으로 회전하는 횡단면에서의 결함을 보일 수 있다. 이러한 형태의 기능장애를 지닌 아동은 장난감에 손을 뻗기 위해 자유롭게 체간을 회전하지 못하여 이를 대치하는 방법으로 측면 굴곡(머리와 체건을 옆으로 기울임)을 사용하기도 한다. 더불어 이러한 아동들은 다양한 자세에서 균형을 유지하기 위해 기저면을 넓게 하거나 넘어짐으로부터 자신을 보호하기 위해 보상적 방식으로 두 팔을 사용하기도 한다(차트 6.4).

**차트 6.4** 공간의 세 면과 관련된 자세정렬의 기능과 기능장애 지표

| 자세정렬 | 자세정렬의 부족 |
|---|---|
| **기능** : 자세가 적절히 정렬됨 | **기능 장애** : 자세정렬의 부족함 |
| **기능의 지표**<br>- 신체 부분들의 정렬과 공간 내에서의 자세 | **기능장애의 지표**<br>- 기립자세에서 굴곡쪽으로 과도하게 당겨짐<br>- 머리와 체간에서 과신전이 우세하게 나타남<br>- 체중을 지지하는 쪽 근육을 늘릴 수가 없음<br>- 비대칭성 |

## 6.3.5 분리

분리(dissociation)는 신체의 다양한 부분이 서로 다른 움직임을 할 수 있는 능력이다. 연합되어 또는 시너지로 이루어지는 움직임 패턴은 기능장애를 가리키는 것이다. 이러한 패턴들은 상지굴곡 시너지처럼 움직임이 예측 가능한 패턴으로 일어나도록 여러 관절의 근육을 수축시킨다. 또한 연합된 패턴이 존재한다는 것 역시 기능장애이다. 이러한 연합반응(associated reaction)은 엎드린 자세에서 측면으로 체중을 이동하여 한 쪽 팔을 앞으로 뻗을 때처럼 사지의 독립적인 기능 수행을 제한한다(차트 6.5)(그림 6.5~6.7).

**차트 6.5** 분리에 관한 기능과 기능장애 지표

| 신체 부분 내에서와 신체부분 사이에서의 분리된 움직임 패턴 | 연합된 움직이 패턴 |
|---|---|
| **기능** : 신체부분 내에서와 신체부분 사이에서의 분리된/구별된 움직임 패턴이 나타남 | **기능 장애** : 연합된 또는 공동움직임(synergist) 패턴 |
| **기능의 지표**<br>- 어깨와 골반 사이의 회전이 동반된 구르기(그림 6.5)<br>- 네발기기와 배밀이 시 다리의 상호교대적 움직임을 이용함(그림 6.7)<br>- 공간 내 모든 면에서 고개를 위치시킴<br>- 발달상으로 적절한 시기에 이르면 한 손으로 장난감을 잡고, 다른 손으로 장난감을 조작함 | **기능장애의 지표**<br>- 통나무형태로 구르기(그림 6.6)<br>- 토끼 뛰기(bunny hopping) 형태로 이동하기<br>- 하지가 신전, 내전, 내회전된 상태로 잡고 일어남<br>- 상완을 신전시켜 손을 펴고, 상완을 굴곡시켜 주먹을 쥠 |

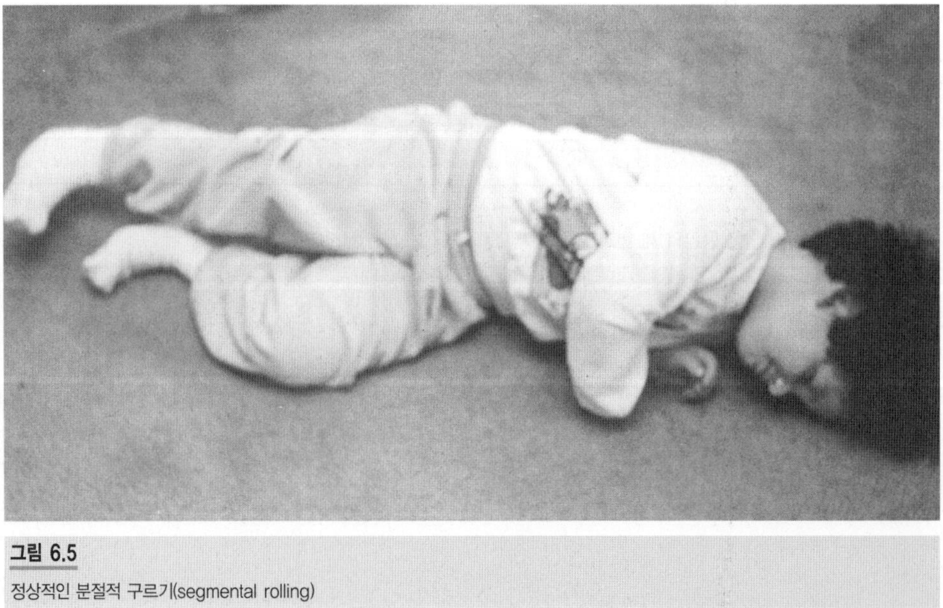

**그림 6.5**

정상적인 분절적 구르기(segmental rolling)

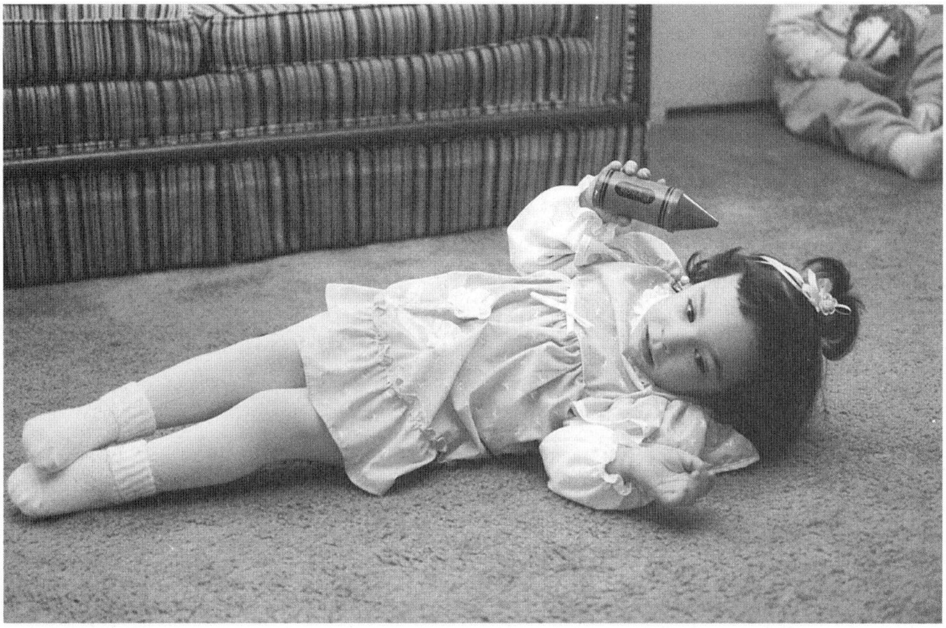

**그림 6.6**

통나무형태의 구르기(log rolling)

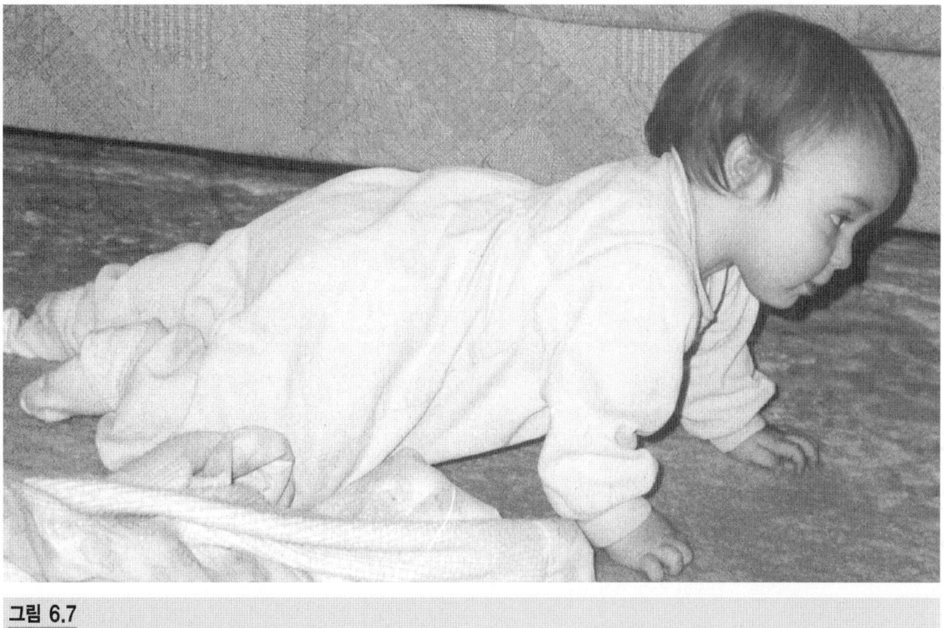

**그림 6.7**

정상아동은 상호 교대적 패턴(reciprocal pattern)으로 상하지의 분리된 움직임을 수행할 수 있음

### 6.3.6 기능과 기능장애의 지표: 움직임의 다양성

정상적인 발달에서 유아는 발달자세의 안팎으로 움직일 때, 물체와 상호작용할 때 다양한 움직임 패턴을 보인다. 원시적인 반사처럼 상동적인 움직임 패턴이 나타나는 것은 기능장애의 한 지표이다. 또 다른 상동적 패턴은 하지의 내회전과 내전자세이다. 이는 앉아서 또는 선 자세에서의 활동을 위해 필요한 외회전과 외전을 어렵게 한다. 상지의 상동적 패턴은 견갑골을 후인(scapular retraction)시키면서 견관절을 거상(shoulder elevation)시키는 패턴이다. 이러한 패턴은 기능적 기술 발달을 방해한다. 움직임의 다양성이 제한되면 환경과 상호작용하기 위한 아동의 능력이 방해를 받아 독립성의 획득이 저해된다(차트 6.6).

**차트 6.6** 움직임의 다양성과 관련된 기능과 기능장애 지표

| 움직임 패턴의 다양성 | 상동적 움직임 패턴, 반사적 움직임 패턴 |
|---|---|
| **기능** : 다양한 움직임 패턴을 사용함 | **기능 장애** : 상동적 움직임 패턴을 사용함 |
| **기능의 지표**<br>– 활동의 요구에 맞춰 다양한 움직임 패턴을 사용함<br><br><br>– 활동의 요구에 맞춰 다양한 움직임 패턴을 사용함 | **기능장애의 지표**<br>– 모든 자세에서 상동적으로 한쪽 또는 양하지의 신전, 내전, 내회전이 지속됨<br>– 모든 자세에서 상동적으로 상지의 어깨 거상과 후인이 지속됨<br>– 상동적 움직임 |

### 6.3.7 기능과 기능장애의 지표: 전 범위에서의 수동적 관절 움직임

이 연속체에서 전 관절가동범위에서의 수동적 움직임이 가능하며 구축이나 기형이 없는 아동은 연속체의 기능적 끝부분에 해당된다. 비정상적인 긴장도와 상동적 움직임 패턴으로 인해 움직임이 제한된 아동들은 구축과 기형이 발생하게 된다. 반복적으로, 그리고 무의식적으로 사용된 움직임의 보상패턴은 구축을 일으키고 결국 기형을 유발하게 된다. 수동관절가동범위의 제한을 유발하는 구축이나 기형은 기능장애의 증거이다. 중재는 기형을 방지하고 교정하는 것이 되겠지만 제한된 움직임이 오래 지속된다면 더 많은 기능장애가 발생할 것이다(차트 6.7)

**차트 6.7** 전 관절가동범위에서의 기능과 기능장애 지표

| 전 범위에서의 수동적 관절 움직임 | 구축/기형 |
|---|---|
| **기능** : 완전한 관절 가동 범위의 수동적 움직임이 가능함 | **기능 장애** : 구축, 기형 |
| **기능의 지표**<br>– 완전한 관절가동 범위의 수동적 움직임이 가능함 | **기능장애의 지표**<br>– 구축 – 기형 |

# 6.4 평가를 위한 안내

NDT 평가는 중추신경계의 기능장애와 관련된 움직임의 특징을 찾아내고 분석하고자 설계되었다. 평가의 상당부분이 움직임을 관찰하고, 움직임 문제를 분류하며, 반응을 유도하고, 아동의 기능적 기술 습득을 방해하는 문제점을 결정하는 치료사의 능력에 달려있다. 평가 시 치료사에게는 아동의 나이, 특정 요구, 기능장애의 심각성을 포함한 기능적 수준에 맞추어 평가하는 능력이 필요하다. 완벽한 작업치료평가는 구강운동과 먹기 기술, 대동작과 소동작 기술, 감각소실, 사회-감정적 요인, 그리고 인지적 기술의 평가를 모두 포함하는 것이다. 그렇지만 이 모든 부분을 이 장에서 기술하지는 않겠다. 이 책의 다른 이론의 틀에서 이러한 부분에 대해 언급하고 있기 때문이다.

현재 NDT 이론에 입각하여 중추신경계의 기능장애 아동을 평가하는 독보적인 형식은 없다. 하지만 이 이론의 틀 내에서 평가를 위해 사용되는 여러 형식들이 있다(Bly, 1980; Bobath, 1975; Campbell, 1981). 여기에 묘사된 평가는 Scherzer와 Tscharnuter(1990) 그리고 Boehme(1984)에 의해 제의된 평가를 적합하게 개작한 것이다. 비록 널리 받아들여지고 있는 형식에서 제시하고 있는 관찰과 활동들이 공통점을 가지고 있다 할지라도, 치료사는 움직임과 자세조절의 비전형적인 패턴을 명확하게 바라보아야 한다.

출생에서 5세까지의 아동을 평가하기 위해 사용된 과거의 전통적 발달 평가는 여러 제한점을 지니고 있다. 이러한 표준화된 평가도구는 대동작과 소동작 기술, 그리고 발달의 다양한 영역들을 평가하기 위해 특정 항목이나 과제를 지니고 있다. 그렇지만 운동항목은 단순히 앉기, 서기, 또는 잡기와 같은 운동 이정표(motor milestone)의 습득 여부를 측정하는 것에 지나지 않았다. 이러한 평가의 대부분은 운동기술의 달성을 저해하는 특정 요소들을 분석하지도, 움직임 질과 관련된 문제들에 중점을 두지도 않았다.

NDT 이론의 틀에서 사용하는 평가의 대부분은 처음 Bobath 부부가 제시한 것처럼 아동을 핸들링할 때의 관찰과 치료사의 판단에 의존하고 있다. 대부분의 평가도구는 오로지 아동의 자발적인 움직임 관찰과 치료사나 보호자의 핸들링을 통해 선택적으로 유발된 움직임 관찰에 기초하고 있다. 하지만 최근의 NDT 평가는 기능적 기술 수행에서 빠진 운동 요소 또는 이를 방해하는 운동 요소를 찾아내고자 시도하고 있다.

입문 단계의 작업치료사는 경험이 풍부한 치료사의 지도하에 좀 더 구조화된 평가 접근을 이어 받아 평가기술을 발전시켜야 한다. 그림 6.8에 제시된 개요는 NDT 평가를 위한 몇 가지 체계적인 가이드라인을 제시한 것이다.

Ⅰ. 기능적 기술에 관한 전반적 평가(아동이 무엇을 할 수 있는가? 이 시점에서 치료사는 움직임의 질에 대해 관여하기보다는 아동의 기본적 기술에 중점을 두어야 한다.
   A. 대동작 능력
   B. 상지 기능
   C. 일상생활 활동

Ⅱ. 움직임의 질
   A. 자세긴장도
   B. 한 자세에서 다른 자세로의 전환과 기능적 자세를 다음의 측면에서 기술함
      1. 안정성과 운동성
      2. 자세조절과 기저면
      3. 움직임의 분리(dissociation)
      4. 공간 내 세 면에서의 자세조절
      5. 움직임 패턴의 다양성
   C. 구조적 제한과 기형

**그림 6.8**
평가 개요

## 6.4.1 기능적 기술에 관한 전반적 평가

기능적 기술은 움직임의 질과 관계없이 아동이 할 수 있는 것이 무엇인지를 탐색하는 것이다. 즉 아동의 연대기적 연령, 인지와 감각/지각 수준과 관련된 아동의 기능적 기술 수행의 전반적인 발달상을 그려가는 것이다. 이 이론의 틀에서는 다루고 있지는 않지만 반드시 고려되어야 할 또 다른 요인이 바로 아동의 동기(motivation)이다. 따라서 치료사는 아동이 모든 발달 자세를 시도하고 그 자세에서 균형을 갖추기 위한 능력과 아동의 욕구가 있는지, 한 자세에서 다른 자세로 자세전환을 시도하는 능력이 있는지, 그리고 보행을 원하는지를 관찰해야 한다.

대동작과 상기 기능수행기술은 일상생활을 수행하기 위한 기술이다. 이 이론의 틀에서 ADL은 기능적 기술의 추상적 영역이며, 대동작과 상기 기능의 마지막 결과이다. ADL은 환경을 탐색하고 놀고, 환경으로부터 학습하는 것뿐 아니라 먹기, 입기, 신변처리(self-care)에 참여하는 것을 포함한 것이다. 다시 말해, 이것은 아동의 연대기적 연령, 인지적 수준, 그리고 환경 내에서 움직이고 상호작용하고자 하는 아동의 의지와 동기의 상황 속에서 바라보아야 한다.

평가를 할 때는 환경 내에서 장난감이나 도구에 반응하는 아동의 자발적인 움직임에서 시작하는 것이 가장 좋다. 또한 아동의 신변처리, 일, 그리고 놀이와 관련하여 집에서 또는 학교에서 아동이 할 수 있는 것이 무엇인지에 대해 면담하는 것이 임상적 상황을 이해하는 데 상당한 도움이 될 것이다.

## 6.4.2 움직임의 질

아동의 기능적 기술을 자세히 묘사함에 이어, 치료사는 이러한 기술을 성취하기 위한 움직임의 질(quality of movement)을 분석해야 한다. 이론적 바탕에서 설명했듯이 움직이게 하는 행동의 질은 아동 연령의 발달 수준에 따라 다르며, 기능적 기술 수행에 영향을 준다. 즉, 한 아동에게는 그 나이에 적절한 행동일지라도 나이가 많은 아동에게는 미성숙하거나 원시적인 것일 수도 있다. 예로 5~6개월 된 유아가 팔에 힘을 주고 앉아 있는 것은 정상적인 것이지만 12개월 된 아동에게는 비정상적인 모습이다. 동시에, 어떤 행동은 이 두 아동 모두에게 관찰될 수도 있으며, 나이에 관계없이 비정상적인, 병적인, 또는 정상적인 발달 선상에서는 어떤 시기에도 나타나지 않는 것일 수도 있다.

앞에서 언급한 자세긴장도(postural tone)는 이 이론의 틀에서 매우 중요하다. 자세긴장도는 세 가지 특징을 유의하여 검사한다: 뻣뻣함(stiffness)의 정도, 긴장도의 분포, 움직임과 핸들링에 대한 반응으로 주어지는 긴장도의 적응성(adaptability). 이 세 가지 특성을 모든 기능적 자세와 활동에서 평가한다. 세부적인 사항은 휴식시의 아동의 자세와, 자세를 전환하기 위해 사용하는 패턴으로 기록한다(공간에서의 연속적인 움직임, 자세 전환 시). 일관성 있는 관찰은 아동의 기능적 제한에 대한 요약보고서를 마련하기 위해 함께 배합하도록 한다.

자세정렬(postural alignment)은 움직임이 일어나는 세 가지 신체면(시상면, 전두면, 횡단면)을 기준으로, 그리고 모든 발달적 자세에서 평가한다. 예로, 앉은 자세에서 머리가 과신전되는 강직성 아동은 시상면에서의 정렬이 벗어난 것이다. 반면 우세한 다리 쪽으로 더 많은 체중을 지지하기 위해 비대칭적으로 서 있는 편마비 아동은 전두면에서의 정렬이 벗어난 것이다. 분리된 또는 회전을 동반한 뒤집기를 할 수 없는 강직성 사지마비아동은 횡단면에서의 정렬이 부적절한 것이다.

분리(dissociation)는 신체의 한 부분을 다른 신체부분에 대해 독립적으로 움직일 수 있는 능력이다. 예로 우리의 신체를 이완시킨 상태에서 한 쪽 다리만을 움직일 수 있다거나 골반의 움직임과는 관계없이 어깨를 움직일 수 있는 것이다. 그러나 강직성 양하지마비 아동은 반무릎 자세(half-kneel position)를 통해 일어서는 것이 불가능하다. 이 아동은 양쪽 상지로 밀면서 양쪽 하지를 함께 신전시켜 일어난다. 그밖에 나이에 따른 전형적 발달에 대한 이해를 바탕으로 적절한 분리적 움직임 패턴을 분석하는 것이 중요하다.

안정성(stability)과 운동성(mobility)은 아동의 기능과 관련된 다양한 자세를 근거로 설명되어져야 한다. 특히, 치료사는 자세를 유지하기 위해 또는 움직임을 지지하기 위해 사용하는 패턴이나 자세에 관심을 가져야 한다. 예를 들어, 체간조절이 부족한 아동은 안정성의 보상적 형태로 상지를 이용하기도 한다. 만일 어깨의 거상과 (또는) 상완의 과신전 같이 안정성을 위해 습관적으로 상지를 이용한다면 놀이를 위해 상지와 손을 이용할 수 있는 기회가 감소된다. 더불어 앉은 자세 또는 선 자세에서 균형을 유지하기 위한 안정성이 갖추어지지 않은 아동은 하지를 외전 (또는) 외회전시켜 기저면을 넓게 하여 균형을 유지하기도 한다.

자세조절(postural control)은 다양한 기저면에서 부드럽게 그리고 정확하게 조절된 움직음을 수행하는 아동의 능력에 영향을 준다. 중력에 대항하여 자세를 취하고 유지하는 이러한 능력은 기저면(base of support)에서 움직임을 시작하고 지지면(support surface)에서 신체 부분을 조정하는 데에도 관여하게 된다.

움직임 패턴의 다양성(variation of movement pattern)은 아동이 기능적 과제를 수행하는 데 사용하는 레퍼토리를 형성한다. 따라서 다양성이 부족한 경우 상동적 패턴(stereotypical pattern)을 야기하게 되는 것이다. 이를 파악하기 위해서는 기능적 과제를 수행하는 동안 아동이 움직이고 물건에 손을 뻗는 방법을 관찰해야 한다.

작업치료사에게 가장 중요한 것은 신변처리활동을 독립적, 기능적으로 수행하기 위해 상지를 사용하는 데 있어 비정성적인 움직임과 자세가 나쁜 영향을 준다는 것이다. 상지에서는 체중을 지지한 자세와 체중을 지지하지 않은 자세에서의 긴장도의 영향과 아동의 습관적 자세를 평가해야 한다. 이것은 움직임의 다양한 면(plane)에서 손을 뻗을 때 전 범위로 사용하고 공간에서 자신의 사지를 정확하게 위치시키는 아동의 능력을 반영하는 것이다. 또한 잡기, 놓기, 집기, 그리고 손 안 조작과 양손 조작에 관한 구체적인 평가가 수반되어야만 한다.

### 6.4.3 표준화된 평가

최근 유아의 움직임의 질에 역점을 둔 표준화된 관찰도구를 만들기 위한 시도가 이루어지고 있다. **Movement Assessment of Infants(MAI)**(Chandler, Andrews, & Swanson, 1980), **Posture and Fine Motor Assessment of Infants(PEMAI)**(Case-Smith, 1991), **Toddler Infant Motor Evaluation(TIME)**(Miller & Roid, 1994), 그리고 **Tufts Assessment of Motor Performance**(Gans, Haley, Hallenberg, Main, Inacio & Fass) 등의 표준화된 평가가 움직임의 질을 평가하는 도구이다. 예로, MAI는 근긴장도, 원시반사, 자동반응, 그리고 의지적인 움직임에 대해 관찰로 평가하는 도구이다. 그러나 이러한 평가들은 움직임의 질을 아동의 발달과 기능적 행동으로부터 분리하여 바라보고 있다. 이 평가들은 앞서 서술한 기능과 기능장애의 연속체의 틀 안에서 많은 개념들을 평가한다. 그렇지만 작업치료의 중요한 특징은 움직임의 질보다는 기능적 기술의 발달 지연에 중점을 두고 관여한다는 것임을 명심해야 한다. 따라서 이 이론의 틀에서 표준화된 평가도구를 사용할 때는 이것을 주가 아닌 부수적인 관찰의 가이드라인으로 이용해야한다.

이론의 틀로 사용되는 NDT는 주로 운동적인 부분에 관여한다. 따라서 충분한 작업치료평가를 위해서는 NDT적인 평가뿐 아니라 감각, 구강운동, 지각, 인지, 그리고 소동작 기술에 관한 평가가 추가되어야한다. 이 장에서 논의된 것 이외의 **Developmental hand dysfunction; Theory, assessment, treatment**(Erhardt, 1982) 그리고 **The development of oral-motor skills in children receiving non-oral feedings**(Morris, 1990)와 같은 표준화된 평가도구는 소동작과 구강운동기술의 발달에 관한 심도 깊은 정보를 제공해 줄 것이다. 감각, 지각, 인지 기능의 평가 또한 NDT 이론의 틀과는 특별한 관련성이 없기 때문에 이 부분에서는 생략하도록 하겠다.

## 6.5 변화에 대한 가설

변화와 관련된 선결조건은 변화를 촉진하기 위해 치료사가 중재 방법을 만들어내고, 제안하기 위해 필요한 치료적 환경에 대해 설명하는 부분이다. NDT 이론의 틀에서는 14가지의 가설이 제시되었다. 평가 결과 기능장애로 판명되면 중재는 기능적 능력과 기술을 발달시키기 위해 아동의 능력을 저해하는 움직임의 질적 측면에 초점을 둔다. 각기 다른 자세와 관련된 문제에 대해서는 서로 다른 핸들링 접근이 필요하다. 이전에 설명되었듯이 NDT 중재의 주요 방식은 치료사에 의해 주어지는 핸들링이다. 아동의 능동적 움직임을 촉진하기 위한 기법과 방법들을 일컫는 핸들링은 아동이 환경 내에서 기능적으로 상호작용할 수 있도록 가능한 독립적으로 움직일 수 있도록 도와준다. 또한 핸들링은 개별치료에서 손으로 이루어지는 상호작용 이외에도 아동의 전반적인 일과를 통해 이루어지는 다른 활동 동안의 자세취하기(positioning)와 들어올리기(lifting)를 의미하는 것이다. 효과적인 핸들링은 아동의 반응을 이해하고 해석하는 치료사의 능력, 그리고 그 다음으로 아동의 반응에 적절하게 응하는 능력에 달려 있다.

자세긴장도와 관련된 네 가지 가설은 다음과 같다.

① 만일 치료사가 아동의 근육 활동을 감지할 수 있고 자신의 접촉을 조절할 수 있다면, 아동은 움직임의 능동적 참여를 증진하기 위한 최상의 입력을 받을 수 있을 것이다.

② 만일 치료사가 입력하는 핸들링에 대한 아동의 반응을 모니터할 수 있다면, 핸들링 기법은 쉽게 수정될 수 있다.

③ 만일 아동이 비전형적인 자세긴장도를 지니고 있다면 치료사는 조절된 치료적 입력을 제공해야 한다. 이는 다른 등급과 속도로 주어지는 촉각과 고유수용성 감각의 다양한 조합으로 이루어져 있다. 원위부와 근위부의 조절점(key points of control)은 다양한 범주와 속도, 그리고 다양한 움직임에서 적용할 수 있다. 이러한 핸들링의 목표는 특정기법을 통해 과도하게 고착된 패턴을 감소시키는 것이다.

④ 아동과 접하는 모든 전문가와 가족구성원이 치료적 핸들링을 사용한다면 아동은 동적 자세긴장도와 다양한 움직임 패턴으로 활동할 수 있는 치료적 핸들링을 가장 좋은 기회를 지니게 된다.

기저면과 관련된 자세조절은 중재의 그 다음 부분으로, 아래와 같은 가설을 지니고 있다.

⑤ 기저면과 관련된 자세조절을 증진시키기 위해서는 치료사가 준비 활동으로 중재를 시작해야 한다. 이러한 준비 활동은 수동적인 움직임을 통해 제한된 신체구조의 운동성을 증진시키는 것 또는 능동적인 움직임 전에 신체 자세정렬의 안정성을 도모하는 기법이다.

- 기저면에 주어지는 심부압박(deep pressure)은 타이트해진 조직의 가동성과 기저면에서의 움직임 시작을 촉진한다.
- 관절 주위의 협력수축이 이루어지는 체중지지를 통해 근위부 안정성(proximal stability)이 촉진된다.
- 관절 주위 근육에 직접적으로 간헐적 압박(intermittent compression)을 적용함으로써 안정성(stability)을 촉진한다.

⑥ 만일 치료사가 기능적 움직임 동안 자세조절을 촉진하고 이러한 움직임 패턴을 반복할 수 있는 기회가 확대된다면, 기능적 움직임 패턴은 아동의 운동행동 레퍼토리로 자리매김할 수 있을 것이다. 만일 치료사가 핸들링 기법을 적용한다면, 아동은 보다 큰 안정성과 좀 더 복잡한 움직임 순서의 조절을 발달시킬 수 있을 것이다.

자세정렬과 관련해서는 두 가지 가설이 있다. 가설은 다음과 같다.

⑦ 움직임의 시작을 위한 준비로 자세정렬을 촉진시킨다면, 아동은 활동 동안 자세조절을 유지하기 위해 근육활성화를 적절하게 사용하는 잠재력을 지니게 될 것이다.

⑧ 치료사가 주동근과 길항근 사이의 부드러운 상호작용을 촉진한다면 아동은 자세조절을 이룰 수 있을 것이다.

분리와 관련해서는 한 가지 가설이 있다.

⑨ 만일 치료사가 차별화된 운동 반응을 촉진하기 위해 정적인 지면 또는 동적인 지면에서 핸들링을 제공한다면, 분리된 움직임이 일어날 것이다. 치료사는 동적이고 다양한 기저면을 제공하며 이를 통해 아동은 더 큰 안정성과 복잡한 움직임 순서에 대한 조절을 발달시킬 수 있을 것이다.

폭넓은 움직임의 다양성을 발달시키는 것은 아동을 둘러싼 인적이고 비인적인 환경에 의해 영향을 받는다. 작업치료사가 이용하는 물건과 활동은 치료에 참여하도록 아동의 동기를 최대화하기 위한 것이며 궁극적으로는 운동 능력을 증진시키기 위한 것이다. 이 부분과 관련해서는 다음의 다섯 가지 가설이 있다.

⑩ 만일 핸들링을 통해 성취된 움직임이 환경 내에서 기능적 상호작용으로 사용된다면, 아동은 기능적 기술을 발달시키기 위한 최고의 기회를 지니게 된다.
⑪ 만일 치료사가 아동의 발달 수준, 필요, 그리고 흥미에 맞춰 환경을 조정해 준다면, 운동 기술을 증진시키기 위한 최대한의 자극이 제공될 것이다.
⑫ 만일 치료사가 아동이 놀이 활동에 집중하고 있을 때 핸들링 기법을 적용한다면, 아동이 자동적인 움직임 패턴으로 반응하기가 더 용이해질 것이다.
⑬ 만일 작업치료사가 아동의 요구에 응하며(치료가 움직임에 대해 반응하고 아동에게 친밀한 환경을 조성해줌) 치료 동안 움직임의 시작을 장려한다면, 치료적 핸들링은 상호 작용적이고 의미 있는 과정이 될 것이며 아동은 목적 있는 활동에 참여하기 위해 좀 더 능동적인 움직임을 시작하게 될 것이다.
⑭ 보조장비와 정형외과적 도구 등의 예방수단을 사용한다면, 아동에게 일어날 수 있는 기형과 제한을 방지하거나 감소시킬 수 있는 일관된 입력을 제공할 수 있을 것이다.

## 6.6 임상에서의 적용

이 장에 기술된 이론적 바탕과 NDT의 개념은 신경학적 손상을 지닌 아동을 치료하는 입문단계의 작업치료사들에게 기본적인 지식을 제공하기 위함이다. 이러한 개념들을 적용하기 위해서는 숙련과 실습이 필요하다. 또한 치료에서 이러한 개념들을 표현하기 위해서는 경험이 풍부한 치료사로부터 지도를 받는 것이 효과적이다. 전문적인 훈련과 지속적인 교육연수를 통해-NDT 인증을 받기 위해서는 이틀간의 소개코스에서부터 8주간의 기초과정코스가 있음-이 이론의 틀에 관한 폭넓은 이해와 적용을 도모할 수 있을 것이다(상세한 정보는 NeuroDevelopmental Treatment Association, Inc. P.O.Box 70, Oak Park, IL 60303을 통해 얻을 수 있음).

작업치료사는 가족이라는 배경 내에서 아동의 삶의 질을 바라보아야 하며, 기능적 능력에 우선순위를 두어야 한다. 그 다음 각 중재 내에서 그 실제적인 기술을 성취하기 위해 필요한 활동의 운동 요소들을 분석해야 한다. 작업치료사는 이러한 활동분석을 통해 아동의 기능적이고 현실적인 목표를 발전시킬 수 있게 된다.

NDT의 이상적인 적용을 위해서는 작업치료, 물리치료, 언어치료, 특수교육, 그리고 가족이 모두 팀으로 접근해야 한다. 또한 학교, 가정, 병원, 사설치료실에 일하는 작업치료사는 치료의 우선순위를 확립해야 한다. 왜냐하면 작업치료사의 역할과 의무는 치료사 개개인의 기술과 속한 기관, 분야에 따라 다양하기 때문이다.

# 6.7 중재의 원칙

종전의 NDT 중재는 정상 발달의 순서에 따라 이루어졌다. 그러나 현재에는 특정 과제와 관련된 아동의 움직임 필요조건(movement requirement) 을 평가하고 중재하는 데 초점을 두고 있다. 즉, 특정 과제의 수행이 정상 발달의 순서를 따라가는 것보다 더 중요하며, 성공적으로 각 과제를 완수함으로써 발달의 다른 영역에서도 이월(carry over)이 일어난다는 것이다. 또한 운동조절은 세 가지 신체면(시상면, 전두면, 수평면) 에서 순서적으로 발달한다고 믿어져왔으나 이러한 관점 역시 이제 더 이상 엄격하게 따르고 있지 않다.

## 6.7.1 중재의 순서

이 이론의 틀에서 핸들링(handling), 준비(preparation), 촉진(facilitation)은 중재과정에서 계속적으로 이루어지는 진행적인 요소이다. 비록 주어진 시간 면에서는 이 중 한 가지가 다른 두 가지 요소보다 선행적으로 주어지겠지만 이 세 가지 모두는 동시에 일어나며 서로 영향을 미친다. 핸들링은 중재의 가장 광범위한 형태이며, 비록 그 자체로 존재하지만 준비와 촉진의 본질적인 부분이기도 하다.

## 6.7.2 핸들링

핸들링(handling)은 아동의 신체 조절점(key point of control)에 치료사의 손으로 주는 등급화된 감각입력이다. 핸들링은 능동적인 조절이나 움직임을 일으키기 위해 아동의 신체에 주어지는 치료사의 모든 손 접촉을 포함한다. 핸들링은 준비단계에서 사용되는 것으로 능동적인 자세조절과 움직임 패턴을 촉진한다.

먼저, 핸들링은 능동적인 자세조절과 움직임패턴을 촉진하기 위해 사용된다. 근위부의 조절점을 촉진할 것인지, 아니면 원위부의 조절점을 촉진할 것인가는 아동의 긴장 정도에 따라 치료사가 결정한다. 예로, 근긴장도가 낮은 아동들은 원위부의 조절점에 입력을 주는 것이 유용하다. 이는 치료사의 손과 신체에 의지하고자 하는 것을 막는 동시에 아동의 능동적인 움직임을 유발한다. 하지만 근위부 조절의 일부 단계에서는 원위부에 손을 올려놓아야 한다. 근위부 조절점에 주어지는 핸들링은 긴장도가 높은 아동에게 유용하다(그림 6.9). 좀 더 나은 안정성과 보다 복잡한 순서적 움직임에 대한 조절 능력을 지닌 아동에게는 정렬(alignment)이 핸들링 제공의 주요 목표가 된다. 치료사는 아동이 반응하는 압박의 정도 또는 아동이 접촉에 대해 지속적으로 인식을 유지하는 정도에 주목해야만 한다.

심부 압박(deep pressure)을 줄 때는 치료사의 손을 아동의 신체 윤곽에 맞게 만들어야 한다. 가벼운 또는 간헐적 접촉 압박(light or intermittent touch pressure)을 주는 동안 치료사의 손은 아동의 움직임을 따라가며 비정상적인 반응을 방지하기 위해 부드럽

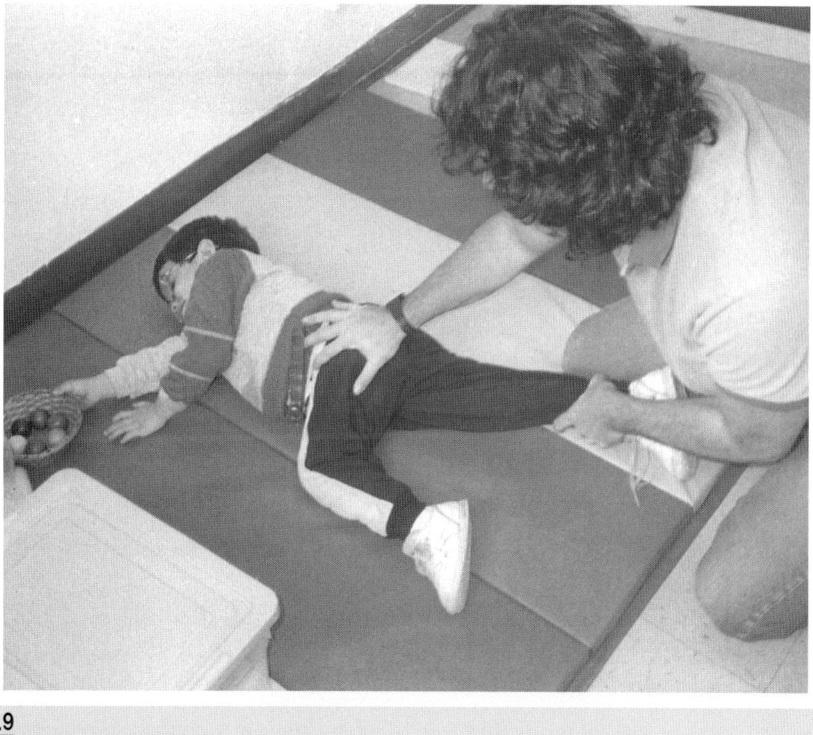

**그림 6.9**

근위부 관절에 주어지는 핸들링

게 주어지도록 한다.

높은 긴장도를 지닌 아동은 움직임의 전 범위에서, 그리고 다양한 움직임 패턴에서 치료적 핸들링의 이점을 얻을 수 있다. 일반적으로 강직이 있는 아동을 핸들링할 때는 경화(tightness)를 감소시키는 동시에 능동적인 움직임을 촉진하기 위한 기법으로 사용된다. 반면 긴장도가 낮은 아동은 제한된 범위에서 천천히 그리고 조절된 움직임으로 실시하며, 근위부 근육의 활성도를 증가시키기 위해 앉고 서는 것과 같은 상위수준의 항중력 자세에서 치료를 실시한다. 작업치료사가 특히 관심을 가져야 할 것 중 하나가 바로 상지의 움직임과 기능이다. 상지와 체간에서 뻣뻣하고 상동적인 움직임 패턴을 지닌 아동에게 이러한 핸들링 기법이 적용되어져야 한다. 아동의 이러한 문제는 양측 움직임, 손뻗기, 잡기, 물건 놓기, 그리고 손 안 조작기술의 어려움으로 나타난다(Exner, 1989). 작업치료사가 관심을 지녀야 할 또 하나는 먹기, 입기, 화장실 뒤처리하기, 개인 위생관리하기와 같은 신변처리활동에서 핸들링 기법을 사용하는 것이다.

치료적 핸들링을 위해서는 다양한 크기의 공, 롤러(roll), 등받이가 없는 긴의자(bench) 같은 도구들이 필요할 수도 있다. 이러한 도구들은 치료사가 손과 체간을 효과

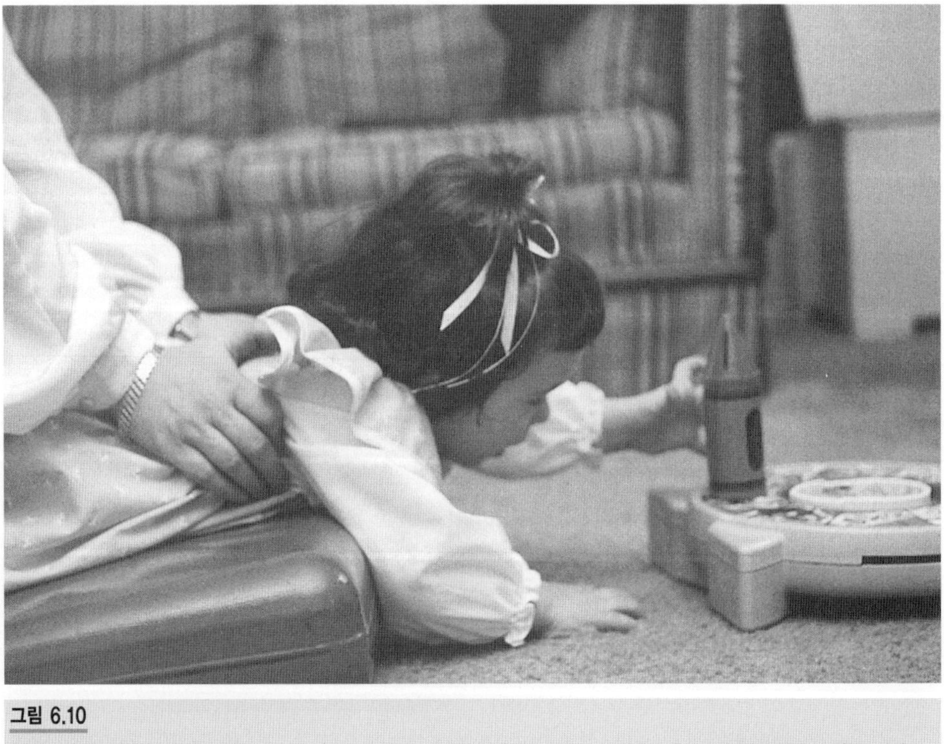

**그림 6.10**

웨지(wedge)를 이용하여 자세취하기(positioning)를 한 상태에서 치료사가 아동의 손뻗기를 촉진하기 위해 몸통의 안쪽, 아래 방향으로 압력을 가함

적으로 사용할 수 있도록 정적 또는 동적 지면을 제공해 준다(그림 6.10).

### 6.7.3 준비와 촉진

중재는 준비 활동(preparatory activities)으로부터 시작된다. 준비 활동은 능동적인 움직임 전에 신체의 정렬을 촉진시키는 기법이나 수동적인 움직임이 제한된 구조에 운동성을 증진시키는 기법을 말한다. 치료사는 치료적 핸들링을 위해 아동의 신체의 특정 부분을 선정한다. 이 조절점은 (상지대, 체간, 골반과 같은) 근위부일 수도, (손과 발과 같은) 원위부일 수도 있다. 이는 아동의 치료적 요구에 달려 있다. 이러한 준비는 결국 효과적인 움직임과 자세조절을 위한 신체 정렬의 증진을 가져온다. 정렬은 안정성과 운동성을 위해 관절 주위 근육의 동시수축을 가능하게 하는 가장 효율적인 형태를 갖추게 한다. 즉 목적은 원하는 운동 반응을 만들어내기 위한 것이다. 준비와 촉진은 정상적인 근 수축과 움직임을 촉진하거나 근육을 늘리고 정렬을 갖추기 위해 선별적인 촉각 고유수용성 입력을 이용하는 것이다(Boehme, 1988; Neurodevelopmental Association, 1990)(그림 6.11).

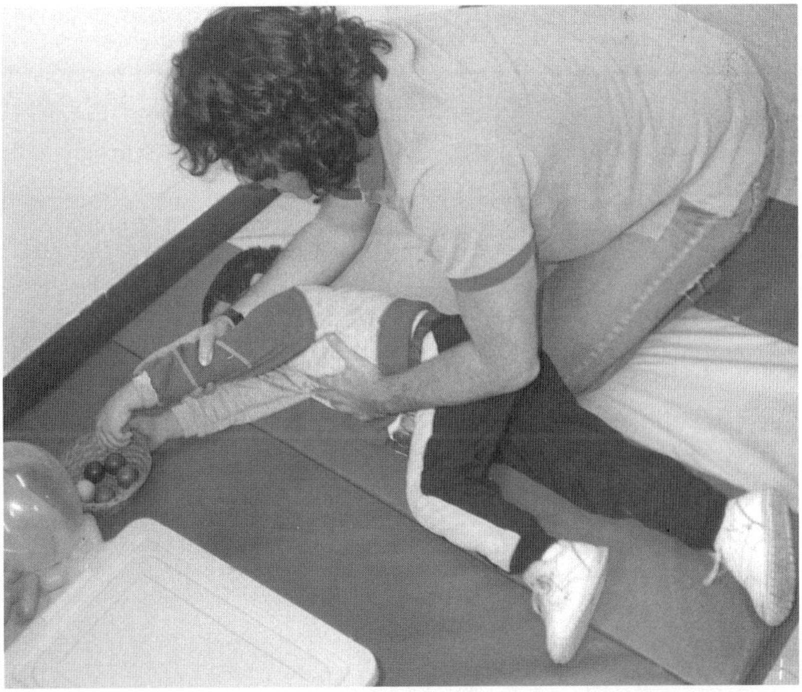

**그림 6.11**
아동의 준비(preparation)와 촉진

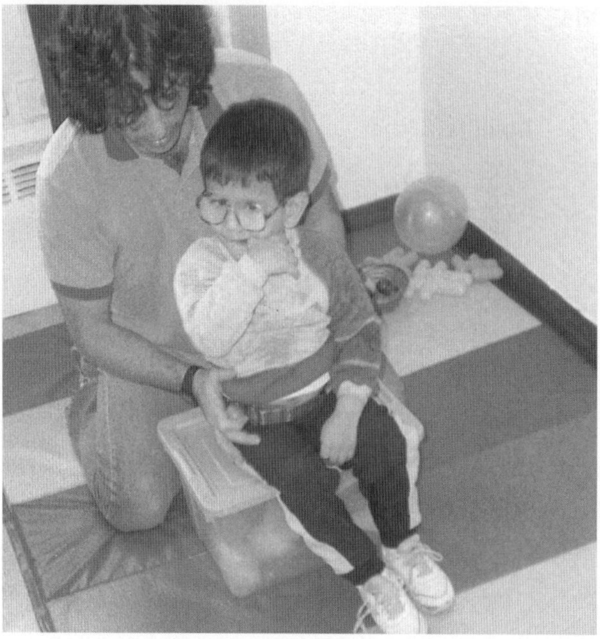

**그림 6.12**
치료사가 중립자세로 앉도록 촉진함

압축(compression)과 견인(traction)은 준비와 촉진 단계에서 적용되는 것이다. 압축은 기능적 사용을 위해 신체 정렬을 증진시키고 근육을 활성화시키기 위해 사용된다. 또한 견인은 움직임의 시작을 촉진하는 단계에서 또는 타이트해진 근육을 늘리는 데 사용된다. 이러한 촉진기법은 핸들링 과정에서 반복적으로 사용된다. 준비활동 이후에도 조절점에 지속적인 치료적 입력을 주어 능동적인 또는 자동적인 움직임 패턴을 촉진해야 한다. 촉진기법은 근육 활동을 자극하는 직접적인 입력을 내포하는 의미이다.

대부분의 경우, 준비와 촉진 기법은 함께 사용된다. 예를 들어, 무거운 압축(heavy compression)은 흉곽에서의 견갑골 위치를 조정하기 위해 견갑골을 아래로 회전시키는 위치로 적용한다. 동시에 촉진기법은 손을 뻗는 범위를 넓히기 위해 상완골을 외회전시키는 방향으로 부드럽게 견인시키는 방법으로 적용한다.

체간의 큰 근육에 단계적인 압축(graded compression)을 적용하는 것은 안정성과 체간조절을 증진키기는 효과가 있다. 긴장도가 낮은 아동의 경우 앉은 자세에서 곧은 자세를 유지하도록 체간의 양쪽에 치료사의 손을 위치시키는 것이다. 이 때 그 손은 압축력을 제공하며 체중 지지면 쪽에서의 입력과 함께 아동의 신체에 접촉을 유지하며 아동의 몸통에 안쪽으로 그리고 아래쪽으로 향하는 움직임의 압박을 제공한다(그림 6.12). 관찰 결과, 그 이후 아동은 체간을 좀 더 독립적으로 유지하거나 또는 사지를 능동적으로 움직이기 시작했다.

앉은 자세에서의 준비는 기저면의 심부압박과 스스로 먹기 위해 상체를 자유롭게

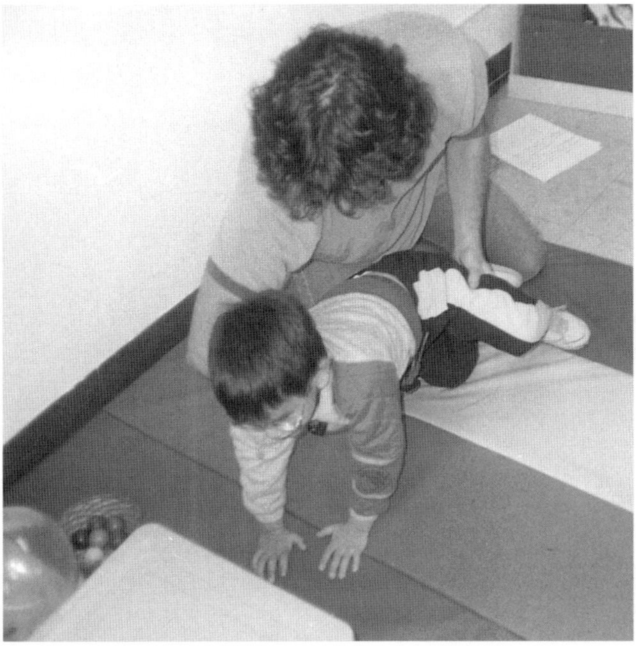

**그림 6.13**
네발기기(creeping)를 촉진하기 위한 자세정렬과 체중지지

움직일수 있도록 체간 근육의 활성화가 필요하다. 골반이 뒤쪽으로 기울어진 채로 앉는 아동은 지지면과 하지가 충분히 접촉할 수가 없다. 따라서 준비는 체간의 정렬을 수립하기 위해 골반의 전방 운동성을 증진시키는 것이다. 치료사는 테이블에 놓인 수저에 손을 뻗기 위해 앞쪽으로 체중을 이동시키는 촉진기법을 취하도록 한다.

체중지지와 체중이동은 준비와 촉진 과정에서 사용되는 것이다. 체중지지(weightbearing)와 체중이동(weightshifting)의 목적은 여러 위치에서 움직이고 공간에서 이동하기 위한 아동의 능력을 촉진시키며 자세정렬을 증진시키는 것이다.

크건 작건 간에 모든 자세 움직임에서는 체중의 이동이 일어난다. 그러므로 체중이동은 다양한 면(앞-뒤, 측면, 대각선 방향)에서 다양한 진폭으로 일어난다. 자세긴장도가 적절하지 않은 아동은 체중이동을 시작하거나 조절, 또는 그레이딩하는 것이 어렵다. 예로, 근긴장도가 높은 아동은 체중이동을 시작하는 것이 어려운 반면, 근긴장도가 낮은 아동은 체중 이동의 정도를 조절하는 것이 어렵다.

체중지지는 아동의 신체부위 또는 사지를 바닥, 치료 도구 또는 치료사의 신체와 같은 지면에 접촉을 유지하며 압박을 가하는 것이다. 체중지지를 통해 관절 주위의 동시수축이 이루어지고 근위부의 안정성이 발달하게 된다. 이것은 아동이 네발기기 자세로 체중을 지지하고 있을 때와 앉은 자세에서 안팎으로 움직이며 쭉 뻗고 있는 상완에 체중을 이동시키는 것을 보면 알 수 있다. 또한 체중이동은 아동이 공간에서 앞으로 기어갈 때도 일어난다(그림 6.13과 6.14).

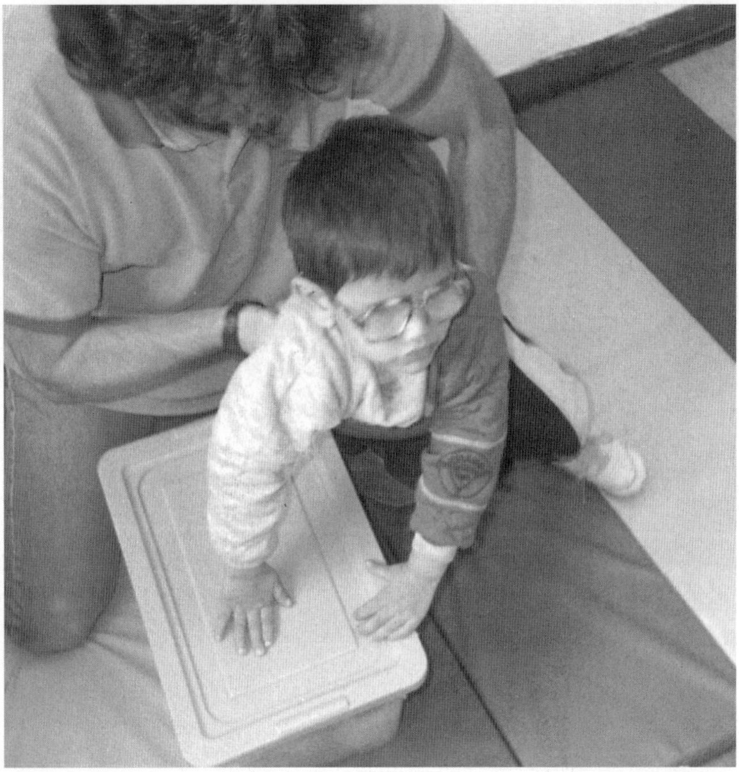

**그림 6.14**
다양한 자세의 안팎에서 자세 전환을 촉진하기 위한 체중지지

체중지지와 체중이동은 근위부와 원위부 조절의 발달을 위해 중요하다. 그러므로 체중지지는 단계적인 손 뻗기 또는 손 활동의 치료적 순서에 맞추어 변경된다. 만일 아동이 움직임을 시작할 수 없다면 동기를 부여할 수 있도록 환경을 변화시켜 주거나 치료적 입력을 바꾸어주어야 한다. 예로 아동이 손을 뻗는 것을 촉진하기 위해 시각적으로 자극적인 장난감을 사용하도록 한다. 더불어 단계적인 치료 자극은 좀 더 능동적인 참여를 유발하기 위해 다양한 속도와 난이도로 적용하도록 한다.

아동이 기능적인 활동에 참여하는 동안 치료사가 특정한 준비 활동과 촉진 기법을 적용하기 위해서는 아동이 치료사의 도움으로 움직임을 시작하거나 또는 시작하는 것을 시도해야 한다. 또한 과제의 연습을 통해 움직임이 학습되도록 하며 점진적으로 치료사의 손 접촉을 제거하여 아동이 스스로 기능적인 움직임을 수행할 수 있도록 해야 한다.

## 6.7.4 활동으로의 통합

기능적 기술을 촉진하는 활동은 작업치료사에게 본질적인 것이다. 그 중 놀이 활동은 아동에게 특히 중요하다. 운동 손상을 지닌 아동은 종종 놀이 활동의 참여가 제한된다. 그러므로 NDT를 적용하는 치료사는 치료 동안 놀이 활동을 잘 이용해야 한다(Anderson, Hinojosa & Stauch, 1988). 통합적인 놀이를 다양한 치료적 목표로 수립하는 것도 적합하다. 놀이는 치료 동안 아동에게 동기를 부여하거나 치료에 참여하도록 하며 구체적인 인지기술과 지각기술을 발달시킨다.

아동이 놀이 활동에 집중하고 있을 때 움직임 패턴을 증진시키는 것이 가장 중요하다. 앉은 자세에서 또는 엎드린 자세에서 장난감에 손을 뻗치면서 체중을 이동할 때 아동의 흉곽에 핸들링 기술을 적용하여 복근의 활성화를 도모한다. 그러나 아동이 과도한 노력으로 인해 연합반응(associated reactions)을 일으킬 수 있는 것은 피해야 한다.

놀이 동안 사용되는 움직임은 종종 삶의 다른 방면에서 사용되는 움직임과 유사하다. 그러므로 치료동안 놀이를 이용하여 ADL의 다른 활동에서 적용되는 같은 움직임을 증진시킬 수 있다. 예로 로션이나 파우더를 이용하여 양손 패턴을 촉진하는 것은 손을 씻기 위해 손과 손을 맞닿는 것, 양말을 신기 위한 손과 발을 맞닿는 것, 먹기 위해 손과 얼굴을 마주 하는 개인위생, 먹기, 옷입기를 위해 필요한 장래의 움직임을 촉진하는 것이 된다. 외회전을 이용한 손뻗기는 견갑골이 하향회전(downward rotation)된 상대에서만 가능하다. 따라서 과도한 견갑골 외전, 견관절 내회전, 전완 회내를 보이는 아동에 대한 준비로 견갑골의 내전 하강(adduction depression), 하향 회전 움직임을 유도해야 한다. 잡기를 위해서는 상완의 외회전과 전완의 회외 움직임을 촉진해야 한다. 이 이론의 틀에서 중요한 요소는 ADL 수행 동안 움직임 패턴을 촉진시키는 것이다.

그 다음 과제는 치료사가 환경의 요구를 변화시켜 아동이 다양한 배경 내에서 움직임을 수행하도록 하는 것이다. 치료를 통해 다듬어진 활동은 집이나 학교 환경에서 다시 연습되어야한다.

## 6.7.5 자세취하기와 보조도구

자세취하기(positioning)와 도구(equipment)는 핸들링을 보조하기 위해 사용된다. 즉, 치료사의 손 지지 없이 자세정렬과 안정성을 촉진하는 것이다. 이것은 외적 안정성이 좀 더 독립적인 움직임을 가능하게 할 것이라는 가정에서 출발한 것이다. 또한, 도구는 비정상적인 자세와 움직임과 함께 발생하는 기형과 구축의 가능성을 감소시킨다. 아동의 필요와 치료의 목표에 맞추어 설계된 보조 도구, 정형외과 장치, 그리고 자세취하기는 보호자와 그의 전문가에 의해서도 이루어질 수 있다(Whiteside, 1997). 이것은 11장에 기술되어 있다.

## 6.8 요약

NDT 이론의 틀은 1940년대에 이루어진 Berta와 Karel bobath의 연구를 기초로 한 것이다. 또한 아동재활분야의 여러 전문가들이 이 학문의 주요 부분에 광범위하게 기여하여 왔다. 이 접근은 기능적 기술을 습득하기 위해 필요한 움직임 패턴을 촉진하기 위해 '실제적인' 방법을 사용하고 있다. 임상적으로 이 접근은 다양한 연령의 아동과 진단군에게 사용하도록 변화되고 수정되어졌다.

NDT의 이론적 바탕은 움직임 과학(movement sciences) 분야에서 새로운 정보, 모델, 이론의 태동을 전개해나가는 데 공헌하였다. 기능적 움직임은 개인, 환경, 그리고 과제 사이의 상호작용을 필요로 한다. 연습과 경험은 운동기술을 학습하고 적응하는 데 필수적인 것이다. 개인의 운동 기능장애를 심도 있게 분석하는 것은 그들의 기능적 제한을 결정하기 위해 필요한 것이다. 치료는 기능을 증진시키는 데 초점을 두며, 치료적 핸들링은 기능적 목표의 달성을 돕는 하나의 방법으로 활용된다.

7가지의 기능/기능장애 연속체는 대부분의 아동의 임상적 평가를 위해 관찰 가능하면서 가장 중요한 행동으로 설명하였다. 이러한 연속체는 CNS 기능장애와 관련된 움직임의 비기능적 특성을 파악하고 분석하는 NDT 평가의 기초가 된다. 초보 치료사들은 아동의 움직임 레퍼토리를 유도해 내고, 움직임과 관련된 문제들을 분류하고, 그 문제들이 기능적 기술들을 습득하기 위한 아동의 능력을 어떻게 방해하는지를 측정하기 위해 경험이 많은 치료사들의 가르침 아래에서 체계적으로 접근해 나가도록 해야 한다(그림 6.15).

변화를 위한 선행조건은 치료사가 변화를 촉진하기 위해 사용하는 기법과 고안될 필요가 있는 환경에 대해 기술한 것이다. 이러한 선결조건에서는 안정된 핸들링과 아동의 능동적 참여, 아동의 요구에 대한 치료사의 이행능력, 동기를 부여하는 환경, 지속적인 평가, 기능적 활동에서의 움직임 결부, 핸들링 동안 치료사의 감각피드백 최대화, 그리고 보조도구와 정형 외과적 장비와 같은 예방적 전략의 사용을 강조하고 있다.

이 이론의 틀을 적용하기 위해서는 경험이 풍부한 치료사의 가르침 아래 효과적으로 배우는 연습이 필요하다. 이 이론의 틀에서 사용하는 구체적 기법으로는 환경과의 기능적 상호작용 동안 근육활성도를 촉진하는 것과 준비를 위한 핸들링이 있다.

이러한 기법들은 등급화된 감각입력과, 자동적이고 능동적인 조절을 위한 체중지지와 체중이동의 연합이 필요하다. 놀이 활동은 인지적이고 지각적인 자극과 함께 동기를 부여한다. 보조도구와 자세취하기(positioning)는 치료 목표를 달성하기 위한 보조로 제

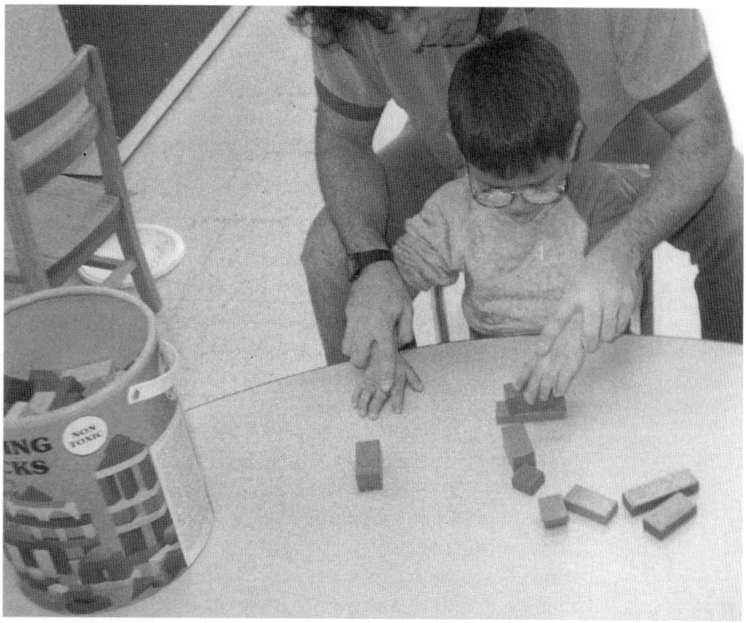


**그림 6.15**

블록을 이용하여 단계적인 손가락 놓기(graded digital release)와 손목신전을 촉진함

공된다. 그 결과 아동들은 그 나이 또래의 놀이, 신변처리, 그리고 학교 수행에서 최대한의 독립성을 성취하기 위해 필요한 움직임 요소들을 습득하게 된다.

NDT 이론의 틀은 작업치료사에게 아동의 자세조절을 증진시키기 위해 설계된 핸들링의 레퍼토리를 제공한다. 또한 NDT에서는 기능적 기술의 수행을 위해 필요한 움직임 요소들을 파악하고 방해 요인과 빠진 요소를 결정하기 위해 아동의 반응을 분석하는 지속적인 문제해결의 과정이 필요하다. 이것은 목표 지향적 활동의 배경 내에서 강직과 비정상적인 자세를 억제하고 타이트해진 근육을 늘리며 운동성을 증진시켜야 하는 동적 과정이다. NDT는 아동이 발달상으로 적절한 놀이, 신변처리, 그리고 최종적으로 학교 기술에서 뛰어난 기능을 가지는 것이 목적이다. 최적의 성취는 개별치료가 집에서, 그리고 학교에서의 활동과 결합될 때 가능하다.

## 참고문헌


Anderson, J., Hinojosa, J., & Strauch, C. (1987). Integrating play in neurodevelopmental therapy (NDT). *American Journal of Occupational Therapy, 41*, 421–426.

Birkmeier, K. (July–August 1997). Curriculum and theoretical base committee update. *NDTA Network*, 1–6.

Bly, L. (1980). Abnormal motor development. In D. Slaton, (Ed.). *Development of movement in infancy.* University of North Carolina at Chapel Hill, Division of Physical Therapy, May 19–22, 1980.

Bly, L. (1991) A historical and current view of the basis of NDT Pediatric. *Physical Therapy, 3*, 131–135.

Bly, L. (September/October 1996). What is the role of sensation in motor learning? What is the role of feedback and feedforward? *NDTA Network*, 1–7.

Bobath, B. (1971a). *Abnormal postural reflex activity caused by brain lesions* (2nd ed.). London: William Heineman Medical Books, Ltd.

Bobath, B. (1971b). Motor development, its effect on general development and application to the treatment of cerebral palsy. *Physiotherapy, 57*, 526–532.

Bobath, B. (1975, February). Sensorimotor development. *NDT Newsletters.* 7(1).

Boehme, R. (1984, May). Advanced NDT course in occupational therapy. New York: Long Island. Unpublished notes.

Boehme, R. (1988). *Improving upper body control.* Tucson, AZ: Therapy Skill Builders.

Campbell, P. (1981). Movement assessment of infants: An evaluation. *Physical and Occupational Therapy in Pediatrics, 1*(4), 53–57.

Campbell, P. (1986). Introduction to neurodevelopmental treatment. Pamphlet. Cuyahoga Falls, OH: Children's Hospital Medical Center of Akron.

Case-Smith, J. (1991). *Posture and fine motor assessment of infants* (research edition). Ohio State University.

Chandler, L. S., Andrews, M. S., & Swanson, M. W. (1980). *Movement Assessment of Infants: A manual.* Rolling Bay, WA.

Cupps, B. (January–February 1997). Postural control: a current view. *NDTA Network*, 1–7.

Erhardt, R. P. (1982). *Developmental hand dysfunction: Theory, assessment, treatment.* Laurel, MD: Ramsco.

Exner, C. E. (1996). Development of hand skills. In J. Case-Smith, A. S. Allen, & P. N. Pratt (Eds.) *Occupational therapy for children* (3rd ed.) (pp. 268–306). St. Louis, MO: C. V. Mosby.

Frank, J. S., & Earl, M. (1990). Coordination of posture and movement. *Physical Therapy, 70*, 855–863.

Gans, B. M., Haley, S. M., Hallenberg, S. C., Mann, N., Inacio, C. A., & Faas, R. M. (in press). Description and inter-observer reliability of the Tufts Assessment of Motor Performance. *American Journal of Physical Medicine and Rehabilitation.*

Guiliani, C. (1991). Theories of motor control: New concepts for physical therapy. In *Contemporary management of motor control problems: Proceedings of the II Step Conference.* (pp. 29–35). Alexandria, VA: American Physical Therapy Association.

Hartbourne, R., Giuhani, C. A., & NacNeela, J. (1987). Kinematic and electromyographic analysis of the development of sitting posture in infants. *Developmental Medicine and Child Neurology, 29*, 31–32.

Horak, F. (1991). Assumptions underlying motor control for neurological rehabilitation. In *Contemporary management of motor control problems: Proceeding of the II Step Conference* (pp. 11–27). Alexandria, VA: American Physical Therapy Association.

Keshner, E. (1990). Coordinating stability of a complex movement system. *Physical Therapy, 70*, 844–854.

Kuypers, H. G. J. M. (1963). Organization of the motor systems. *International Journal of Neurology, 4*, 78–91.

Lawrence, & Hopkins. (1972). Developmental aspects of pyramidal motor control in Rhesus monkey. *Brain Research, 40*, 117–118.

Loria, C. (1980). Relationship of proximal and distal function in motor development. *Physical Ther-*

*apy, 60,* 167–172.

Miller, L. J., & Roid, G. H. (1994). *Toddler Infant Motor Evaluation.* Tucson, AZ: Therapy Skill Builders.

Morris, S. E. (May, 1990). *The development of oral-motor skills in children receiving non-oral feedings* (rev. ed.). Faber, VA: New Visions.

Nashner, L. M., & McCollum, G. (1985). The organization of human postural movements: A formal basis and experimental system. *Behavioral Brain Science, 8,* 135–172.

Neurodevelopmental treatment 8-week certification course manual. Oak Park, IL: Neurodevelopmental Association.

Scherzer, A. L., & Tscharnuter, I. (1990). *Early diagnosis and treatment in cerebral palsy* (2nd ed.). New York: Marcel Dekker.

Short-DeGraff, M. A. (1988). *Human development for occupational and physical therapists.* Baltimore, MD: Williams & Wilkins.

Whiteside, A. (September–October 1997). Clerical goals and application of NDT facilitation. *NDTA Network,* 1–14.

제 7 장

# 감각통합 이론의 틀 : 이론적 기초, 기능/기능장애 연속체, 평가를 위한 안내

JUDITH GIENCKE KIMBALL
김경미 역

감각통합은 적응 반응을 만들기 위해 뇌에서 감각정보를 조직화하는 처리과정이다(Ayres, 1972a). 적응 반응은 사람이 환경적인 도전에 성공적으로 임했을 때 일어난다. 감각통합 이론의 틀은 감각 처리 과정의 문제로 인해 아동이 적절한 적응 반응을 생성하는 데 어려움을 가질 때 적용된다. 이 장에서는 아동의 신체적, 정서적, 개념적인 적응을 포함한 반응 또는 행동에 대해 언급할 것이다. 감각통합에 있어 주요 고려사항은 감각처리의 문제가 의학적으로 약간 증상(soft signs)이 있는 것으로 신경학적 기능으로 정의할 수 있는 것과는 차이를 가진다. 감각통합 이론의 틀은 복합적이며 중추신경계(CNS) 기능의 깊이 있는 이해를 필요로 한다. 이 장은 이론적 기초, 기능/기능장애 연속체, 이론의 틀을 위한 평가에 대하여 소개할 것이다. 다음 장은 임상에 적용하고 변화에 대한 가설을 제시함으로써 중재 방법을 소개할 것이다.

감각통합 이론의 창시자인 A. Jean Ayres, Ph.D., OTR, FAOTA는 1950년대 말에 이론 연구를 시작했다. Ayres는 교육 심리학 박사학위를 가진 작업치료사였다. 그녀는 로스엔젤레스에 있는 캘리포니아 대학의 뇌 연구소(Brain Research Institute)에서 박사후 과정을 하였다. 그녀의 연구는 주로 학습장애 아동을 대상으로 하였으나 정신지체, 자폐, 전반적 발달장애, 감각방어, 수많은 행동장애 및 그외 감각신경을 기반으로 한 문제를 포함한 여러 신경행동 발달의 형태까지 확대 되었다.

Ayres는 1972년 남가주감각통합검사(SCSIT)의 발표로 작업치료 분야에 주요한 공헌을 하였다(1972b, 1980). 남가주감각통합검사는 학습장애아동에게 일반적으로 사용된 다른 테스트 구성요소와 감각통합의 구성요소에 중점을 둔 요인분석을 기초로 하였다(Ayres, 1965, 1966a, 1966b, 1969, 1972a, 1972b, 1972c, 1972d, 1975a, 1975b). Ayres의 1977년 연구는 남가주회전후안진검사(SCPNT)를 사용하여(Ayres, 1975a) 감각

통합 장애에서 전정계의 역할을 지지하였다(Ayres, 1978). 이전의 연구에서 이미 감각통합 장애 특히 실행장애(운동기술을 계획하는 데 부족), 양측통합 장애, 지각장애, 촉각방어, 촉각 구별 문제를 갖는 아동에게 보여지는 몇몇의 장애에 대해 확인하였다. 이후 요인분석 연구는 청각 언어 장애를 포함한 좌반구 기능 장애, 몸의 왼쪽 인식 부족과 지각결함과 같은 우반구 장애를 정확하게 제시하였다(Ayres, 1976). 점층적으로, 모든 요인분석 연구는 감각통합 문제를 치료하고 확인하기 위한 심리학적 검사로 귀착하였다. 검사결과는 전정과 양측통합 문제, 실행 장애, 좌반구 장애, 우반구 장애, 일반적인 감각통합 장애를 포함하였다. 이 카테고리는 작업치료사에 의해 1980년대 말까지 사용되었다(감각통합 이론에 그들의 공헌과 Ayres의 요인분석 연구에 관한 정보는 Clark, Mallioux와 Parham(1989)의 자료를 찾아보길 바란다).

1980년대 Ayres는 Sensory Integration and Praxis Tests(SIPT)를 개발하고 표준화하였다. 1989년에 만들어진 이 검사는 남가주감각통합검사(SCSIT)보다 깊이 있고 실행에 대해 더 구체화되었다. SIPT를 사용한 연구는 이미 SCSIT에서 확인된 것과 비슷한 장애 영역을 보인다. SIPT는 더 복잡하고 실행에 대해 특별화되었기 때문에, CNS의 복합성과 상호관계에 대한 지식을 확장할 수 있다(Kimball, 1990). Fisher, Murray와 Bundy(1991, p, 10)에 의한 SIPT 데이터의 요인분석과 클러스터에 대한 서술:

① 체성감각 처리 결손
② 양측통합과 순서 장애
③ 체성 실행 문제
④ 구두 명령에 대한 실행 문제
⑤ 시지각과 시운동 협응 문제에 더 가까운 시각 실행 요소
  a. 형태와 공간 지각 문제
  b. 시각 구조 문제
  c. 시 운동 협응 문제
⑥ 일반적 감각통합 기능장애

SIPT는 SIPT 표준화로부터 나온 여섯 유형과 비교하여 장애아동의 프로파일을 일반화하고 컴퓨터로 점수를 매긴다. 이 패턴들은 다음을 포함한다.

① 평균보다 낮은 양측통합과 순서
② 평균보다 낮은 감각통합과 실행
③ 일반적 감각통합 기능장애
④ 구두 명령에 대한 실행장애
⑤ 시각과 체성 실행장애

⑥ 평균 이상의 감각통합과 실행

그림 7.1은 여섯 가지 진단 클러스터의 관계와 각각의 SIPT 테스트에 대한 아동의 점수를 보여주는 크로마토그래프 레포트이다(SIPT, 1989).

감각통합 이론에 대한 연구는 1988년에 Ayres 박사의 죽음 이후 지속적으로 발전하였다. Wilbarger & Wilbarger에 의한 이론연구는 중요한 공헌을 하였다. 그들은 감각 조절의 어려움으로 나타나는 행동 증상의 클러스터를 '감각방어' 라 부른다. 이는 Ayres 박사의 촉각방어에 관한 연구에서 발전 확장시켰다. 그들의 연구는 치료 방법을 제안하고 기능에 있어 중추신경계의 차이점을 제시하고 가능한 근거를 설명하기 위해 신경생리학과 연계하였다(Wilbarger & Wilbarger, Wilbarger, 1991, Wilbarger, 1991).

다른 작업치료사들은 이러한 조절 이론과 전통적인 감각통합 이론을 학습 장애를 가진 아동이 아닌 대상에게 적용해 왔다. 대상에는 자폐스펙트럼장애(예, 자폐, 전반적 발달 장애, 아스퍼거 증후군), 정신 지체, 행동 장애, 불안 장애를 가진 아동과 성인을 포함한다. 감각통합치료 결과는 촉망받고 있지만 연구에는 여전히 한계가 있다. 감각 운동 입력과 감각 조절의 치료에 관한 많은 노력과 이론은 감각통합이라는 큰 우산 아래에 놓여 있다고 할 수 있다. 이 새로운 연구는 Ayres의 본래 연구를 명백히 하고 확장한다. 그리고 이론의 틀 안에서 제시되어진다.

## 7.1 감각통합의 이론적 기초와 이론의 틀

인간의 발달에 대한 지식은 감각통합을 이해하는 시작점이다. 감각통합은 인간 발달과 관련된 기술 발달과 기능의 외적 지표보다 훨씬 더 복잡하다. 감각통합 이론의 틀은 기술과 기능의 발달을 기초로 하는 감각통합의 영향에 초점을 둔다 — 예, 기능의 실제 획득을 위한 신경계를 조직화하는 감각계(그림 7.2). Ayres가 고안한 제시된 이 전형적인 차트는 기능과 기술이 감각계 통합에 기초한다는 것을 이해하는 시작점이 된다.

감각통합 이론의 틀에서 이론적 기초에 중요한 감각계는 — 그림 7.2에 분류된 '감각' — 청각, 시각, 전정, 고유수용성, 촉각계이다. 전정, 고유수용성, 촉각계는 청각과 시각계의 발달의 기초로서 가장 두드러진다. 또한 최종산물 능력 발달의 선구자라고 생각되어졌다. 특히 인지 발달과 관련된 다른 이론의 틀의 이론적인 기초는 다르게 청각과 시각계에 초점을 두었다.

그림 7.2와 같이 왼쪽에서 오른쪽으로 따라가야 하며, 감각계의 통합을 보여준다(예, 감각 입력의 통합). 그 결과는 기능과 기술을 반영하는 '최종산물' 이다. 감각통합 이론의 틀을 사용하는 작업치료사들의 목표는 최종산물의 발달을 촉진하는 것이다. 하지만 치료사는 주로 최종산물에 기여하는 기능적인 지지 능력과 기초를 이루는 감각계의

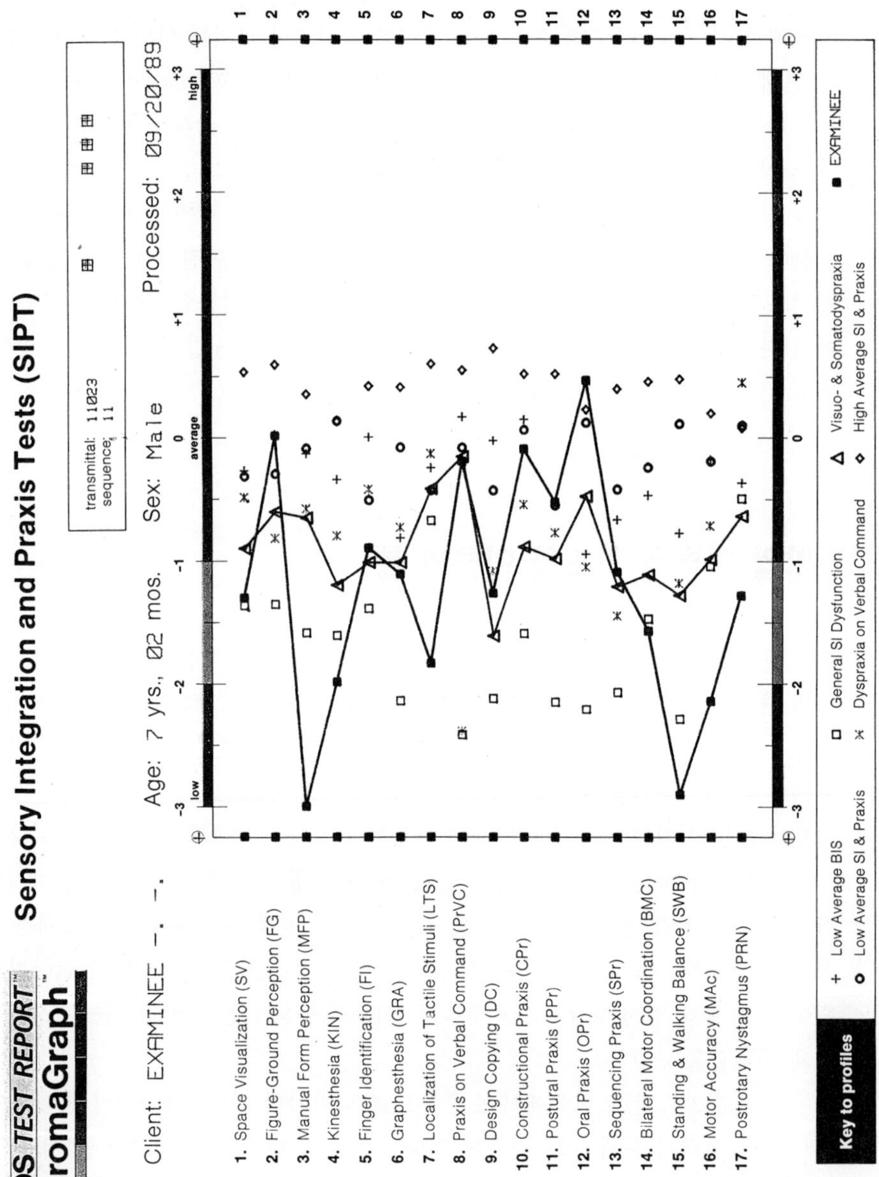


**그림 7.1** SIPT 검사의 각 점수와 6가지 진단 클러스터와의 관계성을 보여주는 크로마그래프 보고서 (SIPT, 1989).
SIPT=Sensory Integration and Praxis Tests

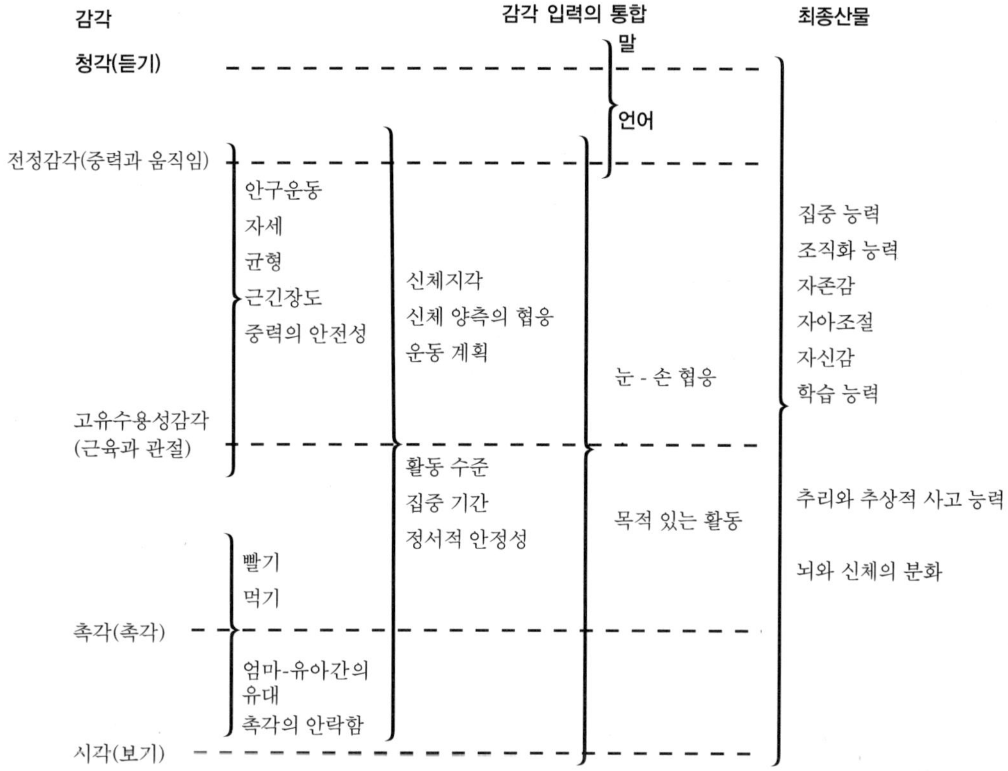


**그림 7.2**
감각, 감각 입력의 통합, 최종산물. 발행자 Western Psychological Services, 12031 Wilshire Boulevard, Los Angeles, CA에 의해 재 인쇄됨.

통합과 보전에 관하여 고려한다. 작업치료사는 최종산물 능력의 발달을 위한 적응 반응을 촉진하기 위하여 기능 지지 능력 수준(표의 중간 레벨- '감각 입력의 통합')과 감각계의 통합을 직접적으로 또는 연합하여 중재한다.

### 7.1.1 기초개념

감각통합 이론의 틀의 이론적 기초는 뇌의 피질하 영역이 인간 행동에 미치는 공헌을 다루고 있다는 점에서 특별하다. Ayres 박사는 뇌간이 통합의 주요 영역이므로 감각통합에 있어 중요한 역할을 한다고 진술하였다. 뇌간의 특정 구조에는 시상(뇌의 마스터 통합자로 보여짐), 전정핵, 상호 연결자 그리고 망상체(각성에서 특히 중요함)가 포함된다. Ayres 박사는 소뇌 역시 감각 입력처리에서 중력과 움직임에 관계된다는 이유로 감각통합에서 주요한 역할을 담당한다고 주장하였다. 이론적 기초가 발전함으로써 중추신경계의 다른 구조의 중요성도 인식되어졌다. 변연계는 교감신경 각성과 관련되어 인식되어져 왔다. 그것은 감각방어를 갖는 사람들이 종종 보이는 생존(싸움 혹은 회피) 반응으로 나타난다(Ayres, 1979; Wilbarger & Wilbarger, 1991).

대뇌 피질은 또한 특별히 움직임을 위한 사람의 이해나 개념화의 영역에서 실행에 공헌한다는 이유로 감각통합 이론적 기초에서 중요하다. 전체 중추신경계와 모든 감각계의 통합과 상호작용이 감각통합으로 고려된다.

감각통합에서 중추신경계조직을 기초로 하는 6가지 가정이 있다.

① 중추신경계는 계층적으로 조직화되어 있다. 피질의 처리과정은 하부 뇌센터에 의해 공급된 입력의 적절한 조직화에 의존한다.
② 자극의 의미 있는 등록은 중추신경계가 그것에 반응하기 전에 일어나야 하므로 고기능에서만 허락된다.
③ 뇌는 사람을 조직화하거나 이익을 주는 자극을 찾도록 선천적으로 조직화된 프로그램이다.
④ 한 감각계로부터의 입력은 전체적인 유기체의 상태를 억제하거나 촉진할 수 있다.
⑤ 중추신경계 내부에는 가소성이 있다.
⑥ 정상적인 인간 발달은 연속적으로 일어난다.

**중추신경계는 계층적으로 조직화되어 있다. 피질의 처리과정은 하부 뇌센터에 의해 공급된 입력의 적절한 조직화에 의존한다.** 계통발생학적으로, 뇌는 대뇌피질과 같이 새롭고 높은 수준의 구조와 오래되고 낮은 수준의 구조적 기능으로 서로 연결되어 있다. 하부 뇌센터에 의해 공급되어진 감각 입력의 통합은 피질이나 상위 센터가 더 복잡하고 특수화된 정보를 처리하기 위해 필요하다.

**자극의 의미 있는 등록은 중추신경계가 그것에 반응하기 전에 일어나야 하므로 적응반응을 포함한 고기능에서만 허락된다.** 감각 입력의 등록은 환경에서의 변화를 신호로 보내기 위해 발생해야만 한다. 그리고 이것은 사람이 각성상태를 유지하기 위해 충분히 의미 있어야 한다. 예를 들면 만약 아동이 넘어질 때 넘어질 가능성에 대해 주의하지 않으면 환경 내에서 적응하기 위한 균형 반응은 일어날 수 없다. 위의 예에서 등록의 결여는 세 가지 중 한 가지 이유에 의해 발생될 것이다. (1) 메카니즘을 감지하는 데 있어서 비효율적 — 이 경우에는 전정계 (2) 모든 감각계의 저각성 혹은 (3) 많은 다른 감각계의 과각성에 의한 반응.

**뇌는 사람을 조직화하거나 이익을 주는 자극을 찾도록 선천적으로 조직화된 프로그램이다.** 적응반응을 성취하는 것은 감각계 통합을 강화하지만, 감각계로부터의 입력에 기초한다. 아동은 최적의 신경학적 통합을 촉진하기 위해 자연스럽게 활동에 참여하고 찾는 활동을 할 것이다. 이것은 감각통합을 위한 내적 동기라고 부른다. 예를 들면 대부분 2살 된 아동에게서 보여지는 뛰어내리기, 점핑, 기어오르기는 중력의 발달적인 이해와 관련되어 있다. 이 나이의 아동은 중력에 대항하여 움직이는 능력을 경험하길 요구하고, 모든 수준의 중력에 대해 도전하길 원한다. 심지어 성인도 스스로에게 균형 잡힌 '감각식이' 를 주기 위해 활동을 찾아다닌다. 예를 들어 성인은 책상에서 일할 때 좋은 기분을 갖기 위해 스키, 조깅, 에어로빅에 참여한다.

**한 감각계로부터의 입력은 전체적인 유기체의 상태를 억제하거나 촉진할 수 있다.** 각 감각계로부터의 입력은 모든 감각계와 전체적인 유기체에 영향을 미친다. 다시 말해 특정 감각계의 억제와 촉진은 한 감각계 내에서 일어날 뿐만 아니라 다른 감각계의 억제와 촉진의 영향을 통해 성취된다. 이러한 강력한 가설은 작업치료사가 다른 감각계의 치료를 통해 한 감각계의 기능 장애를 치료할 수 있다는 기초를 제공한다. 또한 중추신경계의 구조와 기능 사이의 광범위한 상호작용을 증명한다.

**중추신경계 내부에는 가소성이 있다.** 뇌의 처리과정과 구조는 최적의 기능을 갖기 위해 수정될 수 있다. 감각통합 이론의 틀을 사용하여, 치료는 적응반응을 생성하기 위한 아동 능력의 변화를 촉진하기 위해 감각계와 기능 지지 수준을 직접적으로 치료한다. 많은 경우에 이러한 변화는 지속적이고, 오직 학습에 의한 것이 아닌 처리과정의 차이를 반영한다. 비록 어린 아동일수록 신경계의 가소성이 좋다고 할지라도 성인기에도 경험을 통해 변화할 수 있다.

**정상적인 인간 발달은 연속적으로 일어난다.** 감각통합 이론의 틀은 각 연령 수준에서 아동들이 성취해야 하는 적응반응을 이해하고, 인간의 발달순서를 이해하는 것에 기초한다. 만약 감각계 조절과 기능 지지 능력이 통합되지 않는다면, 적응반응은 최적의 수준에 도달하지 못할 것이다. 분리된 기술은 특정한 상황의 요구로부터 발달하지만, 그 기술들을 다른 상황으로 전환하는 능력은 제한된다. 감각통합 이론의 틀은 분리된 기술을 가르치는 것이 아니라 통합 시키는 데 초점을 둔다.

중추신경계 조직에 기초하는 이 가정은 감각통합의 이론적 기초를 위한 토대가 된다.

### 1) 감각계

감각통합의 이론적 기초의 중요성은 특히 전정, 고유수용성감각, 촉각, 청각 그리고 시각계에 대한 이해이다. 감각계의 신경해부학과 신경생리학적 관점이 본 장의 영역을 넘어선 것일지라도, 본 장에서는 기초적인 신경과학적 이해를 가정한다. 기능적인 결합은 신경과학적 문헌을 참고하여 강조될 것이다(신경과학적 개요는 Gilfoyle, Grady, & Moore, 1990을 참조함).

**촉각계.** 본 감각계는 몇 개의 다른 기능을 가진다. 특히 흥미로운 점은 촉각계의 두

체계(division) 사이에 상호작용이 지속적으로 이루어진다는 것이다: 후척주내측섬유띠체계(dorsal column medial lemniscal)와 전외측체계(anterolateral system) (머리는 뇌신경, 특히 삼차 신경에 의해 지배됨).

후척주내측섬유띠체계(dorsal column medial lemniscal)는 신체의 촉각 구별(특히 두 점 구별), 의식적인 고유수용성감각, 압각, 진동감각을 전달한다. 2개의 촉각계에서, 후척주내측섬유띠체계(dorsal column medial lemniscal)는 계통발생학적으로 더 새롭다. 그것은 실행의 발달에 주요한 역할을 한다. Wall(1970)은 특히 적절한 실행을 발달시키기 위한 후척주내측섬유띠체계(dorsal column medial lemniscal)의 확장된 역할을 확인했다. 그는 운동 수행에서 특히 수의적인 탐색 움직임과 관련된 운동 수행의 문제와 dorsal column lesion과 함께 예측, 지남력, 집중력의 문제를 확인했다(관련된 연구와 이것에 대한 자세한 논의를 위해 Fisher, Murray & Bundy [1991, p. 151 - 154]의 Cermak을 참고).

전외측체계(anterolateral system)는 —척수시상로, 척수망상로, 척수시개로로 구성— 교감신경 각성을 생성하는 보호계이며, 비특정적이다. 망상체에 직접적으로 입력하는 확산 시스템이다. 투박한 접촉(따끔하고 근질거림)과 온도, 통증 감각을 느끼게 하고 과각성의 결과인 가벼운 촉각에 대해 혐오하는 반응과 같은 촉각방어를 일으키는 데 주요한 역할을 한다. 계통발생학적으로 전외측체계(anterolateral system)는 후척주내측섬유띠체계(dorsal column medial lemniscal)보다 오래되었다. 두 체계(division)의 충분한 기능은 적절한 감각통합을 위해 필요하다. 촉각 입력을 해석하는 것에 문제가 있으면 촉각 구별이나 실행과 같은 최종산물에 어려움을 갖는다. 실행은 새롭고 습관화되지 않은 운동을 계획하는 능력이다. 추가적으로 아동은 촉각 입력을 조절하는 데 어려움이 있을지도 모른다. 이것은 촉각계의 과등록이나 저등록을 가져온다. 과등록은 촉각방어라 불린다.

**고유수용성감각**. 고유수용성감각은 공간에서 근육과 관절이 어디에 있는지 아는 것이다. 고유수용성감각은 피부의 기계수용기, 근방추와 골지건 조직을 포함한다. 고유수용성감각 수용기는 공간에서 자세와 균형 감각을 제공하는 전정계와 결합하여 작용한다. 모든 근육과 관절은 이 처리과정에 포함되어 있고 어깨나 엉덩이와 같은 근위 사지 관절과 목 관절은 중추신경계에 대부분의 피드백을 주며, 매우 중요하다. 고유수용성감각은 치료적으로 강력한 감각계이다.

**전정계**. 귀의 내부에 위치한 전정 수용기는 난형낭과 구형낭 및 각각의 각도에 맞게 서로 다른 세 개의 반고리관으로 구성되어 있다. 이러한 구조는 임파액으로 가득 차 있고, cilia라고 불리는 유모세포가 있다. 유모세포는 임파액이 이동하면 머리가 움직여서 움직임의 방향에 대한 신호를 보낸다. 세반고리관은 각도, 속도, 짧게 갑자기 움직이는 것을 감지하고, 사지의 움직임을 조절하고 끊임없이 머리 정위를 유지하도록 한다. 유모세포와 임파액과 같이 이석기('당신의 머리 안에 있는 돌' 혹은 칼슘탄산염 결정체)를 포함하고 있는 난형낭과 구형낭은 선가속도와 중력('돌'이 '아래로' 떨어짐)을 감지한다. 난형낭 자극은 사지에 긴장성(tonic) 입력을 주며, 머리를 바로 세우는 것을 유지하게 한다.

Ayres(1979)에 의하면 중력과 아동의 관계는 "어머니와 아동의 관계보다 더 중요하다."(p 40); 혹은 어머니와 같은 지구의 중력은 아동의 생물학적인 어머니보다 보호함에 있어 더 중요하다고 하였다. 더군다나 Ayres는 중력은 마치 "....우리의 삶에서 가장 끊임없이 지속되는 보편적인 힘"이라고 묘사했다(Ayres, 1979, p.40). 그녀는 살아있는 모든 것들이 반드시 지구중력의 당겨짐과 관계가 있다고 지적했다. 사람은 직립자세를 취하기 위해 중력을 지배하고자 하는 강한 동기를 갖고 있는 듯 하다. 중력에 대항하여 움직이는 능력은 신경계가 잘 조직화되었음을 나타내기 때문에 치료사가 아동에게서 찾을 수 있는 중요 움직임 중 하나이다. 중력에 대항하는 움직임은 (1) 1개월에 매트에서 머리 들기 (2) 4개월에 매트에서 머리, 어깨, 다리 들기 (3) 1세에 직립하여 서고, 걷기 (4) 4세에 그네타기 (5) 학령기에 말 타기, 스케이트보드 타기, 스키와 같이 중력에 도전하는 것과 관련된 활동을 좋아하기 순서로 발달한다.

전정계는 뇌간에서 전정핵을 통해 접합점을 만들고, 뇌의 상위 수준에 정보를 보낸다. 발달상의 문제로 보여지는 전정계 기능 장애는 보통 전정 수용기의 결손보다 전정감각 입력 통합의 문제 때문이다. 발달상 전정의 문제는 움직임에 대한 과민증 혹은 중력불안과 같이, 조절(저각성 혹은 과각성)의 문제나 균형, 협응과 같이 기능적인 문제이다.

**청각과 시각계**는 다른 감각계보다 감각통합에서 덜 강조되어왔다. 비록 Ayres가 두 감각계를 통합하여 제시했을지라도, 두 감각계는 성공지표로 피질하와 자동 처리과정을 이끌었음을 강조한다. Ayres는 선성삼삭 저리와 정중선의 안정성, 정중선 교차, 편측성, 우세귀 사이의 연관성을 이론화하고 연구하였다. 그녀는 연구에서 Illinois Test of Psycholinguistic Abilities(ITPA)와 dichotic listening(좌우의 귀에 다르게 들리는 듣기)을 사용했다. 오늘날 청각과 시각계의 새로운 관심은 두 감각의 통합수준을 이해해야 한다. 감각계 조절 수준에서, 청각계와 미주신경 사이의 관련성은 중요하다. 또한 전정감각 처리의 조절에서 시각계 또한 매우 중요하며, 이는 특히 시야범위의 안정성과 관련이 깊다(Kandal & Schwartz,1985). 시각과 전정계는 시지각과 지각 운동 통합 기술을 생산하기 위해 함께 작용한다.

**감각통합 기능.** 다섯 개의 감각계(청각, 시각, 전정, 고유수용성과 촉각)는 그림 7.2와 같이 최종산물 능력을 이끄는 기능 지지 능력의 발달을 위한 기초를 제공한다.

표 7.1은 감각통합 이론의 틀에서 다루는 감각통합기능을 보여준다. 최종산물에서 요구한 적응반응을 생성하기 위해, 사람은 적절한 기능 지지 능력과 정상적인 수준 이내에서 감각계 조절을 해야만 한다. 최적의 기능은 모든 감각계와 능력이 통합하여 일하는 것을 의미한다.

**표 7.1 감각통합 기능**

| 감각계 조절 |
|---|
| 촉각 |
| 청각 |
| 중력과의 관계 |
| 움직임 수준 |
| 구강 각성 |
| 후각 각성 |
| 시각 각성 |
| 집중 수준 |
| 회전 후 안구진탕 |
| 움직임 민감성 |
| 고유수용성감각 |
| 감정 수준 |
| **기능 지지 능력** |
| 빨기-삼키기-숨쉬기 |
| 촉각 구별 |
| 다른 구별 능력 |
| 동시수축 |
| 근긴장도 |
| 고유수용성감각 |
| 균형과 평형 |
| 발달 반사 |
| 편측성 |
| 양측통합 |
| **최종산물 능력** |
| 실행 |
| 형태와 공간 지각 |
| 행동 |
| 학업 |
| 언어와 발음 |
| 정서적 긴장 |
| 활동 수준 |
| 환경적 능숙함(environment mastery) |

## 7.1.2 감각계 조절

감각계의 처리과정에서 입력은 아동의 적응반응의 질에 영향을 미친다. 그림 7.3은 자율신경계와 일반적으로 관계되는 전형적인 각성 그래프를 보여준다. 적절한 각성은 최적의 적응반응의 결과이며, 과각성은 행동적 비조직화와 불안 혹은 부정적인 감정 반응의 결과이다. 전문가에 의해 종종 간과되는 중요점은 각성에 의해 교감, 싸움 혹은 회피나 꼼짝 못하게 하는 반응이 유발된다는 것이다. 이러한 반응은 유기체의 주된 생존본능

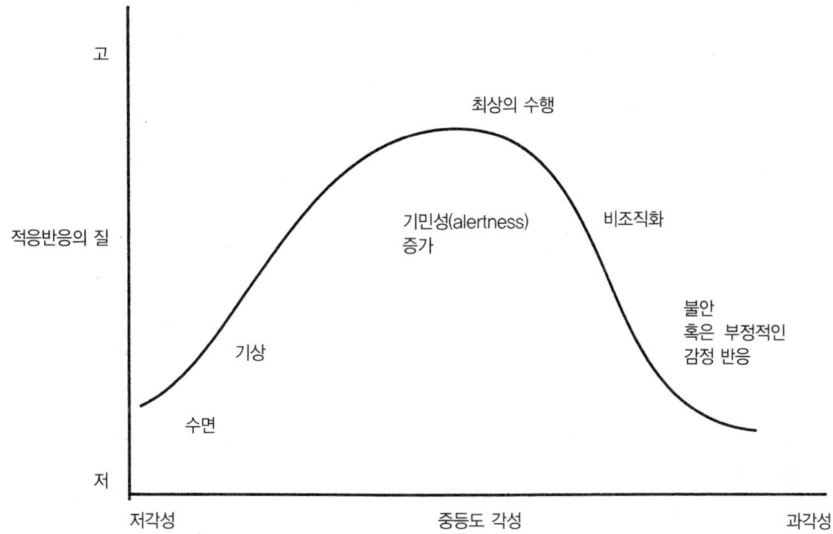


**그림 7.3**
전형적인 각성 곡선

이다. 각성이 너무 높아질 때, 신체는 심각한 생존의 위협을 받는 것처럼 반응한다. 만약 싸움 혹은 회피가 불가능하다면, 각성은 쉽게 낮아지지 않고 다른 적응반응을 완성하는 데 어려움을 주거나 불안, 스트레스의 원인이 된다. 감각계의 조절 문제를 가진 사람은 일반 사람보다 더 변하기 쉬운 각성이나 반응 수준을 가진다. 이것은 감각계의 안정성이 부족하기 때문에 적응반응을 보이는 데 문제가 된다.

감각계는 독립적으로 기능하지 않는다. 여러 감각계의 각성은 결합하여 각성을 증가시킬 수 있고, 억제하여 각성을 감소시킬 수도 있다. 각성 조절에 영향을 미치는 것으로 생각되는 12개의 감각계 반응은 표 7.1의 감각계 조절 항목 아래에 열거되어 있다.

감각계 조절은 아동의 '감각식이' 에 영향을 받는다. 감각식이는 "필수적이지만, 항상 자신의 중추신경계에 의해 등록되는 감각을 적절하게 통합하고 조직화하기 위해 모든 사람의 요구는 변화 가능한 것" 이다(Wilbarger, 1984, p.7). 감각식이는 아동의 모든 감각 입력을 축적하며, 효과적이다. 정상 아동에게 감각식이는 신경계가 일반적인 환경 내에서 요구하는, 즉 외부적으로 조절되는 힘으로써 작용한다. 일반적으로 아동은 정상적인 조절 수준을 유지하기 위해 다양한 감각 입력을 찾는다(그림 7.4).

대개 감각계 조절은 정상적인 범위 내에서 변동한다. 감각계 조절의 문제를 가진 아동은 정상보다 더 다양한 범위를 가진다. 몇몇 아동은 위험한 방식으로 반응하고 과각성

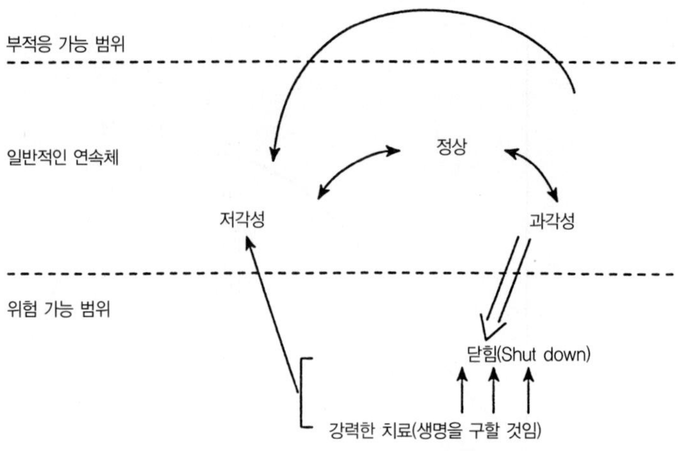


**그림 7.4**
감각계 각성 연속체

에서 생리학적인 닫힘(shutdown)으로 넘어간다(그림 7.4). '닫힘(shutdown)' 은 자율신경계 반응으로 나타나는데 이것은 의식이 흐려지거나 쇼크를 일으킬 수 있는 혈압의 변화, 호흡과 심장의 불규칙성을 보인다. 닫힘(shutdown)은 신경계가 정상적인 방법으로 반응하지 않아 심각한 과각성의 결과로 나타난다(Kimball, 1976, Kimball, 1977a). 다른 아동들은 패턴에서 위험 가능범위를 경험할 것이다. 그것은 부적응이며, 닫힘(shutdown)은 아니지만 과각성에서 저각성으로 빠르게 변화한다. 이것은 심각한 감각 과부하에 대항하는 보호 메카니즘으로 생각된다. 또한 이것은 닫힘(shutdown) 전에 발생하지만 드문 케이스를 제외하고 닫힘(shutdown)으로 반드시 진행되는 것은 아니다.

닫힘(shutdown)에서 보여지는 심각한 생리학적 반응은 드문 일이지만 그것은 적어도 두 가지 경우로 의학적으로 상세히 기록되어 있다(Kimball, 1991). 가장 일반적인 패턴은 심각하게 감각이 과부하된 사람이 입력을 차단하는 것으로, 저각성으로 나타난다. 치료 시 아동이 억제된 것처럼 보일 때, 저각성이 아니라 과각성으로 급격히 변할 수 있다. 저각성과 과각성 아동에 대한 치료 방법이 다르기 때문에, 이러한 변수를 예상해야만 한다. 저각성을 보이는 아동이 반드시 자극적인 입력을 받을 필요는 없다. 그 입력은 해로울지도 모른다.

특히 글루타민 같은 신경전달물질에 대한 새로운 연구에서, 매우 심각한 스트레스 상황에서 세포를 죽음으로 이끄는 과도한 글루타민이 방출된다는 것을 발견했으며, 이는 감각방어 발달의 새로운 이해에 기여할 것이다. 이러한 연구는 감각방어가 생의 후기에도 나타날 수 있으며, 메카니즘이 심리학이 아니라 생리학적이라는 것을 뜻한다. 세포 죽음은 피질의 억제 능력을 감소시킨다. 이것은 쥐가 학대받을 때 해마에서 피질로 전달하는 감각 세포를 잃는다는 연구와 스트레스 문제, 우울증, 증가된 불안을 경험한 학대받은 여성의 해마에서 차이점을 보인다는 연구에서 밝혀졌다(Dubner, 1991, Fitzgerald, 1991, Gold, Goodwin, & Chriusus, 1988a, 1988b, Wilcoz, 1991, Woolf, 1991).

각각의 감각계는 환경의 적절한 측면을 구별하는 정보 처리 요소를 가진다. 조절의 문제는 감각계의 정보요소를 방해하고, 정보 처리 시스템을 사용하기 위한 최적의 능력보다 감소된 결과를 이끈다. 감각계가 잘 조절되었을 때 정상적인 정보처리과정이 가능하다.

정상적인 촉각 각성/반응과 통합은 아동들이 경험하는 촉각의 입력 형태를 구별하도록 한다. Ayres(1972a, 1975b)는 신체 촉각계의 2가지 체계(division) 사이의 상호작용이 아동에게 위험한 상황에서 각성하는 것에 관한 신호(전외측체계; anterolateral system)나 촉각이 의미하는 것을 구별(후척주내측섬유띠체계; dorsal column medial lemniscal system)하도록 한다고 생각했다. 만약 이러한 상호작용이 부정확하다면 전측면계(anterolateral system)는 과각성될 것이며, 안전한 자극에도 마치 생존의 위협을 주는 상황인 것처럼 아동이 반응하게끔 한다. 생존의 위협을 받는 상황은 신경계를 깨우며, 싸움-회피-얼어붙는 반응(freeze reaction)을 유발할 것이다. 대부분의 아동은 접촉에 대해 정상적으로 반응하기 때문에, 과민반응은 촉각방어라 불리는 촉각계 기능 변수가 실제로 나타날 때, 행동적인 문제로써 해석되어진다. 전측면계와 척주섬유띠계 사이의 상호작용보다 더 많은 것이 관련되어 있나는 것은 분명하다. 수많은 상향(ascending)과 하향(descending) 조절은 피질(cortex)과 시상하부(hypothalamus), 변연계(limbic system), 망상계(reticular system), 척수봉합계(raphe spinal system)를 포함한 뇌의 여러 영역으로부터 두 가지 체계까지 존재한다(Caseate, 1979, Daube, Reagan, Sandok & Westmoreland, 1986, DeGroot and Chusid, 1988, Fisher et al, 1991, Kandel & Schwartz, 1985, Melzak & Wall, 1965, Nieuwenguys, Voogd & Van Huijzen, 1988, Pribram, 1975, Royeen, 1985). 치료의 중요성은 머리가 뇌신경 특히 삼차신경에 의해 지배되고, 신체 입력은 머리에 직접적으로 영향을 주지 않는다는 사실이다(Wilson-Panwels, Akesson, & Stewart, 1988).

**구강방어**를 가진 아동은 음식의 재질을 견딜 수 없는 것과 같은 어려움을 가질 수 있다. 문제는 아동의 영양결핍이 약한 것에서부터 심각한 정도의 수준까지 이르게 한다.

청각계에 의해 해석되는 소리는 아동들이 행동과 주의가 필요할지 모르는 그들의 환경에 대해 변화하도록 일깨워준다. 일반적으로 아동을 각성시키는 소리는 집중할 필요가 있는 것들이다. 이러한 차이점은 소리 수준, 형태, 새로운 것에 의해 야기될 것이다. 아동이 소리를 등록하고 소리에 의해 각성된다면, 어떤 행동을 해야 할지 결정한다. 만약 필요 없다면 소리는 무시해도 된다. 정상적인 청력을 가진 아동이 환경에서 중요한 변화를 의미할지도 모르는 소리에 의해 각성되지 않는다면 저반응 상태일 것이다. 아동이 각성되지 않았기 때문에, 환경에서의 변화가 등록되지 않으며, 따라서 적응반응을 보이지 않는다.

과민반응이나 방어에서 아동은 반응할 필요가 없는 것들을 포함한 어떤 환경적인 소리에도 자극받을 것이다. 종종 아동은 소리에 습관화되지 않으며, 소리가 더 이상 새로운 것이 아닌 경우에도 오랫동안 자극을 계속 받는다. 과민반응의 이러한 상태는 청각 방어라 불린다.

전정 메카니즘에서 중력 수용기인 난형낭이나 구형낭에 있는 이석기는 일반적으로 중력과 머리 위치 관계의 변화에 대해 정상적으로 깨어있도록 한다(그림 7.5). 평형을 잃은 결과 머리 위치가 변화하면 균형을 유지하기 위해 사지와 체간이 보상적인 반응을 하도록 한다. 중력에 저반응을 보이는 아동은 머리 위치의 변화를 알지 못하는 것으로 보여진다. 종종 위험할 정도의 강한 움직임의 입력을 찾아다닌다. 대조적으로 중력에 대한 머리 위치 변화에 과민반응을 보이는 아동은 일반적인 균형 반응이 필요한 상황에서 강한 감정적인 반응이나 실제적인 공포를 느낀다. 과민반응은 적절히 통합되지 못한 이석기의 반응으로 생각된다. 이것은 **중력불안**으로 불린다.

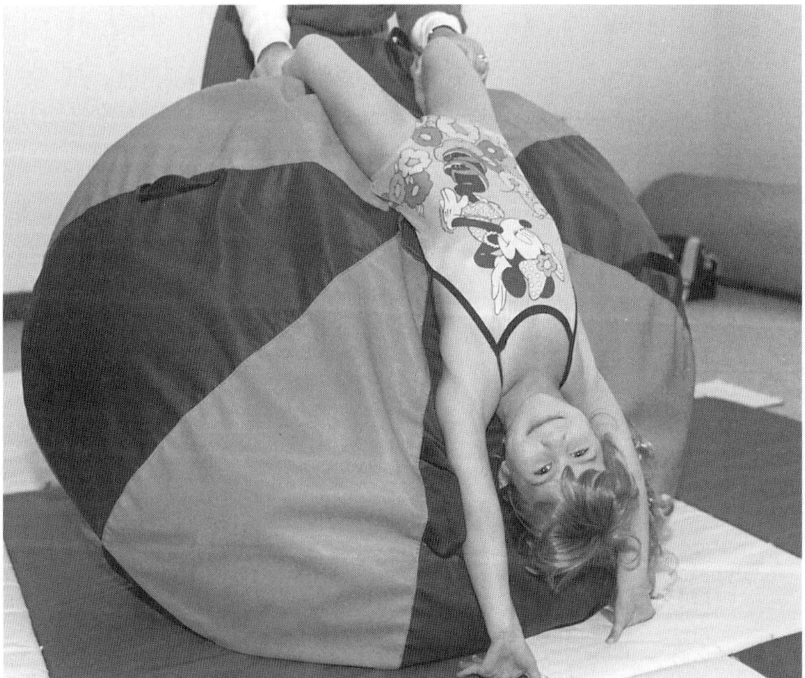

**그림 7.5**

중력적으로 안정된 아동; 공포 반응을 보이지 않음

움직임 수준은 목적 없는 움직임에 대한 욕구 혹은 정상적인 움직임 수준보다 더 높은 아동의 욕구로 표현된다. 아동이 '안절부절못하는 것' 혹은 '운동지향적' 인 것처럼 표현된다. 정상 아동은 한 장소에서 다른 곳으로 이동하는 것과 같은 최종산물을 성취하기 위해 움직임을 사용한다. 정상적인 각성 수준을 유지하기 위해 끊임없이 움직임이 필요한 아동은 '부산히 움직이는' 것으로 표현된다. 아마도 움직임에 대한 아동의 욕구는 전정감각 통합에서 과억제와 관련된다. 이것은 정상적인 각성/반응 수준을 유지하기 위해 더 많은 움직임 입력을 찾기 위한 욕구를 이끌어낸다(Kimball, 1988). 때때로 움직임 수준과 집중 수준의 차이를 구별하는 것은 어렵다. 움직임 수준 조절의 문제를 가진 아동은 반드시 움직임이 침착하지 못하고 흐트러지는 것이 아니다. 아동은 지속적으로 신체를 움직일 필요가 있고 운동 입력을 찾아다닌다. 대조적으로 저반응인 아동은 보존적인(conserve) 움직임을 보이고 느리게 움직일 것이다.

유아는 심리적인 욕구를 채우기 위해 그리고 모양과 크기, 재질과 같은 것을 배우기 위해 입으로 물건을 가져간다. 이것을 구강 각성이라 한다. 어떤 아동들은 입에 어떤 감촉이 닿는 것을 싫어한다. 맛이 아니라 재질에 따른 음식을 거부하는 것이다. 심한 경우에 이것은 영양에 영향을 미치는 식단에서 중요한 음식을 뺄 수 도 있다. 재질에 대한 이러한 과민반응은 **구강방어**라 불린다.

후각은 뇌의 감정과 관계된 곳 혹은 '후각뇌' 라 불리는 변연계에 직접적으로 가기 때문에 강력하게 등록된다. 후각만이 상위 센터에 도달하기 전에 시상에서 시냅스 연결을 하지 않는다. 원시적인 뇌의 연결은 교감신경의 각성을 위해 강력한 시스템으로 만들어졌다. 수많은 강력한 위험 신호는 환경에서 후각계를 통해 전달된다(예, 담배 냄새, 사람이 경험했던 위험한 상황과 관련된 냄새의 기억, 사람과 동물에 의해 방출된 공포의 냄새). **후각방어**는 특정한 냄새에 대해 부정적인 반응을 하는 것이다. 한 가지 예로 비누 냄새를 참지 못하는 것이다. 긍정적인 감각 입력으로 쓰이는 후각의 한 예는 '아로마 테라피' 의 발달이며, 후각을 통해 감정에 영향을 주는 데 시도되었다. 다른 예는 구매자에게 긍정적인 영향을 주기 위해 집을 보여주기에 앞서 계피향이 나는 촛불을 피우거나 계피를 뿌려 무언가를 굽는 것 등이 포함된다.

아동은 새로운 상황을 체크한 다음 시각 자극에 반응하고 요구된 대로 행동한다. 시각 자극에 저반응을 보이는 아동은 반응과 각성이 필요한 상황에서 적절치 않게 반응할 것이다. 시각 자극에 과민반응을 보이는 아동은 습관화되지 않을 것이다. 따라서 마치 항상 새로운 것처럼 시각 자극에 반응한다. 이것의 예는 자폐아동이 회전하는 레코드에 매혹되는 것이다. 화창한 날과 같은 강력한 시각 입력을 싫어하는 아동 혹은 지나치게 다양한 색깔의 사물이나 사람들이 너무 많은 것을 싫어하는 아동을 **시각방어**라고 한다.

만약 모든 환경적인 입력으로 아동의 집중 수준이 너무 높거나 낮다면, 관심의 초점이 학습이 아니기 때문에 교육은 어려워 질것이다. **집중 수준**은 망상계에 의해 조절되고, 이 시스템은 다른 감각계에 의해 영향을 받는다. 적절한 집중은 환경과 효과적으로 상호작용해야 한다. 환경적인 입력에 의한 과민반응은 아동이 '중요한' 것에 집중하는 것을 방해하고, 저반응은 반응해야 하는 입력에 대해 불충분한 각성상태로 이끈다. 과민한 집중 수준을 가진 아동은 '과잉행동장애 혹은 과잉행동 및 집중력 장애' 로 분류될 것이다. '집중력 장애' 란 명칭은 인지적으로 참여할 수 있는 능력인 반면, '과잉행동' 이란 용어는 종종 산만한 행동을 뜻한다. 때때로 두 용어는 혼용되어 사용되지만, 명백하게 다르며 개별적으로 정의내려야 한다(Kimball, 1986).

**회전 후 안구진탕**은 전정 메카니즘의 세반고리관에 의한 시각 반응이다. 신체의 회전에 따른 리드미컬한 좌우 눈의 움직임(안구진탕)이다. 이것은 전정계의 각성/반응과 관련이 있다(Ayres, 1976, Kimball, 1981, Kimball, 1986, Kimball, 1988). 저반응은 하위 뇌센터의 지나친 억제와 관련된 것으로 생각된다. 대조적으로 과민반응은 대뇌 피질의 부족한 억제에 의해 야기되는 것으로 생각된다. 저반응과 과민반응은 모두 문제로 생각된다.

**움직임 민감성**은 전정계에 의해 조정된다. 민감한 사람에게 움직임은 종종 구토나 메스꺼움과 같은 자율반응을 유발한다. 움직임 민감성은 이석기가 모순되는 메시지를 보내고, 세반고리관의 전정내부 대립에 의해 일어날 수 있다. 또 다른 가능성은 눈이 모순되는 메시지를 보내어 전정 메카니즘의 전정-시각간의 대립이다. 이것은 뱃멀미나 차멀미를 포함한 메카니즘이다. 예를 들면 차멀미 시, 앞좌석에 앉을 때 움직임 민감성은 덜하게 되는데, 이는 사람이 움직이는 환경과의 관계에서 눈이 지속적으로 초점을 다시 맞추지 않아도 되기 때문이다. 이것은 전정-시각 대립을 감소시키는 것으로 생각된다.

**고유수용성감각**은 관절이나 근육의 움직임, 특히 누군가에 의해 행해지는 움직임에 대한 아동의 반응을 말한다. 움직임이 스스로에 의해 시작된 것이 아니거나 피드포워드 메카니즘이 아닐 때, 덜 효율적인 피드백 시스템이 사용된다(실행부분을 참고하라). 그러므로 신체에 신경생리학적 경고가 없을 때, 지속적으로 움직이게 된다. 다른 사람에 의한 움직임은 부정적인 반응을 야기시킬 것이다.

**정서적 긴장**은 종종 순수한 심리학적인 반응으로 여겨지지만 행동반응 이전의 감각계를 다룰 필요가 있다. 아동은 정상적인 감정의 변화보다 더 심하거나 적은 감정 변화를 보일 것이다. 감각계가 정상적인 방법으로 입력을 해석하지 못하기 때문이다. 모든 감각계는 정서적 긴장과 관련됨을 논의했다. 과민반응은 과잉행동, 불안함이나 만성적 스트레스를 가져올 것이다. 저반응은 거짓우울증일지도 모른다(표 7.2).

### 7.1.3 기능적인 지지 능력

신체능력은 최종산물 능력을 위한 지지를 제공하고 기초가 된다. 기능 지지 능력은 감각계의 각성/반응 구성 요소의 입력을 조절하고 통합하는 것을 돕는다. 또한 감각계의

**표 7.2 감각계 각성 연속체**

| 감각계의 각성 수준 | 기능적인 지지 능력 | | |
|---|---|---|---|
| | 저 | 정 상 | 고 |
| 고 | 과잉행동<br>감각방어<br>부족한 최종산물<br>능력수준 | 과잉행동<br>감각방어<br>행동 문제<br>운동 문제는 없음 | 과잉행동<br>감각방어<br>대뇌 피질의 신호 |
| 정상 | 정상적인 감각 조절<br>정상적인 집중력<br>행동 문제 없음<br>운동 문제 | 정상적인 감각 조절<br>정상적인 집중력<br>좋은 최종산물능력수준<br>좋은 운동 기술 | 정상적인 감각 조절<br>피질에 근거한 집중력 문제 |
| 저 | 통증 등에 저각성<br>부족한 최종산물능력수준<br>부족한 운동 기술<br>과잉행동을 보일 것임 | 정상적인 운동 기술<br>천천히 적응함 | 천천히 적응함<br>대뇌 피질의 문제 |

정보/구별 요소들을 통합한다. 10개의 기능 지지 능력은 표 7.1에 있다.

**빨기-삼키기-숨쉬기** 조화는 매우 중요하지만 종종 운동 발달적 측면에 의해 간과된다. 턱과 혀의 발달에 필요한 적절한 근긴장도와 안정성은 삼키기와 숨쉬기 조화 그리고 적절한 힘을 발생하도록 한다. 이러한 처리과정은 발음하기에 충분한 호흡 지지를 위한 횡격막 안정성과 늑간의 발달로 이어진다. 목과 눈의 안정성 또한 포함된다. 협응된 양측 움직임과 초점을 맞추기 위한 눈 근육의 초기 협응은 빠는 동안 일어나며, 빨기 어려운 활동에 의해 자극된다. 빨기는 입의 근육과 횡격막과 늑간근과 같은 목 근육과 관련된다. 이러한 모든 것은 깨물기, 씹기, 발성하기, 노래하기(vocal abilities), 자세조절을 위한 지지를 제공한다.

이러한 능력이 발달되지 못한 아동은 호흡근 조직에서 저긴장도나 부족한 발달을 보이기 때문에 빠른 숨쉬기나 삼키기 패턴을 보일 것이다. 빠른 호흡 패턴은 증가된 각성을 낳는 교감신경반응을 초래한다. 침 흘리기, 섭식의 문제(깨물기, 씹기, 삼키기), 목과 체간의 안정성 부족, 부정확한 발음, 기술적인 움직임을 위해 자유롭게 움직이도록 고정(호흡을 돕기 위함)해야 하는 근위 근육의 오용 등의 문제를 포함한다. 머리는 뇌신경에 의해 조절되므로 ―신체와는 다른 감각로― 각각의 문제는 개별적으로 다뤄지고 평가되어야 한다(Oetter, Richter, & Frick, 1992).

**촉각 구별**은 접촉에 의해 환경의 공간적, 시간적 특성을 정의하고, 접촉을 통해 얻는 능력이다. 모든 감각계는 중추신경계에 구별정보를 제공하는 정보 처리과정 요소를 가진다. 감각계로부터 오는 지속적인 구별 입력은 사람을 환경에 순응하게 하고, 행동을 바꾸거나 수정하는 방법을 명확히 하게 한다.

**동시수축**(예, 길항근에 대항해 동시에 일어나는 수축)은 행동하기 위해 관절을 안정시킨다. 동시수축은 균형에 기여하며, 또한 실행하기 위한 움직임 패턴의 발달을 위해 기초적인 형태를 돕는다(그림 7.6A와 7.6B).

**근긴장도**는 누구에게나 정상적으로 있는 근 긴장의 기본적인 수준이다. 정상적인 근긴장도는 또한 실행과 움직임, 평형을 위한 기초를 제공한다.

**고유수용성감각**은 피부 수용기와 근육, 관절로부터 온 피드백에 기초한 공간(의식적, 무의식적) 내 몸의 위치에 대한 이해이다. 고유수용성감각은 수축과 근긴장도, 평형과 균형에 기여한다.

전정계에 의해 조절되는 **균형과 평형**은 환경을 통해 움직이기 위한 그리고 자세를 유지하기 위한 책임이 있다. 균형과 평형은 모든 최종산물 능력에 매우 중요한 기여를 한다(그림 7.7, 7.8A, 그리고 7.8B).

**발달 반사**는 감각 입력에 의해 발생된 종(種)－의존적인 움직임 패턴이다. 어떤 사람들은 비대칭성긴장성 경반사와 넘어질 때 팔의 보호 신전을 보인다(그림 7.9A와 7.9B). 발달 반사는 적절하게 결여되어 있거나 존재함으로써 움직임의 통합에 기여한다.

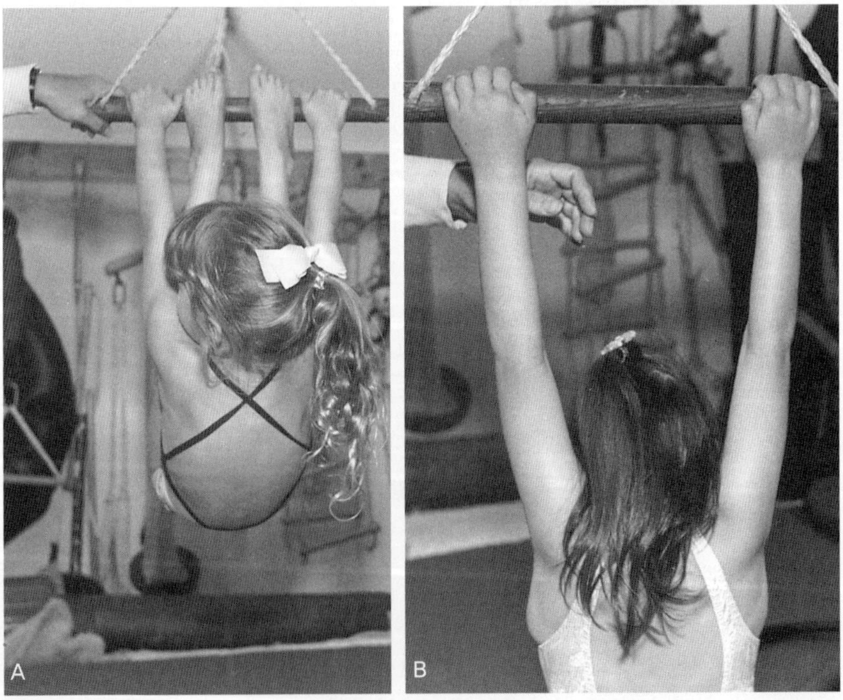


**그림 7.6**

(A) 성숙한 반응 : 안정적인 견갑골과 상지를 통한 동시수축
(B) 미숙한 반응 : 불충분한 안정성을 나타내는 익상견갑골, 손가락으로만 잡음

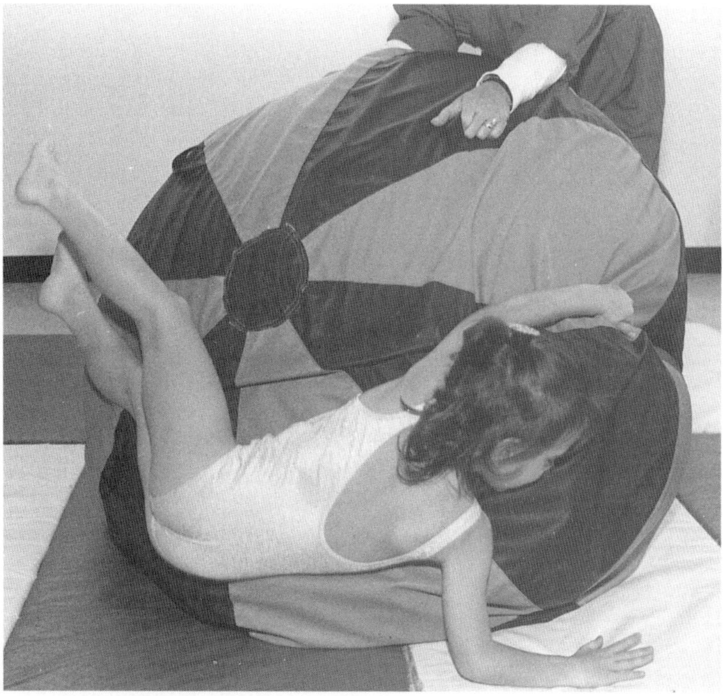

**그림 7.7**

엎드린 자세에서 적절한 평형 반응이 저하됨

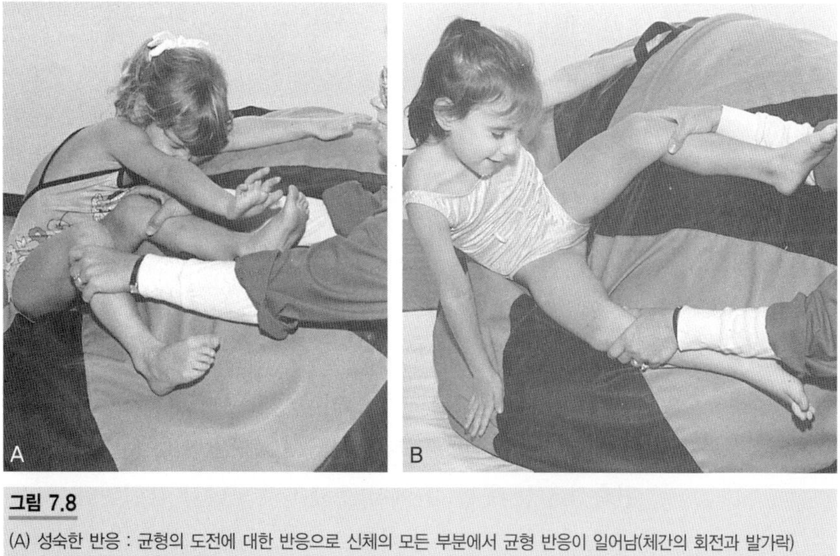

**그림 7.8**

(A) 성숙한 반응 : 균형의 도전에 대한 반응으로 신체의 모든 부분에서 균형 반응이 일어남(체간의 회전과 발가락)
(B) 미숙한 반응 : 균형의 도전에 오직 머리만 반응함(좌측 손으로 잡고 익상견갑과 하지에 저긴장이 나타남)

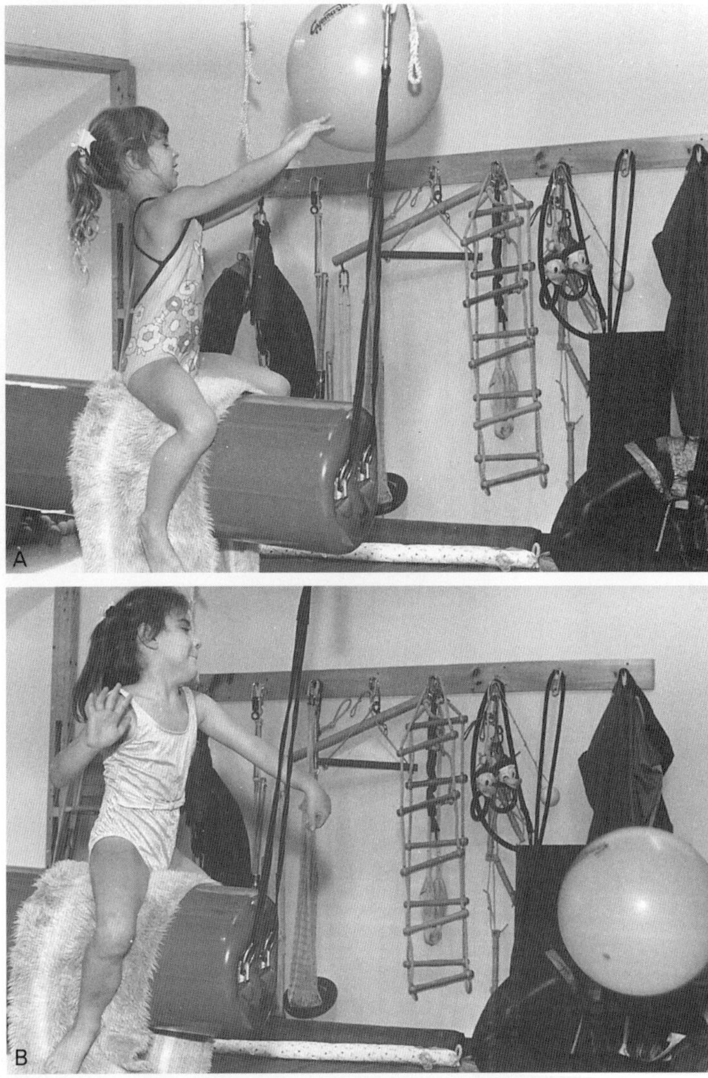

**그림 7.9**

(A) 성숙한 반응 : bolster 그네를 타며 아동은 큰 공을 밀기 위해 대칭적으로, 양측으로 손을 사용하고 체간을 회전한다.
(B) 미숙한 반응 : bolster 그네를 타며 아동은 직선적인 움직임을 사용하고(회전보다 미숙함) 큰 공을 밀기 위해 팔에서 비대칭성 긴장성 경반사가 나타난다.

각성/등록 수준에 의해 영향을 받고 아동의 발달 단계와 나이에 의해 좌우된다.

**편측성**은 눈과 발, 손에서 우세측의 발달과 관련된다. 5~6세는 뇌가 다른 기능적인 능력이 우세해지는 신호를 가짐으로써, 우세수가 나타난다(예, 좌반구는 언어, 우반구는 지각 능력). 우세수의 결여는 편측성에 문제가 있다는 신호가 될 것이다.

**양측통합**은 활동 시 두 손을 함께 사용하는 능력이다. 양측통합의 한 가지 지표는 효율적으로 정중선을 교차하는 능력이다.

모든 기능 지지 수준은 발달 반사와 근긴장도를 제외하고, poor에서 good, excellent까지의 척도로 평가된다. 근긴장도는 저(low), 정상(normal), 고(high) 그리고 비정상적인 저(low)와 고(high)로 등급을 나눈다. 발달 반사는 저반응성(hyporeflexive), 정상(normal), 과민반응성(hyerrflexive), 비정상적인 양극 상태가 있다.

## 7.1.4 최종산물 능력

최종산물 능력(end-product abilities)은 기능 지지 능력과 감각계 조절 수준의 통합에 영향을 준다. 8개의 최종산물 능력은 표 7.1에 제시되어 있다.

실행(praxis)은 종종 운동 계획으로 정의내려지지만 더 많은 정의를 갖고 있다. 적응반응을 요구하는 복합적인 움직임을 통해 신체가 협응하기 위한 능력이나 비습관적인 운동 동작을 성취하는 능력이다. Ayres(1985)에 따르면 "실행은 물리적인 세계에서 우리가 효과적으로 상호작용할 수 있도록 해주는 유일한 기술이다. 뇌와 행동 사이의 가장 중요한 연결의 하나이다. 실행은 물리적인 세계를 위한 것이며, 언어는 사회적인 세계를 위한 것이다. 둘 다 상호작용과 교류를 가능하게 해준다."고 하였다(p.1).

실행은 복잡하며 운동 지능과 동등시되어 왔다. 모든 측면에서 실행 그림(그림 7.10)을 묘사하였고, 이는 개념화나 관념화, 동작 계획하기, 행동의 순서화, 적응반응의 실행을 포함한다.

이론의 틀은 실행이 환경적 능숙함(environment mastery), 정서적 긴장, 발음, 행동, 학습 능력의 발달을 위한 하나의 기초를 제공한다고 가정한다. 실행은 아마도 사람이 성취할 수 있는 기능 중 가장 중요한 조직화의 측면이 된다. 실행 문제를 가진 아동들은 '발달성 실행장애(developmental dyspraxia)'를 보인다. 발달성 실행장애는 발달 시 능력의 장애이고 뇌졸중 환자가 경험할 수 있는 실행 능력의 손실은 아니다(apraxia; 실행증).

실행장애 아동은 '어색'하며, 그 문제는 적절한 감각 처리과정이 저하되고, 적절한 기능 지지 능력이 저하되고, 적절한 개념화가 저하되는 복잡한 상호작용에 기초한 것이다. 실행은 아동이 움직임을 완수하는 것이 문제가 아니라, 통합과 질(quality)을 갖고 움직일 수 있는지가 더 중요하다.

이론의 틀에서 실행장애는 주요한 관심영역이고 모든 문제영역을 가장 많이 포함한다고 생각되었다. 특정한 실행의 지식은 감각통합 문제를 가진 아동을 이해하는 데 중요하다. 실행장애를 가진 아동은 비습관적인 움직임의 초기 계획에서 어려움을 가진다. 움직임의 계획을 습득하는 데 문제를 갖고 있고 마지막으로 새로운 상황에서 운동 학습을 옮기는 것과 이전의 학습에서 일반적인 요소를 추출하는 데 어려움이 있으므로 차이점이

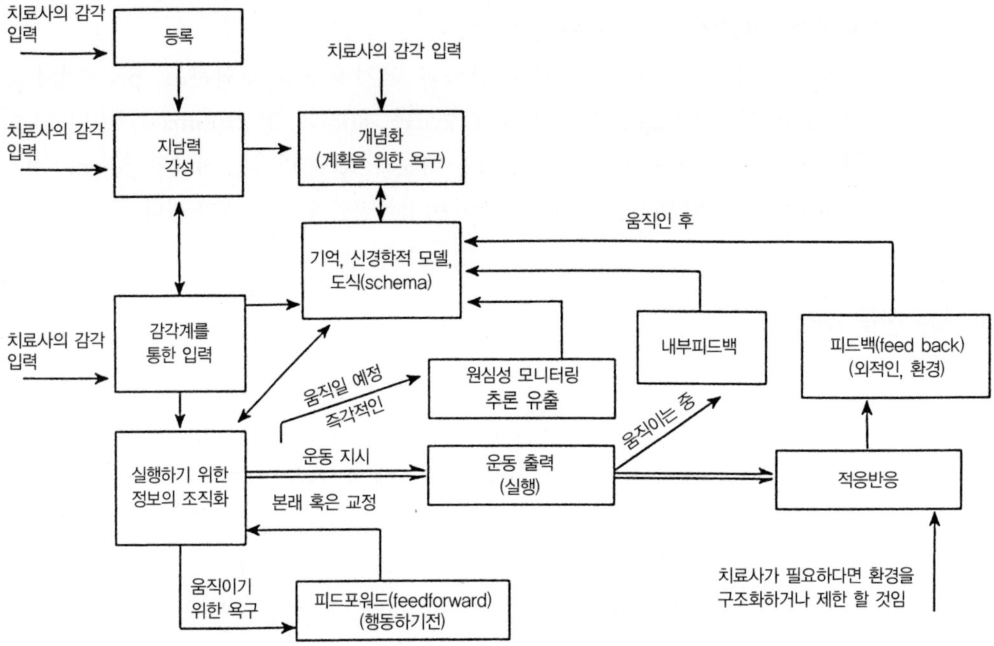


**그림 7.10**

실행의 기초가 되는 신경학적 처리과정: 감각통합 이론의 틀 Kimball, 1988.

나 부가적인 것을 배울 필요가 있다. 성인 독자를 위한 일반적인 예는 운전배우기일 것이다. 처음에는 모든 움직임에 주의를 집중해야 하고, 처리과정이 습득되고, 마지막으로 어떤 차라도 운전할 수 있는 능력으로 바뀐다(차의 차이점에 따라 수정 가능함). 이것을 롤러스케이트를 배우는 실행장애 아동과 비교해 보자. 실행장애 아동은 정상아동이 기술을 배우는 것보다 훨씬 더 어렵게 배운다. 다른 아동이 배우고 난지 한참 후에도, 실행장애 아동은 여전히 움직임이 유연하지 않고, 움직임 패턴 시 '새로운 생각(wrinkle)' 이 요구되는 예상치 못한 상황에 대해 어려움을 가진다(예, 스케이트 타는 동안 앞에 넘어진 아동을 피하기 위해 방향을 빠르게 바꾸는 것). 아이스 스케이트와 같이 유사한 어떤 새로운 것으로 변경하는 기술은 정상 아동보다 더 제한된다.

실행 처리과정(그림 7.10)은 환경의 어떤 변화, 주의집중, 등록에 의해 시작된다. 아동이 환경에서 변화를 인식(orientation)하기 이전에 적응과 각성은 일어나야만 한다. 지남력(orientation)은 등록—환경에서의 변화— 후에 일어나고, 더 많은 정보를 수집하기 위해 감각계는 활성화된다. 지남력(orientation)은 각성 상태의 변화와 지각적 민감도의 증가에 의해 수반된다. 아동의 감각계는 자동적으로 등록된 자극의 중요성에 대한 판단을 한다. 이것은 동작을 위한 준비와 주의집중의 재분배를 포함한다.

등록, 지남력(orientation), 각성이 일어나면, 상황은 중추신경계에 의한 신경학적 모델과 비교하여, 계획에 대한 욕구를 현실화하기 위해 혹은 개념화하기 위해 움직임을 하도록 허락한다. 이 점에서 아동은 움직임을 위해 정보를 조직화하기 시작하고 —실행— 동작을 보다 좋게 계획하도록 촉진하기 위해 감각계를 통해 더 많은 입력을 취할지도 모른다.

실행 순서의 첫번째 신경메카니즘인 피드포워드(feedforward) 혹은 동작에 대한 사전연습은 실행을 위한 조직화의 요점이다. 피드포워드는 성공의 가능성을 확인하기 위한 이전의 모델과 함께 계획된 동작을 비교하고, 움직이기 위해 필요한 중추신경계를 각성시키는 신경메카니즘이다. 피드포워드는 운동 패턴에서 중요한 일부분이다. '오래된' 운동 학습은 무의식적인 방법으로 사용되기 때문에 속도와 효율성에 기여하며, 설정된 패턴에 추가나 변화를 허락한다. 피드포워드는 마치 각 시간마다 처음 움직임을 만드는 것처럼 하기보다는 더 효율적으로 움직임을 만들게 한다. 피드포워드 후에 중추신경계는 운동 명령을 조직하고 그것을 앞으로 보낸다. 운동 명령이 보내질 때, 구심성 모니터링(afferent monitoring)과 추론유출(corollary discharge)이 발생한다. 신호는 아동이 곧 움직이려고 한다고 감각계를 활성화시킨다. 그것은 움직이기 위한 명령의 사전 모니터링 혹은 명령을 보낸 상위 피질센터의 각성화이다. 실행이 시작되기 전에 그것을 수정하거나 운동 명령을 계속 보낼지에 대한 결정과 이전의 경험을 다시 비교한다. 그리고 그것은 다시 운동 능력을 빨리 향상시키기 위해 스스로 모니터하는 신경계를 위해 효과적인 방법이다. 피드포워드와 추론유출(corollary discharge)은 아동이 효과적으로 이전의 운동 학습을 사용하도록 하고, 실제적인 피드백으로부터 온 이익이나 움직이는 각각의 시간에 따라 '다시 학습된' 움직임을 가지는 것보다 새로운 상황에서 필요로 한 것을 변화하거나 추가하도록 한다. 한 예로 아동이 넘어지면서 스키를 배우려고 시도하는 것이다. 피드포워드와 추론유출(corollary discharge)은 움직임 패턴이 가고자 계획했던 길에서 갑자기 바위를 보거나 매우 리드미컬하게 스키를 타려고 할 때 아동이 사용하는 시스템이다. 그것에 대해 생각하려고 중단하지 않고, 아동의 신체는 바위를 피하기 위해 새로운 움직임 패턴으로 변경할 수 있다. 피드포워드와 추론유출(corollary discharge)은 그것에 대해 생각하는 시간을 갖기보다 아동의 신경계가 변화된 움직임 패턴을 긍정적이며, 자동적으로 할 수 있게 해준다는 사실을 각성시켜 준다. 만약 이러한 신경학적 메카니즘이 일어나지 않는다면 아동은 바위에 부딪칠 것이고, 너무 늦게 '피드백'을 받게 된다.

운동 실행이 시작되면, 내부 피드백이 발생한다. 중추신경계는 신체가 움직이고, 그 후 다시 움직이며 이전의 경험과 비교한다는 것을 안다. 실행을 위한 조직화의 신경학적 모델은 다시 체크되어야 하고, 만약 필요하다면 운동 명령은 도중에 고쳐진다. 예를 들면 아동은 문이 빨리 닫힌다는 것을 알기 때문에 걸음속도를 빠르게 할 것이다. 아동은 만약 속도를 높이지 않는다면 문이 자신과 부딪칠 것이라고 인지했다. 운동 명령이 적응반응을 성취함에 의해 완성되어진 후에 외적 혹은 자연스러운 환경 피드백이 일어난다. 중추신경계는 요구된 반응 혹은 적절한 반응을 성취하거나 성취하지 못했다는 것을 이해하고 특별한 방법으로 움직여짐을 깨닫는다(아이쿠, 내가 넘어졌는데 무엇을 잘못했을까?). 모든 처리과정은 신경학적 모델이나 미래에 사용할 기억으로 저장된다. 이상의 처리과정은 대개 무의식적이며, 순식간에 일어날 것이다.

신경학적 모델은 활동적인 처리과정이다. 만약 아동이 움직임에 대해 스스로 조직화하지 못한다면 스스로 운동 명령을 내리고, 움직임을 일으켜서 수행하지 못한다. 그리고 외부적, 환경적 피드백으로 동작을 하게 될 것이다. 피드백은 비효율적인 시스템이며, '틀리게 행하거나' 넘어짐으로써 얻는 지식으로부터 롤러브레이드를 타는 방법을 배우는 것과 동일하다. 신경학적 모델은 피드백으로 비효율적이고 느리게 형성된다. 이론의 틀은 만약 아동이 효과적으로 신경학적 모델을 설립하지 못한다면, 운동 기술을 연습하는 것이 때때로 운동 기술을 향상시켜 주지만, 다른 상황으로 추정하거나 조화시키기 위한 능력이 향상되는 것은 아니라고 한다. 이론의 틀에서 치료사의 목표는 아동이 신경학적 모델을 설립하여, 능동적인 반응을 하도록 촉진시키는 것이다. 이것을 성취하기 위해 치료사는 다음의 수준에서 입력을 추가할 것이다: 등록, 지남력, 각성, 감각계 혹은 더 적절한 적응반응을 촉진하기 위한 개념화. 치료사는 또한 아동의 발달 수준 내에서 한 가지에 대한 적응반응의 복잡성을 제한하기 위해 환경을 구조화한다.

치료사는 실행장애 아동에게 어떤 수준의 문제가 발생하는지 기억해야 한다. 예를 들면 만약 문제가 각성이나 등록 중의 하나라면 아동은 (1) 환경에서 필요한 동작을 하기 위해 집중하지 못하는 것 (2) 중요하지 않은 똑같은 자극에 지속적으로 집중하는 것일 것이다. 이것은 종종 중요하지 않은 환경적인 자극(움직이는 사물과 같은)을 지속적으로 등록하는 자폐 아동에게 보여진다.

실행장애는 또한 계획을 위한 욕구의 이해나 개념화와 관련된 문제일 것이다. 이것은 환경적인 동작을 성취하기 위해 시도하는 아동에게 보여질 것이며, 작은 일부분만을 성취할 것이다. 예를 들면 볼스터(bolster) 그네를 타는 아동은 던져진 공을 칠 수 있다. 각성은 올라갈 것이지만, 아동은 공으로 무엇을 할 수 있는지 이해하지 못한다. 종종 전정, 고유수용성, 촉각계와 같은 감각계를 통해 들어온 감각 입력은 감각계의 결합에 의해 아동의 중추신경계 능력을 높게 한다. 이러한 가정은 감각통합의 중심이 되는 치료 원리이다. 몇몇의 감각계로부터 온 입력은 적응반응을 위해 충분한 통합 수준이나 등록을 달성하는 것이 필요할 것이다. 예를 들면 낮은 근긴장도를 가진 아동은 움직이는 면에서 스스로 균형을 잡을 수 없을지도 모르지만 근위 사지 관절과 목에 힘겨운 고유수용성감각 활동을 받고 트램펄린에 뛰어오르고 볼스터 그네를 직선으로 탄 후에, 균형을 잡고 또한 균형을 유지하는 동안 공을 잡을 것이다.

실행이 감각통합 이론의 틀에서 최종산물을 가장 많이 포함한 것으로 보여진다고 해서 다른 것들은 중요하지 않음을 의미하는 것은 아니다. 감각통합 이론의 틀을 사용할 때 치료사는 감각통합 렌즈를 통해 처음으로 모든 다른 최종산물 결과를 조사한다. 예를 들면 감각방어는 명백히 활동 수준과 사회화, 순종과 같은 행동적인 결과에 영향을 미친다. 행동 수준은 수행하기 위한 능력에 영향을 미치고 감각방어는 학습 숙달에 영향을 미친다.

실행은 시작하고 멈추고 순서화하는 능력의 획득과 학업적인 모든 부분에 영향을 준다. 실행은 특히 기술적으로 도구를 사용하고 글씨를 쓰는 것과 같은 미세운동 기술에 영향을 주는 부족한 동시수축과 낮은 긴장도를 반영하는 전정계의 비효율성에 기반을 둔다. 부족한 실행은 형태와 공간 지각 발달에 영향을 미치는 촉각 구별과 전정의 어려움이 결합하여 발생한다. 이러한 모든 것은 정서적 긴장과 환경적 능숙함에 어려움을 준다.

형태와 공간 지각 기술은 학습기술을 위한 기초를 제공하는 최종산물 기술이다. 시각 형태와 공간 지각은 여러 타입으로 분류될 수 있고 대부분 운동 처리과정의 문제에 기초한다. 어떤 아동들은 시각형태 지각과 공간 지각 문제가 분리되어 나타나지만, 그것은 우반구에 의해 조정된다.

최종산물인 행동은 기능적인 지지 능력과 감각계 조절의 전제적 효과 없이는 완전하게 분석되지 않는다. 이 견해와 대조적으로 심리학자는 주로 인지의 최종산물, 사회적, 환경적인 상호작용과 같은 행동을 조사한다. 감각통합에서 감각계의 전제는 사회심리학적인 면을 보기 이전에 감각계가 어느 정도 기여하는지를 평가해야 한다. 예를 들면 '감정적 균형을 잃어', 학교 카페테리아에서 기분 나빠하는 아동은 행동에 문제를 가지고 있다고 분류될 것이며, 학교 심리학자와의 상담이 추천될 것이다. 감각통합 접근법을 사용하고 있는 작업치료사는 적어도 카페테리아의 환경에 의해 과부하되는 반응, 즉 감각방어를 나타내는 어떤 행동이라고 해석할 수 있을 것이다. 다른 예는 '뚜렷한 이유 없이 폭발하는' 아동이다. 심리학자는 가능하다면 그것을 제거하고 폭발(전제조건)의 원인이 된 사건을 찾아내라고 권고할 것이다. 감각통합 이론의 틀을 사용하는 작업치료사는 폭발의 전제조건이 중요한 문제가 아니라고 말할 것이다. 폭발하는 행동은 어떤 자극적인 감각 입력으로 과부하된 신경계를 역치 이하로 맞추기 위해 조정하는 것이기 때문이다. 치료는 조절된 신경계를 유지하고 아동의 감각방어를 감소시키는 것과 관련될 것이다.

학습(학업 능력)은 보통 정서적 긴장, 활동 수준, 행동, 형태와 공간 지각, 언어와 같은 다른 최종산물 능력의 어려움과 관계가 있다. 최근에 학습은 기능 지지 능력과 실행, 감각계 조절의 전제적 효과에 대한 용어로 연구를 시작하였다.

언어와 발음 능력은 대개 언어 치료사에 의해 평가된다. 작업치료사 역시 발음과 언어의 어려움에 대한 기초적인 전제를 이해함으로 기여할 수 있다. 그것은 때때로 최종산물 능력, 기능 지지 능력, 감각계 조절에서 문제를 찾아낼 수도 있다. 근긴장도와 동시수축은 언어와 발음과 관련된 기능 지지 능력의 영역이다. 만약 두 영역에 결핍이 있다면 그 결과, 턱이 앞으로 나오게 되고 발음하고 삼키는 것에 어려움을 주게 된다. 이 영역에서 가장 중요하다고 고려되는 최종산물의 구성 요소는 실행이다. 만약 문제가 발음 하나라면 종종 언어 근육조직에 영향을 주는 실행의 문제라고 여긴다. 이러한 실행 문제는 순서화하기 위한 적절한 적응반응을 생산하는 데 어려움을 갖는다. 추가적으로

Ayres(1972a)는 언어 문제의 패턴 중 특히 청각 언어 장애가 우반구와 관련된다고 제안하였다.

자존감과 스트레스 수준을 포함한 정서적 긴장은 감각계 조절과 밀접한 관계가 있다고 생각된다. 만약 감각계 조절의 많은 요소로 과잉행동을 보인다면 감각방어로 고려될 것이다(Wilbarger & Royeen, 1987, Wilbarger & Wilbarger, 1991). 감각방어는 불안감을 포함해 정서적, 행동적인 문제를 가져올 수 있다. 이것의 몇 가지 예는 이전에 제시되었다. 종종 과도하게 조직화하려는 욕구, 강박적인 경계, 조절 가능한 환경을 유지하고, 이미 과각성 된 감각계의 각성이 올라가지 않도록 하는 것이 보여진다.

자아 조절을 포함한 활동 수준은 지각적이고 운동적으로 집중된 상태를 유지하는 능력과 관련된다. 종종 활동 수준이 다른 이론의 틀에서는 인지적인 집중 행동과 관련될지라도, 감각통합 이론의 틀에서는 모든 감각계의 조절과 관련된다고 가정한다. 높은 활동 수준은 만약 개인이 집중된 상태를 유지할 수 있다면 생산적이고 기능적일 수 있다. 활동 수준의 기능장애는 집중력 부족과 운동의 산만함을 포함한다. 그것을 인지문제나 집중력 손상으로 잘못 판단 할 수도 있다.

환경적 능숙함은 적절한 학업 수준, 행동, 활동 수준, 정서적 긴장, 실행에 대한 최적의 적응반응을 생산하기 위한 능력을 포함한다. 환경적 능숙함은 최종산물 능력의 모든 구성 요소인 기능 지지 능력과 모든 감각계의 통합을 반영하는 적응반응 레퍼토리를 포함한다. 환경적 능숙함을 갖는 아동은 또한 모든 수준의 감각통합이 가능하다.

최종산물 능력의 대부분의 구성 요소는 poor, good, excellent로 분류된다. 예외는 활동과 행동 수준이다. 행동은 보통 poor, good으로 분류된다. 활동 수준은 underactive, normal, overacive로 분류된다. 과잉활동(overactive) 수준과 낮은활동(underactive) 수준은 문제가 있다고 고려된다.

## 7.2 감각통합 이론적 기초의 가설

감각통합 이론의 기초 발전은 현재 11개의 기초 가설을 포함한다. 이 가설은 작업치료사가 이 이론의 틀을 적용하기 위해 이해해야 하는 요소들이다.

① 감각 입력의 통합은 전체적이다(예, 모든 시스템은 각각 그리고 전체에 영향을 미친다.)
② 아동의 행동은 중추신경계의 상태에 의해 영향을 받는다. 중추신경계 기능장애나 비효율성은 특정한 행동과 관계가 있다. 어떤 행동은 특정한 감각계와 관련이 있지만 다양한 방법으로 나타난다. 기초적인 문제가 치료되거나 다루어지지 않는다면 그결과로 생기는 행동은 계속될 것이다. 예를 들면 촉각계에서 티셔츠의

상표는 아동을 괴롭히지만 이것은 각성의 증가로 다른 감각계가 과부하 상태일 때 더 아동을 괴롭힐 것이다(예, 시끄러운 식당에서).

③ 감각계의 기능은 적응반응의 질을 결정한다.

④ 통합이 일어나기 위해 의미 있는 감각 입력의 등록이 필요하다. 통합은 적응반응에 반영된다.

⑤ 아동이 적절한 적응반응을 만들 때 일반적인 감각통합 능력의 발달에 기여할 것이다.

⑥ 아동은 신경학적 조직화를 위해 그리고 적응반응의 결과를 위해 가장 잠재적인 변화를 위한 환경에서 행동하고 자발성이 필요하다.

⑦ 아동의 능력 내에서 적응반응은 사용되어져야 한다. 그러므로 아동의 발달 수준이 평가되어야 한다. 적응반응은 성장을 촉진하기 위해 아동의 능력보다 높은 한도에서 행해져야 한다.

⑧ 감각통합의 어려움은 두 가지 다른 영역에서 문제가 발생하는 것이다. 감각계 조절 수준과 기능 지지능력 둘 중 한 영역 혹은 두 영역이 결합되어 최종산물의 문제를 갖게 한다.

⑨ 치료는 특정한 행동보다 잠재적인 결함에 대해 효과가 있다. 적응반응이 조직화될수록, 아동의 행동은 더욱 조직화된다.

⑩ 아동의 행동은 적응반응을 촉진하거나 이끌어 내는 조절된 감각 입력을 통하여 수정된다. 반응은 운동, 감정, 개념적인 것이어야 한다.

⑪ 여러 가지 감각계로부터의 입력은 적응반응을 위한 등록 수준(각성 혹은 억제)이나 통합 수준을 성취하기 위해 요구된다.

# 7.3 기능/기능장애 연속체

감각통합의 이론적 기초는 평가와 치료에 대한 의사 결정을 위한 기본이 된다. 감각통합에서, 감각계의 기능/기능장애를 이해하는 것은 치료사가 문제의 심각성을 결정짓고 여러 감각계를 알아보는 데 도움을 준다. 3가지 기능/기능장애 연속체는 (1) 감각조절 (2) 기능 지지 능력 (3) 최종산물 능력(표 7.1)이다. 이 장은 기능/기능장애 연속체, 평가를 위한 안내, 임상에 적용하는 것에 대해 다룰 것이다.

## 7.3.1 기능과 기능장애의 지표: 감각계 조절

감각계 처리과정 중 입력 방법은 아동이 적절히 반응하는 능력의 질에 영향을 준다.

적절한 반응은 최상의 적응반응 결과이다. 과민반응/높은 각성 상태는 조직화되지 않고 흥분되거나 부정적인 감정 반응의 결과이다. 저반응/저각성 상태는 불완전하거나 비효율적인 결과이다. 각성이 너무 높을 때, 아동은 심각한 생존의 위협을 받을 때처럼 반응한다. 만약 싸우거나 도망칠 수 없다면, 각성은 쉽게 낮아지지 않으며, 스트레스와 불안감을 야기하고, 다른 적응반응을 완성하는 데 어려움을 가질 것이다. 감각계 조절의 문제를 갖는 사람들은 일반인들보다 더 변하기 쉬운 반응/각성 수준을 갖는다. 그 결과 감각계의 안정성 결여로 인해 적응반응에 어려움을 갖게 된다. 감각계는 기능적으로 독립적이지 못하다. 각 감각계의 각성이 합쳐지면 높은 각성을 갖게 되고, 여러 감각계에서 억제하면 저각성을 갖게 된다. 각성이나 반응 수준은 정보를 처리하는 각 감각계의 요소와 더불어 평가되어야 한다. 감각계는 저각성이거나 과각성이거나 기능장애라는 것을 기억하라. 이전에 제시된 것처럼 조절의 기능/기능장애 연속체, 평가를 위한 안내, 변화에 대한 가정, 임상에 적용하기와 같은 이론적 기초는 감각방어와 감각조절의 문제를 가진 아동을 치료하기 위한 이론의 틀로서 단독으로 취할 수 있다는 것이다(차트 7.1).

## 7.3.2 기능과 기능장애의 지표: 기능 지지능력

신체적 능력은 최종산물 능력에 대한 잠재적인 기초가 되며, 지지를 제공한다. 기능 지지능력은 감각계로부터의 입력을 통합하는 데 도움을 준다. 또한 감각계의 조절을 도와주며, 균형을 제공한다(차트 7.2).

## 7.3.3 기능과 기능장애의 지표: 최종산물 능력

최종산물 능력은 감각계 조절과 기능 지지 수준의 통합을 반영한다. 모든 최종산물 능력의 수준은 기능/기능장애 연속체에서는 poor에서 excellent로 점수 매겨질 수있다(차트 7.3).

**차트 7.1** 감각계 조절을 위한 기능과 기능장애의 지표

| 저등록 | 정상 반응 | 과등록 |
|---|---|---|
| **기능 장애의 지표** | **기능의 지표** | **기능장애의 지표** |
| 촉각계<br>고통을 느끼지 못함<br>손상을 인식하지 못함<br>접촉의 형태 차이를 구별하지 못함 | 촉각계<br>가벼운 촉각을 좋아함<br>접촉의 형태를 구별함<br>옷, 동물, 사물, 사람으로부터의 접촉을 통합하고 구별함 | 촉각계<br>가벼운 촉각에 부정적으로 반응함<br>신경질적이거나 고통스럽게 가벼운 촉각을 받아들임<br>사람이나 동물, 사물, 옷과 같은 특정 형태의 접촉을 참지 못함 |
| 청각계<br>소리의 근원을 모름: 시끄러운 소리에 깜짝 놀라지 않음 | 청각계<br>소리가 어디에서 나는지 알고, 적절하게 반응함 | 청각계<br>소리에 의해 과도하게 산만해짐<br>소리에 쉽게 깜짝 놀람<br>정상적인 수준의 소리에 의해 불쾌감을 보이거나 당황함 |
| 중력과의 관계<br>움직임이나 떨어짐, 높은 곳에 대해 집중하지 못함<br>조심해야 할 상황에서조차 위험한 방식으로 빠르게 움직임 | 중력과의 관계<br>정상적으로, 위험한 상황과 관련된 움직임에 대해 집중하거나 조심함 | 중력과의 관계<br>신체/머리의 위치가 변화되거나 집중이 요구되는 상황에서 움직이는 것에 대한 공포, 불안 혹은 긴장하는 정서적 반응 |
| 움직임 수준<br>움직임을 유지하는 것이 나타나거나 느린 움직임을 보임 | 움직임 수준<br>정상적인 움직임의 양 | 움직임 수준<br>지속적으로 움직임 |
| 구강 각성<br>입속에 무엇이든 넣으려 함<br>부적절하다는 것을 인식해야 하는 나이가 지난 후에도 적절치 않은 음식에 대해 거부감을 보이지 않음 | 구강 각성<br>질감 때문에 몇몇 음식을 싫어하지만 음식이 입으로 들어가는 것을 정상적으로 허락함 : 맛에 대한 반응<br>입에 넣기에 적절치 않은 사물을 구별함 | 구강 각성<br>입안에 놓여진 음식의 질감에 매우 민감함<br>맛이 아니라 질감 때문에 많은 음식을 거부함<br>입안에 넣는 물건을 싫어함(예, 칫솔, 의사의 손이나 기구)<br>스스로 진정시키기 위해 딱딱한 것을 씹음<br>담요와 같은 부적절한 물건을 씹음 |
| 후각 각성<br>담배와 같이 해로운 냄새에도 집중하지 않음 | 후각 각성<br>냄새에 정상적인 반응 | 후각 각성<br>냄새에 매우 민감한 반응<br>냄새는 아동을 흥분시키거나 구토하게 함<br>냄새는 부정적인 '플래쉬백'을 줄 수 있음 |
| 시각계<br>시야범위 내 변화에 대해 저반응<br>시야범위 내 들어온 사물에 대해 저반응<br>시력이 정상적일지라도 색이나 움직임의 변화에 저반응 | 시각계<br>정상적으로 시야범위 내 변화를 앎 | 시각계<br>시야범위 내에서 일반적인(특이한 것이 아닌) 물체에 고집스럽게 반응함<br>시각적으로 습관화하는 데 어려움 |

| | | |
|---|---|---|
| 집중 수준<br>활동적인 치료나 반응이 요구되는 환경적인 변화에 대해 집중하지 않거나 조금만 집중함 | 집중 수준<br>정상적인 집중 수준 | 집중 수준<br>자극에 지속적으로 반응함<br>자극에 대한 움직임과 관련된 것뿐만 아니라 다른 모든 감각계가 반응함 |
| 회전 후 안구진탕<br>회전한 후에 약간 어지러워하거나 어지러워하지 않음(감소된 회전 후 안구진탕) | 회전 후 안구진탕<br>회전한 후에 정상적으로 어지러워함 | 회전 후 안구진탕<br>회전한 후에 심한 어지러움을 보임(지속적으로 회전 후 안구진탕을 보임) |
| 움직임 민감성<br>자율신경계의 반응 없이 각가속도나 회전가속도의 과도한 양을 견딤 | 움직임 민감성<br>각가속이나 몇몇의 회전을 견디고 자율적인 반응의 이유로 정지하는 것이 필요함 | 움직임 민감성<br>자율신경계 반응 없이 각가속이나 회전에 대해 견디지 못함(보통 구역질이나 "이상하다고 느낌") |
| 고유수용성감각 민감도<br>움직임이나 근육의 위치와 사지를 느끼지 못함 | 고유수용성감각 민감도<br>외부에서 제공된 고유수용성 입력에 정상적인 등록과 반응 | 고유수용성감각 민감도<br>외부에서 제공된 근육과 관절의 움직임에 과도하게 민감함<br>사지의 움직임을 지나치게 인식함 |
| 정서적 각성<br>표현이나 정서의 감소된 수준을 보임 | 정서적 각성<br>정상적인 정서의 표현 | 정서적 각성<br>대부분의 사람들이 대수롭지 않게 생각하는 것에 흥분함 |

**차트 7.2** 기능적인 지지 능력을 위한 기능과 기능장애의 지표

| 특정한 기능 능력 | |
|---|---|
| **정상적인 반응** | **부족한 발달 능력** |
| 기능의 지표 | 기능장애의 지표 |
| 빨기-삼키기-숨쉬기<br>빨기-삼키기-숨쉬기 패턴의 조화<br>빨기-삼키기-숨쉬기의 모든 메카니즘이 협응되고, 좋은 근긴장도 안정성을 가짐 | 빨기-삼키기-숨쉬기<br>빨기-삼키기-숨쉬기 조화의 어려움을 경험<br>근긴장도와 안정성이 빨기-삼키기-숨쉬기 메카니즘의 좋은 협응을 허락하기에 충분히 발달되지 않음 |
| 촉각 구별<br>촉각으로 다양한 크기, 질감, 형태를 확인하는 능력<br>좋은 두 점 구별 능력<br>좋은 고유수용성감각 인지 능력(운동감각)<br>정보 수집 시 촉각 사용 | 촉각 구별<br>촉각에 의해 정확히 확인하지 못하거나 물체를 구별하지 못함<br>부족한 두 점 구별 능력<br>부족한 고유수용성감각 인지 능력(운동감각)<br>정보 수집 시 부족한 촉각 구별능력 |
| 다른 구별 능력<br>청각 구별<br>정보 수집 시 청각계를 사용하는 능력<br>중력과의 관계<br>중력과의 관계에서 머리/신체의 위치변경 시 정상 | 다른 구별 능력<br>청각 구별<br>정상적인 듣기가 가능하지만, 정보 수집을 위해 청각계를 사용하는 능력이 부족함<br>중력과의 관계 |

| | |
|---|---|
| 적인 균형 반응<br>회전 후의 안구진탕<br>어지러운 정도를 구별 | 머리/신체의 신호 변화, 균형/평형 반응의 요구에 대한 비효율적인 등록<br>회전 후의 안구진탕<br>어지러운 정도를 구별하는 데 어려움 |
| **움직임 수준**<br>목적지향적이며, 초점을 맞춘 움직임 | **움직임 수준**<br>목적지향적이지 못하고, 초점을 맞추지 못한 움직임 |
| **구강 구별**<br>맛과 질감을 구별 | **구강 구별**<br>맛과 질감의 부족한 구별 |
| **후각 구별**<br>냄새를 구별 | **후각 구별**<br>냄새의 부족한 구별 |
| **시각 구별**<br>좋은 시각 구별능력<br>좋은 시력 | **시각 구별**<br>시력의 문제 : 안경 착용<br>부족한 구별능력 |
| **고유수용성감각 구별**<br>움직임의 방향과 속도, 힘을 구별하는 데 고유수용성감각 능력을 사용 | **고유수용성감각 구별**<br>움직임의 방향이나 속도, 힘을 정확하게 판단하지 못함 |
| **집중 수준**<br>많은/새로운 정보를 취하는 데 집중을 잘 함 | **집중 수준**<br>새로운 정보를 얻는 데 집중하지 못함 |
| **정서적 수준**<br>자신과 다른 사람의 감정표현과 의미를 구별함 | **정서적 수준**<br>행동하기 위한 감정 표현을 사용하는 데 어려움 |
| **동시수축**<br>안정적으로 행동하기 위해 관절 주위의 근육을 동시에 수축하는 능력 | **수축**<br>관절 주위의 근육을 동시에 수축하는 데 어려우며 정상적인 안정화보다 떨어짐 |
| **근긴장도**<br>정상적인 움직임 패턴의 안정성을 위한 정상적인 긴장 | **근긴장도**<br>낮은 근긴장도 : 기운 없이 약한 긴장<br>긴장도는 몇몇 정상적인 움직임 패턴을 위해 충분한 안정성을 제공하지 못함 |
| **균형과 평형**<br>좋은 균형 능력<br>대개 전체적으로 좋은 협응을 보임 | **균형과 평형**<br>균형을 잡는 데 어려움 |
| **발달 반사**<br>반사가 움직임에 '통합된' 상태이며 강제적이지 않음 | **발달 반사**<br>수의적으로 중력에 대항해 움직이는 데 어려움<br>자세에서 강제적임 움직임을 보임(예, 머리 회전을 하는 비대칭 긴장성 경반사)<br>특정 자세나 움직임은 아동이 특정한 자세를 취하는 원인이 될지도 모름(예, 바로 누운 자세에서 굽은 등) |
| **편측성**<br>항상 같은 측의 손과 눈과 발이 우세함 | **편측성**<br>없거나 우세화가 혼합됨 |
| **양측통합**<br>눈과 손이 정중선을 매끄럽게 교차함 | **양측통합**<br>손이 정중선 교차를 잘 못함<br>눈이 정중선을 교차할 때 눈의 깜박거림, 주시의 위치 이동, 눈의 경련이 일어남 |

**차트 7.3** 최종산물 능력을 위한 기능과 기능장애의 지표

| 최종산물 능력의 정상적인 반응 | 부족한 최종산물 능력의 발달 |
|---|---|
| 기능의 지표 | 기능장애의 지표 |
| 실행<br>적절한 적응반응을 성취하기 위해 습관화 되지 않은 움직임을 조직화하는 능력 | 실행<br>적절한 적응반응을 성취하거나 움직임을 조직화하는 데 어려움<br>적절한 적응반응을 성취하거나 조직화, 순서화, 내면화하는 어떤 통합수준에 대해 어려워함 |
| 형태와 공간 지각<br>적응반응을 생산하기 위해 효과적으로 형태와 공간 지각을 사용하는 능력 | 형태와 공간 지각<br>전경-배경과 공간 관계를 이해하고 통합하는 데 어려움 |
| 행동<br>환경과 상황, 나이에 적절하게 행동 | 행동<br>환경이나 나이, 상황에 부적절하게 행동 |
| 학업<br>기능적이거나 높은 능력 수준 | 학업<br>능력 수준 아래의 기능 |
| 언어와 발음<br>나이 수준에 맞는 언어 사용<br>나이에 적절한 수준의 발음 | 언어와 발음<br>나이 수준 이하의 언어 사용<br>명백한 구조상의 문제가 없는데도 또래보다 발음이 더 좋지 않음 |
| 정서적 긴장<br>정서적 긴장이 균형 잡혀 있음<br>자존감이 좋고 나이에 적절함<br>강제적으로 조직화됨 | 정서적 긴장<br>정서적 긴장에 어려움<br>부적절한 자존감<br>감각방어가 있을지도 모름 |
| 활동 수준<br>나이 수준에 맞는 정상적인 활동 수준<br>나이 수준에 적절한 자아조절을 보임 | 활동 수준<br>우울증 같이 보이는 낮은 활동 수준<br>초점이 없는 높은 활동 수준: 부족한 자아조절 |
| 환경적 능숙함(environment mastery)<br>적절한 실행, 정서적 긴장, 활동 수준, 행동, 학업 수행과 함께 안정적인 적응반응을 생산함<br>나이에 적절한 수준에서 환경을 이해하며 기능적임 | 환경적 능숙함(environment mastery)<br>부적절한 실행, 정서적 긴장, 활동 수준, 행동, 학업 수행과 함께 부적절한 적응반응 혹은 부족한 반응을 보임<br>나이의 적절한 수준에서 환경을 이해하지 못하며 기능적이지 못함 |

# 7.4 평가를 위한 안내

감각통합 이론의 틀을 사용하는 치료사는 렌즈를 통해 아동의 어려움을 처음 여과한 후, 만약 감각통합의 문제가 있다면 감각통합 이론의 틀을 다른 치료 형태로 계속 사용한다. 몇몇 치료사들은 감각통합만 독점적으로 사용하지만 만약 감각통합 문제가 다른

이론의 틀을 사용하기 전에 나타난다면 규명하길 원할 것이다. 잠재적인 감각통합 결손은 종종 다른 치료 형태에 반응하지 않을 것이다. 감각통합은 기능적으로 신경계를 이해하는 방법이며, 다른 치료 방법을 더욱 효과적으로 사용하는 데 도움을 준다.

감각통합의 어려움이 의심되어 작업치료에 의뢰되는 아동들은 비정상적으로 방해를 받거나 피질에 기초한 기능장애 때문에 종종 특이한 행동을 보일 것이다. 그러한 아동들은 때때로 작업치료사에게 의뢰되기 전에 내과 의사나 정신과 의사에게 의뢰되는 경우가 있다. 특이한 행동들은 부록 7A에 있다. 감각방어의 증상인데도 종종 정신과적인 행동장애로 진단되는 실수를 범하기도 한다. 작업치료사는 감각방어를 처음으로 확인시켜 줄 것이다. 외적으로 결합되지 않은 증상들의 규칙적인 연합은 감각방어임을 분명히 확인시켜 준다. 여러 증상이 함께 결합하여 감각통합 장애의 지표를 나타내며, 한 가지 증상만으로 단정지을 수 없단 사실을 명심해야 한다.

감각통합 장애 아동의 평가는 복잡한 과정을 거친다. 치료사는 이러한 특정 영역에 대해 꿰뚫고 있어야 하며, 발달에 대해 잘 이해하고 있어야 한다. 종종 작업치료사에게 의뢰되는 아동들은 이미 여러 전문가들과 만난 적이 있다. 아동의 행동 혹은 운동 결손의 가능한 원인은 모든 수준에서 평가되어야 한다.

이 장에서 제안하는 임상관찰은 표준화된 과정으로 안내된다(Dunn, 1981, Harris, 1981, Wilson, Pollack, Kaplan, & Law, 1994). 임상관찰, 발달력, 체크리스트 그리고 몇몇 표준화된 검사는 숙달된 치료사에 의해 행해진다. 치료사는 표준화된 검사를 사용하기 전에 검사 시행과 측정에 대한 교육적 배경을 가져야 한다. SCSIT(Ayres, 1972a), SCPNT(Ayres, 1975a), SIPT(Ayres, 1980)의 시행과 해석은 추가적인 교육이 필요하다. 이것은 숙달된 작업치료 기술만 있어서는 안 되며, 전문적인 학위를 가지고 임상경험이 있는 치료사를 위해서 디자인되었다. 이러한 검사도구들은 자격증을 취득하는 것을 포함하여, 검사를 시행하고 해석하는 것을 가르치기 위해 다양한 훈련 프로그램으로 이루어진다. 다른 전문가의 평가 보고서는 전문가에 의해 해석될 필요가 있을 것이다. 작업치료사는 이 이론의 틀과 관련된 평가 결과를 통합하는 데 책임이 있다.

아동을 평가할 때 치료사는 감각계 조절 수준의 문제점이 종종 감각방어의 결과 때문임을 알아야 한다. 기능 지지 능력에서의 문제는 종종 감소된 기능적인 능력을 가져온다. 두 문제는—기능 지지 능력과 감각 조절 수준에서의 그것— 최종산물 능력의 수준에 영향을 미친다. 모든 최종산물 능력 수준이 작업치료사에게 중요하다고 할지라도 주요 관심사는 실행이고 두번째 관심사는 행동의 문제이다.

감각통합 문제의 평가는 아동의 기능을 조직적으로 평가하는 것이다. 부록 7B와 7C는 평가하는 동안 사고를 조직화하는 데 도움을 줄 것이다. 부록 B의 개요는 결과를 조직화하는 데 도움을 준다.

### 7.4.1 감각계 조절 수준의 평가

감각 조절과 방어는 평가의 첫번째 영역이다. 이러한 문제가 확인되면, 문제 영역을 위한 치료를 시작하고, 평가 과정 동안 확인된 다른 감각통합의 문제들이 심각하게 드러날 수 있다. 적절한 조절 수준을 성취하도록 아동을 돕는 것은 기능 지지 능력과 최종산물의 더 나은 결과를 얻기 위해 최적의 수준에서 그들의 모든 자원을 사용하도록 한다.

다음 평가는 감각계 조절 연속체를 위해 제안 된다.

#### 1) 일반적(모든 감각계) 평가

- Touch inventory for elementary school aged children(TIE) (Royeen, 1987 ; Royeen & Fortune, 1990)
- Sensory motor history (Ayres Clinic, 1971)
- Sensory history (Wilbarger & Oetter, 1989; Wilbarger & Wilbarger, 1991)
- Clinical Observation of Motor and Postural Skills (Wilson, Pollack, Kaplan, & Law, 1994)
- Clinical observation
- Tactile defensiveness checklist (Royeen, 1986)
- Overall sensory motor history
- Evaluation of sensory defensiveness (Wilbarger & Wilbarger, 1991)
- Sensory Profile (Dunn & Westman, 1997)

#### 2) 특정 평가

중력과의 관계

- 움직이는 도구에 대한 반응과 누운, 엎드린, 앉은 자세에서의 평형 반응을 포함한 임상 관찰

집중 수준

- 관찰
- 교사의 보고
- 부모의 보고
- 의사의 보고
- 회전 후 안구진탕
- SCPNT (Ayres, 1976 ; Kimball, 1981)

움직임 민감성
- SCPNT 중 임상 관찰
- 다른 임상 관찰을 하는 동안의 관찰
- 부모의 보고

정서적인 각성 수준
- 심리적인 평가

## 7.4.2 기능 지지 능력의 평가

부족한 기능 지지 능력을 가진 아동은 성공적으로 최종산물을 성취하는 데 어려움을 가질 것이다. 기능 지지 문제의 확인은 아동이 특정 과제를 성취하거나 무언가를 완성하지 못하는 이유에 대한 설명을 도와준다. 예를 들면 낮은 근긴장도와 동시수축의 어려움을 가진 아동은 몇몇 상황에서 약하게 보일 것이다. 아동이 한 개의 근육 그룹(주관절의 완전한 신전 혹은 굴곡)을 사용하는 활동에서는 강하지만, 두 근육그룹 간의 협응(동시수축)이 요구되는 중간 정도의 움직임에서 약하게 보이는 이유를 설명해 줄 때까지 부모님들을 당황하게 할 수 있다.

다음 평가는 기능적인 지지 능력을 위해 제안된다.

빨기-삼키기-숨쉬기
- Evaluation of oral mechanism (Oetter, Richter, & Frick, 1992)

촉각 구별
- SIPT (Ayres, 1989)
- 교사와 부모의 보고

동시수축
- 임상 관찰 (Dunn, 1981 ; Fisher & Bundy, 1989)
- 근긴장도

고유수용성감각
- 임상 관찰 (Dunn, 1981)

균형과 평형
- 임상 관찰 (Dunn, 1981 ; Fisher & Bun요, 1989)
- Standing balance eyes open and closed, SIPT (Ayres, 1989)
- Bruininks Oseretsky Test of Motor Proficiency (Bruininks, 1978)

발달 반사
- 임상 관찰

• 부모의 보고

편측성

• 임상 관찰
• 부모의 보고

양측통합

• SIPT (Ayres, 1989)

## 7.4.3 최종산물 능력 수준의 평가

실행장애는 감각통합 이론의 틀에서 작업치료사에게 주요한 관심영역이다. 그것은 또한 최종산물 문제 영역을 가장 많이 포함하고 있고, 종종 다른 최종산물 능력에도 영향을 미친다. 따라서 실행의 명확한 이해는 감각통합의 문제를 갖는 아동을 평가하는 데 중요하다. 실행 차트(그림 7.10)와 임상추론 처리과정(부록 7D 참조)은 치료사가 아동의 반응에 관한 사고를 조직화하는 데 도움을 준다. 더불어 치료사가 아동의 문제 원인을 정확히 알 수 있게 도와준다. 예를 들면 그림 7.10을 사용하여, 등록, 각성, 개념화의 문제인지, 다른 감각 입력이나 더 많은 입력을 다루는 것에 대한 문제인지, 환경의 구조화나 제한에 반응하는 것이 문제인지 알 수 있을까?

다음 평가는 최종산물 능력을 위해 제안된다.

실행

• SIPT (Ayres, 1989)
• 부모의 보고
• 교사의 보고

형태와 공간 지각

• SIPT (Ayres, 1989)
• Developmental Test of Visual-Motor Integration (DTVI) (Beery, 1989)
• Motor Free Visual Perception Test (MVPT) (Colarusso & Hammill, 1972)
• 부모의 보고
• 교사의 보고
• Test of Visual-Perceptual Skills (nonmotor) (Gardner, 1988)
• 행동
• 임상 관찰
• 부모의 보고
• 교사의 보고

- 심리적인 평가

학업

- 보고 카드를 포함한 학교 보고
- 교사의 보고
- 학교 심리학자나 교사에 의해 행해진 교육 평가 (예, Wechsler Intelligence Scale for Children Revised, 1974 ; Kaufman Assessment Battery for Children [Kaufman & Kaufman, 1983])

언어와 발음

- 언어 병리학자에 의해 행해진 평가
- 관찰

정서적 긴장

- 관찰
- 의사의 보고
- 사회에 관한 연구가의 보고
- 부모의 보고
- 교사의 보고

활동 수준

- 관찰
- 심리학자의 보고
- 의사의 보고
- 부모의 보고
- 교사의 보고

환경적 능숙함(environment mastery)

- 관찰
- 아동 자신의 보고
- 부모의 보고
- 교사의 보고

## 참고문헌


Ayres, A. J. (1965). Patterns of perceptual-motor dysfunction in children: a factor analytic study. *Perceptual and Motor Skills, 20,* 335–368.

Ayres, A. J. (1966a). Interrelations among perceptual-motor abilities in a group of normal children. *American Journal of Occupational Therapy, 20,* 288–292.

Ayres, A. J. (1966b). Interrelations among perceptual-motor functions in children. *American Journal of Occupational Therapy, 20,* 68–71.

Ayres, A. J. (1969). Deficits in sensory integration in educationally handicapped children. *Journal of Learning Disabilities, 2,* 160–168.

Ayres, A. J. (1971). *Sensory motor history.* Torrance, CA: Ayres Clinic.

Ayres, A. J. (1972a). *Sensory integration and learning disorders.* Los Angeles: Western Psychological Services.

Ayres, A. J. (1972b). *Southern California sensory integration tests manual.* Los Angeles: Western Psychological Services.

Ayres, A. J. (1972c). Improving academic scores through sensory integration. *Journal of Learning Disabilities, 5,* 338–343.

Ayres, A. J. (1972d). Types of sensory integrative dysfunction among disabled learners. *American Journal of Occupational Therapy, 26,* 13–18.

Ayres, A. J. (1975a). *Southern California postrotary nystagmus test manual.* Los Angeles: Western Psychological Services.

Ayres, A. J. (1975b). Sensorimotor foundations of academic ability. In W. M. Cruickshank & D. P. Hallahan (Eds.) *Perceptual and learning disabilities in children* Vol. 2 (pp. 301–338). Syracuse, NY: Syracuse University Press.

Ayres, A. J. (1976). The effect of sensory integrative therapy on learning disabled children: The final report of a research project. Los Angeles: University of Southern California.

Ayres, A. J. (1978). Learning disabilities and the vestibular system. *Journal of Learning Disabilities, 11,* 18–29.

Ayres, A. J. (1979). *Sensory integration and the child.* Los Angeles: Western Psychological Services.

Ayres, A. J. (1980). *Southern California tests of sensory integration tests manual: (Rev. ed.).* Los Angeles: Western Psychological Services.

Ayres, A. J. (1985). *Developmental dyspraxia and adult-onset apraxia.* Torrance, CA: Sensory Integration International.

Ayres, A. J. (1989). *Sensory integration and praxis tests.* Los Angeles: Western Psychological Services.

Beery, E. (1989). *The developmental test of visual-motor integration* (3rd rev. ed.). Cleveland, OH: Modern Curriculum.

Bender, L. (1938). *A visual-motor gestalt test and its clinical use* (Res. Mon. No.3). New York: American Orthopsychiatric Association.

Bruininks, R. H. (1978). *Bruininks-Oseretsky test of motor proficiency examiner's manual.* Circle Pines, MN: American Guidance Service.

Chusid, J.G. (1979). *Correlative neuroanatomy and functional neurology* (17th ed.). Los Altos, CA: Lange Medical Publishers.

Clark, F. A., Mailloux, Z., and Parham, D. (1989). Sensory integration and children with learning disabilities. In P. N. Pratt and A. S. Allen (Eds.). *Occupational therapy for children* (2nd ed.) (pp. 457–507). St. Louis: C.V. Mosby.

Colarusso, R. P., and Hammill, D. D. (1972). *Motor free visual perception test.* Novato, CA: Academic Therapy.

Daube, J. R., Reagan, T. J., Sandok, B. A., and Westmoreland, B. F. (1986). *Medical neuroscience.* Boston: Little, Brown.

DeGangi, G., and Greenspan, S.I. (1989). *Test of sensory functions in infants.* Los Angeles, CA: Western Psychological Services.

DeGroot, J. and Chusid, J.G. (1988). Correlative neuroanatomy (12th ed.). Connecticut: Appleton and Lange.

DeQuiros, J.B., and Schrager, O. L. (1979). *Neuropsychological fundamentals in learning disabilities* (rev. ed.). Novato, CA: Academic Therapy.

Dubner, R. (1991). Neuronal plasticity and pain following peripheral tissue inflammation or nerve injury. Proceedings of the VIth World Congress on Pain. New York, NY: Elsevier Science Publishers BV.

Dunn, W. (1981). *A guide to clinical observation in kindergartners.* Rockville, MD: American Occupational Therapy Association.

Dunn, W., and Westman, K. (1997). The sensory profile: The performance of a national sample of children with disabilities. *American Journal of Occupational Therapy, 51,* 25–34.

Farber, S. D. (1982). *Neurorehabilitation: A multisensory approach.* Philadelphia: W. B. Saunders.

Farber, S. D. (1989, May). Neuroscience and occupational therapy: Vital connections. Eleanor Clark Slagle Lectureship at the American Occupational Therapy Association Annual Conference, Baltimore, MD.

Fisher, A. G., and Dunn, W. (1983). Tactile defensiveness: Historical perspectives, new research: A theory grow. *Sensory Integration Special Interest Section Newsletter, 6*(2), 1–2.

Fisher, A. G., and Bundy, A.C. (1989). Vestibular stimulation in the treatment of postural and related disorders. In O. D. Payton, R. P. Fabio, S. V. Paris, E. J. Protas, and A. F. Van Sant (Eds.), *Manual of physical therapy techniques* (pp. 239–258). New York: Churchill-Livingstone.

Fisher, A. G., Murray, E. A., and Bundy, A. C. (1991). *Sensory integration theory and practice.* Philadelphia, PA: F. A. Davis.

Fitzgerald, M. (1991). The developmental neurobiology of pain. Proceedings of the VIth World Congress on Pain. New York, NY: Elsevier Science Publishers BV.

Gardner, M. F. (1988). *Test of visual-perceptual skills (non-motor).* San Francisco, CA: Health Publishing Co., Children's Hospital.

Gold, P. W., Goodwin, F. K., Chrousos, G. P. (August 11, 1988). Clinical and biochemical manifestations of depression: relations to the neurobiology of stress, (Part I). *New England Journal of Medicine.*

Gold, P. W., Goodwin, F. K., Chrousos, G. P. (August 18, 1988). Clinical and biochemical manifestations of depression: relations to the neurobiology of stress, (Part II). *New England Journal of Medicine.*

Harris, N. P. (1981). The duration and quality of the prone extension position in 4, 6, and 8 year old normal children. *American Journal of Occupational Therapy, 35,* 27–29.

Kandel, E. R. and Schwartz, J. H. (1985). *Principles of neural science.* New York: Elsevier.

Kaufman A. S., and Kaufman, N. L. (1983). *Kaufman assessment battery for children.* Circle Pines: American Guidance Service.

Kimball, J. G. (1977). Case History Follow Up Report, Center for The Study of Sensory Integrative Dysfunction Newsletter (now Sensory Integrative International), Torrance, CA.

Kimball, J. G. (1981). Normative comparison of the Southern California Postrotary Nystagmus Test: Los Angeles vs. Syracuse data. *American Journal of Occupational Therapy, 34,* 21–25.

Kimball, J. G. (1986). Prediction of methylphenidate (ritalin) responsiveness through sensory integrative testing. *American Journal of Occupational Therapy, 40,* 241–248.

Kimball J. G. (1988). Hypothesis for production of stimulant drug effectiveness utilizing sensory integrative diagnostic methods. *Journal of the American Osteopathic Association, 88,* 757–762.

Kimball, J. G. (1990). Using the sensory integration and praxis tests to measure change: a pilot study. *American Journal of Occupational Therapy, 44,* 603–608.

Kimball, J. G. (1991). Personal case records, Scarborough, ME. Larson, K. A. (1982). The sensory history of developmentally delayed children with and without tactile defensiveness. *American Journal of Occupational Therapy, 36,* 590–596.

Melzack, R., and Wall P. D. (1965). Pain mechanisms: A new theory. *Science, 150,* 971–979.

Montagu, A. (1978). *Touching: The human significance of the skin.* New York: Harper & Row.

Moore, J. C. (1990). Highlights of neurological development and functioning. In. E. M. Gilfoyle, A. Grady, and J. C. Moore (Eds.) *Children adapt.* (pp.33–85) Thorofare, NJ: Slack.

Nieuwenhuys, R., Voogd, J., and Van Huijzen, C. (1988). *The human central nervous system*. New York: Springer-Verlag.

Oetter, P., Richter, E., and Frick, S. (1992). *MORE integrating the mouth with sensory and postural function*. Hugo, MN: PDP Products.

Pribam, K. (1975). Arousal, activation and effort in the control of attention. *Psychological Review, 82*, 116–149.

Routtenberg, A. (1968). The two arousal hypothesis: reticular formation and limbic system. *Psychological Review, 75*, 1, 51–80.

Royeen, C. B. (1985). Domain specifications of the construct tactile defensiveness. *American Journal of Occupational Therapy, 39*(9), 596–599.

Royeen, C. B. (1986). Development of a scale measuring tactile defensiveness. *American Journal of Occupational Therapy, 46*, 414–419.

Royeen, C. B. (1987). Test-retest reliability of a touch scale for tactile defensiveness in children. *Physical and Occupational Therapy in Pediatrics, 7*(3), 45–52.

Royeen, C. B., and Fortune, J. C. (1990). TIE: Touch inventory for school aged children. *American Journal of Occupational Therapy, 44*, 155–160.

Sagan, C. (1977). *Dragons of Eden*. New York: Random House.

Wall, P. D. (1970). *Sensory of impulses traveling in the dorsal columns*. Brain, 93, 505–524.

Wechsler, D. (1974). *Intelligence scale for children revised*. New York: Psychological Corporation.

Wilbarger, P. (1984). Planning an adequate "sensory diet"—application of sensory processing theory during the first year of life. *Zero to three*, Sept, 1991, 7–12.

Wilbarger, P. (1991). Occupational therapy: sensory defensiveness, 60-minute video, PDP Products, Hugo, MN.

Wilbarger, P., and Oetter, P. (October, 1989). Sensory processing disorders. Paper presented at the American Occupational Therapy Association Practice Symposium, St. Louis, MO.

Wilbarger, P., and Royeen, C. B. (May, 1987). Tactile defensiveness: Theory, applications and treatment. Annual Interdisciplinary Doctoral Conference, Sargent College, Boston University.

Wilbarger, P., & Wilbarger, J. (1991). Sensory defensiveness in children 2–12. Santa Barbara, CA: Avanti Education Programs.

Wilcox, G. L. (1991). Excitatory neurotransmitters and pain. In M. R. Bond, J. E. Charlton, & C. J. Woolf, (Eds). *Proceedings of the VIth World Congress on Pain*. New York, NY: Elsevier Science Publishers BV.

Wilson, B. N., Pollack, N., Kaplan, B., & Law, M. (1994). *Clinical observations of motor and postural skills*. Tucson, AZ: Therapy Skill Builders.

Wilson-Pauwels, L., Akesson, E., & Stewart, P. (1988). *Cranial nerves*. Philadelphia, PA: B.C. Becker, Inc.

Woolf, C. J. (1991). Central mechanisms of acute pain. In M. R. Bond, J. E. Charlton, & C. J. Woolf (Eds). *Proceedings of the VIth World Congress on Pain*. New York, NY: Elsevier Science Publishers BV.

부 록 7 A

# 나타나는 문제점 : 감각통합 기능장애가 의심되는 아동들

여러 증상들을 고려하여 감각계 기능장애를 확인하여야 함

**유아**

화를 잘 내는 아기
낮은 근긴장도
수면 주기의 문제
안아주는 것을 싫어함
뒤로 향하는 것을 싫어함
쉽게 깜짝 놀람
정상적인 움직임의 질보다 느리거나 적게 발달함

**토들러(아장아장 걷는 유아)**

지속적으로 위의 문제들이 나타나며, 아래의 문제들이 추가되어 나타날 것임:

집중 기간이 짧음
어색함
발음의 문제
작은 상처에도 과도하게 흥분함
어떤 표면에서 걷는 것을 두려워함
다른 움직임과 미끄러지는 것을 두려워함
매우 더럽히면서 먹음
언어 발달이 느림
질감 때문에 많은 음식을 거부함

**유치원 전에서부터 3학년까지의 아동기**

지속적으로 위의 문제들이 나타나며, 아래의 문제들이 추가되어 나타날 것임:

미세운동의 문제(예; 글씨 쓰기, 가위질하기, 색칠하기)
과잉행동
부족한 사회성 기술
충동성
쉽게 울음
질감을 싫어함(예; 핑거페인트, 음식)
대운동 활동에 어려움
쉽게 넘어짐
노는 동안 종종 부주의하여 장난감을 망가뜨림
특정 옷의 타입을 매우 싫어함

### 4학년에서 6학년까지의 중간 아동기

지속적으로 위의 문제들이 나타나며, 아래의 문제들이 추가되어 나타날 것임:
학업과 집중의 문제가 증가됨
행동 문제
조직화의 결핍이나 강박적인 조직화
반대로 쓰기와 읽기
활동 시 또래와 함께 하는 데 문제

### 사춘기 이전(pre-adolescence)

지속적으로 위의 문제들이 나타나며, 아래의 문제들이 추가되어 나타날 것임:
조직화의 문제
과제를 마치는 데 어렵거나 과제에 집중을 유지하는 것이 어려움
신체적인 기술과 사회적인 관계에서 미성숙함
더욱 두드러진 행동 문제(예; 실행하기, 싸움걸기)
물건을 잃어버리거나 잊어버림
종종 사회적으로 고립됨
개인적인 스포츠를 선택함(예; 달리기, 수영)
거칠게 접촉하는 스포츠를 선택함(예; 풋볼, 축구)
팀 스포츠를 경계함(예; 농구, 야구)
과도하게 감정적임

부 록 7 B

# 감각통합 능력에 대한 작업치료평가

이 름 ________________ 의 뢰 ________________

검사일 ________________

생년월일 ________________

교정연령 ________________

나타나는 문제점 ________________

## Ⅰ. 감각계 조절/감각방어

| 감각계 | 지 표 | 요 약 | 나타난 감각방어 |
|---|---|---|---|
| 촉각 | | | |
| 청각 | | | |
| 전정감각<br>중력과의 관계<br>움직임 수준<br>PRNT<br>움직임 민감성 | | | |
| 구강 | | | |
| 후각 | | | |
| 시각 | | | |
| 주의집중 | | | |
| 고유수용성감각 | | | |
| 정서 | | | |

PRNT = Postrotary Nystagmus Test, 회전 후 안구진탕.

## Ⅱ. 정보/구별계

| 감각계 | 지 표 | 요 약 | 최종산물의 문제를 야기하는 것 |
|---|---|---|---|
| 촉각 | | | |
| 청각 | | | |
| 전정감각<br>중력과의 관계<br>움직임 수준<br>PRNT<br>움직임 민감성 | | | |
| 구강 | | | |
| 후각 | | | |
| 시각 | | | |
| 주의집중 | | | |
| 고유수용성감각 | | | |
| 정서 | | | |

## III. 기능 지지 능력

| 영 역 | 지 표 | 요 약 | 최종산물의 문제를 야기하는 것 |
|---|---|---|---|
| 빨기-삼키기-숨쉬기 | | | |
| 동시수축 | | | |
| 근긴장도 | | | |
| 고유수용성감각 | | | |
| 균형/평형 | | | |
| 반사 발달의 통합 | | | |
| 편측성 | | | |
| 양측통합 | | | |

## IV. 최종산물 능력

| 영 역 | 지 표 | 사용한 검사 | 요 약 |
|---|---|---|---|
| 실행 | | | |
| 행동 | | | |
| 학업 | | | |
| 언어/발음 | | | |
| 정서적 긴장 | | | |
| 활동 수준 | | | |
| 환경적 능숙함 | | | |

## 부 록 7 C

# 작업치료와 감각통합의 종합적인 평가

### 1. 나타나는 문제점

a. 보여지는 문제점은 무엇인가?

b. 문제를 다음과 같은 클러스터로 그룹화할 수 있는지:

- 감각계 조절 문제
- 정보/구별 문제
- 기능 지지 능력의 문제
- 최종산물의 문제?

### 2. 감각계 조절/감각방어

a. 조절 문제의 증거가 무엇인지?

- 감각력
- 나타나는 문제점
- 부모/교사의 보고
- 평가를 통해서?

b. 아동이 감각방어인가?

- 어떤 감각계가 관련되어 있나?
- 문제의 심각한 정도는?
- 경도(mild), 중등도(moderate), 중도(severe) 중에 무엇인가?

c. 이러한 문제들이 어떤 최종산물 능력에 영향을 미치는가?

### 3. 정보/구별계

a. 정보/구별계 문제의 증거가 무엇인가?

- 나타나는 문제점
- 부모/교사의 보고

- 다른 전문가의 보고
- 평가

b. 어떤 감각계와 관련되어 있나?
- 조절 문제가 처리과정을 방해하는가?

c. 이러한 문제들이 어떤 최종산물 능력에 영향을 미치는가?

d. 아동의 특별한 장점은 무엇인가?

## 4. 기능 지지 능력

a. 기능 지지 능력 문제의 증거가 무엇인가?
- 나타나는 문제점
- 부모/교사의 보고
- 다른 전문가의 보고
- 평가

b. 어떤 능력과 관련 있나?

c. 감각계 조절이나 정보의 문제가 이런 문제에 기여하는가?

d. 기능 지지 능력 문제에 의해 어떤 최종산물 능력에 영향을 미치는가?

e. 아동의 특별한 장점은 무엇인가?

## 5. 최종산물 능력

a. 최종산물 능력 문제의 증거가 무엇인가?
- 나타나는 문제점
- 부모/교사의 보고
- 다른 전문가의 보고
  - IQ 검사
  - 교육 평가
  - 심리 평가
  - SIPT 결과(하단의 설명을 참고)*
  - 평가

b. 어떤 최종산물 능력과 관련 있나?

c. 어떤 조절, 정보계 혹은 기능 지지 문제가 최종산물 문제에 기여하는가?
- 어떻게 기여하는가?

d. 아동의 특별한 장점은 무엇인가?

---

* SIPT의 시행은 자격증을 받고 추가적인 훈련을 받은 치료사만 할 수 있다. SIPT를 실시하는 대부분의 치료사는 석사학위를 갖고 있다. 초보 치료사는 평가 시 다른 치료사에 의해서 행해진 SIPT 평가를 사용할 것이다. 치료사는 SIPT 평가를 위해 SIPT 자격증을 받은 치료사에게 아동을 의뢰하고, 치료계획에 대한 고려점을 상담할 것이다. SIPT 해석의 심도 있는 분석을 위한 Fisher 등(1991) 을 참고하라.

## 6. 요약

a. 주요 최종산물 능력의 문제점은 무엇인가?

b. 조절, 정보 혹은 기능 지지 문제가 기여하는가?

c. 나타나는 문제점에 대해 어떻게 평가하는가?

d. 아동의 문제는 비효율적인 감각통합 처리의 어려움 때문인가?

e. 아동의 특별한 장점은 무엇인가?

f. 치료를 위한 권고는 무엇인가?

- 감각통합 이론의 틀을 사용한 작업치료
- 다른 이론의 틀을 사용한 작업치료
- 교육적인 중재(피질에 기초한 문제를 위함)
- 정신과에 의뢰(감각방어가 아닌 행동의 문제)
- 기타

## 부 록 7 D

# 임상적 추론: 환자의 치료 결과에 대한 예측과 인과관계 설명

| 비판적인 사고 과정 | 치료사에 의해 숙고된 질문 |
|---|---|
| 1. 기대치 못한 원인에 대한 브레인스토밍 | 적응반응을 생산하지 못하는 아동의 능력에 대한 원인적인 설명은 무엇인가? |
| 2. 초점 | 브레인스토밍에 기초하여, 중심이 되는 일반적인 카테고리 혹은 다양한 요소를 확인하라 |
| 3. 각각의 가능한 원인에 대하 증거 찾기 | 적응반응을 생산하지 못하는 아동의 능력에 대해 설명하기 위해 필요한 요소에 대한 추가적인 정보는 무엇인가? |
| 4. 이론적인 관점 | 이론의 틀을 이론상 기초로 하여, 신경학적 처리과정은 시스템의 문제를 가장 많이 생산해낸다.<br>CNS의 복합성과 지식의 제한점을 고려하라. |
| 5a. 증거 평가하기 | 아동과 치료사의 수행을 평가하기(가능하면 비디오테잎으로)<br>연관된 증거는 무엇인가?<br>증거를 지지하기 위해 설명 가능한가?<br>"나의 평가/치료는 무엇이 최선인가?"<br>"내가 잘 한 것은 무엇인가?"<br>"아동의 더 좋은 적응반응을 촉진하기 위해 다르게 행해야 하는 것은?"<br>치료의 객관성을 발달시켜라.<br>1번으로 돌아가고, 치료를 평가하기 위한 과정을 사용하라.<br>치료 동안 과정을 유지하라. |

| | |
|---|---|
| 5b. 지속적으로 증거 평가하기 | 치료가 어떻게 적용되었는지 안 되었는지 아는가?<br>못 보고 지나치거나 완전히 이해하지 못한 증거는 무엇인가? |
| 6. 불이행한 패턴 보기 | 정상적인 '맹점' 혹은 불이행한 패턴이 확인되었는가?<br>어떻게 대항하여 안내하였는가?<br>이런 영역에서 나를 도와줄 사람은 누구인가? |
| 7. 더 많은 증거 수집하기 | 다른 가설 사용해보기 |
| 8. 의사결정 내리기 | 아동의 행동에 대한 요소를 설정하고 가장 있음직한 요소에 대해 판단하기 |
| 9. 예측하기 | 만약 치료사가 아동에게 감각 입력을 변경했을 때 어떤 변화가 있을지 예측하기<br>치료사가 옳다면 아동에게 무엇이 효과적일까?<br>정확히 어떤 일이 발생할까? |
| 10. 평가하기 | 당신의 치료/평가 세션을 어떻게 평가하는가? |

제 8 장

# 감각 통합 이론의 틀 : 변화에 대한 가설 및 임상 적용

JUDITH GIENCKE KIMBALL
김경미 역

이 장은 감각통합 이론의 틀에서 과정 및 치료에 초점을 두었다. 평가에 대한 내용은 이론의 기초, 기능/기능장애 연속체로 7장에 소개하였다. 이 장은 변화에 대한 가설과 감각 통합 이론의 틀에 관한 임상적 적용을 설명하였다.

## 8.1 변화에 대한 가설

변화에 대한 가설(postulates regarding change)은 변화를 촉진하기 위해 필요한 치료적 환경에 중점을 둔다. 작업치료사는 아동들을 통해 변화를 창조해 내지는 않지만 최적의 조건인 환경을 준비하고 촉진시킨다. 작업치료사와 아동 그리고 환경 사이의 상호작용은 복잡하며 지속적인 임상추론을 요구한다. 임상 추론 과정은 치료사의 관찰 능력과 이론의 틀에 관한 이론적인 지식의 조직화에 기초를 둔다.

감각통합이론의 틀에서 20가지 가설들이 확인되었다. 기능장애의 지표를 평가하고 치료를 할 때는 감각계 조절 단계를 먼저 하며, 기능적 지지 능력과 최종산물(end-products)의 순으로 하여야 한다.

감각통합 이론의 틀의 사용과 관련된 8가지 가설이 있다.

① 만약 치료 시 여러 감각계가 관련되고, 감각들 사이의 통합이 요구된다면 더 강력하고 유사한 적응 반응을 이끌어 낼 수 있을 것이다.

② 치료사가 아동에게 그들의 환경에서 활동할 수 있도록 상황을 제공한다면 아동들은 보다 나은 적응 반응을 생산할 것이다. 아동의 자발적 행동 또한 효과적인 피드포워드(feed-forward) 신경학적 메커니즘을 이용한다. 이는 신경학적으로 덜 효율적인 피드백보다 운동 패턴의 기틀을 잡아준다.
③ 치료 시 아동은 어떤 것에 의해 움직여지는 것보다 자발적으로 몸을 움직인다면 운동 패턴은 더 효과적으로 발달할 수 있다.
④ 만약 치료사가 발달상의 적절한 적응 반응을 요구하는 상황을 제시한다면 적응 반응이 더 잘 일어나고 성장을 촉진시킬 것이다.
⑤ 아동이 주어진 과제에 도전하여 성취한다면 진전된 적응 반응을 촉진시킬 것이다.
⑥ 치료사가 정서적 안정감을 아동에게 제공한다면 아동은 치료 과정에서 능동적으로 활동에 참여할 것이다.
⑦ 치료사가 치료 활동 과정에 계속적인 피드백을 제공한다면 아동은 자신이 가진 것에 대하여 더 잘 이해할 것이다.
⑧ 치료사가 변화와 다양성을 조절하는 활동을 제공한다면 아동은 학습된 행동을 발달시키는 것보다 더 적절한 적응 반응을 만들어낼 것이다.

감각계 조절 수준에서 결함이 있다면 이를 정상 수준으로 조절하는 것이 중요하다. 감각계 조절과 관련된 6가지 변화에 대한 가설이 있다.

⑨ 감각계 조절이 정상 수준 범위 내에 있다면 적절한 적응 반응이 일어난다.
⑩ 아동의 감각 식이가 수정된다면 감각계 조절은 더 잘 일어날 것이다.
⑪ 아동이 저반응이라면 감각계 입력은 더 강한 세기나 지속적으로 제시하거나 적절한 적응 반응을 만들어낼 수 있도록 집중적이어야 할 것이다.(예외: 아동이 저각성처럼 보이나 실제로는 심각한 과잉등록으로 닫힌(shut-off) 것이다.)
⑫ 아동이 과민반응을 보인다면 일반적인 적응 반응은 통합보다는 생존적 욕구를 반영한다. 그러므로 감각계 입력은 아동이 적절한 적응 반응을 만들어 낼 수 있도록 수정되어질 필요가 있다.
⑬ 조절된 입력이 하나의 감각에 주어지면 감각계는 상호의존적이기 때문에 모든 감각계에 영향을 미친다.
⑭ 감각계 조절 수준이 정상 수준에 가까워지면 기능적 지지 능력과 최종 생산(end-product) 능력이 촉진될 것이다.

기능 지지 능력은 적응 반응을 조직화하고 지지하기 위한 기초를 제공하기 위하여 충분히 활성화되어야 한다. 지각, 능력 혹은 피드백이 부적절하다면 부분적으로 정확한 적응 반응을 이끈다. 부분적으로 정확한 반응은 불안정하다(항상 같은 방식의 부분적인 정확함). 왜냐하면 감각계와 기능 지지 능력으로부터 불연속적으로 자연스럽게 감각이 입력되기 때문이다. 그러므로 아동은 부적절한 운동 패턴과 학습을 이끌어 내는 적응 반응을 기초로 불연속적이거나 부적절한 정보를 갖게 된다.

기능 지지 능력과 관련된 세 가지 변화에 대한 가설이 있다.

⑮ 치료사가 환경의 기초가 되는 것보다 내적으로 더 집중하거나 지속적인 수준에서 기능적 지지 영역에 대한 감각 입력의 기회를 제공한다면 기능적 지지 능력은 더 향상될 것이다(신체와 머리는 신경 지배가 다르기 때문에 분리하여 치료한다는 것을 기억하라).

⑯ 치료사가 기능 지지 능력을 결속하는 능동적, 자발적 및 아동이 주도하는 (child-initiated) 움직임에 대한 기회를 제공한다면 후에 이러한 능력은 특정 기술을 연습한 경우보다 더욱 개선될 것이다.

⑰ 치료사가 동시에 보상(통합)되어질 수 있는 몇 가지 기능 지지 능력에 대한 기회를 제공한다면 능력은 더욱 개선될 것이다.

최종산물(end-product) 능력과 관련된 세 가지 변화에 대한 가설이 있다.

⑱ 치료사가 치료 시간 동안 아동이 수행한 것에 대하여 말로 격려한다면 아동은 더욱 개념화(ideation)를 잘 설립할 것이다.

⑲ 아동이 운동 계획을 할 수 있다면 적응 반응 과정을 스스로 시작(self-initiated)할 수 있어야 한다.

⑳ 아동이 향상된 수행 능력과 조직화 능력을 발달시킨다면 다른 최종산물(end-product) 능력에 긍정적인 효과를 준다.

## 8.2 임상에서의 적용

감각통합 이론의 틀의 특정 기술은 작업치료에서 사용하고 있는 다른 이론의 틀에서 알려진 기술과는 차이가 있다. 이 이론의 틀의 중재는 주로 아동이 중심(chid-directed)이 된다. 아동은 적응 반응을 만들어 내기 위하여 환경 내에서 행동이 요구된다. 이 행동은 아동이 효과가 적은 피드백에 의지하는 것보다 더 효과적인 최적의 적응 반응을 위한 피드포워드 메커니즘을 만들어 냄으로써 가능하다. 감각통합 이론의 틀에서 치료사는 자연스럽고 재미있으며 치료 활동에 자발적으로 참여함으로써 함께 한다. 감각통합의 한 가지 목표는 중추신경계 처리의 향상을 통하여 환경에 효과적인 적응을 성취하는 것이다. 치료사는 다양한 활동과 탐색의 기회를 격려하고, 반복 활동은 드물게 장려한다. 활동은 수행을 통하여 특정 기술 발달과 연결시키는 것이 아니라 적응 반응을 이끌어내야 한다.

### 8.2.1 일반적인 고려사항

감각통합 이론의 틀에서 치료는 개별적으로 한다. 왜냐하면 아동의 반응을 지속적으로 관찰해야 하며 치료 과정 동안 수정 해야 하기 때문이다. 때때로 소그룹 활동은 몇몇 아동으로 이루어진다. 이것은 활동과 치료 시간의 집중 정도를 제한할 수 있으나 모든 아동에게 이익이 될 수 있다. 학교(school-base)에서의 치료는 그룹 활동과 학급 상담이 집중 정도는 적으나 필요한 활동이다. 오랜 시간(기간)과 증가된 빈도를 통해 자연적 환경을 사용하는 기회를 제공할 수 있으며 그것은 집중적인 것과 같은 효과를 가질 수 있을 것이다. 치료사는 치료 동안에 아동의 자율신경계 반응을 지속적으로 관찰하여야 한다. 그래서 과각성(overarousal)과 저각성(under-arousal)/등록(registration)의 문제가 일어나지 않도록 한다. 이전에 토의된 것과 같이 몇몇 과각성(overarousal)/등록(registration)은 닫힘(shutdown) 반응을 유도하거나 심지어는 쇼크로 이어질 수 있다. 어떤 특정한 감각통합 기술은 신경계에 긍정적인 효과를 주는 잠재력이 있다. 대조적으로 어떤 특정한 감각통합 기술은 부정확하거나 부주의하게 사용되었을 때 강력한 부정적인 효과를 보일 가능성도 있다.

치료시간 동안 치료사는 아동에게 지속적인 피드백을 주는 것이 필요하다. 말로써 하는 피드백은 아동이 무엇을 하고 있고, 무엇을 했는지를 이해하게 함으로써 도와준다. 아동 스스로가 무엇을 할 것인가를 말로 표현하도록 유도하는 것은 개념화를 위해 유용하다. 아동에게 하는 칭찬은 실제적인 것이어야 한다. 왜냐하면 아동은 거짓 칭찬에 동조하기 때문이다. 최종산물(end-product)보다 과정에 대해 긍정적으로 칭찬을 한다. 예를 들면 "너 정말 열심히 했구나", "네가 스스로 열심히 했다는 것에 자부심을 가져야 한다" 그리고 "이번이 네가 한 점프 중에서 가장 높이 뛴 점프네" 라는 말을 사용하는 것이다.

아동은 자기 목적적인(self-directed) 혹은 피드포워드가 아닌 또는 결과 유출(corollary discharge)에 대한 필요를 가진다. 치료사의 역할은 아동이 환경에서 행동하기를 원하도록 돕는 것이다. 이것은 아동에게 가장 이익이 되는 활동을 선택할 수 있도록 도와주는 환경의 조직화와 함께 가능하다. 치료사가 몇몇 산만한 활동이 제거된 환경을 설정해 줄 수 없을 때는 조절이 필요한 아동에게 활동 선택을 안내해 주어야 한다. 한가지 방법으로 "볼스터 그네(bolster swing)나 스쿠터보드(scooter board)를 타고 싶니?" 와 같이 물어보는 것이다. 이것은 아동에게 선택하기와 자존심을 함께 세워줄 수 있는 기회를 제공한다.

치료사는 아동으로부터 특정 반응을 얻기 위하여 특별히 고안된 장비를 사용하고,

아동이 이러한 장비를 사용하고자 주장하게끔 한다. 만약 아동이 방에 들어오는 즉시 다른 활동이나 장비에 자연스럽게 끌리게 된다면 치료사는 빨리 생각하여 아동에게 필요한 피드백과 적응 반응을 얻을 수 있는 활동으로 수정할 수 있다. 작업치료사는 아동의 요구와 선택을 이용하는 적응 반응을 촉진하기 위한 창조적인 가능성에 대해 항상 주의해야 할 필요가 있다. 정상적으로 발달한 아동들이 사용하는 도구에 대한 관찰은 어떻게 도구를 사용해야 하는가에 관하여 치료사의 사고를 넓힐 수 있다. 치료적 중재에는 하나의 감각계를 사용하는 것보다 여러 감각계를 포함하고, 감각들 사이의 통합을 요구하는 중재가 더 강력하다. 예를 들면 단지 볼스터(bolster) 그네만을 타는 활동은 볼스터(bolster) 그네를 타며 축구공 3개를 던지고 잡는 강한 고유수용성감각을 얻을 수 있는 통합된 활동과 유사하지 않다. 촉각 입력은 볼스터(bolster) 그네 위에 양털을 깔고 앉게 함으로써 촉진시킬 수 있다(그림 7.9 A, B).

감각통합 이론의 틀의 목적은 기술을 가르치는 것이 아니라 신체적 및 감정적 적응 반응을 촉진시키기 위함이다. 목표는 아동의 전 생애에서 이용되어질 적응 반응을 촉진시키고 다른 상황에서 필요할 때 적용할 수 있게 하는 것이다. 치료사는 아동의 운동 및 정서적 레퍼토리를 만드는 데 도움을 주어야 한다.

감각통합 이론의 틀에서 중재는 치료를 안내하도록 돕기 위해 구조화된 환경을 사용한다. 아동이 원하는 활동은 치료사에 의해 적절하게 구조화되어 치료적으로 사용될 수 있다. 적응 반응을 만들어내고 다른 환경으로 전환하기 위한 아동의 자발적인 능력은 잘 계획되어진 작업치료 프로그램의 기대되는 결과 중 하나이다. 중재는 아동의 발달 수준에 대한 치료사의 지식에 기초한다. 활동은 아동의 능력 중 상위 수준에 해당하는 적응 반응이 필요로 한 것으로 선택한다. 적응 반응을 쉽게 얻도록 하는 것은 새로운 능력을 통합하는데 도움이 되지 않는다. 반대로 적응 반응을 얻는 것이 매우 어렵다면 산만함의 원인이 되고, 치료를 통해 아동이 이전에 가졌던 능력을 잃는 결과를 가져올 수 있다.

### 8.2.2 감각통합에서 적응 반응을 촉진하기 위한 방법

아동의 필요를 기초로 하여 치료사는 적절한 활동을 선택하고, 치료 순서에 대한 실제적인 계획을 개발한다. 특정한 활동은 항상 계획되는 것이 아니라 굴곡 활동(flexion activities) 혹은 2 단계 순서(two-step sequences)와 같이 원하는 반응으로 계획한다. 예를 들면 기본 치료 순서는 (1) 두 가지 패턴을 사용하여 균형을 잡기 위한 전체적인 신전과 굴곡을 발달시키고 (2) 상지와 하지가 신체 정준선을 가로지르는 능력(중심선 교차)을 발달시키고 (3) 활동을 하는 동안 체간을 회전하는 능력을 발달시키고 (4) 세 단계 지시에 따르는 능력을 발달시키는 활동을 포함한다.

활동을 시작하기 전에 치료사는 아동이 각각의 적응 반응에 적절하게 성공할 수 있도록 준비하여야 한다. 다음은 적응 반응을 촉진하기 위한 몇 가지 지침이다.

- 초기 치료에서는 복잡한 운동 계획을 필요로 하는 활동은 피하도록 하라. 기능 지지 능력이 우선적으로 촉진되어야 하기 때문이다. 복잡한 운동 계획 활동은 적절한 감각 입력과 중간 단계의 적응 반응에 대한 성공의 확신을 거친 후에 세우도록 한다.
- 아동이 활동 중에 능동적으로 참여하게 하고 성공할 수 있도록 돕는다. 치료사는 아동에게 부담을 주지 않도록 한다(솔을 가지고 감각방어를 치료 하는 것을 제외하고). 이는 상호작용을 거쳐서 요구된 반응을 이끌어내는 데 유리하다.
- 중재는 잠재적인 감각계 손상에 대해 특성화되어야 한다. 이것은 행동에 대한 특성화가 아니다. 연습은 부분적인 기술을 개선시킬 수 있지만 일반적인 능력을 향상시키지 않는다.
- 치료 시간에는 구조화와 자유로움에 균형을 이루어라. 자유 놀이와 전체적인 구조화는 감각통합 이론의 틀에서 치료적이지 않다. 어떤 아동은 매우 자발적으로 치료에 참여한다(예를 들면, 학습장애 아동). 다른 아동은 자발적으로 치료에 참여하지 못한다(예를 들면, 몇몇의 자폐 아동과 정서장애 아동). 자발적이지 못한 아동에게 치료사는 우선 구조화를 시킨다음 점차적으로 자유롭게 나아간다.
- 치료사로서, 아동이 무엇을 이해하고 아동의 중추신경계에서 무슨 일이 일어나고 있는지에 관한 가설을 세워라. 다음의 질문에 답을 하라: 아동은 어떤 활동을 수행하고 있는지 알고 있는가? 아동은 명료하게 표현할 수 있는가? 아동은 어떤 활동이 필요한지에 관한 생각을 하고 있는가?

치료사는 아동의 성격과 활동을 통하여 주의집중과 동기를 포착해야 한다. 감각통합 이론의 틀에서 작업치료사는 아동과 함께 재미있어 해야 하며, 약간 엉뚱하게 행동하고 실제로 놀이에 참여해야 한다. 가장 큰 문제는 아동이 치료 시간의 마지막에 집으로 돌아가기 싫어한다는 것이다. 부모나 보호자는 왜 작업치료가 아동에게 재미있는지에 의문을 가진다. 종종 치료사는 부모나 보호자에게 치료시 아동이 재미있어 하는 것이 왜 중요한지 설명할 필요가 있다. 어떤 부모와 보호자는 치료가 힘든 일이고 만약 치료가 다르게 보이면 돈의 가치가 없는 것으로 생각할 수도 있다. 활동을 선택할 때 치료사는 아동이 도달할 수 있는 활동이라고 확신을 가져야 하며, 또한 조금이라도 도달할 수 있는 '성취 가능한 도전' 으로 확장되어야 한다. 너무 쉬운 활동은 조직화의 기회를 제공하지 못하며, 너무 어려운 활동은 조직화를 방해한다.

실행 장애나 산만한 아동을 위하여 치료사는 활동 전체를 변화시키는 것을 피해야 한다. 대신 치료사는 활동의 일부분만을 변화시켜서 필요한 적응 반응을 수정하고 신경학적 모델이 세워질 수 있도록 한다. 치료 시간은 항상 아동의 활동이 완벽하게 성공적일 때 끝맺어야 한다(아동이 성공적으로 수행할 수 있는 활동으로 돌아간다. 만약 가능하다면 아동에게 선택권을 준다).

치료사는 융통성을 가져야 한다. 빠르게 변화하는 적응 반응에 치료사는 자주 아동의 치료계획을 변화시켜야 한다. 왜냐하면 아동의 감각계 조절은 치료 시간마다 다를 수 있기 때문이다. 활동은 매 시간마다 똑같지 않다. 모든 치료 시간 동안 치료사는 아동의 치료 목표를 생각하고 있어야 한다. 이에 더하여, 치료사는 특정 활동이 이러한 목표에 부합되는 기초가 아니라 많은 활동들이 잘 이루어져야 한다는 것을 인식하여야 한다. 융통성은 부분적인 세션동안 가장 긍정적인 결과를 가져올 수 있다.

치료사가 아동을 위하여 감정적인 안정을 제공하는 것은 중요하다. 아동이 치료사를 신뢰하게 되면 더 나은 결과를 이끌어낼 수 있다. 감정적 적응 반응의 일부분으로 웃음이 있다. 음악과 노래는 통합을 돕기 위해 자주 사용할 수 있다. 조절되어진 두려움 또한 적절하다. 중력과 움직임을 배우는 어린 아동은 예전에 시도했던 곳보다 조금 더 높은 곳, 즉 계단과 같은 곳에서 스스로 뛰어 내리는 것에 도전할 것이다. 이러한 두려움의 작은 요소는 치료에서 각성과 흥미로움을 제공할 수 있을 것이다. 치료사는 두려움이 통합을 방해하기 때문에 주의를 기울여야 한다.

마지막으로 치료사는 치료의 향상이 일직선이 아니고 일정한 계단식이라는 것을 깨닫는 것이 중요하다. 가끔 특히 실행 문제를 갖는 나이 많은 아동은 운동 능력 향상이 조금 일어나지만 더 조직적일 수 있게 된다. 아동은 다시 활동을 할 수도 있고, 이전에 했던 것을 거절할지도 모른다. 아동이 활동하는 데 지루해하고 하루하루 생활에 짜증을 내고, 단지 활동하기를 싫어하거나 향상되기 전에 뒤로 주춤할지도 모른다. 뚜렷한 변화가 있은 후에 아동은 새로운 학습 수준에 적응하거나 통합하는 변화를 필요로 한다. 학교나 집의 요구 혹은 일정표의 변화는 강제적일 것이며, 치료 시간에 아동을 산만하게 할 수 있다.

## 8.2.3 중재 시 고려사항

임상을 기초로 하여 감각통합 접근을 사용하는 작업치료사는 세 개의 특정한 치료 영역을 인식할 필요가 있다. 이 세 영역은 치료 환경, 아동의 반응 그리고 치료 순서이다.

### 1) 치료 환경

치료 환경은 감각통합 이론의 틀에서 중요하다. 왜냐하면 치료를 돕기 위하여 조직화하는 것이기 때문이다. 만약 치료사에 의해 적절하게 구조화되어 있다면 아동이 원하는 어떤 활동도 치료적으로 사용될 수 있다. 아동이 적응 반응을 만들어내고 다른 환경에 전환시키는 자발적인 활동은 잘 계획된 작업치료 프로그램에서 예측할수 있는 결과이다.

감각통합 이론의 틀을 사용하는 작업치료사는 '환경 기술자' 가 될 필요가 있다. 아동의 안전은 우선적으로 중요시 되어야 한다. 치료 세팅에서 신체적 안전성의 요소는 다음과 같다.

① 뛰고 점프하는 활동과 스쿠터 보드를 타고 경사로를 내려오는 활동, 그네를 탈 수 있을 만큼의 충분한 공간이 필요하다.
② 4피트 이상의 높은 곳에서 뛰어내릴 때는 안전을 위해서 충분한 매트가 준비되어야 한다. 매트는 바닥에서 2인치 또는 4인치 정도의 단단한 스폰지(foam)로 만들어져야 하며, 두꺼운 충돌 매트로 씌워져야 한다. 공간에서의 움직임과 관련된 확인은 특정 높이에서 뛰어내릴 때 요구되는 매트의 인치에 대한 법적 책임을 결정하는 데 도움이 될 수 있다.
③ 치료실의 바닥 또한 매우 중요하다. 만약 치료실 바닥이 콘크리트로 되어 있다면 부가적인 매트가 요구된다. 가능하다면 치료실 바닥은 타일 형태의 나무 바닥이 좋다. 만약 건물이 나무 바닥이 아니라면 콘크리트 바닥 위에 나무로 된 바닥을 부착할 수 있다. 치료실의 바닥은 혼란스럽지 않은 색과 패턴으로 구성되어야 한다. 아동이 기구에서 움직일 때 시각 운동성 안구진탕을 줄일 수 있을 것이다.
④ 매다는 시스템(overhead suspension system)은 한 점으로 매단 그물 그네와 공중 그네, 볼스터(bolster) 그네 그리고 타이어를 안전하게 매다는 데 필수적이다. 매다는 시스템은 최소 500파운드 무게를 견딜 수 있어야 한다(성인 치료사와 큰 아동을 동시에 들어 올릴 수 있는 정도). 500파운드를 매달 수 있는 장비는 그네가 움직이는 동안 안전해야 한다. 다양한 매다는 기구가 있다. 전문 기술자 또는 작업치료 장비를 공급하는 사람과 상담이 필요하다.

기구들은 재미있고 도전적이며, 아동들이 쉽게 받아들일 수 있는 도구들을 포함한다. 필수적인 기구에는 스쿠터 보드, 경사로, 삼각 그네, 그물 그네(주머니 또는 운동선수용), 여러 가지 종류의 큰 치료 공들, 볼스터(bolster) 그네, 타이어 그네, 작은 트램폴린, 단단한 스폰지가 든 다양한 베개, 블록 쌓기(stacking blocks), 상자, 공, 콩 주머니, 훌라후프, 치료용 밴드(Theraband), 구강 장난감(mouth toys), 그리고 빨기와 씹을 수(구강 운동) 있는 물건 등이 포함된다. 보조 기구에는 치료실 바닥에 물침대 매트리스 또는 공기 매트리스가 필요하며 볼풀(bubble ball bath) 또는 스티로폼을 채운 큰 상자, 'Play all roll' 그리고 Whizwheel이 포함될 수 있다. 대부분의 장난감은 치료에 사용될 수 있다. 장난감은 그 자체가 중요한 것이 아니라 최적의 적응 반응을 얻기 위한 수단으로 사용할 수 있다(그림 8.1과 8.2).

비록 치료는 대부분 임상 세팅에서 이루어지지만 어떠한 환경이든지 아동의 활동은 '감각 식이' 를 통해 긍정적 결과에 기여하기 위하여 조직될 수 있다. 아동의 모든 환경(지역사회, 가정, 학교를 포함한)은 치료 과정에 포함되어야 한다. 지역사회에서는 체조,

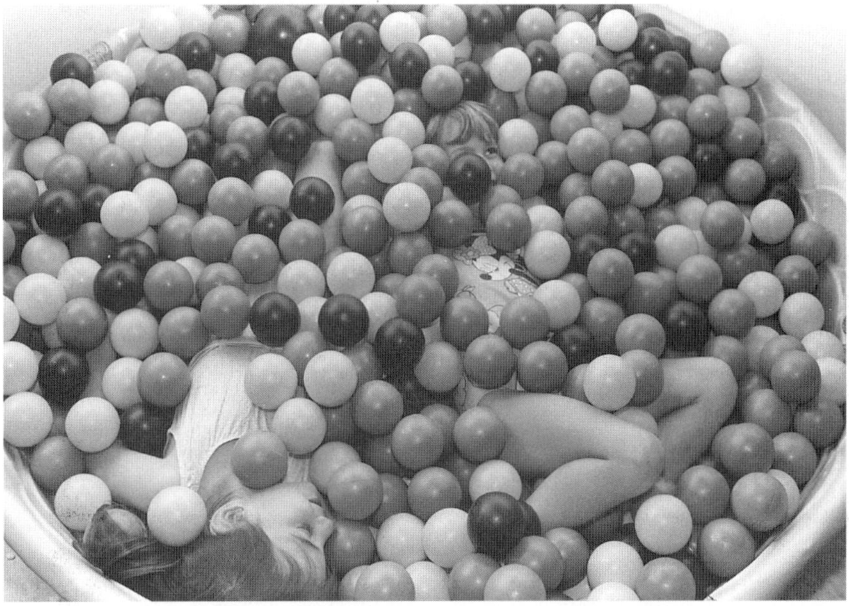

**그림 8.1**

억제 활동–버블공

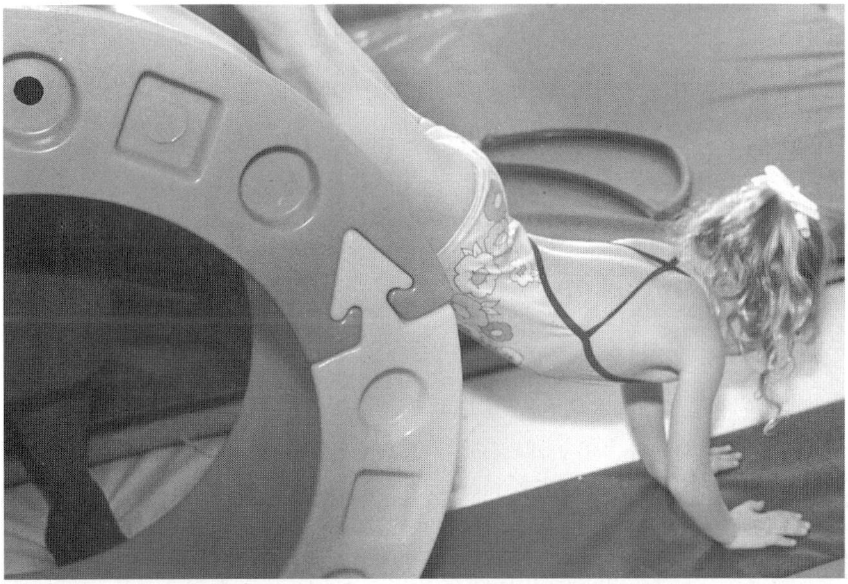

**그림 8.2**

'Play–all' 이 구르는 동안 엎드린 자세에서 신전 유지하기. 치료사는 안전하게 발을 잡는다.

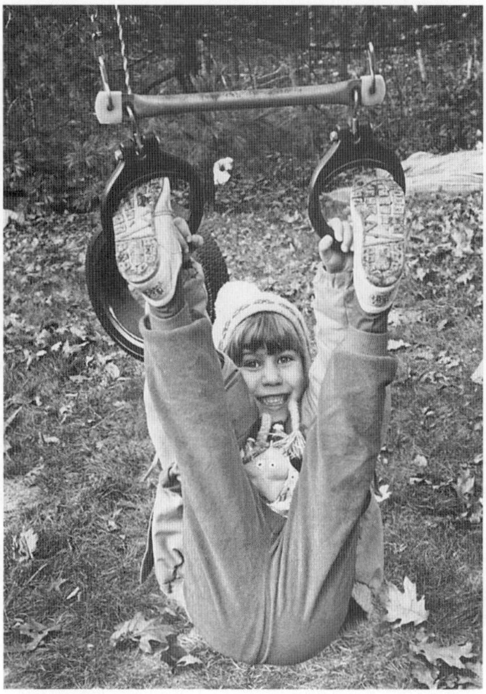

**그림 8.3**

집에서 하는 감각 식이 활동: 삼각대와 고리; 고유수용성감각과 전정 감각 입력을 제공한다.

댄스, 태권도 또는 롤러스케이팅과 같은 '감각 식이' 활동을 제공한다. 가정에서는 감각방어를 감소하기 위한 홈 프로그램을 수행하고, 감정적 지지를 제공하며 감각 식이(그림 8.3)를 모니터링한다. 또한 학교 선생님들은 최종산물(end-product)을 위해 감각계 기능의 기여를 이해하고, 치료 과정을 도우며 학습 기술의 향상을 강화한다.

감각통합 치료는 아동의 자연스러운 환경에서 시행한다. 가장 중요한 것은 놀이 환경과 학교 환경이다. 특히 감각방어를 포함하는 감각통합 기술은 학교에서의 치료로 규칙적인 요소가 된다. 이러한 원리와 결과로 생기는 기술은 교사들의 교실 관리 이론의 틀과 맞아야 한다.

### 2) 아동의 반응

치료의 목표는 다양한 감각 입력으로부터의 결과이며 복잡한 적응 반응을 얻는 것이다. 감각통합 이론의 틀에서 적응 반응의 몇 가지 특징을 다음에 제시하였다.

- 적응 반응은 아동에게 의미 있는 것이다. 발달적으로, 사회적으로 그리고 심리적으로 적절하여야 하며 상황에 대하여 특징적이다. 적응 반응은 가르쳐준 기술 또는 행동의 경직된 형태가 아니라 필요할 때 이끌어내는 것이다.

- 적응 반응은 이끌어냄에 의해 강화된다. 그러므로 적응 반응은 특히 통합되어 작용될 때 그 자체로 강화된다. 적응 반응은 아동의 중추신경계의 능동적인 참여를 요구한다.
- 최적의 적응 반응은 아동에게 가르치는 것보다 치료사가 아동과 함께 상호작용할 때 얻어진다.
- 적응 반응은 아동의 발달 수준 내에 있어야 한다. 적응 반응은 성장을 촉진하기 위해 아동의 능력보다 높은 수준이어야 한다. 치료사에 의한 관리는 아동의 능력의 한계를 추구하는 것이 아니다. 이는 혼란스러운 결과를 초래할 수 있기 때문이다.

10분 동안 회전하기와 같은 미숙한 감각 자극은 감각통합이 아니며, 통합된 적응 반응을 이끌어낼 수 없다. 적응 운동 반응 이외에 치료사는 적응 감정 반응과 개념화(ideational) 반응을 다루어야 한다. 아동이 무엇을 시도하는지를 아는 것은 중요하다. 때로는 치료사가 아동이 하려는 것을 질문하여 말로 표현하게 함으로써 활동을 지지하는 것이 필요하다. 치료사는 일의 첫 순서를 말해주고 아동이 그 다음 순서를 말하도록 하는 것이 필요할 것이다. 다른 때는 치료사가 아동 스스로 활동하기 전에 실제로 돕거나 제시해야 할 것이다.

구강운동 능력은 다른 운동 능력과 분리해서 촉진해야 한다는 것을 기억하는 것이

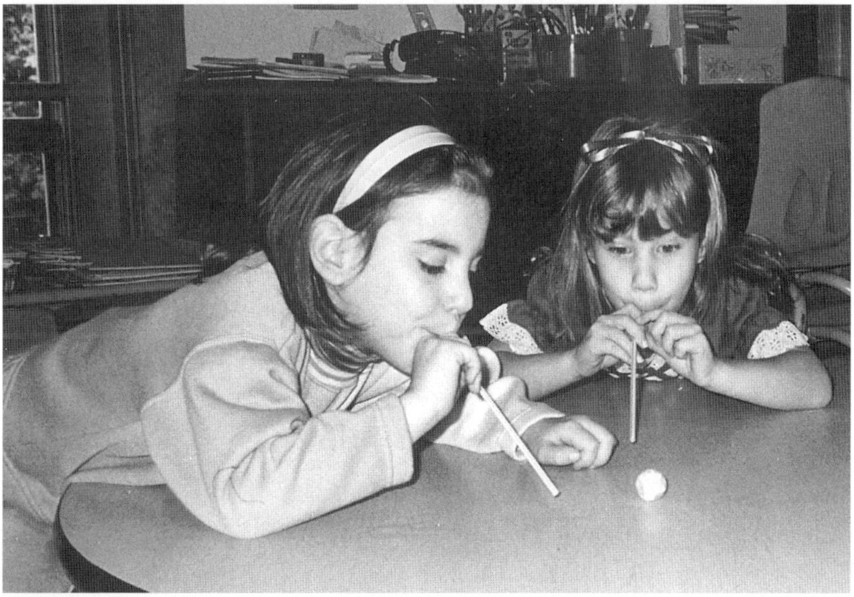

**그림 8.4**

구강-운동 게임: 빨대로 공 불기

중요하다. 왜냐하면 신경계가 분리되어 있기 때문이다(뇌신경)(그림 8.4).

### 3) 치료 순서

감각통합에서 치료의 순서는 (1) 감각계를 조절하고, (2) 적응 반응 내에서 기능적 지지 능력을 다루며, 그리고 (3) 최종산물 능력을 세우기 위해 필요한 적응 반응을 요구하는 것이다. 감각통합 이론의 틀에서 치료는 발달의 순서를 따른다. 처음에는 감각 조절 수준이 기능적인 능력을 촉진하기 위하여 정상화되어야 하며, 그럼으로써 적응반응을 이끌어 낼 수 있다.

## 8.3 감각계 조절

감각계의 조절(sensory system modulation)은 여러 방법으로 영향을 받을 것이다. 하나의 감각계에서의 각성이 전체 중추신경계의 기초선을 증가시킬 수 있다는 것을 주지하는 것은 중요하다. Wilbarger와 Wilbarger(1991)에 따르면 감각계 조절 문제를 가진 아동을 '감각 방어'라고 부른다. 감각 방어는 경도(mild), 중등도(moderate), 중도(severe)로 분류할 수 있다. 경도의 감각 방어를 가진 아동들은 몹시 별나게 굴며 과도하게 예민하거나 통제력이 부족하다. 아동은 어떤 감각으로 인해 짜증을 내기도 한다. 학교나 사회적으로 목표를 성취하지만 그렇게 하기 위해서 아주 많은 노력과 통제가 필요하다. 통제가 너무 힘들어서 유지할 수 없을 때는 실패로 끝난다.

중등도의 감각 방어를 가진 아동은 삶의 여러 부분에 영향을 받는다(예를 들면 사회적 관계나 자조 능력, 학교에서의 주의집중과 행동에 어려움이 있다). 중등도의 감각 방어를 가진 아동은 삶의 모든 면에서 영향을 받는다. Wilbarger와 Wilbarger(1991)에 의하면, 이러한 아동들은 심각한 발달 지연이나 정서 장애와 같이 대개 다른 진단명을 가진다고 한다. 감각 방어를 가진 모든 아동들은 이러한 중대한 문제를 다루며, 더 효과적인 다른 형태의 치료가 필요하다.

감각 방어의 치료는 몇 가지 방법을 취할 수 있다.

① 문제를 확인하는 것은 아동을 실제로 더 많이 이해할 수 있게 한다.
② 감각계는 감각 식이 계획을 통해 영향을 미칠 수 있다.
③ 촉각 압박 브러시(touch pressure brush)를 사용한 치료가 필요하다.

감각 식이는 조절 수준을 올리거나 내릴 수 있다. 다음은 촉진 활동과 억제 활동의 몇 가지 예로 감각 방어를 가진 아동들에게 사용할 수 있다.

| 촉진 활동(excitatory activities) | 억제 활동(inhibitory activities) |
|---|---|
| 놀이기구 타기 | 조용한 방에 혼자 있기 |
| 운전 빨리하기 | 어두운 불빛 |
| 스키 빨리타기 | 부드러운 음악 |
| 시끄러운 음악 | 힘든 관절과 근육 활동(조깅, 자전거 타기, 느리게 웨이트 트레이닝, 태권도, 탭 댄싱, 태클 축구) |
| 떠들썩한 파티 | 마사지와 같은 강한 촉각 압박 |
| 빠르게 춤추기 | |
| 락 콘서트 | |
| 빠른 움직임의 스포츠(예, 농구와 축구) | |
| 걱정과 불안 | |
| 무서운 영화 | |
| 오토바이 타기 | |

감각계 조절 문제를 가진 아동들은 감각 조절을 돕기 위해 변형된 감각 활동을 필요로 할 것이다. 조절을 돕는 활동의 기회를 더 많이 주어야 한다. 어떤 활동은 아동을 안정시키고, 또 다른 활동은 아동을 흥분시킨다. 때때로 흥분시키는 활동은 몇몇 감각계에서 기능장애로 인해 억제성 효과를 가지기도 한다.

과잉 행동의 한 유형을 갖는 아동과 그들을 진정시키기 위한 흥분제(예, Ritalin, Cylert)에 반응하는 아동들은 중추신경계의 일부분에서 저각성을 경험하고 있는 것으로 고려된다(Kimball, 1986,1988). 빠른 전정 감각 입력과 같은 흥분성 입력은 저각성(underarousal)을 우선적으로 조절할 수 있다. 이러한 아동들의 과잉 행동은 낮은 각성을 가지므로 특히 고유수용성감각과 결합된 빠른 전정감각 활동을 통해 최소한 짧은 시간에 감각계 기능을 정상화시킬 수 있고, 과잉 행동(hyperactivity)을 감소시킬 수 있다. 이러한 변화는 상승효과로 더 지속될 수 있다. 진정시키는 약물인 Ritalin과 Cylert에 반응하지 않았던 아동들은 빠른 활동에 의해 더 자극될 수 있다. 이러한 아동들은 최적의 피질 억제 메커니즘을 보다 적게 나타냈다.

과잉 행동은 보이지 않지만 빠르고 강렬한 활동을 선호하는 아동들은 감소된 안구진탕과 같이 하위 뇌중추에서 저각성(underarousal) 또는 과억제(overinhibition)를 가진 것으로 보인다. 이러한 빠른 움직임은 실질적으로 각성을 정상 수준보다 더 높게 조절한다.

다른 방법으로는 감각 방어를 가진 아동들에게 Wilbarger Protocol이라는 치료 접근을 통하여 감각계에 영향을 주는 것이다(Wilbarger와 Wilbarger, 1991). 치료 방법은 각 관절에 고유수용성감각 입력을 위해 긁지 않는 압박 브러쉬를 사용함으로써 감각 방어를 감소시키기 위해 직접적으로 감각을 입력시키는 것이다(Wilbarger와 Wilbarger. 1991). PDP를 통해 구입 가능한 특별한 외과적 스크럽 브러쉬의 하나로 빠른 조절 반응 효과를 위해 올바른 입력을 제공하도록 만들어졌다. 빠르고 매우 강하게 한 번에 길게 문지르는 것은 각 사지(손, 발)와 등에 빠르게 적용하여야 하지만 가슴이나 얼굴에는 적용해서는 안 된다. 이렇게 수행한 다음, 각 관절에 빠르게 10번씩 관절 압박을 제공한다. 관절 압박은 두 손으로 밀거나, 위 아래로 뛰거나, 다른 사람을 밀거나(너무 많은 압박은 안됨) 하여 각 관절 그룹에 10회씩 제공한다. 치료는 약 1분 정도 걸리며, 1주에서 2주 동안 하루에 8~12회 반복한다. 치료는 항상 특별하게 훈련된 작업치료사에 의해 모니터되어야 한다. 만약 적절하다면 유지를 위한 치료는 지속되어야 한다. 구강은 신경계의 다른 부분(뇌신경)에 의해 조절되기 때문에 구강 방어를 위해서는 경구개(hard palate)에 짧고 빠르게 적용하는 압박 자극 치료를 분리하여 치료한다(Wilbarger와 Wilbarger, 1991).

이러한 압박-고유수용성감각(pressure-proprioceptive) 치료는 아동에게 "사랑스럽게 강요된"(대부분의 아동들은 이것을 좋아함) 것으로 감각통합 이론의 틀에서 다른 치료로 분리하여 제시하였다. 감각 방어의 몇 가지 문제들은 변화에 저항하고 자극을 부과하는 것이 '난관의 타개'와 시스템을 정상화하기 위한 유일한 방법이라는 것을 아동의 삶에서 충분한 효과로 가질 수 있다. 진짜 감각 방어가 있는 사람은 모든 치료적 접근을 거부한다. 1972년 Ayres는 "때때로 치료사는 어떤 자극에 대한 내성을 발달시키기 위해 보호와 구별 반응 체계 사이에서 균형을 이루기 위해 며칠 동안 불편하지만 자극을 적용하는것이 정당화하다"(p. 219)라고 하였다.

Wilbarger 프로토콜의 한 부분인 고유수용성 감각프로그램의 압박 브러싱은 감각입력에 더 적절한 반응과 감각방어를 감소시키는 결과를 가져올 수 있다. 이 프로그램은 부모나 보호자가 제공할 수 있다. 그러나 감각계 장애에 대한 치료 경험이 있는 치료사에 의해 밀접하게 모니터되어야 한다. 더 많은 정보를 얻기 위해 '작업치료: 감각방어' 비디오 테잎을 직접 볼 수 있다(Wilbarger, 1991).

감각입력의 다른 방법은 '감각 식이(sensory diet)'인데 이것은 아동이 직접 선택하거나 가족 상담을 통해 구조화할 수 있다(그림 8.5). 고유수용성감각은 감각조절에서 중요하며, 관절압박이나 견인으로 구성되고, 운동 이외의 어떤 힘든 일(heavy work)을 할 때 아동의 중추신경계에 정상적으로 영향을 미친다. 느리게 움직이는 활동은 대부분의 아동에게 고유수용성감각을 제공할 수 있으며, 도움을 준다. 빠르게 움직이는 활동은 아동의 신경계에 따라 다양한 효과를 가진다. 목관절과 근위 사지 관절, 어깨와 고관절은 고유수용성감각 입력에 가장 민감하다. 교실에서 사용할 수 있는 빠른 고유수용성감각 활동은 엎드려서 천천히 팔굽혀 펴기를 10번 하는 것이다. 집에서 할 수 있는 쉬운 고유수용성감각 활동으로는 철봉에서 턱걸이, 작은 트램폴린에서 뛰기, 벽에 대고 팔굽혀 펴기, 다른 사람과 천천히 레슬링하기, 조깅, 자전거 타기, 롤러스케이트 타기가 있다. 아동의 목관절에 강한 고유수용성감각을 제공하는 방법은 소파 앞쪽에 쿠션을 놓고 네발기기

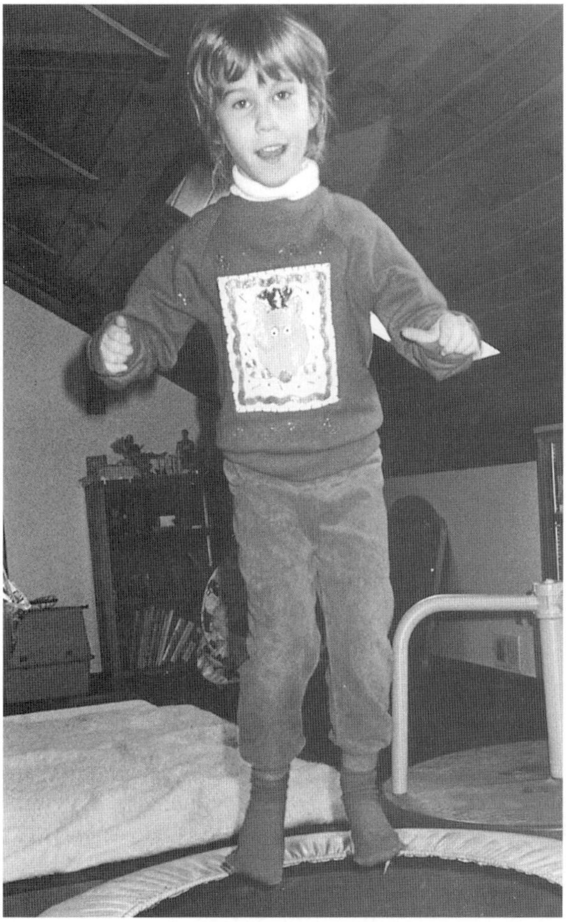

**그림 8.5**
집에서 하는 감각 식이 활동: 미니 트램폴린

자세를 취하게 한 다음 소파 쿠션 쪽으로 머리를 강하게 천천히, 앞뒤로 미는 것이다. 치료사는 목 부상에 대해 주의해야 한다.

만약 구강방어가 있는 아동을 치료하기 위해서는 입천장에 압박을 제공하며, 구강근육이 일할 수 있도록 저항을 증가시키는 음식으로 바꾸어 주고, 휘어진 빨대를 사용해서 구강근육의 일을 향상시킬 수 있는 빨기 활동을 주고, 농도가 진한 요거트나 사과소스, 퓌레 바나나 소스를 빨대로 빨게 하여 빨기 저항을 높인다. 그레이프 프루트, 덩굴 월귤, 오렌지 주스나 레몬에이드 혹은 딸기를 넣어 농도 짙은 액체의 신맛을 높인다(신맛은 조절을 증진시키는 효과)(Oetter, Richter, & Frick, 1992).

기능적인 지지능력과 최종산물 능력은 감각계 조절이 정상화되었을 때나 치료 시작 시 각성 수준이 감소되었을 때 나타날 수 있다. 다른 유형의 감각 입력은 조절장치로서 시간의 길이를 다양하게 함으로 신경계에 영향을 줄 수 있다. 치료사는 촉각입력은 2시간, 고유수용성감각 입력은 2시간, 전정감각 입력은 4시간 이상이라는 것을 인식해야 한다.

청각계가 일반적으로 언어병리학자의 영역이라 고려될지라도 청각계에 대한 더 많은 이해는 작업치료사에게 도움을 줄 것이다. 환경에서 소리를 받아들이는 청각계의 새로운 정보는 효과적인 조절을 할만큼 충분히 조절되지 못하지만, 특정 기계소리나 높은 임페턴 이어폰을 통해 전달되는 음악유형은 효과적인 감각 식이로 추가될 수 있다(Workshop, Frick, Quechee, VT, 1997).

청각처리, 집중, 그리고 특히 자폐아동의 경우, 협응 능력을 향상시킬 수 있는 '청취 프로그램(listening programs)' 과 같이 청각 훈련과 관련된 많은 연구가 보고되었다. 비록 청각훈련에 관한 연구는 소수이며, 논쟁의 여지가 있지만 청각 훈련은 언어 및 감각처리와 협응에 청각계가 기여한다는 것을 강조한다. 청각훈련을 폭넓게 공부한 작업치료사인 Shiela Frick은 이것을 변형하고 다듬어서 '감각계 조절에 영향을 미치는 방법' 의 우산 속으로 넣었다. '치료적 청취' 프로그램은 중요한 것이다. Frick의 중요한 차이는 감각통합 활동과 함께 기능적인 통합을 하도록 한 것이다. 청각훈련은 특별한 장비와 소리를 이용하는 반면에 Frick은 감각 식이의 일부분으로써 통합하고 실제적인 음악을 사용하였다. 그녀가 사용한 음악은 고주파수의 음을 강화하고, 정적인 것을 삭제하고, 상음(overtones)을 추가하도록 설정하였다. 아동이 기능적 활동 중 특히, 감각통합의 기초가 되는 일을 하는 동안 높은 임페던스 이어폰을 통해 높은 긴장감을 제공하지만, 볼륨은 매우 낮게 해준다.

학교에서 일하는 치료사는 그들에게 의뢰되는 대상이 바뀐다는 것에 주의해야 한다. 통상적으로는 학습장애 아동과 학습에 어려움을 갖게 하는 대운동 및 소운동 장애를 가진 아동들이 자주 의뢰되었다. 최근에는 지속적인 강화환경이 필요한 심각한 행동장애 아동의 의뢰가 증가하고 있다. 의뢰 대상의 변화 원인은 분명하지 않다. 또한 자폐 스펙트럼 장애를 가진 케이스가 증가되고 있다. 이러한 수많은 아동들은 우선적으로 감각방어의 어려움이 있고, 감각방어를 위한 치료에 잘 반응한다.

교사나 부모에게 감각방어를 설명할 때 특별한 이점은 비정상적인 행동을 행동학적 혹은 심리학적 원인으로 생각하는 것에서 벗어나 그것이 신경심리학적 기초(감각 방어) 때문에 발생할 가능성이 있음을 알려줄 수 있다는 것이다. 감각방어는 규칙 내에 있거나 규칙 밖에 있다. 적절한 행동관리 프로그램은 감각처리이론을 유용하게 이용하도록 구성되었다. 행동관리 프로그램은 감각계가 꼭 첫번째 문제를 치료하는 데 성공할 것이라고 간주하지 않아야 하는 것이다.

학교에서 감각방어를 치료하기에 훌륭한 방법은 많다. 많은 프로그램은 아동이 신경계와 반응을 책임질 수 있음으로써 자신의 문제에 대한 인식을 향상시키는 것을 목표로 한다. 치료는 Wilbarger 프로토콜을 이용하고, 학교생활에서 지속적으로 감각 식이를 제공함으로써 행해진다. 어떤 학교에서는 그러한 치료를 사용하길 원치 않는다는 것을 알아야 한다. 감각 식이는 학생이 요구하거나 정해진 스케줄에 따라 가능하다. 신경계에 대해 학생을 가르치는 것도 성공적인 프로그램인데, 각성 프로그램(Alert program)이나

"How Does Your Engine Run"이 이에 해당된다(Williams & Shellenberger, 1994). 학교에서 작업치료사의 관리 하에 교사들에 의해 쉽게 사용할 수 있고, 교사들이 아동의 행동에 대해 이해하도록 돕는다.

교실에서의 감각 식이활동은 수용 가능한 것을 교사들이 결정하여 사용할 수 있다. 감각 식이의 주요 요소는 무거운 압박(heavy touch pressure), 힘든 일(heavy work, 구강과 호흡 시 힘든 일도 포함), 리드미컬한 전정 혹은 움직임 입력을 제공하는 것이다. 교실의 감각코너에는 아래의 것들을 준비할 수 있다.

- 베개가 가득 차 있는 큰 박스(세탁기나 냉장고 박스); 아동들이 색칠할 수 있게 함
- 콩 주머니 위에 앉거나 그 아래에 들어가기
- 흔들의자
- 앉거나 뛰거나 눕기 위한 치료공(physioball)
- 쥐어짜는(squish, stress) 공, 퓨티(silly putty), 쿠셔볼(kooshes), 밀가루나 완두콩으로 가득찬 풍선, 진동 장난감, 구불구불한 펜과 같은 만지작거릴(fidget) 수 있는 장난감

다른 감각 식이 활동은 교실에서 가장 중요한 학습을 하기 전에 정기적으로(30분 혹은 1시간) 서있기, 스트레칭하기 혹은 발 구르기, 휴식시간 갖기를 포함한 '감각 휴식'과 같은 각성(Alert) 프로그램(Williams & Shellenberger, 1994)을 사용하는 것이다. 비구조적인 놀이시간에 의해 '녹초가 된' 아동들을 위해서, 운동장에서 교실까지 오는 동안 코끼리처럼 걷도록 하여, 힘든 일(heavy work)을 요구하는 구조화를 통해 휴식시간을 마무리한다. 아동들이 자신의 신경계와 감각적 욕구에 대해 책임을 지도록 지시하는 것은 감각 식이 활동에 대한 요청을 하도록 하는 데 도움이 될 것이다. 교실에서 할 수 있는 힘든 일은 운동 프로그램으로 하루를 시작하거나 스탐트(stomping) 추기(동물처럼 가장하기)를 포함한다. 학생들이 책상을 밀어놓고 다시 가져오는 것 같이 환경을 사용하는 것도 도움이 된다.

구강 입력은 아동이 집중하도록 돕는다. 교실에서 구강 입력 활동을 사용하기 전에 교사들의 동의를 얻어야 함을 기억해야 한다. 구강입력 활동은 다음이 포함된다.

- 무가당 껌을 씹는 것보다 가당 껌을 씹는 것이 저항이 큼
- Sweetart와 같은 신맛이 나는 캔디 씹기
- 목걸이 씹기(theratubing으로 만든 것, 줄에 플라스틱 구슬을 부착한 것으로 단색 혹은 다양한 색으로—각 색깔마다 저항이 다름—만든 것)
- 피리나 삑삑이(blower or noisemaker, 플라스틱 조각이며, 입으로 사용함, 활동의 단계를 주기 위해 소리를 만듦)

가족은 아동이 학교에 있지 않을 때 감각 식이 활동으로 도움을 줄 수 있다. 아래의 활동은 어떠한 환경에서든지 할 수 있고, 어떤 시간이든지 행동을 조절하기 위하여 사용할 수 있다. 구강을 통해 일을 향상시킬 수 있다.

- 흰 빵으로 만든 베이글
- 당근, 사과, 육포
- 걸쭉한 초콜릿보다 트위즐러(Twizzler), 일반껌, 또는 캬라멜과 같은 저항을 주는 캔디 먹기
- Sweetarts, sourball 또는 hot balls 같은 자극적인 맛을 첨가한 것
- 구부러진 빨대로 빨거나 걸쭉하고, 자극적인 음료수 마시기
- 풍선껌 불기
- 휘슬, 파티용 피리 또는 풍선 불기(터질 때 소음 주의하기)
- 씹는 목걸이

다른 제안으로 다음의 활동이 포함된다.

- 애완동물 기르기
- 침낭 또는 무거운 담요 아래 혹은 담요 안에서 잠자기(여러 장의 담요가 더 좋음)
- 놀이터 기구 사용하기, 바깥이나 지하실에 튜브 그네와 삼각대를 걸어놓기(안전을 위해 기구 아래에 오래된 매트리스를 깐다)

## 8.4 기능 지지 능력

감각계 조절이 통제되기 시작하면, 기능 지지 능력(functional support capabilities)과 최종산물에 대해서도 작용을 계속하여야 할 것이다. 감각계가 조절될 때 일화적인 증거로 문제영역에 대한 직접적인 치료를 하지 않아도 기능적 지지 능력과 최종산물의 문제가 덜 심각하게 나타난다(Wilbarger, 1991). 감각계 조절 문제는 다른 능력을 사용하기 위해 아동의 능력이 감추어져 나타나는 것이다. 기억해야 할 치료 과정은 (1) 감각계 조절, (2) 기능적 지지, (3) 최종산물능력이다. (2)와 (3)은 동시에 치료되어야 할 것이다.

기능적 지지 능력을 발달시키는 활동들은 수가 많고, 대부분의 활동들은 한 영역 이상이 결합된 것이다. 동시수축과 근긴장도는 고유수용성감각과 균형 평형 활동과 가장 밀접한 관련이 있다. 모든 치료에서 작업치료사가 인식해야 할 것은 단일 감각계를 기초로 둔 활동보다 여러 감각계를 사용하는 활동이 더 많은 변화를 가져올 수 있다는 것이

다. 그러므로 평형감각에 도전하는 동안 고유수용성감각 활동을 하는 것은 근육의 동시수축과 근긴장도의 두 영역뿐만 아니라 발달 반사와 양측통합에도 영향을 미칠 수 있다.

활동에 더 많은 근육과 관절들이 사용된다면, 활동을 통해 아동들은 더 많은 감각입력을 받을 것이다. 운동장 활동(ground activity; 예, 서있기가 아님)을 하면, 더 많은 근육과 관절들이 필요하고 기초적인 균형이 필요하다. 균형과 평형을 향상시키기 위하여 평균대를 걷게 하는 기술발달적 접근보다는 감각통합 접근이 잠재된 통합의 비효율성을 볼 수 있고, 치료 가능하게 한다. 또 다른 예는 물침대를 사용하는 것이다. 작업치료사가 아동에게 물침대 위에서 네발기기 자세로 있게 하면, 아동의 손과 무릎이 표면에 닿게 되고 몸무게를 지탱하게 된다. 이 때 적응반응은 넘어지지 않기 위해 자세를 유지하는 것이다. 작업치료사가 "넘어지면 안돼"라고 말하며 물침대를 흔들 때, 활동을 통한 적응반응은 발달적 기술보다 잘 배우게 된다. 작업치료사가 아동에게 "넌 바다에 떠있는 배고, 나는 폭풍이야. 난 널 가라앉히려고 할 거야"라고 말한 다음, 치료사는 폭풍의 효과음을 내고 아동의 얼굴에 바람을 훅 불면서 물침대 여기저기를 튕긴다. 그러면 아동은 감정적, 물리적 반응을 하게 된다. 아동이 게임을 즐기며 집중하기 때문에 평형반응은 자동적이며 통합되어 나타난다(그림 8.6 A). 환경과 활동이 성공적으로 준비된다면, 가장 성숙한 적응반응이 가능해진다. 위의 활동에는 평형과 고유수용성감각, 동시수축, 근긴장도가 추가된다. 활동 시 작업치료사가 아동과 역할을 바꿀 수 있는데, 아동이 작업치료사를 가라앉히려 하는 폭풍우로 바꿀 수 있다. 또 다른 적용은 밤이라고 가장하는 활동이다. 작업치료사가 아동에게 "눈을 감아보렴"하고 말하고, 어둠이 드리워진 것처럼 하고 종이봉

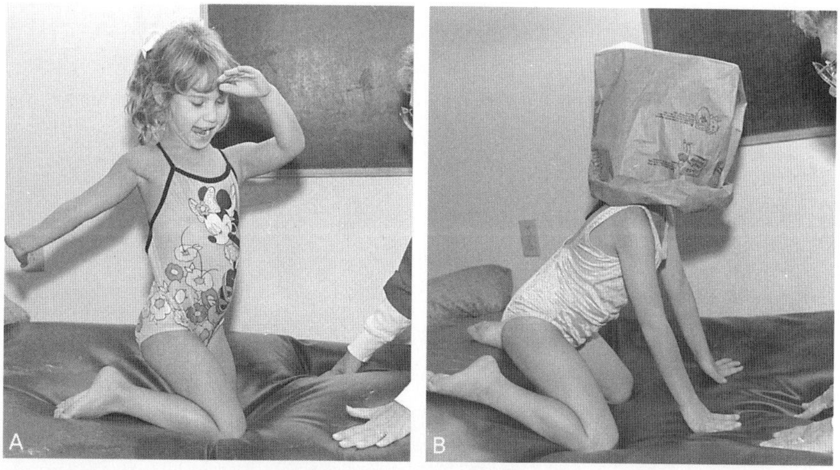


**그림 8.6**

(A) 물침대 위에서 평형 도전(폭풍 게임)을 하는 동안 성숙한 반응; 체간의 회전
(B) 종이봉지로 눈을 가리고 평형에 도전하기(눈을 감게 하는 것보다 덜 전복됨)

지로 시야를 가릴 수 있도록 아동의 머리에 씌운다(그림 8.6 B). 이 활동은 시각을 통해 들어오는 빛이 사라지게 함으로써 시각적 정위반응이 제한되므로 균형과 평형반응을 더욱 자발적으로 만들어내는 것이다.

볼스터(bolster) 그네 타기와 같은 작업치료 임상의 일반적인 활동은 균형감각, 평형감각, 동시수축, 근 긴장도, 그리고 고유수용성감각을 동시에 사용하도록 한다. 활동은 아동에게 큰 공을 던지는 것으로 계속적인 적용이 가능하다(그림 7.9 A, B). 이것은 공을 던지고 받기 위해 관절과 근육의 조절이 더 요구된다. 공은 볼스터(bolster) 그네가 움직일 때, 다양한 각도에서 던질 수 있다. 활동에 변화를 주기 위하여 다양한 크기, 모양의 공 또는 풍선들을 던질 수 있고 아동은 지속적으로 수정하여 적용하게 된다. 받고 던지는 사물의 무게가 다르기 때문이다. 활동에서의 지속적인 변화는 학습된 행동이 아니라 적응반응이 나타나도록 하는 것이다. 볼스터(bolster) 그네를 타는 것은 학습된 행동(정적인 면에서 공을 잡도록 훈련하는 경우)이 아니라 실행의 기초가 되는 적응반응에 훌륭히 기여하게 된다.

배와위 신전(prone extension) 자세를 취하고 유지하는 능력의 발달은 전정 고유수용성감각 기능의 지표가 된다. 이러한 자세는 아동이 스쿠터보드에 엎드릴 때 촉진될 수 있다. 그리고 동시에 힘든 고유수용성감각과 움직임을 요하는 수많은 활동을 수행함으로써 촉진될 수 있다. 아동이 스쿠터보드에 엎드려 경사로를 내려오는 활동은 배와위 신전(prone extension)을 촉진한다(그림 8.7). 또다른 활동인 스쿠터보드 농구는 바닥에서

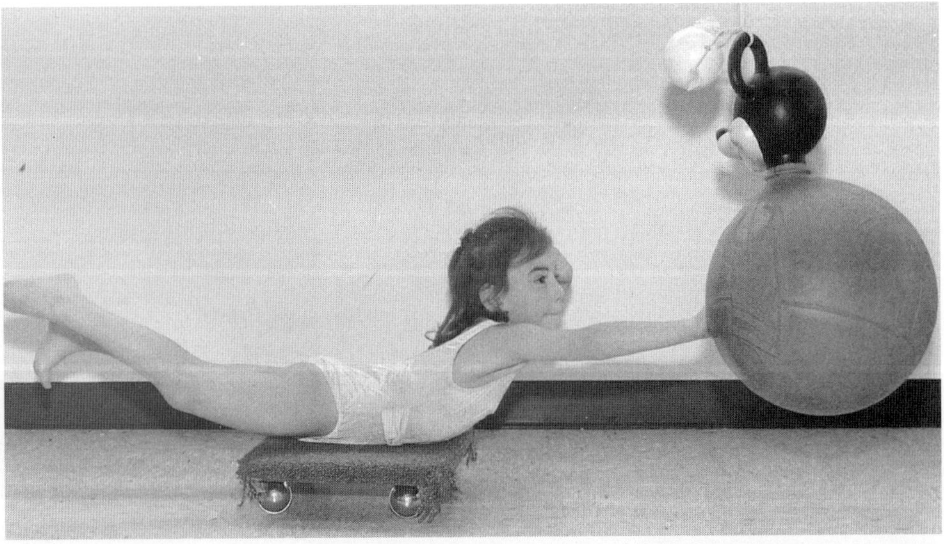

**그림 8.7**

엎드린 자세로 스쿠터보드를 타고 경사로를 내려와서 매달린 공을 치는 활동은 배와위 신전 자세가 촉진된다; 비대칭성 긴장성 경반사

1.5피트 떨어진 목표지점에 두 손으로 공을 던지게 하는 것으로 아동에게 엎드린 자세를 요구한다. 이 활동 또한 배와위 신전(prone extension)을 촉진하며, 한 손으로 던지지 않도록 한다. 그물(hammock) 그네에서 엎드린 자세를 취하는 것 또한 적절한 활동이다(그림 8.8 A, B).

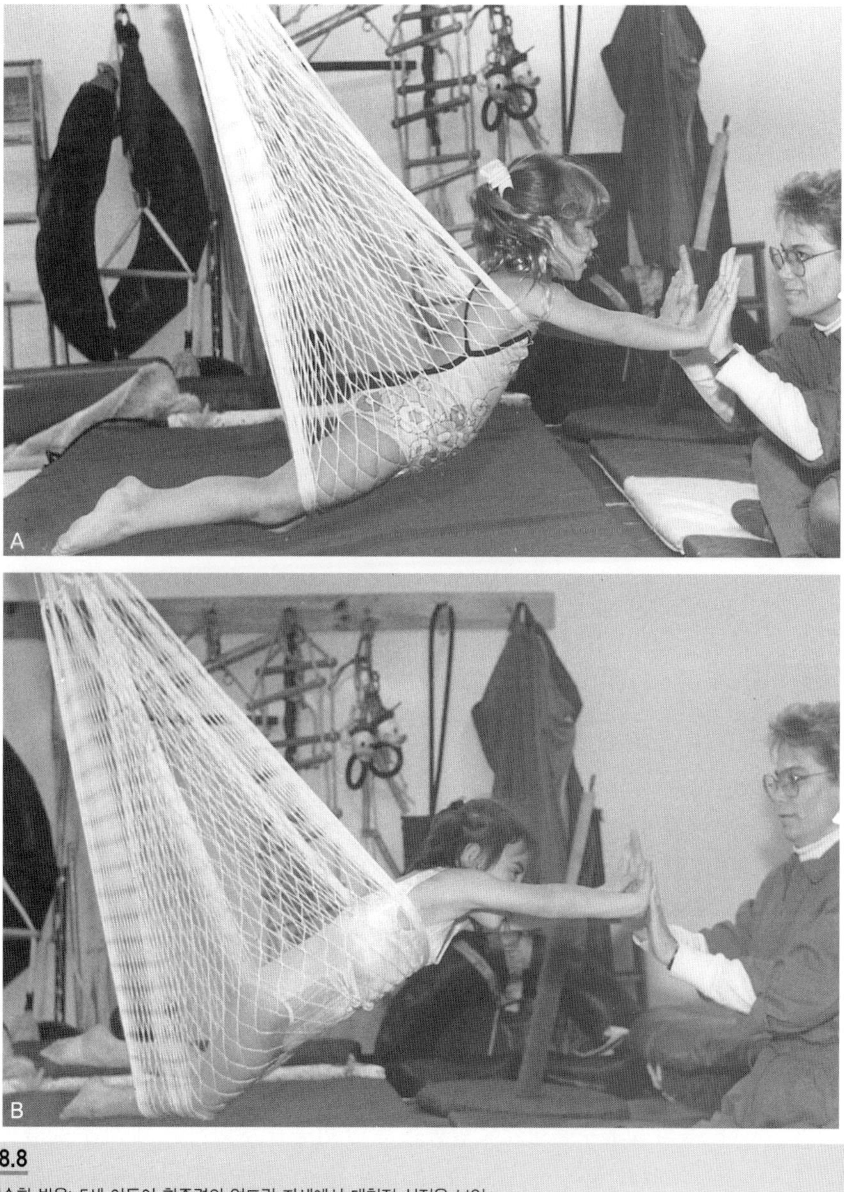

**그림 8.8**

(A) 성숙한 반응: 5세 아동이 항중력의 엎드린 자세에서 대칭적 신전을 보임
(B) 미숙한 반응: 6세 아동이 엎드린 자세에서 고관절 굴곡과 약간 비대칭을 보이며, 항중력 움직임에 어려움을 보인다. 전정감각 활동에서 고유수용성감각을 강화시키기 위해 치료사의 손을 미는 것을 추가함

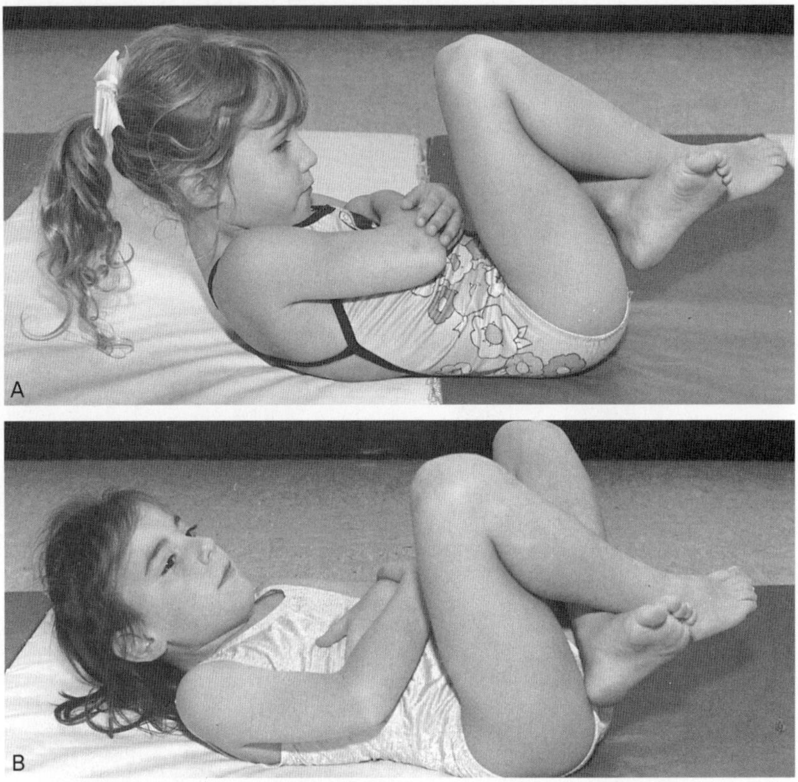


**그림 8.9**

(A) 누운(항중력) 자세에서 성숙한 굴곡: 턱을 가슴에 대고, 견갑골이 매트에서 떨어짐
(B) 누운(항중력) 자세에서 약간 미숙한 굴곡: 턱이 가슴에 닿지 않고, 견갑골이 매트에 닿아 있음

경험이 적은 작업치료사들에게 항중력 반응(굴곡반응)의 질을 판단하는 것은 어려운 개념이다. 아동이 반응을 보여도 직접적으로 관찰하지 못해서 반응의 질에 문제가 있다고 할수 있다. 복와위 굴곡(supine flexion)은 매트 위에 똑바로 누운 자세로 목과 무릎을 동시에 바닥에서 들어 굴곡하는지 평가한다. 일반적으로 무릎은 가슴 가까이 가져가지만 턱은 올라가 있다. 다시 말해, 굴곡 대신 신전이 일어난다. 이것을 관찰하거나 보았을 때, 아동은 성숙한 항중력 굴곡 반응을 생산하지 못하는 것이다(그림 8.9 A, B). 굴곡반응은 생존적으로 그리고 발음과 삼키기에서 매우 중요하다. 만약 턱이 앞을 향하여 약간 신전된다면, 아동은 분명하게 발음하고, 씹고, 효율적으로 삼키는 것에 어려움을 갖는다. 목의 고유수용성감각 활동은 굴곡 반응을 강화하는 데 매우 도움이 된다(그림 8.10).

복와위 굴곡(supine flexion)은 종종 실행장애 아동에게서 결핍된 반응을 보인다. 굴곡 패턴은 아동의 발달에서 매우 중요하며, Carl Sagan(1977)은 인간의 주요 생존 패턴이라고 보았다. 굴곡은 특정한 발달의 순서를 따르며, 좋은 굴곡반응을 가지지 못한 아동

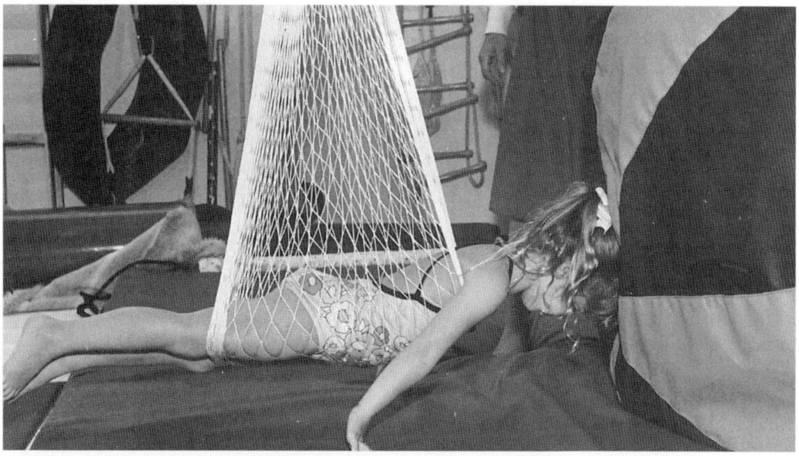

그림 8.10
목의 고유수용성감각: 그물 그네에 엎드려 머리로 버섯공을 부드럽게 민다.

은 촉진해야 할 필요가 있다. 처음에, 굴곡을 유지하는 것은 아동이 그네를 탈 때 자세를 유지하고, 굴곡(flexion) 그네에서 자세를 취하게 함으로써 작업치료사가 촉진시킨다. 중력에 내항하여 굴곡 자세를 유지하는 것은(예, 볼스터 그네의 바닥에 매달리는 것) 굴곡 자세를 유지하는 데 가장 어려운 방법이다(그림 8.11 A, B). 타이어 (inner tube)그네에 앉아서 껴안는 것 또한 굴곡을 촉진하는 방법이다. 굴곡이 발달하는 두번째 수준은 아동이 굴곡 자세를 취하도록 하는 것이다. 이 경우에, 아동은 굴곡(flexion) 그네를 타는 동안 무언가에 닿기 위해 일시적으로 굴곡 반응을 풀었다가 다시 굴곡 자세를 취하는 것이다(그림 8.12 A, B 그리고 8.13 A, B). 굴곡 발달의 세번째는 적절한 시간에 굴곡을 푸는 것이다. 이것은 삼각대(trapeze)로 그네를 타는 동안 장애물이 나타나거나, 타이어(inner tube) 안으로 점프하거나 내리고자 하는 장소에 도착했을 때 혹은 삼각대로 그네를 타면서 쌓여진 박스를 찰 때(그림 8.14) 무릎을 위로 구부려 올리는 것이다. 이러한 활동은 아동이 적절한 시간에 굴곡을 시작하고, 유지하고, 풀도록 한다.

감각통합 접근에서 치료사는 운동성의 확립이 안정적이고 전형적인 운동 발달 순서를 통해 일어나길 요구한다. 특정한 순서는 다음과 같다. (1) 기본적인 시작자세를 취하는 능력, (2) 자세의 안정성 발달, (3) 직선적인 면 움직임에서 자세를 움직이는 능력, (4) 움직임의 통합과 회전 추가.

전형적인 운동 발달 순서의 예시로 유아의 기기(creeping)가 있다. 아동은 처음에 네 발로 서려고 하며, 일반적으로 넘어진다. 네 발기기 자세로 앞뒤로 흔들면서 각 관절에 안정성을 주며 움직임에 필요한 근육들을 강화시키고 흔드는 단계 이후에 앞으로 네

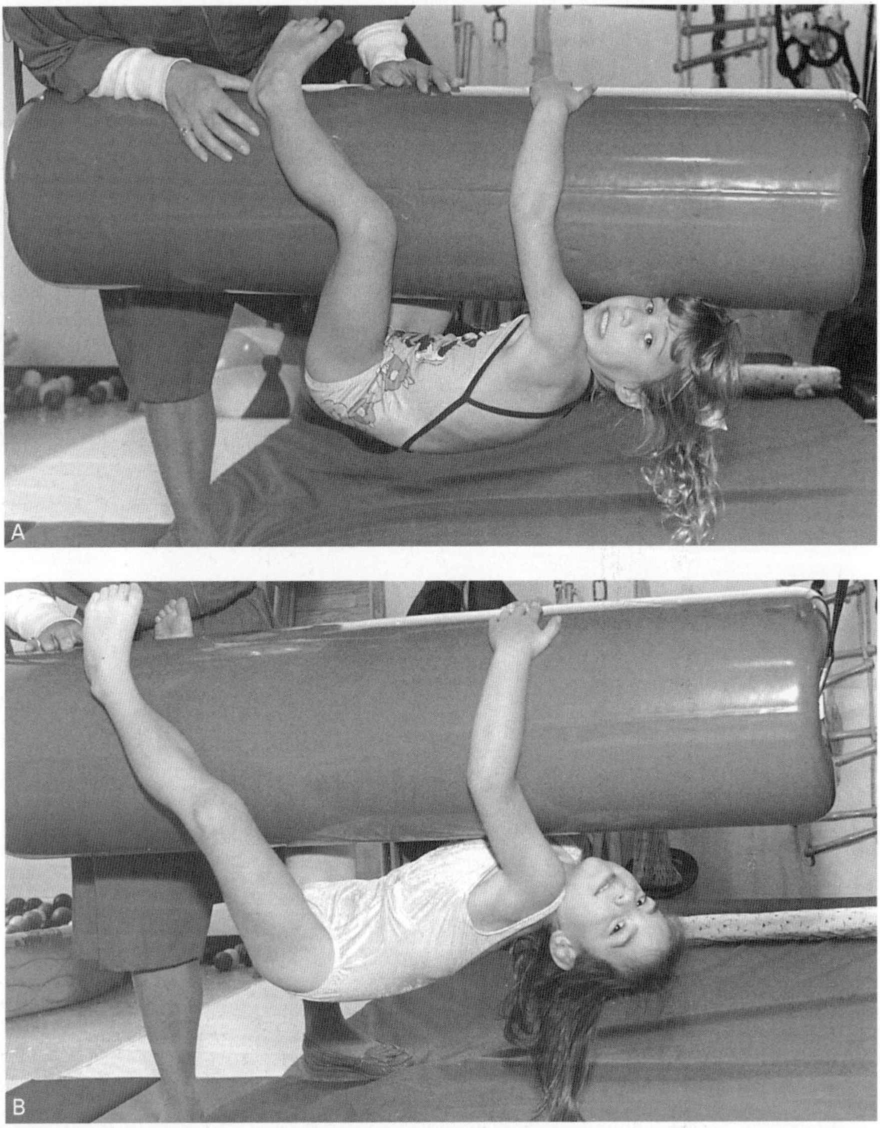

**그림 8.11**

(A) 성숙한 반응: 5세 아동이 좋은 동시수축으로 전체적으로 굴곡하여 움직이는 볼스터 그네에 매달릴 수 있는 능력(약간 공포스러워하지만 주의 없이 갑자기 뒤집음).
(B) 미숙한 반응: 목과 등의 신전은 중력의 영향임.

발로 기기를 시작한다. 아동은 회전 움직임을 더하여 네 발기기 자세에서 무엇인가를 잡기 위해 방향을 바꾸고, 한 손으로 집고 코너를 돌 수 있다. 걸을 때에도 잡고 일어났다 다시 주저 앉고, 다시 잡고 일어서서 가구를 잡고 옆으로 따라 걷고, 넘어지는 것이 조절될 때 손을 놓고 서고, 걷는 것과 같은 방법으로 걷기를 배운다. 마지막으로 움직임에 상

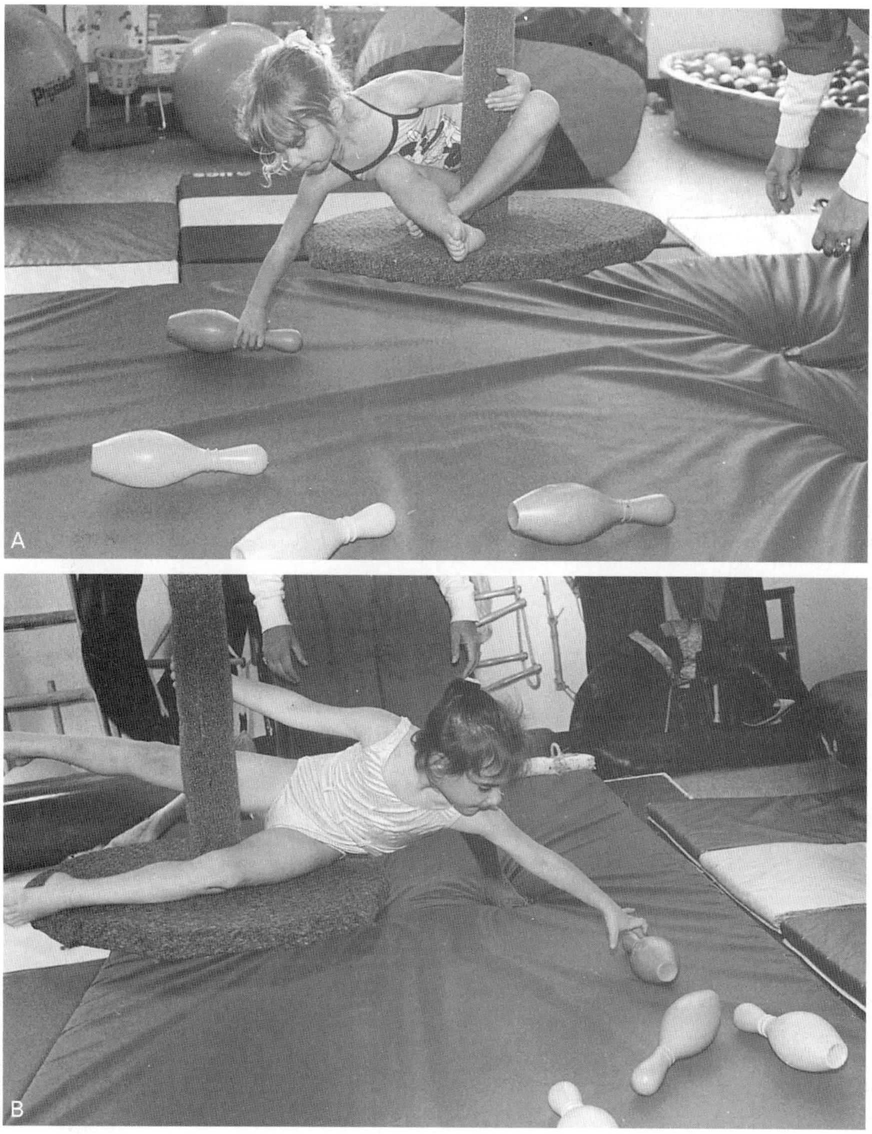


**그림 8.12**

(A) 성숙한 반응: 5세 아동이 굴곡 그네를 타면서 볼링핀을 줍기 위해 상지를 뻗은 상태로 하지의 굴곡을 유지한다.
(B) 미숙한 반응: 6세 아동이 굴곡 그네를 타면서 볼링핀을 줍기 위해 팔을 뻗으면 몸 전체가 신전된다.

체의 회전이 추가되며, 더 성숙하게 걷는다(스키를 배울 때도 동일한 과정을 보임).

편측성(lateralization)과 양측통합(bilateral integration) 또한 기능적 지지능력에 의해 다뤄진다. 2차원에서 통합된 움직임은 양측통합에 필요하며, 회전을 위해서는 3차원에서의 통합이 필요하다(Oetter, Richter, & Frick, 1992). 활동에 회전 움직임을 포함하는

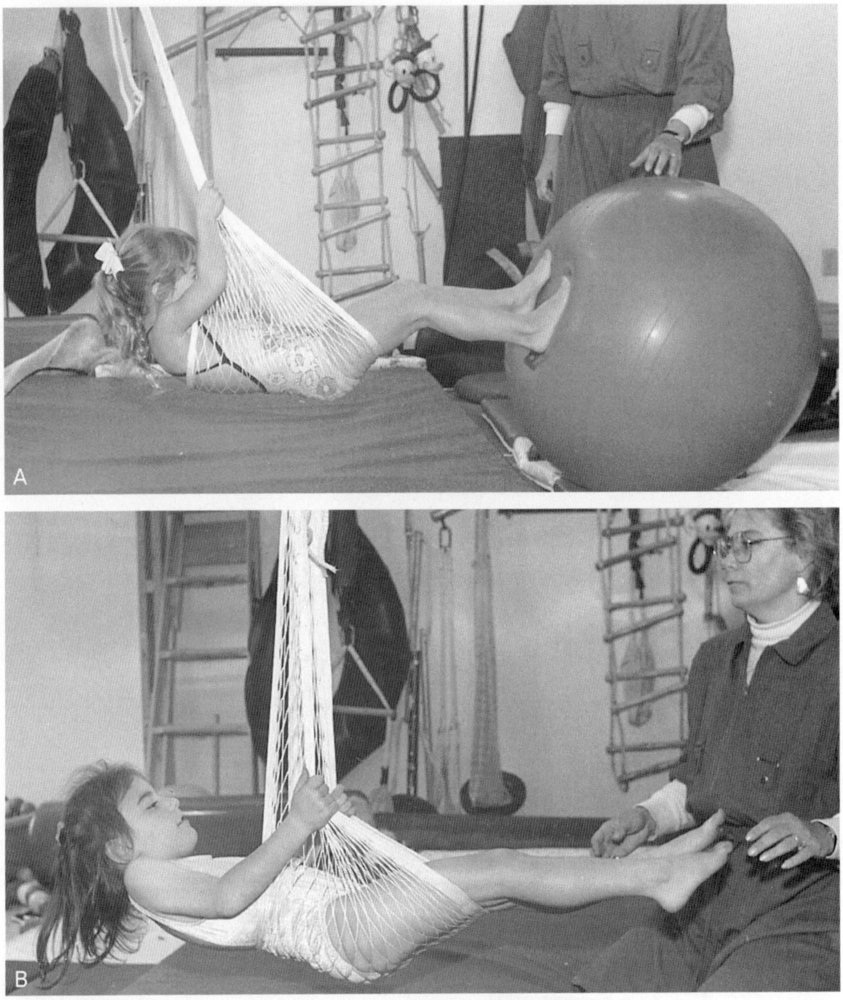


**그림 8.13**

(A) 성숙한 반응: 항중력 굴곡에서 머리(목)를 유지하는 능력과 공을 차기 위하여 필요 시 다리를 신전하고 굴곡함 (B) 미숙한 반응: 항중력 굴곡 자세에서 머리(목)와 무릎을 유지하기 어려움

것은 이러한 방법의 하나로 사용된다. 감각통합 장애를 가진 많은 아동들은 '직선적인 면(straight plane)' 으로 움직이는 것을 볼 수 있다. 신체를 회전하지 않는 아동들은 똑바른 선형적인 스타일로 움직이는 경향이 있다. 선형 움직임은 초기 발달의 조직화이다. 초보 치료사는 특히 회전과 같은 순서화를 인식할 필요가 있다. 어떤 아동들은 기초적인 운동 활동의 수행은 가능하나 회전적인 통합이 부족하여 정상보다 그 질이 저하되기 때문이다. 감각통합 치료를 사용 시 기억해야 하는 것은 아동이 활동을 할 수 있느냐 뿐만 아니라 움직임의 질이 어떤지 고려해야 한다는 것이다(그림 7.9 A, B, 그리고 8.6 A, B).

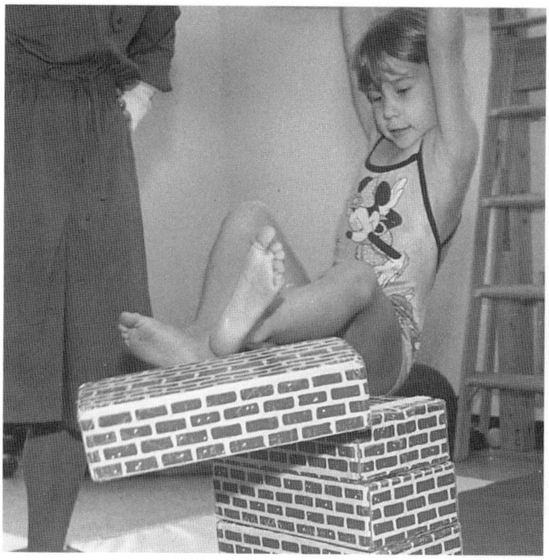

**그림 8.14**

성숙한 반응: 5세 아동이 쌓아놓은 블록을 차기 위해 선택적으로 굴곡하며, 굴곡 능력의 성숙한 사용을 보여준다.

회전에 대한 감각통합 장애를 가진 아동들은 과제 수행이 점점 어려워질 것이다. 치료사는 적응반응으로 회전 움직임을 통합시켜야 한다. 아동이 볼스터 그네의 한 쪽에서 양손을 사용하여 콩주머니를 잡도록 하는 대신에 아동의 뒤에 상자를 놓고, 그 곳으로 콩주머니를 던져 넣게 하여 회전을 유발하게 한다. 치료사는 중심선 교차 혹은 회전을 피하기 위해 아동이 손을 바꾸는지 관찰한다.

빨기-삼키기-호흡하기 순서의 발달은 좋은 호흡과 발성의 통합, 혀와 턱의 근긴장도의 발달, 머리와 목과 체간의 안정성과 통합적인 움직임을 위해 필수적이다. 처음에 중심선 안정성과 양측협응은 신생아가 빨 때 눈에서 일어난다. 활동은 빨기-불기에서 깨물기-부수기, 씹기-핥기의 순서를 따른다(Oetter, Richter, & Frick, 1992). 빨기-불기의 예로는 마실 때 가느다란 빨대를 사용하도록 격려하는 것이다. 또한 푸딩, 샤베트, 과일 쉐이크와 같은 힘든 것(heavy thing)을 빨대를 사용하여 빨도록 제공한다. 향이 강한 음식은 혀 뒷부분의 쓴맛과 신맛을 담당하는 수용기를 자극하므로 혀의 뒷부분과 턱의 근긴장도와 안정성 발달에 도움을 준다. 다양한 휘슬과 불기 게임과 같은 구강 장난감을 제공(그림 8.15)하는 것도 좋으며, 학령기 아동이라면 악기를 사용하는 것도 좋다.

당근이나 얼음같이 부셔서 먹는 음식은 깨물기와 부수기 활동을 포함한다. 베이글, 껌, 카라멜, 콘아이스크림과 같은 음식은 씹기와 핥기 활동을 포함한다. 식사 시간 사이에 아동들에게 무언가를 주어서 씹도록 한다. 튜브를 묶어 아동의 목에 걸어주면 입으로 가져가 씹기가 쉽다. 치료용 튜브(theratubing)를 사용하면 씹기 시 저항을 주어 좋지만 해로운 화학물질이 있으므로 사용하기 전에 오랫동안 물에 담가 빼내야 한다(Oetter, Richter, & Frick, 1992).

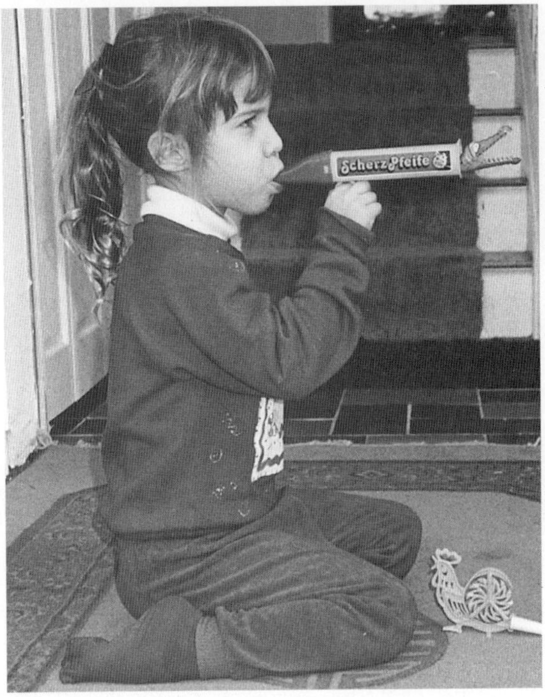


**그림 8.15**
구강 장난감/휘슬

## 8.4.1 최종산물능력

최종산물 능력(end-product abilities) 은 아동의 감각계 조절과 기능적 지지능력, 인지능력이 조합되어야 한다. 하위 체계가 없으면 보다 높은 수준의 최종산물을 만들어내는 데 어려움이 있다. 감각통합에 장애가 있는 아동들에게 이러한 능력이 결여된 경우가 종종 있는데, 이로 인해 부정적인 결과를 초래하기도 한다.

### 1) 실행

감각통합 이론의 틀을 사용하는 작업치료사는 실행(praxis)을 우선적으로 고려하여야 한다. 다른 최종산물 능력은 치료시간에 직접적으로 수행되어질 수 있지만, 다음의 다섯 가지는 간접적으로 영향을 받을 수 있다.

① 실행 능력을 향상시켜서 높은 수준의 조직력을 얻으면 다른 최종산물 능력에 영향을 미친다.
② 결과물이나 적절한 적응 운동 반응으로 인하여 성취감과 자아존중감이 증진되

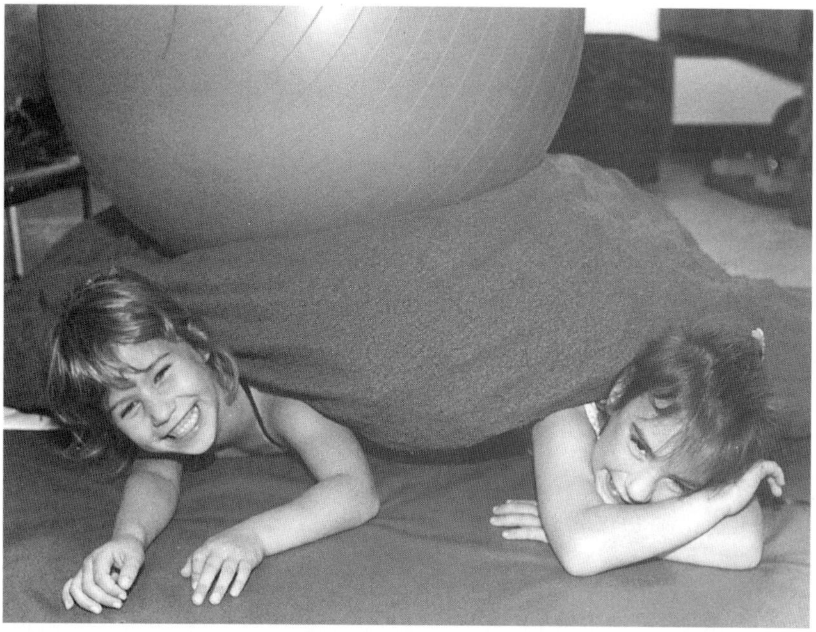

**그림 8.16**

억제 활동: 아동들이 피자 빵이 되고, 그 위에 소스(매트 베개)와 치즈(공)를 덮어서 굴려 압박을 제공함.

면, 다른 최종산물 능력으로 전환된다.

③ 공간 내의 신체에 대한 지속적인 피드백에 의해 공간과 공간지각능력이 향상되면 다른 최종산물 능력을 발달시킬 수 있다.

④ 협응된 활동에서 머리와 목의 움직임은 발음을 정확하게 하는 능력을 향상시킬 수 있다.

⑤ 운동 순서화 능력이 향상되면 일반적인 순서 개념이 증진되고, 이는 학습 성취능력을 향상시킨다(모든 학습 활동은 순서를 포함함).

최종산물 능력은 아동의 신경계를 변화시키는 데 목적을 둔 다른 접근법의 영향을 받기도 한다. 아동의 실행능력을 향상시키기 위한 9가지 제안은 다음과 같다.

① 치료사는 아동의 감각계가 조절되었는지 알 필요가 있다. 신경계가 과민한지, 적응적인지 알고 적응반응을 유도하는 데 초점을 맞추어야 한다(그림 8.16).

② 치료사는 가능하면 언제든지 아동의 활동 가운데서 기능적인 지지능력을 사용할 수 있게 한다(그림 8.17 A, B).

③ 치료사는 치료 시간에 먼저 감각계 조절 문제에 중점을 두고 접근하며, 기능적인 지지능력이 따를 수 있게 한다. 다음으로 치료사는 통합적 적응반응을 성취할 수

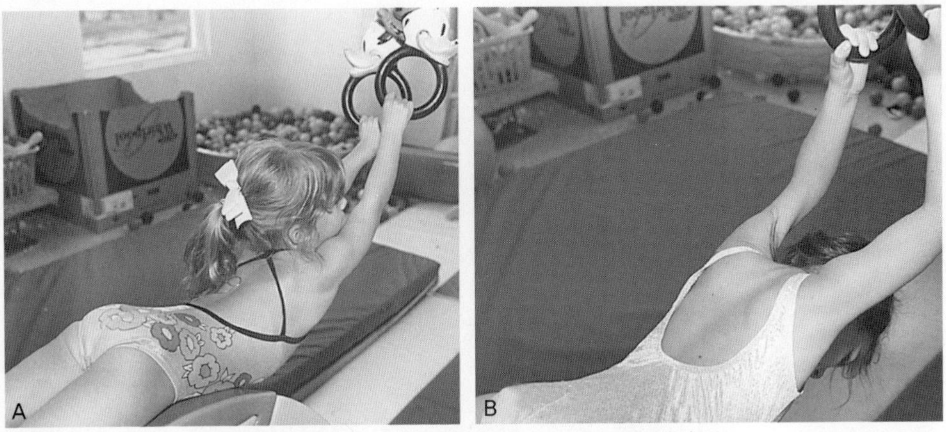


**그림 8.17**

(A) 성숙한 반응: 항중력에서 머리를 들고, 팔에서 좋은 동시수축을 보이며, 강한 고유수용성감각 입력이 제공된다
(B) 미숙한 반응: 중력의 영향으로 머리가 아래로 떨어짐.

있는 기본적인 적응반응을 유도하는 데 초점을 맞추어야 한다. 예를 들어, 볼스터(bolster) 그네를 타는 동안에 방망이로 공을 치는 반응은 전정감각과 고유수용성감각을 받아들이는 첫걸음이 되는 활동이다. 아동이 볼스터(bolster) 그네의 줄을 스스로 밀고 당기는 동작을 통해 이러한 체계를 활성화시킨다(그림 8.18 A, B, C). 또는 엎드린 자세에서 스쿠터보드를 타고 경사로를 내려오거나 "오른손으로 파란색, 왼손으로 빨간색"과 같은 지시에 따라 볼링핀을 집어오는 것과 같이, 보다 통합된 적응반응을 요구하는 활동을 선택하기도 한다. 스쿠터보드에 엎드린 상태에서 손으로 바닥을 밀게 할 수 있다. 고유수용성감각계와 전정감각계를 활성화시키는 이러한 활동은 보다 지지적인 활동을 가능하게 한다. 성공하는 횟수가 증가할수록 신경계에서 활동을 성취하는 경로를 사용하는 기회를 가지게 되어, 보다 정확한 모델을 만들어 가게 된다.

④ 치료사는 적절한 감각, 특히 전정감각을 입력해 줄 수 있는 공간과 도구를 필요로 한다. 공중에 매다는 도구는 아동에게 강한 전정과 고유수용성감각 자극을 제공하므로 꼭 필요하다.

⑤ 치료사는 언제나 적절하게 고유수용성감각을 제공하여야 한다. 이전에는 감각통합 장애가 있을 때 고유수용성감각을 제공하는 경우가 별로 없었다. 관절을 압박하거나 견인하는 것은 실행능력을 향상시키는 데 중요하다(특히, 목과 근위부 사지의 관절). 아동이 활동을 수행하는 데 어려움이 있다면 활동과 관련된 관절을 빠르게 10회 정도 눌러 준다(예, 잡기 활동 시 팔과 손, 견관절). 그리고 다시 활동을 시도하게 한다. 대부분 치료사는 같은 활동에 대한 아동의 성취력이 변화되

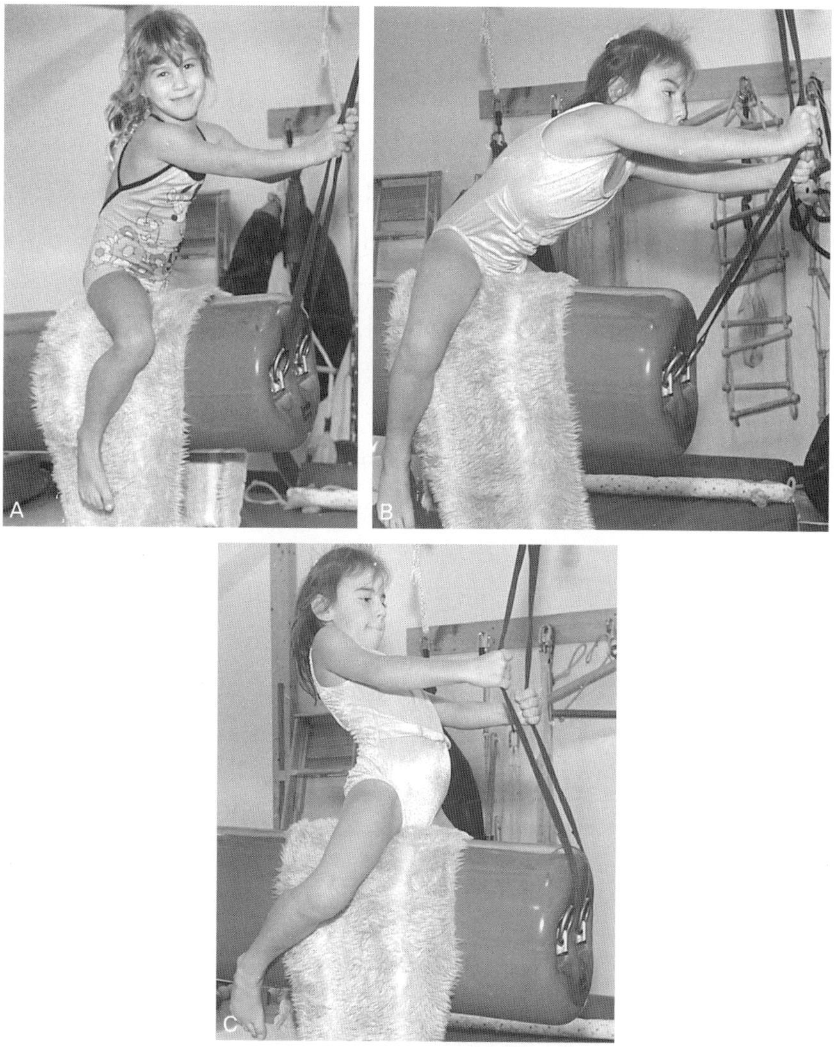


**그림 8.18**

(A) 성숙한 반응: 쉽게 볼스터 그네를 움직이는 능력 (B) 미숙한 반응: 볼스터 그네를 움직이기 위해 몸 전체를 사용하며, 다리의 저긴장 (C) 미숙한 반응: 볼스터 그네를 움직이기 위해 몸 전체를 사용하며, 팔꿈치 굴곡의 결여

는 것을 관찰하게 된다.

⑥ 치료사는 아동이 수행 시 성공할 수 있는 치료적 환경을 제공할 필요가 있다. 시작할 때는 아동이 성취 가능한 과제를 제공하여 도전하게 한다.

⑦ 아동이 활동을 수행하기 원할 때, 치료사는 임상적 추론을 통하여 통합된 적응반응을 얻는 활동을 제시한다. 예를 들어, 치료사는 볼스터(bolster) 그네를 타게 하고 싶었으나 아동이 커다란 버섯공 던지길 원하면, 아동에게 버섯공을 버리고 볼

스터를 타라고 말하기보다는 버섯공에 엎드려서 적용된 게임을 만들어 줄 것이다. 치료사는 킹콩이 될 수도 있고 사자처럼 으르렁대면서 버섯공에서 나오도록 유도할 수 있다. 또는 바닥에 콩 주머니나 볼링 핀을 흩어놓아 줍게 할 수도 있고, 버섯공에 엎드려서 목표물을 향해 던지게 할 수도 있다.

⑧ 신경계 모델은 요구되는 적응반응의 부분적 변화에 의해 만들어진다. 전체적인 활동이 변하지는 않는다. 이는 적응반응을 통하여 활동을 학습할 수 없음을 알려준다. 나아가서 작은 변화는 과제에 성공할 수 있는 좋은 기회를 제공하는 것으로써 이전의 활동과 유사하지만 전체적인 재조직화를 요구하지는 않는다. 예를 들어, 만약 아동이 삼각대를 잡고 그네를 타는 활동에서는 박스나 블록을 쌓아두어서 그것에 부딪히지 않게 무릎과 고관절을 굴곡하게 한다. 이 활동에서 박스를 높게 쌓거나 발로 차게 하여 난이도를 조절할 수 있다(그림 8.13). 그네를 타는 활동은 반복을 통하여 굴곡 능력을 향상시켜 주고, 매시간 적응반응이 변화되기 때문에 조금 다른 실행 반응이 나타나기도 한다.

⑨ 치료사는 지속적으로 창의성을 가지고 아동에게 변화된 적응반응을 요구하여야 한다. 치료사는 이러한 도전적인 자세를 유지해야 하며, 이는 치료사와 아동 모두에게 흥미를 가져다준다.

## 8.4.2 기타 최종산물 능력

감각통합 이론의 틀은 학습능력을 포함한 다른 최종산물도 기대할 수 있으며, 감각통합 문제를 가진 아동에게 긍정적인 영향을 준다. 다른 형태나 공간-지각적인 연습보다 작업치료사에 의한 개별적인 치료가 최종산물을 유도한다. 대부분 발음상의 문제는 낮은 근긴장도와 동시수축이 어렵다거나 턱이 돌출된 경우 나타나므로 아동이 언어나 발음에 문제가 있을 경우에는 언어치료사와 함께 치료한다. 추가적으로 실행문제는 구강 협응에 영향을 준다. 대부분의 최종산물은 감각조절을 통한 감각통합에 의해 이루어지며 기능적인 지지능력의 발달을 가져온다. 어떤 치료사들은 아동들이 성공을 준비하기 때문에 감각통합 접근법이 최고의 결과물을 낸다고 생각하기도 한다. 다른 치료사들은 치료시간에 자연스럽게 최종산물이 만들어진다고 생각한다. 이러한 방법은 치료사의 기술과 판단을 기초로 한다. 감각통합 접근법을 사용하여 작업치료를 하는 동안 아동이 환경적 능숙함을 보이는 것은 중요하다.

### 1) 임상 추론 과정

작업치료는 과학성과 예술성을 고려하여야 한다. 작업치료의 예술적인 부분은 임상

추론 과정(clinical reasoning process)으로서 치료사가 치료의 순서를 결정하는 것을 돕는다. 이 과정은 부록 7에 설명하였다. 이 표는 치료사가 아동의 평가나 치료에 대한 반응을 해석하는 방안을 제시하고 치료사의 지식 기반을 넓혀주며, 아동을 주의 깊게 치료하게 하며, 치료에 대한 지속적인 평가를 가능하게 한다. 오늘날 아동에게 최상의 것이라고 생각하는 것이 내일의 그것과 다를 수 있기 때문에 아동과 그의 가족 및 이론적 정보를 기반으로 하여야 한다. 작업치료사의 능력으로 치료를 통해 아동의 환경을 변화시킬 수 있다. 아동과 상호 작용하는 방법을 마련해 두는 것도 중요하다.

임상 추론차트(부록 7D)는 개인뿐만 아니라 다른 치료사에게도 유용한 정보가 된다. 비판적 사고과정(좌측)은 우측의 환자 중심적인 질문에 의해 제시된다. 이 과정을 통해서 행동에 대해 설명하고 임상적인 결과를 예상할 수 있다.

임상 추론과정은 평가와 치료의 사정(assessment)에 사용된다. 평가를 위해서 1~5단계가 사용되고 반복되며 5A에서10단계까지는 사정에 이용된다. 6단계는 비판적인 과정으로 치료사에 의해 쉽게 간과되기도 한다. 치료사는 그들의 사고를 태만히 하거나 주의를 기울이지 못하는 경우가 있다. 이러한 게으름은 상담이나 동료, 사례 회의 때에 부딪히게 된다. 예를 들어, 그러한 과실로는 안전에 부주의하거나 환자가 선택하는 활동에 제한을 두는 경우가 있다. 한 예로, 저자의 학생 중에는 환자를 크게 향상시킬 수 있는 활동이지만 위험으로 인하여 포기한 경우가 있었다. 과실을 인식한 이후로, 저자는 환자가 안전한 범위 내에서 집중적인 활동을 경험하게 한다.

## 8.5 요약

감각통합 접근법을 사용하는 작업치료사는 학교에서 아동이 최종산물을 만드는 것에 대한 효과를 질문 받는다. 학교 내에서 작업치료를 의뢰받는 대부분의 아동들은 글쓰기에 문제가 있거나 실행에 어려움이 있거나 행동에 문제가 있는 경우이다. 치료사가 아동의 감각통합에 문제가 있는지 결정할 때는 부모와 교사에게 감각조절 체계에 대해 충분히 설명해 주어야 한다.

학교 내에서 행동에 큰 문제가 있는 경우는 감각계 조절과 관계된 경우가 많다. 예를 들어, 감각방어가 있는 아동들은 (1) 운동장이나 점심시간에 줄을 서서 기다리는 동안 부딪친 친구를 밀쳐낼 것이다, (2) 반죽이나 손가락 그림과 같은 찐득한 물질을 사용하는 것을 거부할 것이다, (3) 균형을 잡는 것이 어려울 것이다, (4) 계단을 내려가는 것을 두려워할 것이다, (5) 공공장소에서 시끄러우면 귀를 막을 것이다, (6) 카페와 같은 곳에서는 나가버릴 것이다, (7) 특별한 일로 인해 시간표가 변경되면 화를 낼 것이다. 만약 교사가 감각방어와 같이 독단적인 행동을 이해한다면 아동에게 효과적인 반응을 유도해 낼 수 있을 것이다.

작업치료사가 아동의 감각통합적인 문제에 대해서 상담을 할 때는 교실에서의 문제를 효과적으로 해결하기 위해 교사의 도움을 받는 것이 좋다. 글쓰기에 어려움이 있는 경우는 실행과 근긴장도, 동시수축의 문제와 관련된다. 주의 집중기간이 짧은 경우는 감각방어의 결과이다. 지각 기술에 문제가 있을 경우에는 읽기와 수학에 어려움을 보인다. 학교에서 작업치료사는 아동이 보이는 문제행동의 의미를 알려주고 어떻게 해야 신경계가 변화되는지, 치료사와 교사들이 어떻게 협력하여 아동을 성공적으로 치료할 수 있는지를 제시해야 한다.

교사와 작업치료사는 감각통합 장애가 있는 아동의 가족을 도와 행동을 이해할 수 있도록 노력해야 한다. 동시에 가족과 보호자의 문제행동의 원인을 찾아야 한다. 감각계 조절을 이해하고 아동의 행동을 다루어야 한다. 환경의 변화는 치료에 긍정적인 영향을 주기도 한다. 부모와 상호 작용할 수 있는 기회가 주어지면 아동과 부모는 자아존중감이 향상된다. 이는 성공적인 대처 전략을 이끌어 낼 수 있다. 부모와 보호자에게 감각통합에 대해 설명하는 것은 작업치료사의 중요한 임무이다.

## 참고문헌

Ayres, A. J. (1972). *Sensory integration and learning disorders.* Los Angeles: Western Psychological Services.

Ayres, A. J. (1976). The effect of sensory integrative therapy on learning disabled children: The final report of a research project. Los Angeles: University of Southern California.

Kimball, J. G. (1986). Prediction of methylphenidate (ritalin) responsiveness through sensory integrative testing. *American Journal of Occupational Therapy, 40,* 241–248.

Kimball J. G. (1988). Hypothesis for production of stimulant drug effectiveness utilizing sensory integrative diagnostic methods. *Journal of the American Osteopathic Association, 88,* 757–762.

Oetter, P., Richter, E., & Frick, S. (1992). *MORE integrating the mouth with sensory and postural function.* Hugo, MN: PDP Products.

Sagan, C. (1977). *Dragons of Eden.* New York: Random House.

Wilbarger, P., & Wilbarger, J. (1991). Sensory defensiveness in children 2–12. Santa Barbara, CA: Avanti Education Programs.

Williams, M. S., & Shellenberger, S. (1994). *How does your engine run?* Alburquerque, NM: TherapyWorks.

제 9 장

# 시각 정보 분석 : 시지각 이론의 틀

VALORIE RICCIARDONE TODD
이지연 역

작업치료사들은 오랫동안 시지각과 그와 관련된 과제 수행에 기여하고 관여하여왔다. 시지각 문제를 가지는 아동들이 그 문제를 극복하거나 수정하는 데 길잡이가 되고 치료적 중재 전략이 되는, 이론적 기초를 형성하기 위한 연구에서 작업치료사들은 인지심리학과 발달심리학, 신경학, 교육학과 시각측정법(optometry)에서 많은 영향을 받았다. 작업치료사들은 시지각 장애를 가지는 아동과 성인에 관련된 치료중재의 가이드 라인을 발달시키기 위해 다양한 전문영역의 개념들을 사용하였다.

어떤 발달 이론들에서는, 특히 정상 인지 발달을 기술하거나 또는 학습장애나 발달지연 아동들이 가지는 시지각 문제를 확인할 때 시지각을 감각과 인지의 사이에 있는 것으로 주장하기도 하고 감각과 인지는 별개의 문제라고 주장하기도 한다. 그러나, 이 이론의 틀에서, 시지각이라는 것은 사람이 보는 것을 무엇으로 해석하는지에 대한 능력, 특수한 시각과 인지 사이의 상호작용의 결과로 나타내는 행동이라고 개념화하고 있다. 이러한 해석에서 시각적 자극은 다른 감각들로부터의 감각적 입력과 관련되어진다. 그러므로, 시지각은 개인의 태생적인 기술이며 환경과 목적있는 상호작용을 통하여 발달되어지는 능력이라고 할 수 있다.

시각정보분석은 환경으로부터 시각정보를 조직화하고 유출해 내고, 그외 다른 감각들은 이전의 경험, 그리고 더 높은 수준의 인지적 기능과 이 정보를 통합하는 데에 인지기술을 사용하게 된다. 이 이론의 틀에서 시지각은 시각정보 처리과정 사이에 존재하는 하나의 단계로 보는 것이 아니라, '학습, 이름붙이기(labeling) 그리고 경험의 한 기능으로서의 변화' 인 하나의 인지적 과정으로 본다.

시각, 시각입력의 통합 그외 다른 감각들 그리고 인지 분석 기술들은 사람이 무언가를 보고 행동하고 해석하는 능력에 영향을 미친다. 신체적, 발달적, 학습적 어려움들을 가지고 있는 많은 아동들이 시각 체계에 다소간의 결함을 가지고 있다. 가장 공통적인 시각장애는 사시, 약시(amblyopia), 유의한 굴절장애(refractive errors), 안구진탕증과 시력쇠퇴(optic atropy)이다. 시각적인 명확함(clarity)과 안구 운동 기술(ocular motor skill)은 아동의 수행에 큰 영향을 미친다. 게다가, 시각 결함은 아동이 시각적 정보를 정확하게 받아들이는 능력에 영향을 미친다. 신경학 연구자들, 시력측정의사(optometrist)와 작업치료사들은 시력과 안구운동기술이 지각과 운동수행에 미치는 직접적인 영향에 대해 설명하여 왔다. 그들은 또한 타 장애를 가진 아동들에서 시지각 문제를 가지는 빈도수에 대해 밝혔다. 때때로 시각문제나 안구운동문제를 가진다고 진단받지 않은 아동들에게서도 실제로는 시지각 결함이 나타나는 경우가 있다.

시각정보분석과 기능적 수행에 시각이 미치는 영향을 평가하고 이해하기 위해 작업치료사는 시각과 안구운동기술의 정보를 획득하는 것이 매우 중요한 일이다.

시각 체계는 다른 모든 감각계와 신경적 상호결합(neural interconnection)을 가진다. 시각계를 통해 입력된 시각정보를 처리하는 동안 다른 감각계로부터 정보를 통합하게 된다. 이러한 감각간 통합의 중요성은 부각되어야만 한다. 그러나 이것은 이 장에서는 다루지 않는다. 이 이론의 틀은 적절한 시각과 안구운동 기술을 가진 아동들이 시각입력을 효율적으로 처리하고 이용하지 못하는 것에 주안점을 두고 있다.

## 9.1 이론적 기초

무엇을 보는지 해석하기 위해, 개인은 그 자신의 시각계를 통해 시각입력을 정확히 받아들이는 능력이 있어야 하고, 다른 감각과 시력을 함께 결합하고, 인지적 분석기술능력을 사용해야 한다. 시각과 타 감각간의 통합 요소들이 이 장에서 잘 다루어지지 않았지만, 그 둘은 시각정보분석에 중요한 요소이다. 시각 입력을 정확하고 효율적으로 받아들이는 능력은 시각과 안구운동기술 능력에 의존한다. 다른 감각과 시각과의 통합은, 특히, 몸의 감각(전정감각, 촉각, 고유수용성감각)은 시각운동수행능력에 매우 중요하다.

이 장의 초점은 환경으로부터 시각정보를 구별하고 기억하고, 집중하며 유출해 내는 인지적 분석기술에 대한 것이다. 인지적 기술 분석에서의 문제점은 시각 또는 감각통합문제가 있는지, 없는지에 따라 볼 수 있다. 만약 다른 분야에서 결함이 있다면 그들은 전반적인 중재계획에서 더 부가적인 면을 고려할 필요가 있다.

이 이론적 기초는 4가지 주요 부분으로 나눠진다. 첫째는 시각정보분석을 위한 기초로서 정보처리과정 모델을 요약한 것이고, 둘째는 인지 분석 기술을 설명하고 정의내린 것이다. 이에는 선택적 주의집중, 시각 기억력, 시각변별력이 있다. 세번째는 4개의 주요한 시각적 변별기술을 설명한 것이다. 이것은 인식, 연결하기(matching), 분류하기, 관련성 찾기가 있다. 마지막으로, 네번째는 시각정보분석의 발달이 학습에 미치는 영향을 의논한 것이다.

### 9.1.1 정보처리모델

정보처리모델(information processing model)은 인간의 인지체계를 통하여 이뤄지는 정보의 흐름을 설명한 하나의 인지적 접근이다. 이것은 학습자가 어떻게 주의집중을 하고, 인식하고, 정보를 변환하고, 저장하는지, 그리고 후에 어떻게 정보를 인출해내는지에 초점을 두고 있다. 정보의 흐름은 환경 내에서의 감각 입력에서부터 시작되고, 감각기관으로부터 감각을 수용하는 데서 시작된다. 처리과정(processing)은 감각입력에 주의를 기울이고, 이전에 저장된 정보와 비교하며 다른 심적 표상(mental representation)으로 변환하고, 의미를 유추하거나 행동을 하는 것을 요구한다. 결과(output)는 학습이 일어나는 영향으로 관찰가능한 행동이 나타나거나 심적 정보를 저장할 수 있는 것을 말한다. 결과에서 시스템으로 다시 피드백(feedback)하는 것은 관찰가능한 행동이 강화 받거나 새로운 입력을 제공하는 것을 말한다(그림 9.1).

시각입력은 입력의 종류와 시각 수용기의 용량 등과 같은 외부의 자극에 의존한다. 시각정보는 외부자극이 시각수용기를 통해 들어와서 중추신경계 통해 처리된다.

#### 1) 환경적 자극으로부터의 시각입력

환경—보는 이에 있어서의 외부자극—은 직접적으로 영향을 끼칠 수 있는 부분이므로 작업치료사는 매우 중요하게 고려한다. Gibson에 따르면, 환경은 5가지 종류의 자극으로 구성된다(사물, 공간, 사건, 표상, 그리고 상징). 모든 시각자극(visual stimuli)은 다

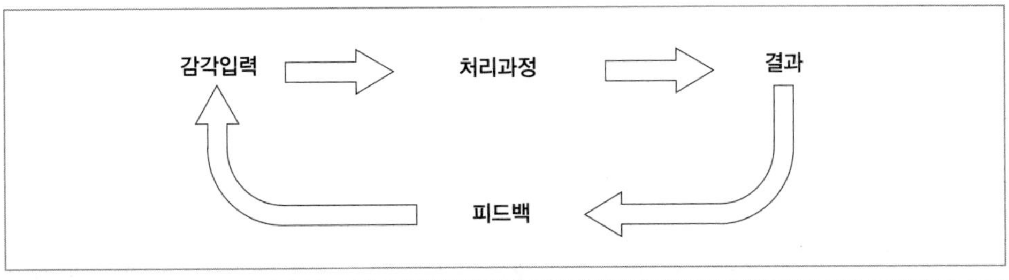


**그림 9.1**
결과, 관찰 가능한 행동의 강화 그리고 새로운 입력 제공을 통해 시스템에 피드백을 제공한다.

음의 분류 중 하나에 해당한다.

① 사물들(objects) : 환경 내에 존재하는 3차원 형태들

② 공간(space) : 3차원 공간. 이것은 깊이와 거리의 기본적 단계이다.

③ 사건들(events) : 공간과 시간을 통해 일어나는 것.

④ 표상들(representations) : 사물, 공간, 사건들의 그림으로 2차원

⑤ 상징들(symbols) : 부호화된 자극 ; 자극에 대응하여 고안된 것. 언어, 모르스 부호, 문자, 숫자가 그 예이다.

처음 3가지 시각 자극(사물, 공간, 사건)은 3차원 세계로부터 직접 입력되는 것이고 사물, 공간, 사건과의 상호작용과 관찰에 의해 지원받게 된다. 3차원적 자극은 사물, 공간, 사건들에 관한 학습을 위해 직접적이고 다감각적 입력을 제공한다. 이러한 자극들은 다른 감각들과 시각과의 상호작용을 증진시켜 주며, 시각적 주의집중, 기억, 변별력을 개선시키는 전략으로서 사용될 수 있다.

다른 두 가지 시각 자극(표상과 상징)은 사물, 공간, 사건 대신 상을 만들어내는 것이고 사람이 만들어내는 것이다. 표상은 사물, 공간, 사건의 묘사가 그것들과 같이 보일지라도, 상징은 그들과 같게 나타나지 않는다. 사물을 구별하는 능력은 표상으로 빠르게 개념화하는 것이다. 따라서 시각변별력은 표상의 사용을 통하여 발달된다. 상징과 표상이 다른 이유는, 상징은 그들이 표시하게 되는 것이 입력되는 자극과 그 어떤 것도 같지 않기 때문이다. 그들의 의미는 그들과 대응되는 자극과 관련되어 있음에는 틀림이 없다. 또 다른 면은 상징에 의한 정보는 순서적으로 들어온다는 것이다. 굉장히 복잡한 것을 읽는 것과 같은 기술은 언어와 시각적 부호가 동시에 연합하여 들어온다. 읽기 능력의 결함은 언어와 시각적 부호화나 그들의 협력능력이 감소한 결과이다. '시각적 자극' 용어는 이 장에서 사용될 것이다.

### 2) 감각입력 - 시각 수용기들

아동은 감각입력(sensory input)을 시각 수용기(visual receptors)를 통하여 받아들이며 이로써 그들의 외부 환경에 대한 정보를 획득한다. 시각 입력은 눈의 구조를 통하여 받아들여지고 이것은 시각 피질로 전달되며 관련 영역들과 함께 작용하여 입력된 자극의 해석과 사용을 위해 처리된다. 시각 수용의 질은 각기 다른 시각 수용기들의 통합하는 능력과 그것들이 각자 서로 의사소통하는 능력에 달려 있다. 시각 기관의 많은 부분이 제대로 기능하지 못하면 적절한 시각 수용이 어렵게 된다.

시각과 동안 운동의 문제를 진단내리는 것은 중요하게 고려해야 한다. 다음의 기술들은 환경적 자극에 대한 시각수용에 영향을 미치는 것들이다. 고정(fixation), 단속성 운동(saccade), 추적(pursuit), 이접운동(vergence), 조절(accomodation), 그리고 전정 안

구 반사(vestibular-ocular reflex)를 포함하는 운동성 요소; 빛과 움직임의 망막 등록, 시야(중심부와 주변부), 정확성과 공간과 형태의 지각과 항상성과 같은 감각 요소들이 그것이다(부록 9A에 정의가 나와 있다).

### 3) 처리과정

이 이론의 틀에서 처리기술은 인지에 해당되는 것이며 '인지 분석 기술'이라는 용어로 쓰여진다. 그것은 아동의 발달 과정을 통하여 발달하며 아동의 환경적 경험(학습)과 아동의 유전학적 신경학적 능력에 관심을 두고 있다.

인지분석기술은 다음을 포함한다: 시각적 주의집중(시각 입력의 선택을 포함하는 것), 시각 기억(이전의 경험과 시각정보의 통합을 포함하는 것), 시각적 변별력(지각변별력을 위해 자극의 형상을 감별하는 능력) 이러한 기술들은 인지분석기술 장에서 더 자세히 설명할 것이다.

### 4) 결과

시각정보분석에 의존하게 되는 관찰할 수 있는 결과 기술(output skills)은 다음과 같다: 인식, 매칭하기(matching), 범주화하기(categorization), 그리고 시각자극들 사이에서의 관련성의 발견(detection of relationship). 이들 수용 기술들은 표현성 지각—운동기술 이전에 발달하는 것이며 표현성 지각—운동기술의 기초를 형성한다. 산출기술(production skill)은 인지능력 또는 다른 감각과의 시각정보분석의 사용을 요구한다. 예를 들면, 시각정보분석은 공간에서의 몸의 인식과 신체도식이 함께 작용해야 하며 이는 환경을 통해 효과적인 움직임을 산출하는 데 중요하다(그림 9.2).

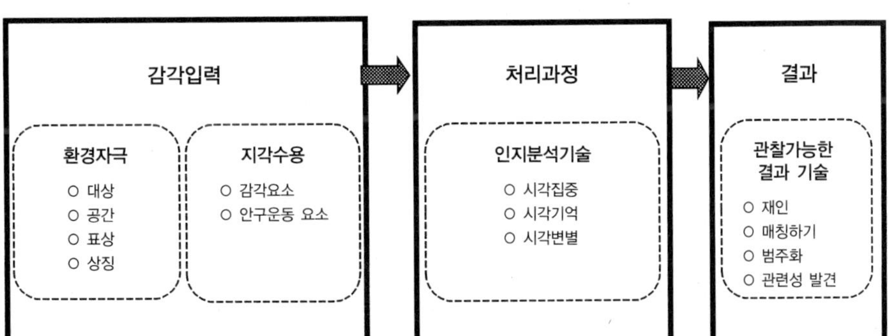


**그림 9.2**
시각정보 분석

## 9.1.2 인지분석기술

선택적 주의집중, 시각 기억과 시각 구별력의 인지분석기술들(cognitive analysis skill)은 궁극적으로 보았을 때 서로 기능적으로 의존하고 겹치게 된다. 그러므로, 이러한 기술들 중 어느 하나의 결함이 있어도 다른 것들의 발달을 저해할 수 있으며 시각정보분석에 영향을 미친다. 시각정보분석기술의 발달에 대한 각 아동의 능력은 유전적(예, 건강, 중추신경계의 현재 상태, 감각수용기 기술 등)인 보유능력(capacity), 연령, 인간 환경과 비인간 환경(nonhuman environment)에 대한 독특한 경험에 의존한다.

시각분석기술이 발달하면서 아동은 더 많은 양의, 더 복잡한 정보를 더 빠른 속도로 처리할 수 있는 능력이 발달한다. 이것은 주의집중 능력이 개선되면서, 저장과 인출의 능력이 개선되고 시각자극으로부터의 더 높은 고위중추의 명령구조와 추상적 사고(abstracting) 구조의 발달을 통해 이뤄지는 것이다. 이 이론의 틀은 시지각 과제는 별개의 인지분석기술의 사용을 요구한다는 것을 가정하고 있으며, 전경 배경(figure ground), 형태 항상성(form constancy), 또는 공간관계(spatial relation)와 같은 시지각기술과 다르지 않다고 가정한다.

### 1) 시각적 주의집중

주의집중(attention), 이것은 시각입력의 의지적 선택이며 이것은 하나의 기술이 아니라 주의를 기울이는 것(alertness), 선택적 주의집중과 각성상태(vigilance)와 같은 여러 가지 다른 요소들을 포함한다. 이것은 많은 신경학적 처리과정에 의존하고 환경에 영향을 받는다. 시각적 주의집중은 시각정보분석과 학습에 영향을 준다.

각성(Arousal)은 수면상태에서 깨어있는 상태로의 변화이다. 주의를 기울이는 것(alerting)은 깨어있는 상태에서 주의집중을 하는 상태로의 변화이다. 주의를 기울이는 상태(alert state)는 적응행동과 능동적인 학습을 위해 필요한 것이다. 아동과 성인은 환경이 변화하던가 새로운 것을 보았을 때 주의를 기울이게 되는 것은 비슷하다. 그러나 반대로, 자극이 반복되거나 친숙해지면 주의집중을 멈추게 되거나 습관화되어 버린다. 게다가 주의를 기울이는 것은 하루 중 시간대와 피로 수준, 내적 욕구, 정서상태, 약물복용에 따라 변화하게 된다.

사람은 주의집중을 하는 보유능력(capacity)에 한계를 가지고 있으므로 정보를 선별하는 것이 필요하다. 선택적 주의집중은 덜 관련된 정보는 무시하는 동시에 관련된 시각정보를 선택하는 능력이다. 선택적 주의집중은 특별한 과제에 집중하기 위해 그들의 동기를 부여하거나 자극에 의미를 부여하는 아동의 능력에 의존한다. 친숙성과 의미가 증가함에 따라, 선택적 주의집중은 변화하게 되는데 아동은 친숙하거나 필요치 않은 자극은 선별하게 되고 쉽게 산만해진다. 이런 식으로 아동은 더 나은 시각분석을 위해 자세하고, 잘 배열된 자극에 주의집중을 할 수 있다. 선택적 주의집중의 장애는 많은 아동들에게서 문제의 출처가 같음을 작업치료사는 볼 수 있다.

각성(vigilance)은 집중을 하고자 하는 그리고 시각적 과제를 지속하고자 하는 의식적이고 정신적인 노력(mental effort)이다. 이것은 주의집중(attention span)의 양적인 면이며 아동이 시각적 과제를 위해 소요하는 시간의 길이를 결정하고 더 깊은 인지적 분석을 허락한다. 각성은 아동의 주의를 기울이는 능력과 선택적 주의집중에 의해 영향을 받고 아동의 이해능력, 동기, 노력, 문제해결기술들과 추론능력에 영향을 받는다. 이것들은 과제 그 자체에 따라 변화하기도 한다.

아동이 발달하면서, 그들의 선택적 주의집중은 자극에 덜 자동적으로 반응(stimulus bound)하게 되고 좀 더 수의적으로 반응하게 된다. 초기에 어린 유아들의 선택적 주의집중은 어떠한 자극도 감지했었다. 어떠한 새로운 자극은 아동의 주의집중을 흐트리기도 하고 동시에 매력적이기도 하다. 시간이 지나면, 선택적 주의집중은 아동의 통제 아래에 놓이게 되고 아동은 더 선택적으로, 더 긴 시간 자극에 주의를 기울일 수 있으며 그것을 즐기거나 이해한다. 그러므로 아동의 선택적 주의집중 능력은 아동의 연령에 기초하는 것이 아니며 수의적으로 주의집중을 하는 능력은 연령에 적합한 과제에 집중하는 것에 따른다.

연령과 함께 선택적 주의집중에 있어서의 발달적 변화는 아동의 중추신경계의 발달에 지배를 받는다. 중추신경계의 발달의 분열(disruption)은 선택적 주의집중의 결함을 가져온다. 중추신경계의 손상(예, 뇌성마비, 척추이분증, 다운증후군)이나 지체를 보이는 많은 아동들이 선택적 주의집중에 문제를 가진다. 덧붙이면, 정서상태에 문제가 있는, 예를 들면, 우울증이나 불안장애를 가지는 아동들도 시각적 주의집중에 큰 어려움을 가진다. 주의집중 결함을 보이는 아동은 여전히 자극에 자동적으로 반응하는 문제를 가지며 유용한 자극에 더 많이 산만해지며, 자극에 주의를 집중하고 선택하는 데에 어려움을 가진다.

## 2) 시각 기억

저장된 정보를 잘 이용하는 것은 학습과 시각정보의 분석에 필수적이다. 시각정보가 들어오면, 아동은 이미 저장된 이전의 경험 정보와 비교하게 된다. 시각 기억(visual memory)은 시각 경험을 보유하고, 회상하는 능력으로 정의된다. 이것은 주의집중에 많이 의존하게 되는데 그 이유는 정보를 저장하기 전에 주의집중이 필요하기 때문이다. 기억은 많은 방식으로 분류할 수 있는데, 기억의 길이에 따라 단기기억, 장기기억으로 나누고, 특별한 감각 모델리티에 따라 시각, 청각, 운동 기억이라 하고, 과제에 따라 절차기억, 의미기억이라고 한다. 그러나 시각기억에는 세 가지 과정이 있는데 등록, 부호화, 인출이 그것이다.

**등록(registration).** 이전에 언급한대로, 아동은 정보를 저장하기 위해 주의집중을 해야만 한다. 이것은 정보를 어떻게 부호화할 것인가를 결정하기 위한 통제과정(control process)의 시작이다. 초기 통제과정은 주의집중, 재인(recognition)과 암송(시연, rehearsal)을 포함한다. 그리고 정보를 잃거나 장기기억으로 전달하거나 하는 것에 영향을 준다.

**부호화와 저장(coding & storage).** 정보를 나중에 사용하기 위해서는 부호화를 하여 저장을 해야만 한다. 정보를 부호화하는 것은 데이터를 이해하고 구조화하는 아동의 능력에 의존하는 것으로 보인다. 아동이 정보를 부호화하는 하나의 방법은 연상(association)을 통해서인데, 새로운 정보를 이미 들어와서 장기기억에 저장되어 있는 정보와의 관련성을 보는 것이다. 이 능력은 장기기억으로 정보를 전달하는 것을 촉진시킨다. 장기 저장을 위한 부호화는 의미(semantic) 또는 언어(linguistic)적 연상이나 시각적 상상, 분류화, 연속 및 순차배열 전략(seriation strategies)을 통하여 이루어진다. 시각 기억은 이미 존재하는 데이터와 의미있는 시각적 상상과의 연관성을 보는 것을 포함한다. 범주화(categorization)는 전체적 분류에서 세부적 하위분류로 그룹을 짓는 것을 포함한다. 순차적 배열(seriation)은 데이터를 특별히 기억하기 쉽게 순서대로 조직화하는 것을 요구한다. 이러한 학습전략들을 아동들에게 가르치게 된다.

**인출(retrieval).** 정보의 인출은 장기기억에서 정보를 찾는 것을 요구하고 이것은 아동이 정보를 초기에 어떻게 등록하고 저장하였냐에 의존한다. 정보의 회복은 사용하는 연상기술—어떻게 정보를 서로 연결해 놓았는지—에 따라 촉진되어지며, 이전의 자극의 기억을 위해 어떤 단서(cue)를 쓰는지와 같은 재인기술(recognition skill)에 의해 촉진된다. 어떤 아동들은 자극을 주면(예, alphabet strip을 주면 문자를 인식하는 것) 적절한 대답을 회상해 낼 수 있을 것이고 어떤 아동들은 기억으로부터 그것을 인출할 수 없기도 할 것이다. 외부적 기억단서들과 또 다른 전략들은 정보를 인출하기 위한 학습을 돕는 데 사용할 수 있을 것이다.

아동이 그들의 지식을 기반으로 하여 새로운 정보를 저장하고 연상하려고 더 노력할 때 그들의 기억능력이 개선된다. 그들은 더 많은 정보를 유용하게 이용하게 될 때, 그 정보를 인출하고 기억들을 재구성하는 능력이 발달한다. 시각 자극에 대한 반복적 노출과 경험은 재인기술의 발달을 돕는다. 시각자극의 친숙성은 적절한 주의집중과 새로운 정보의 기억과 연상을 위한 구별기술에 도움이 된다.

초등학교 전(primary school)에, 아동은 기억전략을 다소 사용하는 것을 보이나 그들의 기억의 용량이 어느 정도인지는 인식하지 않는다. 7살이 되면, 더 많은 기억전략을 인식하게 되고, 그들은 기억데이타를 어떻게 사용하는지를 배운다. 이러한 전략들은 기억능력을 향상시키기 위해 사용되는 활동들로서 암송, 심상법(imagery)과 언어적 정교화(elaboration)들이 있다. 정확하게, 빠르고 쉽게 아동이 정보를 인출할 수 있는 것은 의미있는 학습기술이고 학년이 올라갈수록 그 중요성이 증가한다.

### 3) 시각 변별력

시각 변별력(visual discrimination)은 시각자극의 다른 양상을 알아보고 다른 면을 감지해 내는 능력이다. 시각 구별력은 '지각 학습' 이라고 Gibson이 명하였으며 이것은 연습의 결과로서 환경으로부터 정보의 양을 증가시키게 되는 개인의 능력이다. 이러한 경험들로부터 아동은 한 자극을 다른 자극들과 구별해 내는 것을 통하여 자극의 차이점을 배우게 된다. 점차적으로 아동은 같은 시각적 자극으로부터 많은 양의 정보를 얻어내는 능력이 발달한다. 그들은 시각자극들 사이에서 변화하지 않는 특성들을 파악하는 것을 배운다. 그들은 또한 시각적 변화에도 불구하고 여전히 특성이나 연관성이 남아 있을 때 자극이 변화가 없다는 것을 배운다. 궁극적으로, 아동은 각자 다른 자극들로부터 효과적이고 빠르게 그 차이점을 알아내고 이것은 지각활동을 더 특수하고 경제적이 되게 한다.

예를 들면, 아동은 컵과 다른 사물들의 경험을 통해 그들의 환경 속에서 다른 사물로부터 컵의 차이점을 배운다. 그들은 그것이 실린더 모양이고 위가 열려 있고, 손잡이가 있다는 시각적 특성에 의해 그것이 컵이라고 구별 짓는다. 다양한 모양의 컵에 대한 반복적인 경험을 통하여 그들은 다양한 종류의 컵을 인식할 수 있게 되고 컵의 개념을 발달시키게 된다. 또한 다른 모든 종류들의 컵에서 엄마가 쓰는 컵을 구별할 수 있게 되면서 더 특수한 구별을 배우게 된다.

자극들에게 다른 이름이 주어지게 될 때, 아동은 사물들이 다르냐, 같으냐에 대한 모양을 인지하기가 더 쉬워지게 되고, 더 집중하게 된다. 그러므로 '이름붙이기(labeling)' 는 시각 구별력에서 중요한 역할을 한다.

어린 아동은 자극의 유사성에 대해 과일반화(overgeneralize)하는 경향이 있다. 예를 들면, 공통적인 특성(털달린 동물)에 의해 그룹지어진 네발달린 동물은, '멍멍이' 라 부른다. 여러 경험을 하면서, 아동은 개와 고양이가 다르다는 것을 배우고 개에게도 여러 가지 종류의 개가 있다는 것을 구별하며 같은 품종의 다른 모양의 개가 있다는 것도 배운다. 자극들에서 다른 모양을 집어낼 수 있으며 유사한 자극들 사이에서의 특별한 구별을 할 수 있는 능력이 증가한다. 개념 형성(concept formation)을 하는 시기에 아동은 오로지 한 마리의 강아지만 '강아지' 라고 부른다. 이것은, 그들이 아직 강아지의 개념이 일반화가 되지 않았기 때문이다.

선택적으로 주의집중을 하는 능력은 주의집중 능력이 좋아지고 자극들 사이에서의 관련성과 추상적 능력이 개선되면서 이루어지는 것이다. 인식, 매칭하기(matching), 범주화, 그리고 관계성에 대한 감응력은 아동에게 있어서 더 쉽고 더 빨라지게 되는데 이것은 관련성을 알아보고 관련이 적은 정보를 걸러내는 능력이 더 나아지게 되기 때문이다. 주의집중 결핍은 시각 구별력을 많이 방해하게 된다.

아동이 성숙해지면서, 그들은 점차적으로 환경에서 관련된 정보를 끄집어 내는 능력이 더 효과적으로 발전하게 된다. 그들은 그들이 인식할 수 있는 최소한의 자극들에서도 다른 점을 찾아낼 수 있는 능력이 더 나아지게 된다. 아동들은 또한 새롭고 상이한 자극들이나 친숙하지 못한 자극들에도 주의집중하는 능력이 더 나아진다.

자극특성(예, 크기, 색, 그리고 모양)들을 알아내고 매칭(matching)하게 되는 것은 위치(position)에서의 변화를 구별하는 능력이 먼저 일어나는 것으로 보인다. 예를 들면, 아동은 그 자신이 테디 곰을 보게 되는 위치나, 또 테디 곰이 놓여 있는 위치가 어떠하든지 상관없이 아동은 테디 곰을 알아볼 수 있다. 이러한 판단력은 형태항상성(form constancy)—사물의 위치에 관계없이 사물의 고유특성을 알아보는—이라는 아동의 능력이 기초가 된다. 사물은 위치나 상태가 어떠하던지 간에 그와 상관없이 그 사물은 바로 그 사물인 것이다. 이것은 상징(문자나 숫자)의 구별력이 생겨야 가능한 능력이며 그때까지는 위치가 사물의 모양을 구별해 내는 중요한 특성이 된다.

아동은 위와 아래의 위치 차이점을 먼저 알아내고, 그 다음 오른쪽과 왼쪽을 구별하거나 다른 공간적 관계(각도, 기울기)를 알게 된다. 위치 변화는 아동이 나이를 먹을수록(대략 7세) 더 쉽게 알아내고 더 쉽게 기억하게 된다.

**시각 구별 기술(산출 기술, output skills).** 시각 주의집중과 기억력이 발달하면서 특수한 시각구별기술인 인식, matching, 분류화와 관련성을 감지하는 능력 또한 학습하게 된다. 보통, 시각구별기술은 여러 가지 시각 자극들 사이에서의 차이점과 유사점을 구별해 내는 능력이라고 할 수 있다.

① 재인(recognition). 인식은 기억 속에서 자극에 대한 관계를 짓고 자극의 특별한 양상을 알아내는 능력이다. 인식은 관찰자가 자극에 선택적으로 주의집중해야 하고, 다른 모양을 알아볼 수 있어야 하며 그들을 저장하고 저장된 이미지와 그 자극을 비교해야 한다. 이것은 하나의 '심리적 Matching' 이라 할 수 있다.

아동이 성숙해가면서, 더 어려운 시각구별기술이 생기고 더 미묘한 차이점과 유사점을 인식하게 된다. 점차적으로, 그들은 다양한 종류의 자극을 즉각적으로 인식할 수 있게 된다. 그들은 시각정보를 처리하는 데 속도와 효율성을 증가시키는 기술을 배운다.

② 매칭(matching). 다른 시각 구별기술은 Matching이다. 이것은 그 자극이 정확하게 꼭 맞는 것인지를 확인하는 것이다. Matching은 많은 시지각 평가에 기본으로 들어있다. 하나의 특별한 자극을 보고 여러 가지의 주어진 예들을 보고 하나의 자극을 찾아내는 것이다(그림 9.3). Matching은 아동이 주어진 자극의 유사성으로 인해 에러를 범할 수 있으므로 자극들 사이에서의 차이점을 감별해 내는 능력을 요구한다. 이러한 실수는 어린 아동들에게서 잘 일어나며 그들은 선택적으로 자세하게 주의집중하고 감별해 내는데 어려움을 가진다.

Matching 과제는 선택하는 자극이 정말 정확하게 꼭 맞는지를 알아보는 능력을 요구한다. 자극의 차이점이 아주 작은 경우에는 더 복잡해지는데 이때는 구별해내야 하는 양상(feature) 양의 수가 더 증가하거나(그림 9.4) '정답이 아닌 선택문항' 이 더 증가하게 된다(그림 9.5). 아동은 Matching을 통하여 다른 모양을 더 자세하게 구별해 내기 위

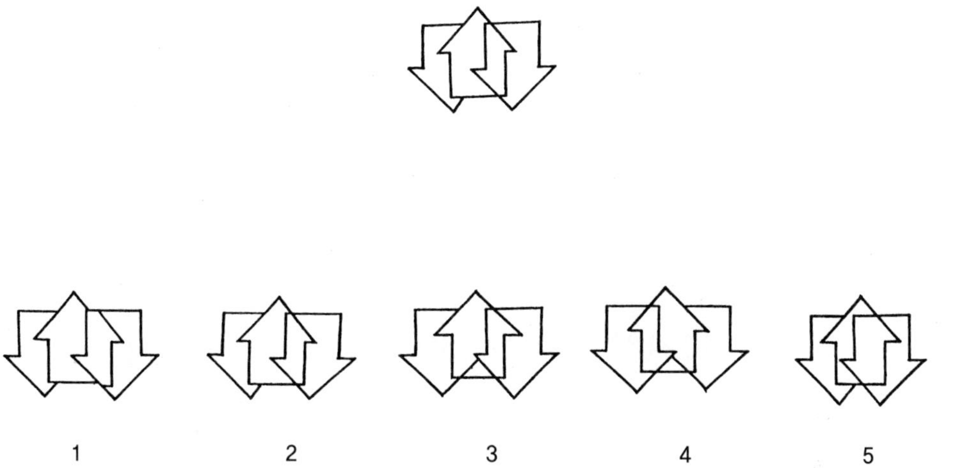


**그림 9.3**
매칭하기 과제. TVPS VDI

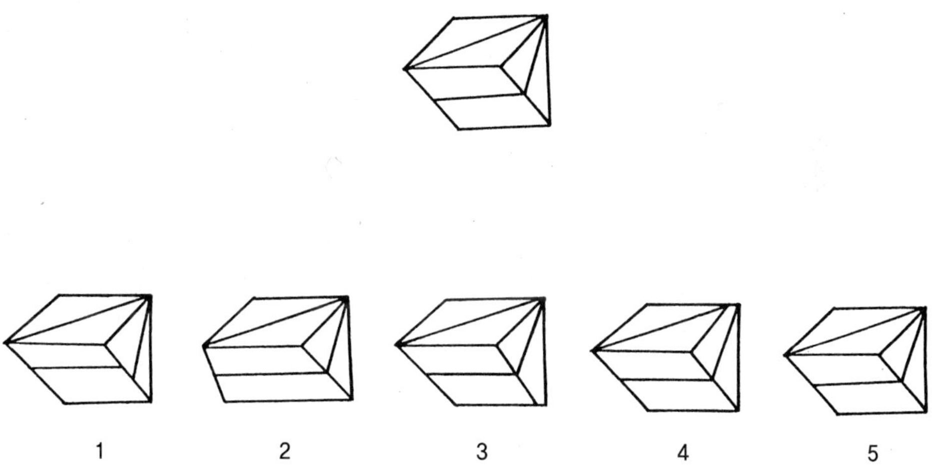


**그림 9.4**
복잡한 매칭 과제: 차이점이 미미함; 구별해내야 할 형상의 수가 더 증가되었다.

해 그들의 주의집중을 증가시키는 전략들을 배운다.

③ 범주화(categorization). 또 다른 시각구별기술은 분류화이다. 분류화는 공통되는 특징에 따라 자극들을 그룹화하는 것이다. Matching은 자극들의 같은 특성들을 구별해내는 것인데, 분류화는 자극들 사이에서 다른 양상을 찾아내어 자극들을 분류화하는 것이다. 이 기술은 더 높은 수준의 추상능력과 차이를 발견하는 능력을 반영한다.

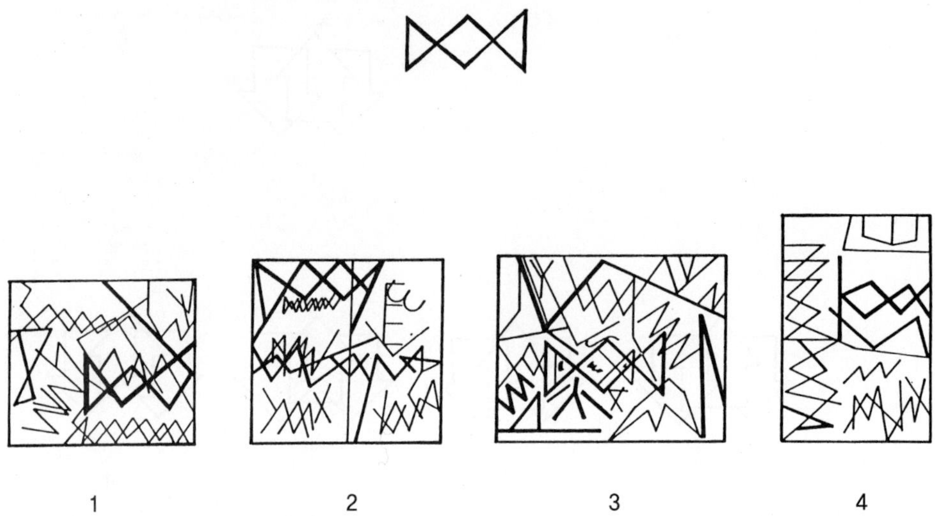


**그림 9.5**

복잡한 매칭 과제: 아동은 산만한 자극이 많은 그림에서 주어진 자극을 찾아야 한다.

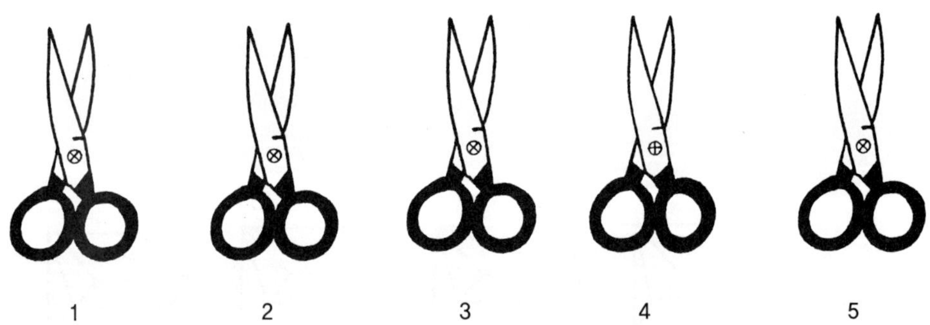


**그림 9.6**

시각 범주화 과제: "다른 하나를 찾는 것" 같은 것들은 남기고 위치가 변화된 다른 것을 찾는 것이다.

범주화 과제의 하나를 보면, 이는 유사한 자극들을 그룹화하고 그 중에서 다른 자극 하나를 찾는 것이다(그림 9.6). 다른 것을 Matching하는 과제는, 하나의 예제가 실제 제시된 시각적 자극과 다른 것이다. 아동은 자신의 심적 그룹(mental group)을 형성해야만 하며 그룹과 다른 자극을 찾아내야만 한다.

이와 다른 범주화 과제를 보면, 아동은 색, 크기 또는 위치가 다른 자극임에도 불구하고 그 중에서 같은 모양의 자극을 찾아야하는 것이다(그림 9.7). 그들은 하나 또는 그

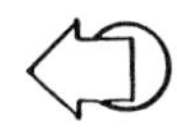

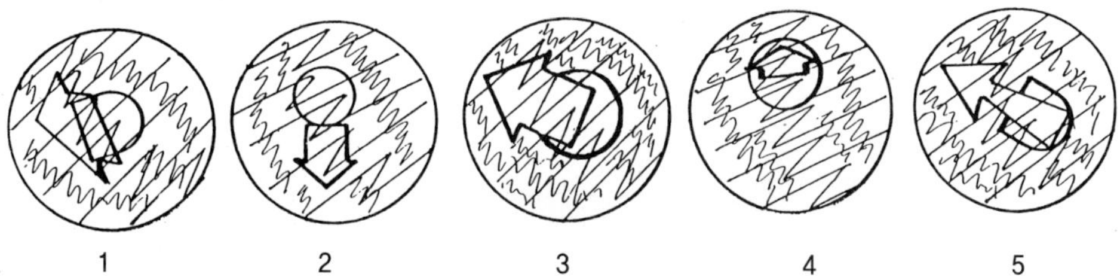


**그림 9.7**
시각 분류화 과제: 공통되지만 다른 양상들을 가진 자극들 속에서 변하지 않는 형상을 추론할 수 있어야 한다.

이상의 다른 양상들을 가진 자극들 속에서도 공통되는 점을 추론해 낼 수 있는 능력이 있어야 한다. 개념형성이 늦되는 아동들은 이러한 분류과제를 수행해내기가 어렵다. 그 아동들은 크기, 수, 색깔 또는 위치가 명백히 다른 것에서 유사성을 추론해낼 수 없다. 아동은 분류화 과제로부터 특수한 개념(예, 색깔, 크기, 수, 위치)이 발달되고 같은 양상을 추론하는 것을 배운다.

④ 관련성 찾기(detecting relationships). 네번째 시각구별기술은 자극들 사이에서 관련성을 찾아내는 능력이다. 이 능력은 자극들 사이에서의 연관성 또는 연결성을 추론하는 능력에 의존한다. 시각적으로 제시되는 자극들에서 추론해낼 수 있는 공통적인 관련성은 순서(sequence)와 위치이다. 순서적인 활동들(예, 크기가 각자 달라 포갤 수 있는 한 세트의 컵과 크기가 점차적으로 달라 그 순서대로 꽂게 되는 페그 등)은 자극들 사이에서 연관성을 감지해내는 능력이 필요하다(그림 9.8). 아동은 한 그룹의 사물들 사이에서 크기에 대한 연관성을 결정해낼 수 있어야만 하며, 또한 순서대로 그들을 조직화할 수 있어야만 한다. 이것은 그룹의 모든 아이템에서 각자 아이템을 동시에 비교할 수 있어야 한다. 아이템 숫자가 많을수록, 더 복잡한 과제가 되는 것이다. 이야기 순서 카드(story sequence card)는 더 추상적인데 그 이유는 각 그림에서의 결과와 행동에 대한 해석을 할 수 있어야만 하고 논리적인 순서로 조직화할 수 있어야 하기 때문이다. 추론이 필요한 순서보다 사건의 순서가 좀 더 친숙한 것일 때 더 쉽게 할 수 있다.

많은 구성 과제(constructional task)들은 부분과 부분들 사이의 관련성을 결정할 수 있는 능력을 요구한다. 퍼즐, 블록 디자인과 도형모사(copy)(그림 9.9)와 같은 과제들은 다른 기술들과 조화할 수 있는 능력을 요구한다. 이러한 과제들은 각 부분들 사이의 위치

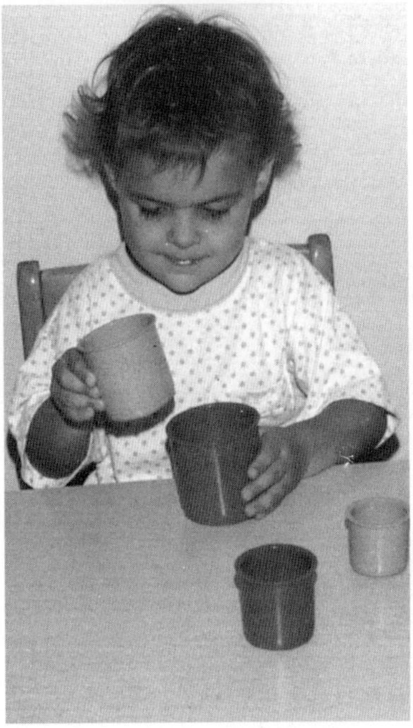

**그림 9.8**

컵을 포개어 넣는 어린이. 자극들 가운데의 관련성을 발견하는 것: 크기의 순서화(size sequencing).

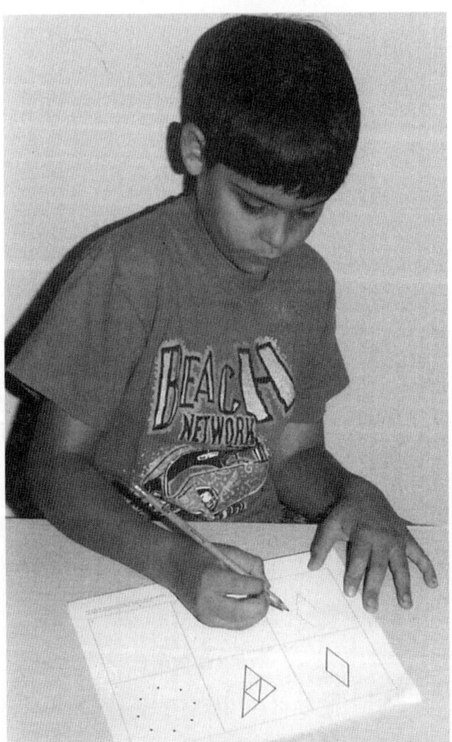


**그림 9.9**

관련성 발견하기: 이차원 디자인을 카피하기.

적 관계에 대한 인지적 추상능력을 요구하며 구성적 과제들은 순서적인 면을 가지고 있으며 판단력과 문제해결력을 필요로 한다.

### 9.1.3 학습

이 이론의 틀은, 시각 정보 분석의 발달은 학습(learning)에 기초를 둔다는 믿음에 기초한다. 학습은 하나의 보이지 않는 과정이며 단지 아동의 언어나 비언어적인 행동의 변화를 통하여서만 관찰할 수 있다. 치료사가 학습이 촉진될 수 있는 환경을 만들어 제공한다고 하여도 아동이 실제로 환경에 적극적으로 참여하여야 배울 수 있는 것이다.

학습은 아동의 발달적 능력과 인간적 환경 또 그 이외의 환경과의 상호작용의 통합을 통하여 일어난다. 그것은 시각적 세계를 아동이 반복적으로 경험하는 것을 통해 변화하게 된다. 아동은 시각적 환경을 적극적으로 탐색하고자 자신의 시각적 그리고 인지적 기술들을 사용한다. 아동은 자신의 시각적 수용에 수동적이지 않다. 아동은 신기하고 흥미로운 시각 자극을 찾아 나서고, 그들과 상호작용하며, 그들로부터 배운다. 반복적으로 학습하고 인지적 기술이 성장하면서 아동은 시각적 세계로부터 추상적 개념을 배운다.

시각정보분석은 아동의 시각 기술, 다른 감각과 시각과의 통합 그리고 아동의 인지분석기술에 기초를 둔다. 시각정보분석기술은 교수-학습과정(teaching-learning process)에 직접적으로 영향을 받을 수 있고, 학습되어진다. 학습은 자극을 구별하는 능력, 순서, 분류화하기 개념형성, 공간에서의 지적 조작 수행하기, 문제해결, 일반화하기와 같은 능력의 결과로 나타나는 것이다. 시각계로부터의 정보는 정신적(mentally)으로 처리되고 학습은 그때 이루어진다. 이러한 정신적 처리과정은 인지적인 이해의 세계를 통하여 시각정보를 통합하는 것을 포함한다. 이것은 사고(thingking), 이해(understanding), 알기(knowing), 판단하기(judging)와 같은 정신적 처리과정을 포함한다.

교수-학습과정에서의 작업치료사의 역할은 적절한 목표를 선택하고, 적절한 환경을 제공하고 학습을 촉진시키기 위한 전략이나 과제 수정을 제공하는 것이다. 다양한 과제들을 일반화시킬 수 있어야 하며 그것이 불가능하다면, 기능적인 일상수행에 도움이 되어야할 것이다.

## 9.2 기능/기능장애 연속체

기능/기능장애 연속체(function/dysfunction continua)는 치료사에게 임상적으로 의미있는 관찰 가능한 행동의 설명을 제공하고 또한 아동의 기능적인, 기능장애의 면을 확인하게 한다.

# 9.3 시각 주의집중

시각 주의집중(visual attention)은 아동으로 하여금 물리적 환경으로부터 정보를 얻도록 하고 또 그것으로부터 배우도록 한다. 시각정보를 받아들일 준비가 되기 위해서는, 아동은 각성상태의 균형이 이뤄져야만 한다. 선택적 주의집중은 이용가능한 모든 자극들에서 가장 유용한 자극들을 선택하도록 도움을 준다. 시각자극에 주의를 기울이는 것은 구별되는 형태들의 탐색을 위해 더 정교하게 관찰하도록 하는 것이며, 현재 시각적으로 존재하는 재료(materials)를 오랫동안 처리할 수 있도록 돕는 것이다.

시각 주의집중은 중요하게 고려해야 할 문제이다. 만약, 아동이 시각 주의집중에 어려움을 가진다면, 시각적 처리 기술에 손상을 입을 것이다. 주의집중 문제는 주의를 기울이는 것(alert), 선택적 주의집중(selective attention), 각성(vigilance)에서 보여진다. 아동은 시각계를 통해 받아들이는 감각입력에 의해 과각성될 수도 있다. 아동은 좀 더 주의집중을 해야 하거나 좀 더 분석을 해야 하는 형태들을 선택할 수 없을 것이다. 만약, 아동이 짧은 주의집중력(attention span) 때문에 하나의 활동을 지속할 수 없게 된다면, 중요한 정보를 놓칠 것이고 또는 그의 시각적 해석을 과도하게 일반화시키게 될 것이다. 아동은 자신의 기억 속에 정보를 저장하기에 충분한 주의집중을 할 수 없을 것이다. 주의를 기울이는 데 문제를 가지는 아동은 다음과 같은 면을 보여준다: 환경자극에 쉽게 산만해지거나 각성하는 데 어려움을 보인다, 시각적 응시(visual gaze)를 유지하기 어렵다, 수면시간과 깨어 있는 시간의 사이클이 일정치 않으며, 매우 높거나 낮은 활동수준을 가지며, 쉽게 피곤해진다. 이러한 기능장애의 영역이 이 이론의 틀과 딱 들어맞지 않는다 할지라도, 그러한 문제들은 다른 이론의 틀과 동시에 또는 순차적으로 연관됨에는 틀림이 없다.

## 9.3.1 선택적 주의집중

선택적 주의집중(selective attention)은 가장 유용한 자극들을 선택하는 것을 돕는다.

### 1) 기능과 기능장애의 지표

연속체에서 기능선상에서의 끝은, 시각적 자극에 대한 선택적 주의집중이 관련없는 자극은 무시하고 관련있는 시각정보에 집중하는 능력을 말한다. 이것은 관련있는 정보를 선택하는 능력, 관련있는 정보를 위해 자극들을 탐색하는 것, 그리고 경쟁적 자극을 걸러내는 것을 포함한다. 이 분야에서의 문제들은, 중요하지 않은 정보를 걸러내는 데 어려움을 보이는 것이고, 중요하지 않은 외부 자극에 쉽게 산만해지고, 관련없거나 중요하지 않은 자극에 초점을 맞추는 것이다(차트 9.1).

**차트 9.1** 선택적 주의집중의 기능과 기능장애의 표식(Indicator)

| 시각자극에 대한 선택적 주의집중 | 시각자극에 집중하는 능력의 감소 |
|---|---|
| **기능** : 관련없는 자극은 무시하면서 관련있는 시각 정보에 집중하는 능력<br><br>**기능의 표식(지표)(Indicators of function)**<br>– 관련있는 정보를 선택한다.<br>– 관련정보를 위해 자극을 탐색한다.<br>– 경쟁적 자극들을 걸러낸다. | **기능 장애** : 관련있는 시각정보를 선택하는 데 어려움을 가진다; 관련없는 자극을 무시하는 데 어려움을 가진다.<br><br>**기능장애의 표식**<br>– 중요하지 않은 정보를 거르는 데 어려움을 가진다.<br>– 중요하지 않은 외부적 자극에 쉽게 산만해진다.<br>– 관련없거나 중요하지 않은 자극에 초점을 맞추는 경향이 있다. |

## 9.3.2 각성

시각적 자극에 대해 각성(vigilance)하는 것은 구별되는 형태들의 탐색을 위해 더 정교하게 관찰하도록 하는 것이며, 현재 시각적으로 존재하는 재료(materials)들을 오랫동안 처리할 수 있도록 돕는 것이다.

### 1) 기능과 기능장애의 지표

기능적으로, 각성은 집중을 하는 능력이고, 과제를 완성하는 데 필요한 적절한 시간 동안 시각적 과제를 유지하는 능력이다. 문제들은 아동이 시각적 과제에 집중할 수 없거나 과제를 지속할 수 없는 것이다. 아동은 시각적으로 자세한 것을 찾아내는 데 어려움을 가질 것이며, 충분한 수행을 위해 필요한 시간 동안 선택적인 주의집중을 유지(단기 주의집중력 : short attention span)할 수 없을 것이다(차트 9.2).

**차트 9.2** 각성에 대한 기능과 기능장애의 표식들

| 시각적 과제에 집중하고 집중을 유지하는 것 | 시각적 과제에 집중을 유지하는 데 어려움 |
|---|---|
| **기능** : 시각적 과제에 집중하고 그것을 유지할 수 있는 능력<br><br>**기능의 표식**<br>– 과제를 완성하기까지 적절한 시간동안 과제에 시각적으로 집중할 수 있다. | **기능 장애** : 시각적 과제에 집중하고 그것을 유지하는 데 어려움을 가짐.<br><br>**기능장애의 표식**<br>– 빠르게 진행되는 시각 자극의 검사에서 세부적 시각자극을 확인할만큼 충분한 각성시간을 유지할 수 없다.<br>– 충분한 수행을 위한 적절한 시간의 시각적 주의집중을 유지할 수 없다. |

## 9.3.3 시각 기억력

기능적인 기억 기술을 가진 아동은 저장할 수 있고, 이전 자극들을 인출할 수 있다. 그들은 나중에 인출하기 위해 그것을 부호화하기에 충분한 시간만큼 자극에 주의를 기울일 수 있다.

### 1) 기능과 기능장애의 지표

충분한 시각 기억력을 가진 아동은 기능의 지침에서와 같이 시각정보를 저장할 수 있고 인출할 수 있다. 그들은 이전의 시각정보를 인식할 수 있고 요구에 따라 자신의 기억속에서 정보를 회상할 수 있고 자신의 기억저장을 개선할 수 있는 기억 전략을 사용할 수 있다.

연속체에서 기능장애의 끝에는, 저장된 정보와 새로운 입력정보를 연관시키거나 그것에 주의를 기울이는 일에 어려움을 가진 아동은 오래 전에 저장했던 자극을 기억해내는 데 어려움을 가진다. 그들은 종종 정보의 회상을 돕는 확실한 단서(cue)를 요구하며 정보를 인출하는 데 어려움을 가지고, 기억전략을 사용하는 데 어려움을 보인다. 시각 기억 결함은 대개 사물의 인식, 표상 그리고 상징화에 문제가 있을 때 나타나며 공간과 사건에 관한 기억이 감소했을 때 나타난다. 낮은 인식력은 사물, 표상, 상징(symbols)의 이름을 대는 데 문제가 있게 되거나, 그것을 사용하는 데 장애를 보인다. 기억 결함을 가지는 어떤 아동들은 이전에 경험했던 사건의 행동이나 환경으로부터 공간적 단서를 기억해내는 데 어려움을 가진다(차트 9.3).

**차트 9.3** 시각적 기억의 기능과 기능장애의 표식들

| 적절한 시각 기억 기술들 | 시각 기억 기술의 결손 |
|---|---|
| **기능** : 시각정보를 적절히 저장하고 재인출하는 능력<br><br>**기능의 표식**<br>- 이전에 제시된 시각 정보를 재인한다.<br>- 필요한 상황에 적절하게 주어진 정보를 재인(recognition)한다.<br>- 요구에 따라 자신의 기억에서 정보를 회상(recall) 할 수 있다.<br>- 자신의 기억 저장 개선을 위해 기억전략을 사용한다. | **기능 장애** : 시각 정보를 재인출하거나 저장하는 능력의 감소 및 결손<br><br>**기능장애의 표식**<br>- 이전에 제시된 시각 자극을 재인하는 데 실패한다.<br>- 정보의 회상을 위해 보조적인 확실한 단서(cue)를 필요로 한다. |

## 9.3.4 시각 변별력 기술들

시각 자극을 인식하는 것을 통해 다른 모양과 양상을 구별해내는 아동의 능력이 발달하면서 그들은 인식하고, 대조하고(match), 분류하고 관계성을 결정하는 능력이 발전한다. 자극을 구별하게 되는 시각자극의 물리적 특성은 모양, 크기, 색깔, 수, 위치 그리고 내부적인 세부항목들이다.

### 1) 기능과 기능장애의 지표

시각 구별력 기술은 시각적으로 인식하고, 대조하고, 분류하고, 관련성을 결정하는 능력을 포함한다. 충분한 기술을 가진 아동은 이전에 경험했던 시각자극을 인식할 수 있고, 차이점을 별로 발견할 수 없거나 경쟁이 되는 배경들이 있음에도 불구하고 시각적 자극을 정확히 대조할 수 있고, 표상이 명백히 다를지라도 분류할 수 있으며, 시각적 자극들 사이에서 위치 관계성과 순서 관계성을 재현해내거나 구별해낼 수 있다.

시각 구별력 기술에 문제를 가지는 아동은 시각적 특징들 속에서 사물을 알아내는 일(identify)은 할 수 없다. 그들은 자극들 사이의 유사점과 차이점을 알아내거나 구별하기가 어려울 수 있다. 이러한 결함 때문에 이런 아동들은 과제를 인식하는 데 어려움을 가진다. 인식 결함은 매우 유의한 일일 수 있다.

낮은 시각 구별력을 보이는 다른 아동들은 대조하기(matching) 과제에 어려움을 보이기도 한다. 그들은 하나의 일반적인 특징들은 대조할 수 있으나 자극들의 다른 구별특징들에 주의집중하는 데 어려움을 가진다. 분류하기에 문제를 보이는 어떤 아동들은 자극들을 그룹별로 분류할 수 없다. 그들은 연관성이 있는 자극들의 그룹을 제시하거나 같은 모양의 구멍에 그 모양을 넣는 과제와 같이 분류하기(sorting) 과제에 어려움을 보인다. 그들은 한 가지 요소보다 더 많은 연관된 요소가 존재하는 자극들 사이에서 유사성을 구별해내는 일을 하지 못한다(그림 9.10). 분류하기의 결함은 낮은 개념형성(concept formation)과 연관성이 있을 수 있다.

관련성을 구별해내는 능력의 결함은 시각 운동 과제(visual motor task)를 수행하는 데 어려움을 가져올 수 있다. 그들은 위치적, 순서적 관련성을 구별하는 데 어려움을 보이고 이 능력은 구성 과제(constructional task)나 도형을 모사(copy)하는 데 필수적이다. 이러한 과제들은 대개 자극의 부분들 사이의 연관성을 바르게 인식하는 데 기초하여 모사(copy)를 하고 구별하는 능력을 기본으로 하는 운동반응을 요구한다. 순서적인 관련성 또한 대부분 구성 과제에 사용되고, 어디서 시작하고 어떻게 진행해나가야 할지를 추측해낼 수 있다. 시각 구별력 결함을 가지는 아동은 대부분 시각정보를 정확히, 믿을 만하게, 빠르게 해석하기가 어렵다(차트 9.4).

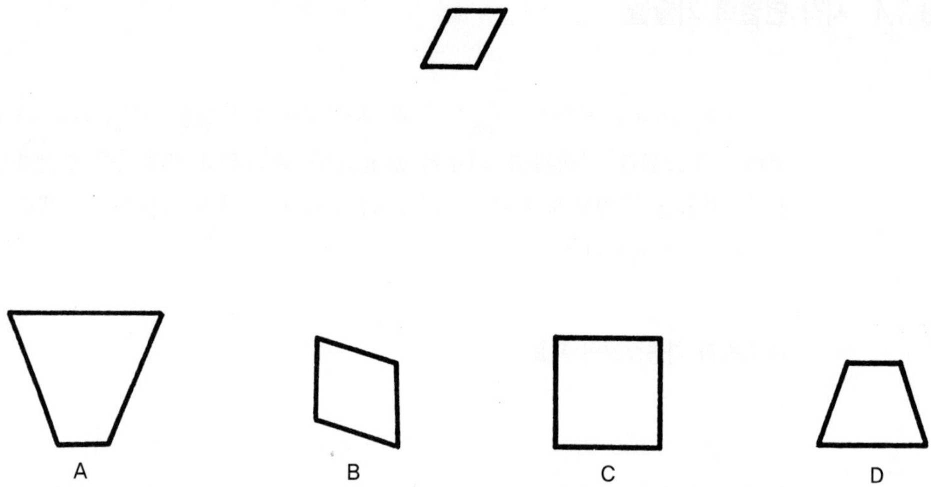


**그림 9.10**

한 가지 차이점으로만 변화를 준 자극보다 한 가지 특징보다 더 많은 특징으로 다양화된 일정한 형상을 구별해내는 것이 더 어렵다.

**차트 9.4** 시각구별 기술의 기능과 기능장애의 표식들

| 적절한 시각구별 기술 | 적절치 않은 시각구별 기술 |
|---|---|
| **기능 :** 일정한 연관성과 형상들에서 다른 것을 발견해내는 능력<br><br>**기능의 표식**<br>– 이전에 경험한 시각 자극을 재인한다.<br>– 혼란이 되는 배경이나 미묘한 차이점에도 불구하고 정확한 자극을 찾아낼 수 있다.<br>– 명백히 다른 표상에도 불구하고 시각자극을 분류화할 수 있다.<br>– 시각자극들 속에서 위치적 관련성을 모사하거나 찾아낼 수 있다.<br>– 시각자극들 속에서 순서적 관련성을 모사하거나 찾아낼 수 있다. | **기능 장애 :** 일정한 연관성과 형상들에서 다른 것을 발견해내는 능력의 문제.<br><br>**기능장애의 표식**<br>– 많은 표상 속에서 재인하는 기술에 어려움이 있다.<br>– 일반적 형상을 매치하거나 시각자극을 매치하는 것이 어렵고, 자극들(예: 혼동되는 유사한 모양: b/d; n/u; E/F; g/p/q) 가운데서 미묘한 차이점을 인지하기가 어렵다.<br>– 혼란스런 배경 내에서 하나의 모양을 찾는 것이 어렵다.<br>– 시각적으로 유사한 자극들 속에서 그룹화하는 기술이 부족하다.<br>– 시각적으로 유사한 자극의 그룹들 속에서 다른 자극을 찾아내는 데 실패한다.<br>– 퍼즐, 블록, 다른 구조적 과제들을 수행하는 것이 어렵다.<br>– 크기를 순서화하는 과제(size seriation task: 컵 포개기, 패그 크기 순서대로 끼우기 등)들을 수행하기가 어렵다.<br>– 카드 순서대로 놓기 어렵다. |

# 9.4 평가에 대한 안내

작업치료에 의뢰된 아동은 대개 수행에 문제를 가지는 경우가 많다. 현재 보이는 문제들은 종종 운동의 서투름(motor clumsy), 가위질이나 연필을 다루는 데 어려움을 보이는 것, 글씨쓰기의 서투름 등을 포함한다. 시각정보분석의 평가는 운동성 수행에 잠재적 영향을 미치게 되는 것들을 분석하여야 하며 전반적인 작업치료 평가를 포함해야 한다. 시각정보 처리과정을 평가하기 위해 선택하는 과제들은 각 인지분석 영역의 행동들을 선택해야 하는 것이다. 자극들은 아동의 현존하는 문제들에 따라 다양하게 변해야 한다.

작업치료사들은 시각정보 분석기술을 평가하기 전에 아동의 시력과 안구운동능력을 알아야 한다. 아동이 미처 시력평가를 받지 못했어도, 치료사들은 분명 시각 수용기의 장애를 판별할 것이고 시력 전문가에게 의뢰할 것이다. 체크리스트(그림 9.11)는 서류화하는 것이 유용할 것이고, 아동의 시력 문제의 가능성에 대해 부모와 교사에게 각성시키기위해서 아동의 시각행동을 알려주는 것이 좋을 것이며 또한 아동의 시력에 관한 정보를 시력 전문가에게 제공해 도움주어야 할 것이다.

시력 검사는 시력 정확도(visual acuity)뿐 아니라 더 많은 검사들이 포함된다. 안구운동선별검사는 항상 정보를 제공해 준다. 시각과 안구운동의 결함은 아동의 행동을 이해하는 데 도움을 줄 수 있다. 시각 결함에 관한 지식은 아동의 행동에 대해 잘못 판단하는 일이 없도록 도움을 준다.

## 9.4.1 시각 주의 집중 기술의 평가

시각 주의집중(visual attention)은 대개 아동의 일반적인 주의집중 능력과 관련이 있다. 아동의 주의집중에 관한 정보는 아동에게 주어지는 환경과 과제들을 검토하는 데 도움이 된다. 일반적인 주의집중 결함을 가진 아동은 평가에 사용되는 과제의 선택과 순서와 환경에 대해 좀 더 주의깊은 준비를 요구할 것이다. 그들의 주의집중 결함이 이미 알려졌을지라도, 그들의 최적의 주의집중을 이끌어 내기 위해 아동의 장점에 대한 정보를 제공해야 하고 평가하는 다른 영역에서의 그들의 능력을 잘 구별할 수 있어야 한다.

선택된 평가과제들을 수행하는 동안 아동의 선택적 주의집중에 대한 직접적인 관찰은 평가세션 내내 계속되어야 한다. 작업치료 평가만 할 경우는, 주의집중 기술에 대한 직접적인 평가는 아동과 함께 보내는 시간에 의해 제한을 받게 되며 일대 일 상호작용, 검사자의 경험과 과제의 특성에 따라 영향을 받게 된다. 종종, 이러한 경우에는 아동의 주의집중 능력이 최상 또는 최악으로 나타날 수 있다. 따라서 다른 상황에서의 아동의 주의집중에 관한 정보를 얻는 것이 중요하다. 질문지나 인터뷰와 같은 것도 정보를 얻는 좋은 방법이다.

**[ 아동의 시각 기능 관찰지 ]**

| 행 동 | 자주 나타남 | 가끔 나타남 | 나타나지 않음 |
|---|---|---|---|
| 한쪽 눈 감거나 가리기 | | | |
| 눈 비비기 | | | |
| 지나친 머리의 움직임 | | | |
| 지나친 깜빡거림 | | | |
| 지나친 비집중(산만함) | | | |
| 지나친 사시나 찡그림(얼굴 찌푸리기) | | | |
| 시각적 작업 후 화를 냄(과민반응) | | | |
| 시각적 작업 후 피곤함 | | | |
| 시각적 과제 시 집중 기간 제한됨 | | | |
| 물건을 잡을 때 눈을 감음 | | | |
| 선을 자르기 시작할 때 또는 구슬을 끼울 때 "표식을 잃는다" | | | |
| 먼 거리의 물건을 제대로 볼 수 없다 | | | |
| 글 읽을 때 줄을 놓친다 | | | |
| 독서할 때 줄이나 단어를 건너뛰거나 반복함 | | | |
| Copy할 때 줄이나 단어를 건너뛰거나 반복함 | | | |
| **양상** | | | |
| 눈을 교차하거나 돌림 | | | |
| 눈에 물기가 많거나 충혈 되있음 | | | |
| 눈에 붉은테, 피각질이 있거나 부풀어 있음 | | | |
| 안구진탕증이 있음 | | | |
| **불평(불만)** | | | |
| 흐릿하게 보임. 두 개로 보임 | | | |
| 작업 마친 후 두통, 오심, 어지럼증이 있음 | | | |
| 눈이 가려운, 뜨거운, 따끔따끔한(가려운, 긁는듯한) 느낌이 있음 | | | |

**그림 9.11**
교사와 부모용 체크리스트(Courtesy of Kathleen Tsurumi, OTR)

만약, 아동의 각성이나 활동수준이 염려된다면, 아동이 감각처리과정을 검사하는데 도움이 되는 감각력(sensory history) 검사를 하여 아동의 전반적인 주의집중 능력을 알아볼 수도 있다. 주의력 결핍장애(ADD)와 주의집중 과잉행동장애(ADHD)를 검사하기 위해 고안된 질문지는 그들의 선택적 주의집중과 각성에 관한 정보를 얻는 데 유용하며 그들의 주의집중 결함이 어떻게 하루의 일상생활수행에 영향을 미치는지를 알아볼 수 있다.

다음의 질문 리스트는 선택적 주의집중을 평가하는 데 치료사에게 도움을 줄 수 있을 것이다. 이러한 질문들은 부모, 교사, 또는 평가자가 평가 동안 대답할 수 있다. 이 정보는 전반적인 환경(context)에 대한 아동의 주의집중 능력(capacity)에 관련된 것이고 치료중재 계획을 세울 때 아동의 강점을 찾는 데 사용될 수 있다.

- 아동이 즐거워하는 시각적 활동의 종류는 무엇인가? 싫어하는 타입은? 그림보다 삼차원적 사물을 더 좋아하는가? 아니면 상징(symbol)보다 그림을 더 좋아하는가?
- 환경 속에서 움직일 때 효과적으로 시력을 사용하는가? 또는 아동이 산만하고 충동적이지는 않는가?
- 아동이 시각적으로 '무시'하는가? 또는 끊임없이 두리번거리지(visual searching) 않는가?
- 아동의 선택적 주의집중을 유도하기 위해 얼마나 구조화해야 하는가? 청각, 촉각 단서와 같은 부가적인 감각단서가 필요한가? 환경을 조정함으로써 아동의 산만함을 줄일 수 있는가?
- 아동이 중요하고 또 특별히 주의를 기울여야 하는 정보보다 별로 중요하지 않고 부수적인 정보에 더 주의를 기울이는가?
- 얼마나 쉽게 아동이 시각적 과제로 다시 주의를 돌리는가?
- 나이에 적절한 시각적 과제 수행시 얼마나 오래 주의집중 할 수 있는가? 선택적 주의집중을 유지해야 하는 과제시 아동이 피곤해 하는가?
- 시각적인 면을 요구하는 과제시 노력을 유지할 수 있는가?

낮은 선택적 주의집중과 충동성은 아동의 검사를 방해하게 된다. 대안전략은 아동의 '원래'의 능력을 결정하는 데 있어 치료사를 도울 수 있다. 시각 구별력의 표준화 검사시, 여러 자극으로부터 하나를 선택해야 하는 검사 시 "맞는 것을 골라볼래?"라고 질문할 때 예로 제시된 자극들에서 유사성과 차이점을 알아내는 그들의 능력에 관한 정보를 제공할 수 있다. 만약, 아동이 충동성 때문에 처음 본 것을 그냥 지적한다면, "모든 것을 잘 살펴보아라"라고 지도해야 한다. 치료사는 그들이 주의집중 할 수 있도록 도와서 하나씩 자극을 둘러보도록 도울 필요가 있다. 아동이 자동적으로 잘못을 정정한다면, 치료사는 차분히 아동에게 충고해야 하며, 아동이 항목(item)을 스스로 정확히 보도록 주지시켜야한다. 물론, 검사를 수정하게 되었을 때는 표준화 점수에 사용할 수 없다. 그러나 아동의 시각 구별력 기술에 관한 정보는 얻을 수 있다. 이러한 시각과제를 수정한 것에 대한 정보는 치료전략을 계획할 때 사용할 수 있다.

### 9.4.2 시각 기억력의 평가

아동의 기억력에 관련된 부모와 교사로부터의 보고는 유용하다. 이러한 보고들은 아동의 장기기억력에 관한 데이터를 얻는 데 특별히 가치롭다고 할 수 있다. 다음은 이 영역에 대한 평가를 가이드하는 몇 가지 질문들이다.

- 아동의 기억하는 정보의 타입은? 아동이 기억해내기 어려워하는 것은 어떤 종류인가, 아동이 다감각적인 것을 더 잘 기억하는지? 아니면 시각과 청각 중 어떤 것을 더 잘 기억하는가?
- 아동이 사물, 그림들 또는 상징들의 이름을 말 할 수 있고 인식하는 능력이 일관되게 나타나는가?
- 아동이 정보를 기억해내기 위해 얼마나 자주 반복해줘야 하는가?
- 아동의 기억력이 불안정한가? 아동이 하루에 때때로 하루 정도는 정보를 기억하고 다음날이면 잊는가?

몇 가지 표준화 시지각 검사는 단기 시각 기억력에 관한 하위검사들을 가지고 있는데 Test of Visual Perceptual skill 검사와 Motor Free Test of Visual Perception 검사가 그것이다. 이들 검사는 짧게 제시된 시각적 정보를 아동이 얼마나 잘 인출하고 또 얼마나 잘 주의집중하는지를 알게 해준다. 검사를 하는 동안 아동이 시각정보를 유지하기 위해 사용하는 부호화 전략(웅얼거리기, tracing)과 선택적 주의집중에 관한 관찰을 해야 한다.

- 할당된 시간 동안 시각적으로 주의집중 할 수 있는지? 또는 아동이 대충 본 다음에 "준비"라고 말하는지?
- 아동이 모든 항목들을 훑어보는지? 또는 충동적으로 하나를 지적하는지?
- 시각정보를 부호화하기 위한 아동의 전략에 대한 정보를 가져야 하고, 치료사는 아동이 자극들을 어떻게 기억하는지를 아동에게 질문해야 한다.
- 아동이 그림(figure)의 이름을 댈 수 있는지(의미부호화)? 단지 직관적인 기억력에 의존하는지? 아동이 한 부분만 살피는지, 더 자세하게 보는지 또는 전체를 보는지?

치료사는 아동의 기억전략이 효율적인지를 고려해볼 필요가 있다. 부가적인 정보를 수집하는 데 있어서, 작업치료사는 대안전략을 추측할 수 있어야 하고 아동이 그것을 사용할 수 있는지를 보아야 한다. 아동이 시각정보를 부호화하는 방법을 배우는 능력에 관한 정보를 얻을 수 있어야 한다. 검사항목의 오류 분석은 아동이 한쪽 페이지만 집중을 한다던가, 또는 유사한 자극을 잘 구별하지 못한다던가 하는 데서 알 수 있다.

### 9.4.3 시각 변별력 기술의 평가

아동의 기본적인 시각 변별력 기술(visual discrimination skill)은 능동적인 시각 탐색, 구별모양에 대한 사고 그리고 시각 자극들 사이에서의 차이점을 통하여 얻어지는 것이다. 구별하는 능력은 세상을 이해하는 기본적인 기술이다. 구별력 기술은 사물, 공간, 사건들, 표상, 상징들과 같은 자극의 모든 형태에 적용된다. 그러나, 이러한 자극들을 각각 평가하기 위한 하나의 도구가 있는 것은 아니다. 치료사는 아동의 현재 문제에 기초한 평가를 고안해야 한다. 아동의 기능과 기능장애에 관한 관찰을 위해 적절한 자극을 선택하는 것이 중요하다.

- 사물을 구별하는 데 문제가 있는가? 아동이 삼차원 공간에서 활동하고 또 그것을 이해하는 데 어려움을 가지고 있는지? 아동이 그림과 같은 표상을 해석할 수 있는지? 또는 상징영역에서의 사물만 해석하는지?
- 아동이 사물을 매치할 수 있는지? 차이점을 구별할 수 있는지?
- 아동이 시각적으로 유사한 자극을 분류화할 수 있는지? 그가 분류화할 수 있는 자극은 어떤 종류인지?

사물을 이용한 구별력 과제는 어린 아동을 평가할 때 유용하다. 아동이 사물에 이름(label)을 붙이게 되는 초기 언어는 사물의 다른 점이 무엇인가를 결정하는 데 도움을 줄 수 있다. 아동의 사물에 대한 인식이 점차 확대되면서, 아동은 새로운 것에 집중하고 색, 크기, 모양, 내부의 세부사항과 같은 사물의 특성에 집중한다. 형태판(form board)과 한조각 퍼즐은 모양에 대한 초기 구별력을 평가하는 방법으로 쓰인다. 한조각 퍼즐은 단순하고 친숙한 모양을 사용하거나 좀 더 복잡한 형태를 사용하기도 한다. 세세한 그림은 모양 구별력에 도움이 되지 않는다. 한 가지 색의 사물들은 색깔 매치와 분류화를 평가할 때 사용할 수 있다. 점차적으로 크기가 커지는 실린더나 페그, 크기순서대로 포갤 수 있는 컵이나 고리 등은 크기 순서를 평가하는 데 사용할 수 있다. 간단한 그림책은 표상적 자극에 집중하거나 사물이나 그들의 특성을 아는지에 대한 기술을 평가하는 데 사용할 수 있다.

MVPT, DTVP-2, TVPS를 포함하는 표준화된 시지각 검사들은 각자 독립적으로 서로 다른 시지각 기술을 검사하고 있다. 공통되는 것은 전경-배경(figure ground), 형태 항상성(form constancy) 그리고 공간관계(spatial relations)이다.

이 이론의 틀에서 말하는 시지각 과제들은—시지각 검사들과 worksheet에서 볼 수 있는—전경-배경, 형태항상성, 공간관계와 같은 시지각 기술로 분리되는 것이 아니다. 이 이론의 틀에서 사용하는 표준화된 시지각 검사들은 시각 주의집중, 시각 기억력, 시각 분별력과 같은 인지 분석 기술을 평가하는 데 사용되고 있다. 시지각 검사들을 사용할 때, 상이한 수준의 인지분석기술들이 필요하며 이것은 제시되는 시각적 자극에 기초한다. 이러한 검사들에 사용하는 시각적 자극들은 단순한 것에서 복잡한 것의 연속체로 제시된다. 인지분석능력의 발달은 좀 더 복잡한 시각적 자극을, 그 발달에 적합한 방법으로 해석할 수 있느냐에 따른다.

이 이론의 틀에 따르면, 이러한 시지각 검사들은 우선적으로 한 가지 형태에 대한 검정과 흰색의 표상적 자극을 매치하고 분류하는 시각 구별력 기술을 평가한다. 이러한 검사에 대한 아동의 수행은 다른 형태를 구별하는 능력과는 결부되지 않는다. 그러므로 치료사는 이런 특별한 하부검사에 대한 아동의 수행능력의 유의성을 해석할 때 조심해야 하고 다른 시각 과제들을 수행해야 한다.

표준화된 지각검사들에 대해 덧붙일 것은, 저자들이 하위 분류된 지각기술들에 붙이는 이름에 대한 것이다. 여러 가지 다른 이름들을 붙이기 때문에 혼란을 가져올 수 있다. 이름과 다른 기술을 평가하게 되는 것도 있고 같은 기술인데도 유사한 이름으로 붙여진 것도 있다. 예를 들면, test of visual perception skills의 공간관계성 하위검사는 아동이 다른 것 하나를 찾는 것이다(그림 9.6). 항목들 중 하나를 제외하고 나머지는 위치(position)가 다르다. DTVP에서의 공간관계성 검사는 눈금 위의 점을 그대로 모사하는 것이다(그림 9.12). 이 과제는 시각운동 부분에 있고 운동조절을 요구하며 선 사이의 위치 관계를 결정하는 능력을 요구하는 것이다. 둘 모두 '공간 관계성' 이라고 이름을 붙였으나 둘 모두 삼차원 공간의 구별력을 요구하는 것이 아니며 각자 매우 다른 반응을 요구한다. 이러한 하위검사를 제대로 수행하지 못했다고 해서 공간지각에 어려움이 있다고 할 수는 없으며 이것들 중 하나는 분류화 능력에 문제가 있고, 다른 하나는 운동조절에 문제가 있다고 볼 수 있다.

다른 하위검사는 '전경-배경' 검사이다. 이것은 배경 속에서 그림(figure)을 감지해 내는 것으로서 초기에는 생래적인 기술로서 정의되어졌었다. 정확히 말하면, 이 과제는 선택적으로 주의집중 하는 능력을 기초로 하는 것이며 방해요소(그림 9.13)들을 무시하며 주어진 자극을 찾아내는 것이다. 이 능력은 선택적 주의집중 능력과 더 연관되어 있다. 전경-배경 검사의 복잡성은 자극 주위의 방해요소들의 양이 더 증가하는 것이다. 다른 하위검사들의 항목이 같은 능력을 요구하는 것이기도 하고 다른 하부 기술의 이름을 가지고 다른 분류에 속하기도 한다(그림 9.14).

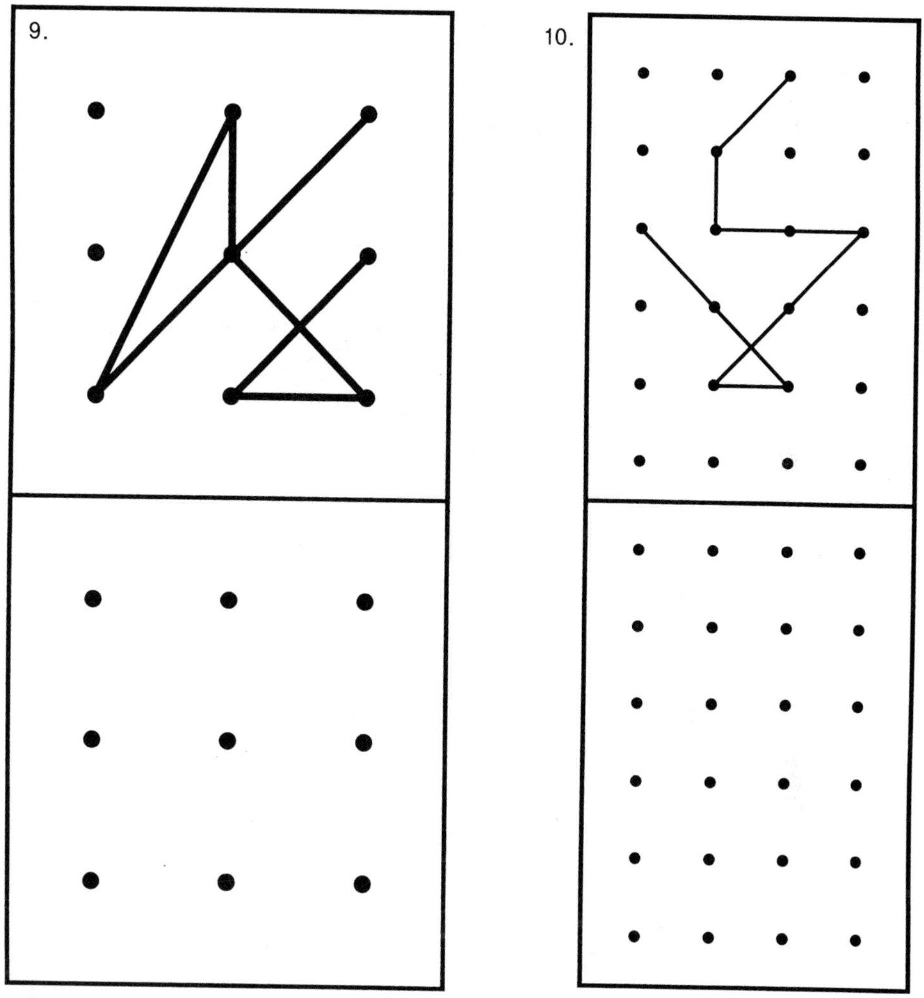


**그림 9.12**
DTVP II의 공간관계 하위검사의 항목.

블록 디자인을 모사하는 것과 같은 다른 시지각 평가과제들도 있는데 운동기술능력에 의존하고 특히 관련성을 간파하는 능력인 시각 구별력 기술에 의존한다. 이러한 표현성 과제(expressive task)들은 Miller assessment for Preschooler, PDMS와 같은 발달평가에 포함되어 있으며 이러한 검사의 소동작 및 적응영역에 포함되어 있다.

도형 디자인을 모사(copy)하는 능력은 VMI, DTVP II, The Test of Visual Motor Skill과 같은 평가도구에 표준화되어 있다. 이러한 평가들은 아동이 관계성을 구별해내고 그들을 복사 또는 재생(reproduce)하는 능력을 요구한다. 이러한 과제들은 운동의 질을

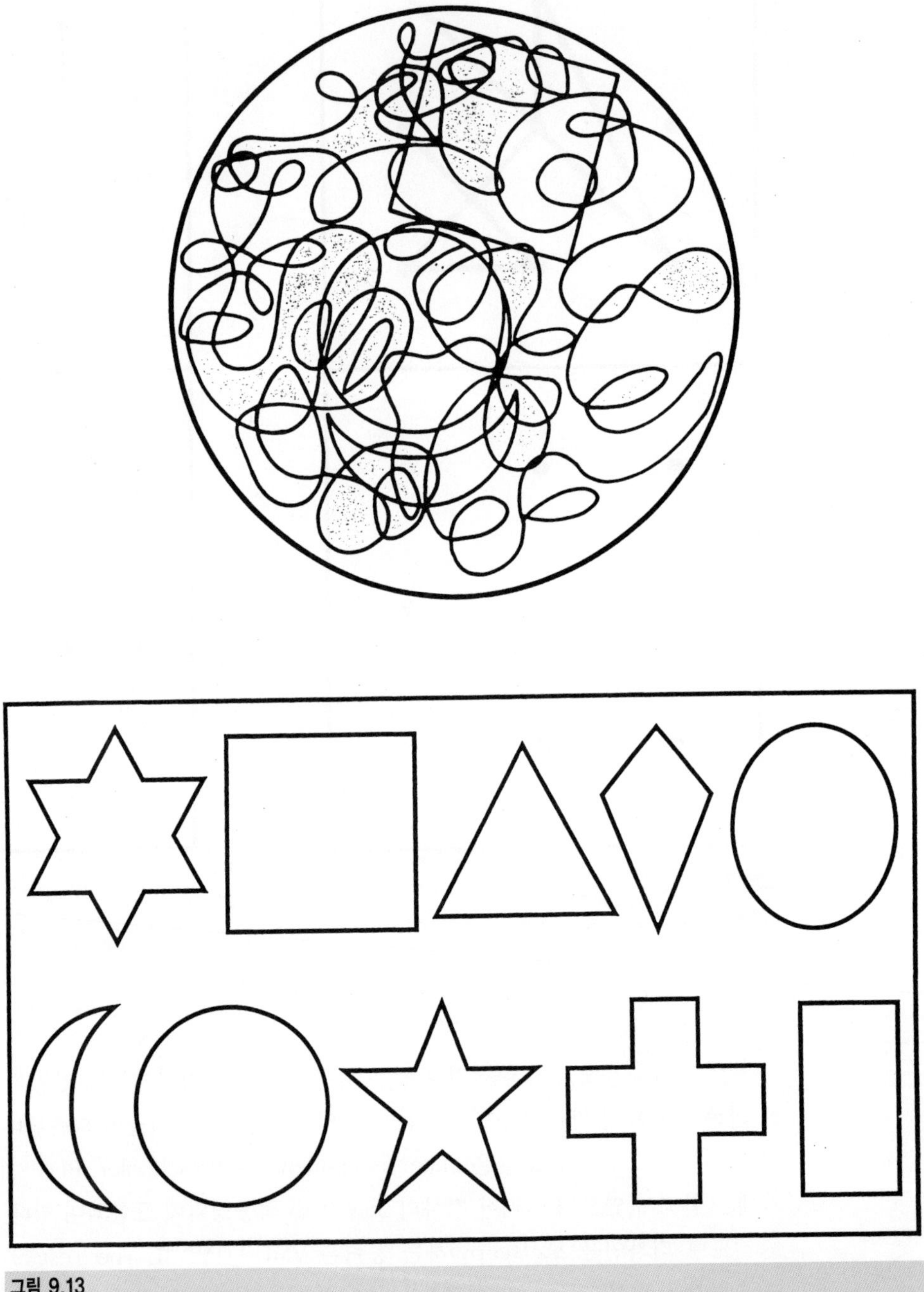

**그림 9.13**

전경–배경 검사과제: 발견해야 할 자극 주위에 혼란하고 산만한 자극의 양이 많을수록 복잡하다.

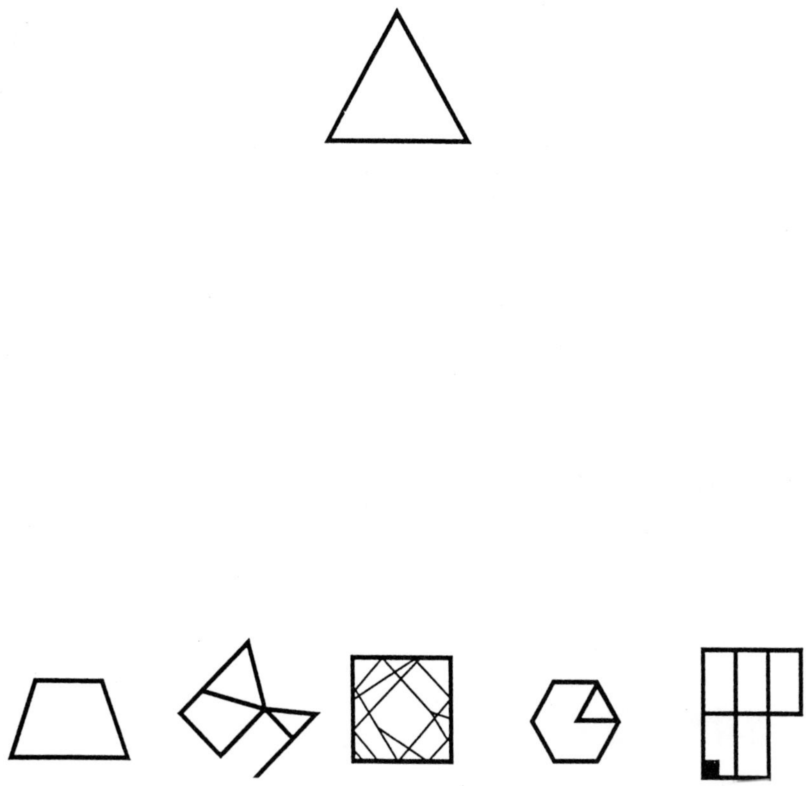

**그림 9.14**

'형태 항상성' 과제는 '배경'에 깊숙이 박혀있는 '그림'을 찾는 것을 또한 요구한다.

평가하는 데 사용하는 것이 아니면 시각적인 자극을 분석하는 능력을 보는 것이다. 아동의 운동조절은 분리하여 보아야 할 것이다. 이러한 검사들은 운동결함에 대한 평가로는 적절치 않다.

아동이 운동성 과제를 수행할 때 보이는 오류(error)를 분석하는 것을 떠나서, 치료사는 아동과의 대화를 통해 아동의 시각적 분석 정보에 관한 부수적인 정보를 찾을 수 있어야 한다. 특히, 치료사는 아동이 자극을 마음속으로 재생할 수 있는지를 물어봐야 한다. 아동 자신이 자신의 오류를 아는지? 그의 오류를 다시 고치는지? 왜 오류를 범했는지 설명할 수 있는지?(내 손이 내가 원하는 대로 하지 않았어요)를 물어봐야 한다. 치료사가 아동에게 무엇을 한 것인지, 왜 그렇게 한 것인지 질문할 때마다 아동이 자신의 오류를 인정하는 그 능력에 대해 치료사는 민감하게 받아들여야 하며 이러한 요소에 대해 고려해야만 한다.

### 9.4.4 요약

아동은 대부분 관찰 가능한 수행 결함으로 인해 작업치료 평가에 의뢰된다. 이 이론의 틀에서는, 관련 문제들은 비효율적인 인지 분석 기술 때문이라고 본다. 아동의 전반적인 기능의 맥락에서 이러한 결정을 내려야만 한다. 부수적인 정보는 다른 기록들, 즉 심리, 언어 그리고 말에 관한 보고서와 같은 기록들에서 얻을 수 있다. 시각정보 분석을 분석할 때 다른 피질 수준의 기술(cortical skills)도 봐야만 한다. 종종 시각정보 분석문제는 언어결함과 같은 피질수준의 문제와 함께 보여지기도 한다. 시지각 결함은 다른 문제들과는 동떨어진 문제로 보면 안된다.

작업치료 평가를 마치면, 시각정보분석을 분석하고 해석할 때 아동의 전반적이고 광범위한 다른 능력—시각수용기, 감각운동 처리과정 또, 다른 인지적 처리과정(언어, 추리력, 문제해결력)—들 또한 함께 봐야 한다. 이 이론의 틀을 기본으로 하여, 평가결과를 분석할 때 시각정보분석의 낮은 수행도가 선택적 주의집중 때문인지, 기억력 때문인지, 구별기술 때문인지를 결정해야 한다.

## 9.5 변화에 관한 가정

시각정보분석의 평가결과가 기능장애로 나왔다면, 치료사는 기능을 방해하는 요소가 무엇인지를 알아내야 한다. 변화에 관한 가정(postulates regarding change)은 치료전략을 세우고, 활동과 재료를 선택하는 데 사용될 수 있다.

다음은 이 이론의 틀에 근거한 변화에 관한 가정이다.

① 시각주의집중, 시각 기억력, 그리고 시각 변별력은 교수학습원리를 통해 촉진되어진다(표 9.1).

시각 주의집중에 관련된 4가지 변화에 관한 가정이다.

② 시각 주의집중은 아동이 신체적, 심리적 정서적으로 준비가 된 적절한 상태일 때 촉진된다.
③ 선택적 주의집중은 관련 자극이 강조되고, 덜 관련된 자극이 최소화되었을 때 증대된다.
④ 선택적 주의집중은 시각 탐색에 의해 지지된다.
⑤ 시각과제에 대한 집중력과 지속력은 동기, 이해, 내재적 흥미가 있을 때 더 증가한다.

**표 9.1 교수학습원리(Teaching Learning Principles)**

| |
|---|
| 교수-학습과정은 작업치료가 시작되었을 때부터 작업치료의 하나의 도구로 여겨져 왔다(Mosey,1986). 이러한 교수-학습원리들은 학습에 관한 현재의 지식에 기초를 두고 있다. 그것들은 아동들이 배우는 데 있어 가장 최선으로 도울 수 있는 방법이 무엇인지에 따라 치료사들이 적용해왔다. 그것들은 변화를 촉진하기 위해 환경, 과제, 인간과의 상호작용을 어떻게 구조화하는가를 가이드한다. |
| 학습은 개인의 내재적 역량, 현재의 자질 그리고 한계, 연령, 성별, 흥미, 과거와 현재의 문화적 상황에 따라 영향을 받는다. |
| 개인이 정하는 학습 목표들은 다른 사람이 정해주는 것보다 좀 더 획득하기가 쉽다. |
| 학습은 개인 자신이 무엇을 학습하고 있고, 학습하는 이유가 무엇인지 이해할 때 더 향상된다. |
| 학습은 개인의 현재 수준에서 시작하고 그 개인에게 맞는 속도로 진행될 때 더 증진되어진다. |
| 학습은 시행착오(trial and error), 형성법(shaping), 모델의 모방을 통하여 증진된다. |
| 반복 훈련을 자주 하는 것은 학습을 촉진시킨다. |
| 학습 장소와 같은 환경은 중요한 요소이다. |
| 학습상황에서 불가피하게 나타나는 갈등과 실패는 재인식되어야 하며 그 해결방안과 조언이 제시되어야 한다. |
| 강화와 피드백은 학습경험의 중요한 부분이다. |
| 예습과 학습상황 간의 연속성이 필요하다. |

시각 기억력에 관련된 6가지 변화에 관한 가정이다.

⑥ 시각 기억력에서의 등록은 선택적 주의집중, 동기, 이해력이 있을 때 증대된다.
⑦ 시각 기억력에서의 저장은 시각 자극이 부수적인 감각입력과 함께 연합되었을 때 증대된다. 여기서, 감각입력은 촉각, 고유수용성감각 또는 청각적 입력을 포함한다. 입력되는 것이 청각적 특성을 가지는 것일 때, 이름붙이기(labeling)라고 부른다.
⑧ 시각 기억력에서의 저장은 반복할 때, 정규화(routine)되어 있을 때, 예견 가능할 때 더 증대된다.
⑨ 시각 기억력에서의 저장은 이전의 지식과 연관되어 있을 때 증대된다.
⑩ 시각 기억력은 기억전략(정교화, 순차배열, 심상화, 분류화)을 통해 증대된다.
⑪ 시각 기억력은 인출을 이끌어내기 위해 고안한 외부적 보조장치(device)가 있을 때 증대된다.

다음은 시각 구별력에 관련된 3가지 변화에 관한 가정이다.

⑫ 시각 구별력기술은 시각적 표상을 간단화하고, 자극을 줄이고, 경쟁이 되는 배경을 최소화하고, 조직을 구조화하고, 구별되는 형상을 강조하고, 비관련 자극을 줄이는 것을 통해 촉진되어진다.
⑬ 시각 구별력은 자극의 구별되는 다른 형상에 집중을 하는 것에 의해 증대된다. 이러한 형상에 주의집중 하는 것은 차이점을 감별해내는 것을 뜻한다.
⑭ 시각 구별력은 주의집중, 기억력, 감각운동경험과 labeling을 통해 증대된다.

## 9.6 임상에서의 적용

평가를 마치고 목적을 세우며 아동의 기능적 수행결함에 관한 정보는 작업치료에 의해 다뤄져야 한다. 목적과 아동의 강점과 필요점에 기초를 두어야 하고, 치료사는 아동의 기술발달에 영향을 미친 결함영역을 찾아서 적절한 변화를 이루도록 변화를 위한 가정(또는 필수조건)을 선택하여야 한다. 변화에 관한 가정은 활동을 고안하고, 재료를 선택하며 아동과의 상호관계를 이루도록 치료사를 가이드한다.

이 이론의 틀은 시각정보분석은 하나의 학습과정이라는 믿음에 기초를 두고 있다. 이 이론의 틀을 사용하는 작업치료사는 아동이 그 자신이 무엇을 보고 있는지를 알기 위해 어떻게 학습하는지에 대해 관심이 있다. 치료중재에 있어서 핵심적인 측면은 교수학습전략과 환경을 통하여 아동의 학습능력을 촉진시키는 것이다. 교수전략은 아동이 의미있는 방법으로 시각자극을 처리하도록 돕기 위해 사용된다(표 9.1). 학습전략은 반복적인 경험을 통해 특별한 자극에 대한 아동의 지식을 변화시키는 것을 요구한다. 치료사는 아동의 행동을 긍정적으로 변화하도록 하기 위해 환경전략을 이용하여 이러한 학습과정을 돕는다.

이 이론의 틀에서, 작업치료사는 학습이 가능할 수 있도록 환경을 변화시킨다. 아동 자신만을 변화시키는 것은 아니다. 목적에 대한 내적인 인식력과 동기를 가지는 것은 아동의 궁극적인 변화를 촉진할 것이다. 최종적인 목적은 아동이 자신의 어려움을 인식하는 것이고 자발적으로 치료에 참여하고 자기-모니터링과 자기-수정 전략을 사용할 줄 알게 하는 것이다.

환경적 전략과 교수/학습전략은 특히 어린 아동들에게 필요하며, 그들에게 유용하다. 이 두 가지 전략 모두 아동으로 하여금 그들의 결함에도 불구하고 가능한 많이 학습을 하게 하고 또 학습을 이룰 수 있도록 하는 것이다. 다양한 과제들을 할 수 있도록 계획을 세우는 일은 특별한 가정과 활동들을 선택하는 데 있어서 중요하게 고려해야 할 점이다. 시각정보 분석의 어려움에 관련된 중재는 아동이 주의집중하고, 기억하고, 시각적 자극을 구별하는 인지분석기술의 사용을 배우는 것을 요구한다.

## 9.6.1 시각 주의집중

아동의 시각 주의집중을 개선시키기 위해, 치료사는 다음의 세 가지 요소를 고려해야 한다: 각성(arousal/alertness), 선택적 주의집중, 각성상태(vigilance). 중재계획은 학습을 가능하게 하기 위해 주의집중 기술을 어떻게 개선시킬 것인가를 고려해야 한다. 주의집중 결함은 기술획득에 제한을 주는 요소로서 확인된다. 치료사는 아동이 적극적, 능동적으로 활동에 참여할 수 있도록 활동과 재료를 선택할 필요가 있다. 치료사는 아동의 발달수준, 연령, 성별, 그리고 흥미를 고려해야 한다. 어린 아동은 밝은 색깔의 장남감이면서 잡을 수 있고, 움직임, 소리가 나는 장난감을 좋아한다. 초등학생은 자신이 조작할 수 있는 사물을 좋아하며, 최신 만화캐릭터와 같은 자신의 흥미에 관련된 사물을 좋아한다. 활동수정에 대한 중요성과 필요성에 대한 많은 논의가 있어야 한다. 활동수정은 과제의 순서를 변화하는 것과 재료의 크기, 모양, 무게, 성질을 변화하는 것, 과제 절차를 변화하는 것, 치료사의 도움의 정도를 변화하는 것이 있다. 시각적인 과제의 외부적 특성을 구조화하기 위한 환경적 전략의 사용은 시각적 분석을 촉진할 수 있다. 교수/학습 전략은 이 인지적 분석 기술을 하나의 과제에서 다른 과제로 전이하는 데 아동을 도울 것이다.

### 1) 각성

시각 주의집중의 한 요소는 각성(arousal/alerting)이다. 작업치료사는 아동의 각성 문제를 개선시키기 위해 교수/학습전략과 다양한 환경전략 가운데서 선택을 해야 한다.

**환경적 전략.** 각성은 아동이 신체적, 심리적 그리고 정서적인 준비가 적절한 상태일 때 촉진되어진다. 아동의 각성수준은 하루 중 시간대, 생리적 상태, 약물, 수면의 양과 같은 다양한 변수에 많이 의존한다. 아동의 각성수준에 대한 치료사의 인식은 매우 중요한데 이것은 아동의 최적의 선택적 주의집중을 유지하는 방법으로 환경이나 과제들을 제시하기 위함이다.

일반적인 감각자극과 억제는 시각적 활동 동안이나 그 전에 수행되어야 한다. 대개 감각통합 활동(7장과 8장을 보라)들은 아동이 적절한 준비상태가 되도록 돕는 데 효과적이다. 공통적으로 주의집중과 각성을 증가시키는 시각적 자극은 사물, 사람, 사건 그리고 과제들이 새롭고, 신기하고, 복잡하고, 놀랍고, 예측 불가능하게 제시되는 것이다. 각성(alertness)을 일으키는 시각적 자극의 다른 특성들은 빛, 움직임, 반대되는 자극들이다. 재료들은 빛이 나고 네온과 같은 밝기와 움직임을 포함하는 것이 좋다. 촉각자극과 고유수용성, 소리 그리고 언어적 단서(cue)들은 각성 상태를 유지하는 데 도움을 준다(그림 9.15). 움직임과 연합된 활동들은 대개 아동이 시각적 각성을 유지하는 데 도움이 된다. 예를 들면, 특별한 시각적 자극의 구별을 요구하는 활동들을 스쿠터 보드나 그물침대 위

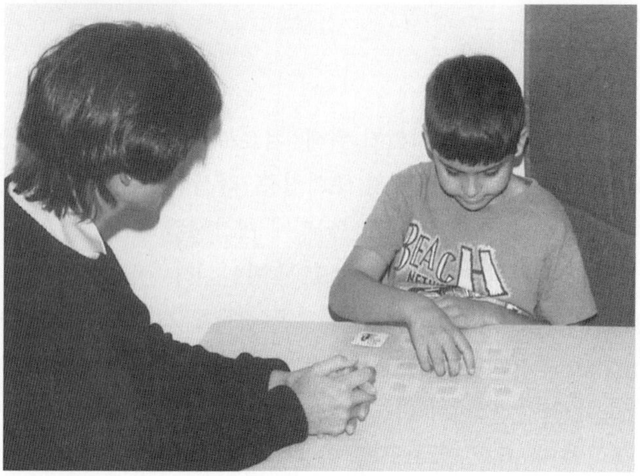

**그림 9.15**
아동은 시각적 혼란 변수가 작고, 물리적 경계가 분명하고 어른이 1:1로 주의집중을 지원하는 낮은 자극적 환경에 있다.

에서 하거나 그것들 위에서 콩주머니 던지는 것 등이 있다.

다른 아동들을 위해서, 환경과 과제를 제시할 때 선택한 과제에 집중할 수 있도록 외부적인 입력을 줄일 필요가 있다. 되도록 산만한 환경이 아니어야 하고 시각적으로 청각적으로 '조용한' 곳이어야 한다. 각성 수준에 문제가 있는 아동과 함께 할 때는 청각자극에 대해 조심스럽게 감독해봐야 한다. 환경적 소음과 치료사 자신의 목소리 또한 고려해봐야 할 요소이다. 소란스런 소음을 줄이는 것으로 배경음악을 사용하던가 헤드폰을 사용하는 방법이 있다. 목소리의 크기를 높거나 또는 낮게 변화시키면서 각성을 시키기도 한다. 자극과 연관된 소리를 만드는 것도 아동의 주의집중을 유지하는 데 도움이 될 것이다.

**교수/학습 전략.** 아동 자신의 각성수준을 평가하는 것을 배울 수 있고 각성변화를 위해 필요한 다양한 테크닉을 사용할 수 있다. 각성프로그램(alert program)은 자기-조절 인식력을 가르치는 하나의 모델이다. 윌리엄과 셀른 버그에 따르면, 아동이 각성프로그램을 통해 자신의 각성수준을 감독하는 것을 배우게 된다는 것이며 또한, 자기-존중, 자기-확신, 자기-감독기술들이 증가된다는 것이다.

### 2) 선택적 주의집중

선택적 주의집중(selective attention)은 시각 주의집중의 두번째 요소이다. 작업치료사는 아동의 선택적 주의집중의 어려움을 개선시키기 위해 다양한 환경적 전략과 교수/학습전략을 선택한다.

**환경적 전략.** 선택적 주의집중은 시각적 환경의 하나에 초점을 맞추는 것이며 형태를 자세하게 탐색하기에 충분할 만큼 주의집중을 하는 것을 말한다. 사물, 공간, 사건들에 선택적으로 주의집중하는 것은 환경과 시각 구별을 통해 효율적으로 움직이는 데 필수적인 것이다. 그림과 표상에 선택적으로 주의집중하는 것은 시각정보를 구별하고 집중하는 것의 다른 방법을 제공한다. 시각적 상징(symbol)은 순서, 패턴, 그룹화와 문자의 형태를 구별하는 데 선택적 주의집중을 요구한다. 주의집중은 아동이 궁극적으로 책임감을 가지는 데 필요한 중요하고도 기본적인 기술이다. 아동은 자신의 주의집중 행동을 수정하고 감독하는 데 필요한 기술들에 관한 어려움에 대하여 피드백을 해주는 것을 필요로 한다.

시각적 과제에서, 선택적 주의집중에 어려움을 가지는 아동은 자극의 독특한 특성을 식별하는 데 어려움을 가지며, 관련 없는 형태를 걸러내는 것에도 어려움을 가진다. 환경은 아동의 선택적 주의집중 능력에 매우 많은 영향을 미칠 수 있으며, 아동을 매우 혼란스럽게 하거나 또는 환경에 완전히 압도당하게 할 수도 있다.

잘 조직된 환경이라는 것은 적절한 시각 자극의 양과 타입을 제공하는 것인데 이것은 아동이 관련있는 단서에 주의를 기울일 수 있도록 돕는다. 시자극은 너무 압도적이기보다 유용한 것이어야 한다. 환경 내에서 기능을 잘하는 아동은 무엇이 자신을 짓누르는지를 결정할 수 있다. 치료사는 아동이 환경에 압도당했는지 아닌지에 대한 단서를 잘 알아야 한다. 그러한 단서는 산만함이 증가한다던지, 집중이 떨어지고, 운동활동이 증가하고 또는 눈을 감는다던가 하품을 한다던가 행동 수준이 확 떨어지는 것들이 포함된다. 아동에게 익숙한 시자극은 좀 더 쉽게 억제되는 경향이 있고, 진기한 자극은 더 주의집중하게 되는 경향이 있다. 환경이 새롭게 변화할 때는 아동이 기대수준의 주의집중을 보여주기를 기대하기 전에 아동이 충분히 그 환경을 탐색할 수 있도록 시간을 주며 소개해야 한다. 낮은 선택적 주의집중을 가진 아동에게는 확연히 구별되는 형태를 강조하거나 덜 중요한 시각적 세부사항을 줄이거나 하는 것이 도움이 된다. 특별히 구별되는 형태의 인식을 증가시키기 위해서는 그것을 만지게 하거나, 손으로 따라서 짚어보게 하는 식으로 그 자극에 하이라이트를 주는 방법이 있고, 시각적 자극을 과장하여 제시하는 방법이 있다.

**교수/학습 전략**. 아동이 특별한 자극에 집중하는 것을 돕기 위해, 작업치료사는 아동이 집중을 해야만 하는 형상은 강조하고 관련없는 것은 최소화시켜 시각적 표상을 간단하게 만들어 제공해야 한다(그림 9.16).

중요하지 않은 정보를 줄이는 것은 불필요한 시각 자극을 없애고(그림 9.17), 자극의 형태나 그 수를 줄이는 것이다. 연습문제지(worksheet)는 이런 아동에게 어려울 수 있는데 너무 많은 외부적인 장식이 있고 또 페이지가 너무 많기 때문이다. 그들은 외부적인 자극을 차단하고 중요한 형상을 가려내는 것에 어려움을 가진다. 색깔로 부호화하여 연습지를 둘로 나누던가, 선을 그어 정보를 그룹화하여 나누어 아동의 주의집중을 돕는 방법이 있다. 외부적인 정보를 제공하거나 종이를 반으로 접어 자극의 양을 줄이거나, 또는 페이지가 얼마 안되는 연습지를 고르던가 하는 수정방법이 있다(그림 9.18).

사물에 대한 선택적 주의집중은 사물을 기능적으로 사용할 수 있고, 움직여보고, 만지면서 시각적 탐색을 함께 할 때 더 촉진되어진다. 공간 속에서 자신의 몸 전체를 움직이거나(걷기, 달리기, 계단오르기), 물건을 쌓는 것과 같이 공간 속에서의 운동활동들은

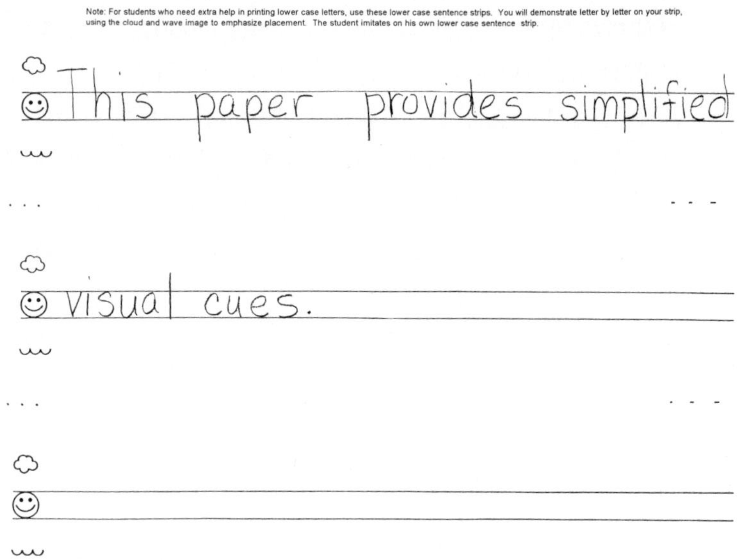


**그림 9.16**

이 글쓰기 종이는 외적인 자극을 줄이고, 두 줄 사이에 글자를 쓰는 법을 훈련하는 것을 통해 글자 쓰기 가르치는 것을 단순화한 것이다.

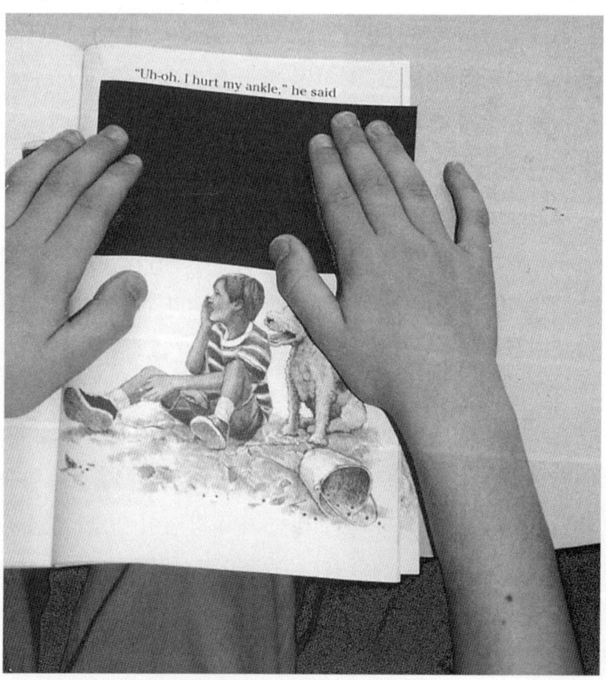


**그림 9.17**

'가리는 종이(Mask)'를 통해 외적인 혼란스런 자극이 될 수 있는 것을 덮거나, 눈이 글의 줄을 옮겨 보는 것을 돕는 것에 사용될 수 있다.

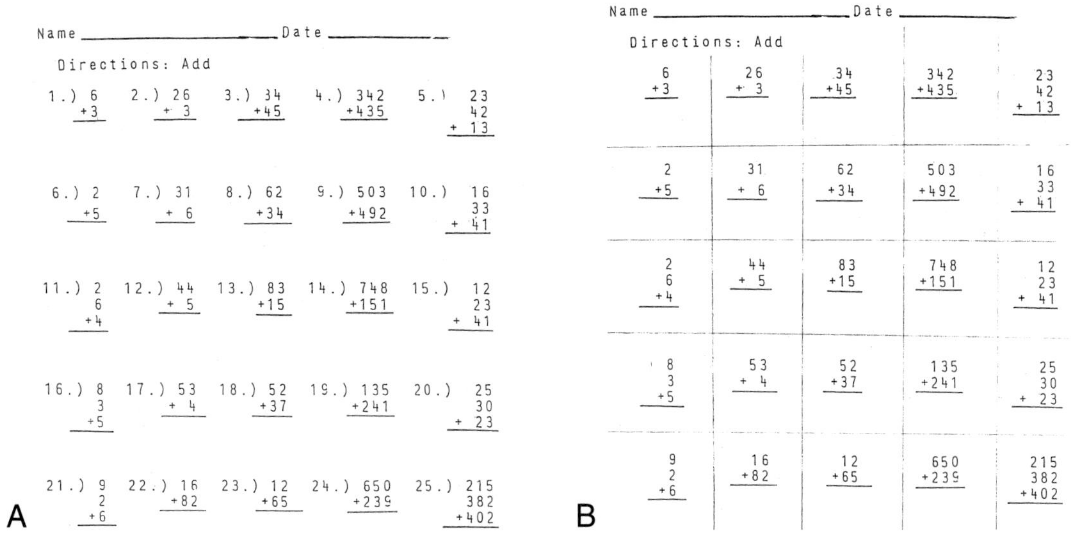


**그림 9.18**
연습지 (B)는 불필요한 자극을 줄이고 각각 독립적인 과제를 완성할 수 있도록 분명한 경계를 제공하기 위해 (A)를 수정한 것이다.

자기-지시적 움직임(self-directed movement)이 요구된다. 이것은 공간적 형상(spatial feature)에 시각적으로 집중하도록 아동을 북돋아 줄 때 구조화될 수 있다(그림 9.19). 손가락으로 지적을 한다거나 적절하고도 간단한 이름을 붙이는 방법도 아동의 선택적 주의집중에 도움을 줄 수 있다. 치료사는 아동이나 또는 자신의 손가락을 사용하여 중요한 정보를 지적해 줄 수 있다. 아동이 자신의 손가락을 사용하여 지적을 하거나 따라그리기를 할 때 이것은 그의 선택적 주의집중을 증가시키는 데 상당히 강한 자극이 될 수 있다(그림 9.20).

치료사는 때때로 활동시 그 자신의 말의 양이나 종류로 인해 아동의 주의를 흐트릴 수 있으므로 매우 조심해야만 한다. "여기 안볼꺼니?"라는 말보다는 "종이를 잘 보렴"과 같은 긍정적인 코맨트로 아동의 주의를 다시 기울이도록 해야 한다. 만약 치료사가 자신의 목소리가 아동을 오히려 산만하게 한다고 생각된다면, 간단하고 짧게 말한다거나 비언어적 단서를 사용할 수 있다.

### 3) 각성상태

시각적 주의집중의 세번째 요소는 각성상태(viglance)이다. 작업치료사는 아동의 각성상태의 어려움을 개선시키기 위해 다양한 환경적 전략과 교수/학습전략을 선택한다.

**환경적 전략.** 주의력 결함을 가진 아동들은 하나의 과제에 선택적 주의집중을 계속적으로 유지하는 것에 자주 어려움을 나타낸다. 이러한 아동들은 과제가 흥미롭고 자기

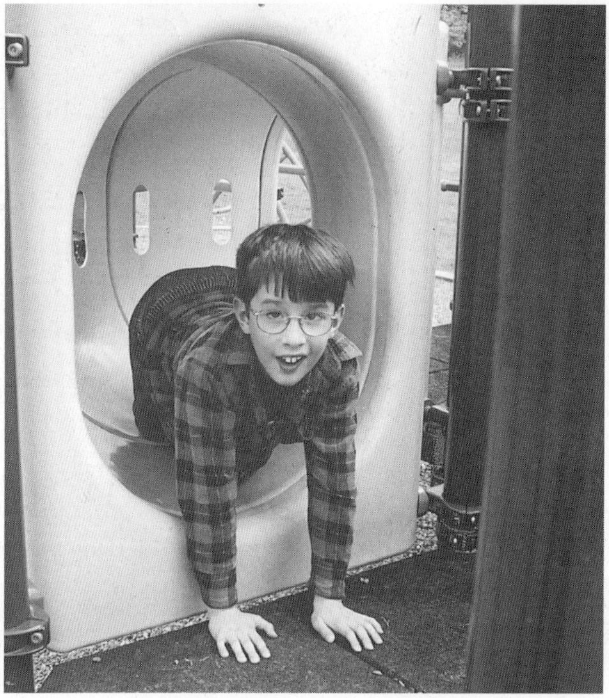

**그림 9.19**

한정된 공간을 통해 움직이는 것과 결합한 활동을 제공하는 것은 아동이 공간과 사건에 시작적으로 집중할 수 있도록 도와준다.

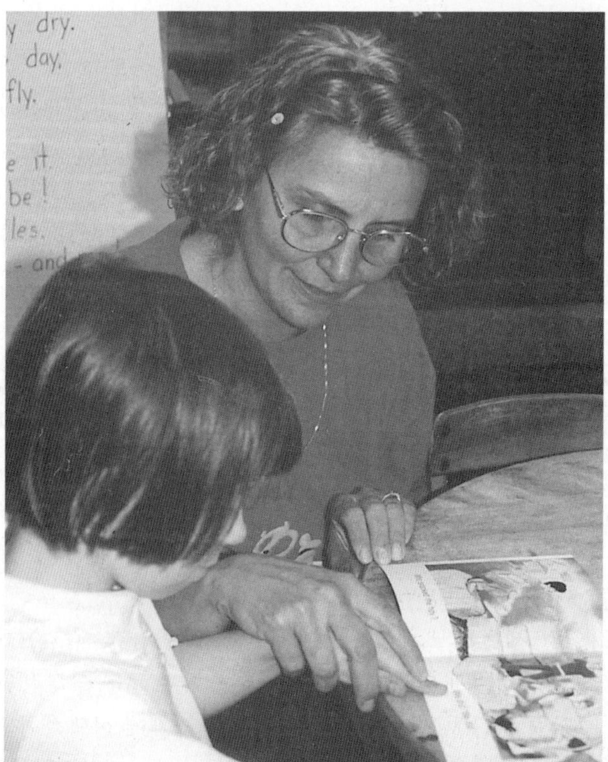

**그림 9.20**

시각 자극을 손으로 짚는 것은(pointing) 선택적 주의집중에 도움이 될 수 있다.

주도적으로 과제를 할 때 더 오래 주의집중을 할 수 있다. 흥미라는 것은 과제에 대한 아동의 이해능력과 과제에 참여하게 되는 그들의 동기수준에 의존한다. 같은 목적을 두고 다양한 시각적 자극을 사용하는 것은 학습을 위한 아동의 선택적 주의집중을 유지하거나 참여하는 데 도움이 될 것이다.

만약, 아동이 치료계획을 세우는 데 참여하고, 과제들이나 재료들을 어느 정도 선택할 수 있다면, 아동은 치료의 참여와 주의집중에 더 동기화될 것이다. 아동은 다음에 나타날 것이 무엇인지를 알고 있고, 과제 완성을 위해 무엇을 하면 되는지를 알고, 과제가 끝마쳐질 것이라는 것을 알 때 더 주의집중을 잘한다. 치료 회기가 예견될 수 있도록 구조화되게 만들 수 있다. 치료 시간 내에 '청소 시간'을 포함하는 것이 중요한데, 그것이 치료나 활동의 끝이라는 것을 알게 하는 것이며 그렇게 고안된 구조에 아동은 주의집중을 하게 되고 잘 조직화된 일의 습관을 가지게 된다.

**교수/학습 전략.** 아동과 익숙하거나 새로운 활동이 주의집중을 연장시키는 자극이 될 수 있다. 치료사는 익숙하거나 새로운 활동들을 어떻게 사용할 것인지에 대해 고려해야만 하는데 이는, 아동의 학습을 위해서 또, 주의집중을 배우기 위해 필요한 것이다. 아카데믹한 학습에는 이러한 고려가 특히 필요한데 아직 배우지 않은 것임에도 불구하고 익숙하고 반복적인 것처럼 보이도록 할 수 있기 때문이다. 익숙하고 친숙한 활동들은 긍정적인 경험을 반복하게 하고, 다른 기술을 가르칠 때 적응하도록 할 수 있다. 그러나 만약 아동이 오직 익숙하고 알고 있는 활동에만 주의를 기울인다면 활동에 변화를 주는 것이 필요하다.

진기하고 새로운 재료나 활동들은 아동으로 하여금 새롭고도 다른 과제들에 참여하도록 장려하고 그들은 또한 배운 기술을 일반화하는 데도 도움이 된다. 어떤 아동들은 새로운 것을 찾아다니고 익숙한 것에는 곧 무관심하게 된다. 때문에 이런 아동들에게는 컴퓨터 프로그램이 매우 성공적이다. 컴퓨터는 신기하고도 새로운 것, 색, 움직임 그리고 즉각적인 강화가 있다. 그러나 이런 아동들은 좀 덜 새로운 정보에도 집중할 수 있는 방법을 배워야 할 필요가 있다. 짧은 시간 내에 마칠 수 있는 과제들을 제시한다면 이런 아동들도 더 잘 집중할 것이다. 이 아동들에게 큰 프로젝트를 줄 때는 작은 부분으로 나누어 제시하고 작은 부분들을 하나씩 이뤄나가 결국 마지막 결과물에 도달하도록 하는 것이 효과적이다.

치료회기의 속도조절은 아동의 선택적 주의집중을 증가시키는 데 도움이 된다. 만약 아동이 매우 짧은 주의집중 시간을 가지고 있다면, 목적-지향적인 주의집중을 유지하고 획득할 수 있도록 다양한 과제들을 준비해야 한다. 초기에, 치료사는 아동이 과제를 수행할 시 주의집중 시간을 더 잘 유지할 수 있도록 모델링(modeling), 주고-받기(turn taking), 그 외 전략들을 사용하여 도울 수 있다. 과제에 더 오래 집중하는 것을 치료의 초점으로 할 때, 아동이 얼마나 주의집중을 할 수 있는지를 알아야 하고, 정교화나 반복과 같은, 그의 주의집중 시간을 늘리기 위해 어떤 수단을 써야 할지를 생각해야 한다. 높은 수준의 외적인 동기와 긍정적 강화는 각성상태를 촉진시키는 데 필요하다. 각성상태를 유지하고, 또 그러기 위해 노력하는 것은 아동의 내적인 면이 발달해야 한다. 하지만, 외부적인 동기와 강화 그리고 성공과 같은 것이 초기에는 필요하다.

과제를 반복하여 완성하도록 하는 긍정적인 방법을 쓰는 것이 어떤 아동들에게는 선택적 주의집중을 유지하도록 동기화할 수 있다. 예를 들어 치료사는 "네가 너의 기록을 깨는지 한번 보자" 또는 "난 네가 할 수 있다고 단언할 수 있어" 라는 말을 아동에게 할 수 있다. 초시계를 사용하여 과제에 대한 아동의 주의집중력을 유지시키는 방법도 효과적일 수 있다. 그럴 때는 "네가 2분 안에 이것을 마칠 수 있는지 보자" 또는 "피곤하거나 다른 활동으로 바꾸기를 원하기 전에 10분 동안 한번 해보자" 등의 말을 할 수 있다. 치료사는 아동이 피곤해 하는 것을 잘 알아채야 하고 적절한 때에 '쉬는 시간(break time)' 을 주어야 한다. 주의집중에 어려움에 대해 부정적인 언급을 많이 받은 아동의 과제 완성이나 '과제 수행' 행동을 긍정적으로 강화하는 일은 중요한 일이다.

## 9.6.2 시각 기억력

시각 자극은 어디에나 존재한다. 기억되는 것은 대개 관찰자에게 의미가 있는 것들이다. 의미있다는 것은 관찰자의 이전 지식, 오래된 정보와 새 정보를 연관짓는 그의 능력 그리고 그것을 기억해내게 되는 동기와 관련된다. 시각 기억력의 어려움은 시각 기억의 기초적인 세 가지 과정(등록, 부호화, 인출) 중 하나 또는 그 이상의 결함으로 인한 결과이다. 기억결함의 범위를 알고 또 그것이 기능에 어떠한 영향을 미치는지를 아는 것은 기억하고 학습하는 데 가장 중요한 자극을 선택하고 목표를 세우는 데 도움이 될 것이다. 아동이 기억 결함을 가질 때, 그가 기억할 것을 저장하고 학습하기 위해 의미있는 자극을 선택해야 할 필요가 있다. 기억해야 할 적절한 시각 자극을 선택하는 것은 아동의 연령에 기초해야 하며 또, 기능적 수행에 필요한 시각 자극이어야 한다. 사물을 사용하는 것은 어린 아동들에게 매우 중요하다. 사물, 사건, 그것들의 특성에 대한 설명이나 묘사(representation)는 학령기 전 아동이나 학령기 아동에게 사용해야 한다. 상징들은 학구적인 학습을 할 때 매우 중요하고 문자와 숫자들은 그것을 기억하고 부호화할 필요가 있는 아동을 위한 활동들을 할 때 반복적으로 사용해야 한다. 반대로, 지역사회의 사인(sign)의 시각적 인식을 선택하는 것은 읽기가 느리고, 읽기가 목적인 아닌 개인을 치료할 때 좀 더 적절하다고 할 수 있다.

### 1) 등록

등록(registration)은 시각 기억의 첫번째 기초적 과정이며 등록은 세 가지 초기 통제

처리과정(주의집중, 인식, 반복)으로 구성된다. 작업치료사는 아동의 등록의 어려움을 개선시키기 위해 다양한 환경적 전략과 교수/학습전략을 선택한다.

**환경적 전략**. 시각 기억의 등록을 개선시키기 위해, 작업치료사는 아동의 주의집중과 동기, 이해력을 증진시킬 수 있는 시각 자극을 선택해야 한다. 등록 결함은 시각 기억에 상당히 심각한 한계를 준다. 선택적 주의집중에 사용되는 많은 기술들이 시각 기억의 등록을 위해 사용될 수 있다. 시각과 다른 감각을 통하여 탐색할 수 있는 구체적인 시각 자극을 사용하는 것은 시각 기억의 등록을 위한 주의집중을 획득하는 일차적인 수단이다. 등록자에게 동기는 아동에게 그 자극이 어떤 의미인가에 따라 달라지고 자극의 선택에 영향을 준다.

시각경험은 다감각 입력과 함께 연합되어 제공될 때 등록이 잘 된다. 다감각 경로(multiple sensory pathway)를 사용하는 것은 등록의 세 가지 통제과정을 도와준다. 다른 시각 자극과 연합되어 제공되는 사물은 아동의 주의집중을 개선시킨다. 만약, 아동이 분명한 색깔에 더 주의를 기울인다면, 작업치료사는 새로운 시각 자극에 아동이 선호하는 색을 쓰면 될 것이다. 검은색과 흰색의 황소 눈이나 바둑판 무늬와 같은 것이 어린 유아들이 집중을 잘하는 색이다. 아동은 고정된 물체보다는 움직이는 물체에 더 주의를 기울인다. 반짝반짝 빛이 나고 형광 처리를 하여 빛을 반사시키는 것이 밋밋한 표면처리를 한 장난감보다 아동에게 더 자극적이다. 시각 자극은 또한, 다른 감각 자극과도 연합되어질 수 있다. 노래를 들려주어 아동의 식사시간에 집중하도록 도와줄 수도 있고, 풍선껌과 같이 향기 나는 치약은 더 효과적이고 효율적인 구강관리를 하게 한다.

특별한 시각자극을 반복 경험하는 것은 아동으로 하여금 그것을 더 잘 기억하고 더 잘 인식하는 기회를 증가시킨다. 표상은 같거나 다른 방법으로 반복될 수 있다. 작업치료사는 일반화가 어려운 아동에게는 같은 자극을 반복적으로 사용하거나 일반화를 위해 다양한 재료들을 사용할 수도 있다.

**교수/학습 전략**. 시각 기억을 위해, 시각 자극을 이해하는 것이 중요하다. 새로운 정보는 알고 있는 것과 연합하므로 기억을 위해 선택한 자극에서 아동이 이해하는 것이 무엇인가를 아는 것은 중요한 일이다. 자극의 재인(인식: recognition)은—예를 들면, 개수대의 세수비누와 같이—이미 사용했던 맥락(context)에서 더 쉽게 이뤄진다.

낮은 시각 기억력을 보상하기 위해 작업치료사는 리스트와 사인(sign)과 같은 시각 보조도구들을 포함하는 보상기법을 사용한다. 낮은 기억력을 가진 아동들은 그들이 해야 할 일이 무엇인지를 시각적으로 상기시켜 주어야 한다. 기능적인 과제를 수행하기 위해 시각적 단서를 사용하게 하는 것은 아동이 활동을 어떻게 하는지를 기억하게 하는 데 도움을 준다. 시각적 단서는 활동을 하는 근처 가까이에 위치하게 한다. 교실에는 흔히 알파벳이나 숫자들이 쓰여 있는데 이것은 문자를 익히거나 이름을 회상하는 데 도움이 된다. 어떤 아동들은 이러한 보조도구들을 어떻게 사용하는지를 가르쳐야 하기도 한다.

### 2) 부호화

정보의 저장과 부호화(coding)는 시각 기억의 두번째 기초적 과정이다. 이것은 시각적 상상법, 분류와, 순서 배열 기술을 포함한다. 부호화와 저장에 어려움을 가진 아동을 위해 다양한 환경적 전략과 교수/학습전략을 선택해야 한다.

**환경적 전략**. 환경적으로 구조화하는 것과 일상화(routine)하는 것은 아동의 시각 기억력을 개선시키고, 앞으로 일어날 일의 순서를 예견하는 데 도움을 준다. 시각적 단서들은 미리 예견하는 일이 가능하도록 기억을 불러일으키는 데 사용한다. 일상생활의 계획표를 만들거나 붙이는 것은 다음에 무엇을 할지를 아동에게 기억나게 할 수 있다. 이 전략이 기억결함을 가진 이들에게 유용하지만, 융통성이 없는 아동들에게는 이런 규칙적인 일상계획에 너무 강박적으로 점점 더 의존을 하기 때문에 문제가 되기도 한다.

**교수/학습전략**. 어떤 아동들은 받아들이는 정보에 의미 있는 이미지를 부여하는 시각 상상법을 사용한다. 치료사는 이러한 방법에 대해 예를 들어보일 수도 있다. "난 'U'는 컵과 같이 비를 담을 수 있는 것이라고 기억한단다. 컵에서 물을 쏟아붓는 것을 상상하면서 말야." 아동은 좀 더 의미를 부여하고자 자신의 기억장치를 고안해내려고 할 것이다. 종종 기억을 위해 유머를 사용하기도 한다. 다른 전략들은 리듬을 사용하거나, 노래, 글자의 이니셜로 만든 약자 등이 있다.

자극이 함께 주어질 때, 분류화를 사용하는데 이것은 하위분류나 상관관계성을 이해하는 것을 통해 정보를 분석하는 과정이다. 아동은 자신의 환경 속에서 자신이 사물을 어떻게 사용했는지 등을 생각하여 어떻게 사물을 사용하는지 기억해낼 수 있다. 이것은 특히 자조 관리(self-care) 과제에 해당한다. 칫솔질하기 등과 같이 과제를 위한 모든 항목들은 자극의 사용과 그 인식을 촉진시킬 수 있다. 색깔 이름을 학습하는 것은 연상("이것은 풀과 같은 색이다")을 통해 학습할 수 있다. 소리와 상징을 위해 그림을 연상하는 것("c는 고양이 cat의 c야")은 학교에서 많이 사용하는 연상전략법이다. 친구의 이름의 첫 글자를 연상하는 것은 아동들에게 좀 더 의미 있는 것인데 이것은 글자를 회상할 때 사용할 수 있다(Michael에서의 M). 공통되는 경험을 나누는 것은 보통 어른들의 아동들에게 연상을 정보를 인출하는 아동을 도울 때 많이 사용되는 방법이다(우리가 그때 함께 했을 때 그때 일어난 일을 기억해봐…"). 자극이나 그 특징에 label을 붙이는 것은 다른 자극들과 구별되는 주의집중을 위해서다. 일관된 이름을 사용하는 것은, 저장과 인출을 위해 자극을 부호화하는 것을 돕는다.

순서배열법은 정보를 특별한 순서로 조직화하는 것을 요구한다. 순서의 처음과 끝을 더 잘 기억하는 경향이 있으며 짧은 목록은 중간부분을 기억하는 데 나타나는 어려움을 줄여준다. 순서를 기억하는 것은 조직화와 기억에 도움을 준다. 스펠링(spelling)은 문자의 패턴이나 순서로 기억되어야 하고 이것은 소리나는 대로 기억되는 것은 아니다.

### 3) 인출

시각 기억력의 세번째 기초적 과정이다. 아동은 연상이나 재인기술을 사용하여 등록하고, 부호화하고 저장했던 정보를 인출(retrieval)해낼 수 있다. 작업치료사는 아동의 인출 문제를 개선하기 위해 다양한 환경적 전략과 교수/학습전략을 선택해야 한다.

**환경적 전략.** 만약 시각 경험이 다양한 감각입력과 함께 등록되고 부호화되었다면, 다감각경로는 시각정보의 인출에 도움이 될 것이다. 사물과 같은 시각 자극은 다감각과 함께 더 풍요로워지고 기억을 증진시키는 데 사용될 것이다.

**교수/학습 전략.** 기억전략은 인출을 향상시키기 위해 정보를 조직하고 변형시키는 데 도움을 준다. 이러한 기억 증진 방법들은, 의미 부호화(semantic coding)에 많이 의존하며 7살 때까지는 보통 사용하지 않는다. 기억전략의 하나의 예를 들어보면, 정보를 작은 청크(chunk)로 조직화하는 것인데 복잡한 과제를 간단하게 하는 데 도움이 된다. 청킹은 단어를 모사할 때 사용할 수 있다. 단어를 보고, 동시에 한 글자를 모사하는 대신, 두 글자에서 세 글자 정도의 음절로 덩어리(chunk)로 모사하는 것이다.

시연(암송 또는 반복) 기법은 정보를 저장하는 데 도움이 된다. 계속 반복하는 것은 즉각적인 사용을 위해 단기 저장소에 정보를 잡아두고 있는 것이다. 예를 들면 전화를 걸기 위해 전화번호를 기억하는 것과 같은 것이다. 그러나 이 방법은 장기기억에는 별 효과가 없다.

정교화 암송(연상)은 장기 기억에 이미 저장된 지식과 새로운 정보와의 연관성을 보는 것이다. 인출단서를 제공하는 방법에서 정보를 그룹화하는 것은 서로 관련된 데이터를 기억하는 데 도움을 준다. 시각과 의미부호화의 연합은 특히 학습 수행에 중요하다.

## 9.6.3 시각 변별력

자극의 시각 변별력(visual discrimination)은 자극의 다른 면을 구별해내는 능력을 요구한다. 이것은 사물, 사건, 공간, 표상, 상징들에 관한 경험과 관찰을 통해 발전한다. 자극의 관찰과 비교를 통하여 자극에 관한 정보를 증가시킨다는 것은 유사점과 차이점을 알아내는 것이다. 사물은 인식되어지고, 대조하고, 분류화된다. 개념이 형성되고 언어가 발달된다.

발달학적으로, 구별되는 형태의 확인은 자극으로부터 추론해낼 수 있는 관련성과 특성을 감지하는 것을 증가시키게 한다. 아동이 시각 자극들 사이에서 내부적인 세부사항과 수, 모양, 크기, 색깔을 추론해내기 시작한다. 아동은 더 크다, 더 작다와 같은 비교를 하게 되고, 위/아래, 앞/뒤와 같은 위치관계를 알기 시작한다. 시각 구별력이 계속 발달하면서 더 쉽게 자극을 구별하게 된다. 일반적인 모양과 특별한 모양은 더 빨리 그리고 더 쉽게 추론될 수 있다.

시각 자극들 사이에서 구별을 하는 것은, 다른 모양을 찾고 관련없는 것을 감별해내는 것을 필요로 한다. 재인, 대조하기, 분류화와 관련성을 감지하는 것과 연관된 과제들은 시각 구별력을 위해 사용될 수 있다.

### 1) 재인

시각 구별력 기술 중 하나는 재인(recognition)이다. 작업치료사는 아동의 재인기술을 개선하기위해 다양한 환경적 전략과 교수/학습전략을 선택해야 한다.

**환경적 전략**. 시각 자극의 선택은 형태를 구별하는 것에 기초한다. 사물이나 표상은 모양, 크기, 색, 수, 그리고 위치의 특성을 구별해내기 위한 좋은 시각 자극들이다. 공간과 사건들의 구별되는 모양에 주의를 기울이게 되는 것은 공간 속에서 움직이는 것에 더 자극을 받게 된다. 문자나 숫자들의 다른 모양을 구별하는 것은 상징(symbol) 재인을 도와준다.

**교수/학습전략**. 분명한 모양을 구별하는 것에 초점을 맞출 때, 치료사는 간단한 시각 자극을 제공한다. 색깔이 많이 들어가거나 세세한 모양이 증가하면, 어린 아동이나 주의력 결함을 가진 아동은 혼란스러워한다. 관련성 없는 정보는 가능한 많이 줄여야한다. 익숙한 자극이 증가하면, 다양한 외부적 정보가 혼란과 산만함을 야기하는 역할을 하게 된다. 어떤 아동들은 자극이 복잡하게 제시될 때 더 잘 주의집중을 하기도 하므로 이것을 염두에 두어야 한다.

시각구별력을 향상하기 위한 다른 방법은 적은 양의 자극을 제시하는 것과 잘 조직화되고 분명하게 다른 뒷배경(background)이 제시되는 것이 있다. 어린 아동의 책은 이러한 원칙을 지키는 것이 좋다. 표상은 하나로 제공하거나 좀 더 과장된 모양이면 도움이 된다(그림 9.21).

### 2) 대조하기

대조하기(matching)는 또 다른 시각 구별력 기술이다. 작업치료사는 아동의 대조하기 기술을 개선하기 위해 다양한 환경적 전략과 교수/학습전략을 선택해야 한다.

**환경적 전략**. 유사한 자극이나 형태를 구별해내는 능력은 시각적으로 제시하는 다른 자극들과 관련되어 있다. 제시하는 시각 자극은 단순한 것에서부터 복잡한 것까지 연속체로서 등급화할 수 있다. 대조하기는 외부적 자극이 최소화되고 제시되는 시각 자극이 간단한 것일 때 쉽게 할 수 있다. 단순한 자극은 시각적으로 경쟁이 일어나지 않는 배경을 가져야 한다. 그래야 더 잘 주의집중하고 대조할 수 있다. 구조적으로 잘 조직화된 자극은 대조하기를 촉진시킬 것이다. 과장된 자극은 더 잘 구별할 수 있고 관련 없는 자

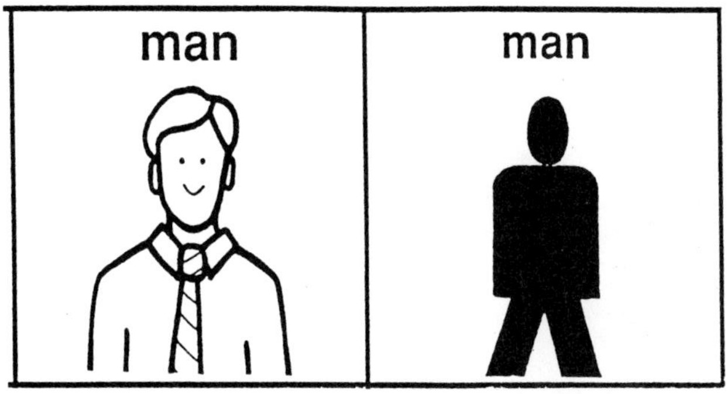


**그림 9.21**

의사소통 상징(symbol)은 시각적 자극을 줄여서 가장 특색있는 형상을 제시한다. 첫번째 그림은 혼란한 세부묘사가 거의 없이 간단한 검정과 흰 선으로 그려진 것이다. 두번째 것은 색과 좀더 자세한 세부묘사가 들어가 있다. 이러한 첨가된 요소들이 아동의 재인기술을 발달시키는 데 도움을 줄 수 있다.

극은 줄이는 것이 좋다. 복잡한 자극을 제시하는 것은 시각구별을 위해 더 큰 노력을 요구한다. 이러한 것은 구조화가 제대로 되지 않았으며 쉽게 시각적으로 훑어보기에 어려움이 있으며 '소음' 이라고 할수 있는 외부적 시각자극이 많은 것이다.

**교수/학습 전략.** 대조하기와 분류하기 과제는 '다른 것' 들 사이에서 '같은 것' 을 감별해내는 것을 촉진하도록 고안된다. '다른 것' 은 큰 부분에서 세부적인 것까지 다양하다. 예제(choice)에서 큰 차이점이 있을 때는 유사한 것을 지적해내는 것은 좀 더 쉽다. 그리고 차이점이 세부적인 것일 때는 좀 더 어렵다. 대조하기는 세세한 것에 주의집중하기 위해 사용할 수 있고, 정답을 이끌어 내기 위해 자기-교정 기술(self-correction techniques)을 사용한다.

난약 어린 아동이 사물들을 색깔에 의해 분류한다면, 그 사물들은 색깔을 제외하고는 동일한 성질의 사물이 제공될 것이다. 다른 색깔들이 제공되고 치료사는 빨간색 사물을 고르라고 요구할 것이다. 다른 색깔의 수는 2개(빨간것과 그렇지 않은 것)에서부터 시작될 것이고 색깔의 분별력과 색깔 개념이 형성되고 나서는 더 많은 색을 제공하게 될 것이다. 그 후, 동일하지 않은 사물들은 색깔에 의해 분류될 것이다. 어떤 형태의 특별한 특징은 대조하기 또는 구별하기 과제를 통해 유사점을 찾아낼 수 있으며 이때 사용하게 되는 모양은 확실하게 다른 모양(원, 네모)이 사용되고, 그 다음은 좀 더 유사한 모양(정사각형, 직사각형, 또 다른 모양의 세모)들이 사용된다. 대조하기 연습문제가 나온 많은 연습장들을 보면, 큼직한 차이를 보이는 자극들은 일반적인 윤곽이나 모양이 다른 것을 사용하는 데 반해, 세밀하게 차이를 보이는 자극들은 외부적 형태는 같으나 내부적 형태는 매우 다양한 것을 사용한다.

### 3) 범주화

세번째 시각 변별력 기술은 범주화(categorization)이다. 작업치료사는 아동의 분류화 기술을 개선하기 위해 다양한 환경적 전략과 교수/학습전략을 선택해야 한다.

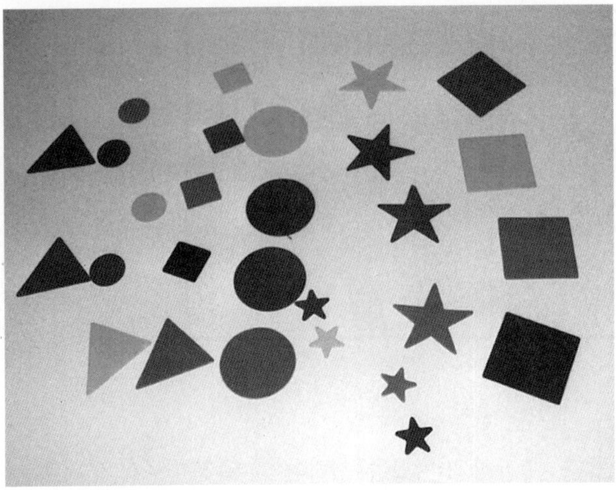

**그림 9.22**

범주화: 사물들은 모양, 크기, 두께에 의해 다르게 그룹지을 수 있다.

**환경적 전략.** 추론해 볼 때, 학습준비기술에 중요한 공통되는 분류화는 모양과 위치에 대한 분류이다. 모양을 구별해야 한다면, 모양들은 크기, 색, 위치, 내부적 형태가 다양하게 다른 것들이 제공될 것이다. 좀더 복잡한 것을 구별하는 것은, 크기나 위치와 같은 한 가지 차원보다 더 많은 차이점을 가지는 자극을 제공해야 하는 것이고, 만약 내부적 형태가 많은 것이 제공된다면, 이것은 주의를 흐트리는 결과를 낳을 것이다.

**교수/학습 전략들.** 분류하기 활동은 다른 형태를 감지해내는 것을 촉진시키는 데에도 사용될 수 있다. 분류하기 과제에서, 제시되는 자극들은 어떤 공통적인 특징들에 의해 그룹화될 필요가 있다. 같은 항목이라도 다른 분류 형태로 사용될 수 있다. 어느 한 과제에서 아동은 나열된 것들에서 특징을 뽑아내야 하고, 그 중에서 다른 것을 결정할 수 있어야 한다(그림 9.6). 또다른 과제에서, 항목들은 색깔, 크기, 두께 등의 다양한 방법으로 분류한다(그림9.22).

### 4) 관련성 찾기

관련성 찾기(detection of relationships)는 네번째 시각 구별 기술이다. 작업치료사는 아동의 관련성 찾기 기술을 개선하기 위해 다양한 환경적 전략과 교수/학습전략을 선택해야 한다.

**환경적 전략.** 그룹에서 항목들이 위치만이 다른 모양을 가지고 있을 때 위치로 구별해내야 한다(그림 9.23). 위치와 순서의 관련성을 구별해내는 능력은 대부분의 시각운동 과제를 수행하는 데 필요하다. 구성적 과제들은 이러한 능력을 장려하는 전략으로 사용될 수 있다. 구성을 위한 사물을 사용하는 것은 시각적 입력과 다른 감각들을 조합하는데 그들은 공간을 통하여 움직여지고 조작한다. 아동은 사물을 움직임으로써 그 형태의 변

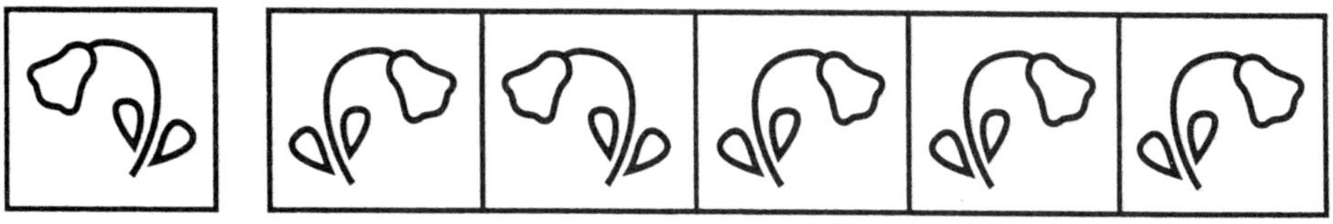

**그림 9.23**

시각적 변별화(discrimination): 위치의 차이점을 구별해 내는 것이다

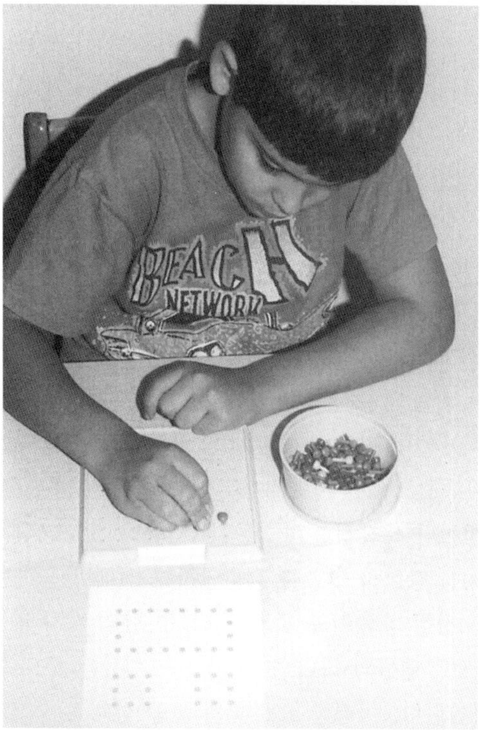


**그림 9.24**

구성적 과제들은 관련성을 발견해내는 능력을 촉진할 때 사용할 수 있다.

화를 알아챌 수 있다. 아동은 또한 모든 부분들을 보고 만짐으로써 그들이 전체적 디자인에 어떻게 관련되는지 주의를 집중하는 데 도움을 받기도 한다. 예를 들어, 아동은 차와 퍼즐과 같은 조립할 수 있는 장난감을 조작할 수 있고, 이것은 그 장난감의 각 부분에 주의를 기울여 전체를 맞추도록 장려한다(그림9.24). 자극의 수나 가능한 방법을 제한하는 것은 성공적 과제 완성에 도움이 된다.

교수/학습 전략들. 자르고 풀로 붙이는 활동들과 스티커 북(stiker book)은 배경이 되는 공간에 필요한 자극을 찾아서 매치시키는 데 필요한 구별된 형상을 찾고 조립하는 데 좋은 구성적 과제들이다. 스티커 활동은 테두리에 스티커를 매치시킬 때 내부적 세부 사항을 무시하는 것을 요구하고, 윤곽선을 찾는 데 초점을 맞춘다. 자르기는 형태에 관한 감각운동 피드백을 제공한다. 조각을 맞추기 위해 위치를 회전하는 것이 또한 필요하다.

다른 구성적 과제의 재료로는 블록, 레고, 구슬 등이 있다. 이들은 단순한 것에서 복잡한 것까지, 그리고 다양한 방법으로 각 부분들을 결합할 수 있는 재료들이다. 디자인을 모사(copy)함으로써 치료사를 모방할 수도 있다. 방법에 따라서는 치료사가 위치, 순서의 관련성을 지적해 주고 분류해 줄 수 있다(예, "나는 여기서 시작해갈게", "이 블록은 제일 위에다 놓으렴"). 그림 설명서에 따라야 하거나, 이미 완성된 모델을 보고 모사하거나 구성디자인을 어떻게 완성하는지를 치료사에게 보여주는 것은 더 복잡하게 하는 방법이다. 디자인은 자극의 수가 증가할 때, 디자인의 각 부분들 사이의 관련성의 수가 더 증가할 때 더 복잡한 디자인이 되는 것이다. 비스듬하거나 비어 있는 공간은 나중에 좀 더 복잡한 관련성을 발견하는 데 사용된다. 이러한 공간들의 사용은 고차적 수준의 기술에 의존하는 것으로 보인다.

공간적 개념은 아동의 개념발달을 조건으로 한다. 구성적 과제에 어려움을 보이는 아동은 개념형성, 또는 언어에 지연을 보이기도 한다. 구성적 과제들은 공간개념을 배우는 데 사용될 수 있다. 이러한 개념을 가르치는 데 도움이 되는 이유는 아동이 그들 스스로 말로 단서(cue)를 주거나 설명을 따를 때 언어적 표현과 이러한 개념을 사용하여 배우기 때문이다.

인식, 매칭, 분류화 기술과 위치와 순서의 관련성 찾기를 포함한 컴퓨터 프로그램이 많이 있다. 컴퓨터 프로그램은 아동의 필요를 어떻게 매치시킬까를 기본으로 하여 사용되고 분석될 것이다. 고려해야 할 요소로는 시각적 표상의 스타일에 대한 자극의 선택(표상 또는 상징)과 친숙성, 단순성이나 복잡성을 포함한다. 컴퓨터 프로그램은 색과 움직임을 통하여 아동의 반응(answer)을 강화하거나 빠르게 답하는 것에 반응하는 잇점을 가지고 있다. 움직임(movement)은 정적인 종이와 연필과제와는 달리 시각적 구별력과 선택적 집중을 증가시킬수 있는 프로그램들의 하나의 특성이다. 컴퓨터 프로그램은 대개 운동성 입력과 시각과 청각을 결합한다. 이러한 요소들은 종종 선택적 주의집중을 유지하거나 선택적 집중을 얻는 데 도움이 된다. 그러나 이러한 것들은 감독(moniter)을 필요로 하는데 왜냐면 시각적 표상 스타일은 과도한 자극을 줄 수도 있고 압도적인 반대의 효과를 얻을 수도 있다.

### 9.6.4 중복되는 인지 분석 기술 결함

선택적 주의집중이나 시각 기억력의 결함은 구별, 재인, 그리고 시각정보를 사용하는 아동의 능력에 유의한 영향을 미친다. 만약 구별되는 형상의 기억에 문제가 있거나 너무 빠르게 살펴보는 것은 구별력을 감소시키고 판단에 실수를 가져오게 한다. 아동은 구별되는 형상을 재강조하도록 경험을 반복하는 것이 필요하고 그들의 충동적인 반응을 조금 느리게 가라앉히는 것이 필요하다. 계속적으로 실수를 하는 어떤 아동들은 잘못된 정보를 저장했을 수도 있고 인출을 위한 시간이 충분치 못했을 수도 있다. 이러한 요소들 중 어떤 것들은 구별력을 위한 과제(예, 글자 재인)를 방해하거나 어렵게 할 수 있다. 많은 종류의 시각운동 활동들은 구별되는 형상을 지적하거나 연필이나 손으로 따라 그리거나 그들을 색칠하거나 재구성하는 것과 같은 것들을 포함한다. 이름붙이기(labeling)와 경험을 반복하는 것은 저장과 인출을 위해 정보를 부호화(coding)하는 것을 도와주고 또한 시각적 구별력을 도와준다.

## 9.6.5 요약

시각정보분석은 하나의 인지적 기술로서 환경으로부터의 시각정보를 얻어내고 조직화하는 데 사용되며, 다른 감각과 이전의 경험, 그리고 고위인지기능과 같은 정보를 통합한다. 시각정보분석은 다른 감각과 인지분석기술과의 통합과 함께 시각계를 통하여 받은 환경적 입력의 결과로 일어난다. 이러한 정보처리모델은 시각적 학습을 위해 사용되는 인지분석기술을 설명하는 하나의 방법이기도 하다.

이 이론의 틀의 이론적 기초는 세 가지 주요 가정을 포함한다. 첫째는 시각정보분석은 아동의 선천적인 능력과 또 환경과의 상호작용에 의해 학습되어지고 이루어진다는 것이다. 다음은 인지분석기술은 시각 주의집중, 기억, 분별력이 있는데 이것은 그들 각자의 순서대로 발달되는데 각 기술의 발달은 다른 기술의 발달에 영향을 받는다는 것이다. 마지막으로, 다양한 형태의 시각적 자극들, 다른 감각들, 감각들 간의 상호작용, 그리고 인지분석기술이 사용되어진다는 것이다. 시각 자극의 타입은 사물, 공간, 사건, 표상 그리고 상징들이 있다. 시각 형상은 단순한 모양에서 복잡한 모양의 연속체로 등급화될 수 있다.

이 이론의 틀은 기능과 기능장애의 연속체를 가지며, 시각 주의집중, 시각 기억력, 시각 구별력 기술을 포함한다. 기능/기능장애의 연속체는 임상적으로 관찰되는 행동으로 설명되며 이것으로 아동이 시각정보를 처리하는 데 어려움을 가진다는 것을 알아볼 수 있다. 이 이론의 틀은, 15가지의 변화에 대한 가정을 가진다. 이것은 학습이론을 근거한 것이며 시각적 환경을 구조화하면 아동이 시각정보에 더 잘 주의집중하고 기억하며 분별하는 것을 학습할 수 있다는 것이다.

시각정보분석 이론의 틀의 적용은 교수/학습과정에 기초를 둔다. 선택되는 활동들은 아동의 능동적인 참여와 이해 가능한 시각자극을 통해 학습을 촉진할 수 있을 것이다. 이 이론의 틀에서, 치료사는 아동이 시각정보를 이해하고 분석할 수 있도록 교수/학습전략과 환경적 전략을 제공하는 중요한 역할을 가지고 있다.

## 참고문헌


Abreu, B. (1994). Perceptual Motor Skills. *AOTA self study series: Cognitive rehabilitation.* Rockville, MD: American Occupational Therapy Association.

Ayres, A. J. (1972). *Sensory integration and learning disorders.* Los Angeles, CA: Western Psychological Services.

Beery, K. E. (1989). *Developmental test of visual motor integration* (3rd revision).Cleveland, OH: Modern Curriculum Press.

Biehler, R. F., & Snowman, J. (1990). *Psychology applied to teaching.* Boston, MA: Houghton Mifflin.

Bouska, J. J., Kauffman, N. A., & Marcus, S. (1985). Disorders of the visual perceptual system. In D. Umphred (Ed.). *Neurological rehabilitation* (pp. 552–585). Philadelphia: F.A. Davis.

Bouska, M. J., & Galloway, M. (1991). Primary visual deficit in adults with brain damage: management in occupational therapy. *Occupational Therapy Practice, 3(1),* 1–11.

Callarusso, R., & Hammill, D. (1972). *The motor free test of visual perception.* Novato, CA: Academic Therapy.

Chedru, F., Leblanc, M., & Lhermitte, F. (1973). Visual searching in normal and brain damaged subjects. *Cortex, 9,* 94–111.

DeGangi, G., & Porges, S. (1991). Attention/alertness/arousal. In C. Royeen (Ed.). *AOTA self study series: Neuroscience foundations of human performance.* Rockville, MD: American Occupational Therapy Association.

Dunn, W., & Westman, K. (1997). The sensory profile: The performance of a national sample of children with disabilities. *American Journal of Occupational Therapy, 51,* 25–34.

Erhardt, R. P. (1990). *Developmental visual dysfunction: models for assessment and management.* San Antonio, TX: Therapy Skill Builders.

Folio, M. R., & Fewell, R. R. (1983). *Peabody developmental motor scales and activity cards.* Allen, TX: DIM Teaching Resources.

Frostig, M., & Horne, D. (1973). *The Frostig program for the development of visual perception.* Chicago: Follett.

Gardner, M. (1988). *Test of visual perceptual skills.* San Francisco: Health Publishing.

Gardner, M. (1986). *Test of Visual Motor Skills.* San Franscisco: Children's Hospital of San Francisco Publications Department.

Getman, G. N. (1965). The visuomotor complex in the acquisition of learning skills. In J. Helmuth (Ed.). *Learning disorders.* Washington, D.C.: Special Child Publications.

Gianutsos, R., & Matheson, P. (1987). The rehabilitation of visual perceptual disorders attributable to brain injury. In M. J. Meier, A. L. Benton, & L. Diller (Eds.). *Neuropsychological rehabilitation* (pp. 202–241). New York: Guilford Press.

Gianutsos, R., Ramsey, G., & Perlin, R. (1988). Rehabilitative optometric services. *Archives of Physical Medicine Rehabilitation, 69,* 573–578.

Gibson, E. J. (1969). *Principles of perceptual learning and development.* New York: Appleton, Century, Crofts.

Gibson, J. J. (1966). *The senses considered as perceptual systems.* Boston: Houghton Mifflin.

Hammill, D. D., Pearson, N. A., & Voress, J. K. (1993). *Developmental Test of Visual Perception* (2nd ed). Autsin, TX: Pro-ed.

Hinojosa, J., Sabari, J., & Pedretti, L. (1993). Position paper: Purposeful activity. *American Journal of Occupational Therapy, 47,* 1081–1082.

Kephart, N. C. (1971). *The slow learner in the classroom* (2nd ed.). Columbus, OH: Charles C. Merrill.

Levine, M. (1974). A transfer hypothesis whereby learning-to-learn, einstellung, the PREE, reversal/nonreversal shifts, and other curiosities are elucidated. In R. L. Solso (Ed.) *Theories in cognitive psychology* (pp. 289–303). Potomac, MD: Lawrence Erlbaum Associates.

Luria, A. R. (1980). *Higher cortical functions in man.* New York: Basic Books.

McCarney, S. B. (1989). *Attention deficit disorders evaluation scale.* Columbia, MO: Hawthorne Educational Services.

Meadow, S. (1993). *The child as thinker: the development and acquisition of cognition in childhood.* New York: Routledge.

Meldman, M. J. (1970). *Diseases of attention and perception.* Oxford, England: Pergamon Press.

Miller, L. J. (1982). *Miller assessment for preschoolers.* San Antonio, TX: Psychological Corporation.

Mosey, A. C. (1986). *Psychosocial components of occupational therapy.* New York: Raven Press.

Mussen, P. H., Conger, J. J., & Kagan, J. (1969). *Child development and personality* (3rd ed.). New York: Harper Row.

Niestadt, M. E. (1994). The neurobiology of learning: Implications for treatment of adults with brain injury. *American Journal of Occupational Therapy, 48,* 421–430.

Pedretti, L. W. (1996). *Occupational therapy practice skills for physical dysfunction* (4th ed.). St. Louis, MO: Mosby.

Piaget, J. (1952). *The origins of intelligence in children;* translated by Margaret Cook. New York: International Universities Press.

Posner, M. I., & Rafal, R. (1987). Cognitive theories of attention and the rehabilitation of attentional deficits. In M. J. Meier, A. L. Benton, & L. Diller (Eds.). *Neuropsychological rehabilitation.* New York: Guilford Press.

Scheiman, M. (1997). *Understanding and managing vision deficits: A guide for occupational therapists.* Thorofare, NJ: Slack.

Strauss, A. A., & Lehtinen, L. E. (1947). *Psychopathology and education of the brain injured child.* New York: Grune & Stratton.

Toglia, J. (1992). Cognitive perceptual rehabilitation: A dynamic interactional approach. Workshop notes.

Toglia, J. (1993). Attention and memory. In C.B. Royeen (Ed.). *AOTA self study series: Cognitive rehabilitation.* Rockville, MD: American Occupational Therapy Association.

Warren, M. (1993). A hierarchical model for evaluation and treatment of visual perceptual dysfunction in adult acquired brain injury. *American Journal of Occupational Therapy, 47,* 42–45.

Warren, M. (1994). Visuospatial skills: Assessment and intervention strategies. *AOTA self study series: Cognitive rehabilitation.* Rockville, MD: American Occupational Therapy Association.

Williams, M. S., & Shellenberger, S. (1994). *How does your engine run?* Alburquerque, NM: TherapyWorks.

# 부 록 9

## 시각에 관련된 용어의 정의

### 시각의 감각적 측면 : sensory aspects of vision

**중심시각**(central vision, focal vision)은 중심 시야에서 일어나는 시각이다(즉, 중심와의 자극으로 일어난다)

**주변시각**(peripheral vision, ambient vision)은 주변부 시야에서 일어나는 시각이다(즉, 황반 너머의 망막자극으로 일어난다)

**재인 정확도**(recognition acuity)는 특정 거리의 목적이 되는 자극을 인식하는 과제라 할 수 있다.

**대비민감도**(contrast sensitivity)는 자주 보는 공간적 패턴에서 별개의 요소를 찾는 과제라 할 수 있다.

### 시각의 운동적 측면 : the motor aspects of vision

**고정**(fixation)은 사물의 상을 망막과 중심와에 맺기 위해 사물에 초점을 맞추는 과정을 말하며 이는 매우 빠르게 일어난다.

**단속성 운동**(saccades)은 빠른 눈의 움직임으로서, 시야의 한 지점에서 다른 지점으로 빠르게 초점을 변경시켜 맞추는 것을 말한다.

**눈의 추적**(ocular pursuit)은 움직이는 사물에 대해 눈이 계속적으로 따라가면서 초점을 맞추는 것이다. 때로는 따라가기(tracking)라고도 한다.

**눈의 이접운동**(ocular vergence)은 사물이 가까운 곳에서 먼 곳으로 옮겨갈 때 양쪽 눈이 같은 시각적 사물에 초점을 맞추기 위해 눈의 움직임이 조절되는 것을 말한다. 안쪽 모음(convergence)은 눈이 가까운 사물에 초점을 맞추는 것을 말하다. 평행한 위치로의 눈의 바깥쪽모음(divergence)은 먼거리의 사물에 초점을 맞추는 것이다.

**렌즈 조절**(lens accomodation)은 다양한 거리에 초점을 맞출 때 눈의 렌즈의 굴곡의 변화상태나 변화하는 활동을 말한다. 이러한 변화는 렌즈의 탄력성과 섬모근육의 수축에 의해 일어난다.

**전정안구반사움직임**(vestibular ocular reflex movements)은 몸이 움직임이는 동안 또는 머리의 위치가 변화하는 동안 중력에 대하여 정상적 지남력 상태로 시야를 유지하고 망막에 시각상을 안정시키기 위해 일어나는 보상적이고 반사적인 안구움직임을 말한다.

제 1 0 장

# 생체역학적 이론의 틀

CHERYL ANN COLANGELO
김태훈 역

생체역학적 이론의 틀은 신경근육기능장애(neuromuscular dysfunction) 또는 근골격계기능장애(muscluoskeletal dysfunction)로 인해서, 적절하고 자동적인 근육활동을 통한 자세를 유지할 수 없을 때 적용한다. 결론적으로 얘기하자면, 자세조절(postural control)의 부족을 보완하고 기능적인 활동(functional activity)을 위한 신체의 가장 효과적인 자세를 조절하여, 일시적 또는 영구적으로 인위적인 자세지지가 제공된다는 것이다.

우리는 다른 사람 또는 물체를 대상으로 움직일 때 먼저 저항을 이기고 움직여야 한다. 이러한 움직임은 무의식적으로 수행된다. 예를 들면 샌드위치를 먹을 때, 아동을 껴안을 때 혹은 책을 잡기 위해 손을 뻗을 때 중력의 저항이 가장 먼저 작용한다. 조절된 움직임을 위해서, 사람의 신체는 머리와 팔다리 움직임을 위한 정점(stable center)이 반드시 제공되어야 한다. 모든 원위부의 움직임(peripheral movement)은 움직임 방향으로의 넘어짐을 방지하기 위해서 보상적인 자세반응(그림 10.1)을 요구하는 무게중심(center of gravity)의 이동을 유발한다.

중력은 인간의 신체에 신체적, 역학적, 생리학적인 영향을 미친다. 신체적으로는 인간의 몸을 지표면을 향하여 당기게 되는데, 이것은 넘어짐을 유발하며 팔다리가 지표면에서 멀어지는 것을 어렵게 한다. 역학적으로 사람이 팔다리를 신체중심으로부터 확장할 때(예를 들면 팔뻗기를 할 때), 팔다리가 움직이는 방향으로 몸통을 당김으로써 몸이 앞으로 기울어져, 받침점(lever arm)이 생성된다. 생리학적 기전은 신체가 중력에 적응하는 것을 돕는 역할을 한다. 속도, 방향, 관절위치의 변화에 따른 수용기(receptor)들은 신체가 정위(upright)를 유지하거나 균형을 잡을 수 있도록 한다. 신경계, 근육계, 수용기들의 상호작용을 통해서 신체는 중력에 기능적으로 반응한다. 따라서, '생체역학적

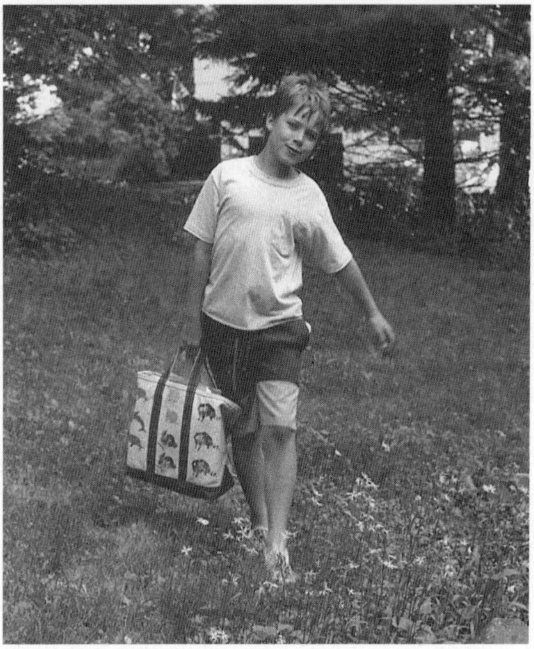

**그림 10.1**
오른손에 든 가방무게가 몸통을 오른쪽으로 당기기 때문에, 아동을 몸통을 왼쪽으로 기울기고 왼팔을 외전시켜서 무게중심을 유지한다.

(biomechanical)' 이라는 용어는 환경의 반응과 신체적 힘의 상호작용을 의미한다.

생체역학적 이론의 틀의 일반적인 목적은 이중적이다. 첫번째 목적은 중력의 요구를 줄이고 신체를 정렬함으로써 자세반응발달을 촉진시키는 것이고, 두번째 목적은 외부적 지지를 통해서 자세반응의 필요와 요구를 감소시킴으로써 사지 원위부의 기능과 숙련된 활동을 증가시키기 위함이다.

생체역학적 이론의 틀은 심각한 신체적 장애를 가진 아동들에게 일차적인 중재로서 자주 사용되며, 신경발달 이론의 틀, 브론스트롬, 고유수용성 신경근 촉진법과 같은 능동적인 치료적 핸들링(handling)과 결합되어서 적용될 수 있다. 이때, 생체역학적 이론의 틀은 점차적으로 핸들링을 줄이더라도 치료 목표가 유지될 수 있도록 도와준다.

## 10.1 이론적 기초

생체역학적 이론의 틀은 물리학과 생리학으로부터 발전되어, 운동발달에 있어 물리학적이고 생리학적인 원리들이 적용되었다. 정상발달의 관점에서 생체역학적 이론의 틀의 두 가지 가정은 (1) 운동패턴은 감각자극에 의해서 발달한다는 것과 (2) 자세를 유지하는 자동적인 운동반응은 점차 예측할 수 있는 반응으로 발달한다는 것이다. 또한, 근골격계나 신경근육계의 손상이나 기능장애는 효과적인 자세반응을 방해한다는 가정을 포함한다.

### 10.1.1 감각자극을 통한 운동패턴 발달

영아기의 운동행동은 대부분 반사적이다. 반사란 촉각, 고유수용성감각, 평행감각과 같은 특정한 자극에 의해 일어나는 상동적인 반응이다. 이러한 운동패턴이 실행되면, 부가적인 감각자극이 제공되고 반사의 변화와 운동조절의 발달을 촉진하게 된다. 상동적인 반사반응의 한 가지 예로서, 비대칭성 긴장성 목반사(asymmetrical tonic neck reflex)는 머리를 돌리는 방향의 팔은 신전(extension) 및 외전(abduction)되고, 반대방향의 팔은 굴곡(flexion) 및 내전(adduction)되는 반사이다. 아기가 이 반사에 의해서 팔을 뻗고 물체를 잡을 때, 아기는 팔을 뻗는 어깨관절에서의 고유수용성 감각, 손에서 느껴지는 촉각, 손과 물체의 시각적 인식을 통해 다양한 감각자극을 받는다. 아기는 이러한 감각들과 물체의 접촉을 통한 경험을 연합하여, 어깨와 팔의 움직임에 대한 감각재생을 통하여 팔 뻗어서 물체잡기를 성공적으로 수행하게 된다. 이것은 운동패턴이 감각에 의해 유발되고 발달한다는 것을 의미한다.

### 10.1.2 자세발달을 유지시키는 자동적인 운동반응

정위반응(righting reaction)과 평형반응(equilibrium reaction)은 가장 정교한 자세반응이며, 2세 정도가 되어야 잘 사용할 수 있게 발달된다. 정위반응은 공간에서 머리의 위치와 머리 위치에 따른 몸통의 위치 배열을 위한 움직임들이다. 앉아있는 아동이 책상에 팔을 올리기 위해 몸을 앞으로 숙일 때 몸통이 앞으로 기울어지더라도 머리가 똑바른 위치를 유지할 수 있도록 목을 신전(neck extension)시키는 것이 정위반응의 예가 될 수 있다. 평형반응은 외력에 의해서 아동의 무게중심(center of gravity)이 바뀌었을 때, 균형을 유지하는 것을 돕는 움직임이다. 평형반응을 유발하는 외력의 예로서 아동이 갑자기 다른 사람에 의해 밀렸을 때나 무거운 물체를 옮기거나 조작할 때를 들 수 있다. 평형반응은 무게중심을 이동시키는 힘의 반대방향으로 몸통과 사지를 움직이는 것이다. 앉아있는 아이를 뒤로 밀면, 아동의 몸통이 앞으로 구부리며 팔다리를 앞으로 뻗는다. 이때 어깨 굴곡(shoulder flexion), 팔꿈치 신전(elbow extension), 고관절 굴곡(hip flexion)과 무릎 신전(knee extension)이 동시에 일어난다. 아이를 왼쪽으로 밀 때의 평형반응은, 몸통을 오른쪽으로 구부리는 것이다. 이때 오른쪽 팔과 다리의 외전(abduction)과 신전(extension)도 나타난다.

평형반응은 흔히 보호반응(protective reaction)과 동시에 나타난다. 보호반응은 위치를 변화시키는 힘과 같은 방향에서 일어나는 사지의 움직임이다. 이 반응의 주목적은 넘어졌을 때 신체를 보호하는 것이다. 앉은 아동을 왼쪽으로 밀었을 때 오른쪽 팔다리가 중심을 잡기위해 신전(extension)되는 동시에 왼쪽 팔다리도 신전(extension) 및 외전(abduction)될 수도 있다. 느리거나 경미한 위치변화가 있을 때는 평형반응만 일어날 수도 있으나, 위치변화가 클 경우에는 보호반응이 평형반응을 대신할 것이다. 앞의 예에서 앉은 아동을 왼쪽으로 세게 밀었을 때는 왼쪽 팔다리가 넘어짐에 대비해서 신전되고 외전될 것이다.

정위반응과 평형반응은 한 자세에서 다른 자세로 이동하기 위한 움직임의 기초가 되며, 신체의 움직임이나 접촉한 물체의 움직임에 의해서 무게중심(center of gravity)이 바뀔 때, 신체의 자세를 유지할 수 있도록 도와준다. 이러한 반응들은 굴곡회피반사(flexor withdrawal reflex)나 루팅반사(rooting reflex; 입이나 뺨을 자극하면 그 방향으로 머리를 돌림)와 같은 하위 수준의 반사적인 반응이 통합된 이후에 발달할 수 있다. 움직임과 고유수용성 감각입력을 제공하는 비대칭성 긴장성 목반사(ATNR)와 양성지지반응(positive supporting reaction)과 같은 상위 수준의 반사반응도 반드시 기능적인 움직임으로 통합되어야만 한다. 반응의 발달은 한 단계가 완성되기 전에 이미 다음 단계가 시작됨으로써 중첩되며, 머리에서 꼬리로(cephalocaudal), 수평에서 수직으로(horizontal to vertical) 발달한다.

생체역학적 이론의 틀과 관련된 또다른 발달적인 순서는 루드(Margaret Rood)에 의해 개발된 운동패턴(motor pattern)이다. 운동패턴은 비조직화된 움직임에서 숙련된 움직임(skilled movement; 숙련된 움직임이란 자세조절과 무게중심잡기와 같은 것이다)으로 발달한다. 숙련된 운동패턴을 위해서는 넘어지지 않고 무게중심을 유지하며, 신체의 한 부분에서 다른 부분으로 중심을 이동할 수 있는 능력이 필요하다.

운동발달의 과정은 영아기의 움직임에서부터 시작된다. 초기에는 크고 방향성이 없으며 낮은 수준의 근육조절이 필요한 위상성(phasic) 움직임이 나타난다(예. 발차기, 흔들기, 손치기). 위상성 움직임에 필요한 근육은 주로 원위부의(distal) 얕은(superficial) 근육들이며 한 가지 이상의 관절에서 동시에 일어난다. 이때는 무거운 운동(heavy work; 자세유지에 필요한 지속적인 근육수축)보다는 가벼운 운동(light work; 원위부를 사용하는 움직임)이 주로 일어난다.

아동은 동작성(mobility)이 시작된 이후에, 안정성(stability)도 발달하기 시작한다. 안정성이란 아동이 주동근(agonist)과 길항근(antagonist)을 동시에 수축함으로써 체중지지를 유지할 수 있는 능력을 말한다. 이때 긴장성 수축(tonic contraction)을 위해 사용되는 근육은 근위부의(proximal) 깊은(deep) 근육이며, 한 관절을 지나는 신전근들이다. 이들은 관절 주위에서 지속적으로 긴장성 수축을 하며 위상성 근육보다 더 반사조절에 의해 움직인다.

아동의 안정성이 발달함에 따라 체중지지가 가능하게 되어, 자세를 유지하면서 놀이를 하기 시작한다. 엎드려서 팔꿈치를 지지한 자세(prone-on-elbows position)의 경우, 처음에는 아동이 움직이려고 하면 바로 자세가 무너질 것이나, 점차 이 자세에서 좌우로 몸을 흔드는 것이 가능한 수준까지 발달할 것이다. 이때 아동은 체중지지면을 유지하면서 움직임이 가능하게 되는데, 이것을 안정성을 바탕으로 한 동작성(mobility on stability)이라고 한다. 기능적으로는 체중이동(무게중심의 이동이 일어날 때 다른 관절로 체중을 이동시킬 수 있는 능력)이 일어난다. 아기가 엎드린 상태에서 좌우로 몸을 흔들 때, 체중은 좌우 어깨 사이에서 부분적으로 앞뒤로도 이동된다. 한쪽 어깨로 체중이 완전히 지지되면, 반대쪽 상지는 팔 뻗기가 가능해진다. 이때 움직이는 상지가 체중을 체중지지측 어깨 위로 움직이게 하기 때문에, 체중지지측 어깨는 반드시 체중이동 동작이 이루어져야 한다.

안정성을 바탕으로 한 동작성은 침대에 엎드려 있는 아기를 관찰할 때 두 가지 방법으로 설명할 수 있다. (1) 어른이 아기의 침대 옆에 앉았을 때 아기는 침대가 낮아진 방향으로 구르지 않기 위해서 체중이동을 해야 하며 (2) 아기가 엎드려서 장난감을 잡으려고 할 때 아기는 한쪽 어깨로 체중지지를 위해서 무게중심을 이동해야 한다(그림 10.2).

이러한 팔 뻗기 동작은 보다 높은 수준의 발달단계(예. 숙련된 움직임의 습득)로의 전환점이 된다. 기술(skill)은 운동기능에서 가장 높은 수준이다. 아동의 팔의 원위부가 체중지지에서 자유로워지면, 수의적이고 협응된 움직임이 가능해진다.

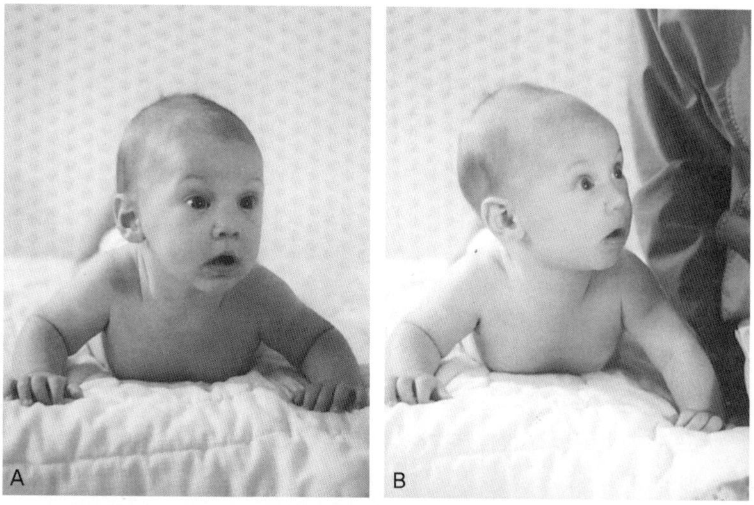


**그림 10.2**

아기가 무게중심을 오른쪽으로 이동시켜서(A) 엄마가 침대 왼쪽에 앉았을 때 왼쪽으로 굴러 떨어지지 않도록 한다(B).

## 10.1.3 발달적인 자세에서 자세조절과 기술발달의 요소들

생체역학적 이론의 틀은 동적인 자세보다는 비교적 정적인 자세 내에서의 기능수행을 강조한다. 따라서 다양한 자세에서 운동행동의 발달순서를 관찰하는 것이 필수적이다. 신경 근육계의 장애가 있는 아이들은 미성숙한 운동패턴을 가지고 있으므로, 치료사는 이러한 발달순서를 이해하여 아동의 변화를 촉진시켜야 할 것이다.

## 10.1.4 바로 누운 자세

신생아는 굴곡근의 긴장도(flexor tone)가 우세하지만, 긴장성 미로반사(tonic labyrinthine reflex)에 의해서 바로 누운 자세(supine position)에서 신전근의 긴장도를 증가시킬 수 있다. 신생아는 중력의 영향을 강하게 받아, 머리가 한쪽으로 돌아가 있고 견갑골(scapula)은 후굴(retraction)되고 어깨(shoulder)는 올림(elevation)과 외회전(external rotation)되어 있다. 누운 자세에서는 신전근의 긴장도가 증가되어 있지만, 고관절(hip)은 굴곡되어 있고 중력이 고관절을 외전과 외회전방향으로 당긴다. 비대칭성 긴장성 목반사의 영향 때문에, 신생아는 앞쪽에서는 신전근의 긴장도를 더 경험하게 되고 뒤쪽에서는 굴곡근의 긴장도를 우세하게 경험하게 된다. 뒤쪽에서 굴곡근의 긴장도가 강하기 때문에 어깨가 후굴되고 몸통은 외측으로 굴곡되어, 영아의 무게중심이 앞쪽으로 이동된다. 아기가 머리를 돌릴 때는 반대측으로 무게중심이 약간 이동된다.

굴곡근의 활동은 아기가 머리를 중심으로 이동하게 하여 중심선 조절(midline control)을 가능하게 한다. 아기는 중력에 대항해서 턱이 가슴에 닿을 정도까지 충분히 목을 굴곡시킬 정도까지 발달된다. 이러한 굴곡근 활동의 조절은 목신전과 연합되어 바로 앉은 자세에서 머리조절이 가능하게 된다.

누운 자세에서 아기는 손을 가슴으로 가져와서 위로 뻗는 움직임이 발달하게 된다. 이 동작은 견관절 내회전, 어깨 굴곡, 견갑골 전굴(protraction)의 순서로 발달된다(그림 10.3). 누운 자세에서 물체를 향해서 팔을 뻗는 숙련된 움직임은, 발달단계상 팔꿈치를 지지하고 엎드린 자세를 유지할 수 있는 시기와 유사한 시기이다. 아동이 위에서 바깥으로 팔 뻗기 동작을 할 때는 안정된 지지가 필요하다. 영아기 초기에는 복부의 지지가 낮아서 고관절을 굴곡, 외전, 외회전시켜 다리를 바닥에서 들어올린다. 복근이 발달하면서 고관절의 굴곡근 긴장도가 낮아지며 몸통의 안정성이 확보되어, 다리를 바닥에 붙인 상태에서 팔 뻗기를 할 수 있게 된다. 앉거나 선 자세에서 팔 뻗기를 할 때는 누운 자세보다는 머리와 몸통의 조절이 더 필요하게 된다.

영아기에는 눈의 움직임과 머리의 움직임이 분리되지 않는다. 머리조절 능력은 시

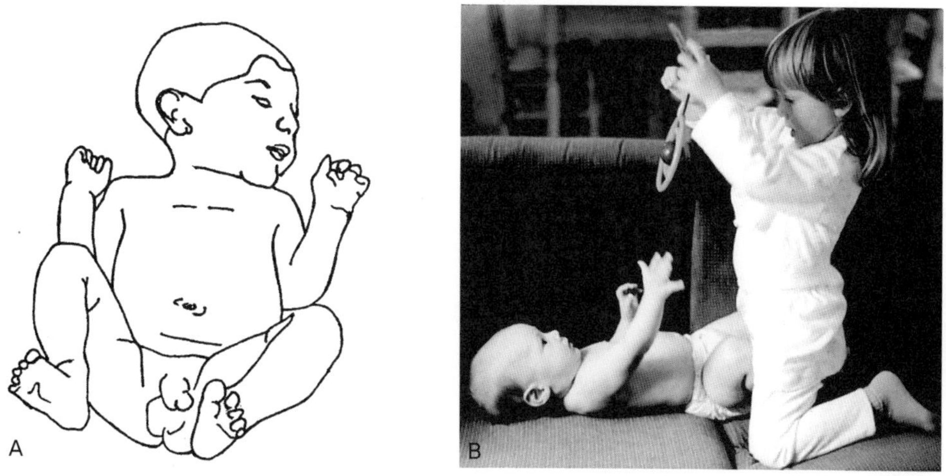


**그림 10.3**

신생아는 머리가 한쪽으로 돌아가 있고, 견갑골은 후굴되고 고관절이 굴곡, 외전, 외회전되어 있다
(A) 아기가 발달함에 따라 어깨를 굴곡시켜 팔을 앞으로 뻗을 수 있음 (B) 이후에는 중력을 이기고 견갑골을 전굴할 수 있다.

각적 고정(fixation)과 따라가기(tracking)에 영향을 준다. 구강운동 조절은 턱과 혀의 조절뿐 아니라 자세 조절의 영향을 받는다. 영아기 초기에는 입술과 턱이 약간 벌려진 상태에서 혀는 입속의 뒤쪽에 위치한다. 아동이 중력을 이기고 머리를 들 수 있게 되면 턱과 입술을 보다 쉽게 다물 수 있고 혀를 앞쪽으로 내밀 수 있게 되어 보다 성숙한 빨기동작이 가능해진다.

## 10.1.5 엎드린 자세

태아는 자궁 속에서 여러 달을 굴곡패턴을 유지하고 있기 때문에 생리학적으로 굴곡근이 과긴장되어 있다. 신생아를 엎드려 놓으면 긴장성 미로반사에 의해서 굴곡근의 긴장도가 증가되어 공처럼 둥근 자세가 된다. 고관절 굴곡에 의해서 엉덩이를 올린 자세가 되어 체중이 가슴과 얼굴쪽으로 지지된다. 신생아의 머리는 호흡을 위해 한쪽으로 돌아가 있으며 척추의 머리쪽이 골반 쪽보다 낮은 자세를 취하고 있기 때문에 머리를 들거나 돌릴때 목을 과신전해야만 한다. 과신전자세를 유지하기 위해서는 상당한 에너지를 필요로 한다. 엎드린 자세(prone position)에서 머리를 바로 유지한 자세는 고관절이 신전되고 골반이 바닥 쪽으로 이동하며, 척추의 몸통과 골반의 체중지지가 균등하게 분산되면서 펴지기 시작해야 한다. 이러한 자세 변화는 머리 조절에 필요한 목의 과신전의 정도를 줄여준다. 머리를 들때 몸통의 상부가 먼저 신전되어 목과 등의 신전근의 활동을 준

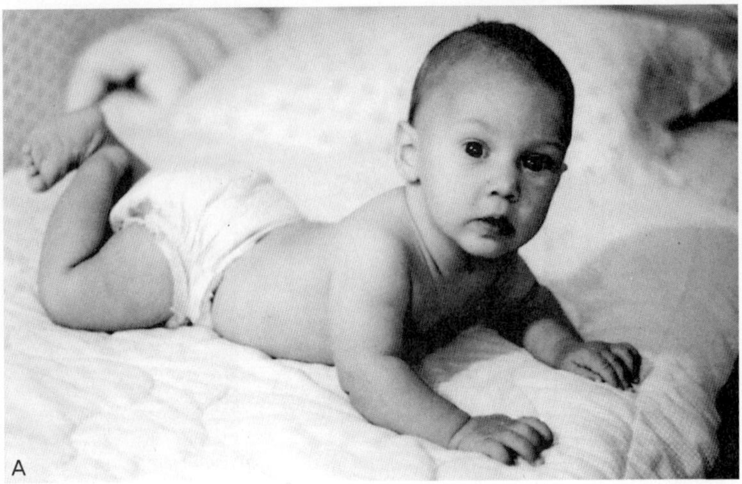

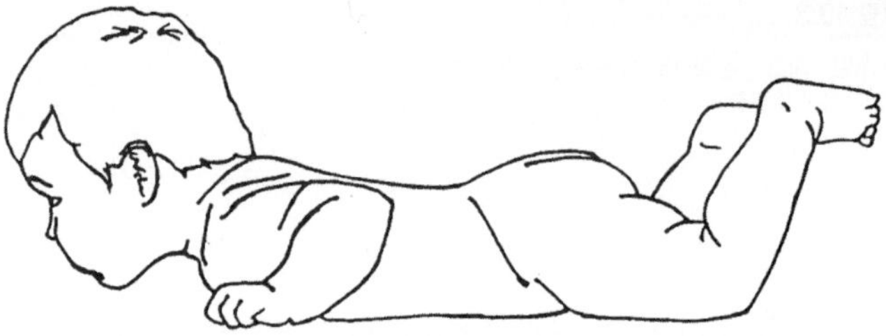

**그림 10.4**
엎드린 자세에서 견갑골 전굴이 발달하기 전(A) 팔꿈치가 어깨뒤로 오고, 몸통은 수평하며, 목은 머리를 바로하기 위해서 과신전된다(B).

비시키게 된다.

아기가 팔로 몸통을 지지할 때는 신전근과 굴곡근이 협동한다. 흉부의 근육들은 팔을 앞과 아래로 당겨, 어깨보다 뒤쪽에 위치해 있는 팔꿈치를 체중지지가 가능한 어깨 위치로 오게 한다. 몸통의 상부가 전완(forearm)으로 지지되고 등 신전이 굴곡근과의 상호작용에 의해 조절되면, 굴곡과 신전의 상호작용에 의해서 목의 단계적 움직임이 수행될 수 있다(그림 10.4). 이것은 수의적인 목움직임을 쉽게 하며 이러한 목움직임의 운동성과 안정성이 성숙되어야 목적있는 목움직임과 숙련된 눈과 입의 움직임이 정위에서 발달할 수 있다.

어깨의 안정성이 발달하면 아기는 무게중심이동을 시작한다. 무게중심이동은 불안정한 지면에서 균형을 잡거나 한손으로 팔뻗기를 할 때 필요하다. 이때 무게중심지지측 몸통을 신장시키고 반대측 몸통은 수축시켜야 한다. 무게중심지지측 신전과 반대측의 굴곡 패턴은 아동이 성숙함에 따라 거의 모든 자세에서 나타나는 무게중심이동 활동이다.

이 장에서는 안정된 자세에서의 기능적인 움직임과의 관련성 때문에 대부분 머리와 상지의 움직임에 대해서 주로 설명했지만, 생체역학적 이론의 틀은 안정성 유지에 있어서 골반의 역할도 중요하게 고려한다. 그러나 기능적 보행을 위한 골반 움직임의 발달과는 다르다.

누운 자세에서 몸통 하부와 골반의 안정성은 머리와 팔의 조절된 움직임을 가능하게 하며, 머리를 돌리거나 팔을 뻗어도 몸이 같이 돌아가지 않도록 한다. 엎드린 자세에서 목의 굴곡 및 신전과 체중지지를 위한 어깨와 팔꿈치의 위치는 골반과 하지 자세의 영향을 받는다.

### 10.1.6 옆으로 누운 자세

옆으로 누운 자세(sidelying position)에서는 긴장성 미로 반사의 영향이 없기 때문에 비대칭적인 움직임이 보다 쉽게 수행될 수 있다. 옆으로 누운 자세는 신체의 좌우에 매우 상이한 감각자극을 제공하기 때문에, 우성측에 대한 감각과 신체의 좌우 분리능력을 발달시키는 데 도움이 된다(그림 10.5).

엎드리거나 누운 자세에서 아이는 몸통의 안정성을 위해서 복측의 굴곡근과 등쪽의 신전근을 협응한다. 옆으로 누운 자세는 신체의 한쪽에 작용하는 굴곡근과 신전근이 반드시 협동해야 하고, 반대측의 굴곡근과 신전근도 협응되어야 하기 때문에 보다 정교한 조절이 필요하다. 예를 들어, 옆으로 누운 자세에서 머리를 바로 할 때 목을 구부리는 쪽의 굴곡근과 신전근이 수축할 때 반대쪽의 근육은 이완되어야 한다는 것이다.

옆으로 누운 자세에서 중력을 이기고 머리를 드는 동작이 발달하여, 정위(upright

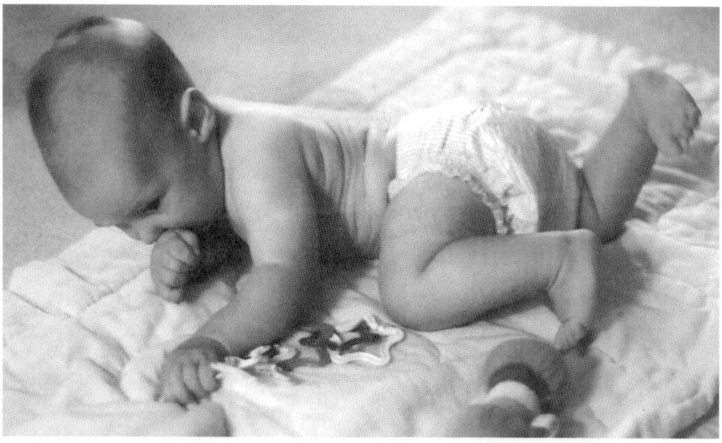

**그림 10.5**

옆으로 누운 자세에서 체중지지측은 지지를 위해 신전되고, 반대측은 움직임을 위해 굴곡된다.

position)에서 머리와 목을 조절하는 능력에 기초가 된다. 예를 들어 앉거나 선 자세에서 몸무게 중심을 몸의 한쪽으로 이동할 때, 머리를 바로 유지하기 위해서 목을 외측으로 굴곡시켜야 한다. 옆으로 누운 자세에서 목움직임을 반복하면 정위에서도 이러한 움직임이 어렵지 않게 수행될 수 있다는 것이다. 또한 옆으로 누운 자세에서 팔뻗기의 반복은 정위에서 몸통의 외측 굴곡에 적용된다.

몸통의 신전근과 굴곡근의 상호작용은 옆으로 누운 자세에서도 필수적이다. 과도하게 신전하면 옆으로 누운 아기가 누운 자세가 되고, 과도하게 굴곡하면 아기가 엎드린 자세가 된다. 아기가 머리와 팔다리를 움직일 때는 무게중심이 이동되기 때문에 이러한 상호작용이 특히 중요할 수 있다.

아기가 옆으로 누운 상태에서 안정된 자세를 유지하게 되면, 숙련된 팔과 손의 움직임이 가능하게 된다. 옆으로 누운 자세에서는 앉은 자세보다 몸통조절이 용이하고, 숙련된 움직임을 수행할 때 자세조절에 대한 부담도 적다. 엎드린 자세나 바로 누운 자세에서 앞에 있는 물체를 잡을 때는 어깨가 중력을 이기고 움직여야 하지만, 옆으로 누운 자세는 팔무게에 의한 중력의 영향이 없다.

## 10.1.7 앉은 자세

앉기는 영아의 발달상에서 최초의 정위자세(upright position)이다. 머리와 어깨가 수평을 유지한 안정된 자세를 취하게 되며, 목신전에 대한 중력의 영향은 감소하지만 조절된 목움직임을 위해서 목주변 근육의 상호작용이 요구된다. 이때 아기는 목을 편안히 가누고 안정된 목자세를 위해서 종종 어깨를 올리는데, 어깨거상(elevation)은 팔의 움직임을 제한하게 된다.

영아는 고리앉기(고관절 외전과 외회전, 무릎관절 굴곡자세)를 사용하여 체중지지면을 넓히고 무게중심의 위치를 낮게 한다. 등 하부의 신전이 아직 잘 발달하지 않아서, 둥근 등모양을 취하고 있다(그림 10.6). 어깨와 팔은 두가지 방법으로 자세의 안정성을 제공한다. (1) 어깨가 후굴되어 둥근 허리모양을 보상하고 등상부가 신전되게 한다. (2) 팔을 펴서 앞으로 넘어지지 않게 지지한다. 이러한 앉은 자세를 삼각 앉기(tripod sitting)라고도 하는데, 이때 머리를 바로하기 위해서 목을 과신전하고 종종 턱도 벌려진다. 이 단계에서는 앉아서 놀이를 할 때 손이 자유롭지 못하다. 머리와 몸통조절이 발달함에 따라 등상부가 신전되고, 후굴 및 상승된 어깨관절은 전굴되고 하강된다. 골반이 안정됨에 따라 높은 지지면이 불필요하게 될 뿐 아니라 다리펴고 앉기가 가능해진다. 다리펴고 앉기 자세에서 다리가 모아지고 고리앉기 자세보다 고관절이 중립의 자세를 취하게 된다. 이 자세에서는 한쪽 고관절이 굴곡 및 내회전되었을 때 다른 쪽은 신전 및 외회전할 수 있기 때문에 무게중심이동이 보다 용이하다.

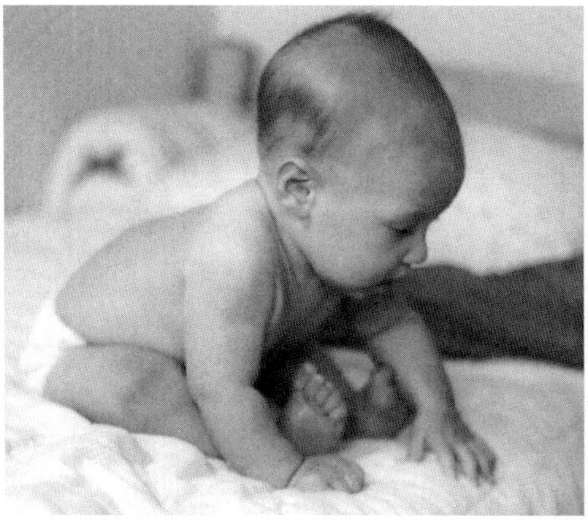

**그림 10.6**

아기가 처음으로 지지없이 앉을 때, 팔을 바닥에 뻗어 몸통을 지지하기 때문에, 손의 움직임이 자유롭지 못하고, 골반은 안정성을 위해 앞으로 향해 있다.

고관절상에서의 무게중심 이동능력은 기능적인 활동의 확대에 필요한 팔의 중심선 교차와 관련이 있다. 아기가 몸통을 회전시켜 반대쪽으로 팔을 뻗을 때 무게중심은 반드시 반대쪽으로 이동되어야 한다. 앉은 자세가 성숙해지면 모든 방향으로 팔을 최대한 뻗을 수 있고 자세와 평형을 유지할 수 있게 된다.

## 10.1.8 선 자세

생체역학적 이론의 틀에서 서기는 걷기를 위한 선행조건보다는 숙련된 움직임을 위한 준비자세로 본다. 독립적으로 서고 걷는 아이들에게 특히 중요하다.

선자세는 자세를 유지하는 데 있어 신전동작이 가장 많은 자세이다. 아동이 서기 시작할 때, 앉은 자세에서 어깨 후굴로 등상부의 신전을 보조하고 복근으로 등하부를 당겨 척추전만을 보상한다. 복근 조절이 발달함에 따라 골반은 중립위치까지 후방으로 기울어지고 척추가 곧바로 세워지면서, 두 팔은 숙련된 사용을 할 수 있도록 자유로워진다.

서기 자세가 완전히 발달하면, 아동은 척추를 바로 세운 편한 자세, 골반이 중립에 있거나 약간 후방으로 기울어진 상태와 고관절이 중립회전과 신전된 상태를 유지할 수 있게 된다. 무릎은 신전되지만 과신전되지는 않는다. 무릎관절의 잠김은 근육을 사용하지 않고 기계적인 안정성을 제공한다. 서 있을 때 하지의 원위부가 흔들린다면 근위부의 안정성이 부족하기 때문이다.

이 장에서는 선 자세에서의 자세변화와 운동성에 대해서는 언급하지 않을 것이다. 이것도 작업치료사들의 기본지식으로서 중요한 것이지만 생체역학적 이론의 틀에서는 잘 사용하지 않는다. 생체역학적 이론의 틀에서는 자세를 비교적 정적인 방식으로 이해하고, 정적이고 안정된 몸통을 원위부의 움직임의 기초로서 강조한다.

### 10.1.9 손상 또는 기능장애의 결과로 발생되는 자세반응의 이상

근골격계의 기능장애는 자세조절에 심각한 문제를 유발할 수 있다. 앞에서 언급한 바와 같이, 모든 대관절의 운동성은 무게중심이동과 평형반응에 중요하다. 골격의 변형과 근육의 구축은 움직임의 자유를 상당히 제한하게 된다. 골격의 불완전 발달도 아이가 공간에서 정위자세를 유지하기 위한 적절한 움직임의 상호작용을 방해한다. 예를 들어, 한쪽 가시돌기의 불완전발달은 척추의 편측 굴곡을 유발할 수 있다. 척추의 편측 굴곡은 앉은 자세에서 동측의 체중지지를 방해한다. 반대측의 외측 움직임이 없으면, 아동은 무게중심을 조정할 수 없어 환측으로 넘어지기 쉽다.

보상적인 움직임과 자세는 오류를 수정하기 위한 신체의 반응이다. 척추가 편측 굴곡되면 목과 고관절의 보상적인 자세가 필요하다. 두 가지 보상은 (1) 아동이 목을 굴곡하거나 척추를 건측방향으로 굴곡시켜 S자 모양으로 만들어 정위자세를 유지하는 것과 (2) 아동이 한 팔을 뻗어 몸통을 지지하는 방법이다. 첫번째 자세에서는 목의 움직임이 제한되어 시각이나 구강운동에 부정적인 영향을 미치며 연조직이 짧아지게 된다. 두번째 자세에서는 양손을 사용하는 활동이 불가능하다. 보상은 종종 안정된 자세를 유지하기 위해서 변형된 관절에 직접적인 영향을 받지 않는 관절들의 움직임까지 감소시킬 수 있다. 이것은 정상 움직임에 관련된 어느 관절에서든 변형이 발생할 수 있다는 것이다. 중추신경성 신경근육 기능장애에 의한 운동문제는 복잡하고 다양하다. 신경근육장애는 신체의 국소에서만 발생하는 경우가 거의 없고 광범위하게 나타난다. 이에 따른 운동장애의 정도는 아동의 자세, 활동의 난이도, 감정과 환경의 자극에 의해서 변화되므로 더욱 복잡할 수 있다는 것이다.

신경근육장애는 종종 근긴장도에 영향을 준다. 생체역학적 이론의 틀에서 근긴장도는 신장에 대한 근육의 반응정도로 설명한다. 흔히 근력이 강한 경우에 근긴장도가 높고, 근력이 약한 경우에 근긴장도가 높다고 착각하는 경우가 많다. 정상적인 근긴장도란 근육이 필요에 따라 수축하기도 하고, 적절한 이완도 조절할 수 있는 상태를 말한다. 정상적인 근긴장도를 유지하기 위해서는 운동신경, 근섬유뿐 아니라 근육의 활성화와 억제를 동시에 조절할 수 있는 중추신경계의 능력에 문제가 없어야 한다. 정상적인 근긴장도는 무게중심이동에 적절히 반응할 수 있으며, 움직임에 따른 빠른 변화를 수용할 있다 (Scherzer & Tscharnuter, 1982, 1990).

저긴장도의 근육은 지연된 반응을 나타낸다. 저긴장도의 아이들은 중력에 대항하여 몸을 가누지 못한다. 어깨와 등은 둥글게 구부려져 있고 고관절은 외전 및 외회전되어 있으며 대부분의 관절이 매우 유연하다. 그러나 정위자세에서의 부적절한 반응들(예, 견관절 후굴과 요추의 과신전)에 대한 보상이 발달할 수 있다. 근긴장도는 낮지만 자세를 유지하기 위해서 보상적인 근육들이 짧아지거나 수축한다. 이러한 보상작용에 의한 지속적인 근육의 단축과 수축은 가동범위를 감소시키고 변형을 유발한다.

고긴장도의 근육은 종종 경직성으로 설명된다. 이것은 신장반사가 과활성화된 상태이다. 임상적으로 근육이 수동적 신장시 저항이 증가되는 소견을 보인다. 기능적으로는 빠르고 강한 수축의 반응을 보이며, 길항근이 작용하지 않거나, 주동근에 비해 약하게 작용한다. 이러한 비정상적인 움직임의 결과로 근육이 짧아지고 관절가동성이 감소하게 된다. 고긴장도는 주로 중력반대방향 근육군에서 주로 나타나지만, 다른 근육에서도 나타날 수 있다. 근육들이 그룹으로 작용할 때, 고긴장 근육들은 비정형적(atypical) 자세패턴을 유발하는 정상근육들에도 영향을 미친다. 두 가지 비정형적 자세패턴이란 상지의 굴곡, 외전, 외회전과 하지의 신전, 내전, 외회전을 말한다. 고긴장도를 보이는 아이들은 중력에 저항하며, 그 힘을 이완시키지 않는다. 또한 특정 근육군의 과사용으로 인하여 관절가동범위의 제한이 있다. 뿐만 아니라, 고긴장도의 근육에 의해서 비정형적 자세패턴이 유지되면, 긴장도가 높지 않은 근육도 짧아질 수 있다.

근긴장도가 지속적으로 변화하는 경우도 있다. 이것을 흔히 무정위형(athetosis)이라 한다. 이 경우, 길항근이 주동근과 상호작용하지 않고 반사적으로 수축하기 때문에 중간 각도에서의 운동조절이 어렵다.

근긴장도뿐아니라 근육의 작용이 관절에 미치는 영향도 중요하다. 한 가지 예로서 두 관절 이상을 지나가는 다관절성 근육을 들 수 있다. 고긴장도나 근육이 짧아진 아이들의 경우 다관절성 근육이 특히 영향을 줄 수 있다. 고관절과 무릎관절을 지나는 슬굴곡근(hamstring)은 근긴장도가 불규칙적인 아이들에게서 흔히 짧아진다. 이러한 아이들은 두 관질을 동시에 펴는 것이 어려워져 무릎을 편 상태에서 고관절을 굴곡하기가 쉽지 않다. 고관절굴곡과 골반의 후경사 때문에 이러한 아이들이 오래 앉아 있기가 어렵다. 이 아이들은 정위자세를 유지하기 위해서 요추의 만곡을 앞쪽으로 발달시킨다.

중추신경계에 이상이 없더라도, 촉각, 고유수용성감각, 시각, 청각, 후각 등의 감각과 건강상태, 습관에 의해서 움직임과 자세가 영향을 받을 수 있다. 이러한 요소들은 근긴장도에 문제가 있는 아이들에게서 특히 부각될 수 있다. 중추신경계 장애가 있는 아이들의 자세 안정성은 움직임, 공간에서의 위치, 머리 위치, 촉각자극, 스트레스, 온도, 지지면, 환경자극의 강도와 기분에 영향을 받는다.

움직임은 능동적, 수동적인 것과 개별관절의 움직임 또는 공간에서의 신체의 움직임을 포함한다. 긴장도가 높은 아동은 빠른 수동적인 움직임을 할 때와 능동적인 움직임을 할 때 근긴장도가 증가한다. 속도의 변화가 빠를 때 근긴장도가 증가하며, 예상치 못한 변화에서는 특히 더 증가할 수 있다. 느리고 부드러운 움직임은 근긴장도를 감소시킨다.

공간에서의 자세란 신체의 위치에 따른 변화를 말한다(예, 정위, 누운 자세, 엎드린 자세). 이러한 자세들은 반사와 반응을 자극하는 평형감각, 고유수용성감각 및 촉각을 통하여 유발된다. 성숙되고 기능적인 반응으로는 정위반응과 평형반응이 있다. 중추신경계장애가 있는 아이들은 원시적이고 병리적인 반사행동을 보인다. 정상 아동들도 1세 이

전에는 원시반사가 나타나지만, 정위반응과 평형반응이 발달된 후에는 나타나지 않는다. 중추신경계가 손상된 아이들은 원시반사가 지속되기도 한다. 병적인 반사란 반사가 지속이 되고, 상동적인 움직임을 수의적으로 조절할 수 없는 경우를 말한다. 공간에서의 신체에 위치에 따른 원시반사의 예로서, 엎드린 자세에서는 굴곡 긴장도가 높아지고 누운 자세에서는 신전 긴장도가 높아지는 긴장성 미로반사가 있다. 긴장성 미로반사가 병적으로 지속되면, 눕거나 앉은 자세에서 턱과 입을 당기거나 손을 입으로 가져가기가 어렵게 된다.

몸통과 머리의 위치도 반사활동에 영향을 미칠 수 있다. 비대칭성 긴장성 목반사는 중심선 유지자세를 어렵게 하고, 대칭성 긴장성 목반사는 앉은 자세에서 팔의 움직임과 골반의 안정성을 방해한다. 머리 위치의 변화는 신경근육장애에서 나타나는 상동적인 전신반응을 유발할 수 있다. 예를 들어 근긴장도가 높은 아동이 머리를 신전할 때 견관절 후굴, 등굽힘과 고관절 신전이 나타날 수 있다. 반대로 아동의 목을 수동적으로 굴곡시키면 몸전체가 이완된다.

촉각적 자극에는 가벼운 촉각과 깊은 압박이 있다. 가벼운 촉각은 종종 위상성 움직임을 유발하여 자세유지를 방해한다. 루팅반사(rooting reflex)는 가벼운 촉각에 의해서 유발되어, 머리를 중심선에서 벗어나게 하며 비대칭성 긴장성 목반사를 유발한다. 갤런트(Gallent) 반사는 몸통 외측에 촉각자극을 가했을 때 몸통이 한쪽으로 기울어지면서 척추의 일시적인 비대칭을 유발한다.

활동에 요구되는 스트레스와 난이도도 움직임과 자세에 영향을 준다. 5도 정도의 목신전을 쉽게 수행할 수 있는 아동에게 20도 정도의 목신전은 훨씬 더 어려운 동작이다. 이때 과도한 목신전은 몸전체의 신전을 유발할 수 있다. 과도한 동작과 심리적인 스트레스는 연합반응도 유발할 수 있다. 정상 아이들도 세밀한 손동작을 할 때 혀를 내미는 것을 볼 수 있다. 신경학적인 손상이 있는 아동은 건측 손으로 쓰기를 할 때 반대쪽에 경상운동(mirror movement)이 일어나기도 한다. 심한 경우 어깨가 후굴되고, 팔꿈치와 손의 굴곡이 동반된다. 이러한 연합반응에 의한 비대칭적 자세는 한 손으로 받치고 다른 손으로 쓰기와 같은 양손동작을 방해한다.

온도도 움직임과 자세에 영향을 줄 수 있는데, 냉온은 근긴장도를 높이고 따뜻한 온도는 근육을 이완시킬 수 있다. 아동이 위치해 있는 바닥을 지지면이라고 하는데, 딱딱한 지지면은 근긴장도를 높일 수 있다. 고긴장도의 아이들은 딱딱한 지지면위에 적당한 쿠션 위에서 이완될 수 있고, 저긴장도의 아이들은 딱딱한 지지면 위에서 보다 능동적으로 자세조절이 가능하다. 환경이 자주 바뀌거나 강한 자극도 근긴장도를 높이는 요인이 될 수 있으며, 단순한 환경과 약간 환경자극은 근긴장도를 감소시킨다.

정서도 자세와 움직임에 영향을 줄 수 있는데, 정서란 환경에서 일어나는 사건들에 대한 감정적인 반응을 말한다. 강한 감정적인 사건은 긍정적이든 부정적이든 근긴장도 증가에 기여한다.

신경근육 기능장애가 자세반응과 기능에 미치는 영향과 관련된 또다른 가정으로 위상성 및 긴장성 근육과 목적에 대한 루드의 개념을 들 수 있다(Stockmeyer, 1967). 긴장성 근육들은 자세조절에 관여하고 근위부에 위치하며 생리학적으로 지속적인 수축에 적절한 특징을 가지고 있다. 그러나 긴장성 근육이 적절히 기능하지 못할 때는 위상성 근육이 보상하게 되지만, 위상성근육은 움직임이 주된 기능이기 때문에 자세유지에는 비효과적이다. 중추신경 장애가 있는 아이들은 긴장성 근육이 기능을 제대로 수행할 수 없어, 어깨와 팔을 올리고 구부린 부적절한 자세를 취하고 있기도 한다. 그러한 결과로 상지의 피로가 발생할 수 있으며 숙련된 동작의 발달도 지체될 수 있다. 위상성 근육은 지속적인 수축을 하기 어려우므로 피로가 쉽게 발생하며, 상하지가 자세조절에 사용되면 숙련된 동작에 참여할 수 없기 때문에 숙련된 기술의 발달을 방해할 수 있다.

생체역학적 이론의 틀의 기본 목적은 아동이 환경에 자유롭게 참여할 수 있도록 인공적인 자세조절을 제공하는 것이다. 부가적인 목적은 아동이 환경과 상호작용하기 위해서 사지를 자유롭게 사용할 수 있도록 하는 것이다. 그것은 어떤 아동에게 보호자와 눈맞춤을 유지하기 위해 충분한 머리조절을 제공하고, 호흡을 깊고 편하게 하기 위해서 근긴장도를 낮추어 주는 것을 의미한다. 다른 아동에게는 그것이 장난감을 조작하기 위한 신체적 능력을 의미할 수도 있다. 이러한 접근은 환경에 대한 최적의 조작과 상호작용을 위하여, 모든 아이들이 지속적이고 효과적인 자세 반응을 필요로 한다는 것을 가정한다. 아이들이 이것을 효과적으로 수행할 수 없을 때, 생체역학적 이론의 틀을 사용하는 치료사들은 자세반응을 향상시키거나 외부적인 보상을 제공할 수 있다.

## 10.1.10 가정에 대한 개관

앞에서 언급한 바와 같이, 생체역학적 이론의 틀은 다음과 같은 5가지 가정을 한다.

① 생체역학적 이론의 틀은 부적절하거나 비정상적인 자세반응을 보상하기 위해 외부적인 보상을 제공함으로써 독립성에 기여한다.
  a. 그것은 중력의 효과를 줄임으로써 자세 조절의 발달을 촉진하거나
  b. 기능향상의 잠재력이 미약할 때, 영구적인 지지를 제공하는 것이다.

② 아이들은 고유수용성감각, 평형감각, 촉각, 시각에 의한 감각 피드백을 통하여 효과적으로 움직이는 것을 배우며, 움직임이 제공하는 감각적 신호에 의해서 효과적인 움직임을 반복한다.

③ 정상운동발달은 예측가능한 순서로 진행된다. 운동능력의 발달을 위해서는 안정된 체중 지지면과 무의식적으로 중력에 반응하도록 하는 정위반응과 평형반응이 필요하다.
  a. 자세는 중력에 대한 신체의 반응에 의존한다.
  b. 자세 반응은 순서적으로 발달한다. 새로운 기술은 이미 발달한 기술에 기초하여 발생한다.

④ 근육, 뼈, 중추신경계의 장애나 비정상은 정상 자세반응의 발달을 방해한다.
  a. 근긴장도는 자세에 영향을 준다. 근긴장도는 항상 변화될 수 있는 내부적 요소들과 외부적인 요소들에 의해 영향을 받는다.
  b. 정상 자세 반응이 발달하지 못하면, 보상적 움직임이나 더 많은 힘과 의식적인 주의를 통해서, 신체를 보상한다. 이러한 보상은 기능을 방해할 수 있다.

⑤ 작업치료사들은 수행에 영향을 줄 수 있는 자세장애의 수준과 외부적인 요소를 결정할 수 있어야 한다. 치료는 결함이 있는 기술을 보상하고, 아동의 기능적 요구를 수용하는 것이다.

## 10.2 기능과 기능장애의 연속체

아이가 환경과 상호작용할 때 지연이나 기능장애가 발생하는 데에는 여러 가지 원인이 있다. 운동기술 발달을 방해하는 자세반응과 관련된 원인을 해결하는 것이 생체역학적 이론의 틀의 목표이다. 예를 들어 앉기 자세가 불안정하면, 견갑골을 후굴하고 한 팔을 뻗어서 바닥을 손으로 받쳐야 하기 때문에, 양손 사용이 불가능하다. 그러나 자세조절능력이 아니라 양손협응이나 촉각방어 때문에 양손 사용이 어려운 경우도 있다. 또 다른 경우에, 안구운동, 입운동, 손기능의 조절장애가 머리와 어깨의 불안정의 결과일 수도 있다. 이것은 원위부 근육의 조절 문제가 자세조절 문제와 무관한 경우도 있다는 것이다. 생체역학적 이론의 틀은 자세반응이 지연되거나 약하거나 과도하거나 부적절한 근육군에 의해서 수행될 경우에만 사용해야 한다.

### 10.2.1 기능과 기능장애의 지표: 관절가동범위

관절가동범위는 머리와 사지를 완전한 범위로 수동적으로 움직일 수 있는 능력을 말한다. 이 영역의 문제는 움직임 범위에 제한이 있거나 관절구축이 있을 때 발생한다(차트 10.1).

**차트 10.1** 관절가동범위의 기능과 기능장애의 지표

| 완전한 수동적 관절가동범위 | 관절구축, 관절변형 |
| --- | --- |
| **기능** : 완전한 관절가동범위<br>**기능의 지표**<br>- 능동적인 관절가동범위가 완전함 | **기능 장애** : 범위제한 또는 구축<br>**기능장애의 지표**<br>- 관절가동범위의 제한<br>- 고정된 관절구축 |

## 10.2.2 기능과 기능장애의 지표: 머리조절

이 영역에서 기능이란 정위자세에서 머리를 유지할 수 있고, 이동시에 원하는 방향으로 머리를 움직일 수 있는 능력을 말한다. 이 기능은 눈조절과 시각적 고정과 같은 시각적 과제수행과, 구강운동 수행시 안정성과 자극의 방향으로 머리를 돌릴 수 있는 이동성을 제공한다. 기능장애는 이동성이나 안정성의 제한을 말한다. 이것은 주로 부적절한 근육조절을 나타내거나, 머리를 고정하기 위해 어깨를 올리는 보상적 움직임 때문에 목과 어깨의 관절가동범위를 제한하기도 한다(차트 10.2).

**차트 10.2** 머리조절의 기능과 기능장애의 지표

| 머리조절 양호 | 머리조절 불량 |
|---|---|
| **기능** : 정상적인 머리조절과 움직임<br>**기능의 지표**<br>- 머리를 바로 세울 수 있고, 모든 방향으로 움직일 수 있음 | **기능 장애** : 머리조절과 움직임이 어려움<br>**기능장애의 지표**<br>- 정위자세에서는 머리를 유지할 수 있지만, 움직임을 시작하면 머리조절이 안됨<br>- 머리를 바로 세울 수 없고, 어느 방향으로도 움직일 수 없음 |

## 10.2.3 기능과 기능장애의 지표: 몸통조절

기능이란 정위자세에서 평형반응을 할 수 있고, 흡기와 호기에 필요한 흉곽 운동을 완전하게 할 수 있는 것을 말한다. 이때 호흡은 몸통의 근긴장도와 위치에 영향을 받는다. 몸통조절이 되지 않으면, (1) 사지 원위부의 움직임을 할 때 자세를 유지할 수 없으며, (2) 정위자세 유지를 전혀 하지 못할 수도 있다. 비정상적인 몸통의 긴장도는 호흡기능과도 관계된다. 몸통의 변형은 척추를 구부리는 중력 또는 계속적인 보상운동 때문에 발생할 수 있다. 척추의 외측 혹은 전방 변형은 흉강을 축소시키고, 건강상태, 지구력, 발성과 관련된 호흡기능에 영향을 준다(차트 10.3).

## 10.2.4 기능과 기능장애의 지표: 팔움직임의 조절

기능의 목표는 아동이 자세에 관계없이 모든 방향으로 팔을 움직일 수 있고, 원하는 위치에서 손을 사용할 수 있는 것이다. 기능장애란 몸통지지를 위해 어깨를 사용하기 때문에 손을 움직일 수 없는 경우나, 중력을 이기고 팔을 움직일 수 없는 것을 말한다. 몸통을 지지하거나 공간에서 아동의 위치를 바꾸면 기능을 증진시킬 수 있다(차트 10.4).

**차트 10.3** 몸통조절의 기능과 기능장애의 지표

| 몸통조절 양호 | 몸통조절 불량 |
|---|---|
| **기능 :** 몸통조절이 양호함<br>**기능의 지표**<br>- 정위자세에서 몸통을 바로 세울 수 있고, 평평한 면에서 대칭적으로 앉을 수 있음<br>- 정상적인 호흡기능을 유지할 수 있음 | **기능 장애 :** 몸통조절이 어려움<br>**기능장애의 지표**<br>- 몸통을 바로 세울 수 있으나, 움직이기 시작하면 불안정함<br>- 몸통을 바로 세울 수 없거나, 대칭적으로 유지할 수 없음<br>- 몸통과 어깨의 자세로 인하여 호흡기능이 감소함<br>- 호흡근의 긴장도가 증가되어 호흡기능이 감소함 |

**차트 10.4** 팔움직임 조절의 기능과 기능장애의 지표

| 팔움직 조절 양호 | 팔움직임 조절 불량 |
|---|---|
| **기능 :** 팔을 모든 방향으로 움직일 수 있음<br>**기능의 지표**<br>- 정위자세에서 손을 옮기고, 유지하고, 조절할 수 있음 | **기능 장애 :** 모든 방향으로 움직일 수 없음<br>**기능장애의 지표**<br>- 정위자세에서 손이 자유롭지 못하다: 양손이 이동에 사용되거나, 몸통을 받치기 위해 어깨를 후굴시키고 손으로 바닥을 짚음 |

## 10.2.5 기능과 기능장애의 지표: 이동성

이 연속체의 기능적 목표는 목적을 달성하기 위해 공간에서 움직이고, 환경을 탐색하며, 여러 가지 방향에서 움직임을 경험하는 것이다. 아동이 이동하고 싶어하지 않거나, 환경이나 물체와 상호작용하기 위해 움직이는 것이 너무 힘든 경우에, 움직임이 느리거나 기능장애가 발생한다. 이동성이 부족하면, 공간에서 움직일 때 받을 수 있는 전정자극이나 고유수용성 감각과 같은 필수적인 감각경험을 받을 수 기회가 박탈된다(차트 10.5).

**차트 10.5** 이동 기능과 기능장애의 지표

| 이동성 | 부동 |
|---|---|
| **기능 :** 공간에서 이동할 수 있음<br>**기능의 지표**<br>- 공간에서 모든 방향으로 움직일 수 있음<br>- 평평한 면에서 수평이동 가능함(배밀이 또는 기기) | **기능 장애 :** 느리거나, 힘이 많이 들거나, 부동<br>**기능장애의 지표**<br>- 구르기로 이동함<br>- 공간에서 움직일 수 없음 |

## 10.2.6 기능적 수행 행동과 관련된 기능과 기능장애

생체역학적 이론의 틀의 기능적 목표는 자세잡기나 외부적인 지지를 통해서 안전한 자세적 기초를 제공하는 것이다. 자세적 안정이 있어야 기능적인 활동에 참여할 수 있다. 기능과 기능장애의 연속체는 안전한 자세적 기초를 지향하는 것이다. 기능/기능장애의 연속체에서 먹기나 보조공학 스위치의 접근은 기능적 수행 행동의 중요한 예들이다.

### 1) 먹기

이 연속체의 기능적 목표는 기도(airway)를 방해하지 않고, 보통양의 음식을 안전하게 소화시킬 수 있도록 구강운동을 적절하게 조절하는 것이다. 자세조절이 양호하더라도 머리와 몸통조절이 불량하면, 구강운동 장애와 먹기 장애가 발생할 수 있다. 먹기기능 장애는 목의 불안정, 어깨의 보상적 움직임, 호흡장애, 자세에 의한 비정상적인 근긴장도에 영향을 받을 수 있다(차트 10.6).

**차트 10.6** 먹기 기능과 기능장애의 지표

| 안전한 먹기 | 불안전한 먹기 |
|---|---|
| **기능** : 안전하고 효과적으로 먹기<br>**기능의 지표**<br>– 흡인기 없이 음식을 씹고 삼킬 수 있음 | **기능 장애** : 씹거나 먹기에 어려움<br>**기능장애의 지표**<br>– 먹을 때 턱, 입술, 혀 조절이 안됨<br>– 음식이 자주 기도로 들어감 |

### 2) 화장실가기

화장실가기 기능은 변기에 독립적 앉기와 배설능력을 포함한다. 이 기능장애는 불편감과 수치심을 동반하며, 대소변 감각부재 또는 배설능력 부족, 변기에 앉아서 이완할 수 있는 능력의 부재를 포함한다. 배설 감각과 조절은 비정상적인 긴장도의 영향을 받을 수도 있으며, 자세조절은 독립적인 앉기 능력에 직접적인 영향을 준다(차트 10.7).

**차트 10.7** 화장실가기 기능과 기능장애의 지표

| 배설기능 양호 | 배설기능 불량 |
|---|---|
| **기능** : 독립적인 화장실가기<br>**기능의 지표**<br>– 변기에 앉아서 소변, 대변 가능 | **기능 장애** : 화장실가기에 어려움<br>**기능장애의 지표**<br>– 누워서 소변, 대변 보기<br>– 변기에서 앉기 자세 유지 못함<br>– 변기에서 앉기 자세 유지는 가능하지만, 소변을 변기통으로 보낼 수 없음<br>– 소변 및 대변 감각이 없음 |

### 3) 보조공학도구 사용을 위한 스위치 접근

이 연속체의 기능적 목표는 스위치, 버튼, 조이스틱에 접근하고 사용을 유지하는 것이다. 스위치란 보완적 의사소통도구, 전동휠체어, 환경조절과 기타 보조공학 도구를 포함한다. 최적의 기능수준이란 피로없이 스위치를 빠르고 효과적으로 조절하는 것을 말한다. 팔과 손을 사용하는 것이 가장 이상적인 방법이지만, 실제로 움직임의 제한이 있는 경우도 많다. 이때, 흡기/호기로 스위치 조절하거나 머리, 목, 눈, 어깨 또는 발로 조절하는 방법도 예가 될 수 있다. 그러나 스위치 접근을 위해 한 가지 움직임을 사용할 때, 다른 움직임과 관련된 기술이 감소할 수도 있다. 예를 들어, 흡기/호기로 움직이는 스위치는 말하기를 방해하고, 과도한 침발생을 유발할 수 있다. 또한, 어깨로 스위치를 움직일 경우에는, 대칭적 자세를 방해하거나 자세나 이동성을 손상시키는 보상적 움직임이 발생할 수도 있다(차트 10.8).

**차트 10.8 보조공학도구 사용을 위한 스위치 접근 기능과 기능장애의 지표**

| 스위치 접근 | 스위치 접근불량 |
|---|---|
| **기능** : 보조공학도구를 독립적으로 사용<br><br>**기능의 지표**<br>– 손을 사용해서 적절한 속도로 접근, 접촉, 조절함<br>– 손 외에 다른 신체로 적절하게 조절함 | **기능 장애** : 범위제한 또는 구축<br><br>**기능장애의 지표**<br>– 스위치에 접근, 유지, 조절 불가능<br>– 활동하는 동안 접촉유지가 어렵거나 순서대로 조작할 수 없음<br>– 다른 신체로 조절하나 다른 기능을 방해함 |

이러한 기능들은 여러 가지 요소들의 상호작용의 결과다. 소운동 협응, 조직화 능력뿐만 아니라 인지, 지각, 행동 등이 이러한 기술에 영향을 줄 수 있지만, 생체역학적 이론의 틀은 기능수행을 위한 자세적인 요소들을 평가하고 중재를 결정한다.

## 10.3 평가를 위한 안내

평가의 목적은 치료방법을 계획하기 위해 기능장애(dysfunction)에 대해 자세적인 요소들을 평가하는 것이다. 이것은 '기능(function)'과 '기능장애(dysfunction)'의 연속체를 사용하여 수행된다.

생체역학적 구조 측면에서 자세반응에 대한 아이들의 변화 가능성은 주요 관심사가 된다. 이것은 전문가적인 판단이 필요하고 여러 달에 걸쳐 계속적인 평가가 요구될 수 있다. 아이들의 변화 가능성은 중요한 요소이다. 이것은 어떤 종류의 보조기를 사용하는 것이 효과적일 지를 결정하는 것을 도와주기 때문이다.

생체역학적 이론의 틀을 사용해서 아이들의 요구를 평가할 때는 이 분야에 숙련된 치료사에 의해서 수행되어야 할 것이다. 치료사는 아동과 장기간 관계를 유지하고 아동의 변화 가능성에 대해 이해하기 때문에, 도구 결정에 능동적으로 참여할 수 있을 것이다.

아동의 평가는 나이, 치료 경력, 신체적인 상태, 예후, 환경을 고려하여 시작한다. 이것은 모두 아동의 변화 가능성을 시사한다. 나이는 대뇌의 가소성 때문에 중요한 고려사항이다. 치료경력은 아동이 이전에 했던 치료 종류와 목표, 치료에 대한 아동의 반응을 알 수 있기 때문에 중요하다. 신체적인 상태란 아동의 전반적인 건강상태, 약물복용, 수술경력을 나타낸다. 예후는 아동의 진단 결과를 암시한다. 환경은 아동의 성장과 동기부여에 대한 가능성에 영향을 준다.

자세를 평가할 때, 치료사는 자세조절과 관련된 세부요소들의 순서를 주의깊게 관찰할 필요가 있다. 이 부분에 대한 개요는 다음과 같다.

- 아동이 신체의 모든 부분을 중력에 대해 전범위를 움직일 수 있는가?
- 아동이 머리를 똑바로 할 수 있고, 모든 면으로 움직이는가?
- 아동이 몸통을 똑바로 할 수 있고, 안정성을 유지할 수 있는가?
- 아동이 손을 옮기고, 유지하며, 손의 자세를 조절할 수 있는가?
- 아동이 공간에서 모든 방향으로 움직일 수 있는가?
- 아동이 흡인기(aspirating) 없이 음식을 성공적으로 씹고 삼킬 수 있는가?
- 아동이 좌변기나 유아용 변기에 앉아서 배설할 수 는가?
- 아동이 보조공학 도구사용에 필요한 스위치를 사용할 수 있는가?

평가를 하는 동안, 모든 움직임의 요소들이 관련되어 있다는 것과 신체 전체를 볼 수 있는 시각이 필요하다. 또한, 최종 목표는 치료사의 시각에서 아이들의 자세가 좋아보이는 것이 아니라, 아이들 자신에게 의미가 있어야 하기 때문에, 아이들의 삶에 대한 평가와 중재도 필요하다.

아동의 평가는 아이들이 목적있는 활동을 할 때 수행되어야 한다. 이것은 치료사가 자세나 중력과 관련한 움직임을 분석할 수 있는 기회를 제공한다. 활동 환경에서 빠르고, 무의식적인 자세 변화를 만드는 능력을 관찰하는 것은 중요하다. 참고자료와 표들은 운동기술의 연속적인 발달의 평가를 하는 데 도와주기 위해 이용된다(Bly, 1994 ; Fiorentino, 1981 ; Green, Mulcahy, & Pountney, 1995 ; Richardson, 1996). 또한, 휠체어 평가 양식들은 휠체어 처방에 사용되며 참고자료에서 볼 수 있다(Barnes, 1991 : Bergen & Colangelo, 1985). 이 장에서 관심을 기울여야 할 것은 환경을 조작하기 위해서 머리와 사지의 움직임에 필요한 자세조절 기술들이다.

다음의 질문들은 기능적인 자세들을 '기능'과 '기능이상'의 연속체로 평가하기 위한 몇 가지 지침들을 제공한다. 이때, 정상적인 움직임이 지연되었는지(발달지연), 병리학적인지(비정상적인 근긴장과 반사)를 결정하는 것이 중요하다. 다음의 각각의 질문들은 기능적인 목적을 제시한다.

### 10.3.1 신체의 모든 부분이 중력을 이기고 전범위를 움직일 수 있는가?

이것은 아동의 수동적 관절가동범위, 정적 구축(fixed contracture), 동적(dynamic) 구축을 평가한다. 수동적 관절가동 범위도 중요하지만, 기능적인 움직임을 할 때, 움직임의 효과와 자세의 변화도 중요하다. 근긴장이 높은가? 낮은가? 또는 유동적인가? 어떤 자극이 병리학적인 근긴장을 증가시키고 능동적인 가동범위를 제한하는가? 중력의 영향으로 움직임 범위가 역학적으로 또는 생리학적으로 제한되는가? 중력의 영향을 감소시키는 자세로 변화시키거나 움직임을 도와주도록 중력을 사용함으로써 움직임이 증가되는가? 어떤 움직임과 자세가 반사들을 유발하는가?

기능적인 움직임이 자세의 영향을 받는다면, 치료사는 아이들이 주로 어떤 자세로 지내는지를 알아야 한다. 자세보조도구(positioning log)는 부모, 돌보는 사람, 선생님 등의 도움이 있어야 제대로 사용될 수 있다. 아이가 휴식, 오락, 학교생활에서 먹고 이동하고 자조활동(self-care)할 때, 자세를 어떻게 취하는가? 어떤 자세가 더 기능적이며, 움직임을 개선하기 위해서 어떻게 변화시킬 수 있는가? 가족이나 보호자의 스트레스를 줄이기 위해 선택될 수 있는 것은 무엇인가?

학교의자, 높은의자, 휠체어에서 보내는 시간과 더불어, 아기띠(아이를 업는 도구, backpack), 그네(baby swings), 자동차 좌석(car seats), 쿠션의자(beanbag chairs), 바닥, 침대에서도 평가가 이뤄진다. 자세보조도구(positioning log)를 적절히 사용하면, 움직임의 독립성을 증가시키고, 가정 또는 학교에서 쉽게 중재할 수 있다.

### 10.3.2 머리를 똑바로 할 수 있고, 모든 방향으로 움직일 수 있는가?

누운(supine) 자세에서, 아이가 머리를 중앙에 유지하고, 좌우로 돌리며, 사람들이나 신체 부분을 관찰하기 위해 턱을 당길 수 있고, 손에 물건을 잡을 수 있는가? 발달이 정상 과정을 따르면서 지연되었는가, 병리적인 문제가 있는가?(그림 10.7) 낮은 근긴장을 가지고 있을 경우 중력에 대해 움직이는 데 어려움을 가지는가? 높은 근긴장으로 움직임에 제한이 있는가? 긴장성 미로반사의 영향 때문에 누운 자세에서 신전(extension)이 증가되는가? 이것은 목의 과신전(hyperextension), 입벌림, 입술후굴(retraction), 상방 응시(upward gaze)를 포함할 것이다. 루팅 반사로 인하여 바닥에 닿는 얼굴면이 눌리

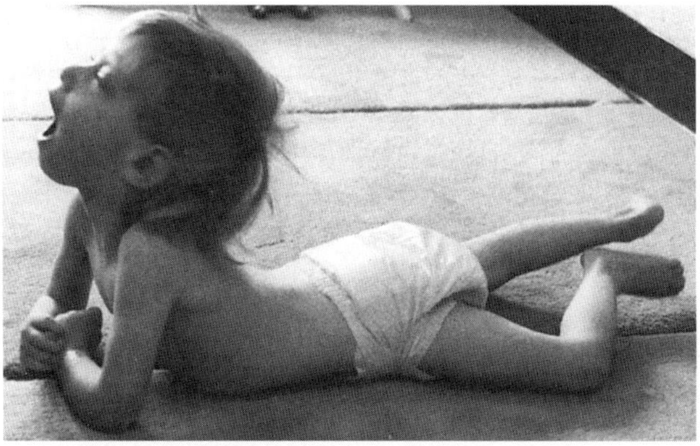

**그림 10.7**
아동의 머리가 안정성을 위해 뒤로 젖혀진다. 과신전 때문에 발생되는 입의 모양을 주시하라.

는가? 머리를 중앙에 유지하지 못하는 것이 비대칭성 긴장성 경반사를 이끌어 내는가? 누운 자세에서 머리를 숙일 때, 긴장성(tonic) 근육 대신 위상성(phasic) 근육(예, 흉쇄유돌근(목빗근, sternocleidomastoid))으로 보상하는가?

엎드린(prone) 자세에서, 머리를 90도 올릴 수 있고, 머리를 자유롭게 한쪽에서 다른쪽으로 돌릴 수 있는가? 머리를 돌릴 때 몸통이 같이 돌아가지는 않는가? 점진적인 움직임으로 머리를 들고 내릴 수 있는가? 기능적으로, 아동이 시각을 통해 주변을 관찰하려고 머리를 돌릴 수 있는가? 아동이 엎드린 자세에서 나이에 적합하게 말을 하고 삼킬 수 있도록 입을 조절할 수 있는가? 발달지연이나 병리적인 이상이 있다면, 머리를 똑바로 하기 위해 목의 과신전이 나타나는가, 또한 신체를 전반적으로 신전시키는가? 머리를 똑바로 할 때 입을 다무는가, 아니면 턱이 신전되는가? 아동이 머리를 내릴 때 맥없이 내리는가?

중력의 영향이 최소인 옆으로 누운 자세(sidelying)에서, 옆으로 쳐다보거나 시선을 돌릴 때 몸통이 같이 돌아가지 않는가, 엎드린 자세나 누운 자세로 전환이 가능한가? 아동이 중력을 이기고 머리를 굴곡시킬 수 있는가, 몸통의 움직임을 시작할 수 있는가?

정위(upright) 자세에서(앉거나 선 자세), 머리를 공간에서 바르게 놓을 수 있는가? 아동의 신체가 올바르게 정렬되었는가? 머리는 똑바로 유지할 수 있지만 잘못된 몸통의 자세(예를 들어, 측만증 환자)를 보상하기 위해서 목을 굴곡 또는 신전하는지도 관찰해야 한다. 머리 조절이 안될 경우, 어깨 거상(elevation)이 안정성을 위해 머리를 받쳐주는 데 사용되면서 목의 움직임을 제한하는가? 또한, 머리가 뒤로 젖혀지거나 앞으로 떨어지는가? 무엇이 머리 움직임을 제한하는가? 아동이 앞으로 5도 구부릴 수 있는가, 10도 이상 구부린다면 조절능력을 잃는가? 머리 조절이 부적합할 때, 골반을 앞쪽이나 뒤쪽으로 약간 기울이는 것이, 머리 안정성을 강화화기 위해서 정위 반응을 일으키거나 근긴장을 변화시키는가? 머리 조절을 잘하지 못할 경우, 아동의 머리가 앞으로 숙여지지 않도록 아동의 좌석이나 서 있는 도구를 어느 정도 뒤로 기울여야 하는가? 등받이를 기울여 머리를 지지하게 한다면, 시각을 사용하거나 삼키는 데 기능적인 자세인가?

## 10.3.3 몸통을 똑바로 할 수 있고, 안정성을 유지할 수 있는가?

이 절에서는, 몸통의 움직임 요소보다는 머리와 팔(자극을 탐색하고 주변을 다루기 위한 신체의 주요 부분들)의 지지를 위한 토대로서의 역할에 초점을 맞춘다. 이것은 운동학습에 있어 신체 전체의 중요성을 축소시키는 것을 의미하는 것이 아니라, 기능적인 움직임에 제한이 있는 아동을 위해 우선순위를 정한 것이다. 따라서 치료사는 공간에서 이동을 할 때 몸통을 바로 세울 수 있는 능력과 머리와 팔의 위치가 변화될 때 몸통을 지지할 수 있는 능력을 보아야 한다(그림 10.8). 골반, 다리, 발은 공간을 통해 움직임을 제공하는 역할보다는 신체를 지지 하는 역할과 몸통과의 연결을 관찰해야 한다.

기능적인 몸통은 좋은 호흡의 토대를 제공하고, 흉곽의 움직임이 가능하도록 하며 정적 구축이나 동적 구축이 폐가 확장되는 공간을 줄이지 못하도록 한다. 예를 들어, 척추측만증은 굴곡된 쪽의 폐용량을 줄일 수 있다.

최종 목표는 정위자세에서 몸통조절을 잘하는 것이지만, 그 능력은 수평면상에서 발달되어 온 자세적인 기술들을 토대로 한다. 이 영역에서 주의할 점은 목표들이 발달적인 차원에서 운동기술을 향상시킬 때 역동적인 접근을 해야 한다는 것이다.

누운 자세에서, 몸통이 비정상적인 근긴장이나 병리학적인 반사들에 대해 자유로운가? 등이 과신전되거나 비대칭적인가? 다리가 개구리 자세가 되거나 과신전과 외전(abduction)되는가? 몸통은 머리를 돌리고 팔을 중앙에서 뻗을 때 자세를 유지할 수 있는

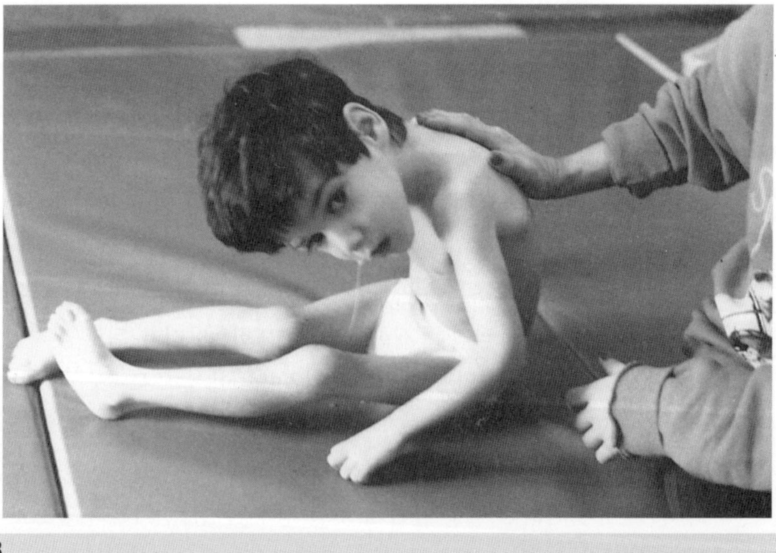

**그림 10.8**

앉은 자세로 있을 때, 이 아동을 머리와 몸통을 바르게 하지 못한다. 보호신전 반응이 없다.

가? 아동이 머리와 팔을 움직이는 동안 의도하지 않게 몸통이 따라 움직이는가? 골반은 아동이 발을 가지고 놀기에 충분한 움직임이 있는가? 또는 신전 패턴이 나타날 때 허리뼈와 바닥 사이에 공간이 생기도록 골반이 앞쪽으로 기울여져 있는가? 부가적인 안정성이 필요할 때, 바닥에 발을 놓을 수 있는가?

엎드린 자세에서, 아동이 굴곡근의 근긴장이 과도하거나, 중력을 이기고 신전하지 못해서 움직일 수 없는가? 골반이 바닥과 편평한가? 고관절 굴곡이 무게중심을 가슴 쪽으로 이동시켜, 바닥에서 가슴을 올리는 것이 어려운가? 마찬가지로, 과도한 고관절 외전과 외회전(external rotation)이 골반을 앞쪽으로 기울이도록 하는가? 팔은 가슴을 지지하는 것을 도우는가, 아동이 가슴을 올리거나 짚기 위해 등(back)의 과신전을 사용하는가? 머리와 가슴을 들어올릴 때 목, 등의 아랫부분, 다리를 과신전하는가? 팔을 위로 뻗을 때 적절한 복근의 활동으로 몸이 뒤집히는 것을 방지할 수 있는가?

옆으로 누운 자세에서, 팔이나 다리로 고정하지 않고 자세를 유지할 수 있는가? 아동이 자세를 유지하면서, 모든 방향으로 팔을 뻗을 수 있는가? 신전근의 근긴장의 증가가 등이 굽게 하거나 몸이 뒤집히게 하는가? 한 쪽으로 누울 때 몸이 과도하게 비대칭인가?(그림 10.9)

정위자세에서(앉거나 선자세), 몸통이 똑바르고 안정성이 있으며 대칭적인가? 흉강의 공간과 움직임이 효율적인 호흡을 위해 적절한가? 아동이 다양한 자세로 앉을 수 있는가, 아니면 한 자세로만 앉는가?(예를 들어 '링'으로 앉기, 'W'로 앉기) 평형반응들이 효

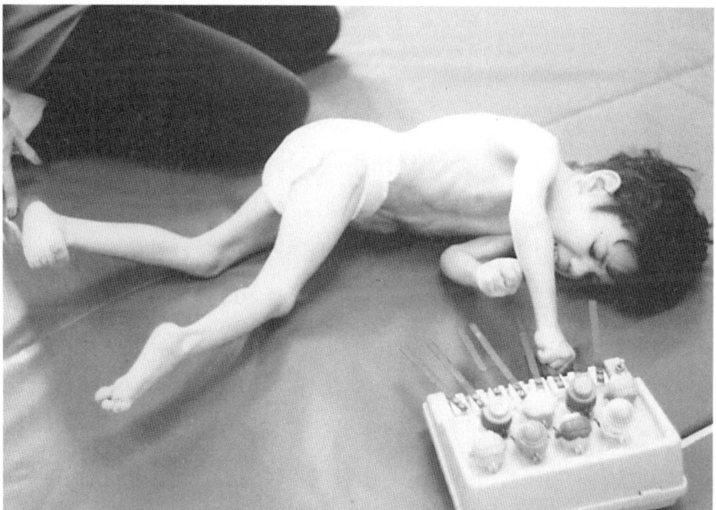

**그림 10.9**

옆으로 누운자세를 유지하기 위한 노력으로, 근긴장이 증가되었다. 하지는 안정성에 사용되지 않고, 손은 주먹을 쥐고 있다.

율적인가? 팔은 자유로운가, 균형을 잃지 않고 모든 방향으로 팔을 뻗을 수 있는가? 몸통을 바로 유지하기 위해서 견갑대(shoulder girdle)나 팔 주변의 움직임이 필요한가? 예를 들어, 후굴(retraction)된 어깨는 등의 위쪽 부분이 신전되는 것을 도와주거나 한쪽이나 양쪽 팔을 지지할 때 필요할 것이다. 몸통이 머리나 몸통 자체는 지지할 수 있지만 팔의 무게는 지지할 수 없는가? 이것은 아동이 휴식시에 책상 위에 팔을 가볍게 놓고 기대지 않으면서 똑바로 앉을 수 있을 지를 결정한다.

골반과 다리의 자세가 몸통에 어떤 영향을 주는가? 무게가 골반의 양쪽에 동등하게 분배되는가? 골반은 비교적 중립적 자세인가? 아니면 앞쪽이나 뒤쪽으로 기울어져 있는가? 등의 과신전과 견관절 후굴이 되게 하는 보상작용을 하도록 골반이 너무 많이 앞으로 나와 있는가? 뒤쪽으로 기울어져 있는 골반은 등을 굽게 하고 어깨를 전굴(protraction) 되게 하며 목을 과신전되게 하는가?

앉은 자세에서, 고관절의 신전은 아동의 등이 의자의 등받이에 기대게 하고, 의자의 앞쪽 모서리를 향해 미끄러지거나 떨어지게 하는가? 고관절은 아동이 외측 안정성이 없는 방법으로 외전되어 있거나 앞쪽의 안정성이 거의 없는 방법으로 외전되어 있는가? 고관절, 무릎, 발목들은 바닥에 발이 잘 정렬되도록 할 수 있는가? 선 자세와 앉은 자세 중 어느 것이 더 기능적인가?

### 10.3.4 아이가 손을 옮기고 유지하고 조절할 수 있는가?

이 부분에서 치료사의 관심사는 소운동 협응이 아니라, 필요에 따라 손의 동작을 유지하는 능력이며, 안정한 토대에서 어깨와 팔의 조절된 움직임을 통해 손의 자세를 변화시키는 것이다. 이때 기능을 향상시키는 것은 두 가지 면에서 소운동 기술에 부차적으로 영향을 끼칠 수 있다. 첫째로, 몸통과 어깨의 근긴장의 변화는 종종 사지에 근긴장을 변화시킨다. 둘째로, 손의 위치를 조절하는 것은 조절을 위한 기회를 더 제공하고 정교한 움직임을 조절하는 데 필요한 감각경험을 제공한다.

앞에서도 언급한 바와 같이, 임상가는 근긴장도의 질을 관찰해야 한다. 역학적 또는 생리학적으로 어떻게 움직임을 방해하거나 향상시킬 수 있는가? 역학적인 관심사는 다양한 자세에서 중력이 사지에 어떻게 영향을 주는가이다. 생리학적인 관심사는 다양한 자세에서 정위반응과 반사를 어떻게 이끌어 내는가이다. 보상적인 움직임이나 연합반응이 어떤 기능을 방해하는가?

누운 자세에서, 아이가 중력에 대항하여 모든 방향으로 손을 뻗을 수 있고, 자세지지를 위해 외부 물건을 잡지 않고 손을 움직일 수 있는가? 예를 들어, 아동이 모빌에 팔을 뻗고 만지거나, 아동이 공간에서 그 자세로 손을 유지하기 위해 지지하는 것이 필요한가? 아동이 손을 중심으로 가져올 수 있으며, 중력이나 비대칭성 긴장성 경반사, 긴장성 미로

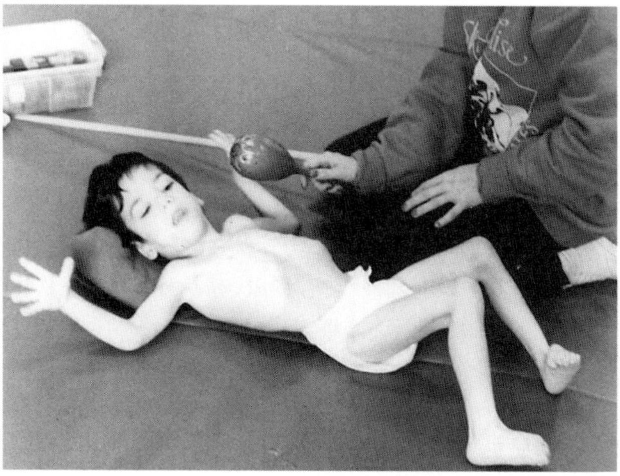

**그림 10.10**

긴장성 미로 반사 때문에, 이 아동은 신전근의 근긴장에 의해 기능이상을 보이게 된다.

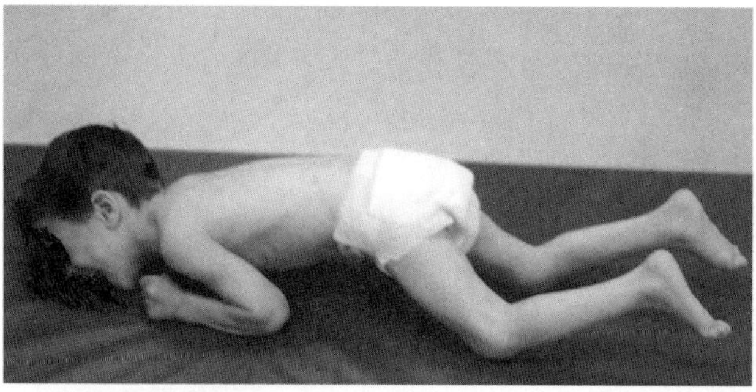

**그림 10.11**

고관절 굴곡은 중력 중심을 아동의 기슴 쪽으로 이동시킨다. 아동은 팔을 앞으로 가져가는 것이 불가능하다.

반사의 활동이 이것을 방해하는가?(그림 10.10) 아동이 위로 손을 올리기 위해 전굴(protraction)시킴으로써 바닥에서 견갑골(scapulae)을 뗄 수 있는가? 아동이 배, 무릎, 발가락들을 보고 만질 수 있는가? 아동이 손을 아래로 뻗을 때 대칭성 긴장성 경반사가 발생하는가?

엎드린 자세에서, 아동이 팔을 앞으로 가져와서 어깨굴곡근(shoulder flexor)과 전굴근(protractor)의 상호작용으로 가슴을 들어올리거나, 팔꿈치를 어깨 아래로 오도록 하여 신전근으로 아동의 머리와 등을 들어 올릴 수 있는가?(그림10.11) 굴곡근의 활동 없이, 전완에 거의 무게를 싣지 않고 등의 신전근으로 가슴을 들어올리는가? 아동이 한 손으로 무엇을 잡기 위해 다른 한 쪽으로 무게 이동을 하는가? 아동이 잡기를 시도할 때 가슴이 주저앉거나 주저앉지 않기 위해 목이나 등을 과신전하는 보상을 하는가? 엎드린 자세에서 어깨 안정성이 놀이를 할만큼 충분한가?

옆으로 누운 자세에서, 상완이 시상면에서 모든 움직임을 할 수 있는가? 아동이 중력에 대항하여 팔을 위로 올릴 수 있는가? 어깨 움직임이 독립적인가? 아동이 머리 자세를 변화시킬 때 어깨 움직임을 필요로 하는가? 옆으로 누운 자세에서 아동이 중력의 영향에 의해 어깨가 내회전(internal rotation)되는가?

정위자세에서, 어깨와 팔은 모든 면에서 자유로운가? 비효율적인 머리와 몸통을 보조하기 위해 어깨거상, 후굴, 외회전, 전굴, 내회전 같은 보상운동을 하는가? 견갑대는 가동범위가 충분하며, 중력을 이기고 자세를 유지할 수 있는가? 책상에 지지했을 때만 팔사용이 가능한가? 견갑대의 자세가 상완과 전완의 움직임을 어떻게 변화시키는가? 예를 들어, 근긴장의 문제를 가진 아이들에게 견갑골의 전굴시 내회전, 내전, 신전, 회내(pronation)를 수반한다. 몸통과 골반의 자세는 어깨의 자세에 어떤 영향을 주는가?

## 10.3.5 아동이 공간에서 모든 방향으로 움직일 수 있는가?

이 부분에서, 생체역학적 이론의 틀을 사용하는 치료사는 보행보다는 다음과 같은 두 가지 목적을 위한 공간에서의 움직임에 관심을 가진다. (1) 아동이 장난감, 사람, 음식과 같은 목표에 접근하기 위해 움직일 수 있는가? (2) 신체도식과 공간지각의 발달을 촉진하기 위해서, 움직임이 고유수용성 감각과 평형감각의 입력을 제공할 수 있는가? 임상가는 아이가 어떻게 공간에서 독립적으로 움직이고 역학적인 이익이 있는지를 관찰한다.

아동이 걷기, 기기, 배밀이, 구르기를 통해서 목표에 접근할 수 있는가? 이 과정에서 비정상적인 움직임이 발생하지는 않는가? 움직이는 데 시간이나 노력이 너무 많이 소요되지는 않는가? 과제지향적인 움직임을 위해서 어떤 대안이 현실적인가? 아동이 기능적인 가동범위, 자세 반응, 손의 유지와 조절능력을 기초로 휠체어, 세발자전거, 스쿠터를 사용할 가능성이 있는가?(역학적 또는 근력에서) 만약 아동이 독립적이지만 부적합한 이동을 한다면, 아동, 가족, 보호자들의 노력으로 향상될 잠재가능성이 있는가? 치료사는 아동, 가족, 보호자들과 함께 장비의 사용과 사용능력에 대한 의견을 조사해야 하며, 장비의 비용도 반드시 고려해야 한다.

만약 아동이 공간에서 독립적인 움직임이 없다면, 여러 가지 방법 중 어떤 것이 신체적이나 정서적인 성장과 생활방식에 가장 적합한가? 공간에서 목적지향적인 움직임과 함께, 어떤 수동적인 움직임이 제공될 수 있는가? 안전성과 편안함을 위해서 아동의 자세를 어떻게 변화시킬 수 있는가?

## 10.3.6 흡인기 없이 음식을 씹고 삼킬 수 있는가?

먹기기술은 자세가 구강운동에 미치는 영향으로 평가한다. 앞에서 언급되었던, 손의 움직임과 조절에 대한 평가는 독립적인 먹기에도 유사하게 적용된다. 자세 평가가 효율적인 먹기에 있어서 중요하지만, 이것은 이 장에 언급되지 않은 감각, 소운동 협응, 인지, 행동학적인 기술들의 다양한 평가 중 일부분이다.

다음의 내용은 먹기기술에 대한 포괄적인 평가가 아니라, 구강운동에 영향을 주는 자세와 근긴장도에 대한 평가이다. 몸통과 목이 안정적인 움직임을 지지할 수 있는가? 머리를 바로 세우거나 약간 숙인 자세로 유지할 수 있는가? 음식물이 흡인되기 쉽게 목이 신전되었는가, 삼키기가 어렵게 목의 굴곡이 과도한가? 삼키기와 숨쉬기의 협응이 가능하도록, 몸통의 자세가 호흡에 적합한가?

높은 근긴장이 루팅반사나 흡철반사와 같은 입의 반사에 영향을 주는가? 또한 이것이 턱으로부터 혀를 분리하는 것과 같은 독립된 움직임들을 방해하는가? 신전근의 긴장과 동시에 혀와 입술이 후굴(뒷당김, retraction)되어, 혀를 내밀 수 없고 입술을 다물 수 없는가?

입을 부드럽게 움직일 수 있는가? 음식이 있을 때 턱을 벌리고 다물 수 있는가? 머리나 몸통을 지지하거나 공간에서의 몸의 위치를 변화시키면, 근긴장도가 조절되어 구강운동이 촉진되는가? 과긴장이 있을때, 중력이 구강조절에 어떤 영향을 주는가?

아동이 턱운동이 조절되지 않아 숟가락을 무는가, 아니면 머리가 흔들리지 않도록 숟가락을 무는가? 고개를 젖히면 혀가 들어가고, 고개를 숙이면 혀가 나오는가? 입에서 음식물이 새지 않도록, 입술에 충분한 압력을 가할 수 있는가? 입에서 이빨을 넘어 음식이 흘러나오지 않게 저장할 수 있는가? 아동이 선 상태나 뒤로 비스듬히 앉은 상태에서 구강조절이 보다 용이한가? 자세의 변화가 근긴장을 증가시키거나 근긴장의 부족으로 부가적인 지지가 필요한가?

## 10.3.7 아동이 좌변기나 유아용 변기에 앉아서 배설할 수 있는가?

먹기와 마찬가지로, 생체역학적 이론의 틀은 독립적인 화장실 가기의 일부분을 평가한다. 아동의 인지수준과 감각인식에 대한 정보는 필수적이다. 또한 아동의 식습관을 아는 것도 도움이 될 것이다.

자세적인 요소는 배설을 방해하는 불편감, 몸통의 불안정, 고관절 신전근과 외전근의 긴장도를 평가해야 한다. 먼저, 아동이 고관절 굴곡과 약간 외전된 상태로 안정되고 편안하게 앉을 수 있는지 평가한다. 또한, 소변을 바닥에 흘리지 않고 변기 속에 배설할 수 있는 능력도 평가해야 한다. 이것은 골반의 위치와 관련있는 경우가 많은데, 남아와 여아 모두에게 해당한다.

그러나 크기, 관리, 외관 때문에 부가적인 보조도구를 수용하지 않을 수도 있기 때문에, 가족이나 보호자의 의견을 반드시 고려해야 한다.

### 10.3.8 아동이 보조공학 스위치에 접근할 수 있는가?

보조공학 적용에 있어서도, 생체역학적 이론의 틀은 머리, 몸통, 팔을 조절하는 능력에 초점을 맞춘다. 대부분의 장비들은 스위치를 간헐적이거나 지속적으로 접촉하여 조종한다. 그러나, 복잡한 장치를 사용할 때(예, 보완적 의사소통 수단 또는 전동휠체어), 운동기능에 대한 요구가 낮을수록, 인지지각기능에 대한 요구도는 높아진다. 아동에게 적합한 보조공학 스위치를 선택하기 위해서는, 숙련된 팀이 아동의 수행요소를 다양하게 평가해야 한다. 이때 고려해야 할 신체적인 요소는 다음과 같다:

- 보조공학 도구 사용에 필요한 정교한 움직임을 습득하기 위해서, 부가적인 자세지지가 필요한가?
- 최적의 조절을 위해서, 스위치를 어디에 위치시키는 것이 좋은가? 손을 사용한다면, 몸의 중심에 위치한 스위치와 옆에 있는 스위치 중 어느 것이 더 좋은가? 만약 다른 신체 부위를 사용한다면, 어느 위치가 스위치를 사용하는 데 가장 적은 에너지를 요하고 보상적인 움직임을 최소화하는가?
- 중력을 이기고 스위치를 사용할 수 있는가, 아니면 스위치가 중력이 배제된 위치에 놓여져야 하는가?
- 아동이 선택한 스위치를 누를 때 적절한 힘을 낼 수 있는가?
- 스위치를 적절한 순서로 사용할 수 있는가?
- 아동이 장치(예, 키보드, 조작용 손잡이)를 조작하는 데 필요한 다양한 움직임을 할 수 있는가, 아니면 한 가지 움직임만 가능하여 특별히 변형된 스위치를 사용해야 하는가?

보조공학 도구를 제공할 때는 환경과 상호작용할 수 있는 아동의 능력과 함께, 크기, 위치, 외관의 영향도 고려해야 한다.

## 10.4 변화에 대한 가설

생체역학적 이론의 틀은 아동의 기능을 증진시키기 위해서 외부적인 도구를 사용하는 것이다. 평가자료를 기초로, 작업치료사는 아동의 발달이나 특정과제를 위한 기능적인 목표를 수립한다. 예를 들어, 한 가지 기능적이고 발달적인 목표는 아동이 조절된 움직임을 위한 준비로 전완에 체중을 실을 수 있도록 장비를 제공하는 것이다. 다른 과제지향적인 목표는 아동에게 보완적 의사소통 수단을 사용하기 위한 스위치판을 제공하는 것이다.

변화를 가정하는 것은, 변화를 위한 환경을 구성하는 개념들의 관계를 정의하는 것이다. 이러한 가정들은 치료사가 어떻게, 언제 보조도구를 사용할지를 결정하는 것을 돕는다. 생체역학적인 이론의 틀에서 보조도구의 디자인, 제작, 착용에 관한 세부사항들은 임상적용 부분에서 기술된다.

① 기술을 위한 중재시간이 증가되면, 기술은 더 빨리 발달된다. 치료회기 동안, 치료사는 아동이 활동을 더 잘 수행하도록 아동을 중재한다. 하지만, 치료시간을 증가시키는 것은 아동과 치료사 모두에게 비현실적인 방법이다. 이때 보조도구가 비록 정적인 형태이긴 하지만, 치료사의 손을 대신하여 기능을 증진시키고 특정기술의 연습에 도움을 줄 수 있다.

중재시간의 증가가 기술을 증가시킨다는 가정에서, 치료사는 중재효과가 감소되는 시점이 있다는 것을 반드시 알아야 한다. 보조도구를 얼마나 자주 사용할 것인가, 어느 시점이 스트레스를 유발할 수 있는가를 판단해야 한다. 적절한 조절을 하지 않으면, 좋은 도구도 부작용을 초래할 수 있다.

② 치료사는 정상과 비정상적인 움직임에 있어 중력과 감각자극의 영향을 인식하고 자세발달 과정에 대한 지식을 결합시켜, 아동의 기능을 증진시키는 데 적절한 자세를 결정할 수 있다.

치료사는 아동의 자세발달에서 어떤 기능장애가 목표달성에 어떤 영향을 미치는가를 결정할 필요가 있다. 또한, 어떤 자세 옵션이 아동에게 가장 효과적인지를 고려하는 것도 중요하다.

③ 치료사가 아동을 다양한 방법으로 중재할 때, 특정 자세에서 정상 자세반응을 촉진하기 위한 최선의 방법을 결정할 수 있어야 한다.

치료사가 적절한 자세를 결정했을때, 아동이 보상적 움직임없이 독립적인 자세유지가 어려운 경우가 자주 발생한다. 보상적인 움직임은 기능증진을 위한 자세사용이라는 목적을 방해하므로, 아동이 자세를 수정하고 가능한 정상적인 방법으로 활동할 수 있도록 중재해야 한다. 이때, 과도한 지지가 아닌 적절한 양의 지지를 제공해야 한다.

아동의 자세를 교정하는 효율적인 방법은 치료적 핸들링, 이론적 정보의 이해, 시행착오 과정을 복합적으로 고려하여 결정된다. 이론적인 정보의 이해는 치료사가 어떤 방법으로 아동을 움직이게 해야 할지 통찰력을 가지는 데 도움을 준다. 그러나 치료사는 그 통찰력을 과도하게 의존해서는 안된다. 객관적인 관찰은 어떤 행동이 일어나거나 일어나지 않도록 관찰하고 중재하기 위해 필수적이다. 이때 시행착오가 필요하다. 치료사는 이론적인 원리들을 기초로 아동의 자세를 조정하고 아동의 반응을 평가한다. 기대한 반응이 아니라면, 치료사는 목표를 달성할 때까지 조정과 평가를 계속한다. 적용부분에서 바른 자세를 유지를 위한 원리들이 제시되고 있지만, 모든 원리에는 예외적인 문제점이 발생할 수 있다.

다음은 아동을 중재할 때 효과적인 자세촉진에 도움이 되는 가정들이다.

④ 치료사가 몸통을 먼저 조절한다면, 신체의 말단 부분들은 몸통을 도와주는 일이나 연합 반응의 영향으로부터 자유로와질 수 있을 것이다.
예를 들어, 아동이 엎드린 자세에서 몸을 들지 못한다면, 체중이 가슴 쪽으로만 이동되었기 때문이다. 가슴 아래를 지지하기 전에, 치료사는 아동의 둔부를 아래로 누름으로써 고관절이 최대한 신전되게 해야 한다. 체중이 등과 둔부로 이동되면, 아동은 전완으로 체중지지를 할 수 있을 것이다.

⑤ 중력의 영향을 이용하면, 불필요한 도구들의 필요를 줄일 수 있다.
예를 들어, 프론스탠더(엎드려 서 있게 하는 도구, prone stander)에 있는 아동은 머리 조절을 잘 하지 못할 것이다. 이 도구는 약간 앞쪽으로 기울어져 있고, 배쪽이 신체 모든 면을 지지한다. 아동이 머리를 똑바로 하는 것을 시도할 때, 머리가 과도하게 신전되고, 팔이 후굴(retraction)되며, 등이 굽게 되는 전체적으로 신전되는 양상이 나타난다. 슈파인스탠더(누운 자세로 서 있게 하는 도구, supine stander)에 있는 아동이 머리를 똑바로 하기 위해 약간 목이 굴곡되게 할 수 있고, 피로할 때 머리를 지지하기 위해 등의 각도를 기울일 수 있다. 또한 프론스탠더에서 목과 등을 부가적으로 조절해야 하지만, 슈파인스탠더는 그럴 필요가 없다. 등받이 경사를 살짝 기울기만 하면, 아동의 등쪽을 지지할 수 있다.

⑥ 감각 환경을 수정하면, 보조도구의 긍정적 효과를 향상시킬 수 있다.
치료사는 아동이 어떻게 요소들(주변의 소음, 빛, 온도, 지지면의 촉감이나 딱딱함)에 반응하는지를 관찰하여, 자세적인 도구들을 보완하는 환경을 변화시켜야 한다. 예를 들어, 차가운 플라스틱 의자에 깜짝 놀라는 반응(startle reaction)을 하고, 신전근의 근긴장이 증가하는 아동은 약간 쿠션있는 의자가 자세를 만들기에 더 좋다. 부드럽고 느린 음악에 긴장도가 낮아지는 아동은 음악의 소리를 크게 하고 속도를 빠르게 하면 더 쉽게 정위(upright position)를 취할 수 있다.

⑦ 효과적인 핸들링으로 효율적인 자세를 만들 수 있다면, 적합한 보조도구도 그 자세를 유도할 수 있다.
치료사는 아동의 머리와 몸통에 제공한 것과 아동의 신체부분에 접촉한 것들을 정확하게 기록함으로써 핸들링과 장비를 이용해 여러 자세로 변화시킬 수 있다. 이 기록은 도구를 제조하고 주문하기 위한 청사진이다. 모든 자세조절 도구에 적용되는 일반적 원칙은 다음과 같다.

- 지지면은 움직이거나 변화되지 않도록, 딱딱하고 안정되어야 한다. 휠체어의 방석이나 슬링 의자(sling seats) 같은 푹신한 지지면은 아동의 체중을 이동시키고, 비대칭적이고 비정상적인 자세들을 악화시킬 수 있다.
- 몸통의 외측지지, 다리의 외전, 견갑골 전굴과 같은 지지는 신체면의 압력을 고르게 분산시켜야 한다. 이때 특정면을 압박하거나, 불편감을 주거나, 능동적 움직임을 방해해서는 안된다. 가능한 끈(strap)보다는 지지대(block)를 조절하는 데 이용한다.
- 자세조절 도구는 아동에게 적합해야 한다. 아동이 장비에 적합한 것이 아니라, 장비를 아동에게 맞추어야 한다. 장비만 관찰해서는 잘 맞지 않는 부분을 관찰하기 어렵다.

⑧ 보호자의 의견을 고려하여, 보다 효율적으로 사용할 수 있는 도구들을 제공해야 할 것이다.

보호자의 태도에 영향을 주는 요소들은 외관, 장비가 공간을 얼마나 차지하는지, 착탈이 용이한지, 사회적 상호작용을 방해하거나 강화하는지, 비용 등을 포함한다. 예를 들어 개조된 변기가 집의 목욕탕에 적합한가? 또는 크롬과 플라스틱으로 된 서있는 도구가 너무 투박해 보이는가? 사용자가 선호하지 않는 장비는, 사용 빈도가 떨어질 수 밖에 없다.

⑨ 작업치료사가 팀에서 의사결정에 참여한다면, 아동의 장비 프로그램이 더 효율적일 것이다.

가족, 물리치료사, 언어치료사, 학교신생님, 의사, 장비 판매업자로 구성된 팀은 아동에 대해 더 많은 정보를 제공하고 문제 해결을 돕는다. 팀의 구성원은 전문적 지식과 관심영역이 다르기 때문에, 서로 차별된 정보를 제공한다. 목표설정과 문제 해결을 할 때는, 가족을 포함한 구성원 전체가 참여해야 한다.

# 10.5 임상에서의 적용

중재의 적용은 두 가지 부분으로 나눈다. 첫 부분은 중심의 안정성이 인공적으로 제공되는 일반적인 자세를 논의한다. 두번째 부분은 자세적인 요소들을 다루거나 기능적인 기술과 관련된 장비들을 다룬다.

## 10.5.1 중심의 안정성

중심의 안정성과 관련된 치료 방법은 가동범위, 머리와 몸통 조절의 기능과 기능이상을 다룬다. 이 치료 방법들에서, 치료사는 적합한 자세와 장비들을 결정한다. 어떤 자세는 어디에서 지지되고, 장비와 아동의 신체가 공간에서 어떻게 향해 있는지에 따라서 다양한 목표에 적용될 것이다. 장비가 바닥에 수평이거나 수직인가? 아니면 기울어져 있나? 이것이 아동에게 어떤 영향을 줄까? 다음 부분은 일반적인 목표들이 다양한 자세들에 접근하고 아동에게 장비가 적합한지 윤곽을 제공한다. 각 부분은 자세에 관한 치료적인 장점과 함께, 각 자세에서 기대되는 기술 발달에 대해 간단히 기술하였다.

### 1) 누운 자세

- 굴곡근의 활동이 발달됨
- 머리가 가운데로 조절되고 턱이 당겨짐
- 중력에 대해 어깨 전굴(protraction)과 굴곡됨
- 손을 중심으로 가져올 수 있음
- 몸통조절의 요구도는 감소하여 머리, 입, 안구운동, 어깨조절의 기회가 증가됨

영아기에 정상적인 기능은 아니지만, 휴식하면서 누운 자세에서의 몇 가지 움직임을 훈련하는 것은 신체적인 결함을 가진 아동에게 도움이 된다.중력이 낮은 근긴장을 가진 아동에게 어떤 영향을 주고, 반사가 누운 자세에서 높은 근긴장을 증가시키는지를 인식함으로써 치료사가 수동적인 굴곡을 이용해 이러한 영향을 완화시킬 것이다. 베개는 목의 굴곡을 강화시키고 머리 바깥쪽을 지지하며 어깨를 수동적으로 전굴시키기 위해서, 아동의 머리와 어깨 아래에 놓을 수 있을 것이다. 허벅지 아래의 롤은 고관절이 굴곡되면서, 발바닥은 바닥과 접촉되지 않게 한다.

### 2) 엎드린 자세

- 수평면에서 머리를 똑바로 놓을 수 있음
- 전완 지지를 위한 배쪽 신전근과 등쪽 굴곡근의 상호작용
- 체중지지와 체중 이동을 위한 움직임과 안정성을 위한 어깨의 안정성
- 수평면상에서 손을 짚을 때 어깨굴곡의 범위가 증가됨
- 몸통외측의 비대칭성이 있을 경우 중력의 영향이 감소됨
- 어깨로 체중지지시 손이 시야 내에 위치함

웻지(wedge)는 독립적으로 체중지지를 하지 못하는 아이들을 위한 엎드린 자세를 강화하기 위한 기본적인 지지를 제공한다. 웻지는 아동이 몸을 돌리기 시작한다면 한쪽으로 기울어지지 않도록 충분히 넓어야만 한다. 웻지의 길이는 가슴과 고관절을 지지해

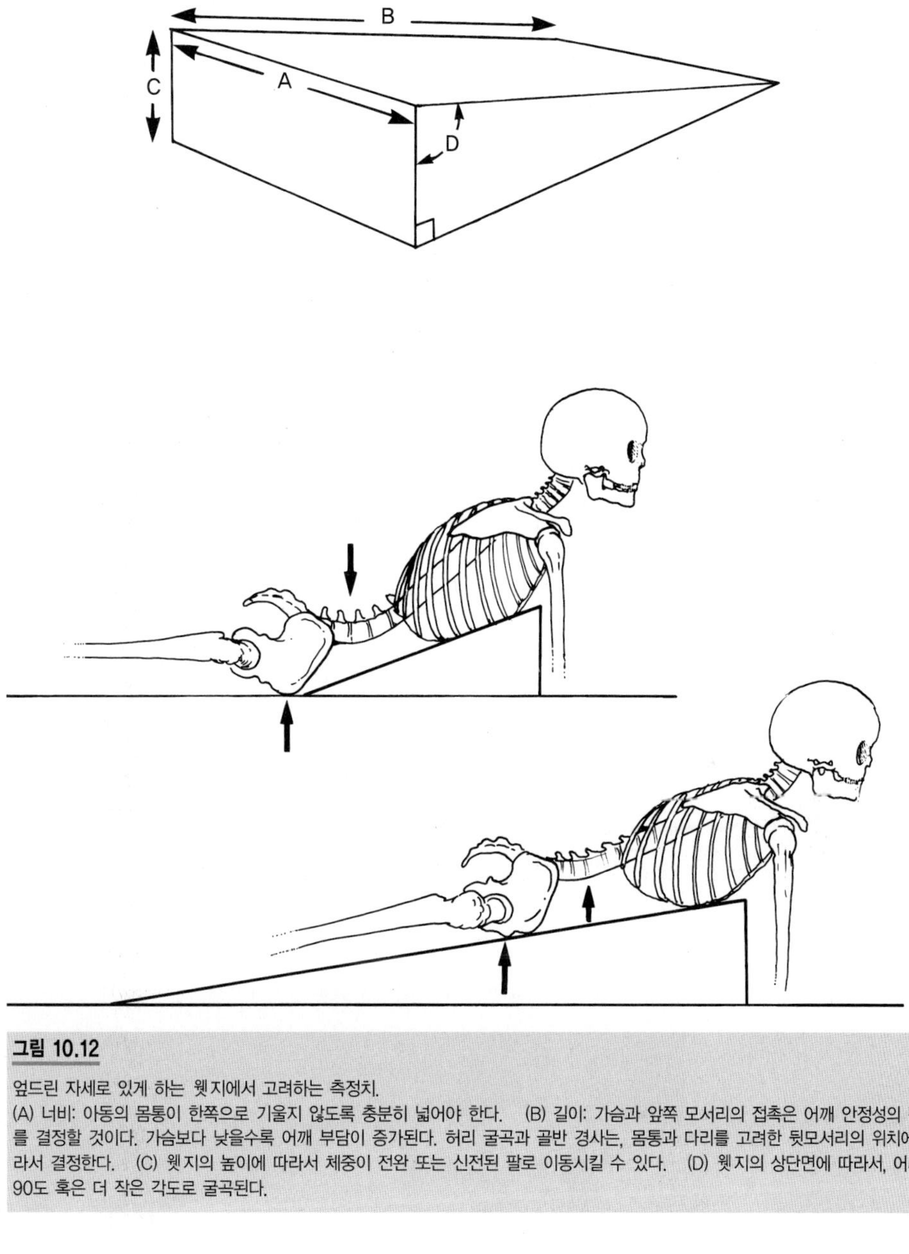


**그림 10.12**

엎드린 자세로 있게 하는 웻지에서 고려하는 측정치.
(A) 너비: 아동의 몸통이 한쪽으로 기울지 않도록 충분히 넓어야 한다. (B) 길이: 가슴과 앞쪽 모서리의 접촉은 어깨 안정성의 정도를 결정할 것이다. 가슴보다 낮을수록 어깨 부담이 증가된다. 허리 굴곡과 골반 경사는, 몸통과 다리를 고려한 뒷모서리의 위치에 따라서 결정한다. (C) 웻지의 높이에 따라서 체중이 전완 또는 신전된 팔로 이동시킬 수 있다. (D) 웻지의 상단면에 따라서, 어깨가 90도 혹은 더 작은 각도로 굴곡된다.

야 하는 점을 고려해서 결정해야 한다. 가슴에 웻지의 접촉이 더 적을수록, 어깨 주변에 체중지지가 증가된다. 앞쪽 모서리가 너무 뒤로 있다면 아동의 몸통이 구부러지거나 둥근 모양이 될 것이다. 웻지의 앞쪽 모서리가 아동의 가슴에 위치하도록 했을 때는 호흡에도 영향을 미친다(그림 10.12).

아동이 정위(upright)에서 척추후만증이 있을 때, 요추가 웻지의 뒤쪽 모서리에 오게 하여 수동적으로 신전되게 한다. 반대로, 누운 자세에서 앞쪽으로 기울어진 골반과 척추전만증을 가진 아동은 요추 굴곡이 강화되지 않도록 고관절이 신전되게 웻지를 놓는다. 장골능선(iliac crest)을 시작으로 반대쪽 고관절 아래로 교차되며, 엉덩이를 가로질러 'X' 자 형태로 스트랩(strap)을 묶음으로써 골반이 편평하게 될 수 있다. 스트랩에 의해 지지된 골반은 고관절에 무게중심이 오도록 한다. 스트랩은 아동이 웻지의 앞쪽 모서리를 넘어, 앞으로 미끄러지는 것을 방지할 수 있다. 하나의 스트랩을 사용할 때는 요추부근에서 스트랩이 미끄러짐으로써 요추가 과신장되고, 골반경사가 증가되는지 주시해야 한다(그림 10.13).

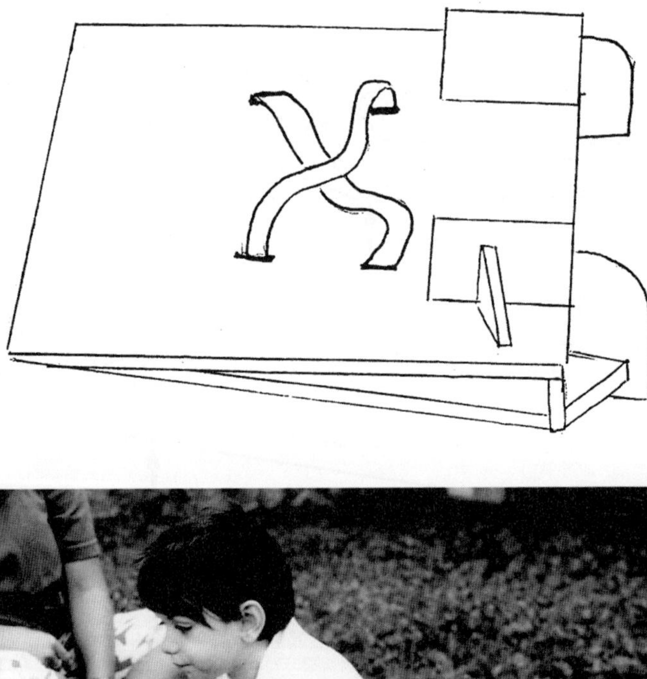

A

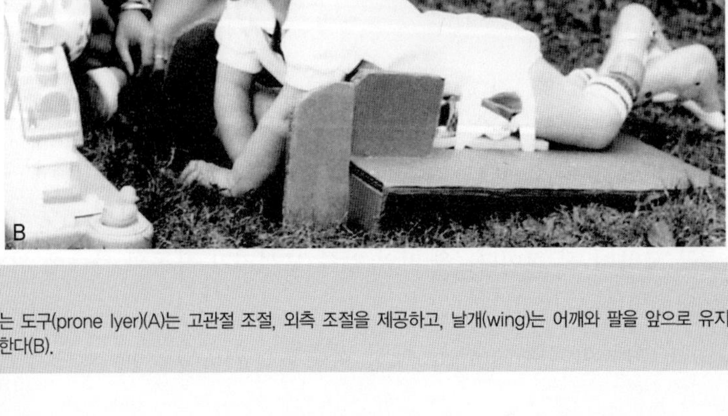

B

**그림 10.13**

엎드려 있게 하는 도구(prone lyer)(A)는 고관절 조절, 외측 조절을 제공하고, 날개(wing)는 어깨와 팔을 앞으로 유지하고, 어깨 외전과 신전을 방지한다(B).

바닥에서 웻지의 앞쪽 모서리까지의 거리는 견갑대의 위치에 따라 결정된다. 웻지를 매우 낮게 하면 피로를 유발하며, 상지에 체중지지량을 증가시키지만, 체중 이동을 위한 상체의 움직임이 가능하도록 한다.

가슴은 완전히 지지하면서 전완은 바닥에 닿을 높이의 웻지는, 상지에 고유수용성 감각의 되먹임과 팔뻗기에 필요한 최소한의 안정성을 제공한다. 매우 높은 웻지는 상지의 체중지지를 배제하기 위해 사용되어질 것이다. 이 자세에서, 아동의 팔은 중력과 같은 방향인 아래로 향해 있을 것이다. 팔에 대한 중력의 영향이 최소화됨에 따라, 어깨를 조금만 움직여도 팔에 많은 움직임을 만들 수 있다. 웻지의 높이는 아동이 팔을 어떻게 사용하는지를 결정한다. 예를 들어, 양쪽 전완으로 체중지지할 때 손가락만 쓰는 놀이는 가능하지만, 고리끼우기를 할 때는 반드시 체중이동이 필요하다.

고관절을 스트랩으로 연결하면 몸통의 바깥쪽 지지가 엎드린 자세에서 척추뼈가 바르게 정렬되게 도움을 준다. 몇몇 아이들은 엎드린 자세에서 머리를 들어올리는 것이 고관절 내전과 발목의 족저굴곡(plantar flexion)을 포함한 하지의 연합 신전 패턴들이 동반된다. 무릎 사이를 외전시켜 다리 내측의 압력을 분산시킴으로써, 이 패턴을 변화시킬 수 있다. 너무 많은 외전은 골반이 앞쪽으로 기울이게 한다. 발목 아래의 작은 롤은 발목이 수동적인 족저굴곡이 되지 않도록 발등을 지지한다.

수평자세에서 머리를 똑바로 유지하는 것은 스트레스를 줄 수 있으므로, 치료사는 이 자세에 있는 아동을 주의 깊게 관찰해야 한다.

### 3) 옆으로 누운 자세

- 옆에서 머리가 바르게 놓아짐(정위에서 목의 안정성에 필요한 요소)
- 신체 양쪽의 분별에 도움이 됨(체중지지 하는 쪽과 움직이는 쪽)
- 손이 시야 내에서 쉽게 위치함
- 긴장성 미로반사가 억제되어 근긴장도가 감소함
- 어깨를 굴곡/신전함에 있어 중력의 영향이 감소함

옆으로 눕기를 독립적으로 못하는 아동은 몸통회전을 막기 위해 앞쪽이나 뒤쪽의 지지가 필요하다(그림 10.14). 뒤쪽을 지지하는 것은 마루에 수직이 되게 벽이나 보드를 사용한다. 앞쪽의 지지는 몸통은 접촉되지만 어깨와 고관절의 움직임이 가능한 블록(block)을 사용한다. 이때 압력을 고루 분산시키기 위해 스트랩(strap)보다는 블록을 쓰는 것이 좋다.

아동의 머리는 베개나 패드를 댄 블록으로 지지한다. 이것은 머리, 목, 척추가 비대칭적이게 되는 것을 막고 옆으로 머리를 똑바로 하게 한다. 또한 아래쪽에 있는 어깨의 압력을 완화시킨다. 아동이 목을 굴곡할 때 머리가 떨어지지 않도록 깊은 베개를 만드는

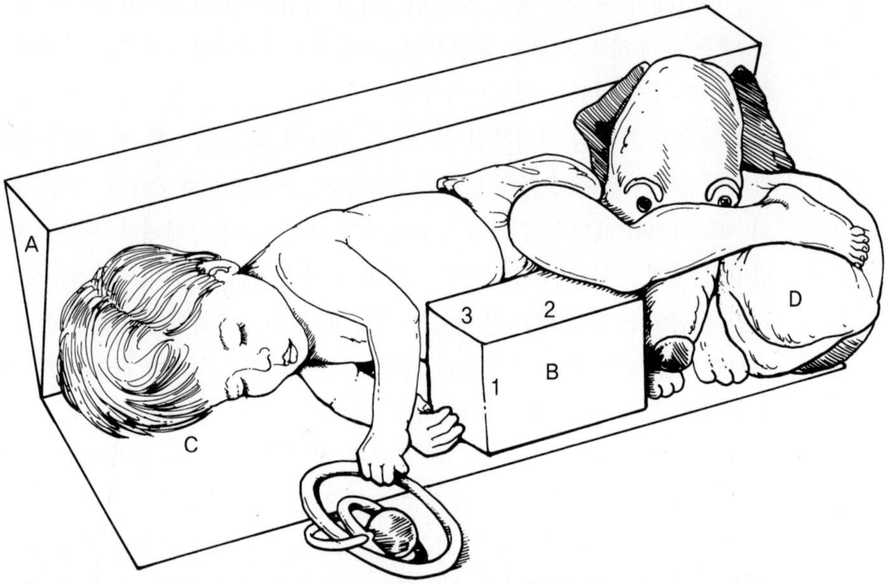


**그림 10.14**

옆으로 눕기가 가능하도록 하는 요소들

(A) 등쪽의 웻지는 아동을 앞으로 기울이게하고 수동적으로 어깨 전굴을 돕는다.

(B) 가슴 지지대(chest block)/다리 지지대(leg support). (1) 높이는 위쪽의 고관절 위치(내전/외전; 내회전/외회전)를 결정한다. (2) 길이는 가슴의 지지와 아래쪽 하지가 신전되는 동안 위쪽 하지의 고관절, 다리, 발이 지지되는가를 결정한다. (3) 깊이는 단지 지지대(block)가 어깨 굴곡과 팔꿈치 신전이 되게 아래쪽의 팔의 위치를 유지하기 위해 사용되는 것이 문제이다.

(C) 표면은 머리 아래에 패드를 대지만 머리는 신체에 비례하여 크기 때문에 베개는 사용하지 않는다. 베개는 바깥쪽으로 목을 굴곡시킬 것이다.

(D) 동물 모양의 인형은 위쪽 다리가 굴곡된 상태로 지지하고 있게 하고 아래쪽 다리는 신전되게 하는 다리 받침대(leg block) 역할을 한다. 더 긴 가슴 지지대(chest block)/다리 지지대(leg support)가 사용될 수 있다.

것도 중요하다. 만약 아동이 목을 신전하는 경향이 있다면, 목의 자세가 중립으로 유지되도록 머리 뒤쪽을 지지하는 작은 패드를 부착시킬 수 있다.

만약 아동이 어깨를 후굴하는 경향이 있다면, 치료사는 앞쪽으로 전굴되게 중력을 사용할 수 있다. 이것은 등지지대를 약간 앞쪽으로 하면 된다. 그러나, 아동의 상완이 바닥을 향해 떨어지면, 어깨가 내전되고 내회전된다. 이것은 손의 기능적 사용을 방해한다.

일반적으로 아래쪽에 있는 다리는 신전되고, 위쪽에 있는 다리는 굴곡된다. 필요시에는 체중을 지지하는 다리 전체에 압력이 분산되도록 무릎에 블록을 대서, 다리를 신전시킨다. 일반적으로 낮은 근긴장을 가진 아동은 다리 윗부분이 쉽게 굴곡되고, 내전, 내회전되기 때문에 무릎을 차단(blocking)할 필요가 없다. 이것은 낮은 근긴장을 가진 아동이 고관절을 외전, 외회전을 하려는 경향이 있기 때문에 중요하다. 옆으로 누운 자세에서 신전근에 높은 근긴장을 보이는 아동은 고관절을 내전/외전, 내회전/외회전의 중립에 위치시킨다. 이때 고관절을 적절하게 위치시키고 발의 지지를 방해하는 경골뒤틀림(tibial torsion)과 발목의 내전과 족저굴곡을 막기 위해서는, 무릎, 하퇴, 발목, 발을 긴 블록으로 지지해야 한다.

대부분 경우, 아동이 양쪽을 골고루 눕게 하는 것이 중요하다. 아동이 어느 쪽으로 누워도 머리와 다리를 지지할 수 있도록, 착탈 가능한 부품을 제공할 수도 있다. 예외는 기능적인 척추측만증을 가진 아동이다. 일반적으로 척추측만증의 'C' 굴곡은 아래쪽에 있을 때 줄여지고, 'C' 굴곡이 위에 있을 때는 악화된다. 아동을 어느 쪽으로 눕게 할지를 결정하기 위한 다른 고려할 사항은 손의 사용이다. 위쪽에 있는 팔이 더 자유롭고 사용하기에 더 용이하다.

### 4) 앉은 자세

- 목과 몸통의 앞쪽/뒤쪽과 바깥쪽의 안정성
- 고관절의 체중지지; 고관절이 약간 앞쪽으로 기울어짐
- 팔은 자유로움; 어깨가 몸통에서 자유로움
- 어깨는 팔의 움직임을 위한 안정한 기초를 제공함

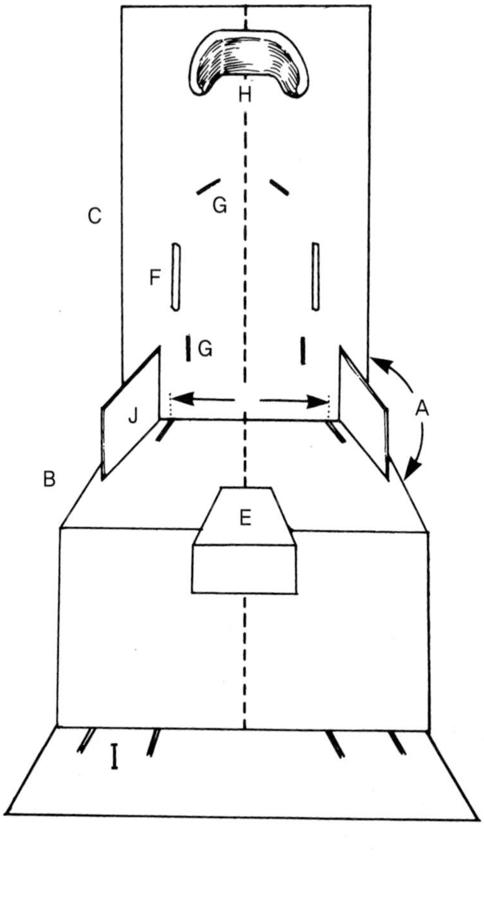


**그림 10.15**

개조된 의자의 가능한 요소들
(A) 고관절 각도는 일반적으로 90도이고, 슬건(hamstring)이 팽팽하다면 90도 이상으로 하며, 신장근의 근긴장을 줄이려면 90도보다 작게 한다.
(B) 앉는 의자의 깊이는 무릎 뒤쪽의 종아리를 압박하지 않도록 하고 대퇴부 전부를 지지해야 한다.
(C) 의자 높이는 몸통/머리의 지지를 위한 필요에 의해 결정된다.
(D) 고관절 스트랩은 일반적으로 의자 기저부분에서 골반 뒤쪽의 기저 부분에 오게 한다. 홈이나 부착물은 골반의 바깥쪽으로 체중이 이동되는 것을 막기 위해 신체를 따라 직접적으로 위치하게 한다.
(E) 외전대는 다리가 중심으로 유지한다; 외전의 양은 앉는 도구에서 골반이 안정되도록 결정한다. 외전대는 의자의 앞쪽 모서리를 넘어 무릎 앞쪽으로 압력이 분산되도록 대퇴부 중간에서 시작한다.
(F) 외측 몸통 지지대는 몸통 조절을 도와주는 데 필요한 높이만큼 위치하도록 한다. 외측 몸통 지지대는 높이와 두께로 인하여 상완의 움직임이 방해받지 않도록 해야 한다.
(G) 멜빵(harness)을 위한 홈이나 부착물은 아동의 목을 파고들지 않게 어깨에 접촉되는 곳에 오고, 더 낮게 위치한 것은 호흡하는 동안 가슴이 확장되도록 갈비뼈 아래에 위치하게 한다.
(H) 머리 지지대의 위치와 각도는 고관절과 몸통의 기울기를 조절한 후에 결정한다.
(I) 발스트랩은 무릎 신전이 발을 지지대에 놓도록 하는 것을 방해할 때 필요할 것이다.
(J) 고관절 지지대(hip guide)는 골반이 중심에 있게 하고 골반이 대칭적으로 체중지지를 하게 하는 데 필요할 것이다.

독립적으로 앉는 것이 불안정한 아동이 몸통 상부, 팔, 머리를 능동적으로 사용하기 위해서는 골반과 하지의 안정성이 기본적으로 필요하다(Blair, Ballantyne, Horseman & Chauvel, 1995;Myhr, Von-Wendt, Norrlin & Randell, 1995; Colbelt, Doyle & Webb, 1986)(그림 10.15). 보상적인 움직임은 부적합한 몸통의 지지면에 의해서 자주 발생한다. 치료사는 먼저 골반, 고관절, 다리를 바르게 하거나 지지해야 한다. 이것은 보상적인 움직임과 연합반응을 줄이고, 상체의 움직임을 향상시키기 위해서 치료사가 어떤 중재를 해야 할지를 결정하는 데 도움을 준다. 적은 양의 인공적인 지지를 제공하는 것도 능동적인 움직임의 발달을 위한 유연성을 제공하기 때문에 중요하다(Brogren, Hadders-Algra & Forsoberg, 1996; Myhr et al, 1995).

아동의 기능을 강화하기 위해 긴장도를 변화시키기 위한 다른 방법은 패드로 된 지지대를 사용하는 것이다. 딱딱한 지지면에 앉는 것은 각성 수준을 증가시키는 경향이 있다. 중간 밀도의 패드는 신체굴곡을 지지하여 밀착감을 주고, 자세적인 스트레스와 높은 근긴장도를 줄이는 효과가 있다.

아동의 골반은 딱딱한 면에 지지되도록 해야 하고, 필요시에는 대퇴부를 지지하기 위해서 무릎 뒤까지 패드를 댄다. 앉는 장비를 디자인하고 주문할 때는 주의 깊은 측정이 필요하다. 너무 깊은 의자는 모서리가 무릎 뒤쪽을 파고들게 하여, 체중을 뒤로 이동시키고, 골반을 후경사시킨다. 너무 얕은 의자는 아동의 대퇴부를 지지하지 못하고 체중을 대퇴부 아래로 이동시키고, 골반을 전경사시킨다(그림 10.16).

등지지는 자세지지에 대한 필요 이상으로 높지 않아야 한다. 어떤 아이들은 장골능선(iliac crest) 높이로 등을 지지하거나, 전혀 지지를 하지 않는 것이 더 좋다. 머리를 지지하면서 등의 전부를 지지하는 것이 필요할 때는, 머리 형태를 기준으로 한다. 어린 아이들과 뇌수종 있는 아이들은 후두(occipital region)까지 지지하도록 한다. 등을 지지하

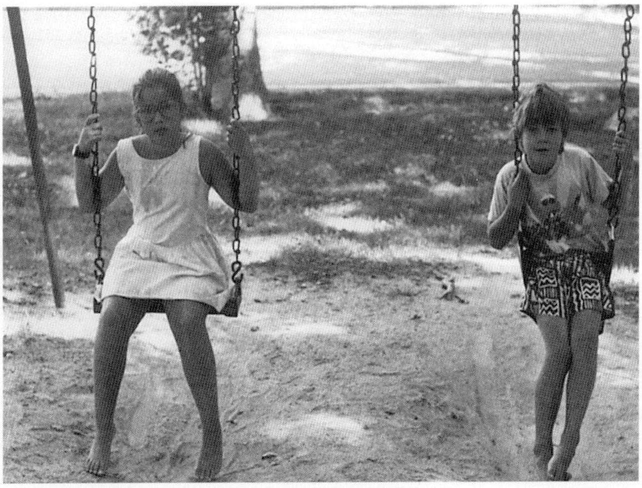

**그림 10.16**

딱딱한 의자(왼쪽)는 고관절이 비교적 중립의 위치에 놓이도록 한다. 슬링 의자(오른쪽)는 고관절이 내전과 내회전이 되게 한다.

는 것이 높으면 목의 보상적인 굴곡이 발생하여, 머리를 앞쪽으로 밀 수 있다. 이때, 머리 배열을 교정하기 위해서는, 머리지지대에 패임을 만들어야 한다.

아동의 골반 위치는 등받이와 의자의 각도(고관절 굴곡의 각도)와 공간에서 의자의 각도(뒤로 기울어진 양)에 의해 조절된다. 이 두 가지 요소들은 동시에 조사해야 한다. 고관절 각도는 일반적으로 90도가 가장 효율적이다. 고관절 굴곡을 증가시키거나 등받이와 의자의 각도를 감소시키는 것은 신전근의 높은 근긴장도를 감소시킬 것이다. 이때 근긴장도가 감소하더라도, 최소한의 자세적인 근긴장도는 몸통에 남아있을 것이다. 다른 입장에서, 아동이 매우 팽팽한 슬굴곡근(넙다리근, hamstring)을 가지고 있을 때 고관절을 5도에서 10도로 신전시키는 것이 슬굴곡근에 의해 야기되는 골반의 후경사(posterior tilt)를 줄일 수 있다. 등을 좌석과 바닥에 수직으로 만드는 것은, 등받이로부터 미끄러지는 낮은 근긴장을 가진 아동들에게 효율적일 수 있다. 바닥에 닿은 발에서 오는 고유수용성감각 정보도 자세인식을 촉진시킬 수 있다(그림 10.17).

골반의 안정성을 위해서 좌석 벨트도 사용될 수 있다. 좌석과 등받이가 만나는 곳에

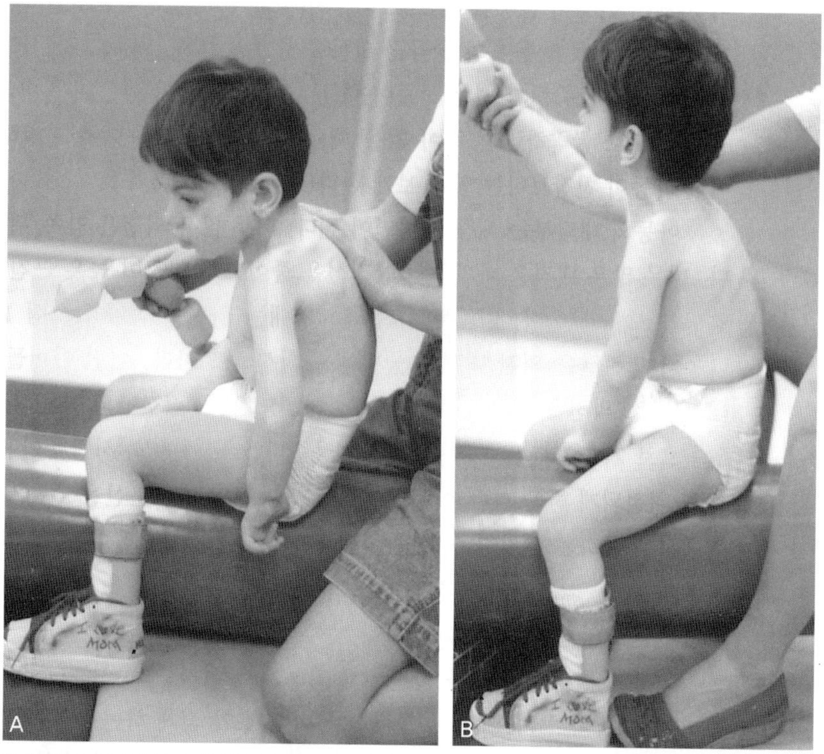

**그림 10.17**

(A) 팽팽한 슬건(hamstring)은 골반이 뒤쪽으로 기울이게 잡아당긴다.
(B) 약간 높은 롤 위에서 고관절 굴곡각을 감소시킴으로써, 앉은 자세를 교정하고 골반이 중립자세로 되게 한다.

수 있는 다양한 접근법들을 시도해야 한다. 아동의 어깨를 조정하며 머리의 움직임을 자유롭게 할 수 있는 경우도 있지만, 목에 외부적인 지지가 더 필요할 경우도 있다. 예를 들어, 어깨 후굴과 외회전을 교정하여 상체를 바로 세워주면, 목을 신전하는 보상적인 움직임이 개선된다. 그러나, 외부적인 목지지가 추가로 필요한 아동도 있을 수 있다.

부적절한 머리조절이나 근긴장도 이상에 의한 머리조절장애를 중재하기 위한 첫번째 접근법은 신체 전체의 자세를 똑바로 하는 것이다. 외부적으로 충분히 신체를 지지하고 물리적인 스트레스를 줄이면 아동은 스스로 머리 조절하는 것을 연습할 수 있다. 아이의 신체정렬과 근긴장도의 조절은 목의 연합반응과 보상적인 움직임을 줄일 수 있다. 많은 병리적인 반사는 머리움직임으로 발생한다. 예를 들어, 과신전된 목을 약간 굴곡하면 신체 전반적으로 신전근의 긴장도를 줄일 것이고 머리를 중앙에 유지함으로써 비대칭성 긴장성 경반사의 영향에 의해 야기되는 신체의 비대칭성을 개선할 수 있다.

머리의 자세는 시각과 청각 자극의 요소들과도 관련된다. 대부분의 아이들은 의자에 앉아서 서 있는 어른을 보고 이야기할 때 목이 과신전된다. 머리의 자세를 교정할 때는, 환경 내에서 머리의 자세를 반드시 고려해야 한다.

가장 간단한 머리지지 방법은 등받이를 높게 하는 것이다. 머리의 휴식은 가능하지만 외측이나 전방조절은 할 수 없다. 약간 뒤로 기울어진 장비는, 중력을 이용하여 목이 전방으로 힘없이 굴곡되는 것을 막고, 약간의 저항을 이기고 굴곡할 수 있도록 촉진한다. 등받이 기울임이 목조절에 도움이 되는 경우도 있지만, 어떤 아이들은 기울여진 등받이에서 목을 굴곡하면, 전신굴곡패턴이 나타나기도 한다. 머리 지지를 위한 높은 등받이는 세 가지 단점이 있다. (1) 딱딱하고 편평한 등받이는 경추의 굴곡을 충분히 지지할 수 없다. (2) 목과 등이 접촉하는 부분은 목 신전을 유발하는 촉각 자극이 될 수 있다. (3) 아동의 후두 부분이 크다면, 머리가 굴곡되거나 보상적인 신전으로 인하여 몸통과의 정렬이 불량해질 것이다.

다른 간단한 조절은 높은 등받이와 머리 외측지지대로 구성된다. 주의사항은 이 지지대들이 시야를 방해하지 않고 귀를 덮지 않는 것이다. 또한 지지대가 뺨에 접촉되면 루팅반사를 초래할 수도 있다.

목 고리(rings)와 목 칼라(collars)는 머리와 얼굴의 감각을 방해하지 않고 목을 조절한다. 목 고리는 의자 등받이에 부착되고 두개골의 아랫부분을 떠받친다. 이것은 목을 신장시키고 두개골의 기저 부분에 지속적인 접촉을 위해서, 목이 약간 당겨지는 높이에 위치해야 한다. 목 고리는 치료사의 엄지와 집게 손가락 중간에 후두가 오고, 엄지와 집게 손가락 끝에 측두엽의 기저부분이 닿는 모양을 하고 있다.

목 칼라도 독립적인 앉기에 사용되는데, 어깨와 머리가 편안하면서 목을 지지하고 신장시킬 수 있도록 중간밀도의 재질로 만든다. 목 칼라 앞부분은 목이 약간 굴곡되게 하거나 턱의 움직임이 가능하도록 고안한다.

어떤 목지지대는 머리와 목 모양에 맞게 제작된다. 이것은 아동이 맞춤형 목지지대를 요구하거나, 일반적인 목고리가 정위에서 목이 앞으로 떨어지는 것을 방지할 수 없을 때 사용한다. 시트가 약간 뒤로 기울어져 있으면 머리와 지지대의 접촉을 도와준다. 그러나 아동이 몸통 조절을 위해 뒤로 5도에서 10도 사이에 기울어져 있다면, 머리지지대를 앞으로 기울이고 목이 굴곡되면서, 머리를 똑바로 하는 것이 필요하다. 치료사는 공간에서 머리, 목통, 각도 사이의 적절한 관계를 찾아야 한다.

아동이 머리조절을 전혀 못할 경우에, 3가지 옵션이 있으나, 각각은 제한점이 있다.

① 큰 목 칼라는 머리를 고정시키고, 턱의 움직임이나 삼키는 것을 방해할 수 있다.
② 머리 지지면이 있는 앉는 장비가 심하게 기울어져 있으면(40도 이상) 아동의 시야와 삼킴을 제한한다.
③ 약간 기울어진 자세에서 머리의 안정성은 이마 부분을 스트랩으로 고정하거나 좌석 등받이에 부착된 턱 스트랩과 함께 헬멧 같은 도구를 착용하여 해결할 수 있다. 헬멧은 아동의 머리가 고정되어 있을 때 신체가 미끄러지면 경추를 손상시킬 수 있고, 턱 스트랩의 압력은 삼킴을 제한할 수 있다.

일반적으로 장애가 심한 아동은 환경과의 상호작용, 소운동협응, 입운동 기술들을 고려하여, 능동적인 목조절을 최소화해야 한다. 스탠더(standers), 스쿠터 보드(scooter board), 프론 웻지(prone wedge) 같은 도구들은 능동적인 목조절을 발달시킬 수 있다.

### 5) 지지하여 서있는 자세

- 척추를 바르게 하고, 팔을 자유롭게 한다.
- 골반은 중립이나 약간 뒤쪽으로 기울이게 한다.
- 고관절은 신전 및 중립 회전되어 있다.
- 무릎이 안정되어 있지만 과신전으로 잠겨있지(lock)는 않다.
- 발목은 90도로 굴곡되어 있고, 내전/외전되지 않고 중립이다.
- 똑바르게 체중을 지지하고 있어 순환과 뼈의 성장이 향상된다.
- 똑바른 자세와 신전근의 활동으로 각성수준이 증가된다.
- 고관절과 무릎이 신전상태에서 체중지지를 하면, 목과 몸통에서 굴곡근의 긴장도가 감소한다.

지지하여 서 있는 자세는 걸을 수 있는 잠재력이 있는 아이들에게만 적용하는 것이 아니다(그림 10.23). 이 자세는 순환, 성장, 각성수준을 강화함으로써 걷지 못하는 아이들의 기능도 증진시킨다. 심각한 장애로 장기간 동안 앉아있던 아동에게 목과 팔을 조절할 수 있는 기회를 제공한다(Manley& Guttowski, 1985; Motloch& Brearley,1983;

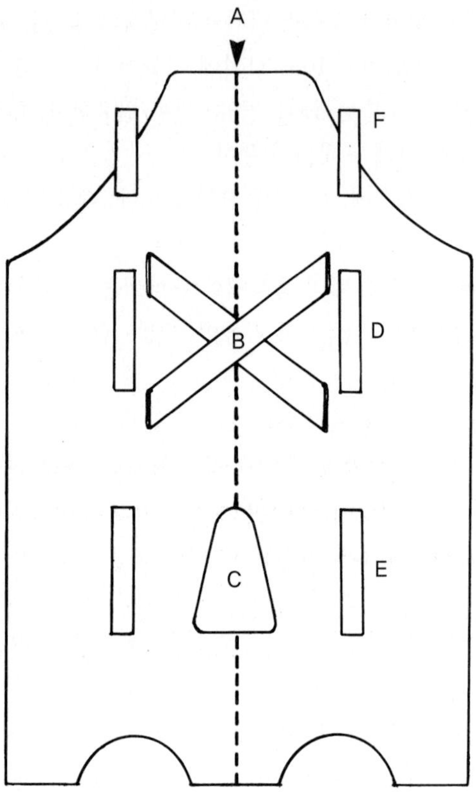


**그림 10.23**

프론 스탠더의 요소들

(A) 높이는 허리와 흉쇄골 사이의 범위에서 수직적 지지에 대한 필요성에 의해 결정된다. 지지대가 높을 때, 옆쪽은 어깨의 움직임이 가능하도록 해야 한다.
(B) 고관절 스트랩은 고관절을 따라 홈에 닿게 한다. 그것은 천골 위에 압력이 오도록 한 쪽의 뒤쪽 융기(crest)에서 다른 쪽의 고관절을 가로지른다.
(C) 외전하게 하는 웻지는 다리를 대칭적이게 놓도록 하고 고관절 외전량을 결정한다. 그것은 무릎의 위나 아래까지 오게 하고 회음부와 접촉되지 않도록 해야 한다.
(D) 고관절 지지대(hip guide)는 부가적인 바깥쪽의 안정성을 위해, 특별히 기능적인 척추측만증이 있을 때, 첨가될 수 있다.
(E) 외측의 다리 지지대는 낮은 근긴장을 가진 아동이 설 때 주저앉게 하는 고관절외회전/무릎굴곡 패턴을 막는다.
(F) 외측의 몸통 지지대가 필요할 경우, 가능한 낮게 위치되어야 한다.

Noronha, Bundy& Groll, 1989).

첫째로 치료사는 아동의 신체에서 어느 면이 서 있는 자세에서 지지되는지를 결정해야만 한다. 바닥에 80도에서 85도의 각도로 엎드려 서 있게 하는 장비를 사용함으로써 배쪽을 지지해 주게 되는데, 이것은 정상에 가깝게 서있는 자세를 유지하게 하고 신전근의 활동을 좀 더 요구하게 한다. 만약 90도로 서있게 하면, 프론스탠더는 공간에서 아동의 신체를 뒤로 기울이려고 하고, 아동은 이를 보상하기 위해 상체를 굴곡한다. 슈파인스탠더는 매우 높거나 낮은 근긴장을 가진 아이들을 위해 등쪽을 지지해 준다. 예를 들어, 슈파인 스탠더에서 약간 기울어져 있다면, 머리조절을 약간만 할 수 있는 매우 낮은 근긴장의 아동에게 완전히 지지할 수 있다. 신전근의 긴장도가 매우 높은 아동과 프론스탠더에서 머리, 어깨, 상체를 조절할 수 없는 아동은, 뒤로 기울인 슈파인 스탠더에서 약간의 능동적 굴곡으로 정위를 유지할 수 있다.

여러 번의 시도와 관찰을 통해, 치료사는 스탠딩 보드의 적절한 각도를 결정할 수 있다. 자세적인 요구와 반응은 서 있는 장비를 좀 더 뒤로 혹은 앞으로 기울이게 하여 변화시킬 수 있다. 프론스탠더에서는 머리 정위에 대한 요구도가 바로 선 자세보다 낮다. 엎드린 자세에세 목을 똑바로 유지할 수 없는 아동도 75도 각도의 프론스탠더에서는 가능할 수 있다. 이때, 엎드린 자세에서 머리조절을 발달시키기 위해서, 프론스탠더의 각도를 점진적으로 낮추는 방법도 있다.

스탠더의 높이는 몸통지지의 정도와 자세조절에 대한 요구도를 결정한다. 치료사의 목표는 피로나 신체적인 스트레스로 인한 연합반응이 없는 범위 내에서, 아동의 자세조절을 유도하는 것이다.

앉은 자세와 마찬가지로, 고관절과 다리를 먼저 조절하고, 교차 스트랩으로 골반을 고정한다. 골반의 외측으로 이동하여 몸통이 보상적으로 굴곡되면, 외측 몸통 지지와 유사하게 외측 골반 지지대를 양쪽에 설치한다. 고관절은 중립을 유지하고, 무릎은 고관절과 평행하게 위치해야 한다. 약간의 고관절 외전이 요구되는 경우도 있다. 외전각도에 따라서, 직사각형이나 마름모 형태의 블록(block)을 무릎 사이에 설치한다. 외전용 블록은 압력분산을 위해서 무릎 아래위로 연장해야 한다. 우선적인 목적은 다리를 정렬하고 대칭시키는 것이다. 만약 아동이 고관절을 외전, 외회전한다면 무릎 굴곡은, 무릎이 바깥쪽으로 향하고 있기 때문에 스탠더가 효과가 없게 된다. 무릎 높이에서의 외측지지는 고관절을 내전/외전의 중립상태로 유도하고, 무릎의 굴곡을 방지한다. 프론 스탠더에서 무릎 앞쪽에 패드를 대는 것은 압력을 완화시키고 무릎이 굴곡되는 것을 막는다. 너무 많이 패드를 대면 무릎이 과신전된다. 무릎이 패드를 대는 것과 상관없이 과신전되면, 발목을 무릎 약간 뒤쪽으로 배열하면 무릎이 굴곡되게 할 수 있다. 만약 아동이 발보조기를 착용한다면, 위쪽의 스트랩들은 느슨해야 한다. 왜냐하면 이 자세는 약간의 족저굴곡(dorsiflexion)을 요구하기 때문이다. 구멍은 발가락에 맞추어 서있는 장비의 판의 말단에서 자른다. 이 절단은 고관절과 다리에 배열에 맞도록 고려해야 한다. 아동 발의 바깥쪽이나 안쪽에 놓는 지지대들은(blocks) 필요시에 발의 위치를 유지할 수 있게 한다. 미끄럼 방지를 위한 면도 필요하다(그림 10.24).

발목과 발의 모습은 서 있는 자세에서 평가되어야 한다. 발목과 발에 병리적인 이상이 있을 경우, 발목/발 보조기들은 서 있는 자세를 위해 제공된다.

일단 하지의 위치가 바르고 안정되어야, 몸통 지지대의 필요성과 위치를 결정할 수 있다. 가슴 지지대나 프론스탠더의 위쪽 가장자리는 필요에 따라 흉골(sternum)의 말단과 쇄골 아래 사이에 위치할 수 있을 것이다. 만약 가슴 지지대가 높다면, 견갑대를 자유롭게 움직이기 위해서 끝부분을 잘라낸다(다리미판의 끝부분처럼).

앉은 자세에서, 랩트레이의 높이와 각도는 자세를 똑바로 하게 하는 데 영향을 준다. 낮은 랩트레이는 신전된 팔에 체중지지를 하게 할 수 있다. 그러나 몸통신전이 부족한 아동은 랩트레이에서의 휴식을 시도할 때 가슴 지지대의 윗부분에서 굴곡될 수 있다. 이러한 경우에, 젖꼭지 높이의 랩트레이가 상부 몸통을 신장시키는 데 도움을 주고 아동이 머리조절을 할 수 있도록 팔을 지지해 준다. 견관절 후굴 및 신전이 발생하는 경우, 전완지지대의 필요성도 고려한다.

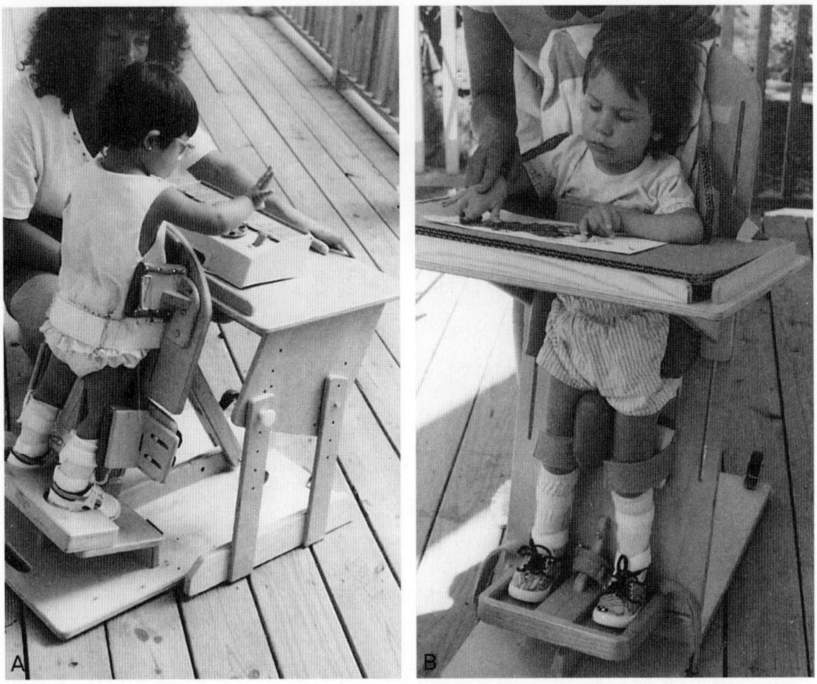


**그림 10.24**

서 있게 하는 도구의 두 가지 예
(A) 엎드려 서 있게 하는 도구(prone stander) (B) 누워서 서 있게 하는 도구(supine stander)

슈파인스탠더(supine stander)에서는, 아동이 가슴과 무릎에 스트랩을 하고 있으면 등지지대에 대해 신전되기 때문에 고관절 스트랩이 불필요하다. 가슴 스트랩을 할 때 겨드랑이 부분을 압박하지 않게 주의해야 한다. 고관절 받침대들은 바깥쪽 움직임과 어떠한 결과로 나타나는 비대칭성을 막는 데 요구될 것이다. 프론스탠더에서처럼, 고관절과 다리의 배열을 고려하여 내전 또는 외전시켜야 한다. 패드는 무릎에 과신전이 있다면 무릎 뒤쪽에 놓아야 한다. 45도 각도로 발뒤꿈치 뒷부분에서 발등을 지나는 발목 스트랩은 발의 위치를 유지하는 데 필요하다.

팔지지를 위한 랩트레이가 장착된 슈파인스탠더는, 작업수행공간을 제공하며, 머리를 똑바로 하도록 하거나 목과 상체의 능동적인 굴곡을 유도한다. 슈파인 스탠더는 약간 뒤쪽으로 기울어져 있기 때문에, 중력을 이기고 어깨와 팔을 유지하기 위해서, 상완지지대가 필요할 수도 있다. 만약 머리 지지대들이 필요하다면, 약각 기울어져 앉은 자세에서와 같은 방법으로 결정한다.

## 10.5.2 기능적인 기술들

앞에서는 병리적인 움직임을 감소시키고 자세적인 반응을 촉진시키며 머리와 팔을 자유롭게 하기 위한, 중심의 안정성을 인공적으로 제공하는 일반적인 자세들에 관해 논의했다. 이번에는 손조절, 이동성, 먹기, 화장실가기와 관련된 자세반응과 기능-기능장애의 연속체를 설명한다. 이 기능들은 인지, 지각, 주의집중, 운동을 계획하는 것, 정교한 움직임 기술을 요구한다. 자세적인 조절은 기능의 발달을 위한 기초이다. 자세적인 조절의 결핍은 기술발달을 저해한다. 다음은 자세적인 요소나 이 기능들에 관련된 도구에 대한 설명이다.

### 1) 손을 움직이고 유지하며 조절할 수 있는 능력

어깨와 팔이 모든 방향으로 움직일 수 있으면 이상적이겠지만, 이것은 현실적인 목표는 되기 어렵다. 어깨와 팔의 움직임에 대해 가장 기능적인 범위는 배움과 생존을 위해 아동이 눈, 귀, 입을 향해 대상물을 가져올 수 있도록 중심에서의 활동하는 데 영향을 주는 범위이다. 이때 중립에서의 약간의 전굴; 중립에서의 내회전; 0에서 90도 범위의 어깨 굴곡, 외전, 수평으로의 내전; 중간범위의 팔꿈치 굴곡/신전과 전완의 회전이 요구된다. 이 범위에서 조절의 발달은 두 가지 방법으로 나타난다: (1) 발달되는 자세에서(움직임 요소들의 발달을 강화하는 것) 어깨와 팔꿈치의 이동성과 안정성에서 기술을 확립함으로써 (2) 아동이 독립적인 움직임을 수행할 수 있도록 신체와 팔에 필요한 지지를 제공함으로써(이것은 외부의 지지를 통해 자세적인 반응을 위한 필요성을 줄임으로써 원위부의 기능을 향상시킨다).

중등도에서 심각한 정도의 범위에서 장애를 가진 아동과 함께, 치료사는 한 기능과 관련된 특별한 패턴의 움직임을 고안할 수 있다. 특별한 패턴움직임의 예는 먹기를 위한 손을 입으로 가져가는 움직임(hand-to-mouth pattern)과 스위치를 작동하기 위한 간단한 팔꿈치 움직임이다. 첫번째 단계는 근긴장도를 변화시키고, 활동을 방해하지 않도록 신체의 다른 부분들의 요구를 줄이고 적합한 지지를 제공하는 것이다. 옆으로 누운자세, 앉은 자세, 프론스탠더, 슈파인스탠더에서 자세를 고려한다. 두번째 단계는 팔의 움직임을 어떻게 조절할 수 있는지와 랩트레이나 다른 도구들에 의한 인공적인 지지의 필요성을 결정하는 것이다. 예를 들어, 상완지지대는 능동적인 전굴(protract)과 손을 입으로 가져갈 때 수평내전을 돕는다. 치료사가 랩트레이를 겨드랑이 밑까지 올린다면, 아동의 움직임은 수평면에서 제한되고, 몸통이 중력에 저항하는 움직임을 하지 않아도 된다.

극단적인 경우, 아동이 팔 움직임을 전혀 조절하지 못한다면(예를 들어, 심각한 무정위형 움직임을 가진 아동), 한 팔의 움직임을 한 방향으로 고정할 수도 있다. 예를 들어, 랩트레이에서 움직임을 고정하기 위해서, 바깥쪽과 안쪽에 지지대를 설치할 수 있다. 이것은 어깨, 팔꿈치, 전완의 움직임과 상관없이 손을 수직면상에서만 움직이게 할 수 있다. 이러한 방법으로, 아동은 스위치판을 성공적으로 조작할 수 있을 것이고, 일정한 훈련기간 후에 지지대가 제거될 수도 있다.

### 2) 공간에서의 이동능력

심한 장애로 공간에서 움직일 수 없는 아동의 움직임을 촉진시키기 위해서 도구를 제공할 수 있다. 경증의 손상을 가진 아동도 충분히 빠르고 효율적으로 목표에 도달하지 못하거나 또래 아동들의 수준에 이르지 못할 때에도 보조도구를 사용할 수 있다.

수동적인 움직임을 할 때 근긴장도가 비정상적으로 증가되면, 치료사는 불수의적인 근긴장을 조절하기 위한 자세를 제공해야 한다. 예를 들어, 그네(swing)에서 과신전되는 아동은, 플랫폼 스윙(platform swing)에 튜브(inflatable tube)를 장착하여 굴곡된 자

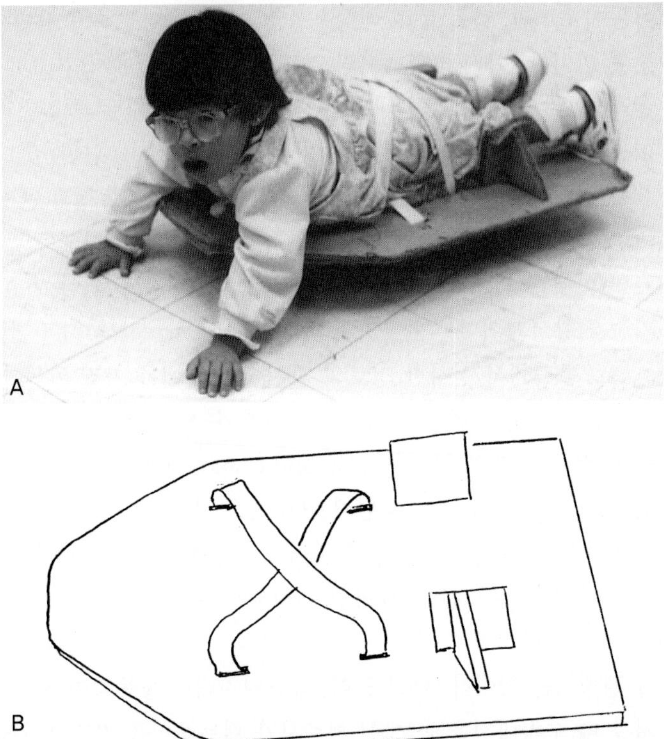


**그림 10.25**

스쿠터 보드(scooter board)(A,B)는 낮은 근긴장을 가진 아동이 고관절이 외회전되지 않고 다리가 끌리지 않게 하기 위해 고관절 스트랩과 외전대(abductor)를 제공한다.

세로 편안하게 앉을 수 있다.

스쿠터보드는 중등도에서 심한 정도의 장애를 가진 아동이 스스로 움직임을 시작하도록 할 때 효율적이다. 경증의 아동도 체중지지, 체중이동, 공간을 통한 빠른 움직임을 위해 사용할 수 있다. 스쿠터보드는 유동성이 좋은 바퀴와 엎드리기 위한 웻지(prone wedge)로 구성된다(그림 10.25). 프론웻지는 효율성을 높이기 위해 수정이 필요할 수도 있다. 가슴 웻지(chest wedge)로 어깨에서 바닥까지의 높이를 조절하고, 앞쪽 웻지(front wedge)는 가슴을 지지하면서 견갑대를 자유롭게 한다(다리미질판의 형태). 웻지의 뒤쪽 모서리는 아동의 발이 자유롭게 걸쳐지기 위해서 발목 전까지 오도록 한다. 심한 장애를 가진 아동은 간헐적인 머리 지지를 위해 웻지의 앞쪽 모서리를 연장시킨다. 이때 목표는 정확한 전방 움직임이 아니라, 손과 팔의 체중지지로 공간 이동을 시작하는 것이다. 구르기(roll)나 네발기기(crawl)를 하지 못하는 아이들에게, 공간에서 능동적인 움직임을 경험하는 기회를 제공한다.

보행을 하지 못하거나 지팡이(crutch)와 함께 천천히 걷는 아이들은 삼륜차를 제공할 수도 있다. 삼륜차는 또래들과 어울려 활동량이 많은 놀이를 할 때도 필요하다. 삼륜차는 등 지지대, 고관절 스트랩, 고관절 외전대를 부가적으로 장착할 수 있다(그림 10.26). 치료사는 아동의 앉기 능력을 고려하여, 삼륜차를 측정하고 적절한 지지대를 제공한다. 팔과 손의 위치도 평가하여, 몸통이 똑바로 되도록 핸들을 높일 수도 있다.

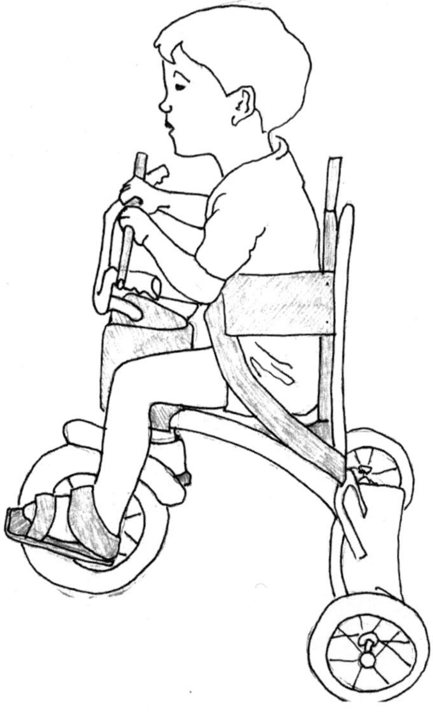

**그림 10.26**

개조된 삼륜차는 등지지대, 몸통 외측 지지대, 고관절 스트랩, 외전대(abductor), 발 스트랩, 수평막대를 제공한다.
개조 전에는 핸들을 잡을 때 어깨 거상, 내회전, 팔꿈치 굴곡, 손목 편위(ulnar deviation)가 발생했다.

전동 휠체어(powered wheelchair)는 수동 휠체어로 이동하는 것이 어려운 아이들이 빠르게 움직일 수 있도록 도와준다. 스위치들을 조작하기 위해서 정교한 움직임이 필요하기 때문에, 공간지각력과 안전을 위한 판단력이 요구된다. 휠체어에서 적절한 자세를 취하기 위해서, 랩트레이와 팔지지대(arm guide)를 사용할 수도 있다.

### 3) 먹기 능력

먹기 프로그램에서 자세를 취하는 것은 원시적인 반사들이 발생하는 것을 막고, 근위부의 조절된 움직임을 강화하기 위한 중심의 안정성을 제공하기 위해, 입운동의 활동에서 낮거나 높은 근긴장도의 영향을 줄이도록 고안된다(Larnet& Ekberg, 1995). 이것은 빨기, 물기, 씹기, 삼키기와 같은 기술들을 발달시킨다.

근긴장도는 자세와 지지에 따라 변화될 수 있다. 매우 높거나 매우 낮은 근긴장을 가진 아동은 어깨를 조절하고 흉곽을 지지하는 장비와 기울어져 앉거나 누운 자세로 서 있게 하게 하는 지지가 필요하다. 약간 낮은 근긴장을 가진 아동은 자세적인 요구에 보다 잘 반응할 것이다(예를 들어 낮은 등 지지대를 가진 의자나 엎드려 누운 자세로 서 있게 하는 도구). 치료사의 핸들링으로 최적의 자세를 조절하는 경우도 있다. 어른들의 무릎에 적절하게 자세를 취하고 있는 아동은, 먹는 동안 가장 효율적인 중재가 될 수 있는 신체적인 따뜻함, 접촉, 사회적 상호작용의 이점이 있다.

머리지지는 턱움직임의 안정된 기초를 제공한다. 목의 중립이나 약간 굴곡된 자세는 조절된 삼키기가 되게 하고 신전근의 높은 근긴장도를 줄인다. 그러나 만약 아동이 입술 다물기나 유지하기에 어려움이 있다면, 머리를 약간만 뒤로 기울임으로써 입안의 음식이 흘러나오지 않도록 할 수 있다. 목은 신전되지 않게 하는 것이 중요하다. 머리의 적절한 위치는, 몸통은 뒤로 약간 기울인 상태에서 머리는 똑바른 자세가 되도록 턱을 살짝 당긴다.

머리를 지지할 때는 루팅 반사를 피하기 위해 얼굴에 접촉되지 않게 해야 된다. 루팅 반사는 머리가 음식에서 멀어지게 하고, 비대칭성 긴장성 경반사를 유발하여 비대칭적인 자세를 만든다.

특별하게 주의해야 할 것은 먹는 동안의 어깨의 위치이다. 어깨거상, 후굴, 상완의 회전된 상태에서 근긴장도가 높은 경우, 삼키기와 호흡의 협응이 어려울 수 있다.

### 4) 좌변기나 유아용 변기에 앉아서 배설하는 능력

이 부분에서 장비의 우선적인 목표는 아동이 편안하도록 지지를 제공하고 근긴장도을 변화시키는 것이다. 자세적인 문제들은 여기에서 언급하지 않고 편안함에 대해서만 논의할 것이다. 특별히 주의해야 할 것은 지지되어 앉은 자세에서 적합한 고관절 굴곡과 외전을 제공하는가이다(그림 10.27).

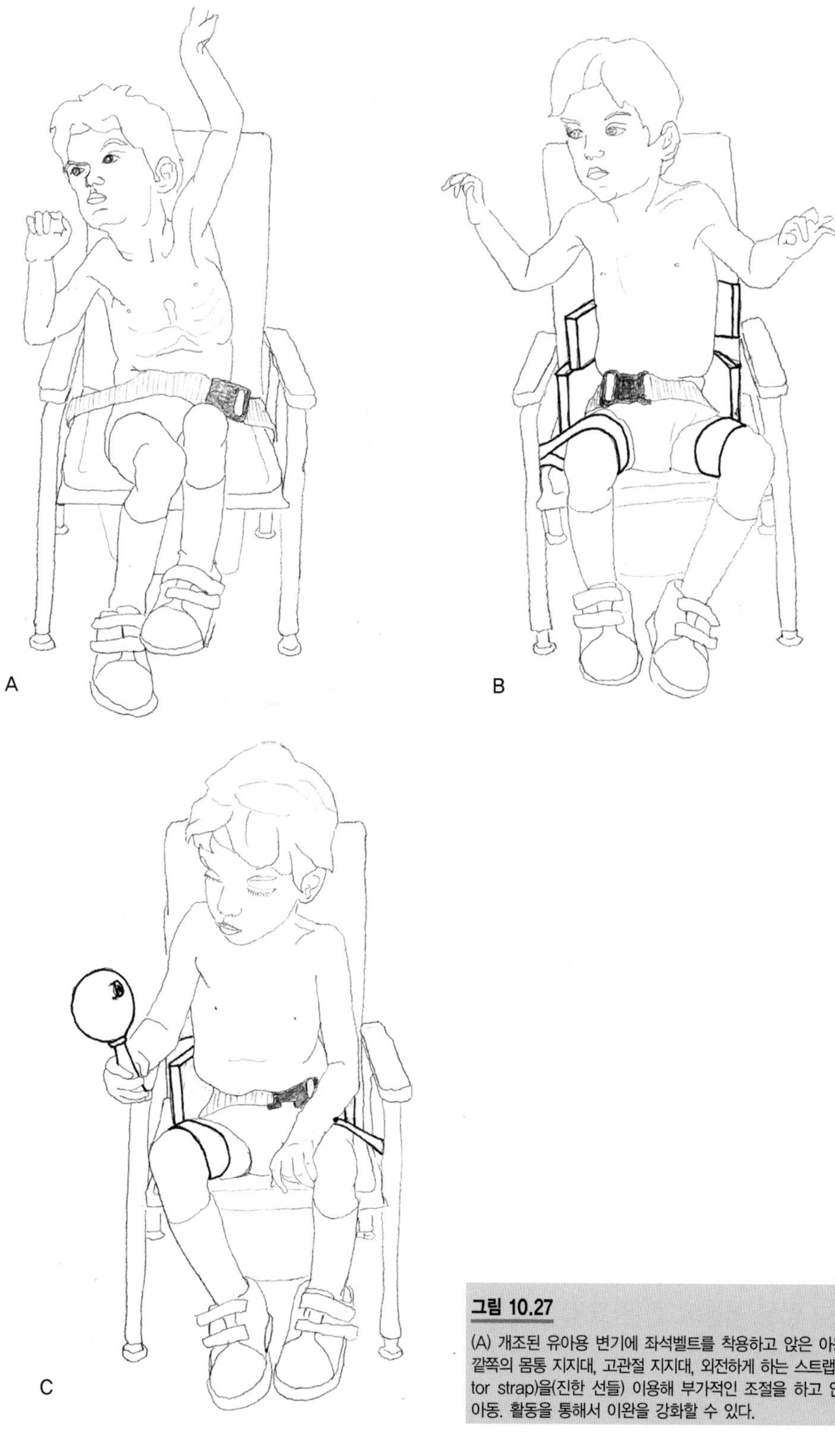

A

B

C

**그림 10.27**

(A) 개조된 유아용 변기에 좌석벨트를 착용하고 앉은 아동 (B) 바깥쪽의 몸통 지지대, 고관절 지지대, 외전하게 하는 스트랩(abductor strap)을(진한 선들) 이용해 부가적인 조절을 하고 앉아 있는 아동. 활동을 통해서 이완을 강화할 수 있다.

심한 장애를 가진 아이들은 유아용 변기에서 훈련을 하는 데 많은 시간이 소요된다. 다양한 차원에서의 활동이 아동에게 동기를 부여한다. 만약 유아용 변기에서 어린아이가 훈련하는 프로그램이 다양하다면, 랩트레이는 팔지지와 놀이라는 두 가지 목적을 제공할 수 있다.

### 5) 보조공학 도구의 조작능력

자세조절의 목적은 최소한의 노력으로 최대한 정확하게 스위치 조절을 가능하게 하는 것이다. 스위치 조작을 습득할 때, 치료사는 보조도구(예, 머리지지대, 멜빵)를 사용해서 최적의 앉기 자세를 중재할 수 있을 것이다. 만약 손이 스위치 활동을 위한 잠재력을 가지고 있다면, 부가적인 지지대나 제한요소들이 팔의 움직임을 일시적으로 제한할 수도 있다(예를 들어, 손목이나 손의 움직임이 발달하는 동안 팔을 고정하는 것). 손상이 심한 아동은 스위치 활동을 시작할 때, 운동에 대한 요구를 줄이기 위해서 옆으로 누운 자세에서 수행할 수도 있다.

치료사와 아동은 스위치 사용을 위해서 공간에서 최대한 효율적인 자세를 찾아야 한다. 손을 사용하는 아동은 랩트레이를 종이로 덮고 아동의 손에 표지자(marker)을 부착한다. 종이에서 가장 진한 색깔 영역은 대개 스위치를 위해 가장 접근성이 좋은 위치를 나타낸다. 경증의 아동은, 임상적인 관찰만으로도 위치를 결정할 수 있다. 어떤 아이들에게는 중심에 가까울 수도 있고, 다른 아이들에게는 외측일 수도 있다. 조작 기술이 숙련되면 스위치를 점진적으로 외측 이동시켜, 다른 활동을 위해서 중심선 주변 공간을 확보해야 한다. 아동이 손을 사용할 수 있는 잠재력이 없다면, 치료사와 아동은 다른 신체 부분의 활용성을 발견해야 한다.

여러 가지 종류의 스위치를 선택할 수 있다(Weiss, 1990). 만약 아동이 움직임을 한 가지 이상 조절할 수 있다면, 조이스틱이나 키보드 사용이 용이하다. 만약 그렇지 않다면, 치료사는 필요한 힘과 속도, 활동/비활동의 거리, 단일 움직임(의사소통 도구에서 수백만의 단어들로부터 한 단어를 선택하는 데 필요할 수 있음)의 순서를 계획하기 위한 인지/지각적인 요소, 아동의 운동 능력과 스위치 종류와의 조화를 발견해야 한다.

아동이 스위치를 조작하는 데 필요한 주동근을 가지고 있지만, 길항근의 작용이 부적합하다면, 스위치는 더 약한 움직임을 촉진시키기 위해 중력이 배제된 위치에 놓아야 한다. 이러한 방식으로 스위치를 이용할 수 있는 많은 도구들이 있다.

## 10.5.3 임상 적용에 관한 요약

이 장의 마지막 부분은 생체역학적 이론의 틀의 기술적인 측면을 설명했다(예, 치료적인 개념을 도구를 통해 반영할 때 발생하는 문제들). 이 과정은 몇 가지 역학적인 기술과 삼차원적인 공간 조작력을 요구한다. 이것은 치료 수행의 한 가지 요소일 뿐이지만, 초보치료사들은 실질적인 처방이나 도구의 고안을 어려워할 수도 있다. 이 과정에서 주의할 점은 보조도구만 고려하고, 자세와 기능을 강화하는 많은 다른 요소들을 간과할 수 있다는 것이다.

도표(그림 10.28)는 아동을 단순히 지지하는 것보다는, 완성된 자세조절에 대한 접근을 나타낸다. 이때, 원의 중심부부터 집중하지 말고, 바깥쪽에서 안쪽으로 접근해야 한다. 원이 커질수록 생체역학적 이론을 보다 총체적으로 설명한다. 원들이 중심에서부터 점점 커짐에 따라 그 요소들은 덜 직접적이고 덜 세부적이지만, 자세와 기능에 대한 영향을 보다 넓은 시각으로 설명한다.

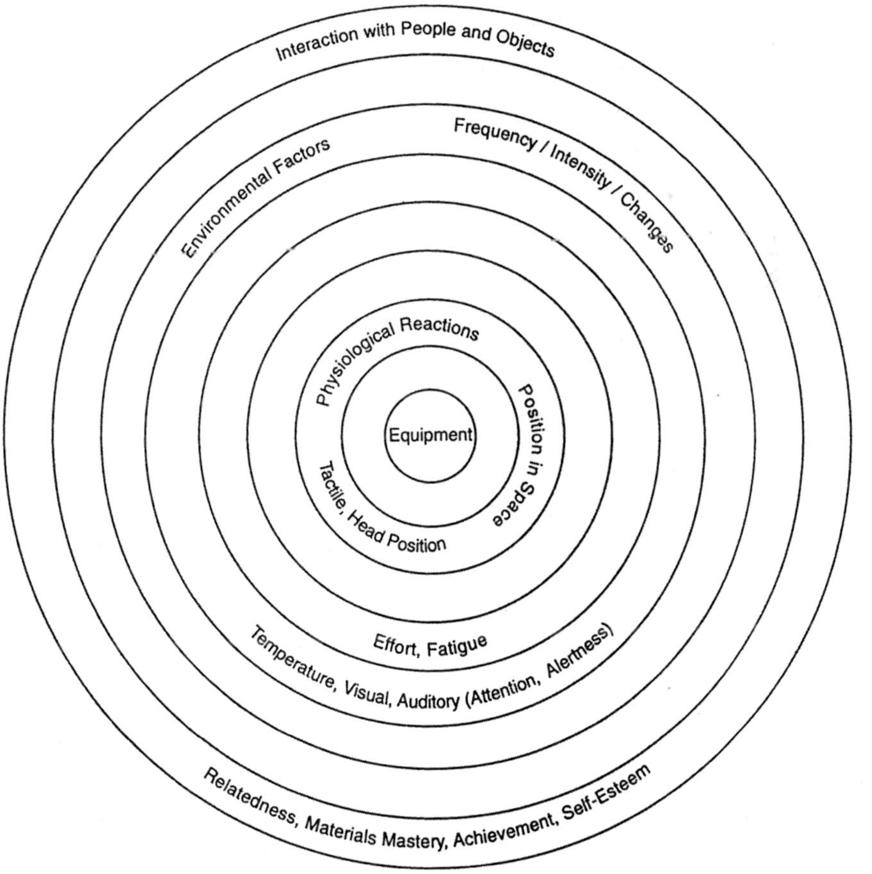


**그림 10.28**

도표는 아동을 단순히 지지하기 위한 도구보다는, 완성된 자세조절을 위한 접근을 나타낸다.

첫째로, 가장 작은 원은 가장 직접적인 접근을 나타낸다 물리적으로 아동을 지지해 주면서 자세를 조절하는 도구 — 도구는 치료사의 역학적이고 공간적 기술을 요구한다. 다음의 원은 자세를 조절하는 생리학적인 반응들을 포함한다(예를 들어, 공간에서 머리와 신체의 위치를 변화시키기 위한 장비나 반응들에 의해 제공되는 촉각적 신호에 대한 반응들). 다음 원은 노력을 나타낸다 — 아동이 자세를 똑바로 하고 환경과 상호 작용하는 노력. 과도한 노력은 피로와 좌절을 야기할 수 있다. 너무 작은 노력은 성장과 변화를 위한 잠재력을 제한할 수 있다.

환경적인 요소들을 나타내는 원은 각성, 주의집중, 근긴장의 수준에 영향을 주는 것들과 간접적으로 강화하거나 자세적인 반응을 방해하는 것들을 포함한다. 온도는 방에서 열을 변화시킴으로써, 옷을 입거나 벗음으로써, 아동과 다른 사람 사이에서 물리적인 접촉을 제공함으로써 자세를 강화하기위한 변화를 일으킬 수 있다. 시각적 신호들의 위치는 아동이 머리를 어떻게 조절하고, 결과적으로 근긴장과 자세에 영향을 줄 수 있을 것이다. 시각 자극과 함께 주어지는 움직임의 요소는 아동의 머리조절과 안구운동 기술에 따라 주의력을 강화하거나 피로를 증가시킬 수 있다. 예를 들어, 선생님이 어디에 서 있거나 앉아 있는지와 움직이면서 말을 하는지의 여부도 영향을 줄 수 있다. 이 원의 다른 면은 청각 자극이다. 목소리나 음악소리 크기나 빠르기의 변화나 배경소음은 각성수준을 높이거나, 비기능적인 놀라는 반응을 유발할 수도 있으며, 아동에 따라서는 각성수준을 낮출 수도 있다. 물리적인 환경에서 이러한 요소들과 많은 다른 것들은 자세와 기능에 대해 미묘하지만 누적되는 영향을 끼치므로, 치료계획을 수립할 때 반드시 고려해야 한다.

가장 바깥쪽 원은 사람과 환경의 상호작용을 위한 기회를 포함한다. 이것은 자세와 기능을 수정하기 위한 가장 간접적인 측면이지만, 변화는 종종 관찰할 수 있는 현상을 포함한다. 예를 들어, 자세의 중대한 향상은 아동 자신이나 친구가 작곡한 노래를 부르게 할 때나, 아동이 치료사의 얼굴에 그림을 그리는 기회가 주어질 때 발견할 수도 있다. 사람들, 동물들, 물건들과의 상호작용과 함께, 성취감과 자존감도 목표와 치료도구에 반영된다.

작업치료사는 내부와 외부 환경을 변화시키기 위한 팀에서의 고문 역할을 담당한다. 생체역학적 이론의 틀을 사용하는 치료사는 중력과는 비교될 수 없는 많은 힘들을 발견하고 사용할 수 있어야 한다.

## 10.6 요약

생체역학적 이론의 틀은 신경근육학적이나 근골격계적인 기능이상으로 자동적인 근육 활동을 통한 자세유지가 어려울 때 사용한다. 자세 조절의 부족을 보상하기 위해 외부적 지지나 장비를, 일시적 또는 장기적으로 사용한다. 이 이론의 틀은 장애가 심한 아이들에게 일차적으로 사용되고, 다른 이론의 틀과 같이 사용되기도 한다.

생체역학적 이론의 틀에서 첫번째 목표는 중력의 영향을 줄이고 신체를 적합하게 배열하여 자세적인 반응들의 발달을 강화하는 것이다. 두번째 목표는 자세적인 반응들에서의 요구와 필요성을 줄이고, 외부 지지를 통해 기능적인 수행을 향상시키는 것이다. 이 이론의 틀은 정상발달 순서를 고려한다.

기능/기능이상의 연속체는 머리조절과 팔움직임, 먹기, 화장실가기에 필요한 가동범위, 머리조절, 몸통조절, 기능적인 기술의 중심 안정성을 평가한다.

임상 적용이란 자세와 기능을 증진시키기 위해서, 보조도구를 통해 치료적인 의도를 반영하는 것을 말한다. 도구사용을 통한 자세조절은, 아동이 기능적인 기술을 수행하는 데 필요한 중심 안정성을 증가시킬 수 있다.

## 참고문헌


Barnes, K. J. (1991). Modification of the physical environment. In C. Christiansen & C. Baum (Eds.). *Occupational therapy: Overcoming human performance deficits.* (pp. 701–745). Thorofare, NJ: Slack.

Bergen, A., & Colangelo, C. (1985). *Positioning the client with central nervous system deficits.* Valhalla, NY: Valhalla Rehabilitation Publications.

Blair, E., Ballantyne, J., Horseman, S., & Chauvel, P. (1995). A study of a dynamic proximal stability splint in the management of children with cerebral palsy. *Developmental Medicine and Child Neurology, 37,* 544–554.

Bly, L. (1983). *The components of normal movement during the first year of life and abnormal motor development.* Birmingham, AL: Neuro-Developmental Treatment Association.

Bly, L. (1994). *Motor skill acquisition in the first year.* Tucson, AZ: Therapy Skill Builders.

Brogren, E., Hadders-Algra, M., & Forsoberg, H. (1996). Postural control in children with spastic diplegia: Muscle activity during perturbations in sitting. *Developmental Medicine and Child Neurology, 38,* 379–388.

Butler, C., Okamoto, G., & McKay, T. (1984). Motorized wheelchair driving by disabled children. *Archives of Physical Medicine and Rehabilitation, 65,* (2), 95; 197.

Colbert, A. P., Doyle, K. M., & Webb, W. E. (1986). DESEMO seats for young children with cerebral palsy. *Archives of Physical Medicine Rehabilitation, 67,* 484–486.

Fiorentino, M. (1981). *A basis for sensorimotor development-normal and abnormal.* Springfield, IL: Charles. C. Thomas.

Green, E. M., Mulcahy, C. M., & Pountney, T. E. (1995). An investigation into the development of early postural control. *Developmental Medicine and Child Neurology, 37,* 437–448.

Larnet, G., & Ekberg, O. (1995). Positioning improves the oral and pharyngeal swallowing function in children with cerebral palsy. *Acta Paediatric, 84,* 689–692.

Manley, M. T., & Gurtowski, E. (1985). The vertical wheeler: A device for ambulation in cerebral palsy. *Archives of Physical Medicine Rehabilitation, 66,* 717–720.

Motloch, W. M., & Brearley, M. N. (1983). Technical note—A patient propelled variable-inclination prone stander. *Prosthetic Orthotics International, 7,* 176–177.

Myhr, U., Von-Wendt, L., Norrlin, S., & Randell, U. (1995). Five year follow-up of functional sitting position in children with cerebral palsy. *Developmental Medicine and Child Neurology, 37,* 587–596.

Noronha, J., Bundy, A., & Groll, J. (1989). The effect of positioning on the hand function of boys with cerebral palsy. *American Journal of Occupational Therapy, 43,* 504–512.

Nwaobi, O. M. (1987). Seating orientations and upper extremity function in children with cerebral palsy. *Physical Therapy, 67,* 1209–1212.

Reid, D. J. (1996). The effects of the saddle seat on seated postural control and upper extremity movement in children with cerebral palsy. *Developmental Medicine and Child Neurology, 38,* 805–815.

Richardson A.S., P. K. (1996). Use of standardized tests in pediatric practice. In J. Case-Smith, A. S. Allen, & P. N. Pratt (Eds.) *Occupational therapy for children* (pp. 200–224). St. Louis, MO: Mosby.

Scherzer, A., & Tscharnuter, I. (1982). *Early diagnosis and therapy in cerebral palsy.* New York: Marcel Dekker.

Scherzer, A., & Tscharnuter, I. (1990). *Early diagnosis and therapy in cerebral palsy.* (2nd Ed.). New York: Marcel Dekker.

Stockmeyer, S. (1967). An interpretation of the approach of Rood to the treatment of neuromuscular dysfunction. *American Journal of Physical Medicine, 46,* 900–956.

Weiss, P. L. (1990). Mechanical characteristics of micro-switches adapted for the physical disabled. *Journal of Biomedical Engineering, 12,* 398–402.

제 1 1 장

# 정신사회 이론의 틀

LAURETTE J. OLSON
김영근 역

정신사회 이론의 틀은 작업 치료 서비스를 받는 아이들을 대상으로 적용할 때 유용할 것이다. 특별히 정신과 진단을 받은 아이들과 더불어 학습장애, 감각 처리나 감각 조절 결손 또는 신체적 장애가 있는 많은 아이들이 가족과 또래 아이들과의 관계 형성과 놀이 활동에 전적으로 참여하는 능력의 향상에 관하여 이 이론의 틀의 필요성을 경험하였다. 다른 이론의 틀은 특별한 신체 또는 인지의 기능장애에 대해서 언급한다. 때때로 정신사회 이론의 틀은 자신의 문제점을 보상하는 학습 전략이나 다소 향상된 감각 처리 능력이 있으면서 별 어려움 없이 일상 활동에 참여를 시작하는 아이들에게 흡족할 만한 것이다. 교정적 치료에도 불구하고 일상 활동 참여에 어려움이 있는 아이들이 있다. 가족과 또래 아이들과의 관계가 부자연스럽거나 약화될 수도 있다. 예를 들어, 어떤 아이들은 낮은 자아 존중감과 퇴행, 저항 또는 미성숙의 문제를 지니고 있다. 이러한 아이들에 대해서 작업치료사는 지지적이고 공감적인 치료와 더불어 정신사회 이론의 틀을 사용하여 이러한 아이들을 사정하고 중재하는 데 도움을 줄 수 있다. 이러한 이론의 틀이 정신사회적 배경에서 분리되어 사용될지라도 이 책에서의 다른 많은 이론의 틀과 연합하여 사용될 수 있다. 이 이론의 틀은 아이들의 정신 건강을 지지하는 흥미, 기술 그리고 인간관계를 향상시키도록 아이들을 사정하고 돕는 데 관심을 둔다.

## 11.1 이론적 기초

정신사회 이론의 틀에 대한 이론적 배경은 기질, 애착, 동료 간 상호작용 기술, 대처 능력 그리고 환경과의 상호작용과 관련된 발달 이론에서 유래하였다. 정신사회에서 바라보는 기능장애 분야는 복잡하다. 그래서 이 장은 단지 아이들에 대한 정신사회 중재에 대한 이해와 제공에 초점을 맞추고 있다.

### 11.1.1 타고난 기질

기질은 인간이 그들의 환경에 접근하고 반응하는 선천적이고 유전전인 양상이다. 심지어 특별한 행동 패턴이 생애 첫날에 구별된다. 기질의 요소들로는 활동 수준, 생체기능의 규칙 정도, 새로운 상황에 대한 접근 · 퇴행, 변화에 대한 적응 능력, 감각 역치, 감정의 질, 기분 표현 정도, 산만성 그리고 지속성과 집중력 시간 등이 있다(Chess & Thomas, 1984).

어떤 유아들은 그들의 환경에 쉽게 만족하고 적응한다. 그들은 식사와 수면 패턴이 규칙적이고 보호자에게 전반적으로 애정적이며 밝다. 어떤 유아들은 일관성 있는 반응을 하는 것 같은데 변화에 직면할 때에는 퇴행적이고 불안해 하며 적응이 느리다. 또 어떤 유아들은 까다로운 아이라 칭하기도 하는데 이런 아이들은 만족하는 데 어렵고 자주 강하게 부정적 감정에 휩싸이며 불규칙적인 식사와 수면 패턴의 양상을 보인다. 그리고 따뜻하게 안아주는 보호자에게 싫어하는 반응을 보인다. 어떤 유아들은 과잉 행동, 과잉 민감성, 산만성, 정서적 편견이나 불안정성을 보이기도 한다. 이러한 기질적으로 난해한 유아들은 그들의 물리적 · 사회적 세계에 대하여 스트레스를 경험하게 되고 보호자 역시 마찬가지로 그들과 상호작용하면서 같은 스트레스를 받는다. 사회적 · 물리적 환경에 의한 기질에 대한 표현은 수정될지라도 내재한 기질은 전반적으로 변하지 않는다. 아이들은 환경 안에서 적응하는데 방해하는 타고난 기질적 성향을 조정하는 것을 우선으로 학습하여 다른 사람들을 잘 받아들이고 일상생활에 효과적으로 참여한다. 이것은 다른 사람과의 긍정적 상호작용을 이끈다.

아이들의 정신 사회적 기능에서 기질의 영향을 고려해 볼 때 아이들 부모의 기질이 아이들의 기질과 양립한다는 것을 고려하는 것은 중요하다. 어떤 가족은 부모와 아이의 기질이 유사하고 쉽게 맞물려 있거나, 부모들이 다양하거나 까다로운 기질을 가진 아이를 이해하고 공감한다. 이것은 좋은 조화이며 부모와 아이 사이의 긍정적, 상호작용적 관계의 발달을 지지한다. 이러한 조화가 잘 이루어진 상태에서는 보호자가 아이들을 조직화시키고 진정시키는 방법에 대해서 아이들은 더 잘 반응한다(Chess & Thomas, 1984). 부모와 아이들의 기질이 양립하지 않을 때 관계는 긍정적이지 못하며 상호작용은 긴장하게 되고 부정적이며 불쾌하게 된다. 부정적 상호작용의 순환은 반복적인 경향이 있고 그 결과 적절한 적응 행동의 발달이 부족하게 된다. 아이들은 부모와 아이 사이의 상호작용으로 진정이 안 될 수도 있고 까다로운 행동으로 자신을 보호하게 될지도 모른다. 부모와 아이는 서로 상호작용하는 것을 피하기 위해 충돌을 회피하게 될 수도 있다.

모든 인간이 어떤 특정한 기질을 가지고 태어날지라도 기질에 대한 표현은 환경으로 인해 수정될 수 있다. 까다로운 기질을 소유한 사람은 신체적 · 정서적 스트레스를 줄이기 위한 구조화된 환경 안에서 더 진정되고, 조직화되며 긍정적으로 된다. 보호자 자신과 아이의 기질을 이해하기까지 아이의 행동이 어떻게 수정되고 가정환경을 어떻게 구조화할 것인가 하는 고민은 어려운 일이다.

## 11.1.2 애 착

이른 시기에 부모와 아이와의 관계에 관한 질적인 면은 아이의 발달에 중요하고 놀이 기술, 대처 기술, 문제 해결 기술, 또래 관계 그리고 학교활동 수행을 포함하는 일상생활에서 아이의 유능성과 관련되어 있다(그림 11.1). 아이가 성장할수록 부모와 아이 관계와 이러한 유능성 사이에는 독특한 상호작용이 있다. 예를 들면, 아이의 대처 기술은

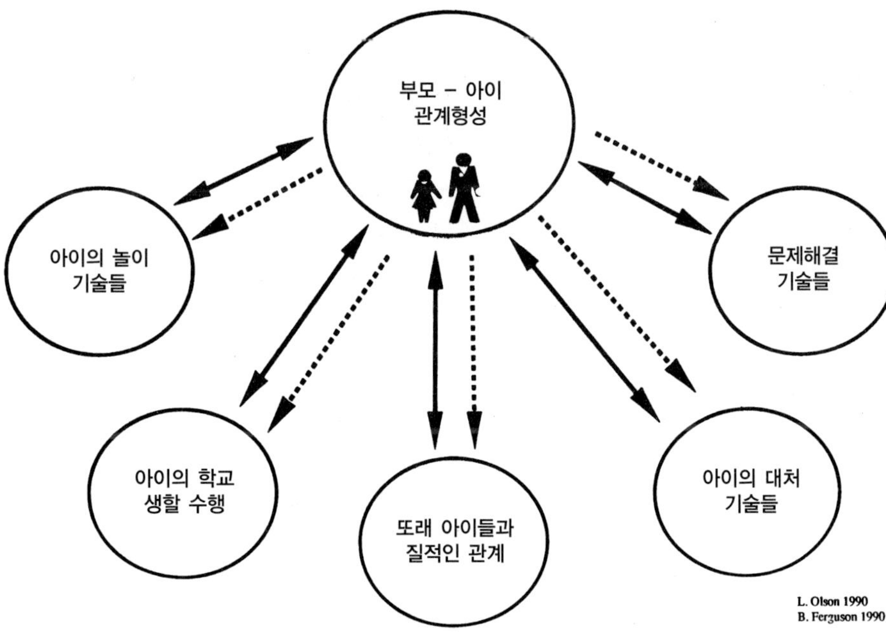


**그림 11.1**

부모–아이 간의 애착과 아이의 기술 발달과의 관계

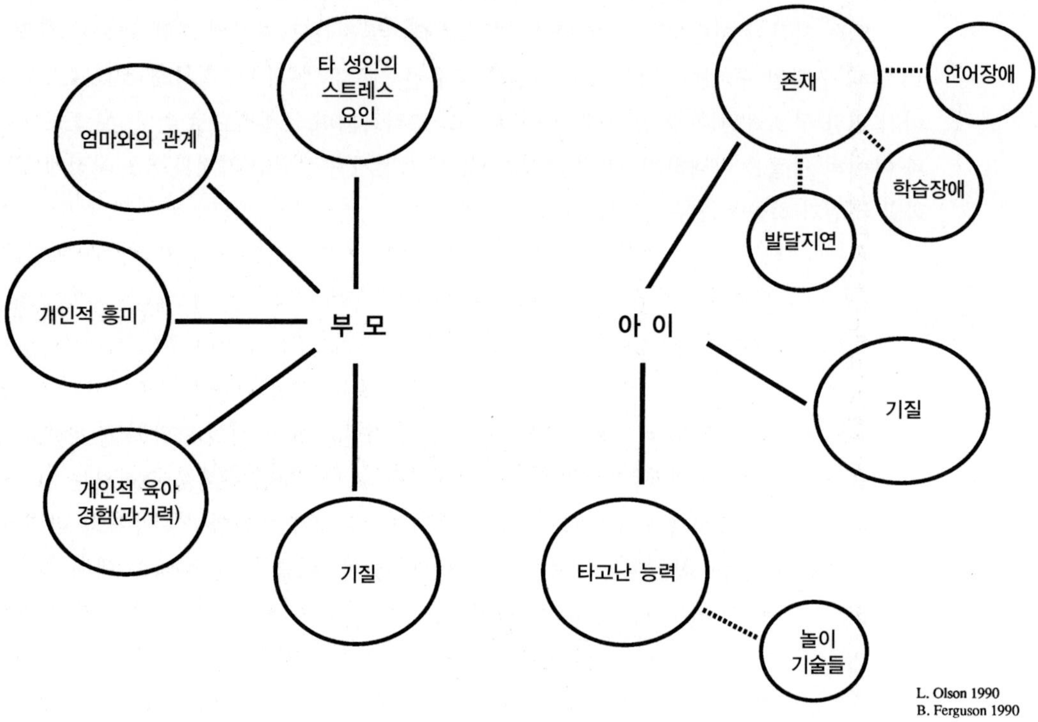


**그림 11.2**
부모와 아이가 개별적으로 각각 부모–아이 관계를 맺는 요인들. 이러한 요인들이 'goodness of fit'에 영향을 준다.

얼마나 아이가 그들의 부모와 잘 지내는지에 영향을 준다. 만약 아이가 놀이 기술이 훌륭하다면 아이는 그들의 부모와 함께 할 것이다. 부모와 아이의 관계를 이끄는 많은 요소들이 있다. 그러한 요소들은 관계 발달의 정도에 영향을 준다(그림 11.2). 부모가 양육 받았던 개인적 경험이 그들이 어떻게 양육할 것인가에 영향을 준다. 발달 지연이나 감각 처리능력이 부모와 아이 관계에서 장애가 될 수 있다.

부모와 아이 관계의 기초는 부모와 아이의 관계를 발달시키는 애착에 있다. 보호자는 심리적 지지를 제공하고 영양과 안정에 관한 아이의 생물학적 욕구와 일치하는 환경을 유지하는 데 책임이 있다(그림 11.3). 아이들은 그들이 필요로 하면 보호자가 손쉽게 유용한 존재임을 기대한다. 성인과 아이 사이의 이러한 특별한 관계를 애착 관계라고 한다(Bowlby, 1969). 그것은 시간이 지날수록 발달하는 특별한 관계는 지속적이고 정서적이다(Ainsworth, 1967). 이상적으로는 애착의 행동적 조직화는 탄력적이라서 아이가 더욱 자율적이며 유능하게 되도록 발달을 향상시킨다. 아이가 성장할수록 아이들은 다양한 방법 안에서 그리고 다양한 이유로 보호자를 덜 찾게 된다. 부모는 계속해서 아이들의 양

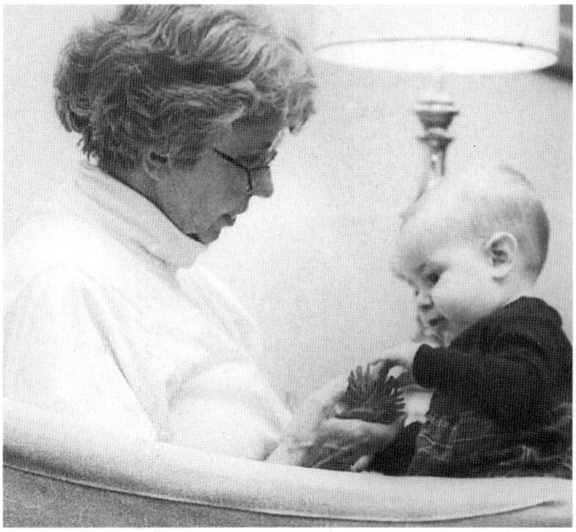

**그림 11.3**
할머니의 도움을 받으며 탐색하는 아이

육 방식에 적응해야 한다. 2세 아이들은 운동장에서 높은 곳을 오르는 것을 시도할 때 물리적 도움을 필요로 한다. 6세 아이들은 이제 막 새롭고 도전적인 과제를 시도할 때 보호자가 거리를 두고 앉아서 단지 보호자의 지지적인 눈짓만 필요로 할 것이다.

애착에 대한 검사에서 애착의 요소들을 이해하는 것은 중요하다. 관계는 아이의 애착 행동과 아이 행동에 대한 보호자의 반응 사이에 부드러운 상호적 상호작용으로 형성된다. 애착 행동은 아이가 부모나 보호자를 이끄는 행동이다. 그것은 보호자로 하여금 아이가 원하는 자극이 무엇이고 원하는 놀이는 무엇인지 알게 하거나 고통의 정도에 대한 신호이다. 이러한 행동은 언어적이거나 비언어적일 수도 있고 울고, 칭얼거리고 장난스럽게 보호자를 당기고, 소리 지르거나 공격적으로 행동하는 것일 수도 있다. 이러한 행동에 반응하기 위하여 보호자는 처음에는 자신들에 대한 아이들의 행동을 이해해야 하고 아이의 심리적이고 신체적인 조직화를 돌보는 보호의 양상을 제공해야 한다. 이러한 것이 음식, 신체적 편안함, 조용한 대화, 재미있는 상호작용이나 환경의 변화를 이끈다(그림 11.4).

애착 관계는 일관성 있게 형성하여 아이가 무엇을 기대하는지 알 정도가 되어야 한다. 아이가 편안함, 보호를 기대한다는 것은 중요하고 이에 대하여 돕는 것은 당연하다. 연구에서는 아이가 보호자와 안정된 애착 관계를 가질 때 아이들은 열정, 쾌활성, 도전적 과제에 대한 적극적인 참여 그리고 동료들 사이에서의 유능성 면에서 보호자와 불안정한 애착 관계를 가진 아이들보다 더욱 강한 상태를 보여주었다(Arend, Gore, & Sroufe, 1979, Greenberg, Speltz & DeKlyen, 1993, Lieberman, 1977, Waters, Wittman, & Sroufe, 1979). 최초 애착 관계에 대한 질적인 정도는 동료들과 성인들 사이의 관계를 확립하고 유지하는 아이들의 후천적 능력에 강력한 영향을 준다.

보호자와 안정된 관계를 가지는 아이들도 역시 다양한 환경에서 불안정한 관계가

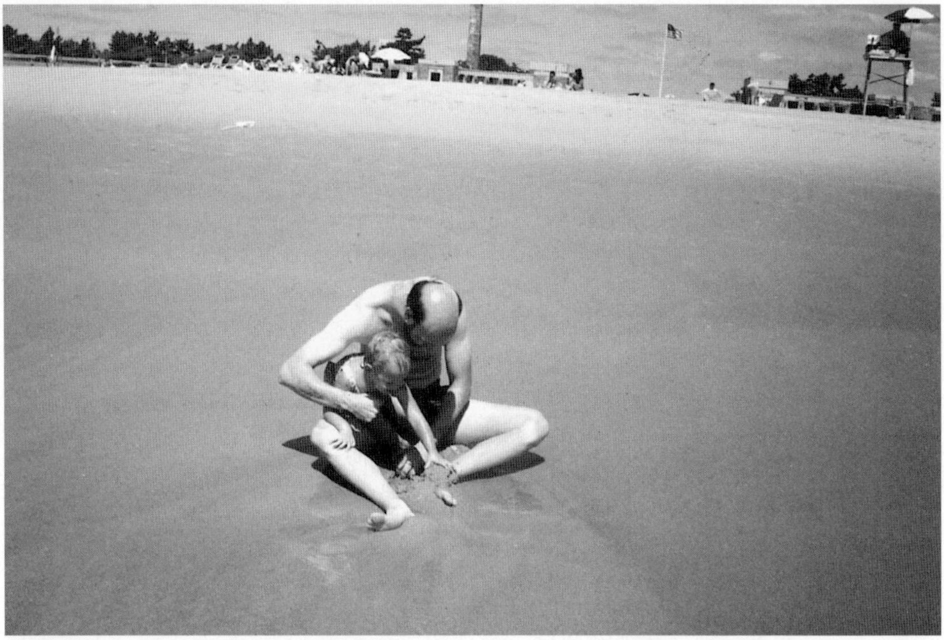

그림 11.4
아버지와 아이의 애착

발달할 수 있다. 예를 들면, 부모의 이혼이나 부모의 병으로 인한 스트레스는 부모와 아이 관계를 변화시킬 수 있다. 부모와 아이 관계에 대한 주의 깊은 관심이 없다면 아이들은 보호자가 그들의 요구사항을 충분히 만족시켜 줄 것에 대해 확신하지 않을 수도 있다. 이러한 것은 놀이와 또래 아이들과의 상호작용에 참여하고 대처하는 아이의 능력에 부정적 영향을 준다. 마찬가지로 불안정한 아이들의 부모들과 불안정한 관계를 가졌던 아이들은 그들의 부모와 더욱 안정된 관계를 발달시키도록 도움을 받을 수 있고 그로 인해 학교 활동 수행, 우정, 그리고 나이에 적절한 놀이에 전적으로 참여하는 긍정적인 효과를 줄 수도 있다.

애착이 안정되게 형성된 아이들은 그들의 부모와 보호자를 반응에 대한 유용한 존재로 지각한다. 이러한 환경에서의 아이들은 편안함, 도움 또는 격려를 받을 수 있다고 확신한다. 애착이 안정되게 형성된 아이들은 놀이에 참여할 수 있고 안정함을 위해 보호자를 찾을 수 있고 놀이에 다시 참여할 수도 있다. 유아기에 안정된 애착이 발달한 아이는 놀이에서 열정적이고 지속적이며 협동적인 행동을 보인다. 안정된 아이는 문제 해결 활동에 참여하고 그들이 좌절했을 때 성인으로부터 적절한 도움을 찾는다(그림 11.5).

불안정한 애착이 형성된 아이들은 그들이 보호자에게 의존할 수 있는 범위를 확신하지 못한다. 이러한 불안정함은 아이들이 활동에 참여하는 것을 방해한다. 왜냐하면 아

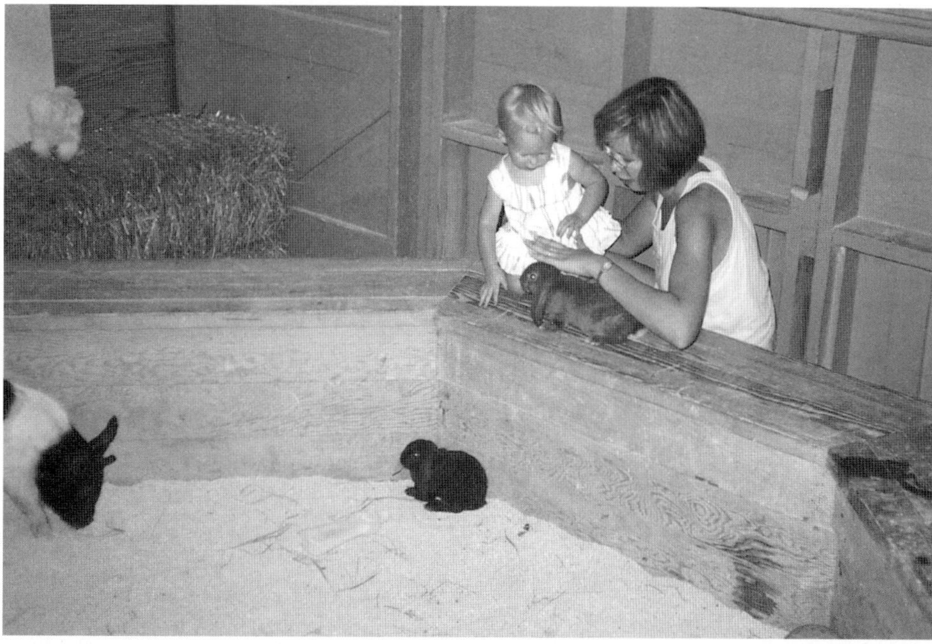

**그림 11.5**

동물에 대해 불안전한 아이가 어머니의 지지를 받고 있다.

이들은 안정된 가정이 그들에게 유용할 것이라고 확신하지 않기 때문이다. 그들은 놀이에 참여할는지는 모르지만 스트레스가 주어질 때 필연적으로 편안함을 찾지는 못한다.

불확실성과 놀이에의 도전은 불안이 진정되지 않은 상태로 남아 있게 해서 아이들이 놀이에 참여해서 이완하거나, 놀이에 참여하는 능력을 방해한다. 이러한 아이들은 그들이 거부를 두려워하기 때문에 안정성을 찾지 않을 수도 있다. 이와 유사하게 아이들은 도전 때문에 쉽게 좌절해서 혼자서는 해결할 수 없다고 느끼고 계속해서 포기하기도 한다. 아이의 반항적이고 폭발적인 행동(Matas, Arend, & Sroufe 1978)과 사회적으로 위축된 행동은( Lieberman, 1977) 보호자에게서 나타나는 불안정한 애착과 관련있다.

불안정한 애착은 아이와 보호자의 기능장애로 인해 발전될 수도 있고, 그렇지 않으면 아이와 보호자 관계의 취약성 때문이다. 어떤 발달장애 아이들은 부모에게 육체적 그리고 사회적 욕구에 관하여 일관성 없거나 명확하지 않은 단서를 제공할 것이다. 그래서 부모들은 아이들의 욕구에 만족을 줄 수 없을 것이다. 이러한 아이들은 쉽게 진정되지 않거나 놀이 시에 그들의 형제가 부모의 주도에 전적으로 반응하는 만큼 반응하지 않을 것이다. 부모들도 아이들과 놀이를 하는 데 덜 주도적일 수 있는데 이는 그들이 놀이에 잘 참여하지 않거나 아이들과 상호작용하는 데 더욱 강압적인 방법을 사용하기 때문이다. 이러한 아이들은 그들의 요구가 만족될 것이라는 데 확신하지 않거나 도움을 찾을 때 원하는 도움이 유용할 것이라고 확신할 수 없게 될 것이다. 아이들이 요구하는 놀이와 사회적 기술을 발달시키기는 부모의 자극이 부족하거나 오히려 자극이 너무 강해서 아이들이 위축되어 놀이와 사회적 기술에서 손상을 입게 될 수도 있다.

부모들은 보호자로서 아이들을 덜 유용하게 만드는 취약점을 가질 수도 있다. 가장 평범한 조건 중의 하나는 우울증이다(Maxmen & Ward, 1955). 이제 막 엄마가 된 산모는 특별히 산후 우울증으로 인해 상처받을 수도 있다. 까다로운 기질이나 발달장애로 태어난 아이들의 부모는 더 많은 우울증을 경험하곤 한다. 우울증이 있는 부모들은 말수가 적고 덜 열정적이며 자주 응시하지도 않고 그들에게 다가오는 아이들의 시도에 반응하는 것이 더욱 느리다. 3개월 된 유아들은 우울증에 걸린 엄마들의 부정적이고 노력을 소홀히 하는 상호작용 행동과 서로 반응을 주고받게 되어 다른 성인들에 대해서 부정적인 반응들을 일으키기 시작한다(Downey & Coyne, 1990).

## 11.1.3 또래 아이들과의 상호작용 기술

아이와 보호자와의 관계가 아이와 아이들 간의 관계와는 다르다고 할지라도 보호자와 아이 간의 상호작용은 또래 아이들과의 상호작용 기술의 발달을 위한 촉매로써 도움을 준다.

눈맞춤하는 능력이나 놀이를 제안하고 응하는 능력은 아이와 부모 관계에 대한 편안함과 즐거움의 결과로 인하여 강화된다. 아이들은 다른 사람들에 유인되고, 보호자와 함께 경험하는 놀이에서 같은 매력과 즐거움을 기대한다. 그러나 어떤 아이는 자신에게 따랐던 보호자와 또래 아이들과는 다르다는 것을 안다. 또한 어떤아이는 또래 아이들의 존재 자체가 힘들고 자신의 요구에 적응해 줄 것을 원한다. 또한 또래 아이들이 많은 어른들과는 달리 아이가 원하는 방법으로 어떤 것을 하지 않을 것이다. 역으로는 또래 아이들이 크기, 기술 수준, 기력 그리고 흥미에 대해 같은 아이들을 더 좋아해서 그러한 아이들을 참여하게 한다.

아이들이 서로 함께 놀이를 하게 되면 아이들은 그들이 원하는 바가 집단에 영향을 줄 것임을 이해해야 한다. 또래들 사이에 하나의 관점이 다른 관점보다 자동적으로 더 좋을 수 있다. 각각의 사람은 다양한 방법 안에서 자신의 관점을 추구하는 것이 자유롭다. 서로 협력이 필요한 활동이 아니라면 결과는 분리되어 있는 단독 활동이 될 것이다. 이상적으로는 아이들은 처음에 교대로 번갈아 하는 것을 배우고 그런 다음 점진적으로 세련된 기술을 배우며 서로서로 듣는 것을 배우고 양보를 할 수 있게 된다. 학령 전 동안에 아이들은 다른 상황들에서 각각의 활동들을 잘게 자르듯이 변화를 주어 어떤 활동 안에서 다른 아이들과 교대로 활동하는 것을 배운다. 그래서 그들은 종종 같은 활동을 하는 데 만족하게 된다. 5세와 6세 아이들은 교대로 한다는 것에 대한 생각을 시작하고 간단한 보

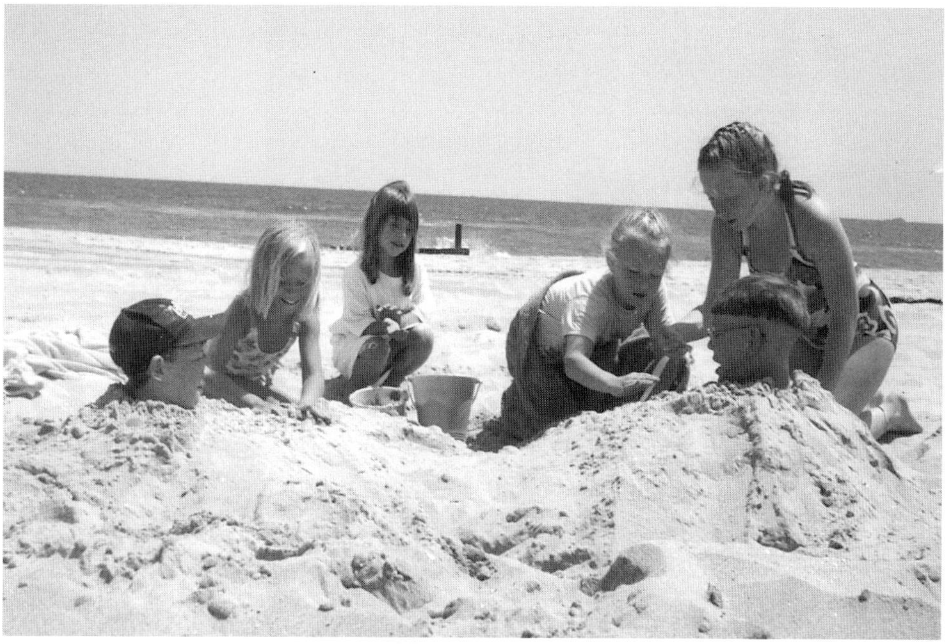

**그림 11.6**
모래사장에서 여자 아이들이 두 남자 아이를 묻는 작업을 하고 있다.

드 게임이나 소꿉놀이와 같은 활동을 통해 어떤 일치를 경험하게 된다. 더 나이가 많은 아이들은 더 복잡하고 흥미 있는 게임과 활동에 참여가 많아지고 더욱 일관성 있게 협력하고 일치하기 위해 더욱 열심히 활동을 한다(그림 11.6).

유년시절 동안에는 우정의 깊이와 복잡성이 발달한다. 6세에서는 특별한 활동이 아이를 흥미롭게 하고 아이는 그에 따라 친구를 찾을 것이다. 어떤 친구는 함께 놀이를 할 수 있고 구체적이고 상호작용 방법 안에서 대상들과 함께 나눌 수 있는 사람들과 함께 놀이를 한다. 그 후에 점차 다른 아이들이 중요한 존재가 된다. 아이들은 어떤 또래 아이들이 특별한 흥미, 기술 수준 그리고 기질에 대한 면에서 다른 아이들보다 자신에게 적합한지를 학습한다. 9세쯤 되면 아이에게 우정은 새롭고 더 깊은 의미를 가진다. 친구는 서로서로를 돕고 비밀을 나누는 존재이다. 11세가 되면 아이들은 친구들의 행복에 관심을 가지고 상호작용적 신뢰를 바탕으로 안정된 우정을 찾는다. 서로 공유하는 흥미와 능력은 오랜 우정의 기초를 형성한다(그림 11.7).

집단 상호작용은 아이들의 정신사회와 놀이 기술의 성장을 향상시키는 효과적인 방법이다. 지지적인 환경에서 또래 아이들이 수용하는 것에 대한 소망과 우정이 종종 놀이와 사회적 행동들을 더 빠르게 수정할 것이다. 어떤 아이들은 규칙을 따르거나 공유하는 것을 거부할 때가 어른들이 한계를 설정해 놓을 때보다 집단의 규범을 더욱 쉽게 습득할

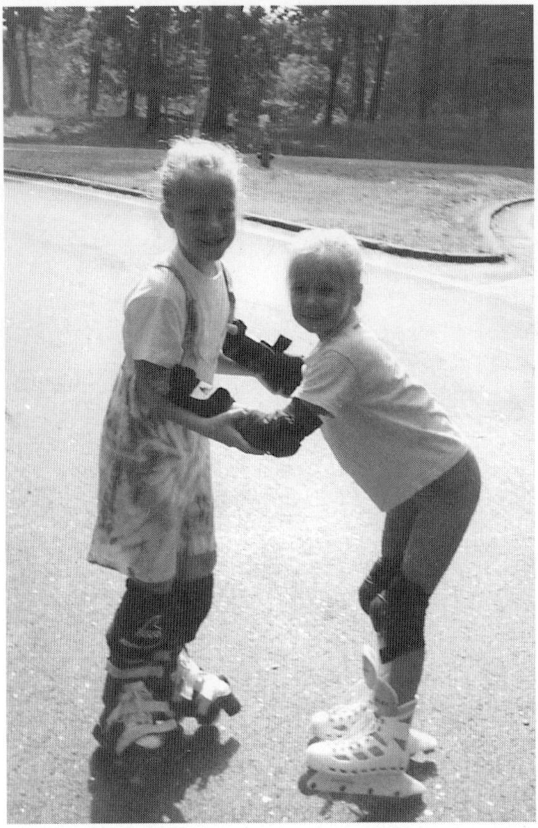

**그림 11.7**
두 친구가 흥미를 공유하고 있다.

것이다. 아이들은 역시 또래 아이들이 좋아하고 싫어하는 것을 배우고 그것을 자신의 선호와 비교한다. 아이들은 종종 자신이 행동하는 것과 말하는 것을 수정할 것이고 또래 아이들에게 적합하게 자신을 만들 수 있다.

아이들은 또래 집단과의 상호작용을 통해서 자신과 똑같이 또래 아이들이 어떤 활동에는 익숙하고 다른 활동에는 어려워한다는 것을 알게 된다. 이것은 아이들을 돕고 기술 수준도 아이들의 수준보다 월등한 성인과는 전반적으로 다른 경험이다. 또래 아이들과 함께 있는 것은 도움을 주고받는 기회이다. 이러한 과정에서 아이들은 다른 아이들과의 공감대와 보호기술 그리고 집단에서의 생산적인 일원으로 자신들에 대한 감각을 발달시킨다.

### 11.1.4 놀 이

놀이는 놀이 그 자체를 위한 활동이지 어떤 목표를 위한 수단은 아니다. 놀이에는 그 순간의 내적 즐거움이 있고 소리, 움직임, 대상들 그리고 (이야기 속에서의) 개념들과의 재결합과 탐험을 포함하며, 놀이 과정이 가져다주는 즐거움이 있다. 건강한 아이는 놀이에 열심을 다하고 놀이를 하고 싶어 한다. 의식적 노력 없이도 놀이는 신체적, 인지적, 심리적 그리고 기초적인 사회 기술의 발달을 가져다 준다. 놀이는 아이가 일상생활에서 스트레스 관리하는 것을 배우는 데 도움을 주고, 가족과 또래 아이들과 적절하게 상호작용하는 데 도움을 준다. 아이들은 신체적 놀이나 게임을 사용하여 긴장과 공격적인 감정을 완화시키고, 창조적이거나 조작적인 놀이를 통해서 거기에 집중을 하거나, 상상 놀이를 통해 아이들이 관찰하는 행동을 시험해 보고 행동을 탐험하게 한다(그림 11.8).

놀이 행동은 초기 유아기에서 시작해서 아이와 부모 관계에 의해 권장된다. 부모나 보호자들 그리고 아이들은 자연스러운 이끌림으로 서로에게 속하게 된다. 서로 즐거움을 주는 경험은 상호작용이 발생할 확률을 증가시킨다. 건강한 상호작용에서 보호자는 아이들의 놀이 행동에 본보기가 될 뿐만 아니라, 점진적으로는 아이가 그들의 놀이 개념과 테마에 함께 할 수 있도록 도움을 제공한다. 이것이 놀이가 도전적이고 흥미로움을 유지하

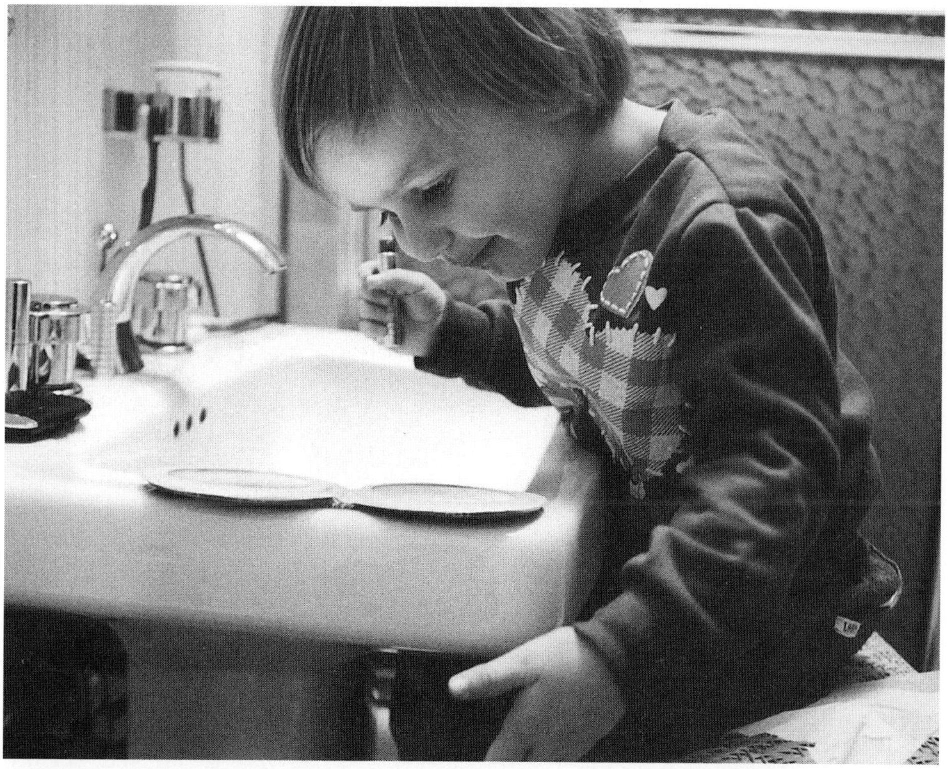

**그림 11.8**

어린 여아가 화장 놀이를 하고 있다.

도록 한다. 아이는 보호자가 제공한 놀이를 정교하게 한다. 이러한 상호적인 의사소통은 상호적인 행동 형성을 이끌고 놀이 활동을 하는 두 대상들이 흥미를 유지하게 한다. 또한 부모-아이 놀이는 아이들의 안정적인 애착과 기초적인 학습, 상호작용, 문제 해결 능력 그리고 대처 기술의 발달을 돕는다. 안정적으로 애착이 형성된 아이들은 스스로를 유능한 존재로 지각하고 그들이 계속해서 기술을 형성할 수 있도록 제공하는 기회에 열린 상태가 된다.

온화하고 부모에 대해 상호 의존적인 아이는 부모의 요구에 더욱 순종적이다. 놀이에서 아이들에게 적절한 반응을 하는 부모는 아이들에게 긍정적인 감정을 권유하기 때문에 그렇지 않은 부모들보다 더 많은 순종에 대한 경험을 제공하게 된다. 부모의 요구들에 순종하는 아이로 성장시키기 위한 첫 단계는 놀이에서 긍정적인 라포를 형성하는 것이다(Barkley, 1987, Bloomquist, 1996). 부모에게서 많은 지지를 경험하는 아이들은 가난이나 부모의 만성적 질병에 의한 부정적 영향을 완화시킨다(Petitt, Bates, & Dodge, 1997).

또래와의 상호작용 기술은 아이와 부모 관계로부터 발전한 상호작용 기술로 발전한다. 아이와 부모 관계는 아이가 이후에 따르는 모든 관계에 기초가 되는 모델이다. 안정되고 지지적인 관계를 경험하는 아이들은 더욱 긍정적인 또래 관계를 발전시킨다. 더욱이 또래 관계 기술은 서로서로 협력 안에서 발달하고 놀이 기술의 발달에 의존적이다. 좋은 놀이 기술을 가진 아이는 다른 아이들과 쉽게 관계를 형성할 것이다. 좋은 사회기술을 가진 아이들은 다른 아이들과의 상호작용을 통해서 그들의 놀이 기술을 확장하고 정교하게 하는 기회를 가질 것이다.

아이의 흥미와 기술은 다른 아이를 자극하고 도전거리를 제공해서 아이의 레파토리를 더욱 확장시킨다. 운동장에서 원숭이 바 놀이 기구에 오르거나 재주를 부리는 데 주저하는 아이를 고려해 보라. 이러한 아이들은 같은 활동을 잘하는 아이들과 함께 있을 때 아이들이 시도하는 것을 잘 관찰할 수 있을 것이다. 또래 집단에게 인정받고 좋아하는 대상이 되고자 하는 동기 때문에 아이들 대부분은 활동에 참여를 기꺼이 응할 것이다.

또래들과의 성공적인 상호작용을 통해 아이들은 정신 사회 발달을 더욱 지지하는 우정을 발전시키게 된다. 우정은 친구와의 유사성과 차이점 그리고 친구들이 가치있게 여기는 것에 대한 학습을 통하여 자기 이해와 자기 인정을 강화시킨다. 아이들은 역시 다른 아이들과 공감대를 형성하는 것을 배워서 다른 아이들과 함께 성공적으로 일을 수행하는 것이 가능해질 것이다.

모든 아이들은 다른 아이들과 관계를 형성하는 능력을 강화하거나 억제하는 강점과 한계를 지닌다. 언어기술이 강한 아이는 더욱 빨리 자기의 필요에 대해 의사소통하는 것을 배우게 되고 다른 아이들뿐만 아니라 성인들과도 언어로써 상호작용을 더욱 잘 하게 된다. 운동성이 특별히 좋거나 창의적인 아이는 함께 놀이를 하는 다른 아이나 어른들의 주의를 쉽게 끈다. 선천적으로 취약성을 지닌 아이들은 사회적인 문제점이 있고 활동 기술을 발달시키는 데 어려움이 있다. 그들은 특별한 신체나 언어 기술의 부족 때문에 방관

자이거나 공개적으로 배제될 수도 있다. 이러한 아이들의 강점 영역을 강화시키고 또래 아이들의 집단 활동에 참여를 위하여 보상기술이나 기초 기술을 발달시키는 것을 돕는 것은 정신 사회 발달을 위해 중요하다.

놀이는 레크레이션과는 다르다. 인간은 일생을 통해 놀이를 하지만 놀이는 구조화된 스포츠나 클럽 활동과 같은 레크레이션 활동에 참여하는 데 필요한 기술을 발달시키는 데 선행된다. 사람들은 놀이에서 사용되는 재료에 유연하게 접근한다. 아이는 다른 아이들이 사용하는 것과 같이 재료를 사용하고 그것들을 서로 다르게 접근하는 힘이 있다. 이러한 방법 안에서 놀이에서의 재료, 자신의 신체 사용, 인간 상호작용을 탐험하고 발전시킨다. 또한 함께 움직이거나 함께 놀이를 하는 새로운 방법을 발견할 수 있다. 아이들은 재료가 사용될 수 있는 다양한 방법을 탐험하고 아이가 사용하기에 좋아하는 방법을 발견한다. 아이들을 대상 주변이나 서로의 주위에서 자신을 움직이는 다양한 방법들을 시도한다. 규칙은 계속해서 변하고 재협상을 통해서 모든 놀이를 하는 사람을 즐겁게 하고 만족하게 하는 활동을 유지해야 한다. 놀이를 통한 활동 범위에 대한 탐험은 집단 규칙을 인정하는 것에 대한 준비이고 레크레이션 활동의 참여를 위한 특별한 기술을 발달시키는 데 필요하다.

### 11.1.5 놀이 종류

세월이 지날수록 다양하고 독특한 놀이 유형들을 볼 수 있으며 발달 이론가, 교사 그리고 아이들의 발달에 중점을 두고 있는 치료사들이 지속적으로 이러한 유형들을 밝혔다. 이러한 놀이에는 감각 운동, 상상력, 구성적 능력을 필요로 하는 놀이와 게임 등이 있다. 놀이는 각각의 유형이 독특하더라도 아이들이 놀이의 형태를 연합하여 놀면 놀이는 중복되는 성향이 있다. 9세 아이는 배를 만들고 그것을 사용하여 상상 놀이를 한다. 놀이에는 옳고 그름이 없다(레크레션에는 존재한다). 놀이를 하는 동안 아이들은 행동에 대한 결과를 발견할 수 있고 여러 가지 반응 종류가 촉구될 수도 있으며, 어떤 놀이는 다른 놀이보다 더 매력적이라는 것을 발견할 수도 있다. 그래서 아이들은 그들이 과거에 배웠던 것을 기초하여 놀이를 형성하고 새로운 경험을 통해 기술을 더욱 세련되게 하고 강화시킨다.

생후 2세까지 유아는 감각 운동 놀이에 참여한다. 아이들은 그들의 신체를 깨닫고 감각 운동 능력에 대해서 이해한다. 아이들은 자신의 신체, 사지를 몇 시간에 걸쳐서 끊임없이 움직이고 다양한 감각을 경험하는 데 시간을 보낸다. 아이들은 우선적으로 체간과 사지를 움직이는 능력을 습득하고 공간을 통해 몸 전체를 움직이는 능력을 형성한다. 이러한 과정을 통하여 아이들은 자신 몸의 부분들을 어떻게 느끼고, 음미하고, 관찰하고 움직이는지 깨닫게 된다. 그리고 이러한 지식을 자발적으로 조화로운 이동 및 사물과 사람과의 상호작용에 통합한다. 느낌, 레크레이션 그리고 사물과 다른 사람과의 반응은 물리적 세계의 기초 지식에까지 확장하여 결국 운동, 지각 그리고 인지 기술의 발달을 가져온다(그림 11.9). 감각 운동 놀이는 생후 2세까지 우세하고 발달의 후기 단계에서도 더욱 우세해지지만 감각 운동 놀이는 즐거움을 제공하므로 아동기와 성인 전체를 통틀어 찾게 된다(그림 11. 10).

상상놀이와 강화된 신체 기술을 통해 아이들은 놀이 방법을 확대해서 그들 주위의 사회 세계에 대해 더욱 이해를 잘하게 된다. 아이들은 사람과 그들의 특성 그리고 기능을 배운다. 아이들은 표면적으로 대상을 사용하여 그들 주위 어른들의 행동을 모방한다. 상상 놀이는 복잡하게 발달하며 사회적 규칙을 더 잘 이해하는 데 사용된다. 사회적 상호작용이 재현되고 실제 경험이 수정되어 실현되므로 조절 가능한 가상 세계를 창조한다. 상상놀이에서 아이들은 자신을 다른 사람이나 동물이라고 믿곤 한다. 그들은 복잡하고 혼잡한 사건을 재현한다. 생일 놀이, 의사가 방문하거나 수술 놀이 등을 하는 것이 일반적이다. 이러한 과정을 통하여 중요한 사건, 사람 그리고 부정적 경험을 해결한다. 아이들의 행동에 대한 내적 조절이 상상 놀이에 의해 점진적으로 성장한다. 엄마 역할을 하고 아기를 돌보는 가상 놀이는 아이가 실제 엄마를 명확히 규정하는 데 도움을 주고 처벌의 조건과 조화 과정을 더 잘 이해하게 한다. 공상에서 사람과 사물을 조작하는 것은 쉽게 조절할 수 없는 현실을 다루는 것을 연습하는 서곡이다. 구조적 놀이를 통하여 아이들은 자연스럽게 그들의 미세 운동 기술과 인지 기술의 발달을 강화하고 도전에 대한 신념과 능력을 강화하게 된다. 아이들이 다양한 방법으로 재료를 분해하고 조립하는 놀이를 할 때 그들은 어떤 사물에 대한 새로운 사용 방법을 발견한다. 이러한 창의적인 과정은 미리 계획하는 것 없이 놀이를 통해서 자발적으로 일어난다. 아이는 긴장을 풀고 스스로 자신의 모든 가능성에 대해서 점검을 해본다. 아이들은 종종 그가 창조한 것을 기뻐하고 놀라워하는 표현을 하기도 한다(예, 그가 처음에 생각했던 것이 새롭게 만들어져 차가 되고 모빌이 되었다). 또한 문제 해결 기술이 발달하여 성취감과 자기 효능감이 성장하게 된다(그림 11. 11)

게임 놀이는 아이의 내적인 조정능력을 발달시키고 규칙을 이해하는 데 도움을 준다. 이것은 아이들의 흥미를 유지시키고 좌절을 줄이며 모든 게임에 대한 경쟁심을 중재하는 데 대하여 어떤 규칙이 중요한지를 결정하는 과정을 통해 발현된다. 집단 놀이에서 더 큰 즐거움을 위해서는 개인적인 욕구를 포함하여 서로 합의하에 모든 사람의 욕구가 게임에서 드러나도록 한다. 유아들은 종종 규칙을 변경하고 자아 존중감을 유지하는 동안 게임을 하는 데 필요한 신체적 · 인지적 기술을 성취함으로써 우연히 규칙들을 학습하게 된다. 게임은 역시 충동적인 만족감을 줘서 게임을 하게끔 한다. 아이들은 순간적으로 다른 사람을 공격하지만 그들의 목표 점수가 완성되고 게임이 끝나면 일상으로 되돌아와야 한다. 아이들은 승리를 성취하여 현실에서의 결과 없이 은유적으로 다른 사람을 압도한다. 이것은 특별히 아이가 현실 세계에서 무척 강한 이상적인 적에 대해 승리를 했을 때 더욱 만족할 수 있다(그림 11.12).

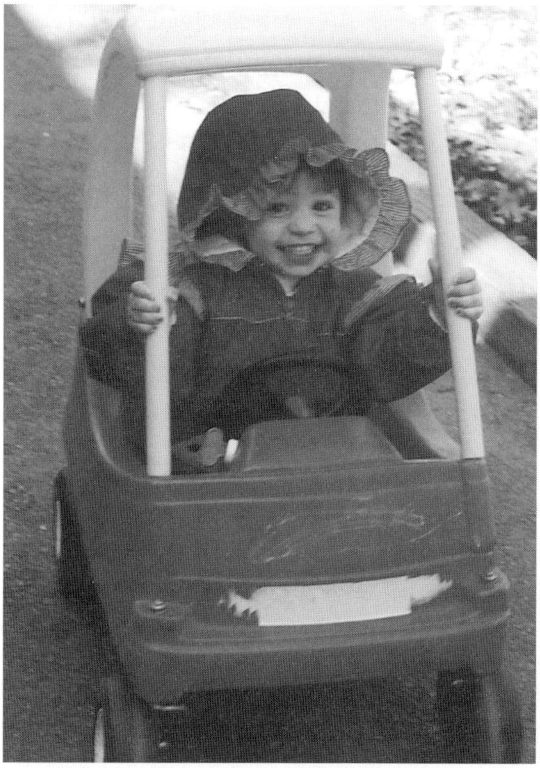

**그림 11.9**
어린 여아가 탐험적인 움직임을 하고 있다.

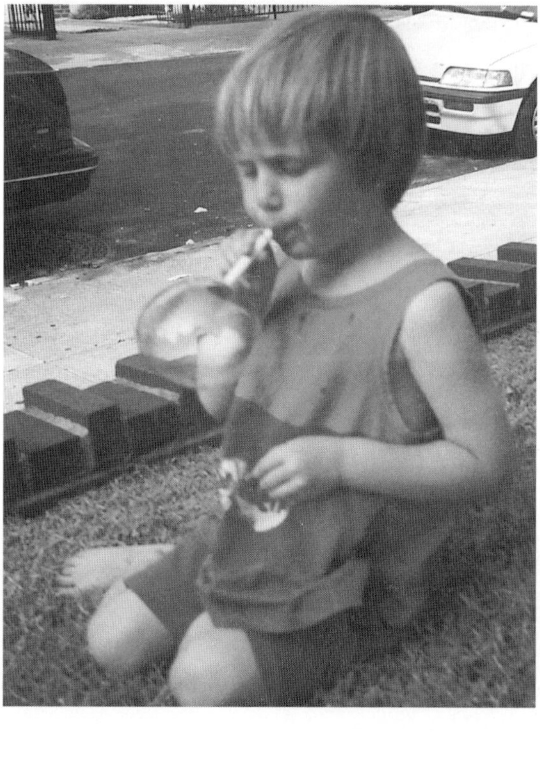

**그림 11.10**
감각 운동 놀이를 하는 아이

아이들이 학습을 진행할 때, 보다 큰 집단 활동에 대한 도전적이고 조화로운 상호작용에 가치를 두기 시작한다. 아이들은 게임이 그들의 기술을 합하여 다른 집단의 아이인 적을 공격해야 할 때 더욱 고무적이고 매력적으로 될 수 있음을 배운다. 야구를 위해 어떤 팀은 강한 타자와 다양한 자세에서 놀이를 할 수 있는 아이를 필요로 한다. 이와 유사하게 아이들은 다른 활동(예, 구조적 놀이)을 통하여서도 그것을 배운다. 만약 아이가 속한 그룹이 공동 놀이를 한다면 그들은 과제를 쪼개어서 그들이 혼자서 했을 때보다 더욱 빨리 큰 구조를 만들 수 있을 것이다. 그런 과정 안에서 아이들은 역시 또래 아이들과 함께 했을 때의 즐거움을 가질 수 있다. 이러한 것을 성취하기 위해서 협동적인 상호작용의 규칙(예, 타협)은 활동을 유지하게 하기 위해 적용하는 데 중요하다. 규칙은 매우 강압적이다. 규칙은 의미, 조직화 그리고 도전을 포함해서 모든 참가자들이 어느 정도 조화롭게 놀이를 하게 하고, 집단의 성취에 대한 흥미에 관해서는 개인적 흥미와 충동이 이상적으로 자제되도록 하게 한다. 집단의 규칙을 깨고 집단의 목표를 지지하지 않는 아이들은 또래 아이들과 신중히 분별해서 참가하지 못하도록 해야 한다. 이것은 모든 집단 멤버들의 사회성에 강력하게 영향을 준다. 왜냐하면 사람은 본능적으로 또래 아이들에게 강하다고 인정받기를 원하기 때문이다.

Bundy(1997)는 놀이다움이 실제적인 운동이나 인지 기술보다 더욱 중요할 수 있다고 한다. 놀이다움은 고유한 동기화, 내적 조절 그리고 활동에서 현실 의존을 요구한다. 이것은 놀이에서 필수이고, 자기 감각에 대한 놀이에서 조직적인 힘과 즐거움은 이러한 차원들 안에 존재한다. 사람들이 어린아이에서 성인으로 성장함에 따라 동기는 변해도 놀이다움의 정도는 많은 인간 활동 안에서 최우선으로 존재한다.

놀이는 일을 위한 단계를 설정한다(Erikson, 1959). 놀이를 통하여 아이들은 성숙한 운동, 과제 그리고 사회적 상호 기술을 발달시킨다. 아이들은 점진적으로 목표 지향적이 되고 가족과 지역사회에 생산적인 일원이 되는 것에 흥미를 가진다. 그들은 역시 모든 활동 안에서 놀이다움에 대한 감각을 성취하게 되는데, 이러한 활동들은 아이들의 활동 안에서 능력을 지니는 것을 지지한다. 아이들은 아동기의 중간 정도 시기에서 더욱 오랜 집중능력이 있고, 상당히 오랜 시간동안 활동을 반복하고 연습하거나 작업에 대한 흥미와 인내력을 가진다. 그들은 활동에서 후에 경험하게 될 즐거움을 기대하면서 심지어 활동 중 싫어하는 부분도 참여할 것이다(그림 11.13). 젊은 운동가는 코치와 함께 틀에 박힌 같은 훈련을 반복할 것이고 돈을 버는 데 관심이 있는 젊은이는 비오는 날 오랜 시간동안 거리의 눈을 치울 것이다. 활동에 성공적으로 참여하는 것의 내적 고유한 보상과 더불어 가능성 있는 명성, 칭찬, 보상 또는 책임감은 아동기 후기 아이들을 점진적으로 이끌 것이다. 아이들은 작업 중에 더 이상 놀지 않고 진정으로 일을 하고 더불어 일하는 기술을 발달시킬 것이다. 이것은 청소년 시기와 성인기에서 일에 대한 기초 능력이 된다.

아동기에서 일과 관련된 활동에 참여하는 능력을 갖기 위해서는 아이들은 기초적인 유능감 수준, 환경 안에서 스트레스에 대처하는 능력, 현실감, 삶에 대한 투자가 필요하

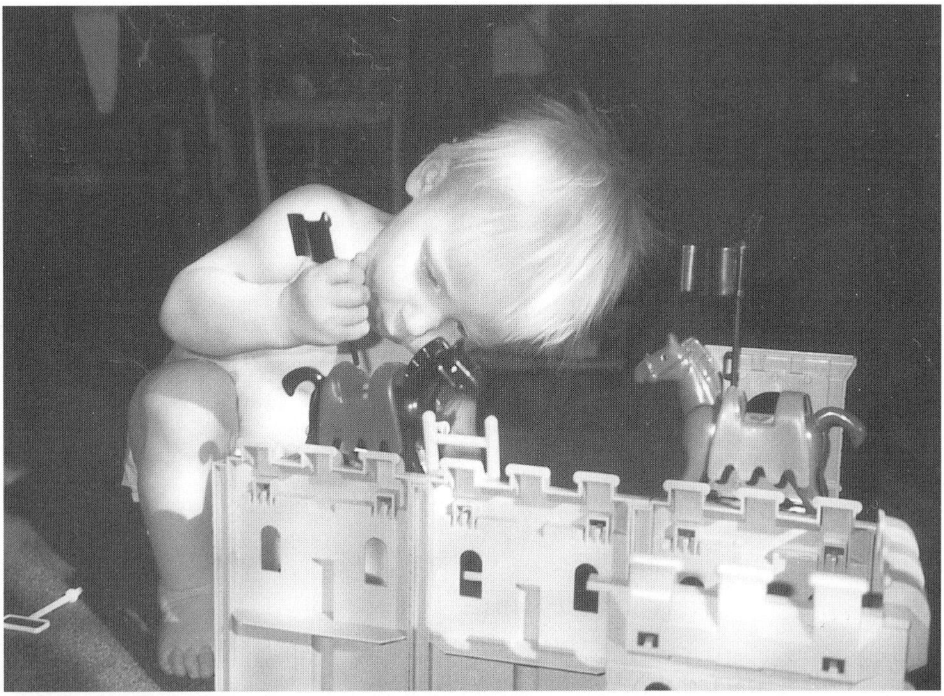

**그림 11.11**

구성 놀이

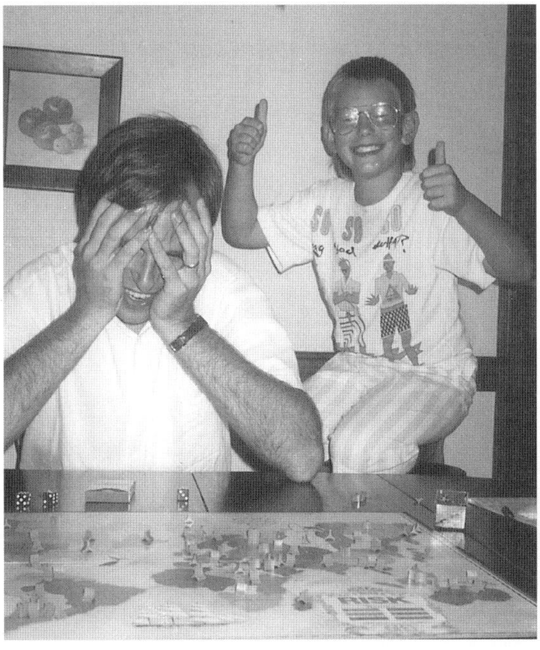

**그림 11.12**

게임에서 아버지를 이긴 소년

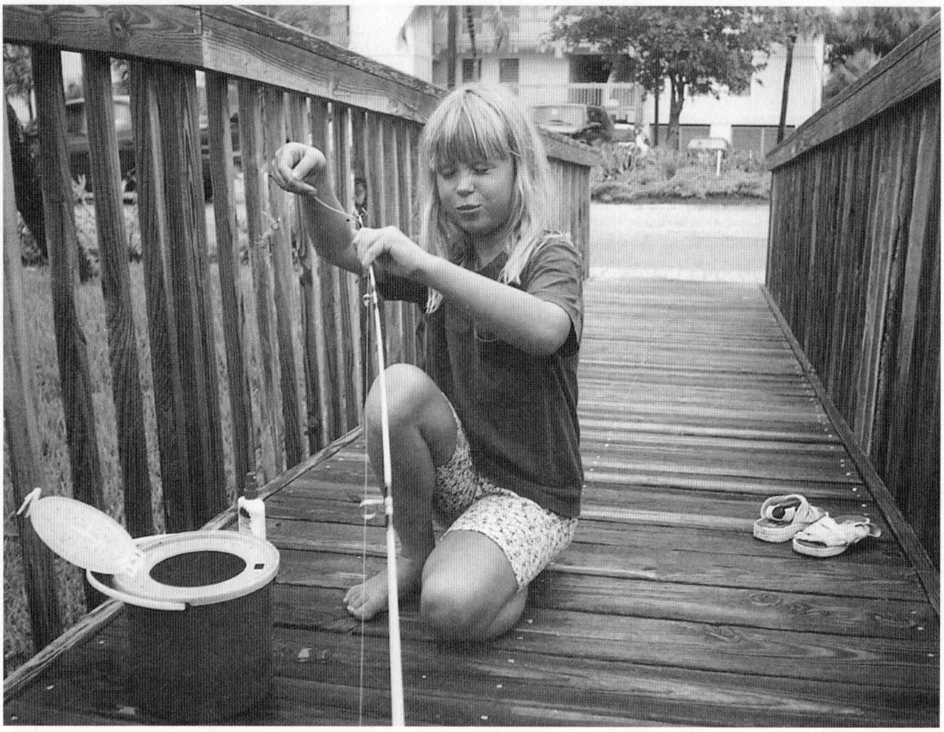

**그림 11.13**
낚시에 대한 기대로 낚시 고리에 미끼를 설치하는 아이

다. 유능성은 기량을 위한 기술들을 쌓는 놀이 활동에서 제공하는 기회에서 출현한다. 기량은 일의 질과 양 둘 모두에 관심을 가진다.

환경에 대처하는 능력은 활동과 사회적 상호작용을 야기하는 도전 안에서 불안과 스트레스를 통하여 배운다. 불안과 스트레스를 관리하고 이를 통하여 일을 하는 것은 아이들의 생산성, 적극성 및 융통성 있는 행동 전략을 발달시킨다. 아이가 모순된 현실성, 감정 그리고 욕구를 표현하고 통합하는 심리적 강점을 가지고 있을 때, 공상으로 돌아가는 것을 거부함으로써 과제 안의 현실성에 초점을 유지할 수 있다. 아이는 아이의 환경에서 자신을 어느 정도 조절하는 능력이 있음을 느끼기 시작한다. 아이는 공격적인 충동이나 리비도 충동을 열기 위하여 문화적으로 받아들일 수 있는 수단들을 발달시킨다. 아이는 활발한 활동에서 좌절을 맛볼 수 있다. 아이는 훌륭한 과제 수행을 통해 간절히 바라는 칭찬을 경험할 수 있다. 삶에 대한 능력을 지니는 것은 아이가 활동에 성공적으로 참여할 때 경험하는 즐거움과 유능성에 대한 감정을 성장시킨다. 활동에서 이러한 즐거움은 아이에게 그의 노력이 성공과 만족을 얻게 할 것이라는 믿음과 더불어 새로운 활동에 계속적으로 접근하는 데 낙관주의와 인내력을 제공한다(Cotton, 1984).

아이들은 그들의 강한 흥미나 재능을 드러내는 활동에서 일에 대한 행동들을 나타내기 시작한다. 음악적으로 재능이 있는 아이는 실수 없이 특별한 음악이나 악기를 연주할 수 있을 때까지 몇 시간 동안이나 연주를 할 것이다. 젊은 댄서나 운동가는 공연이나 시합에서 복잡한 활동을 성취하기 위해 혹독한 훈련을 견딜 것이다. 이러한 아이들은 "연습이 완전함을 이루게 할 것이다."라는 개념을 받아들이고 그들의 이상을 실현하는 데 필요한 선생님이나 코치의 지도와 조직을 인정한다.

아이들은 또한 일상생활 활동에서 일에 대한 행동을 드러내기 시작한다. 애완동물을 관리하는 것은 아이들의 보호능력을 더욱 발달시킨다. 아이들은 애완동물의 기초적인 욕구를 돌보기 위해 오랜 기간 동안 자신이 하고자 하는 것을 미루어 놓는다. 아이들이 애완동물을 훈련시키고 돌볼 때 동물의 단서에 민감해지고 공감적으로 반응하는 법을 배운다. 아이들은 돌보는 역할을 경험한다.

학교와 가정에서 아이들은 자신의 물리적 환경을 유지하는 것에 책임감을 가지고 활동 수행과 완성을 위한 스케줄을 지키는 것을 배운다.

## 11.1.6 대처 능력

대처 능력은 아이들이 새롭고 어려운 상황을 다루는 방식이다. 아이들은 그들의 주위 세계에 대처하는 능력을 향상시키는 보호자와의 경험을 통하여 기초적인 대처 기술을 발달시킨다. 아이들은 신체적이거나 심리적인 스트레스를 경험할 때 보호자에게 언어적 또는 비언어적인 신호를 보낸다. 보호자는 그러한 신호를 해석해서 환경을 다루고 아이의 스트레스를 줄이며 상황에 적응하는 아이의 능력을 향상시킨다. 아이의 대처 능력은 부모가 아이의 인간적인 기질에 적합하고 물리적 · 사회적 세계에 적극적인 참여를 향상시키는 대처 방법을 촉진시킬 수 있을 때 발달한다.

아이들이 발달할 때 자신의 정서 상태의 변화에 대해 더욱 점진적으로 자각하고 내적인 정서적 압력을 줄이는 적절한 행동이나 상호작용을 시도함으로써 스트레스에 반응하는 자신의 행동을 조절하는 것에 책임감이 증가한다. 아이들의 새롭고 도전적인 상황이 이끄는 스트레스를 해결하는 것은 점차적으로 성공을 경험하면서 빠르게 회복한다. 신속한 회복력(resilience)은 스트레스를 경험할 때 짧은 시간 내에 정서적 평형상태로 돌아오는 능력을 말하는데 이렇게 함으로써 활동 참여를 시작하거나 재기하기 시작한다. 이것은 아이가 정서적으로 고요하다는 것이고 요구되는 활동이나 놀이에 관심을 가질 수 있다는 것을 의미한다. 때때로 아이는 불안정하고 불확실할 때 평온한 상태를 얻기 위해서 안전하게 물러나고 멈추거나 친숙하지 않은 것을 좀더 주의 깊게 검사할 때까지 반응이 지연될는지도 모른다. 강압적이거나 압도적인 사건에서 이러한 과정은 자기 위안이 되고, 외상 경험을 소진하게 하며 공상에서 현실로의 이동을 포함할 것이다(Anthony, 1987).

아이의 신속한 회복력(resilience)은 일상적인 기초에서 도전을 받는다. 예를 들면, 신속한 회복력이 있는 아이는 놀이 친구가 거부하였을 때 거부를 인정하는 것이 필요하고 그 원인이 무엇인지 결정하며, 자아 존중감에 대한 상처를 경감시키거나 인정하는 방법 안에서 반응한다. 어떤 아이는 부모와 얘기하는 가정의 안정성에 대해 거부할는지도 모른다. 그러나 아이는 수행하는 방법을 수정하고 더 적합한 놀이 친구를 찾거나 다른 흥미 있는 활동을 찾음으로써 또래 놀이에 다시 참여하게 될 것이다.

아이가 구조적 과제를 수행하는 데 어려움이 있다면 접근방법을 달리해서 성공의 기회가 더욱 커지도록 해야 한다. 아이가 압도되면 다른 활동으로 바꿀 것이다. 그렇지 않다면 아이는 자기보다 나이 많은 다른 아이나 어른들의 도움을 찾을 것이다. 어떤 경우에는 어려운 상황에 긍정적인 방법으로 직면하는 방법을 찾아서 자기 존중감에 대한 좌절과 상처를 완화할 것이다. 아이는 단지 짧은 시간 동안에 퇴행하여 자신을 조절하기도 할 것이다. 대처하는 능력이 발달된 아이는 환경과 많은 종류의 유용한 놀이와 활동 안에서 대처할 것이다. 그러므로 놀이와 참여에 대한 동기화는 좌절로 이끄는 충동보다 강하다.

## 11.1.7 환경 상호작용

아이가 살아가는 환경에 대해서는 기능적 기술 발달을 위한 안정성, 지지, 공간 그리고 시설을 제공하는 능력을 검사해야 한다. 안정된 환경에는 고유한 또는 갑작스로운 위험적 영향을 줄이는 메카니즘이 있다. 이것은 부모가 만성적인 질병이라면 가족의 지지가 매우 유용하다는 것을 의미하고, 좁은 아파트에 산다면 안정된 의사소통 놀이 공간이 필요하며, 학습의 결핍이 보이는 아동에게는 추가적인 교육적 지지가 유용하다는 의미이다.

인간 상호작용 동안 발생하는 부정적인 사건들은 아이들의 안정성, 자기 효능감 그리고 자기 존중감을 향상시키는 다른 긍정적인 기회와 지지로 중화되어야 한다. 환경과 유용하고 필수적인 공급물에 대한 설계는 변화할 것이고 문화에 의존적이다. 모든 아이들에 대한 일차적인 환경은 가정, 학교 그리고 지역 사회이다.

### 1) 가 정

좋은 가정환경은 음식, 옷에 대한 공급원이고 모든 가족 구성원들에게 따뜻함과 은신처를 제공한다. 보호자의 경계나 물리적 설계로 인한 위험으로부터 적절한 안정감을 준다. 더욱이 놀이와 문화적 가치, 의식 그리고 삶의 역할을 전달하는 자원들이 있다. 놀이를 위해 유용한 것은 무엇이고 어떻게 이러한 재료들을 정교하게 할 것인가는 사회경제적 그리고 문화적 변수들에 달려 있다. 예를 들어, 놀이감은 성적 특성이 있을 수 있고 어른들의 도구와 많이 닮았는데 그것들은 항아리와 냄비이거나 광범위한 기능의 장난감일 수 있다. 좋은 가정 환경에서 가장 중요한 요소는 아이가 지역사회에서 기능하기 위해 사회화되도록 안내하고 구조를 제공하는 일관성 있는 성인이다. 성인은 아이의 선천적인 능력과 취약성에 대해 민감하다. 이것은 아이가 결점을 최소화하는 것을 돕는다. 아이가 어려움이 있다면 이러한 성인은 아이의 신체 또는 정신 사회적 발달을 길러주는 데 접근하고 가족 외에도 도움을 찾는다.

### 2) 학 교

아이들은 신체적으로 안정화되어야 하고, 학교 환경 안에서 자신의 생물학적 욕구가 조화를 이루도록 하는 것이 중요하다. 공간, 재료 및 장비들이 아이가 학습하는 것을 도울 수 있다. 가장 기초적인 수준에서 책, 종이 그리고 필기도구들이 이용 가능해야 한다. 학교재단은 부수적으로 필요한 자원에 대해서 결정해야 한다. 학교 환경에서 일차적으로 중요한 것은 필수적인 조직과 지지를 제공해서 아이들이 학습에 집중할 수 있도록 하는 교사의 유용성이다. 교육활동을 통해서 교사들은 이미 습득한 생활 기술들을 확장하고 추가시키며 선천적인 능력을 발달시키고 취약성에 대해 보상하는 새로운 기회를 제공한다. 교사는 또한 집단 선수작업과 여가 활동을 구조화해서 지역사회 삶과 직장에 필요한 사회 기술을 향상시킨다. 작업치료사를 포함한 다른 전문가들은 종종 정신사회, 학습 또는 신체적 취약성을 가진 아이들이 있을 때 선생님을 통하여 도움을 요청받기도 한다.

### 3) 지역 사회

지역 사회 공동체에서 아이는 물리적 환경을 안전하게 탐험할 수 있어야 한다. 잘 구조화된 지역사회 안에서 또래 아이들과 성인 역할 모델은 아이들이 이용하기 쉽도록 유용해야 한다. 한 지역 사회는 공간, 자원, 그리고 다양한 놀이와 지역사회 활동에 참여하는 자유도를 포함한다.

## 11.1.8 요 약

각각의 아이들은 보호자와 안정된 애착 관계를 성립하는 데 있어서 자신을 돕거나 방해하는 본능적인 기질을 가지고 태어난다. 아동기 동안 내내 아이들의 보호자는 아이들의 기질과 개성을 이해하고 아이의 개인적 발달을 촉진하는 방법 안에서 아이와 상호작용하는 것이 중요하다. 이러한 방법 안에서 안정된 애착 관계와 아이와 부모간의 즐거운 상호작용이 촉진된다. 이러한 질적인 일차적 관계는 대처기술, 놀이 그리고 또래 아이들과의 상호작용 기술의 발달에 중요한 영향을 준다. 아이가 성장할 때 각각의 기술 영역은 다른 기술들에 영향을 준다. 아이가 한 영역에서 기술을 증가시킬 때(예, 스트레스를 더욱 효과적으로 대처하는 학습이나 놀이 능력을 확장하는 능력을 학습), 아이들의 증가한 유능성은 더욱 긍정적인 가족 관계와 또래 관계를 이끌 것이다. 이것은 더욱 발달된 과제를 성취하고자 하는 열망을 증가시킬 것이다. 놀이 능력은 직접적으로 일하는 능력과 관련되어 있다고 간주하였다.

아이들은 가정, 학교 그리고 지역사회 배경 안에서 성장하고 발달한다. 문화와 사회경제적 분류에 의해 환경이 매우 다양할지라도 아이와 가족의 기초적인 요구에 일치하는 적절성을 항상 점검해야 한다.

## 11.2 기능과 기능장애 연속체

기능과 기능장애 연속체는 치료사들에게 임상적으로 관련 있는 관찰 가능한 행동들에 대한 설명을 제공해서 아이들의 기능과 기능장애를 명확히 규정한다.

### 11.2.1 기질 적응의 기능과 기능장애에 관한 지표

기질은 인간의 자발적이고 본능적인 양식이고 환경과 사건 그리고 사람에 대한 접근 방법이다. 아이들은 양육 환경에 적응하고 환경을 경험할 때 자신이 기대하는 것을 학습한다. 아이의 일상적인 삶은 어느 정도 틀에 박히게 되고 기질은 그렇게 명백하게 드러나지 않을 수도 있다. 유아기 동안에 아이들의 기질은 아이가 계속적으로 새로운 자극에 노출되어 있고 환경에 일정하게 적응하고 있는 중이기 때문에 분명히 드러난다. 아이의 기질이 기능적일 때 아이는 가족, 학교 그리고 지역사회의 요구에 효과적으로 적응할 수 있고 짧은 시간 동안에 이루어진다.

정신사회 이론의 틀에서 아이는 자신의 기질에 대해 기능장애가 있을 때 참여에 필요한 활동 수준과 집중력을 조절하기가 어렵다. 그러한 아이는 새로운 상황을 다루기가 어렵거나 틀에 박힌 상황 안에 변화에 적응하기가 어렵다. 이러한 어려움은 환경 안에 다른 사람으로부터 인정받고 환경에 맞게 적응하는 아이들의 능력을 방해할 것이다. 기질에 기능장애가 존재하는 아이는 환경에서 아이에 대한 기대 안에서 학습하는 것에 열려 있지 않고 양육과 안내에 적절하게 반응하지도 않거나 또래 놀이 집단에 참여할 수도 없을 것이다. 아이가 까다로운 기질을 가졌을 때는 환경이 필요로 하는 것에 적응하는 데 문제가 있다. 이것은 전반적으로 애착관계에 부정적 영향을 주고 대처 기술, 놀이 그리고 또래 집단과의 상호작용 기술에 영향을 준다(차트11.1).

**차트 11.1** 기질 적응의 기능과 기능장애에 관한 지표

| 기질 적응 | 부적절한 기질 적응 |
|---|---|
| **기능 :** 적절하게 환경에 반응하는 능력<br>**기능에 대한 지표**<br>– 생물학적 욕구에 대하여 규칙적인 틀에 빠르게 착수<br>– 활동 수준은 상황적 기대에 적절함<br>– 관련된 감각 입력에 지향적이고 산만한 환경을 무시할 수 있음<br>– 기분이 상황에 적절함<br>– 정서적 반응이 상황에 적절함<br>– 적절한 시간의 길이, 나이 그리고 상황에 관한 활동에 집중<br>– 새로운 상황에 적절하게 적응 | **기능 장애 :** 적절하게 환경에 적응하는 데 무능력<br>**기능 장애에 대한 지표**<br>– 생물학적 스케줄이 환경 요구에 변덕스럽거나 일관성 없음<br>– 활동 수준은 상황에 대해 부적절함<br>– 공포나 짜증과 함께 감각 입력에 반응하거나 관련 없는 감각 입력에 대한 자각을 억제할 수 없음<br>– 기분이 전반적으로 부정적임<br>– 정서적 반응이 긴장되고 규칙적이지 못함<br>– 집중 시간이 나이와 상황에 부적절함; 너무 짧거나 지나치게 김<br>– 새로운 상황에 대한 적응이 변덕스러움; 비조직화나 퇴행으로 특징 지워짐 |

### 11.2.2 애착에 대한 기능과 기능장애의 지표

아이와 부모의 애착은 성인과 발달 아동 사이의 특별한 관계로 아이의 성장과 발달에 중요하다. 어른은 보호와 관리에 대한 욕구를 표현하는 애착 행동을 보임으로써 아이들에게 보호자로 이끌리게 된다. 보호자로서 어른은 아이를 위험에서 보호하고 물리적 생계, 정서적 안정 그리고 생존에 필수적인 기초적인 삶의 기술에 대해 지도한다. 아이를 돌보고 아이와의 상호작용 과정에서 어른과 아이는 서로에게 즐겁고 애정스럽게 반응한다. 이것은 아이를 돌보는 어른의 욕구와 어른을 찾는 아이들의 욕구를 강하게 한다. 어른들이 계속적으로 아이를 돌보고, 아이의 두려움을 효과적으로 줄일 수 있는 경험을 하고, 아이의 신체적 · 정서적 욕구를 일치시킬 때 애착은 더욱 안정성을 갖게 된다. 어른은 아이의 욕구에 맞는 능력에 대해 확신을 하고 아이는 부모가 어떤 욕구에 대해서 유능하며 유용하다는 것을 확신한다.

이러한 첫 애착 관계는 미래 애착 관계에 기초가 되는 모델이다. 일생을 통해 사람은 조부모, 선생님, 또래, 배우자 또는 파트너를 포함하는 다른 보호자들과 관계를 발달시킨다.

안전하게 애착이 형성된 아이는 또한 보호자인 어른이 제공하는 구조, 규칙, 한계에 전반적으로 불평을 갖는다. 왜냐하면 아이들은 보호자와 좋은 위치 안에서 관계를 유지하고 싶어 하기 때문이다. 보호자와 나란한 관계에 있는 아이는 자신이 필요로 하면 보호자가 도울 것이고 아이의 성취에 대해 칭찬을 하고 사랑을 제공할 것이라 확신한다. 안정된 애착은 아이의 전사회적 행동을 발달시키는 데 강력해질 수 있다(Greenberg, Speltz & DeKlyen, 1993).

기능장애 애착 행동을 보이는 아이는 적절한 관리를 제공할 수 있는 보호자가 없거나 기초적인 욕구와 일치할 수 있도록 보호자를 충분히 이끌 수 없다. 이것은 안정되지 않은 애착과 관련 있다. 이러한 기능장애는 일관성 없고 부주의하거나 또는 어려운 양육을 경험한 결과일 수 있거나 명확한 신호를 보호자에게 보내는 능력을 방해하는 까다로운 기질이나 생리학적 기능장애 같은 아이의 본능적인 결손과 관련된 것일 수도 있다. 애착 행동의 기능장애를 지닌 아이는 보호자와 상호작용하는 데 어려운 시간을 보낸다. 아이는 보호자가 요구하는 것에 저항할 것이고 도움이 필요할 때 그것을 찾는 것이 어려우며 보호자로부터의 지지와 도움에 대해 공격적이거나 퇴행적인 반응을 보일 것이다. 아이는 어른으로부터의 양육과 양육에 대한 의지에 대해서 기대하지도 않고 확신하지도 않는다.

부모 중 한 사람이나 아니면 둘 모두 기능장애나 일관성 없는 보호 행동을 보일 때, 아이가 가족 외 섬세한 보호자와 일관성 있게 접촉한다면 기능적 애착 행동을 드러낼 것이다. 아이가 지속적으로 어떤 어른과의 안전한 애착을 발달시킬 기회를 가지지 않는다면 친구로서의 또래 아이들과 안정된 관계를 형성하는 데 어렵고, 후에 삶의 파트너인 성인과도 안정된 애착 관계를 형성하기가 어렵다(차트 11.2).

**차트 11.2** 기질 애착의 기능과 기능장애에 관한 지표

| 애착 | 불안정한 애착 |
|---|---|
| **기능** : 보호자와 적절한 애착을 형성하는 능력<br><br>**기능에 대한 지표**<br>– 관심과 욕구에 관해서 보호자에게 분명하게 신호를 보냄<br>– 보호자와 즐거운 활동에 상호 참여<br>– 보호자와 즐거운 상호작용을 시도하고 반응<br>– 도전적인 상황과 활동에서 지지, 안도 그리고 도움을 주는 보호자를 찾음<br>– 설정된 지지, 구조 그리고 한계에 전반적으로 반응<br>– 필요할 때는 도움과 지지를 받아들이지만 적절한 자율성을 찾음 | **기능 장애** : 보호자와 적절한 애착을 형성하는 데 무능력<br><br>**기능 장애에 대한 지표**<br>– 관심과 욕구에 관해서 일관성 없거나 분명하지 않은 표시를 제공하고 퇴행으로 특징 지워짐<br>– 즐거운 상호 작용에 대한 시도나 반응이 드물거나 없음; 보호자와 즐거운 활동에 참여 안함<br>– 도전적이고 괴로운 상황 안에서 아이를 도우려는 보호자를 피하거나 거부<br>– 지나치고 무분별하게 의존하거나, 도움이 필요할 때 지지와 도움을 찾지 않음<br>– 설정된 지지, 구조 그리고 한계에 대해서 전반적으로 저항 |

## 11.2.3 또래 아이들과의 상호작용 기능과 기능장애에 관한 지표

아이가 적절한 나이와 적절한 발달 집단에 속할 때, 또래 아이들과의 상호작용이 일어난다. 놀이를 시작하기 위해 긍정적인 방법에서 또래 아이들에게 접근할 수 있는 아이와 교제에 적절하게 반응하는 아이는 또래 아이와의 상호작용을 드러낼 것이다. 아이가 집단 놀이에 속하는 것에 흥미를 가질 때 아이는 일치, 연합 그리고 협상의 기술이 점진적으로 증가할 것이고 이를 번갈아 사용할 것이다. 또래 아이들의 언어 및 비언어적 단서

에 반응하는 아이는 정서적 상태와 반응을 또래 아이들에게 드러낼 것이다. 아이가 다른 아이들로부터 받는 단서가 변화가 필요하다면, 아이는 사회적 상황에서 성공에 대한 접근을 변화시킬 것이다. 놀이에서 또래아이들을 돕고 도움을 받아들이는 의지는 역시 아이가 나타내는 기술이다. 이러한 행동들은 또래 아이들과의 밀접한 관계를 촉진시킬 것이고 우정의 발달을 지지할 것이다. 우정으로부터 아이는 정서적 지지와 교제를 받아들인다.

또래 아이들에게 적절하게 반응하지 못하면 그들이 아이를 무시하거나 거부하는 것을 초래할 수도 있다. 아이는 부족한 또래 상호작용 기술의 결과로 인해 사회적으로 고립될 것이다. 아이는 긍정적인 방법 안에서 놀이를 시도하지는 않을 것이다. 이러한 아이는 또래 아이들을 괴롭히거나 그들의 필요를 만족시키는 데 방해할 것이다. 또래 아이와 부족한 상호작용을 하는 다른 아이는 몹시 의존적이고 수동적이며 이러한 미성숙 때문에 또래 아이들로부터 거부되기도 한다. 아이는 다른 아이들로의 사회적 단서에 둔해서 또래 아이들에 참여하는 데 성공적인 방법을 변경하지 않을 것이다. 또래 아이들이 주는 도움이 아이의 자기 존중감에 위협적일 때는 수용하지 않는다. 아이는 또래 아이들을 돕지도 않거나 도움을 줄 때도 지나치게 위협적이거나 거만하다. 결과는 우정이 아주 적게 형성되거나 부족하게 된다(차트 11.3).

**차트 11.3** 또래 아이들과 상호작용의 기능과 기능장애에 관한 지표

| 또래 아이들의 상호작용 | 또래 아이들과의 우정과 협동 부족 |
|---|---|
| **기능** : 또래 아이들과 성공적으로 상호작용하는 능력<br><br>**기능에 대한 지표**<br>- 긍정적으로 또래 아이들에 접근하여 놀이를 시도<br>- 또래 아이들과 교류<br>- 언어적이고 비언어적인 사회적 단서에 반응<br>- 또래 아이들과 협동<br>- 집단 놀이에 대한 흥미가 또래 아이들과 일치<br>- 또래 아이들의 도움을 기꺼이 받기도 하고 도와주기도 함 | **기능 장애** : 또래 아이들과 성공적으로 상호작용하는 데 무능력<br><br>**기능 장애에 대한 지표**<br>- 또래 아이들을 피하거나 또래 아이들에게 공격적이거나 방해하면서 접근<br>- 또래 아이들과 교류에 대해 저항, 심지어는 어른의 중재에도 저항<br>- 언어적이고 비언어적인 사회적 단서에 자각과 반응이 부족<br>- 또래 아이들과 협동하지 못함<br>- 또래 아이들과의 일치를 거부<br>- 도움을 주지도 않고 받지도 않으려함<br>- 개인적인 목표를 달성하는 데 공격적이거나 상황으로부터 물러나려함 |

### 11.2.4 놀이에 대한 기능과 기능장애의 지표

기능적 놀이는 아이가 모든 놀이 활동에 실험과 탐험의 의지로 접근할 때 나타난다. 아이는 자발적으로 개인적이고 집단적인 경험을 찾는다. 아이는 놀이의 흥미와 생명력을 유지하기 위해서 활발하고 지속적으로 활동을 정교화하는 데 참여한다. 이러한 과정을 통해서 아이는 모든 수행 영역에 대한 기초 기술을 발달시킨다. 아이가 모든 활동으로부터 자발적으로 학습하고 그것을 즐거워할지라도 개인적인 관심과 재능으로 인하여 자연스럽게 어떤 활동들에 이끌린다. 감각운동 놀이를 통해서 아이는 계속적으로 감각과 운동 능력에 대해서 배우고 통합하며 즐긴다. 그리고 아이의 신체에 대해서 반응한다. 상상놀이는 아이가 혼돈스럽거나 복잡한 사건을 통해 일을 하게 해서 불안함을 진정시키고 구조와 사회생활의 규칙을 더 잘 이해하게 한다.

구조적 놀이를 통해서 아이는 지각, 운동 그리고 인지 기술을 발달시킨다. 마지막으로 게임 놀이를 통해서 다른 사람보다 우세한 위치를 성취하고 필요한 것을 얻고 목표를 성취하며 다른 사람과 상호 협동을 위해 내적 조절능력을 발달시키고 공격적인 충동을 사회적으로 인정되는 전략으로 바꾼다.

놀이 기술이 부족한 아이는 놀이 활동에 적극적으로 참여하지 않는다. 아이가 참여할 때는 충분한 능력이 부족하고 놀이 경험에 선행하는 능력을 충분히 갖추지 못한 상태이다. 활동에 대한 경직성은 아이들이 충분히 경험하고 배울 수 있는 잠재력에 한계를 긋는 것이다. 결론적으로 아이의 지각, 운동, 인지, 정서 그리고 사회적 기술들이 적절히 발달하지 않는다. 아이는 또래 아이들보다 덜 유능함을 보이고 덜 조직적이며 우울하게 보인다(차트 11.4).

**차트 11.4** 놀이 기술의 기능과 기능장애에 관한 지표

| 놀이 기술 | 부적절한 놀이 기술 |
|---|---|
| **기능** : 개인과 집단 놀이에 성공적으로 참여하는 능력<br><br>**기능에 대한 지표**<br>– 열심히 그리고 흥미를 가지고 놀이에 접근<br>– 새로운 놀이 상황에 전적으로 탐험적이고 실험적임<br>– 놀이 경험을 확장<br>– 또래 아이들과 놀이를 하는 동안 유연함<br>– 놀이는 단편적이고 반복적임. 그렇지 않으면 빨리 그만둠<br>– 집단 놀이 활동의 순서와 구조를 따름<br>– 집단 놀이에 규칙을 받아들임 | **기능 장애** : 개인과 집단 놀이에 성공적으로 참여하는 데 무능력<br><br>**기능 장애에 대한 지표**<br>– 놀이 접근이 불확실하고 회피적임<br>– 새로운 놀이 상황에서도 탐험과 실험을 하지 않음<br>– 놀이에 대한 흥미의 범위가 좁음<br>– 놀이에 경직된 접근<br>– 다른 아이들과 성공적으로 놀이를 시도하지 못함<br>– 집단 놀이 활동의 순서와 구조를 따르지 않음<br>– 집단 놀이에 규칙을 받아들이지 않거나 따르지 않음 |

### 11.2.5 대처 능력의 기능과 기능장애에 관한 지표

대처 능력을 발달시켰던 아이는 아이를 만족시켜 주는 흥미와 방법에 관해 넓은 범위를 가진다. 이것은 아이에게 성공과 기술을 위한 기초를 제공하고 이로 인해 아이는 자신감을 가지게 된다. 무엇에 도전을 받거나 압도될 때 아이는 생산적 문제해결에 참여하고 환경적 반응에 의존하여 다양하고 유연한 방법을 사용한다. 아이가 이렇게 할 수 있는 이유는 문제를 해결하고 자신감을 가지게 하는 잠재 기술을 지니고 있기 때문이다. 이러한 방법에서 아이는 환경에 긍정적인 참여를 유지한다. 대처능력은 아이의 선천적인 기질과 아이가 환경적 요구에 대처 능력을 잘 적용하는 방법과도 밀접한 관련이 있다. 애착관계에서의 안정성과 잠재된 감각 처리 능력은 대처능력에 영향을 준다. 애착관계가 안정된 아이는 대개 더욱 적응적이고, 도전에 직면했을 때 자신이 스스로 도움을 받을 것이고, 필요한 지원을 받을 수 있다는 확신으로 도전에 효과적으로 대처할 수 있다.

아이가 활동이 즐거울 것이라는 기대를 하지 않는 경우가 아이의 기능 장애를 말해준다. 아이는 활동을 피할 것이고 활동에 대한 능력을 발휘하지 않을 것이다. 만족하는 활동이 없어서 아이는 기술에 대한 레파토리를 발전시킬 수 없고 성공에 대한 느낌도 부족하게 된다. 도전을 받을 때는 종종 포기하고 좌절하기도 하며 참여하는 것을 피하게 된다. 아이는 자발적으로 문제 해결 활동에 참여하지 않고 지루해 하며 정서적으로 불안정하다. 아이는 도움이나 지지를 찾지도 기대하지도 않는다. 아이가 과제 도전과 더불어 도전을 극복하는 과정 중에 신체적인 접촉의 가능성이 있거나 시끄러운 소리에 민감하다면 감각입력은 아이의 대처 능력을 압도할 것이다. 이러한 경우에는 감각 통합 이론의 틀을 사용하여 감각 처리나 조정을 적용하는 것이 중요하다(차트 11.5).

**차트 11.5 대처 능력의 기능과 기능장애에 관한 지표**

| 대처 능력 | 대처 능력의 무능력 |
|---|---|
| **기능** : 다양한 상황에 대한 적응 능력<br><br>**기능에 대한 지표**<br>– 새로운 경험에 참여<br>– 새로운 경험을 자발적으로 시도<br>– 새로운 과제에 흥미<br>– 놀이에 도전받을 때 활동을 성취하는 해결책을 찾거나 만족할 만한 대처 활동을 찾음<br>– 스트레스 후에 평형 상태로 회복 | **기능 장애** : 다양한 상황에 적응하지 못함<br><br>**기능 장애에 대한 지표**<br>– 새로운 경험 회피<br>– 새로운 경험에 많은 권유가 필요<br>– 새로운 과제에 직면했을 때 두려움, 마지못해 함, 퇴행 등을 표현<br>– 놀이에 도전받을 때 더 유아적인 행동으로 역행하거나 퇴행<br>– 스트레스로부터 회복하는 데 많은 시간이 필요 |

## 11.2.6 환경적 상호작용의 기능과 기능장애에 관한 지표

정신사회 이론의 틀에 대한 이론적 기초에서는 안정성, 지지 그리고 촉진을 제공하는 기능적인 환경의 중요성을 언급한다. 아이들의 세 가지 일차적 환경은 가정, 학교 그리고 지역 사회이다. 최근 아이들의 다양한 경험과 상황을 둘러싼 환경적 상호작용과 관련된 모든 기능/기능장애 연속체를 설명하는 것은 불가능하다. 그러므로 기능과 기능장애 연속체는 이 장에서는 전반적인 것을 위주로 소개하고자 한다. 치료사는 아이들의 환경을 주의 깊게 고려해야 하고 상황 안에서 기능이나 기능장애를 가리키는 것이 무엇인지 결정해야 한다.

기능적 목표 안에서 가정환경은 안전함, 안정성, 지지 그리고 발달적 자극을 아이들에게 제공한다. 가정의 물리적인 생활공간은 침입자로부터 안전하고, 위험 요소가 없으며 비교적 깨끗하다. 그것은 발달적으로 적절한 활동의 참여를 위한 재료를 가지고 있다. 보호자는 아이의 안정성을 지키고 발달적 욕구와 맞추는 데 초점을 두고 관심을 가진다. 보호자는 일관성 있고 유용하게 아이들에게 적절한 한계와 구조를 제공한다. 보호자가 불안전한 물리적 환경을 제공하거나 안전하고 지지적인 가정환경을 적절한 발달 자극과 더불어 제공하지 않을 때는 이 영역에서의 문제들은 자명하다. 보호자는 아이에게 지지와 애정을 지속적으로 제공하기는 어려울 것이다. 또한 적절한 제한점과 구조를 제공하지도 않거나 아이에게 어렵고 부적절한 요구를 할는지도 모른다(차트 11.6).

**차트 11.6** 가정 환경의 기능과 기능장애에 관한 지표

| 적절한 가정 환경 | 부적절한 가정 환경 |
|---|---|
| **기능** : 안전함, 안정성, 지지 그리고 발달적 자극을 제공하는 물리적 환경과 성인 | **기능 장애** : 안전함, 안정성, 지지 그리고 발달적 자극을 충분히 제공 못하는 물리적 환경과 성인 |
| **기능에 대한 지표**<br>– 외부로부터 삶의 공간이 안정적이고 깨끗함<br>– 발달적으로 적절한 활동에 참여하게 하는 데 필요한 재료들을 갖춘 삶의 공간<br>– 아이의 안정성을 유지하고 발달적 욕구와 일치하는데 관심이 있는 보호자<br>– 아이가 지지와 애정을 원할 때 아이에게 일관성 있게 지지와 애정을 주는 보호자<br>– 적절한 한계와 구조를 일관성 있게 제공할 수 있는 보호자 | **기능 장애에 대한 지표**<br>– 외부로부터 삶의 공간이 안정적이지 못하고 깨끗하지 못함<br>– 발달적으로 적절한 활동에 참여하게 하는 데 필수적인 재료가 갖추어져 있지 않은 삶의 공간<br>– 아이의 안정성을 지키는 것이나 발달적 욕구에 일치하는 데 관심 없는 보호자나 아이를 물리적 위험 상황에 놓이게 하는 보호자<br>– 아이에게 지지와 애정을 일관성 없이 제공하는 보호자<br>– 적절한 한계와 구조를 일관성 없이 제공하거나 아이에게 강압적이고 부적절한 요구를 하는 보호자 |

학교 환경은 아이의 학문, 사회 기술 그리고 생활 기술의 발달을 지지하는 교사를 포함한다. 기능적인 학교 환경은 안전하고 학습을 위한 적절한 공간과 재료를 가지고 있다. 교사는 아이들 사이의 상호관계를 촉진하고 지지하며 교수 스타일을 각각의 학생들의 학

습 욕구에 적응시켜야 한다. 학교 환경에서의 문제점은 학습에 대해 공간과 재료들이 부적절할 때 발생하거나 교사가 아이들 사이의 긍정적 상호작용을 촉진할 수 없고 교수 스타일이 유연하지 못할 때 생긴다(차트 11. 7).

**차트 11.7** 학교 환경의 기능과 기능장애에 관한 지표

| 적절한 학교 환경 | 부적절한 학교 환경 |
|---|---|
| **기능** : 아이의 학문, 사회와 생활 기술의 발달을 지지하는 교사와 환경<br><br>**기능에 대한 지표**<br>– 학업에 필수적인 재료가 있는 교실<br>– 놀이와 학습활동에서 아이들이 생산적으로 서로 상호 작용하게 하는 공간<br>– 긍정적 상호작용하도록 지지하거나 촉진하는 교사<br>– 교수 스타일을 아이의 학습 욕구에 맞추는 교사 | **기능 장애** : 아이의 학문, 사회와 생활 기술의 발달을 지지하지 않는 교사와 환경<br><br>**기능 장애에 대한 지표**<br>– 학업에 필요한 재료가 없는 교실<br>– 놀이와 학습활동에서 아이들이 서로 상호작용하는데 부족한 공간<br>– 긍정적 상호작용을 지지하지 않고 촉진하지도 않는 교사<br>– 교수 스타일과 아이의 학습 욕구에 무관한 교사 |

지역사회 환경이 아이들의 놀이와 지역 놀이에서 다른 아이들과 상호 작용하도록 지지할 때 기능적이다. 기능적 결과에서 지역 사회는 감각운동 놀이와 레크레이션에서 안정적이고 어른 역할 모델은 지도력을 제공한다. 기능장애의 결과는 환경이 불안정하고 어른의 역할 모델은 지도력을 포함하지도 않고 제공하지도 않는다(차드 11.8).

**차트 11.8** 지역 사회 환경의 기능과 기능 장애에 관한 지표

| 적절한 지역 사회 환경 | 부적절한 지역 사회 환경 |
|---|---|
| **기능** : 지역 사회 활동에 적절히 참여하고 놀이를 지지하는 환경과 성인 보호자<br><br>**기능에 대한 지표**<br>– 감각 운동 놀이와 레크레이션을 위한 지역사회의 공급<br>– 아이들의 지역사회 활동을 위한 지도력을 제공하는 성인 역할 모델 | **기능 장애** : 지역 사회 활동에 적절히 참여하지 않고 놀이를 지지하지 않는 환경과 성인 보호자<br><br>**기능 장애에 대한 지표**<br>– 감각 운동 놀이와 레크레이션을 위한 지역사회의 공급 부재<br>– 아이들의 지역 사회 활동을 위해 지도력을 제공하는 성인 역할 모델의 부재 |

# 11.3 평가에 대한 안내

사정을 위해 정신사회 이론의 틀을 사용하는 작업치료사의 주요 관심은 일상생활에서 아이의 기능이 어떤가 하는 것이다. 아이에 대한 작업치료 평가의 목적은 1) 일상생활에서 아이의 기술, 능력, 강점 그리고 도전을 결정하고 2) 아이의 적절한 활동에 관하여 환경이 발달적으로 아이의 기술사용을 권유하기에 적절한지를 결정하는 것이다. 이 이론

의 틀에서 활동들의 정신 사회적 관련성이 작업치료사의 일차적 관심이다.

평가에 대한 여섯 가지 중요 절에도 이론적 배경과 일관성 있게 타고난 기질, 애착, 또래 아이와의 상호작용, 놀이, 대처 능력 그리고 환경적 상호작용을 포함한다. 제안하는 사정순서는 아이와 가족의 불안을 최소화하고 가능한 한 많은 정보를 치료사가 얻는 데 도움을 주기 위해 설계되었다(이렇게 제안한 사정은 정신사회 이론의 틀의 주요 여섯 가지에 대한 특별한 순서를 따르지는 않는다). 정신사회 이론의 틀에서 모든 사정은 아이의 연대기적 그리고 발달 연령에 민감해야 한다. 제공한 제안의 몇 가지는 대부분 학령기 아이들에게 적절하다.

작업치료 평가는 아이와 가족에게 과거의 유용한 재료에 대한 검토에서 시작한다. 유용한 재료의 배경은 학교와 의학적 기록, 심리 평가 그리고 과거 치료에 대한 요약 또는 보호자와의 면담을 포함한다. 이러한 자료는 작업치료사가 사정에 관련된 영역을 결정하고 형식적인 평가에 앞서 가장 좋은 방법을 결정하는 데 도움을 줄 것이다. 자료는 부모와 다른 전문가가 지각한 것으로 역시 치료사에게 아이의 기질, 애착 관계, 대처 능력, 놀이와 또래 아이들과의 상호관계 기술 수준 그리고 환경에 대한 전반적인 사상을 제공해 준다. 작업치료와 특별히 관련된 영역은 더 자세한 사정이 필요하다.

아이와 보호자와의 관계, 놀이 기술, 또래와의 관계, 대처 능력 그리고 환경에서의 만족과 편안함에 대한 아이의 지각을 얻는 것이 중요하다. 이것은 어떤 영역이 아이들, 특히 학령기 아이들의 관심 분야인지 이해하는 데 중요하다. 아이들이 명확히 규정하는 능력은 사정과 중재에서 우선시되어야 한다. 아이에 대한 정신의학과 정신사회 치료에 대한 비판은 종종 서비스가 아이들의 삶에서 어른의 관심에 초점이 맞추어져 있다는 것이다. 이러한 관심들은 종종 아이들의 관심과 다르다. 어른들은 파괴적인 행동이나 부족한 학업 수행에 더 관심을 가진다. 아이들은 친구가 없는 것과 활동에서 자신감이 없는 것에 더욱 관심을 가질 수 있다. 중재에서 아이들이 참여하게 하기 위해 아이들의 관심을 언급하는 것이 중요하다.

아이들이 간단하고, 강요가 없는 즐거운 놀이 활동에 참여할 때 주요 관심에 대한 정보를 모으는 것이 종종 더 쉽고 훨씬 생산적이다. 아이들은 놀이를 할 때 더 잘 이완되고 치료사에게 더욱 쉽게 말을 할 수 있을 것이다. 치료사는 아이에 대한 접근에서 조직화되어야 하고 아이에게 바라는 것이 아이가 가정과 학교 그리고 이웃들 속에서 더 잘 지내고 놀이를 더 잘하는 방법을 이해하는 것이라는 것을 직접적이고 정직하게 나타내야 한다. 치료사는 아이의 의지와 아이와 면담하는 동안의 인내력에 관한 아이의 단서에 민감해야 한다는 것 역시 중요하다. 종종 대화는 치료사와 아이 사이의 상호 놀이를 통해 더 넓어질 수 있다. 아이는 비언어적 행동과 놀이를 통해 어떠한 정보를 공유한다. 놀이 면담에서 치료사가 수집한 정보의 양과 종류는 치료사가 일하는 환경과 치료사가 잠재적으로 아이들을 도울 수 있는 것에 달려 있다.

놀이 면담에서 치료사는 다음에 따른 주제에 관한 정보를 수집할 것이다.

- 아이가 혼자 있을 때, 또래 아이들과 있을 때, 가족과 함께 있을 때 아이가 즐거워하는 놀이 활동. 이것은 치료사에게 아이의 강점에 대한 창을 제공한다; 활동이 존재하지 않는 범위에 대해서도 언급할 것이다
- 아이를 지겹게 하거나 좌절시키는 활동이나 놀이나 학업적 과제에서 아이가 너무 어렵다고 지각하는 활동. 이것은 아이의 대처 기술, 운동 그리고/또는 인지 기술에 관한 더 깊은 사정을 고려할 때 유용한 정보를 제공한다.
- 놀이와 학업적 과제 중에서 아이가 덜 참여하기를 바라는 활동; 이 정보는 최초로 치료사에게 직접적인 중재를 도와 아이를 동기화시킬 것이다.
- 교사와 교우들과 함께 경험하는 것에 대한 아이들의 지각; 이것은 치료사가 아이의 학교에 기초한 애착 관계와 또래 상호작용 기술을 이해하는 데 도울 것이다. 이러한 정보는 중재를 제공할 때 도움을 줄 것이다.
- 아이는 가정과 지역 사회에서 어떠한가(이것은 치료사가 기술하거나 아이가 나타낸 활동 배치가 있다); 치료사가 일상생활에서 풍족함이나 부족한 활동에 관해서 학습하는 방법은 중요하다.
- 다양한 가족 구성원과 아이의 관계(아이가 가장 잘 지낸다고 느끼는 사람); 이러한 정보와 함께 치료사는 아이의 보호 환경에 관해서 알고 치료의 한 부분으로 아이가 중요하다고 여기는 사람에 관해서 알 수 있다.
- 우정에 관한 아이의 이해(친구는 누구이고 그들은 어떠하며 아이가 그들을 어떻게 대하며 그들은 아이에게 어떻게 대하는가)는 특별히 치료사가 집단 환경에서 아이와 함께 치료 계획을 세울 때 중요하다.

놀이에 대한 문제점들이 아이의 과거력이나 자기 보고서로 제시할 때 놀이에서 유능성에 대한 판별은 작업치료 정신사회 사정에서 다음 단계이어야 한다. 종종 기초 놀이 기술의 부족은 또래 아이나 가족과 함께 놀이에 참여하는 것을 어렵게 하거나 심지어 불가능하게 한다. 아이는 정서적으로 불안정하고 폭발적인 행동을 하거나 참여에 대해 거부할런지도 모르는데 이는 전형적인 놀이 활동이 제시하는 도전이 아이의 능력을 초월하기 때문이다. 다른 아이들은 어떤 아이가 집단에서 다른 아이들이 할 수 있는 놀이를 하지 못한다는 이유로 그 아이를 배제시키거나 추방한다.

역으로, 어떤 아이는 좋은 잠재적인 놀이 기술을 가지고 있지만 부족한 대처기술이나 사회 기술을 보이기도 한다. 아이는 다른 아이가 자신을 싫어하거나 부족한 아이로 취급하는 것에 대해 지각을 공유하거나 자신은 중요한 활동에 능숙하지 못하다고 지각을 공유할 것이다. 이것은 치료사가 관찰하는 것일 수도 있지만 아이의 관점을 이해하는 것이 중요하다. 인간의 인식은 인간의 실제 기술만큼이나 행동을 이끌어 낼 수 있다. 종종 치료사는 어렵지만 기초적인 놀이 기술, 대처 기술 그리고 사회 기술에서의 결손을 뚜렷하게 구분하는 것이 중요하다.

사정의 이러한 점을 완성하기 위해서 치료사는 아이의 연령과 환경에 적절한 놀이 활동 안에서 아이를 관찰해야 한다. 놀이 활동에는 감각 운동, 상상, 구조 그리고 대소운동 게임 놀이 등이 있다. 형식적 사정 도구는 이 수준에서 놀이를 탐험하는 데 유용하지 못해서 치료사가 아이의 환경에서 평범한 활동과 아이의 발달을 바탕으로 적절한 활동을 선택해야 한다. 놀이다움에 대한 검사(TOP)(Bundy, 1997)는 최근에 발달한 것으로 치료사가 아이들의 고유한 동기화, 내적 조절 그리고 현실에 의존하는 능력의 비율에 따라 아이의 놀이에 대해서 관찰하는 데 사용한다. 이것은 아이의 정신사회적 기능을 평가하는 데 중요한 도구이다.

감각, 운동 또는 신경학적 결손은 놀이 결손에서 원인이 되는 요소들일 수 있다. 표준화된 도구 — Bruininks-Osteretsky Test of Motor Proficiency(Bruininks, 1978) 그리고 Sensory Integration and Praxis Tests(Ayres, 1989) — 는 이러한 영역을 사정하는 데 유용하다. 이러한 도구들을 사용하는 데 시간이 소모되기 때문에 일단 치료사는 대부분 놀이 결손을 규정할 때나 잠재한 결손에 강한 의구심이 생길 때 정신사회 실제 안에서 종종 사용한다. 이러한 사정으로부터 얻어진 자료는 다른 이론의 틀이 중재에 필요한지 결정하는 데 유용하다.

치료사는 역시 구조화된 집단 활동과 자유로운 놀이에서 사회적 기술을 관찰해야 한다. 그리고 연령에 대한 적절성과 함께 다음에 따르는 것들에 대해 알아봐야 한다.

- 또래들에 대한 반응과 시도
- 활동에서 상호작용, 타협 그리고 협상
- 또래들에 대한 공격성과 또래 아이들의 공격성
- 또래 아이들을 돕고 도움을 받는 발생률

치료사는 역시 사회 기술 척도 시스템(Social Skills Rating System)(Gresham & Elliot, 1989)을 사용할 수도 있다. 이것은 초등학교 저학년 아이들을 대상으로 사회 기술 능력을 알아보고자 하는 설문지이다. 그것은 아이, 교사 그리고 부모들에게 제공된다.

활동 배경에서 아이와 부모의 상호작용을 관찰하는 기회는 부모가 특별히 아이에게 어떻게 적응했는지 부모와 아이의 상호작용이 얼마나 어려운지에 대한 통찰을 제공해 주는 데 도움을 준다. 상호작용의 질과 과정은 다음에 따라 살펴봐야 한다.

- 상호적인 활동이나 또래 활동에 참여
- 즐거움, 좌절 또는 분노에 대한 아이와 부모의 언어적이고 비언어적인 표현
- 활동 동안 아이의 욕구와 필요에 대한 의사소통 그리고 이어지는 부모의 반응
- 부모와 아이의 활동에 관한 반응에 의해 설정된 구조
- 상호작용 동안 좌절과 문제에 대한 해결

가능하다면 놀이의 과거력 면담이 일차적으로 보호자와 함께 실행되어야 한다. 이것은 아이 발달에 대한 이해를 더욱 깊게 만들어 최근의 흥미와 기능 수준까지 이해하게 한다. 특별한 질문들은 아이가 삶에서 즐거워하고, 회피하거나 거부한 특별한 활동과 놀이의 종류와 관련되어야 한다. 이러한 면담은 역시 보호자, 다른 양육자 그리고 또래 아이들에 대한 아이의 반응과 아이들의 기질과 대처 스타일이 가정에서 어떻게 표출되는지를 포함해야 한다.

Takata(1974)는 아이들이 아동기 동안 여섯 가지 놀이 시기를 통해 발달이 어떻게 진행되었는가를 사정하는 놀이 과거력 기구를 발달시켰다. 그것들에는 감각 운동 놀이, 상징적 그리고 단순 구조적 놀이, 역동적이고 복잡한 구조적 놀이 그리고 선수 게임, 게임 그리고 레크레이션 시기로 구성되어 있다. Takata의 놀이 과거력은 레파토리 형성에 유용한 도구이다.

대처능력 목록(Zeitlin, 1985)은 아이가 어떻게 적응하여 자신을 돌보는 것을 대처하는지, 어떻게 아이가 환경적 요구에 반응하는지에 대해 분석하는 것을 돕는다. 몇몇 활동에서 아이를 관찰한 후 치료사는 비율 척도를 사용한다. 자신과 환경에 대처하는 능력은 적극적/수동적, 생산적/비생산적 그리고 유연성/경직성의 차원에서 평가한다.

- 아이는 도전에 적극적으로 직면하는가?
- 아이의 전략은 전반적으로 성공적인가?
- 아이는 특별한 상황에 대한 가장 적절한 전략을 선택하는 능력을 제시하는 전략 범위를 사용하는가?

치료사는 아이가 하는 것을 관찰하는 활동과 환경에 대해 아이가 반응하도록 한 효과 안에서 매일 닥치는 도전과 압박을 어떻게 아이 스스로 관리하는지 반영한다. 많은 아이들은 심지어 전반적으로 대처 능력에 문제가 있는 아이들도 일상생활에 적응할 수 있도록 사용할 수 있는 하나 또는 그 이상의 영역에서 장점을 가지고 있다. 치료사는 활동 내에서 아이의 대처 기술에 대하여 체계적인 분석을 통하여 이러한 점들을 발견할 것이다.

이러한 모든 또는 몇몇 자료를 모은 후에 치료사는 자료를 통합하고 해석해서 아이의 기능적 장점과 문제점에 대한 전반적인 상을 그려낸다. 중재 과정에서 언급되어야 하는 중요한 영역을 명확히 밝히는 것은 중요하다. 기능적 관점으로부터 중재가 주요 문제 영역에 직접적이라면 문제 행동이 전반적으로 감소하여 아이가 일상 활동에서 더욱 성공을 많이 경험할 것이라 기대한다.

여기서 설명한 것처럼, 전반적인 정신사회 작업치료 평가는 치료사가 시대에 걸쳐 다양한 활동 안에서 아이를 관찰할 기회를 가지지 못한다면 완벽하게 이루어지기 어렵다. 그래서 치료사는 광범위한 개별적 평가에 시간을 투자해야 한다. 이것은 병원이나 다른 환경과 같은 치료적 환경이나 어떤 교육적 환경에서도 가능하다. 그러나 완전한 평가는 많은 환경에서 이상적이지만 가능하지 않다. 그래서 치료사는 특별한 환경에서 필수적이고 실현 가능한 사정에 대한 내용들을 결정하는 판단이 필요하다.

## 11.4 변화에 관한 가설

아이는 본능적인 기질을 타고난다고 믿는다(Chess & Thomas, 1984). 기질이 타고난 것이라 하더라도 환경 영향을 통한 변화를 막지는 못한다. 아이가 어려운 기질을 보일 때 보호자의 환경과 접근은 아이의 적응에 매우 중요하다. 적절한 지지가 없다면 아이는 정신사회 기능장애에 취약해진다.

① 아이가 수행하는 활동이 어렵거나 조직화되지 못했기 때문에 치료사가 아이의 보호자를 보조하여 일정한 틀을 확보한다면 아이는 더욱 진정되고 협조적이며 일상생활 활동을 조직화한다.
② 치료사가 보호자로 하여금 까다로운 기질을 가진 아이의 불편함과 아이와 가족의 최상의 흥미 안에서 관리하는 방법을 이해하도록 돕는다면 아이와 보호자는 더욱 긍정적인 상호작용을 할 것이다.
③ 치료사가 아이를 도와 압도적인 불안을 야기시키는 활동에 직면하는 인지적 전략을 발달시키도록 한다면 아이는 이러한 활동에 더 잘 접근하고 참여하게 될 것이다.

필수적인 신체적 · 정서적 지지를 제공하는 부모가 증가하기 위해서, 부모와 아이와의 상호작용이 일차적으로 긍정적이거나 보상적이라고 보는 것이 중요하다. 아이는 안정감을 얻어 건강하고 기능적인 성인으로 성장하기를 원한다. 아이들은 스트레스나 억압이 주어질 때 편안함과 도움을 기대하는 것이 필요하다. 이러한 것이 아이의 가정에서 이루어지지 않는다면 치료사가 아이와 보호자에게 기회를 제공하거나 상호 긍정적인 상호작용을 경험하기 위해 보호자를 바꿔야 한다. 가족 안에서 생기지 않는 긍정적 사건들은 부정적인 상호작용이 아이의 정신 건강에 상처를 주는 만큼이나 정신적 손상을 주고 많은 스트레스를 준다(Mash, 1984). 변화에 대한 여섯 가지 가정은 아이와 부모 또는 보호자 사이에 긍정적인 관계를 설정하는 데 관심을 가진다.

④ 치료사는 부모와 아이가 상호 놀이를 즐길 수 있는 구조화되고 지지적인 환경을 제공한다면 부모와 아이 사이의 긍정적 참여는 향상될 것이다.
⑤ 치료사가 보호자에게 어떻게 아이의 긍정적 참여와 기능을 촉진시킬 것인지 시

범을 보여 주고 이것이 실현될 수 있는 활동을 제공한다면 부모나 보호자는 미래 아이 행동들을 더욱 향상시킬 것이다.

⑥ 치료사가 보호자를 도와서 그들의 아이와 함께 활동 안에서 편안함과 유능함을 경험하도록 하면 보호자는 이완될 것이고 아이의 긍정적 행동과 특징을 볼 것이다.

⑦ 치료사가 아이의 활동에 관하여 아이가 필요로 하는 것을 보호자에게 명확하게 설명하고 보여 주면서 아이를 돕는다면 부모나 보호자는 이러한 아이들의 요구들에 더 잘 반응할 것이다.

⑧ 치료사가 부모를 도와서 치료 시간 동안 부모와 아이 사이에 긍정적이고 성공적인 상호작용을 하게 하고 부모가 그러한 환경을 만들도록 보조를 해준다면 부모는 그들의 아이와 함께 유사한 긍정적 상호작용을 더욱 잘 창조할 것이다.

⑨ 치료사가 모델링, 부드러운 단서 그리고 활동 전후의 상담을 통해 아이들과 함께 부모의 과소 또는 과다 참여를 조정하도록 부모를 돕는다면 부모는 아이들로부터 더욱 큰 긍정적인 되먹임을 경험할 것이다.

또래들과의 긍정적 상호작용과 함께 상황이라는 것의 의미는 아이들 사이에 발생하는 자연스러운 협동을 통해 결정된다. 효과적인 상호작용 기술의 발달은 한 단계씩 점차적으로 이루어진다. 첫째, 아이는 상호작용을 시작하기 위해 또래 아이들과 긍정적인 접근을 할 수 있어야 한다. 그리고 나서 적절할 때 서로서로 돕고 지지하며 상호반응을 할 수 있어야 한다. 마지막으로 아이는 특별한 상황에 대해 현실적인 기대를 할 수 있어야 한다. 변화에 대한 네 가지 가정은 또래 아이들에 관한 것이다.

⑩ 안정되고 받아들일만한 환경 안에서 아이가 즐거워하고 본질적으로 가치가 있는 활동을 할 기회를 안다면 아이는 집단 활동 안에서 또래 아이들과 더 쉽게 협동할 것이다.

⑪ 아이가 다른 아이를 성공적으로 돕는 것과 도움을 받는 것을 배운다면 아이는 상호적 활동을 위한 다른 활동들을 더 잘 찾을 것이다.

⑫ 아이가 다른 아이들과 놀이를 하는 데 필요한 기초적인 사회 기술을 배운다면 또래 상호작용은 정적으로 증가할 것이고 아이의 흥미와 활동 기술은 본질적으로 확대될 것이다.

⑬ 치료사가 다른 아이들과 활동하는 아이가 집단 놀이에서의 필수적인 법칙을 분명히 할 수 있도록 돕는다면 아이는 규칙과 한계를 더 잘 받아들일 것이다. 더욱이 아이는 그러한 집단 안에서 자신과 다른 사람들을 더 잘 감찰할 것이다.

놀이는 즐거움을 위해 탐험, 실험 그리고 모방들을 포함한 학습의 특별한 면과 많은 기술의 발달을 위한 기초로써 역할을 한다. 놀이에 참여할 때 아이들은 신체, 인지, 정신

사회 그리고 사회 기술들을 의식적 노력 없이 발달시킨다. 다음 네 가지 변화에 대한 가정을 놀이에 적용한다.

⑭ 치료사가 안정된 환경 안에서 아이를 본능적으로 동기화시키는 놀이 활동을 제공한다면 아이는 그러한 활동에 많은 시간과 에너지를 투자할 것이다.

⑮ 치료사가 감각에 유익한 감각운동 활동을 아이에게 제공한다면 아이는 그러한 놀이 활동을 시작하고 참여할 것이다.

⑯ 치료사가 아이의 놀이를 안내한다면 그러한 놀이를 더욱 정교화하기 위해 더 자신을 개방할 것이고 더 많은 흥미를 유지할 것이다. 결국, 아이는 독립적으로 유사한 놀이 활동을 더욱 잘 찾을 것이다.

⑰ 아이를 즐겁게 하는 활동들의 유사한 특징들을 지닌 놀이를 소개하면 아이는 새로운 활동에 더욱 잘 참여할 것이다.

대처하는 능력을 가진다는 것은 아이가 새롭고 어려운 상황을 대부분 잘 다룰 것이라는 것을 의미한다. 아이들의 대처 능력을 발달시키는데 다섯 가지 변화에 대한 가정은 다음과 같다.

⑱ 치료사가 아이를 도와 두려움을 줄이는 방법 안에서 새로운 활동을 접하게 하면 아이는 활동에 더 잘 참여할 것이다.

⑲ 치료사가 점차적으로 아이에게 활동 안의 위험 요소를 탐험하는 기회를 제공한다면 아이는 활동에 대한 내성이 더 잘 생길 것이다.

⑳ 치료사가 활동에서의 도전에 대처하는 전략을 아이에게 소개한다면 아이는 도전에 맞는 전략을 더 잘 사용할 것이다.

㉑ 치료사는 아이가 활동하는 동안 조절능력을 다시 획득하기 위해 한계를 설정하고 안전하고 조용한 장소를 아이에게 제공한다면 아이는 정서적 조절능력을 얻기 위해 이러한 외부적 메카니즘을 사용하는 것을 더 잘 배울 것이다.

㉒ 치료사가 아이로 하여금 그들이 활동에 도전을 받는 동안 좌절과 불안이 증가하고 있음을 알리는 것을 돕는다면 아이는 자신에 대한 신호를 알리기 시작할 것이고 좌절과 불안에 대한 신체적 경험을 줄이기 위해 배운 기술을 시도할 것이다.

아이의 환경은 아이의 정신적 건강 안에서 긍정적인 변화를 향상시키기 위해 아이에게 안정성, 지지 그리고 공간과 기능적 기술 발달을 위한 시설 등을 제공해야 한다. 변화에 대한 다섯 가지 가정은 환경 안에서 아이의 상호작용에 관한 것이다.

㉓ 치료사가 보호자를 도와서 놀이에 대한 가정이나 학교 환경의 안정성을 증가시

킬 때 아이는 안정된 탐험의 기회가 더 많아질 것이고 생산적 놀이에 더 잘 참여할 것이다.

㉔ 치료사가 보호자를 도와서 적절한 놀이 공간을 만들고 조직하는 것을 돕는다면 아이는 더욱 긍정적으로 참여할 것이고 가정과 학교에서 활동에 더욱 관심을 가지게 될 것이다.

㉕ 치료사가 보호자를 도와서 아이가 지역사회 중심의 놀이를 성공적으로 할 수 있도록 조절하고 감독하는 방법을 명확하게 하고 실행할 때 보호자는 아이의 행동을 더욱 성공적으로 관리할 것이다.

㉖ 치료사가 보호자를 도와서 아이가 긍정적인 지역사회 중심의 활동에 참여하게 한다면 아이는 긍정적인 역할 모델을 더 잘 발달시킬 것이다.

㉗ 치료사가 보호자를 도와서 지지적이고 일관성있는 성인과 함께 적절한 활동 안에서 학습하고 참여하는 기회를 증가시키면 아이의 환경에서 부정적 요소의 영향이 의미있게 감소할 것이다.

## 11.5 임상에서의 적용

기질, 애착, 또래 상호작용, 대처 능력 그리고 환경적 상호작용 모두는 이론적 배경에서 특별히 규정했지만 이러한 영역을 실제 치료에 적용할 때는 대개 종종 중복된다. 특별히 가정과 지역사회에 관한 기질, 애착 그리고 환경적 상호작용 영역에서의 중재는 아이와 부모 또는 보호자 사이의 관계에 초점을 맞춘다. 이것은 특별히 유아와 초기 아동기 아이들에게 더욱 자명하다.

부모가 아이의 기질을 더 잘 이해하고 적응하도록 돕는 것은 아이와 부모의 애착과 부모가 아이들과 상호작용하는 방법 그리고 환경을 설정하는 방법과 매우 관련되어 있다. 부모가 그의 접근법을 아이가 부모와 더 잘 긍정적으로 상호 작용하도록 돕는 방법 안에서 아이에게 적용한다면 애착 관계는 더욱 강화될 것이다. 부모의 아이에 대한 접근법을 긍정적으로 변화시키는 부모는 환경적 요소에 더욱 민감하게 되고 필요에 따라 환경적 요소를 잘 변화시킨다. 치료사는 부모가 가정환경을 변화시키고 아이와 부모 사이의 긍정적인 놀이 경험을 촉진하는 활동을 설정하도록 도울 수 있다. 이러한 긍정적 경험이 아이에 대한 부모의 느낌을 더욱 긍정적이 되도록 이끌 것이고 그러한 경험을 반복하는 방법을 토의하는 데 더욱 마음을 열 것이다. 종종 이러한 경험은 놀이 활동을 통해 일어나는데 애착 관계 안에서 긍정적인 변화를 촉진하는 중요한 방법이다.

또래와의 상호작용 영역에서 중재는 일하는 행동과 대처 능력을 시작하는 것이나 놀이를 촉진하는 것과 밀접한 연관이 있다. 아이들은 부모와 지역 사회의 생활을 필요로 하기 때문에 집단 안에서 일하고 놀이를 하는 것이 필요하다. 일상생활에서 생산적이고 학습하도록 하는 많은 기회들은 활동에 참여할 때 다른 사람들과 잘 지내는 능력을 필요로 한다. 좋은 인간 상호 관계는 정신 건강에 중요하다.

아이들의 사회적 상호작용이 중요하다고 하더라도 아이들의 개별적인 놀이와 활동 능력을 발달시키는 데 치료사가 아이를 돕는 것은 중요하다. 전형적인 아이는 자신의 침실이나 가정의 안정성과 사생활 안에서 많은 기술들을 탐험하고 발달시킨다. 아이들이 혼자서 놀이를 하도록 주는 기회들은 아이에게 다른 사람들의 감정이나 소망에 관계없이 그들 자신의 생각과 흥미를 탐험하는 능력을 제공한다. 아이나 성인은 현재 자신을 반영하고 조화를 이루게 하는 개별적 활동에 전적으로 참여하고, 혼자 있는 능력을 가지게 될 때 활동은 스트레스를 줄이고 원기 있게 하며 조직화하고 긍정적 정서 상태를 지지하게 한다. 물론 이러한 것은 아이들을 사회적 상호작용 안에서 더욱 매력적인 사람이 되도록 한다. 정신사회 이론의 틀에서 특별한 작업치료 중재는 개별적으로, 가족과 함께, 또래나 다중 가족 집단 환경 그리고 학교 환경에 적용될 수 있다. 모든 경우에 이러한 아이들과 가족들과 함께 일하는 다른 전문과의 적극적인 협동이 성공적인 중재를 위해 중요하다.

### 11.5.1 아이와 부모의 상호작용

아동기 초기에는 기질, 애착 그리고 환경적 상호작용에서 기능 장애가 분명할 때 치료사의 역할은 아이와 부모 또는 보호자 사이의 관계를 촉진시키는 것이다. 치료사는 부모와 보호자의 충고자로서 그리고 역할 모델로서 행동한다. 충고자로서 치료사는 아이의 기질에 대한 부모의 이해를 강화시킬 수 있고 일상생활의 구조에 대해서 제시하여 아이가 가족의 삶에 더욱 긍정적으로 반응하도록 돕는다. 치료사는 부모를 도와 부모가 가족의 우선순위를 분명히 하고 아이에 대한 명확한 행동 목표와 목표 성취를 위한 전략을 발달시킨다. 이것은 까다로운 기질을 보이는 아이를 다루어야 하는 부모에게 특별히 유용하다. 그것은 부모가 안정된 분위기를 아이들을 조직화하는 적절하고 일관성 있는 기대에 제공하도록 돕는다.

#### 1) 역할 모델 형성

특별한 상호작용에서 치료사는 아이를 긍정적인 상호작용으로 이끌거나 어려운 행동을 다루는 효과적인 방법에 대해 시범을 보이는 역할 모델로서 돕는다. 치료사는 또한 상호작용이나 관찰을 통해 부모를 지도하고 상호작용 후에 부모와 의논을 한다. 치료사는 자신이 적극적으로 직접 상황을 이끄는 것을 자제해서 권위자의 모습을 피한다. 치료사가 아이와 부모 치료 동안이나 후에 상호작용에서 부모의 강점을 강조하는 것이 중요하다. 이러한 방법 안에서 치료사는 치료에 대한 권위를 부모에게 주어 부모 안에서 아이의 자신감을 향상시키도록 한다. 아이는 부모가 유능하고 어떤 사람들이 의존한다는 것을 알게 된다. 부정적인 상호작용을 많이 경험한 어떤 가족들에게는 그들이 부정적인 상호 작용 안에 빠져 있을 때 사람들은 덜 긍정적인 행동이나 반응들을 나타낸다는 것을 기억하는 것이 중요하다(Mash, 1984). 치료사는 가족들이 무뚝뚝할지라도 긍정적인 순간들을 즐기고 표현하는 것을 시작하도록 도울 수 있다. 목표는 부모에게 상담자로서 도움을 주어 그들의 매일 기능이 아이들과 함께 강화되고, 아이와 부모의 상호작용 안에서 즐거움과 만족에 대한 경험이 증가되며, 그들을 도와서 아이들과 활동을 나누고 탐험해서 부모와 아이가 더 자주 일관성 있는 긍정적인 상호작용을 할 수 있도록 하는 것이다.

긍정적인 양육을 양성하는 것은 중요하다. 치료사는 아이가 활동 안에서 자신의 흥미에 대해 구체적으로 나눌 수 있는 것을 배우고 도움이나 칭찬을 위해 보호자에게 의지하는 상호간의 상호작용을 설정한다. 치료사는 아이의 감정과 성장하는 자율성에 대해 적극적으로 존중하는 것을 드러낼 수 있다. 어떤 활동을 선택하든 그것을 통해서 치료사는 부모가 선택하게 하고, 부드럽지만 강한 행동적 한계를 제시하며, 적절한 행동에 대한 긍정적인 보상을 제공하는 것을 도울 수 있다. 치료사는 부모가 지나치게 초점을 맞추는 아이들의 부정적 행동과는 반대로 아이의 특별히 긍정적인 면을 강조하는 활동과 행동계획을 가지고 있어야 한다. 어떤 부모들은 그들이 아이와 치료사와 함께 아이와 부모 활동에 참여했다고 보고하였는데 이는 치료사와 편안함 수준 때문이다. 부모들은 그들이 아이와 부모 활동의 가치를 이해하기 시작했다고 말하기도 했고 오랜 시간동안 그것을 경험한 후에 즐기기 시작했다고 말하기도 했다. 까다로운 아이와 부모 관계에서 중재하도록 하기 위해 부모는 치료사에 의해 지지를 받고 인정받고 있음을 느끼는 것이 필요하다.

작업치료는 놀이와 활동을 통해 생산적이고 즐거운 상호작용을 촉진함으로 아이와 부모 관계가 변화하도록 하는 중요한 역할을 할 수 있다. 이것은 개별적인 가족과 함께 작업하거나 다중적인 둘 또는 셋의 아이와 부모 집단을 이끌어서 성취할 수 있다. 전자는 가족이 유일하게 관심을 가지기를 원하는 특별한 문제를 가족이 명확히 밝힐 때 발생하고 어떤 집단이 부모가 바라는 것이 아니거나 유용하지 않을 때 또는 상호작용이 매우 어려워서 기술에 대한 집중적인 가르침 없이 해결이 안 될 것 같을 때 발생한다. 집단 형식을 사용하는 것은 학교 환경, 병원 또는 다른 치료 센터에서 유용하다. 이러한 환경 안에서 많은 가족들은 유사한 관심이나 어려움을 나누고 서로를 위해 강한 지지적인 네트워크를 제공할 수 있다.

## 11.5.2 아이와 부모 활동 집단들

아이와 부모의 활동 집단에 대한 특별한 방법은 Olson, Heavy 그리고 Soppas-Hoffman(1989)이 설명하였다. 애착, 대처 기술 그리고 놀이에 대한 개념들은 성공적인 아이와 부모 치료에서 사용되는 이론, 구조 그리고 방법들에 대한 기초를 형성한다. 두 가지 뚜렷한 놀이 시기에 사용되는데, 첫번째 시기에서는 부모가 아이들이 구조적 놀이를 하는 것을 돕는다. 이 활동은 박스, 종이 그리고 테이프와 같은 구조화되고 친숙한 것들이 이 활동에 사용된다. 다양한 기술 수준에서 즐길 수 있고 복잡성과 다양함의 정도가 크다. 상호적 활동에서의 최초 시도에서 부모와 아이는 아이가 상상하는 것을 만드는 방법을 찾거나 일치되게 하기 위해서 분투를 할런지도 모른다. 이러한 과정을 통해서 다른 가족들이 작업하는 것을 관찰하고 치료사와 문제를 해결함으로써 이러한 과정이 더욱 큰 생산적 상호작용을 향상시킨다. 활동에 존재하는 도전에 대처하는 능력은 즐거움을 초래하고 상호적인 성취에서 얻은 자긍심을 경험하게 해 준다.

다음으로 자유로운 놀이 시기에는 부모와 아이가 자신의 활동을 선택할 기회를 가지게 된다. 많은 테이블 활동과 대운동 활동이 유용하다. 과제는 아이의 성장을 향상시키고 아이가 즐거워하며 부모가 견딜 수 있고 즐거워 할 수 있는 활동을 선택하는 것이다. 가족이 현재 가장 좋은 것이라고 여기는 것에 대해서 부모의 이해에 따라 아이의 흥미를 기초로 서로서로 결정하고 경청하는 것은 집단에서 중요한 기술이다. 치료사는 처음에는 아이들이 부모들이 좋아하는 활동에 어떻게 참여하는지를 관찰할 수 있다. 이러한 활동은 가정이나 지역사회에서 일어날 수 있기 때문에 이러한 수준에서의 목표는 활동 안에서 즐거움과 조직화를 강화하는 것이다. 규칙, 경계 또는 사용되는 재료에 상대적인 적응이 소개될 수도 있다. 이러한 집단 중재의 과정을 통해서 상호적인 놀이에서 가족의 투자는 증가하였고 그 결과 더욱 강력한 아이와 부모 관계가 성립되었으며 더 복잡한 놀이를 할 수 있게 되었다. 아이는 부모의 주도와 요구에 더 수용적이고 주의하게 된다. 보호자는 그들의 아이를 더 잘 이해하게 되고 아이의 발달에 대한 안내에 대해 더 큰 확신, 기술 그리고 즐거움을 가지게 된다.

### 1) 활동중심 중재

다른 전문가와의 협동 안에서 작업치료사는 부모의 심각한 신체적 또는 정서적 질환에도 불구하고 아이와 안정된 애착 관계를 유지하도록 부모를 도울 수 있다. 부모에게 질환이 있고 전형적인 방법으로는 아이들을 돌보지 못하고, 아이와 상호작용하지 못할 때, 아이는 분노, 불안, 회피, 양가성 또는 걱정스런 행동들을 보일 수 있다. 다른 사람들이 아이를 매일 돌보고 필요한 것을 채워도 부모와 아이들의 관계가 지지되어야 하고 규

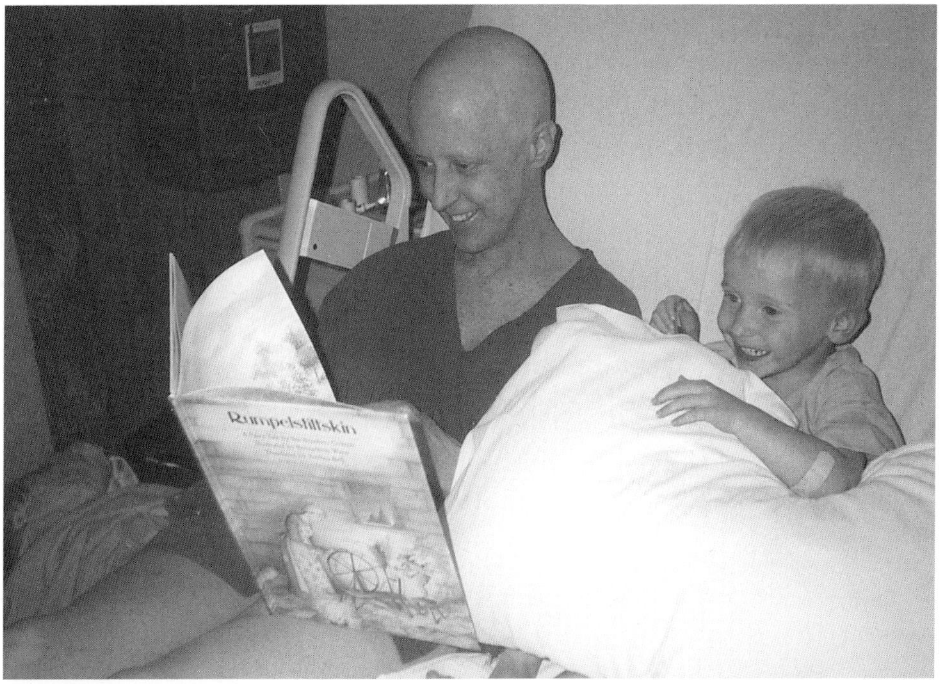


**그림 11.14**
병원 활동에 참여하는 어머니와 아이

칙적으로 상호작용과 의사소통이 촉진되어야 한다. 그럴경우 각 아이는 병에도 불구하고 그들의 부모가 여전히 그들에게 유용하고, 여전히 의미 있고 긍정적인 관계를 지닐 수 있음을 확신한다. 그것은 또한 아이들이 부모를 관찰하고 함께 있음으로 부모의 상태를 더 잘 이해할 수 있는 기회를 준다.

질환이 있는 어른들에 대해서도 아이들과 참여하는 기회는 동등한 긍정적인 정서적 효과를 준다. 놀이다운 놀이는 엄숙하고 낯선 성인 환경(예, 병원)을 부드럽게 해서 아이와 어른이 더 안정되고 이완되게 한다. 그것은 긴장이나 정서가 높을 때 상호 작용하는 방법과 지시를 제공한다. 그것은 조직화와 진정됨 외에도 즐거움을 선사한다. 병이 장기 입원이나 장기 회복기간을 필요로 할 때도 틀림없는 사실이다. 활동들은 아이의 정서적 그리고 발달적 욕구와 부모의 신체적 표시 및 정서적 수준에서 적용되어야 하고 조직화되어야 한다(그림 11.14).

부모가 우울증에 걸렸을 때 치료사는 아이와 부모의 상호작용 안에서 부모의 긍정적 기분 상태를 촉진하는 인지-행동적 중재 전략을 사용하는 것이 필요할 수도 있다. 우울증에 걸린 사람은 점차적으로 자기에게 열중하고 초점이 맞추어져 있는 것 같다. 사람이 자기에게 더 많은 초점을 맞추고 있을 때 그들은 자신의 결점에 대해 더욱 자각하게 될 것이다. 그들의 정서적 반응은 더욱 강화되고, 불안에 대한 자각은 증가하며 활동에 대한 도전에 반응하여 더 많은 좌절을 경험할 것이다. 이러한 사람은 노력을 하지 않고 인내력도 약하며 실패를 기대한다. 전반적으로 이러한 사람은 외부적인 사건에 관심을 가지지 않고 다른 사람들이 그를 피할 것이다(Lewinsohn, Hoberman, Teri & Hautzinger, 1985).

우울증에 걸린 사람은 어떤 활동에서 그들 주위에 있는 다른 사람들과 외부적 사건에 관심을 가져야 한다. 작업치료사는 우울증에 걸린 부모가 아이들과 함께 활동에 참여하는 것을 시도할 것이다. 이러한 활동은 긍정적인 보상과 즐거움을 주어야 한다. 어떤 활동에 집중하는 것은 부모가 자신에 대해 덜 관심을 가지고 열중해야 한다. 집중이 자신으로부터 멀어지도록 하고 즐거운 상호작용으로 향하도록 할 때 부모는 더욱 긍정적인 감정 상태를 보일 것이다. 부모가 아이들과 긍정적으로 상호작용할 때 상호작용은 둘 모두에게 긍정적이어야 한다.

우울증에 걸린 부모가 아이와 함께 하는 활동으로부터 나온 즐거움을 관찰하는 것과 아이들이 더욱 이완되고 긍정적으로 되도록 하는 상황과 환경 조건에 대한 자각이 증가하도록 돕는 것 역시 중요하다.

## 11.5.3 활동 집단과 또래와의 상호작용

또래와의 상호작용, 놀이 또는 대처하는 능력에서 기능장애를 경험하는 아이들은 자주 활동 집단을 거부한다. 집단 활동은 아이들 사이에 신체적인 접촉을 촉진하고 상호작용에 대한 수단과 논제를 제공한다. 집단 리더의 지지와 안내로 아이들은 사회적 기술을 배워서 하나의 방법에서 서로서로 상호작용하여 상호적인 활동이나 놀이를 증가시킨다. 그들은 또한 성공적으로 도움을 찾고 도와주는 방법을 배울 수 있다. 시간이 지나면 긍정적 또래 상호작용은 우정으로 발달할 것이다.

활동 집단은 아이가 본능적으로 놀이와 또래들의 인정에 흥미를 가진다는 전제 아래 작용한다. 아이가 심각한 퇴행이나 반사회성이 없다면 많은 활동에 참여할 것이다. 또래 집단에 참여하기를 원하는 바램은 아이들이 다른 사람의 목표에 관심을 가지도록 이끈다. 활동 집단에서 리더는 이러한 자연스러운 소망을 사용하여 아이들이 그들의 행동을 수정하도록 돕는다. 치료사는 아이들이 또래 아이들과 긍정적인 상호작용을 하는 방법을 탐험하는 데 충분히 안전하도록 느끼는 온화하고 지지적인 집단 환경을 제공한다.

### 1) 활동 등급화

집단 치료에 의뢰된 아이들은 다른 아이들과의 놀이에 대한 본질적인 흥미를 가지고 있음에도 불구하고 종종 많은 실패와 다른 사람으로부터의 거부를 경험하였다. 이것은 놀이, 사회 또는 대처 기술 부족의 결과일 것이다. 그러므로 활동을 등급화하는 것이 중요하다(모든 집단 구성원에게 적절한 놀이 수준, 사회적 상호작용, 도전 수준). 예를 들면, 더욱 효과적으로 또래 아이들과 상호작용 하는 것이 필요한 아이와 단지 단순한 게임을 했던 아이가 집단 안에서 전략을 요구하는 게임을 소개받으면 압도될 것이다. 아이는 어느 정도 어른의 지지를 필요로 할 것이고 게임과 같은 놀이에 대한 교수가 필요할 것이다. 그리고 이것은 또래 아이들과의 상호작용 안에서 활동하는 아이들의 기회를 한정할 것이다. 아이가 또래 아이들과의 새로운 게임에 참여하기 전에 개인적인 교수나 지도에 의해 도움을 받을 것이다.

가끔 게임이나 활동은 특별한 기술 영역에서 더 약한 기술을 가진 아이들이지만 강한 기술을 가진 아이들의 행동을 관찰해서 배울 수 있는 아이들도 참여하도록 적용할 수 있다.

**평행 집단**(parallel group). 집단은 평행한 수준, 투영적 수준에서 기능할 것이다. 그렇지 않으면 협동적 집단으로 기능한다(Mosey, 1986). 또래 수준에서 아이는 비슷하게 활동하고 서로서로 관찰한다. 그러나 최소한으로 상호작용한다. 전형적으로 아이들은 초기 학령 전기 동안 그들에게 도전하는 활동을 소개받는 시기에 이러한 수준에서 활동한다. 예를 들면, 유치원생들은 진정으로 서로서로 협동하는 것에 대해서 준비가 되어있지 않다. 왜냐하면 그들은 단지 종이에 자신의 생각을 표현하는 것을 배우고 있다. 아이들이 도구를 나누고 협동하거나 서로서로 협상하는 것에 대해 준비가 되어 있지 않을 때에는 평행집단에서 가장 적절하다. 그들은 근처에 있는 다른 아이와 활동하는 데 익숙해질 수 있고 치료사는 다른 아이들의 놀이나 활동을 관찰하는 것을 촉구할 것이고 활동에 대한 대화를 촉진할 것이다.

**투영 수준 집단**(project level groups). 투영 수준에서는 아이는 놀이재료와 어느 정도의 생각을 나누지만 계속해서 자신의 계획을 유지하고 활동한다. 다른 아이들로부터 긍정적인 활동 경험과 되먹임은 아이들이 나누고 협동하며 활동중에 다른 아이들과 협상하는 것에 대한 학습을 길러주는 중요한 강화물이다. 치료사는 처음에 아이들의 어떤 집단에게 작은 보상으로써 교환 가능한 스티커나 점수 같은 외적 강화물을 사용하는 것이 필요하지만 사회적 인정과 우정과 같은 내적인 즐거움이 더 강조되어야 한다.

**협동 수준 집단**(cooperative level groups). 협동적 집단 수준에서 아이는 놀이하는 것, 집을 짓는 것 또는 복잡한 장애물 코스를 설계하는 것 같은 과제에 대해 함께 활동할 준비를 한다. 이러한 수준에서 아이들의 본질적인 즐거움은 사회적 인정과 우정으로부터 주로 초래한다.

### 2) 활동을 선택하기

활동 집단은 다양한 놀이 활동이나 과제에서 발달할 것이다. 활동 선택은 집단의 목표, 홍미 그리고 아이들의 발달 수준에 달려 있다. 상상 놀이는 아이가 그들의 감정이나 소망을 탐험하도록 할 것이고 어른 행동을 연출해서 아이들이 그러한 행동들을 이해하도록 할 것이다. 아이들은 예술 활동을 통해서 자신의 감정을 표현할 것이고 미세 운동 기술들을 발달시킬 것이다. 구조적 활동은 과제에 대한 기술을 익히는 기회를 제공한다. 구조적 활동은 역시 아이들 사이의 협동을 촉진하는 데 구조화될 수 있다.

게임을 통하여 아이는 조절되고 안전한 그리고 사회적으로 인정받는 구조 안에서 공격적인 감정을 표현할 수 있다. 아이들은 단지 게임이기 때문에 꾀를 부릴 수 있고 다른 아이들보다 우세할 수 있거나 잠시 리더가 될 수 있고 즐길 수도 있다.

하나의 활동은 다양한 발달 수준의 집단 안에서 다양하게 사용될 수도 있다. 예를 들면, 비슷한 수준의 상상 놀이 집단에서 같은 역할을 가진 것에 관계없이 서로서로 세 명의 엄마 역할을 할 것이다. 협동적 수준에서는 아이는 역할을 협상하는 데 단지 한 명의 엄마, 왕자 또는 왕이 될 수 있다. 아이가 서로 서로의 생각을 듣고 협동할 때 놀이에 대한 주제는 더욱 정교해질 것이다.

**사회적 기술**. 활동은 특별히 사회적 기술들을 기르는 데 사용될 수 있다. 치료사는 아이들이 비언어적 의사소통 기술이나 듣는 기술을 발달시키는 데 관심을 가지길 원한다. 그래서 이러한 기술의 사용을 강조하는 활동을 선택하길 원한다. Sapon-Shevin(1986)은 경쟁 대신에 협동을 길러주는 게임의 종류를 설명하였다. Jackson, Jackson & Monroe(1983)은 열 일곱 가지 사회 기술을 가르치는 과정을 설계하는 사회기술 교과과정을 발달시켰다. 어떤 교과과정은 정해진 교과과정을 사용하기를 원할런지도 모르지만 자신의 집단 교과과정을 발전시킬 때 하나의 자원으로서 역시 가치가 있을 것이다. 그러한 교과과정들은 사회적 기술 발달을 기르는 것에 더하여 아이들이 참여하는 집단 활동을 설명한다.

**적절한 활동 나이**. 많은 자원들이 아이들의 나이에 적절한 활동에 유용하다. 그리고 그것들은 특별히 초보치료사에게 도움이 되는 생각과 지시를 제공할 것이다. 그러나 치료사는 치료 목표가 자연스러운 놀이의 출현을 촉진하고 상호작용적 패턴의 발달을 촉진시키는 것이라면 하나의 교과로 존재하는 활동을 회피하거나 지나치게 구조화된 활동을 제시하는 것에 주의해야 한다. 비록 단계별로 단계적 교수법이 아이가 성공적으로 활동을 완수하는 방법에 대한 리더의 불안을 줄여주기는 하지만, 그것은 아이의 탐험을 한정시키고 문제해결 능력을 방해할 것이다. 기술에 대한 초기 연습 후에 치료사가 특별한 과제나 조작 기술을 가르치기 원할 때라도 탐험과 놀이에 의한 기술사용의 기회는 기술 발달을 강화시킬 것이다. 대부분의 사회적 기술 교과는 매우 구조화된 방법 안의 하나의 치료 과정 안에서 두드러지고 학습될 것이지만 이러한 교과는 역시 아이가 교과를 따를 때 자발적으로 자연스럽게 기술을 연습할 수 있는 놀이와 활동을 사용하도록 제시할 것이다.

**일 기술 활동**. 활동은 역시 아이를 도와 일과 관련된 기술 발달을 시작하는 것을 돕는다. 탐험에 대한 자유도는 한정되어 있고 결과는 활동 과정보다 조금 더 또는 그 이상으로 중요하다. 활동은 여전히 놀이다움의 요소를 유지해서 구성원들이 활동에 몰입하도록 해야 한다. 하지만 현실 지향적인 요소를 강조해야 한다. 아이가 생산하는 일의 양과 질은 중요하다. 아이가 이미 성취했던 기술을 요구하는 간단한 계획을 선택해야 한다. 이러한 방법 안에서 아이는 그들의 일 습관과 함께 일하는 사람들 사이의 행동들에 관심을 가질 수 있다. 집단은 장난감을 단순화하거나 어린아이들 집단의 예술적 재료 또는 보다 연령이 높은 집단의 빵 요리나 식물 재배에 대한 예술 재료를 조직화해야 한다. 치료사는 대개 일에 대한 감독자로서 활동하고 각 집단의 목표나 주말 일에 대한 목표에서 아이들의 일 습관에 따라 아이들을 안내한다(그림 11.15).

### 11.5.4 활동 집단을 구성하기

아이들의 활동 집단을 이끌기 위해서 계획을 미리 세우는 것은 중요하다. 치료사가 고려해야 하는 첫번째 쟁점은 아이들에게 최적이 될 집단 유형이다. 또래 아이들이 가능성있는 집단 구성원들에 대해 도전을 하고 있는가? 또는 그들이 계획에 협동적으로 참여하거나 놀이감을 배부하는 데 시작할 준비가 되어 있는가? 어떤 놀이 유형에 아이들이 흥미가 있고 어떤 놀이 유형이 아이들을 위해 조직화되고 관련되어 있는가?

어떤 아이들은 연극적인 놀이에 흥미를 가질 것이다. 그러나 다른 아이들 앞에서 구조화 없이는 퇴행하거나 비조직화될 것이다. 아이들은 연극적인 놀이를 위해 사용하는

**[ 아이들의 집단 작업에 대한 평가 ]**

| | | | | |
|---|---|---|---|---|
| 1. 나는 집단 활동에 시간을 맞추어 참석한다. | 0 | 1 | 2 | 3 |
| 2. 나의 옷은 깨끗하였고 머리카락은 빗겨져 있었다. | 0 | 1 | 2 | 3 |
| 3. 나는 내 일에 집중하였다. | 0 | 1 | 2 | 3 |
| 4. 나의 일은 적절하고 정확하였다. | 0 | 1 | 2 | 3 |
| 5. 나는 나의 일을 완성하였다. | 0 | 1 | 2 | 3 |
| 6. 내가 일을 끝내고 나서 일한 장소를 깨끗이 정리하였다. | 0 | 1 | 2 | 3 |
| 7. 나는 같이 협력하는 사람에게 나의 놀이감을 나눠주었다. | 0 | 1 | 2 | 3 |
| 8. 나는 나와 함께 작업하는 사람에게 정중하였다. | 0 | 1 | 2 | 3 |
| 9. 나는 집단 감독자에게 정중하였다. | 0 | 1 | 2 | 3 |
| 10. 나는 집단 감독자의 지시에 따랐다. | 0 | 1 | 2 | 3 |

0 나는 그것을 하지 않았다, 1 나는 그것을 조금 하였다.
2 나는 그것을 많은 시간동안 하였다. 3 나는 그것을 모든 시간 동안 하였다.

**그림 11.15**
아이들의 작업 미술 평가 예

간단한 구조에 초점을 맞춘 구조화된 집단에서 또래 아이들과 상호작용, 대처 기술 또는 과제 기술을 더 잘 할 수도 있다. 예를 들어 저자는 오래된 상자와 조각난 재료로부터 집의 가구와 집을 만들었던 중증 정신 질환 아이 집단을 이끌었다. 그 집단과는 각 치료마다 30분 동안 일주일에 세 번 만났다. 두 달 동안 남아들은 서로서로 비슷한 일을 하였고 각자의 집을 만들고 주위 활동에 상호작용을 잘 하지 않았다. 아이들은 생각과 도움을 위해 집단에서 리더들을 요구했고 리더들이 그들의 발달을 도왔다는 사고를 바탕으로 그들의 구조를 형성하였다. 리더들이 아이들의 집에 대해 대화를 촉진했을 때 그들은 놀이감들을 나누고 그들이 만들었던 가구나 조각을 분담하기 시작했다. 한 아이는 점토로 화장실을 만드는 욕실과 예외적인 기술에 관심을 쏟았다. 그 아이는 다른 아이들을 위해 욕실을 만들었다. 곧, 아이들은 그들의 집을 콘도미니움으로 연결하였다. 아이들이 집단에서 집으로 어떤 이야기를 할 수 있을 때까지는 약 5개월이 걸렸다. 아이들은 스스로 처음으로 구성하는 것을 학습하는 것으로부터 획득한 조직화와 자기 확신을 요구하는 것 같았다.

### 1) 초등학교 학령기 아이들을 위한 클럽 모델

Florey & Greene(1997)는 초등학교 학령기 아이들의 집단 활동을 위해서 클럽 모델을 사용하는 것을 옹호하였다. 그들은 아이들이 소중히 여기는 방과 후 전형적인 학교 클럽의 요소들을 사용하였다. 예를 들면, 그들은 티셔츠 클럽을 이용하였는데 모든 구성원들이 집단 모임 시작 시 그들의 옷 위에 특별한 티셔츠를 입는다. 클럽 규칙은 규칙에 공헌하는 모든 구성원들에 의해 만들어진 것으로 이것은 구성원들이 더욱 규칙을 잘 따르고 다른 구성원의 규칙을 잘 지켜 나가도록 한다. 이러한 아이들은 역시 집단의 독특함을 표시하는 신호와 특별한 악수를 한다. 각각의 집단은 클럽의 사소한 것에도 개방적이고 구성원들은 새로운 어떤 것을 이루도록 요구받는다. 클럽 구성원들의 쟁점은 계획된 활동을 소개하기 전에 토의하는 것이다.

집단의 단결에 대한 중요한 요소들은 Florey와 Greene(1997)이 새로운 집단 설계안에서 최대화한 것으로, 그들의 집단 설계안에서 관습적 사용과 객관화된 조절의 사용이다. 이것은 Florey와 Greene이 토의한 클럽 모델을 사용하지 않겠다고 할지라도 중요하다. 모든 사람들의 삶에서 관습이라는 것은 중요하고 그것은 조직화와 구조를 제공한다. 관습은 사람들이 공유한 것과 가까운 동맹에 대해 깨닫게 한다. 관습은 사람들을 안정시키고 다음에 일어날 것에 대해 예상하는 것을 가능케 한다. 객관화 조정은 집단이 결정하는 행동에 관한 규칙으로서 활동이나 게임이 즐겁거나 성공적일 것이라면 필수적이다. 이러한 조정들은 어떤 사람에게는 직접적이지 않지만 활동의 수행에 대해서는 직접적이다. 권위적인 모습은 일시적 판단이나 힘을 지닌 것도 아니다. 규칙이 깨졌을 때는 규칙을 깬 사람이 게임이나 활동을 방해하기 때문에 그 사람으로 인해 한계가 설정된다.

### 2) 학령기 집단

학령기 아이들은 게임과 집단 중심이어서 그들은 게임이나 활동이 재미있어야 한다는 규칙의 중요성을 이해한다. 거부하는 아이들도 심지어 이러한 목적을 위한 규칙에는 더 잘 참여한다.

아이들이 열정적으로 참여할 만한 것들을 선택해야 한다. 이것은 집단 목표가 쓰기 기술을 발달시키는 것이라 하더라도 마찬가지이다. 쓰기 과제 후에 즉시 또는 그 사이에 치료사는 집단 구성원들이 참여하고 있는 미세 운동 활동을 포함해야 한다. 만약 집단이 온전하게 정신사회 기술을 발달시키는데 관심이 있다면, 치료사는 집단 안에 있을 아이들의 브레인스토밍을 통하여 집단 활동에 대한 가장 좋은 사고를 하게 된다. 치료사는 간단한 활동이나 게임을 첫 모임에 제시하여 아이를 열정적으로 되돌리곤 한다. 활동 동안 구성원은 앞으로 집단에 대한 잠재적인 생각들에 대해 토론할 수 있다. 치료사는 집단 활동 동안 흥미로움이 널리 퍼지도록 일을 해야 한다(즉, 한 명이나 몇 명의 아이로부터 전체 집단에까지 특별한 활동에 대한 열정이 퍼져나가기 위해서이다)(Redle & Wineman, 1952). 물론 이것은 집단 안에서 긍정적인 분위기를 증가시켜 더 큰 집단의 결합을 촉진할 것이다.

## 11.5.5 활동 집단 과정 다루기

활동 집단을 발달시킬 때 집단들이 시간이 지남에 따라 자신이 특별한 성장 과정을 가졌다는 것을 기억하는 것이 중요하다. 초기 단계에서 집단 구성원들은 그들이 집단 발달 단계에서 발달이 늦은 사람이 되는 것보다 구조와 조직화에 대해서 리더들에게 더욱 의존한다. 구성원들이 집단에 더욱 익숙해질 때 구성원들은 집단 활동에서 어떤 조정에 대한 주장을 하게 되는데 이때 리더에 대해 저항할 것이다. 구성원들은 집단에서 환상을 가지지 않을 것이고 이것은 집단 과정에서 정상적인 것이다. 이를 통해 구성원들이 활동하는 것을 돕는 것은 집단의 규범을 잘 반영하고, 집단이 최상의 발달 수준에서 기능하도록 더욱 성숙한 집단 단계를 이끈다. 학령기 아이가 청소년이나 성인 집단보다 리더들의 구조와 안내를 더욱 많이 요구할지라도, 집단 안에서 조정과 책임감을 탐색하고 필요로 한다.

활동 집단을 통하여 리더는 개인과 집단의 문제 해결을 촉진하고, 아이들 사이의 행동을 도와줄 것을 권유하며, 활동에 참여하게 하고, 필요시 구체적으로 과제에 대한 보조를 제공한다. 아이들이 리더와 대화하고 상호 작용하는 데 관심을 가진다 할지라도 치료사는 가능할 때마다 다른 구성원들과 상호작용 하도록 다시 이끌어야 한다. 이러한 방법 안에서 리더는 아이들 사이의 경쟁 대신 또래 아이들끼리의 긍정적 상호작용을 양육한다. 리더는 아이들이 자신의 문제를 해결할 수 없는 어려움이 발생할 때 집단 안에서 또래 아이들과의 상호작용을 중재하는 것이 필요할 것이다. 어떤 아이는 자신의 나이에 적절한 집단 놀이로 돌아가기 위해 놀이에서 퇴행을 하고 재조직하는 도움을 필요로 한다. 어떤 아이는 다른 아이들을 위협하거나 협박해서 해결하려고 한다. 후자의 경우에는 집단 리더가 모든 구성원들의 공평성을 피력하고 아이들이 협상하게 함으로써 집단을 전환할 수 있다. 아이들 사이에 발생하는 것에 대해 관찰한 것에 대한 분석이나 해석이 도움을 줄 것이다. 이것은 아이들이 자신의 행동과 또래 아이들의 행동에 대해 더 잘 이해하도록 한다. 그것은 성인이 아이들을 지지하고 안내하도록 하기 때문에 아이들의 불편한 상황에 관한 불안을 줄이고 자신의 감정을 명확히 하는 것을 도와서 자신의 관심을 언어화하도록 이끈다. 활동 집단에서의 긍정적 참여 결과로 아이들은 더욱 안정적이 되고, 자기 신뢰, 확신 그리고 사회적 기술이 증가하며 또래 집단 기능을 방해하는 행동이 의미 있게 줄어든다.

### 1) 좌절의 양을 등급화

아이들이 활동의 도전에 그들의 평정을 유지하기 어려울 때는 치료사가 활동에서의 고유한 좌절의 양을 조절하는 것이 필요하다. 분노와 충돌이 일어날 때 문제 지향적인 토의는 아이가 자신의 정서적 신호를 명확히 하는 것을 학습하도록 돕고, 상황에 적응하여 해결하는 것을 배우도록 돕는다. 예를 들어, 한 아이가 놀이 동안 화를 낼 때 아이는 게임으로부터 자신을 옮겨 놓는 것을 배워서 아이가 또래 아이들과의 다른 점에 대해 토의할 수 있기 전에 정서적 조정을 할 필요가 있다. 다른 아이는 자신이 실수를 할 때 폭발적으로 울음을 터트리거나 파괴할런지도 모른다. 치료사와 집단의 도움으로 아이는 어떻게 좌절을 다룰 수 있는지를 탐험할 것이다. 아이는 계획의 어떤 부분에 도달할 때 도움을 요청할 수 있다고 배운다. 또는 아이는 자신의 계획이 파괴되기 전에 치료사가 실수를 수정하는 것을 돕도록 요청할 수 있다고 학습한다.

### 2) 공격적인 행동

아이의 행동이 매우 공격적일 때 가끔 활동 집단 내에서 사회적 문제 해결 기회에 협동하게 하는 것이 중요하다. 특별히 이 영역에서 언급하는 교과 과정이 있다(Shure, 1992). 그러나 치료사는 역시 사회적 문제 해결을 향상시키는 집단 안에서 자연스러운 기회를 사용하거나 기회를 만들 수도 있다. 이것은 문제 해결에 대한 선택에 대해 생각하는 아이의 능력을 촉진하는 것, 다양한 행동의 잠재적 결과를 생산하는 것 그리고 왜 어떤 사람이 어떤 방법 안에서 행동했던 이유를 분석하는 것을 포함한다. 안내된 집단 상호작용과 토의를 통하여 치료사는 아이가 대인관계적인 논쟁에 더욱 민감하게 되도록 도울 수 있다.

공격적인 아이가 충동적인 조절을 발달시키는 것을 돕기 위해서 치료사는 아이들을 안내해서 그들이 화가 나는 것을 인식하게 하고 그들의 몸이 느끼는 것, 그들이 생각하고 있는 것 그리고 그들이 하고 있는 것을 연결시킨다. 화가 나는 것에 대한 자신의 표시를 아이가 분명히 할 수 있다면 아이들은 이완하는 것이나 대처 기술들을 배울 수 있다. 이것은 특별히 신체적 이완 기술과 멈춤을 통한 대처능력을 학습하고 상황을 통해 자신에게 이야기하는 것을 포함하거나 억압적인 상황으로부터 자신을 제거하는 것과 같은 효과적인 조치를 취하는 것을 포함한다. 공격적인 아이는 긍정적이고 따뜻한 관계를 발달시키도록 하는 것이 중요하다. 이러한 아이들은 그들이 다른 아이들과 다르다는 것을 종종 느낀다. 그것은 치료사에 의해 아이가 가치 있고 인정받고 있음을 느끼게 하지 않고 아이들의 행동 안에서 어떤 변화에 효과적으로 영향을 주는 것과는 다르다.

### 3) 집단 저항

하나의 집단과 오랜 시간동안 만나게 되면 조만간 치료사는 집단 저항과 마주칠 것이고 집단 구성원들이 치료사의 한계를 평가할 것이다. 명백한 규칙과 결과가 집단 구성원들의 도움을 지속적으로 강화시키는 데 중요하지만 교정적, 직접적 그리고 강압적 권위 양상을 가지는 덫에 빠지지 않도록 하는 것이 중요하다. 아이들은 이것을 촉구할 수 있고 치료사가 사려 깊지 못하면 강한 충돌이 있어서 집단의 기간을 지속하게 할 것이다. 이것은 집단 과정에 대해 부정적인 긴장도를 설정해서 효과적인 치료를 위한 치료사의 능력을 방해한다. 집단 구성원과의 긍정적이고 따뜻한 관계를 발달시키고 유지하는 것은 중요하다. 왜냐하면 아이가 자신이 치료사에게 인정받고 가치 있는 존재임을 알게 해서 변화를 향상시키는 필수 선행조건이기 때문이다.

치료사가 자신의 한계에 대한 도전이나 저항을 다룰 때 처음에는 옳은 것이 무엇인지에 대한 집단의 감각에 호소하는 것과 구성원들이 긍정적으로 참여하도록 시도해야 한다. 유머는 역시 도움이 될 것이다. 때때로 이것은 아이들이 그들의 에너지를 긍정적으로 사용하도록 이끌 것이고 아이들이 활동에 다시 참여하게 하거나 그들의 쟁점을 공유하도록 할 것이다. 집단을 재구조화하는 것이 필요할 것이다. 규칙이 작용하지 않을 수도 있다. 활동은 너무 도전적일 수도 있다. 또 이와는 달리 아이들은 타임아웃을 위해 집단으로부터 이동하는 것이 필요할 수도 있을 것이다. 아이들이 이동하면 리더는 집단에서 이동한 아이와 어떻게 재연결을 할 것인가를 고려해야 한다. 필요하다면 그들이 체면을 지키도록 돕고 영웅을 만들거나 영웅이 죄를 짓게 하는 것과 연관된 쟁점을 다룬다. 때때로 다른 구성원들이 타임 아웃된 아이를 나쁜 아이라고 결정할 것이고 집단 안에 있도록 하지 않을 것이다. 종종 그들은 리더들을 책망하는 것을 가능하게한 아이를 우상화할 것이다.

아이들의 행동이 퇴행적으로 되거나 공격적으로 되기 전에 집단 활동에 다시 관심을 가질 수 있게 하거나 놀이를 끝낼 수 있도록 치료사가 놀이 과정에서 중재하는 집단 활동의 길이와 주요한 사항을 주의 깊게 고려해야 한다. 아이들이 집단 밖에서 더 이상 기다릴 수 없을 때에는 아이들이 활동에 잘 참여하고 있다고 느끼는 동안 그리고 활동이 끝나기를 바라는 것보다 더 오랫동안 참여하기를 원하는 동안 집단 활동을 끝내는 것이 항상 좋다. 이것은 활동이 미리 방해를 받아야 한다는 것을 말하는 것은 아니다. 그러나 치료사는 집단 활동을 시작할 때와 같이 끝나는 점도 사려 깊게 주의해야 한다. 집단 활동이 성공적이었다는 것은 아이들이 집단 활동을 다시 하고 싶어 하고 집단에서의 참여에 강한 흥미를 발달시킬 필요가 있어야 한다.

### 4) 문화, 믿음 그리고 가치

집단 활동은 역시 그들이 속해 있는 더 큰 사회의 관심사를 반영한다. 치료사가 문화, 종족, 성, 그리고 종교에 관한 자신의 믿음을 반영하는 것이 중요하다. 아이들과 치료사들은 믿음이라는 시스템을 가지고 집단 경험을 하게 되고 이러한 쟁점을 다루는 데 많은 경험을 하고 있다. 우리 사회 안에서 다양한 하위문화는 활동과 사회적 상호작용에 관련된 활동의 접근에 영향을 주는 성, 일상생활 그리고 종교에 관련된 다양한 경험을 하게 한다. 이것은 인간이 집단에 어떻게 참여하는가에 의미 있는 영향을 줄 수 있다. 예를 들어, 성 역할은 다른 것보다 어떤 문화에서는 더욱 경직적이고 특별하다. 그러므로 상호작용에 대한 활동의 선택과 기대는 치료사가 집단 구성원의 문화에 관해 배울 때 적용해야 할 것이다.

종종 집단에서 일어나는 사건들이 미국 사회에서 나타나는 인종차별과 편견을 반영한다. 아이들은 미묘하게 또는 그렇지도 않게 다른 구성원들 보다 다른 종교를 가진 아이를 배제하거나 인종적인 치욕을 주기도 한다. 어떤 아이들은 스스로 자신이 덜 가치 있고 덜 유능하다는 상황 안에서 경험하기도 하고 또는 자신이 편견이나 인종차별의 대상으로 이해하는 대신에 자신이 덜 호감을 주는 사람이라고 이해하기도 한다. 특별한 출생 배경을 가진 아이들은 자신이 평범한 출생 배경을 가진 아이들보다 낫다고 지각할지도 모른다. 치료사 역시 구성원들 사이에 인정되는 행동을 향상시키는 활동을 통하여 구성원들 사이의 역동성에 적응하게 할 수도 있다.

종종 출생배경이 소수 민족인 아이들은 백인 치료사의 행동적 한계로 인해 처음에는 보호를 받거나 쉽게 화를 내기도 한다. 한정된 환경이 중요할지라도 치료사가 간단한 저항 행동에 반응하지 않는 것 역시 중요하다. 집단 구성원들과 치료사의 상호작용과 집단 구성원들 간의 관계는 편견이나 인종차별에 관한 치료사의 생각이 민감하게 작용하면 역동적으로 변경될 수 있다. 치료사는 분노를 감추고 있는 것이 무엇인지 들을 수 있고 유사한 경험에 관한 세부사항에 대해 의문을 제기할 수도 있다. 그래서 아이들은 인종 차별이나 편견에 관련된 분노를 조절하는 데 도움을 받을 수 있고 분노를 적절하게 사용하는 데도 도움을 받을 수 있다.

종족이나 문화에 관련하여 불안정하거나 저하된 자기 가치 증상은 활동을 통해 비언어적으로 언급될는지도 모른다. 치료사는 집단에 포함된 아이들의 문화를 반영하는 협동적 활동을 통하여 다양한 문화에 대한 흥미와 수용을 인정할 수도 있고 모형을 만들 수도 있다. 지지적인 환경 안에서 아이들은 가족과 그들의 의사소통 안에서 즐겼던 활동에 관해서 대화하는 것을 즐긴다. 그리고 그러한 토의는 집단 활동을 발달시키기 위한 하나의 도약이 될 수 있다. 아이들이 그들의 문화적 배경을 반영하는 활동을 경험하지 않았을 때 치료사는 흥미로운 집단 활동을 계획하여 아이들이 그들 자신과 다양한 문화를 배울 수 있는 아이들과 함께 다양한 활동 목록을 공유할 것이다.

### 5) 종료

치료사가 활동 집단의 종료를 다루는 방법이나 집단 구성원들의 집단 활동으로부터 어떻게 그만두어야 하는지에 관한 것은 치료사가 처음에 어떻게 집단을 조직화할 것인지에 관한 고려만큼이나 중요하다. 이별을 하는 방법과 변화에 대해 적절하게 표시를 하는 것은 중요한 삶의 기술이다. 대부분의 사람들이 편안하고 즐거운 삶의 과도기를 드러내는 특별한 사건들을 발견하는 것처럼 아이들은 집단 활동의 마지막을 표현하는 특별한 활동을 계획하는 것을 즐거워한다. 치료사는 아이들이 집단에 관해 즐거워했던 것과 그들이 익숙해지거나 학습한 것을 반영하고 드러내는 것에 대해 안내해야 한다. '안녕' 이라고 말하는 것에 대한 감정을 공유하고 다른 집단이나 지역 사회 활동으로 옮겨가도록 도와주는 것은 치료사가 모형화해야 하는 중요한 행동들이다.

## 11.5.6 개별적 놀이와 활동을 촉진하기

개별적인 활동 중재를 통하여 치료사는 아이들의 흥미를 탐험하기 위한 놀이와 대처기술에서 한계를 보이는 아이를 온화하게 안내할 수 있다. 활동에 대한 흥미를 발견할 때 그러한 활동들은 아이의 필수적인 기술을 발달시켜 더 복잡한 수준에서의 활동에 참여하게 동기화시키는 기초로써 사용될 수 있다. 치료사가 있는 안정된 환경에 존재하는 아이는 기술을 발달시키기 위해 자신의 약함을 드러내고 실험하는 데 더욱 개방적일 것이다. 집단 환경에서 아이는 더 유능한 아이와 직면하게 될 것이고 완성한 생산물이나 기술을 비교하는 데 관심을 가져서 좌절이나 창피함을 빠르게 재처리할 것이다.

때때로 어떤 아이는 자신이 어떤 활동을 할 만큼의 능력이 없는데도 불구하고 다른 아이들이 참여하는 인기 있는 활동에 매우 관심을 가지기도 한다. 치료사는 아이가 이러한 활동에 참여하는 것을 못하게 할 수는 없지만 아이가 탐험을 즐길만한 관련된 활동이나 새로운 활동을 소개할 수 있다. 아이는 전에 경험하지 않은 새로운 활동에서 즐거움을 경험한다. 왜냐하면 이전에 관심을 가진 것은 아이가 지닌 흥미와 잠재 능력 안에서 활동을 찾지 않고 다른 아이가 흥미 있어 했던 활동에 참여했기 때문이다. 아이는 역시 활동에 전적으로 참여하지는 않고 부정적으로 다른 아이들의 능력을 비교하는 데 몰두할런지 모른다.

치료사가 개별적 활동에 성공적으로 아이가 참여하도록 한다면 주의 깊게 자신을 '도우미 역할' 로 조정하여 아이가 독립적으로 활동을 즐기고 참여하는 것을 배우도록 한다. 치료사는 부모와 상의하여 아이가 가정환경 치료에서 학습한 활동을 추구하는 것을 시작하게 한다. 아이가 동의한다면 부모는 역시 개별 활동 안에 아이를 관찰하도록 초대될 수 있다. 아이는 자신의 부모가 지지하고 도움을 제공하는 데 꽤 유용하다는 것을 경험하고 부모가 활동 참여를 촉진하는 데 치료사만큼이나 의존할 대상임을 알게 된다. 아이는 지지적인 존재 안에서 개별적인 활동에 몰두하고 혼자 있는 것을 배운다. 혼자서 지내는 능력을 발달시키는 것은 중요하다(Winnicott, 1965). 창조성과 자기 지식은 종종 고독한 환경에서 가장 잘 양육된다. 인간관계적 상호작용이 필요하지 않을 때 사람은 활동에서 자신에게 더 전적으로 몰두하게 되고 다양하지만 똑같이 중요한 만족의 유형을 찾을 수 있다(Csikszentimihalyi, 1993).

개별적인 활동은 역시 집단 활동의 다리로서 역할을 한다. 아이는 기술, 자신감 그리고 또래 아이들과 놀이를 하거나 작업을 하는 데 더 개방적이 되도록 만드는 도전에 대처하는 능력을 얻을 것이다.

정서적 혼돈이 중증인 아이들은 놀이를 하지 않고 의사소통을 위한 최소한의 언어를 사용하며 다른 아이들과 최소한의 상호작용을 한다. 그들의 활동은 기초 욕구, 자기 자극이나 환경 탐험에 초점이 맞추어져 있어서 조직화되지 못하고 효과적인 적응을 하지 않을 것이다. 그들은 물건을 파괴하고 다른 사람을 혼란하게 하거나 그들 자신을 위험한 상황으로 몰고 간다. 다른 아이들이 그들의 능력을 한정지으려고 할 때 그들은 공격적으로 된다. 종종 이러한 아이는 감각과 운동 활동을 사용하는 개별적 치료 중재로부터 치료 효과를 얻는다. 치료사는 강하지만 조직화된 감각운동 입력을 제공하는 활동을 구조화하여 시작하고, 아이를 참여하게 하여 목적 있는 놀이를 향상시킨다. 감각이 즐겁다면 아이는 활동에 집중하고 활동을 계속해서 찾을 것이다. 치료사가 이러한 방법에서 아이를 목적 있고 조직화된 놀이에 성공적으로 그리고 일관성 있게 참여하게 할 때 아이는 다른 아이에게 감각 운동 놀이를 소개할 것이다.

아이가 사회적 상호작용에서 심각한 선천적 손실을 보일 때(예, 자폐아나 전반적 발달 장애 아이) 치료사는 부모를 도와서 아이가 상호작용에 참여하도록 더 나은 기술을 아이가 발달시키는 것을 바란다. Greenspan과 Wieder(1997)는 아이가 사회적 상호작용에서 두 가지 방법의 의사소통 능력을 발달시키는 방법에 대해 책을 써서 부모가 아이의 비전형적인 상호적 단서를 이해하고 부모와 아이들 사이의 긍정적인 상호작용을 촉진하는 방법에 대해서 도움을 제공하였다.

# 11.6 요약

이 장은 발달 심리학에서 우선적으로 기초가 되는 이론적 정보를 보여주고 그것을 조직화하여 소아 정신사회 치료 환경에 작업치료 실제에 대한 치료 틀을 보여주었다. 기질, 애착, 또래 상호작용, 대처 능력 그리고 환경적 상호작용은 좋은 정신적 건강의 발달과 소아 사회정신적 장애를 다루는 기능적 중재에서 중요한 쟁점이다.

아동기를 통하여 놀이, 또래 상호작용 그리고 대처 능력의 발달은 환경에 아이가 자신의 기질을 적응하는 것과 애착 관계의 안정성 그리고 환경적 접합성과 강하게 관련되어 있다. 각각의 이러한 영역은 특별히 기능과 기능장애, 특별한 평가 방법 그리고 변화에 대한 가정에 관련하여 정의되었다. 이러한 모든 면이 성장하는 아이들과 관련 있고 그것들이 전반적인 발달 과정을 상호 촉진하거나 억제하기 때문에 치료의 실제와 분리할 수 없다.

치료 실제의 적용에 대한 토의는 통합된 방법 안에서 복잡한 쟁점을 언급하는 데 초점을 맞추고 있다. 치료사는 환자와 아이의 상호작용을 향상시킬 때 아이의 기질과 상호적 환경에서의 적합성에 대한 부모의 이해를 고려해야 하고 언급해야 한다. 치료사는 또래나 아이와 부모 상호작용을 긍정적으로 촉진시키고 놀이 활동에서 직면하는 도전에 더 잘 적응적인 대처 행동을 양육하기 위한 방법으로 놀이를 사용한다. 전반적으로 치료사의 중재는 아이의 정신 사회적 기능의 많은 면에 영향을 준다.

## 참고문헌

Ainsworth, M. (1967). Object relations, dependency and attachment: A theoretical review of the infant-mother relationship. *Child Development, 40,* 969–1020.

Anthony, E. J. (1987). Risk, vulnerability and resilience: An overview. In E. J. Anthony, & B. J. Cohler, (Eds.). *The invulnerable child.* New York, NY: Guilford Press.

Arend, R., Gore, F. L., & Sroufe, L. A. (1979). Continuity of individual-adaptation from infancy to kindergarten: A predictive study of ego resilience and curiosity in pre-schoolers. *Child Development, 50,* 950–957.

Arnold, E. (Ed.). (1978). *Helping parents help their children.* New York: Brunner/Mazel, Inc.

Ayres, A. J. (1979). *Sensory integration and the child.* Los Angeles, CA: Western Psychological Services.

Ayres, A. J. (1989). *Sensory integration and praxis tests.* Los Angeles, CA: Western Psychological Services.

Barkley, R. A. (1987). *Defiant Children: A Clinician's Manual for Parent Training.* NY: Guilford Press.

Bloomquist, M. L. (1996). *Skills Training for Children with Behavior Disorders: A Parent and Therapist Guidebook.* NY: Guilford Press.

Bowlby, J. (1969). *Attachment and loss* (Vol. 1). New York: Basic Books, Inc.

Brown, J., & Dodge, K. A. (1997). Early peer relations and child psychiatry. In J. Noshpitz, S. Greenspan, S. Wieder, & J. Osofsky (Eds.) *Handbook of child and adolescent psychiatry, Volume One: Infants and Preschoolers: Development and Syndromes* (pp. 305–320). New York: John Wiley & Sons.

Bruininks, R. (1978). *Bruininks-Oseretsky test of motor proficiency.* Circle Pines, MN: American Guidance Service.

Bundy, A. C. (1997). Play and playfulness: what to look for. In L. D. Parham & L. S. Fazio (Eds.) *Play in occupational therapy for children* (pp. 52–66), St. Louis: Mosby.

Chess, S. & Thomas, A. (1984). *Origins and evolutions of behavior disorders: From infancy to early adult life.* New York, NY: Brunner and Mazel.

Cotton, N. (1984). Childhood play as an analog to adult capacity to work. *Child Psychology and Human Development, 14*(31), 135–144.

Csikszentmihalyi, M. (1993). *The evolving self.* NY: HarperCollins Publishers.

Downey, G., & Coyne, J. C. (1990). Children of depressed parents: an integrative review. *Psychological Bulletin, 108,* 50–76.

Erikson, E. (1959). Identity and the life cycle. *Psychological Issues, 1,* 1–171.

Florey, L.L. & Greene, S. (1997). Play in middle childhood: a focus on children with behavior and emotional disorders. In L. D. Parham & L. S. Fazio (Eds.) *Play in occupational therapy for children* (pp. 126–143), St. Louis: Mosby.

Greenberg, M. T., Speltz, M. L., & DeKlyen, M. (1993). The role of attachment in the early development of disruptive behavior problems. *Development and Psychopathology, 5,* 191–213.

Greenspan S., & Wieder, S. (1997). Multisystem developmental disorder. In J. Noshpitz, S. Greenspan, S., Wieder, S., & Osofsky, J. (Eds.). *Handbook of child and adolescent psychiatry, Volume One: Infants and preschoolers: development and syndromes* (pp. 561–572). New York: John Wiley & Sons, Inc.

Gresham, F. M., & Elliott, S. N. (1990). *Social Skills Rating System.* Circle Pines: MN: American Guidance Service.

Jackson, N. F., Jackson, D. A., Monroe, C. (1983). *Skill Lessons & Activities: Getting Along with Others.* Champaign, IL: Research Press.

Lewinsohn, P. M., Hoberman, H. M., Teri, L., & Hautzinger, M. (1985). An integrative theory of depression. In S. Reiss & R. R. Bootzin (Eds.) *Theoretical issues in behavior therapy.* London: Academic Press, Inc.

Mash, E. J. (1984). Families with problem children: Children in families under stress. *New Directions for Child Development, 24,* 65–82.

Matas, L., Arend, R., & Sroufe, L. A. (1978). Continuity of adaptation in the second year: The relationship of the quality of attachment later competence. *Child Development, 24,* 65–81.

Maxmen, J. S., & Ward, N. G. (1995). *Essential psychopathology and its treatment* (2nd Ed). New York: W.W. Norton & Co.

Mosey, A. C. (1986). *Psychosocial components of occupational therapy.* New York: Raven.

Olson, L., Heaney, C., & Soppas-Hoffman, B. (1989). Parent-child activity group treatment in preventive psychiatry. *Occupational Therapy in Health Care, 6*(1), 29–43.

Pettit, G. S., Bates, J. E., Dodge, K. A. (1997). Supportive parenting, ecological context, and children's adjustment: a seven-year longitudinal study. *Child Development, 68,* 908–923.

Redl, F., & Wineman, D. (1952). *Controls from within: Techniques for the treatment of the aggressive child.* New York: The Free Press.

Reed, K. (1984). *Models of practice in occupational therapy.* Baltimore: Williams & Wilkins.

Reilly, M. (1974). *Play as exploratory learning.* Beverly Hills, CA: Sage.

Sapon-Shevin, M. (1986). Teaching cooperation. In G. Cartledge & J. F. Milburn. (Eds). *Teaching Social Skills to Children* (pp. 270–302). NY: Pergamon Press.

Shure, M. (1992). *I Can Problem Solve: An Interpersonal Cognitive Problem-Solving Program.* Champaign, IL: Research Press.

Slavson, S. R., & Schiffer, M. (1975). *Group psychotherapy for children.* New York: International Universities Press.

Takata, N. (1974). Play as a prescription. In M. Reilly (Eds.). *Play as Exploratory Learning* (pp. 209–246). Beverly Hills, CA: Sage.

Waters, E., Wittman, J., & Sroufe, L. A. (1979). Attachment, positive affect and competence in the peer group: Two studies in construct validation. *Child Development, 50,* 821–829.

Winnicott, D. W. (1965). *The maturational processes and the facilitating environment: studies in the theory of emotional development.* London: Hogarth.

Zeitlin, S. (1985). *Coping inventory.* Bensonville, IL: Scholastic Testing Service.

제 1 2 장

# 습득 이론의 틀

CHARLOTTE BRASIC ROYEEN / MAUREEN DUNCAN
박수현 역

## 12.1 개관

이 장의 목적은 독자들에게 습득이론의 틀(acquisition frame of reference)에 관한 기본적 이해와 이론적 바탕 그리고 이를 이용한 임상적 적용에 관한 것을 숙지시키고자 하는 것이다. 이 장의 첫번째 부분에서는 습득이론을 역사적으로 조망 하였다. 이론적 토대에서는 가정(assumptions), 개념, 정의, 선행조건(postulates), 가설(hypothesis)을 소개하였다. 마지막으로 습득 이론의 틀을 뒷받침하는 이론적 기초의 구성과 기능/기능장애의 연속체(function/dysfunction continua), 평가를 위한 가이드, 변화와 관련된 선결조건, 그리고 임상적 적용에 대해 기술하였다.

## 12.2 서론

습득 이론의 틀은 환경 내에서 최상의 수행을 위해 필요한 특정 기술을 습득하거나 학습하는 것에 초점을 두고 있다. 중재 역시 이러한 초점으로 제시되었다. 활동은 오로지 특정 기술을 습득하고자 하는 목적으로 주어진 것이며, 각각의 기술이나 활동을 위해 필요한 하위 기술을 숙달하는 것이 근본적인 목표이다(Mosey, 1986).

습득 이론의 틀은 1950년대, 1960년대, 그리고 1970년대에 주류를 이루었던 학습이론(learning theory)의 집합체이다. 대부분 학습 이론은 저명한 심리학자들의 가설과 실험연구들을 토대로 하였다. 개의 고전적 조건화(classical conditioning)에 관한

Pavlov의 초기 연구가 '학습 이론' 이라고 불리는 이후 연구의 문을 열었다. 습득 이론의 발전에 가장 두드러진 영향을 준 이론가 중 한 명이 조작적 조건화(operant conditioning)의 B. F. Skinner(1953, 1954, 1971, 1974)와 관찰적 학습(observational learning: 인지와 사회적 학습 이론과 관련된)(Bandra, 1965, 1977)을 제시한 Alfred Bandura 이다. 그 외에 학습 이론가로는 Edward Lee Thorndike(1932), Clark Leornard Hull(1951, 1952), Edwin Ray Guthrie(1935), Edward Chace Tholman(1932, 1958)이 있다.

습득 이론의 틀은 앞서 서술한 학습이론의 원리와 가정을 이용하였다. 치료사가 중재에 어떻게 접근해야 하는가에 관한 이론적 정보는 치료 셋팅에서 치료사의 역할과 무조건적인 긍정적 배려(unconditional positive regard)에 관한 Garl Rogers의 연구를 바탕으로 하였다(Rogers, 1951, 1957; Rogers & Freiberg, 1994). 더불어 습득 이론의 틀은 학습이론의 적용과 기술이 결여된 아동에 대한 Rogers의 원리를 접속하였다. 조작적 조건화와 관찰적 학습의 원칙이 습득 이론의 이론적 바탕을 형성하였다. 특별히 이 이론에서 치료사들은 두 개의 원칙적 도구인 교수 학습 과정(teaching learning process)과 활동분석(activity analysis)을 사용한다.

## 12.3 역사적 조망

작업치료사가 습득이론의 틀을 이용한 것은 1960년대 후반과 1970년대 초이다(Hollis, 1974; Norman, 1976; Rugel, Mattingly, Eichinger & May, 1971; Sieg, 1974; Smith & Tempone, 1968; Trombly, 1966; Wanderer, 1974). Mosey(1986)은 습득 이론의 틀을 그 시대에 저명한 학습 이론과 연결지어 서술했다.

습득 이론의 틀은 인지와 운동 기술 손상에 주로 이용되었다(Mosey, 1986). Mosey(1986)에 의하면, 습득 이론은 치료사가 기술 발달에 관여했다는 점에서 발달 이론의 틀(developmental frame of reference)과 매우 유사하다. 발달적 이론의 틀과 습득 이론의 틀 사이에는 많은 공통점이 있는 반면, 서로 구별되는 몇 개 주요 개념의 차이점이 있다.

발달 이론의 틀은 '기술 발달은 나이 의존적이다' 는 연속선상에서 일어나는 기술발달의 관점에서 바라보고 있다. 아동은 그들이 기술을 뒷받침하는 발달 수준에 도달했을 때 새로운 기술을 학습하게 된다. 이러한 측면에서 발달 이론은 기술의 계층적 체계이다. 다른 기술을 습득하기 전에 발달의 특정 단계에서 전기술을 습득해야만 한다. 그러므로 학습은 단계적 특성으로 간주된다. 하지만 습득 이론의 틀은 그렇지 않다. 비록 아동의 발달 수준이 도달했다 할지라도 이것에 특별한 강조점을 두지 않는다. 행동은 작은 하위기술들로 분류되며 각각이 쌓이고 쌓여 복잡한 기술 발달을 이루게 된다(그림 12.1). 바

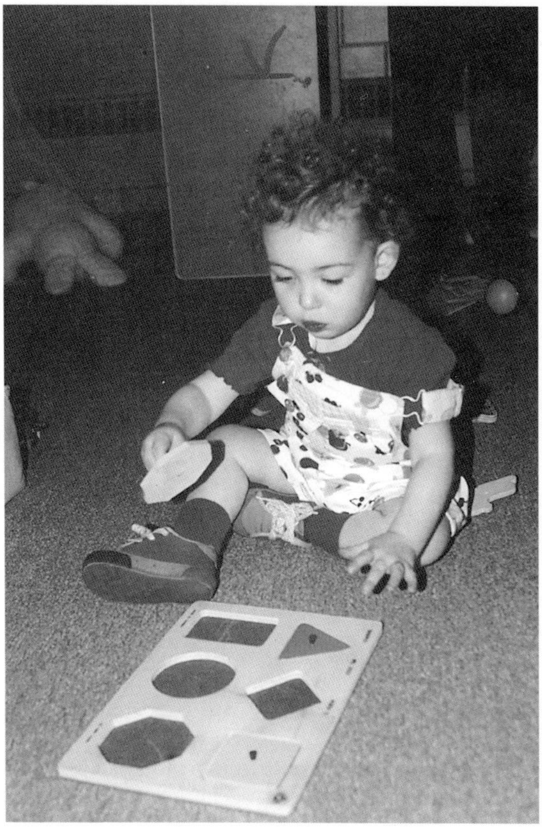

**그림 12.1**
하위기술에 초점을 둔 기술 발달

꾸어 말하면, 습득이론의 일부가 발달 이론의 틀 안에 근간을 두고 있다.

많은 이론의 틀이 그들의 학문적 기초 내에서 습득 이론의 원리를 구체화시키고 있다. 예를 들면, 감각통합 이론의 틀은 Roges의 연구로부터 유래된 아동-중심 원칙(child-directed principle)과 통합되어 있다. 나아가, 습득 이론의 개념은 심리사회적, 생체역학적, 작업적 이론의 틀을 보조하고 있다.

최근에는 습득 이론을 기초로 한 행동치료중재(behavioral therapy intervention)가 다시 부각되고 있다. 이 중재는 오늘날 응용행동접근(applied behavioral approach)으로 더 잘 알려진 Ivan Lovass의 자폐 아동의 치료 연구에서 특히 두드러지고 있다(Lovvas & Bucher, 1974).

# 12.4 습득이론의 이론적 기초

습득이론의 틀에서 행동은 환경에 대한 반응이다. 환경은 행동을 보강하며 강화시키기도 하며(정적 강화), 무시하는 행동이나 강화를 주지 않음으로써 정적 강화가 제공되는 것을 없애기도 한다(부적 강화). 따라서 습득 이론에서는 적응 반응을 일으키기 위한 환경의 역할이 매우 중요하다.

## 12.4.1 기술 습득

기술 습득(skill acquisition)은 환경과 아동의 행동 사이의 상호작용에 의해 영향을 받는다. 여기서 (1) 환경적 상황, (2) 기능적 행동, 그리고 (3) 학습된 기술이 중요하다. 이들 각각의 개념에 대해 좀 더 상세하게 서술하겠다.

### 1) 환경적 속성

이 이론의 틀에서 환경적 속성(content of the environment)은 행동의 주요한 결정인자이다. 환경적 속성은 인적요인과 비인적요인을 포함한 개인 외적인 모든 것을 말하며 행동에 대한 강화를 제공한다. 만일 환경적 속성이 특정 행동을 제공하거나 유발하지 않는다면 그 행동들은 발생하지 않을 것이다. 환경적 속성의 예는 가족의 문화적 또는 인종적 배경이다. **환경적 강화물(environmental reinforcers)**은 아동의 외적 환경에서 일어나는 긍정적 또는 부정적 자극이다(그림 12.2).

초기에는 환경이 기술의 습득을 돕는다. 또한 시간이 지남에 따라 환경은 기술을 강화시키고 일반화시킨다. 그러나 일정시간을 넘어서면 환경적 강화물은 변화한다. 예를 들어, 부모는 자조기술의 독립성을 발달시키고자 할 때 아동의 독립성을 증진시키는 모든 긍정적 단계에 대해 강화를 제공한다. 아동이 나이가 들면 가족은 더 이상 이러한 독립적인 행동에 대해 강화를 주지 않으나 말끔하게 또는 멋지게 옷을 입었을 때 또래 집단이 아동을 강화시킨다(그림 12.3). 이러한 과정을 통해 신변처리의 독립성이 일반화되며 외적 강화 없이도 스스로 목욕하고 적절하게 옷을 입게 된다. 그러므로 환경 내에서 이루어지는 다양한 경험들이 광범위한 일련의 기술들을 습득하기 위한 기초가 된다.

### 2) 기능적 행동

기능적 행동(functional behaviors)은 아동이 환경속에서의 성공적인 수행을 위해

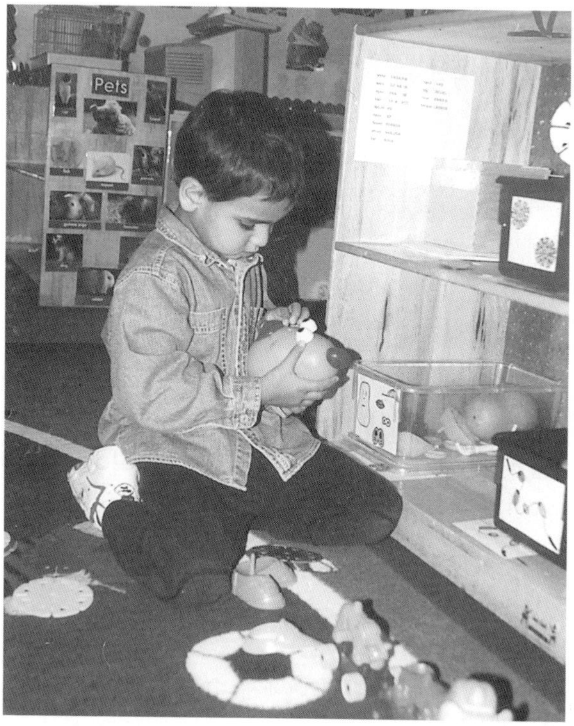


**그림 12.2**

긍정적 행동을 위한 환경적 자극

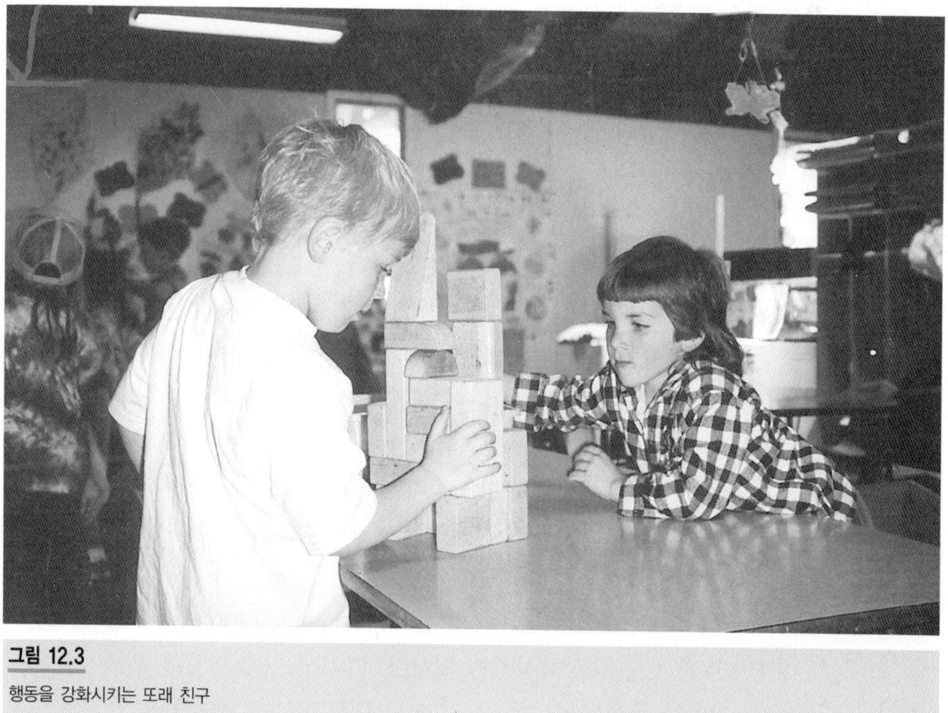

**그림 12.3**

행동을 강화시키는 또래 친구

필요한 특정 행동을 의미한다. 강화를 위해 행동을 시도하게 되고 그 행동들은 아동 레퍼토리의 좀 더 영구적인 부분이 된다. 치료사는 그 시도들을 작업치료의 관점에서 아동에게 필요한 특정 기술을 이끌어내는 부분으로 인식해야 한다. 치료사는 중재의 목표가 되는 기술을 습득하기 위해 필요한 특정 행동을 강화하거나 형성한다. 이러한 일련의 행동을 습득함으로써 궁극적으로 기술을 습득하게 된다. 예를 들어 스스로 먹기(self-feeding)와 관련된 작업에서 치료사는 물건을 잡는 기술에서부터 시작하여 마침내 아동이 손가락으로 음식을 집어 먹는 능력을 습득하게 할 것이다. 이러한 중재 기간동안 잡는 기술과 관련된 중재가 지속될것이며 숟가락과 같은 도구를 이용하여 먹는 것으로 다듬어질 것이다. 그 다음 숟가락을 이용하여 음식을 퍼올리는 것을 가르칠 것이다. 치료사는 기능적 행동을 이끌어 내기 위한 여러 활동들을 통해 마지막 과제(수저를 이용하여 먹기 등)를 수행하기 위해 필요한 여러 기술들로 근접해 간다. 기능적 행동은 상황에 따라 좌우된다. 상황은 기능적인 것이 무엇이며 정말로 필요한 것이 무엇인지를 결정하게 한다.

### 3) 학습된 기술

학습된 기술(learned skills)은 특정 환경 내에서 수행을 위해 습득되어야 할 필요가 있는 기술에 초점을 두고 있다. 환경적 상황과 기능적 행동이 통합된 결과가 바로 학습된 기술이다. 행동은 환경에서 필요로 하는 특정 기술로 만들어져 가며 환경은 그 필요에 집중한다. 아동에게 필수불가결하게 학습된 기술을 밝히기 위해서는 그 기술이 존재하는 기능적 행동과 환경을 반드시 고려해야 한다.

## 12.4.2 강화

**강화**(reinforcement)는 행동을 보상하는 또는 보상하지 않는 환경적 자극을 의미한다. 강화는 사회적, 문화적 배경이라는 환경을 통해 주어진다. 환경적 자극의 의한 기술 발달과 그 기술 발달의 결과로 이루어지는 적응반응은 우연으로 또는 긍정적(보상), 부정적(보상이 주어지지 않는) 강화에 의해 발생하는 것이다. 습득 이론의 틀에서 상위 수준의 기술발달은 간단한 것에서부터 시작하여 복잡한 것으로 진행시켜나간다. 더불어, 환경은 학습자가 가장 성공할 가능성이 높은 방식으로 구조화시킨다(Skinner, 1953). 강화는 행동과 기술의 발달을 촉진시키고 발전시킴으로써 그러한 행동이 좀 더 자주 발생하도록 하는 역할을 담당한다.

앞서 서술한 바와 같이, **정적 강화**(positive reinforcement)는 원하는 행동 반응을 보상함으로써 행동을 강화시키는 것이다. 따라서 기술 발달을 위해서는 정적 강화가 필요하다. 강화는 유형(음식, 돈 등)일 수도 무형(용기를 북돋우는 말, 칭찬, 포옹 등)의 것일 수도 있다(그림 12.4). 아동들에게 신체적으로 감정적인 사람의 반응으로 주어지는 강화는 매우 강력한 것일 수 있다. 정적 강화를 통해 기술과 적응반응 발달의 초석이 마련되는 반면, 정적 강화는 부적응 행동의 소멸을 위해 사용된다.

**부적 강화**(negative reinforcement)는 부적응 행동을 끊기 위해 사용된다. 부적응행동의 예로는 적절하게 눈맞춤을 하지 못하거나 사회적으로 자리에 앉아 있어야 할 때 가만히 앉아 있지 못하는 것이다. 이러한 행동은 무시되거나 부정적으로 강화되어야 한다.

**처벌**(punishment)은 가치가 있거나 적절하다고 받아들여지지 않는 행동을 소거하기 위해 물리적 또는 언어적 행위를 취하는 것이다. 이때 처벌이 부적 강화의 범주에만 속하는 것이 아니라는 것이 중요하다. 일부 아동들에게 처벌은 부적응 행동을 습득하게 하는 정적 강화가 된다. 예를 들어, 만일 한 아동이 친구를 때린 것에 대해 처벌을 받았다면 그 아동은 다른 사람이 친구를 때리는 것을 자신을 보았기 때문에 처벌을 받는 것이라는 것을 배우게 된다. 이후 그 아동은 주위에 교사나 다른 사람이 없을 때 친구를 때리는 부적응 행동을 보일 것이다. 이 예에서 처벌은 행동을 소거하는 것이 아니라 도리어 그 아동에게 관심을 줌으로써 강화를 주는 격이 된 것이다(Skinner, 1951, 1954). 또 일부 아동에게는 처벌이 부적 강화로만 주어진다. 한 아동이 친구를 때렸을때 처벌로 '타임 아

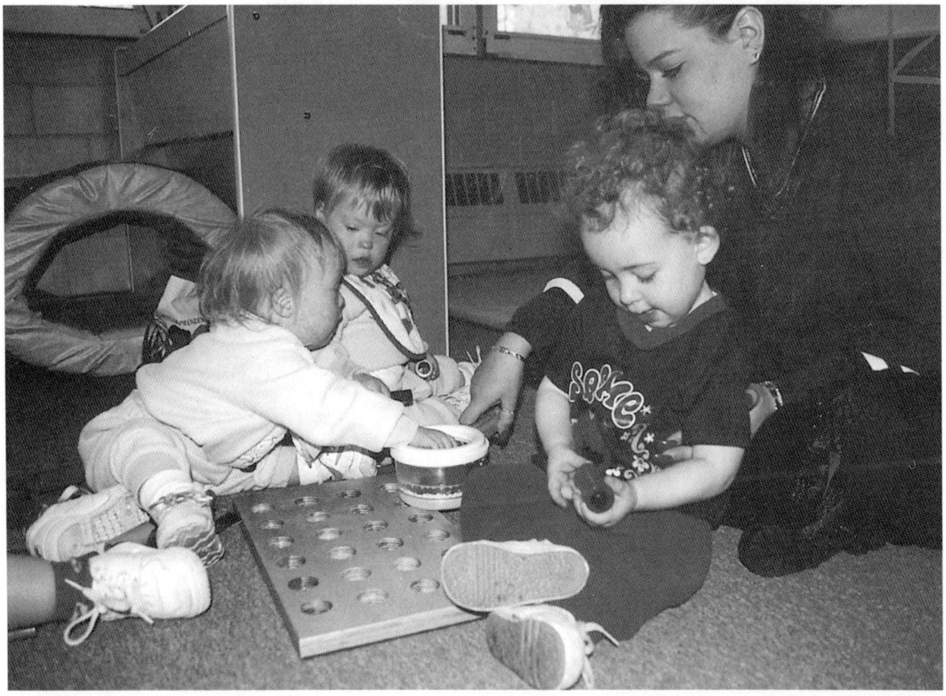

**그림 12.4**

아동에게 주어지는 무형의 강화

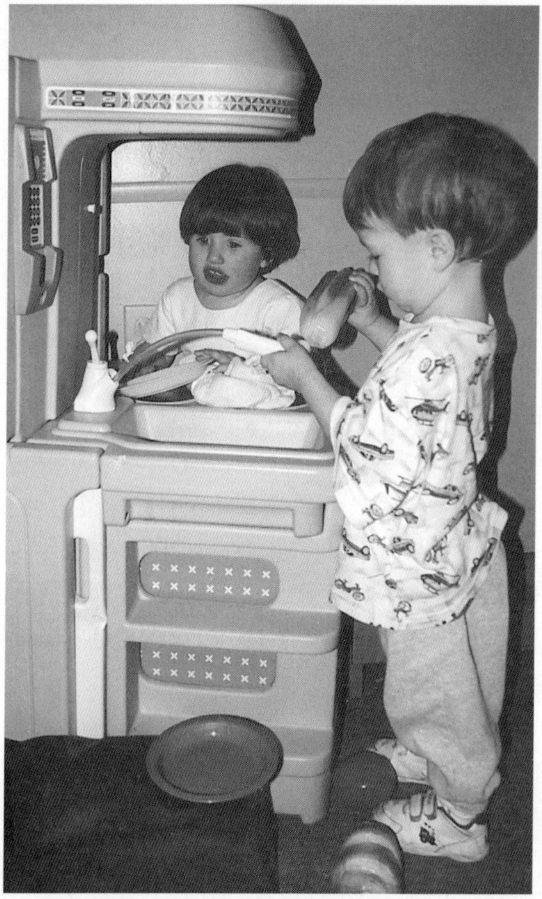

그림 12.5
바라는 행동에 대한 모델링

웃(time out)' 이 주어진다면, 그 아동은 때리는 행동을 멈추게 될 것이다.

**대리 강화(vicarious reinforcement)**는 관찰을 통해 일어나는 학습에 대해 사용하는 용어이다. 대리 강화는 아동이 다른 아동에게서 나타나는 행동의 정적 또는 부적 강화를 관찰했을 때 일어난다(Bandura, 1965). Bandura는 직접적인 경험을 통해서 뿐 아니라 다른 사람의 강화된 또는 강화되지 않은 행동을 관찰함으로써 새로운 행동을 학습하게 된다고 주장하였으며, 이를 '모델링(modeling)' 이라고 명명하였다(Bandura, 1965, 1977). 아동은 하기 원하는 기술을 수행하는 교사, 부모, 또는 치료사와 같은 다른 모델을 관찰함으로써 기술을 학습하고 발전시킨다(그림 12.5).

**강화 스케줄(schedule of reinforcement)**은 강화를 조직화하는 방향, 시간 간격, 방법으로 이를 통해 습득을 증진시킨다(예로 특정 행동이나 기술을 증가시키거나 감소시킴). 강화스케줄에는 지속적, 부분적, 간헐적 강화의 3가지 주요 형태가 있다. 먼저 지속적 강화스케줄(continuous reinforcement schedules)은 행동이 일어나는 매 순간마다 보상을 주는 것으로 우발성 강화(contingency reinforcement) 또는 관리 스케줄(management schedule)이라고 일컫기도 한다. 이 스케줄은 습득의 영구성의 측면에서는 가장 효과적인 강화는 아니지만 행동의 빠른 습득을 이끌어내는 것으로 여겨진다(Kaplan과 Sadock, 1998). 부분적 강화(partial reinforcement)는 행동이 일어나는 시점의 일부에만 강화를 주는 것으로, 강화가 언제 일어날지를 예측할 수 없는 패턴이다. 부분적 강화는 행동 형성을 위한 가장 탁월한 방법으로 여겨진다(Hergenhahn, 1988). 이러한 형태의 강화는 대상자가 언제 강화 받을지를 알지 못하므로 원하는 행동을 좀 더 자주 표출하는 경향이 있다. 또한 이러한 방식으로 형성된 행동은 소거하기가 가장 어렵다. 간헐적 강화(intermittent reinforcement)는 어느 정도의 간격으로 강화를 주는 것을 의미한다. 고정 비율(fixed ratio)은 '매 5번째 반응' 과 같이 일정한 간격으로 강화를 주는 것이며, 가변적 비율(variable ratio)은 처음에는 3번째마다, 그 다음으로는 5번째, 그 다음에는 매번과 같이 다양한 간격으로 강화를 주는 것이다.

## 12.4.3 행동 형성

행동형성(shaping)은 원하는 기술에 가까이 근접해가는 것에 대해 보상하는 것을 의미한다. 이를 위해서는 활동분석에 대한 이해가 필요하다. 치료사는 활동을 분석하고 그 활동의 구성요소에 대한 이해를 바탕으로 과제의 각 구성 요소를 만들어나감으로써 원하는 기술을 형성해나간다. 이속에서 과제의 부분부분들은 전체활동으로 덧붙여진다. 기술의 형성은 원하는 행동을 보상함으로써 가까이 근접해가는 작은 증진으부터 성취된다(그림 12.6). 예로 한 아동이 스스로 바지를 입고 벗는 것을 학습하고 있다면 아동이 바지를 거꾸로 입었다 하더라도 그것은 문제가 되지 않는다. 최대한 아동이 혼자 입었기 때문이다. 이런 식으로 옷입기는 '형성' 되고 있는 것이다.

## 12.4.4 일반화

행동이나 기술이 견고하게 확립되어지면 그 기술을 유지하는 힘은 내적요인으로 강화되어진다. 다시 말해, 수행하고 있는 행동 또는 기술은 정확하게(수행의 결과가 원하는 목표이다) 그리고 그 자체로 강화된다(Bandura, 1977). 스스로에 의해 강화된 행동은 그 사람에게 어느 정도에서 의미가 있는 것이다. 어떤 이들은 궁극적으로는 강화를 위해 반응을 이끌어내는 내면적 이벤트(intrapsychic event)가 있다고 믿고 있다. 그렇지만 내면적 이벤트는 행동 형성을 강화시키기 위한 반응의 주요소는 아니다.

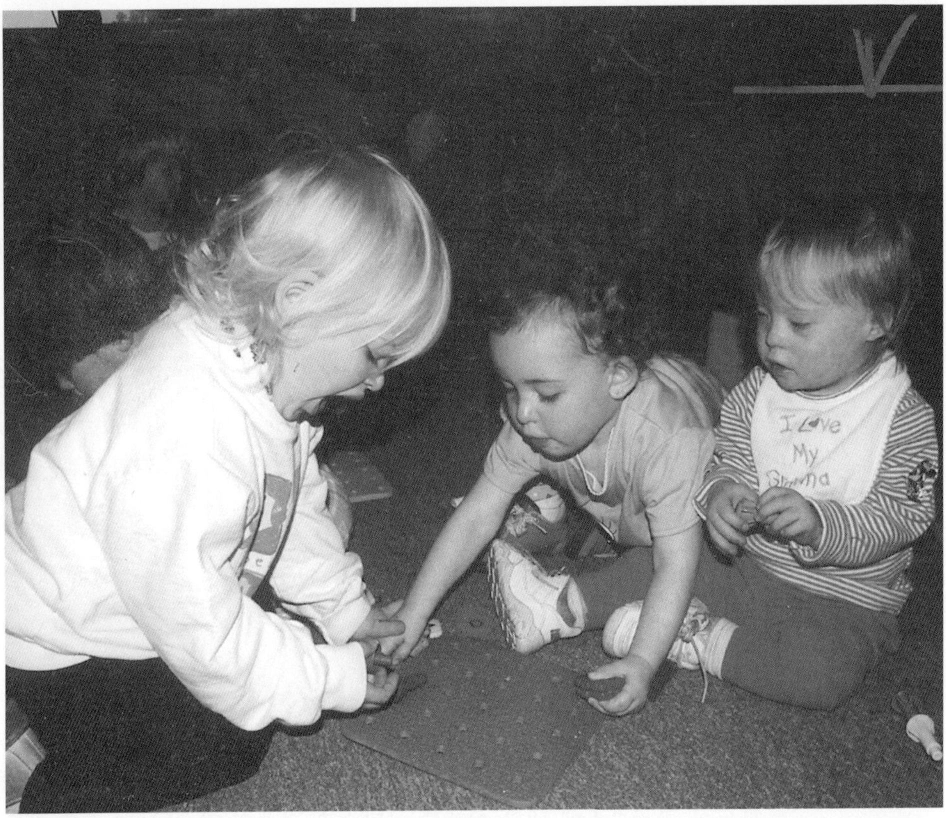


**그림 12.6**
긍정적 강화를 제공하는 아동들

### 1) 아동과 환경간의 기능적 관계

행동주의자들에 의하면, 모든 행동은 환경에 의해 형성된다(Norman, 1976). 비록 즉각적으로 외견상 드러나지는 않지만 환경은 정적, 부적 강화를 제공한다. 치료사는 아동의 행동을 형성하는 데 환경이 무슨 자극을 어떻게 주는지를 관찰하고 확인해야 한다. 환경은 그 환경이 지니고 있는 긍정적, 부정적 강화의 가치로써 뿐 아니라 환경적 자극에 대한 경험과 노출을 통해 아동에게 새로운 기술을 습득할 수 있는 기회를 제공한다는 의미를 지닌다.

환경의 가장 결정적인 요인 중 하나가 바로 치료사이다. 치료사는 중재를 위해 환경을 만들고 분위기를 형성한다. 이 이론의 틀에서는 Rogers(1951, 1957)의 무조건적인 긍정적 관심(unconditional positive regard)이라는 개념이 중요한 부분을 차지하고 있다. 이 개념은 모든 중재를 위한 기반으로 사용된다. 치료사들은 그 아동이 누구이던간에 받아들여야 한다. 이것은 수용이다. 이것은 모든 행동을 받아들이라는 것을 의미하는 것은 아니지만 그 아동을 무조건적으로 받아들이라는 것이다. 아동은 다른 사람에게 긍정적인 강화를 얻는 방식으로 행동한다. 아동은 부모에게 사랑받기 원하며 그에 맞게 행동한다. 이러한 형태의 환경은 강화를 위한 가장 강력한 도구가 된다. Rogers(1995)에 의하면 치료사가 현재 기능 수준에서 클라이언트를 받아들일 때 변화가 일어난다고 하였다.

## 12.4.5 가정

이 이론의 틀에서는 4개의 주요 가정(assumptions)이 포괄적인 중심 신념을 구성하고 있다.

첫번째 주요 가정은 내면적 차원은 환경에 의해서 형성된 행동과 무관하다는 것이다. 아동의 연령을 고려하여 '선천적인 것(nature)'과 '양육(nurture)'을 숙고해야 하나, 이 가정에서는 '양육'이 모든 연령에서 중요하며, 모든 행동은 과거와 현재의 환경에 의해 결정된다는 것이다. 따라서, 행동을 초래하는 사람의 '의도(meaning)'라든지, 내면적 차원의 여지는 거의 없다는 것이다. 여기서 사용되는 환경은 신체 외적인 물리적, 사회적, 그리고 문화적 측면을 일컫는다.

두번째 가정은 치료사가 아동을 무조건적으로 아무런 판단 없이 받아들인다는 것이다. 이것이 기능적 기술을 발달시키고 학습하도록 유도하는 환경을 만든다. 아동은 타인과의 상호작용과 관찰을 통해 학습하며 다른 사람, 특히 엄마, 아빠, 그리고 교사와 같이 중요한 사람으로부터 긍정적 강화를 얻게 되는 방식으로 행동한다. 이 가정은 중재의 기초이다.

세번째 가정은 할 수 있다고, 가질 수 있다고 생각하는 신념, 또는 역량은 학습 기술에서 유래된 것으로 환경을 능가하는 영향을 미친다. 그러므로 이것은 기술의 습득 – '습득 이론의 틀'이라고 명명한– 이지 숙달과 자기 유능감(self-competence)을 최고 중요하게 여기는 내면적 심리의 과정은 아니다.

네번째 가정은 학습은 발달적 순서를 따를 필요가 없다는 것이다. 이 이론의 틀에서는 하나의 수행 영역의 소실은 다른 수행 영역의 문제나 소실을 예견하지도, 어떠한 사실을 단정하지도, 또는 반드시 관련시킬 필요도 없다. 그리고 환경 내에서 역할을 수행하기 위한 기술들을 발전시키기 위해서 이전의 발달 단계를 재구조화되거나, 재경험하게 하거나, 숙달하게 할 필요도 없다. 그 대신, 특정 환경내에서 기능적으로 사용하기 위해 필요한 기술은 탁월해야 한다.

## 12.5 이론적 가설

이론적 가설(theoretical postulates)은 이론적 바탕 안에 있는 개념 사이의 관계성을 말한다. 이 이론의 틀에는 세 가지 주요 가설이 있다.

- 기술의 습득은 강화의 결과이며, 그 결과 학습이 일어난다.
- 기능은 단계별로 구분되는 것은 아니다.
- 행동은 환경적 상호작용으로부터 나온 결과물이다.

**기술 습득이라는 것의 개념은 '행동, 또는 관찰 가능한 인간활동은 부적 그리고 정적인 강화를 통한 환경에 의해 지배적인 영향을 받는다'는 것이다.** 정적 강화는 학습된 행동을 이끌어낸다. 부적 강화는 원치 않는 행동이나 부적응 행동을 제거한다. 그러므로 기술을 가르치기 위해서 행동은 반드시 (1) 직접적으로 강화되거나 (2) 정적으로 또는 부적으로 강화된 무엇인가를 봄으로써 강화되어야 한다. 그러므로 기술은 단순한 반복을 통해서는 발전되고 다듬어지지 못한다. 아동이 새롭게 학습한 기술을 정확하게 수행할 때마다 반드시 정적 강화가 주어져야 한다. 강화 스케줄은 (1) 지속적인 강화 (2) 부분적 강화 그리고 고정된 비율 또는 가변적 비율로 강화가 주어지는 (3) 간헐적 강화가 있다. 강화프로그램의 관리를 위한 일반적인 전략이 표 12.1에 수록되어 있다. 이러한 일반적인 원칙과 더불어 강화의 계층적 관계에 대한 인식이 중요하다(MacMillan, 1973). 다시 말해 몇 가지 강화는 다른 것들보다 더 강력하다(표 12.2).

**기능은 발달의 단계로 구분되는 것은 아니다.** 이 말은 아동의 발달 단계보다는 환경과 이벤트가 아동의 행동을 결정하는 데 있어 더 중요하다는 것이다. 즉, 이 이론의 틀에서는 개개인의 기능이 파악된 발달단계보다 더 중요하다. 더 나아가, 발달의 특정 단계는 이 이론의 틀과는 관련성이 없다. 오히려 행동을 결정하는 가장 중요한 요인은 그 환경이며, 환경은 행동이나 기능을 이끌어낸다. 그러므로 기능은 양적인 용어이다(즉, 다시 말해 아동은 특정 과제를 할 수 있다 또는 그 과제를 수행할 수 없다). 초기에 질(quality)은 기능을 수행하기 위한 능력의 부차적인 요소이나 이후에는 점점 더 중요한 요소가 된다. 기능은 특정 발달 과제를 성취하는 것이라기보다는 그 자체가 목표이다. 기능은 특정 순서로 성취되는 것이 아니며, 아동에게 제공되는 강화와 관련된 순서로 성취되어질 수 있다.

**적응행동(adaptive behavior)은 환경적 상호작용의 결과이다.** 만일 전반적인 행동이 환경적 요구의 결과라면, 적응행동은 특정 기술을 학습한 적이 있거나 또는 학습하도록 설계된 환경과의 상호작용으로 인해 기인한 결과물이다.

**표 12.1 강화스케줄의 일반적 관리 원칙**

일반적으로 새로 수립된 행동은 초기에는 지속적으로 또는 자주 강화를 주는 것이 가장 좋다. 이후에는 간헐적 강화를 통해 행동을 유지하도록 하며, 이상적으로 외적 보상은 바라는 행동이 내재화되어질 때 완전히 제거하도록 한다.

처벌(punishment)은 원치 않는 행동이 나타나는 모든 또는 대부분의 경우에 적용되지 않는다면 그다지 효과적인 수단이 되지 못한다. 그 이유 중 하나는 일반적으로 처벌에 의존하기보다는 대안적 강화를 사용하거나 바람직한 행동에 대해 집중하는 것이 더 효과적이기 때문이다. 부가되는 벌금의 많고 적음에 관계없이 도로의 규정 속도를 집행하기 위해 실시하고 있는 증거 기록은 가끔 적발되는 데 그치고 있다.

정적 강화는 본질적으로는 무작위로, 가변적이면서도 흥미를 유발할 수 있을 정도의 양으로 주어져야 하며 현실적으로 실현가능해야 한다. 노력만큼 성공한다는 생각은 숨막힐 듯한 카지노에서 희박한 빈도의 '도박용 슬롯 머신' 을 당기는 사람에게나 뜨거운 태양 아래서 무거운 잔디깍기 기계의 코드를 잡아당기는 사람에게나 동일하게 몇 년 동안이나 간직되고 있다.

**표 12.2 긍정적 강화의 분류**

| 보상의 형태 | 예 |
|---|---|
| 일차적인 보상 | 음식, M & M 초콜릿, 아이스크림 |
| 장난감 또는 동전 | 플라스틱 장난감 곤충, 저렴한 장난감, 스티커 |
| 토큰과 별표 | 더 큰 보상을 받기 위한 자격을 갖추기 위해 아이템이나 특정 표를 모음 |
| 자신의 진전을 눈으로 확인할 수 있도록 함 | 등급, 그래프, 챠트 또는 진전된 수준을 나타내는 여러 방법 |
| 사회적 승인 | "정말 잘했어"와 같은 언어적 설명; 얼굴표정과 신체언어 |
| 내적 보상 | 목표 행동을 했을 때 스스로에 대해 잘했다고 느낌 |

# 12.6 기능/기능장애의 연속체

특성 행동의 습득과 관련하여 정의된 습득이론의 기능과 기능장애의 연속체는 다른 이론의 틀과는 다소 차이가 있다. 아동은 환경에서 역할을 수행하기 위해 필요한 기술을 수행할 수도 또는 수행하지 못할 수도 있다. 그러므로 이 이론의 틀은 기능과 기능장애를 위해 정의된 특정 연속체가 없다. 아동의 특정 기능과 기능장애 연속체를 산출할 때는 준거-기준화된 이분법적 측정을 이용한다(예, 아동이 특정 기술을 수행할 수 있다; 또는 아니다, 아동이 그 기술을 수행할 수 없다). 또는 기능과 기능장애는 기능이 반드시 수행되어야 하는 환경 내에서 결정된다.

더욱이, 이 이론의 틀에서 아동의 발달 상태는 단지 배경정보만을 제공한다; 발달 상태는 중요하지 않다. 발달 상태는 단지 습득되어야 할 특정 기술이 그 발달 단계에 적절한 것인지를 결정할 때에만 고려된다. 예를 들어, 3세 아동은 발달상으로 아직 단어를 쓰는 것을 학습하지 않는다. 쓰기는 그 아동에게 영향을 미치는 것이 아니다. 그렇지만 3세 아동이라면 스스로 옷을 입을 수 있어야 하며 그것이 삶의 그 단계에서 습득해야 하는 적절한 기술인 것이다.

아동이 자신의 환경 내에서 역할을 수행하기 위해 필요한 기술이 무엇인가 결정되었다면 다음으로는 그 특정 기술을 분석하고 그 기술을 수행하기 위해 필요한 구성요소들을 분류한다. 특정 기술의 기능/기능장애 연속체는 그 기술을 완수하기 위해 필요한 세부요소들의 목록으로 구성된다. 독립적으로 수행할 수 없는 과제이면서 그 환경에서 수행할 필요가 있는 과제는 기능장애로 간주해야 한다. 종종 습득되어야 할 필요가 있는 과제는 형성되어야하거나 발생빈도가 증가되어야 하는 것들이다.

기능/기능장애 연속체를 통해 아동을 둘러싼 환경 내에서 수행해야 할 필요가 있는 기술이 무엇인지를 파악할 수 있다. 그것은 눈을 맞추는 간단한 능력에서부터 일상생활을 독립적으로 수행하고, 사회적으로 적절한 예의를 갖추고 상호작용하는 능력에 이르기까지 매우 광범위하다. 습득이론의 틀에서 기술은 항상 환경적 특성을 지니고 있다. 또, 이 이론의 틀에서는 아동이 특정 기술을 수행할 수 있는지, 잘 수행하지 못했는지가 중요하다.

이 이론의 틀 내에서 기능과 기능장애의 예를 설명하기 위해 특정 일상생활활동의 수행능력을 이용하였다.

## 12.6.1 기능/기능장애의 지표

행동은 환경적으로 특성화되기 때문에 일반적인 방식으로 기능과 기능장애를 논하는 것은 불가능한 것이다. 행동은 아동의 적정 수준에서 행해져야 하며 항상 환경적 상황과 관련되어져 있다. 게다가 그 환경은 학습되어질 행동을 결정한다. 아장아장 걸어다니는 유아의 ADL을 예로 들어보자. 이 아동의 첫번째 과제는 스스로 먹기가 될 것이다. 이 이론의 틀 내에서 스스로 먹기를 시도하는 것은 출발점에 해당된다. 기능의 지표는 숟가락을 잡기 위한 능력을 가지고 있느냐(그림 12.7), 숟가락으로 음식을 퍼올리느냐, 음식을 흘리지 않고 숟가락을 입으로 가져갈 수 있느냐 하는 것이다. 아동이 스스로 먹기를 시도하는 한 입이나 옷에 음식의 대부분을 흘린다 할지라도 그것은 문제가 되지 않는다. 더욱이 그 아동이 스스로 먹는 것을 시도하는 한 많은 어려움을 통해 행해졌다 할지라도 그것은 중요하지 않다. 기능장애의 지표는 스스로 먹는 것을 시도하지 않고, 숟가락을 잡을 능력이 없고, 숟가락으로 음식을 퍼 올릴 수 없고, 입으로 숟가락을 가져갈 수 없거나 입에 닿기 전에 음식의 대부분을 흘리는 것이다. 스스로 먹기 위한 모든 시도 또는 스스로 먹기의 일부분을 시도하는 것에 대해 강화가 주어지며 이를 통해 그 행동은 훌륭한 기능적 기술을 발전시키기 위해 형성되어진다(차트 12.1).

또 다른 예는 동일한 아동이 집에서 바지를 입는 것이다. 바지를 입는 능력이 논쟁점이지 얼마나 그 과제를 잘 수행하느냐는 중요하지 않다. 기능의 지표는 바지의 앞뒤를 적절하게 구별하고, 한 다리 그리고 그 다음 다리를 집어넣을 수 있고, 마지막으로 바지를 끌어올리는 것이다. 기능장애의 지표는 바지의 앞뒤를 적절하게 구별하지 못하고, 한

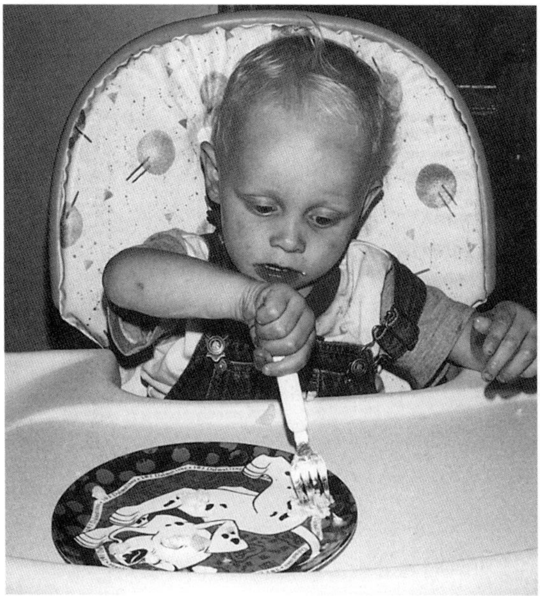

그림 12.7
스스로 먹기를 시작하기 위한 포크 잡기

**차트 12.1** 스스로 먹기와 관련된 기능과 기능장애의 지표

| 스스로 먹기 위한 능력 | 스스로 먹기의 무능력(inability) |
|---|---|
| **기능** : 스스로 먹을 수 있음<br><br>**기능의 지표**<br>- 숟가락을 잡고 유지할 수 있음<br>- 숟가락으로 음식을 펼 수 있음<br>- 숟가락의 음식을 적게 흘리면서 입으로 가져가기 (일부 시도는 받아들일 수 있는 정도인지를 고려해야만 함 | **기능 장애** : 스스로 먹을 수 없음<br><br>**기능 장애의 지표**<br>- 숟가락을 잡고 유지할 수 있음<br>- 숟가락으로 음식을 펼 수 없음<br>- 숟가락을 입으로 가져가지 못함 |

**차트 12.2** 옷 입기와 관련된 기능과 기능장애의 지표

| 바지를 입기 위한 능력 | 바지 입기의 무능력 |
|---|---|
| **기능** : 바지를 입을 수 있음<br><br>**기능의 지표**<br>- 바지의 방향을 적절히 놓음<br>- 바지 안에 한 쪽 다리를 넣을 수 있음<br>- 바지 안에 다른 쪽 다리도 넣을 수 있음<br>- 바지를 끌어올릴 수 있음 (일부 시도는 받아들일 수 있는 정도인지를 고려해야만 함) | **기능 장애** : 바지를 입을 수 없음<br><br>**기능 장애의 지표**<br>- 바지의 방향을 적절하게 놓을 수 없음<br>- 바지 안에 한 쪽 다리를 넣을 수 없음<br>- 바지 안에 다른 쪽 다리를 넣을 수 없음<br>- 바지를 끌어올리지 못함 |

다리를 또는 다른 다리를 집어넣을 수 없거나 또는 바지를 끌어올릴 수 없는 것이다. 아동이 자신의 바지를 입으려 하는 어떠한 시도 또는 그 부분 부분에 대해 강화가 주어져야 하며, 이러한 행동들을 통해 훌륭한 기능적 기술의 발달이 형성된다(차트 12.2).

## 12.7 평가를 위한 안내

이 부분에서는 습득이론의 틀 내에서 치료사가 평가과정에 어떻게 접근해야 하는지에 대해 서술하겠다. 본래, 습득이론의 평가는 일반적인 관찰에서 시작한다. 치료사는 환경 내에서 아동을 관찰하고 요구되는 기술을 결정짓는 환경적 요구를 알아내야 한다.

이 이론의 틀을 이행하기 위해 치료사가 지녀야 할 가장 강력한 도구는 관찰하는 능력이다. 주어진 수행, 과제, 또는 활동은 특정 환경 속에서 일어나므로, 대부분의 표준화된 도구는 상황 내에서 아동을 평가해야하는 이 이론의 틀에는 적절하지 않다. 치료사는 과제의 적정 연령 수준에 대한 지식과 더불어 아동과 그 환경, 그리고 환경적 요구를 연관지어 관찰한다. 그러므로 치료사의 최고의 전문기술인 관찰은 이 이론의 틀에서 평가를 위해 유용하게 사용되는 가장 강력하고 적절한 지침이다.

치료사는 요구되는 기술이 특정 환경에서 수행되어질 수 있는지를 관찰하면서 평가를 시작한다. 그 기술이 수행되어질 수도, 그렇지 않을 수도 있다. 이것은 과제의 수행 여부를 결정하는 과제 그리고 아동의 기술수준에 대한 준거-기준(criterion-based)이다. 평가는 그 기술을 수행할 수 있는지 없는지를 결정하는 것임을 기억해야 한다. 얼마나 잘 그 기술을 수행하는지는 어느 정도 중재에서 좌우되기는 하지만 이를 평가하지는 않는다. 다음의 질문들은 치료사가 기능 또는 기능장애의 존재유무를 결정하는 데 도움이 될 것이다.

- 그 환경 내에서 아동에게서 관찰되는 기술은 어떤 것인가?
- 아동이 그 과제를 수행하기 위해 필요한 환경의 물리적 특징은 무엇인가?
- 아동이 그 과제를 수행하기 위해 필요한 환경의 사회문화적 특징은 무엇인가?
- 만약 현재의 환경에서 부가적으로 필요한 기술이 있다면 어떠한 기술인가?

습득이론의 틀은 개별화된 것이기 때문에 치료사의 상당한 기술이 필요하다. 즉, 각각의 개별적인 질문들이 이루어져야 한다. 따라서 이 이론의 틀에서는 평가 프로토콜이 수립되어 있지 않으며, 개별적인 평가는 중재를 받는 아동에게 맞게 특성화되어야 한다. 치료사는 아동이 그 환경 내에서 좋은 결과를 얻기 위해서는 어떠한 기술이 필요한지를 파악해야 한다.

일단 그 환경에서 요구하는 것이 무엇인지를 파악하고 아동이 그 과제들을 수행할 수 있을지에 대해 좀 더 면밀히 관찰한다. 이는 환경에서의 과제수행 요소에 대한 정보와 아동의 수행을 고무시키거나 방해하는 것이 무엇인지에 대한 정보를 제공할 것이다. 이것은 치료사의 최고수준의 기술을 필요로 한다(다시 말해, 활동을 분석하는 능력, 과제수행을 방해하는 구성요소가 있는지, 있다면 어떻게 과제 수행을 방해하는지를 파악하기 위해 구성 요소들을 이해하는 능력, 잠재적인 긍정적 · 부정적 강화제는 무엇인지를 파악하는 능력). 다음은 이러한 세팅 내에서 효과적인 강화제가 무엇이며 중재가 필요한 좀 더 구체적인 영역이 어떤 부분인지를 결정하는 데 도움이 될 것이다.

- 그 과제의 구체적인 구성요소는 무엇인가?
- 과제의 구성요소 중에서 아동이 잘 수행할 수 있는 것은 무엇이며, 중재가 필요한 것은 무엇인가?
- 형성되어질 필요가 있는 것은 어떤 기술인가?
- 확인된 정적 강화와 부적 강화는 무엇인가?
- 문제의 아동에게 긍정적 강화제로, 부정적 강화제로 작용하는 것은 무엇인가?
- 그 환경 내에서 가장 강력한 긍정적 강화제로 작용하는 것은 무엇인가?

그러므로, 평가는 그 상황 내에서 기술의 수행을 관찰하는 것이다. 더 나아가 평가를 통해 그 환경에 의해 요구되는 과제와, 그 과제의 구성 요소들과, 기술 발달에 영향을 미치는 긍정적 강화제와 부정적 강화제를 파악한다.

## 12.8 변화에 대한 가설

변화에 대한 가설(postulates regarding change)은 치료사가 아동의 변화를 촉진하기 위해 이용해야 할 방법을 수립하고 제안하기 위해 필요한 치료적 환경을 설명한 것이다. 이 습득 이론에서는 여덟 가지의 선결조건이 있다. 평가의 결과 기능장애로 판별되었다면 중재는 기술의 일부분 또는 특정 기술의 습득에 초점을 맞추어야 한다. 이렇게 학습된 기술은 환경 내에서 좋은 결과를 얻기 위해서 필요한 것들이다.

처음 두 가지 가설은 이 이론의 틀에서의 일반적인 선결조건이다.

① 만일 치료사가 아동과 환경에 일정한 긍정적 강화를 제공한다면, 아마도 그 아동은 특정기술 또는 그 기술의 일부분을 좀 더 잘 습득할 수 있을 것이다.
② 만일 치료사가 아동과 환경에 일정한 부정적 강화를 제공한다면, 아마도 부적응 행동은 좀 더 잘 소거될 것이다.

일단 부족한 것이 파악되었다면, 다음으로 중재와 관련된 여섯 가지 가설이다.
③ 만일 치료사가 아동과 환경에 일정한 강화를 제공한다면, 그 아동은 아마도 특정 기술 또는 그 기술의 일부분을 좀 더 잘 습득할 수 있을 것이다.

④ 만일 치료사가 아동과 환경에 대해 강화 스케줄의 변화를 적절히 사용한다면, 그 아동은 아마도 특정기술 또는 그 기술의 일부분을 좀 더 잘 습득할 수 있을 것이다.
⑤ 만일 치료사가 어떠한 행동의 시도에 대해 강화를 준다면, 그 행동은 좀 더 잘 습득될 것이다.
⑥ 만일 치료사가 기술을 구성하는 일부분들에 대해 강화를 준다면, 아동은 그 행동을 형성하고 그 기술을 습득하게 될 것이다.
⑦ 만일 아동이 특정 기술을 습득하고 그러한 기술들이 강화되어진다면, 그 기술은 자기-강화의 잠재력이 되며 다른 세팅에서도 일반화될 수 있을 것이다.
⑧ 만일 강화가 세팅 전역에서 주어진다면, 기술을 좀 더 잘 습득할 수 있을 것이다.

## 12.9 임상에서의 적용

습득이론의 틀은 작업치료에서 자주 사용된다. 치료사들은 자신이 이 이론의 틀을 사용하고 있다는 것에 대해 자주 인식하지 못하고 있지만 실제로는 작업치료의 실행에서 많은 부분을 차지하고 있다. 이미 아동에게 유익한 행동이나 기술에 대해서는 정적 강화로 상을 주고, 부정적인 행동에 대해서는 부적 강화를 이용하며 행동의 소거를 시도하고 있다. 습득이론의 틀은 단독으로 사용할 수도 있고, 학습 이론과 일치하는 다른 이론의 틀과 함께 결합하여 사용할 수 있다.

습득이론의 적용을 위해서는 작업치료사가 아동이 발전시키기 원하는 기술이나 행동이 무엇인지를 파악해야 한다. 그 기술이나 행동은 최적을 위해 또는 적어도 증진을 위해 필요하고 적합한 것이어야 하며 아동의 환경 내에서 기능적인 것이어야 한다. 그것이 복잡한 기술이라면 치료사는 그 기술을 먼저 분석하고 구성 요소, 요소로 나누어 분류하도록 한다. 일단 기술, 행동, 또는 필요한 기술의 부분요소들이 파악되면 아동과 환경에 가치가 있는 보상이 무엇인지를 파악한다. 칭찬, 토큰, 또는 스티커일 수도 있으나 중요한 것은 아동이 원하는 것이고 그 환경에서 적합한 것이어야 한다(그림 12.8). 이 후 치료사는 아동이 원하는 행동을 시도할 때마다 정해진 보상을 제공한다. 수행의 질은 중요하지 않다; 시도 자체가 중요한 것이다. 이것은 변화에 관한 첫번째 선행조건에서 예시한 것이다(다시 말해, 만일 치료사가 아동과 환경에 일정한 긍정적 강화를 제공한다면, 그 아동은 아마도 특정 기술 또는 그 기술의 일부분을 좀 더 잘 습득할 수 있을 것이다).

같은 방식으로 부정적인 또는 부적응 행동에도 적용한다. 치료사는 아동의 부적응 행동을 파악한다. 그리고 아동과 관련된 것이면서 그 환경에 적용할 수 있는 부적 강화를 설정한다. 이것은 아동이 원하지 않는 것으로, '고립' 이 될 수도 있고, 자신의 방으로 보내거나 간식을 주지 않는 것일 수도 있다. 이러한 부적 강화는 아동이 부적응 행동을 보

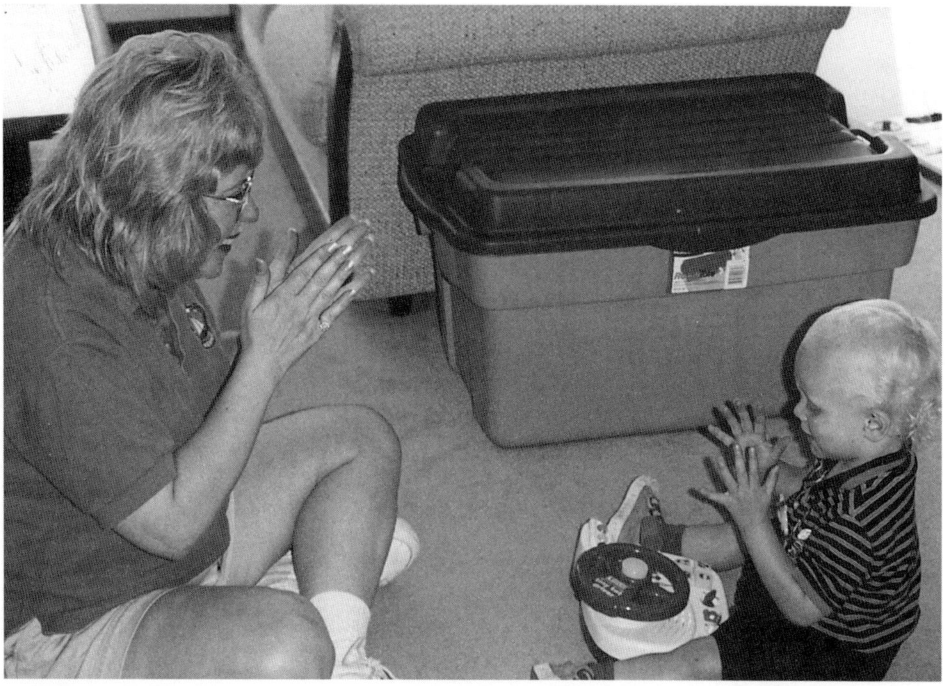

**그림 12.8**

바라는 행동에 대한 보상으로 주어지는 박수

일 때 반복적으로 적용하며, 이를 통해 그 행동을 소거시킨다. 정적 또는 부적 강화가 효과적이기 위해서는 아동과 그 환경에 맞게 특성화되고 의미가 있는 것이어야 한다는 점이 가장 중요하다. 아동은 자신이 높게 평가받도록 열심히 행할 것이며, 자신이 좋아하지 않는 부정적 강화를 피하기 위해 행동을 수정할 것이다. 이 이론의 틀에서 최상의 효과를 성취하기 위해서는 부적 강화와 정적 강화 모두 그 강화가 아동과 환경에 잘 걸맞도록 주어져야 한다.

이론적 토대에서 제시한 것처럼 강화 스케줄 역시 이 이론의 틀을 적용하는 데 매우 중요하다. 강화 스케줄의 변화를 잘 적용하면 행동이나 기술은 좀 더 쉽게 습득될 것이다. 강화가 매번 주어진다면 아동은 매 시도마다 보상을 기대하게 되겠지만, 강화가 예측하지 못하게, 무작위 간격으로 주어진다면 아동은 더 열심히 행하게 될 것이다. 치료사는 아동과 함께 강화 스케줄을 맞춰나가는 것이 필요하며, 때에 따라서는 아동이 좀 더 잘 수행하도록 하기 위해서는 다른 스케줄을 시도해 볼 필요도 있다.

이 이론의 틀에 의하면 중재초기에는 수행의 질이 중요하지 않다. 아동이 과제를 시도하는 것에 대해서 보상을 준다. 이것은 습득되기 원하는 기술의 일부분이 나타났을 때에도 마찬가지이다. 만일 아동이 무언가를 시도했을 때 보상이 주어진다면, 아동은 그 과

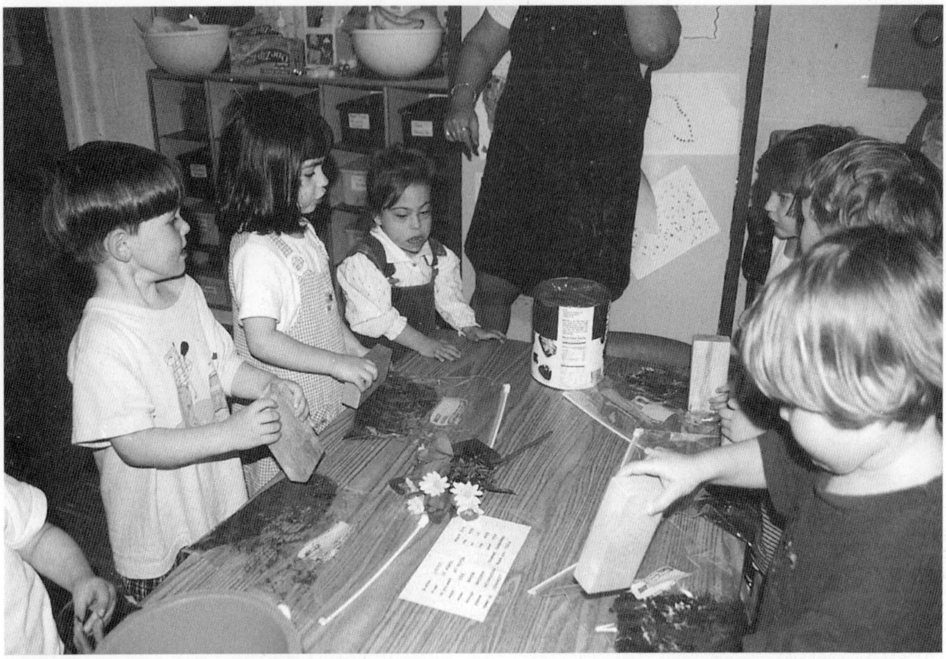

**그림 12.9**
기술발달을 지지하는 사회적 상호작용

제를 좀 더 자주 시도하게 될 것이다. 수행의 질은 더 오랜 시간이 흐를때까지 중요한 부분으로 고려하지 않는다. 이 시점에서는 기술이나 과제에 지속적으로 참여하도록 아동을 격려하는 것이 중요하다. 이는 좀 더 복잡한 기술을 습득하는 기본이 된다(그림 12.9). 원하는 행동이나 기술의 부분 부분에 대해서도 보상을 주며 점진적으로 이것이 아동의 레퍼토리로 통합되도록 한다. 이는 기술이 향상됨에 따라, 치료사는 보상이 주어지기 전에 좀 더 복잡한 기술이나 행동을 요구함으로써 행동을 형성해 나간다.

예로, 아동이 스스로 먹기(self-feeding)를 배울 때 처음에는 손가락으로 먹는다. 이것은 지저분한 것이지만 치료사는 그 지저분함을 무시하고 스스로 먹는 것을 시도했다는 그 자체도 정적 강화를 제공한다. 아동이 숟가락을 이용하는 단계로 "나아갔을 때", 치료사는 숟가락을 이용하여 먹는 기술의 일부분인 숟가락으로 음식을 퍼 올린 것에 대해서 보상을 준다. 이것이 행동을 형성하는 방법이다. 치료사는 그 행동이 가치로운 것이며, 스스로 먹는 기술의 일부분임을 인식하도록 해야 한다(그림 12.10). 그 이후, 아동이 음식을 퍼서 숟가락을 입에 가져갔을 때 아동에게 보상을 주며 지속적으로 기술을 형성해 간다. 하지만 아동이 숟가락이나 음식을 바닥에 던졌을 때는 그 행동이 소거되도록 부정적 보상을 주도록 한다. 요점은 긍정적인 시도에 대해 보상을 주고, 수행의 질은 무시하

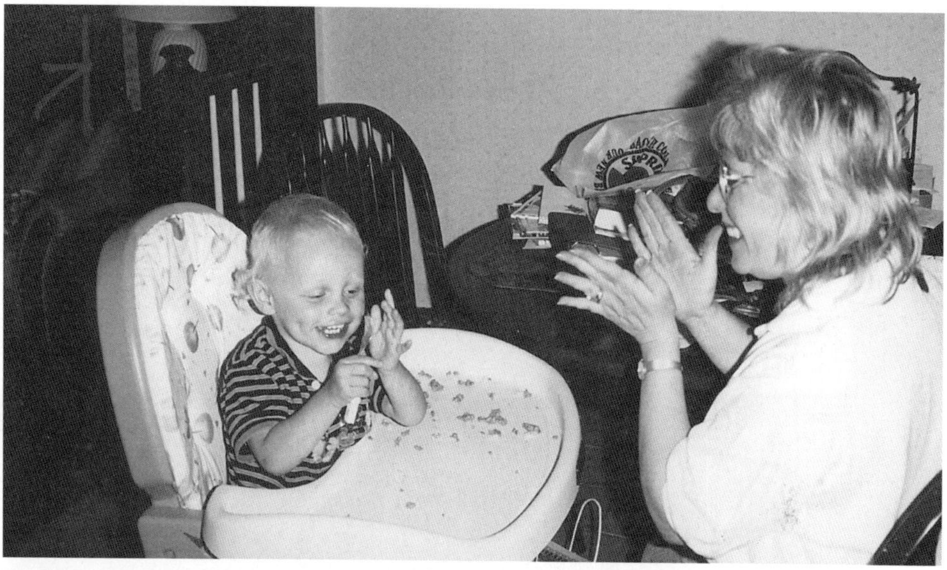

**그림 12.10**
스스로 먹는 것이 값진 기술임을 인식하도록 함.

며, 원치 않는 행동은 소거를 위해 부적 강화를 사용하라는 것이다. 더 나아가, 아동이 스스로 먹게 되면, 그 행동 자체가 보상이 되고, 강화된다. 이러한 강화가 아동이 그 행동을 일반화하는 시작이 된다. 즉, 아동은 중재 시간뿐만 아니라 모든 시간에도 마찬가지로 스스로 먹는 것이 중요하다는 것을 인식하고 이해하기 시작한다.

아동이 평가에 의뢰되면 가장 먼저 해야 할 것이 아동의 일상적인 환경을 관찰하는 것이다. 이것은 집일수도, 학교일수도 또는 놀이터나 사회적 모임이 될 수도 있다. 치료사는 아동의 행동을 관찰하는 동시에 물리적인 그리고 사회적인 환경을 관찰하며 아동과 환경 사이의 상호작용을 주시해야 한다(그림 12.11). 이것이 바로 세팅 안에서 사용되는 정적 강화와 부적 강화(잠재적 강화뿐 아니라)가 무엇인지를 밝힐 수 있는 열쇠가 된다. 미국 중서부 지방에서는 데이리 퀸(아이스크림 전문점) 디저트가 대중적인 것이다. 만일 아동이 아이스크림을 먹을 수 있는 나이라면, 그리고 이것이 치료에 유용하다면, 데이리 퀸 디저트는 좋은 정적 강화제가 될 수도 있다.

좀 더 복잡한 다른 예를 들어보겠다. 교실에서 호세(Jose)를 관찰하는 동안 호세가 의자에서 떨어져 교실이 혼란스러워졌을 때 친구들이 웃는 것을 보았다. 이 경우 친구들의 웃음은 호세에게 정적 강화로 작용한 것이다. 또한 여러분이 수업이 끝나갈 때 쯤 의자에서 더 자주 떨어지는 호세를 관찰하게 되었다면 치료사는 호세가 긍정적 강화를 받기 위해 의자에서 떨어지는 것인지, 아니면 중력에 대한 자세 안정성을 유지하지 못하기

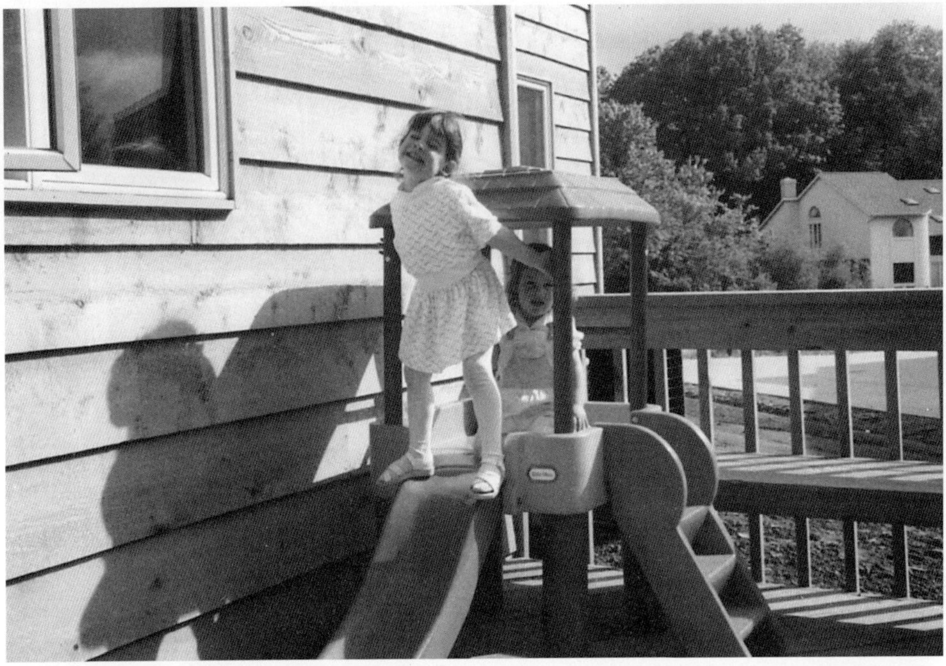

**그림 12.11**
일상적 환경에서 아동의 상호작용을 관찰함

때문에 떨어지는 것인지를 밝혀야 한다.

호세가 의자에서 떨어지는 이유와 상관없이 호세가 수업시간에 의자에 앉아 있을 수 있도록 하는 것이 필요했다. 앉은 자세를 방해하는 두 가지 이유 모두 습득이론의 틀 안에서 중재했다. 첫번째, 호세가 교실에서 받는 정적 강화(웃음)를 제거하는 것이었다. 이것은 교사의 협조 하에 가능하였으며, 호세가 교실에서 어릿광대가 아님을 분명히 하였다. 이것으로 문제가 완전히 해결된 것은 아니었다. 교사는 친구들의 웃음이 호세에게 좋은 것이 아니라는 사실을 호세가 상처 받지 않는 방식으로 친구들에게 설명했다. 또한 치료사는 호세가 의자에서 떨어졌을 때 웃지 않고 교실이 평안할 때 주어질 긍정적 강화 스케줄을 작성하였다.

두번째 문제는 호세가 실제로 착석 안정성(sitting stability)에 기초가 되는 수행 요소의 문제를 가지고 있었다는 것이다. 호세가 "의자에서 푹 떨어지는 것", "책상에 팔꿈치를 기대고 있는 것", "두 손으로 턱을 괴고 있는 것", 그리고 끊임없이 스스로 자세를 바꾸는 것, 또는 "안절부절 못하는 것"이 관찰되었다. 치료사는 앉은 자세에서의 안정성과 관련된 요소들을 조사하였다. 그 다음 착석 안정성과 관련된 요소에 대해 또는 좀 더 적절한, 바라는 앉기 행동이 나타났을 때 호세에게 주어질 정적 강화 스케줄을 작성하였다. 호세가 잘 앉아 있을 때에 바로 "잘했어. 호세!"라는 언어적 검증을 주며 호세의 집중을 유도하도록 교사에게 부탁하였다.

중재 초기에는 원하는 행동과 근접한 것에 대해 보상을 주었다. 따라서 '거의' 또는 '대충' 적절하게 앉은 자세에 대해 정적 강화를 주는 것은 치료사와 타인간의 공동의 결정이 있어만 했다. 그 후로 목표행동의 단계를 조정하였다. 시간이 지남에 따라 아주 잘 앉아 있거나 똑바로 앉은 자세를 장기간 유지하고 앉아 있을 때에만 보상을 받을 수 있었다. 보상에 대해 싫증나지 않도록 긍정적 강화의 효과를 중재 기간 내내 모니터링했다. 한 가지 이상의 보상을 사용하는 것이 이러한 현상이 일어나지 않도록 하는 데 도움이 되었다(표 12.2)

이러한 중재 동안 일체의 다른 행동들은 관련된 모든 곳에서 무시되어야만 한다. 이는 어려운 일일 수 있으며 아동과 관련된 모든 사람들과 이것의 중요성에 대한 지속적인 의사소통이 필요할 수도 있다. 강화는 호세와 호세의 환경을 둘러싸고 있는 교사, 직원, 학생들, 부모에게도 필요할 수 있다. 게다가 치료사는 효과성을 위해 프로그램에 대한 강화 스케줄을 조정하거나 이용하고 있는 강화를 주기적으로 변경해야 할 수도 있다.

호세의 착석 행동을 일반화시키는 것은 모든 선생님과 관련된 다른 서비스 제공자와의 협력에 의해서만이 달성될 수 있었다. 만일 모든 관련자들은 (1) 호세가 적절하게 앉아있는 것을 인식하고 (2) 그같이 앉았을 때 어떻게 보상을 주며 (3) 원하지 않는 행동은 어떻게 무시해야 하는지에 대해 적절한 훈련 또는 교육을 받는다면 장소와 세팅 전역에서 일반화의 가능성이 증가될 것이다. 비록 모든 사람이 동일한 강화제를 사용할 필요는 없으나 모든 사람들은 동일한 행동에 대해 보상하거나 무시해야만 한다.

연속적으로 앉은 자세에서 몸을 똑바로 세우고 있는 것처럼, 일단 목표 행동이 성취되면 간헐적 강화나 일정 비율로 강화를 주는 스케줄로 변화시키는 것이 필요하다. 이를 통해 행동을 굳혀가는 것이다. 이전의 예시에서와 같은 방식으로 목표행동이 나타날 때마다 언어적 칭찬을 하던 것을 이제 세 번에 한 번정도 칭찬을 하도록 한다. 더 나아가, 아동이 목표행동을 성취했을 때 그 행동은 스스로에게 강화로 작용하여 다른 셋팅이나 상황에서 그 기술이나 행동을 일반화할 수 있게 될 것이다.

## 12.10 요약

습득이론의 틀은 자신의 환경 내에서 최상의 기능을 수행하기 위한 특정 기술 또는 하위기술을 습득하거나 학습하는 것에 초점을 두고 있다. 기술의 숙련 또는 적절한 행동은 이 이론의 틀에서의 주요한 목표이다. 습득이론의 이론적 바탕은 학습 이론의 원칙과 가정으로부터 만들어졌으며 더불어 일부 원칙은 Carl Rogers의 연구로부터 수립되었다.

치료사들은 이 이론의 틀을 두 가지 측면에서 중요한 정통한 도구로 사용할 수 있다: 교수학습 과정 그리고 활동 분석. 습득하고자 하는 기술이나 행동의 분석을 통해 치료사는 학습을 위해 필요한 하위기술 또는 요소들을 파악한다. 이후 아동이 그 행동이나 기술을 숙달할 때까지 강화를 통해 이러한 요소 또는 하위기술을 형성한다. 기술의 숙달은 그 자체로 강화를 제공하여 기술이나 행동의 일반화를 가능하게 한다.

## 참고문헌


Bandura, A. (1965). Influence of a model's reinforcement contingencies on the acquisition of imitative responses. *Journal of Personality and Social Psychology, 11*, 589–595.

Bandura, A. (1977). *Social Learning Theory.* Englewood Cliffs, NJ: Prentice-Hall.

Guthrie, E. R. (1935). *The psychology of learning.* New York: Harper & Brothers.

Hergenhahn, B. R. (1988). *An introduction to theories of learning* (3rd ed). Englewood Cliffs, NJ: Prentice Hall.

Hinojosa, J., Kramer, P., & Pratt, P. N. (1996). Foundations of practice: Developmental principles, theories, and frames of reference. In J. Case-Smith, A. S. Allen, & P. N. Pratt (Eds.), *Occupational Therapy for Children* (3rd Ed.). St. Louis: Mosby.

Hollis, L. I. (1974). Skinnerian occupational therapy. *American Journal of Occupational Therapy, 28*, 4, 208–212.

Hull, C. L. (1951). *Essentials of behavior.* New Haven, CT: Yale University Press, Institute of Human Relations.

Hull, C. L. (1952). *A behavior system; an introduction to behavior theory concerning the individual organism.* New Haven, CT: Yale University Press.

Kaplan, H. I., Saddock, B. J. (1998). *Synopsis of Psychiatry* (8th ed.). Baltimore: Williams & Wilkins.

Lovaas, O. I., & Bucher, B. D. (1974). *Perspectives in Behavior Modification with Deviant Children.* Englewood Cliffs, NJ: Prentice-Hall.

MacMillan, D.L. (1973). *Behavioral modification in education.* New York: Macmillan.

Mosey, A. C. (1986). *Psychosocial Components of Occupational Therapy.* New York: Raven Press.

Norman, C. W. (1976). Behavior modification: a perspective. *American Journal of Occupational Therapy, 30*, 8, 491–494.

Pavlov, I. P. (1941). *Conditioned reflexes and psychiatry.* New York: International Press.

Rogers, C. R. (1951). *Client Centered Therapy.* Boston: Houghton Mifflin.

Rogers, C. R. (1957). The necessary and sufficient conditions of therapeutic personality change. *Journal of Consulting Psychology, 21*, 95–103.

Rogers, C. R. (1995). *On becoming a person: a therapist's view of psychotherapy.* Boston: Houghton Mifflin.

Rogers, C. R., & Freiberg, H. J. (1994). *Freedom to learn* (3rd ed.). New York: Merrill.

Rugel, R. P., Mattingly, J., Eichinger, M., & May Jr, J. (1971). The use of operant conditioning with a physically disabled child. *American Journal of Occupational Therapy, 25*, 5, 247–249.

Sieg, K. W. (1974). Applying the behavior model to the occupational therapy model. *American Journal of Occupational Therapy, 28*, 7, 421–428.

Simons-Morton, B. G., Greene, W. H., & Gottlieb, N. H. (1995). *Introduction to health education and health promotion* (2nd ed). Prospect Heights, IL: Waveland Press.

Skinner, B. F. (1953). The science of learning and the art of teaching. *Harvard Educational Review, 24*, 86–97.

Skinner, B. F. (1954). *About Behavioralism*. New York: Knopf.
Skinner, B. F. (1971). *Science and Human Behavior*. New York: Macmillan.
Skinner, B. F. (1974). *Beyond Freedom and Dignity*. New York: Knopf.
Smith, A. R., & Tempone, V. J. (1968). Psychiatric occupational therapy within a learning context. *American Journal of Occupational Therapy*, 22, 415–420.
Thorndike, E. L. (1932). *Fundamentals of learning*. New York: Teachers College, Columbia University.
Tolman, E. C. (1932). *Purposive behavior in animals and men*. New York: The Century Co.
Tolman, E. C. (1958). *Behavior and psychological man; essays in motivation and learning*. Berkeley, CA: University of California Press.
Trombly, C. A. (1966). Principles of operant conditioning related to orthotic training of quadriplegic patients. *American Journal of Occupational Therapy*, 20, 217–220.
Wanderer, Z. W. (1974). Therapy as learning: Behavior therapy. *American Journal of Occupational Therapy*, 28, 4, 207–208.

제 1 3 장

# 운동 기술 습득 이론의 틀

MARGARET T. KAPLAN / GARY BEDELL
김영근 역

운동 기술에 대한 지식은 운동 학습, 운동 조절, 운동 발달, 학습 이론 원칙과 밀접하게 연관되어 있다. 이러한 정보는 종종 '움직임 과학' 으로 알려진 전반적인 분야에 공헌하는 것으로 분류된다. 운동 기술 습득은 비교적 새로운 연구 분야이고 발전 초기이기 때문에 새로운 연구 결과와 정보에 반응하여 계속적으로 수정되고 있다. 치료에 대해서는 공인된 운동 기술 습득 모델은 없다(Gentile, 1992). 그리나 어러 학자들과 임상가들은 개념을 움직임 과학에서 임상 실제에까지 적용하여 설명하려는 시도를 하였다(Carr & Shepherd, 1987, Goodgold-Edward & Cermak, 1989, Haugen & Mathiowertz, 1995, Poole, 1995, Sabari, 1991). 이것은 발전한 기초 정보에 대한 특수한 관점과 다양한 임상적 경험 그리고 다양한 환자와 관련된 쟁점을 반영한다.

## 13.1 기술 습득에 대한 모델의 진화

Gentile(1987, 1992)은 움직임 과학의 지식에 기초한 기술 습득 모델을 발전시켰다. 움직임 과학은 운동 학습과 운동 조절, 인간 생태학, 인지와 발달 심리, 인체 역학, 근육 생리 그리고 신경생리에 관한 연구와 이론을 이끌었다. 이 모델은 특별히 기능적 과제를 치료에 사용하고 학습자가 적극적인 역할을 할 것을 강조하기 때문에 작업치료에 적용 가능하다. 이 장에서는 기술 습득 모델과 소아 치료에 적용하기 위해 찾은 다른 정보들로부터 기초 가정, 개념 그리고 원칙들을 보여줄 것이다. 또한 이러한 가정의 임상 적용에 대한 안내, 개념 그리고 원칙을 설명할 것이다. 운동 조절과 발달에서 이러한 정보를 설명한다 할지라도 이 이론의 틀은 운동 학습 연구의 기초 정보를 강조할 것이다.

### 13.1.1 운동 학습, 운동 조절 그리고 운동 발달

운동 학습은 연습이나 경험과 함께 연합된 움직임 과정이 무엇인지 밝히는 연구로 기술적인 행동을 위한 인간 능력 안에서 상대적으로 지속적인 변화를 이끈다(Schmidt, 1991). 이 분야의 최근 쟁점은 하나의 기술을 다른 기술로 전이하고 다양한 환경에서 학습 전이에 영향을 주는 새로운 기술과 요소들의 학습에 대한 되먹임 역할과 연습 유형을 포함한다. 목표와 과제의 역할을 운동 학습과 운동 조절 연구에서 조사하였다. 조절 메카니즘이 다양하다는 것과 학습이 반복적이면서 목적 없는 활동이나 수동적인 움직임 활동에 참여하기보다 목적 있고, 기능적 활동에 참여할 때 향상된다는 많은 증거가 있다(Gliner, 1985, vanderWeel, vanderMeer & Lee, 1991, Thelen 등, 1993, Carr & Shephered, 1987). 운동 조절과 운동 학습에 대한 연구가 많은 논지에서 혼합되어 있기 때문에 이러한 두 가지 사실로부터 개념과 연구에 대해서 이 장에 소개할 것이다.

운동 조절은 근골격계와 중추 신경계에 의해 움직임이 어떻게 조절될 것인가에 대한 연구이다. 이 분야에서 거론된 주요한 질문은: 뇌와 신체가 어떻게 움직임을 조절하는가? 이고 특별한 쟁점은 대개 자세와 움직임 조절의 특별한 점에 대한 통제된 실험 연구로 조사된다. 이 분야에서의 최근 쟁점은 관절에서 자유도나 움직임에 대한 가능한 점들이 근골격계와 중추 신경계에 의해 어떻게 조절되는지를 설명할 수 있는 운동 조절 모델에 대한 탐험이다. 연구의 영역은 공동작용, 운동 프로그램, 조화된 구조 그리고 신경 그물망들이다(VanSant, 1991).

운동 발달은 운동 행동이 일생을 거쳐 어떻게 변화하였는지에 대한 연구이다. 최근의 쟁점 사항은 발달과 성숙에서 운동 수행에 대한 나이 차이와 유전적인 차원, 성숙, 신체적 차원, 환경, 동기화 그리고 경험과 같은 요소가 운동 발달에 미치는 영향에 관한 것이다. 운동 발달에 대한 시대적인 관점은 운동 기술의 변화가 이러한 요소들 중에 어떤 것의 결과라는 것을 인정한다. 이러한 특성들은 아이가 운동 문제에 대한 해결을 찾기 위해 상호작용한다. 또한 왜 아이들이 다양한 전략을 사용하여 활동을 수행하고 환경을 탐험하는지를 설명해 줄 수 있다. 이것은 중추신경계의 성숙에 기초하여 운동발달이 고정된 순서를 따른다고 설명하는 전통적인 관점과는 대조적이다.

# 13.2 이론적 기초

## 13.2.1 역동적 체계 이론

운동 행동에 관한 전통적 반사 수직 계층적 관점은 역동적 체계 이론(dynamic systems theory)에 기초한 원칙으로 이동하였다(Mathiowetz & Haugen, 1995). 운동 행동과 발달에 대한 전통적 관점은 운동 조절의 어려움은 중추 신경계에서의 문제로 야기된다는 것이다. 중추 신경계의 문제는 비정상적 근긴장도를 야기시킨다. 즉, 다른 말로 운동 조절의 어려움을 야기시킨다. 발달 순서는 정상 발달에 대해서 필수적이라 보고, 중추신경계를 '상위' 중추가 '하위' 중추를 조절한다는 수직계층적인 관점으로 보았다. 운동 행동에 대한 더욱 새로운 사고는 역동적 체계 이론으로 이는 움직임이 어떻게 조직화되고 학습되는지에 대한 최근 관점에 중요한 영향을 준다(Berstein, 1967, Kamm, Thelen, & Jensen, 1990). 이 이론은 움직임이 많은 시스템의 상호 작용으로부터 출현한다는 관점이다. 세 가지 총체적인 체계로 사람, 과제 그리고 환경이 있다. 인간에서의 하위 체계로는 정서, 인지, 지각, 감각, 운동 그리고 심혈관계, 근골격계 그리고 신경계와 같은 다양한 신체적 시스템들이 있다. 또한 운동 수행과 기술 습득(예, 과제의 복잡성과 성격 그리고 그것이 수행되는 환경)에 영향을 주는 인간 외적인 체계 역시 고려된다.

모든 시스템은 특별한 목표를 성취하는 한 지점에서 상호작용한다. 이러한 관점에서 한 가지 체계가 다른 체계를 지시하거나 영향을 주는 논리적인 우선권을 가지지는 않는다. 이를 운동 학습 문헌에서는 '수평 분배 관점'으로 언급하고 있다. 하위 체계는 특별한 과제 요구와 환경적 요구를 다양하게 본다. 결과적으로 움직임은 이러한 상호작용으로 나타나는 특별한 문제에 대한 하나의 해결방안이다. 출현한 운동 행동은 대개 각 개별적인 시스템에 주어진 조건을 가장 유용하게 한다. 각 개인은 적극적인 실험, 경험 그리고 연습을 통하여 일상적인 기능적 과제에 가장 좋은 움직임 패턴을 발달시킨다. 움직임에서 가장 효과적이거나 좋은 패턴을 '행동 유도성 상태(attractor state)'라고 언급하였다(Mathiowetz & Haugen, 1995). 움직임이 어떻게 조직되는가에 대한 관점은 다양한 체계에서의 상호작용이 그들 중에 어느 하나의 변화에 의해 영향을 받을 수 있다는 것이다. 변화의 가능성을 지닌 인간, 과제 그리고 환경에서 하위체계를 종종 '조절 변수'라고 한다(Mathiowetz & Haugen, 1995). 조절 변수는 과제 수행을 제약하는 하위체계로 간주된다. 치료사는 움직임에 대해 아이가 선호하고 가장 효과적인 패턴(행동유도성 상태)과 중재를 계획할 때 아이의 과제 수행에 영향을 주는 인간-과제-환경 하위체계의 모든 것(조절 변수)을 고려한다. 이러한 정보는 운동 학습에 대한 가장 최근 이론의 기초가 되고 이와 관련된 이론의 틀들을 이해하는 배경을 독자에게 제공해 주는 기초가 된다.

## 13.2.2 학습 이론의 원리

이러한 이론의 틀은 학습 이론으로부터 여러 가지 원칙을 도입한다(Gibson, 1969, Levine, 1987, Thorndike, 1932, 1935, Travers, 1977, Vygotsky, 1978). 원칙들에는 연습, 실험, 다양함, 교수 그리고 되먹임이 있다.

기술을 습득하기 위해서 아이는 다양한 단계에서 연습과 실험에 대한 기회를 가져야 한다. 새로운 운동 기술을 습득하는 데 있어서 가장 중요한 요소 중에 하나가 연습 양이다(Gentile, 1992). 연습은 아이가 최근 자신의 수준이나 그 이상 또는 자신의 수준에서 도전적인 운동 행동을 만들고자 반복적으로 노력하는 경우를 말한다(Schmidt, 1991). 연습을 통해 아이는 운동문제에 대해서 다양한 유형으로 실험을 할 수 있다. 다양한 과제로 하는 무작위 연습은 장기 학습을 위해서 매우 효과적인 것 같다(Schmidt, 1991). 아이가 도전적일 때 연습은 매우 효과적이다. 반면에 과제는 여전히 아이에게 습득 가능한 목표가 되도록 유지해야 한다.

전략의 유연한 발달을 향상시키기 위해 연습 배경은 다양해야 한다. 이것을 통하여 아이는 하나의 과제에서 다른 과제로 그리고 한 치료 환경에서 다른 치료 환경으로 학습 전략을 일반화할 수 있다(Lee, Swanson & Hall, 1991, VanSant, 1991). 이것은 아이가 다른 환경에서의 치료에서 습득한 기술을 이용할 수 있도록 하기 위해서 중요하다. 연습이 가정과 다른 환경에서 계속될 수 있다면 학습은 향상될 것이다.

근접 발달 영역(Vygotsky, 1978)은 성취 가능한 목표를 지닌 과제들과 발달 활동에 유용한 개념이다. 이 영역은 아이의 실제적인 발달 수준, 독립된 문제 해결을 통하여 아이가 성취할 수 있는 것 그리고 어른들의 보조와 더불어 과제를 성취하는 아이의 가능성 수준을 언급한다. 성인의 지지와 교수는 아이들이 최근 능력을 능가하는 기술을 성취할 때 아이들을 돕는데 필수조건이다. 이러한 개념은 과거에 인지 발달의 영역에서 사용되었지만 운동 기술 습득을 향상시키는 데도 적용 가능할 것으로 본다.

운동 학습과 기술 습득은 수행 후에 되먹임으로 강화된다. 되먹임은 움직임의 결과를 이해하는 데 있어서 아이를 도와준다(Levine, 1987, Thorndike, 1932, Travers, 1977). 되먹임은 주로 언어적이지만 제스쳐, 얼굴 표정, 청각과 촉각 단서, 필요시에는 직접적인 손의 안내로 구성할 수 있다. 되먹임이 사용될 때마다 아이의 인지, 언어 그리고 감각 능력에 적절하고 간결한 되먹임이 사용되어야 한다.

한 연구에서는(Winstein & Schmidt, 1990) 자주 그리고 계속적인 되먹임은 장기 학습에 효과적이지 않다고 하였다. 그러므로 되먹임은 아이가 움직임 시도의 50% 후에 주어져야 한다. 학습이 진행될 때 되먹임은 감소한다. 되먹임은 아이의 수행이 인정 가능할 때보다 부정확할 때 주어져야 한다. 더욱이, 아이가 하나의 과제를 여러 번 시도한 후에는 매 시도 후에 주어지는 되먹임보다 수행에 대한 요약적 되먹임이 꽤 효과적이다(Schmidt, 1991).

아이의 움직임이 과제의 성취 쪽으로 향할 때 아이는 정보를 습득하기 위해 자신의 신체로부터 되먹임을 사용하기 시작한다. 이것은 아이가 움직임의 결과를 이해하고, 다가오는 사건들에 대해서 기대하며 선택적 전략을 계획하는 것을 돕는다(Brooks, 1986). 아이가 더 많은 기술을 발달시킬 때, 아이는 다른 사람으로부터의 외적인 되먹임보다는 수행에 대한 내적 되먹임과 자기 평가에 더 의존하도록 해야 한다.

## 13.2.3 개념

이 절은 이론의 틀에 대한 이해를 위해 중요한 개념을 설명할 것이다. 이것은 아이, 과제, 기술, 환경, 규제 조건, 인간-과제-환경의 일치, 학습 단계, 연습 그리고 되먹임을 포함한다.

### 1) 아이

아이 안에서 하위 체계는 정서, 인지, 지각, 감각 운동 그리고 심혈관계, 근골격계 그리고 신경학과 같은 다양한 신체적 체계를 포함한다. 아이와 함께 운동 기술 습득 이론의 틀을 사용하기 위해 치료사는 앞에서 언급한 모든 하위체계와 관련된 아이의 능력이 무엇인지를 이해해야 한다. 아이의 복잡성에 대한 이해는 치료사가 아이의 배경, 능력 그리고 이 이론의 틀의 사용 한계 안에서 아이에 대한 이해가 필요할 때 평가에 대한 안내에 영향을 줄 것이다.

### 2) 과제

하나의 과제는 목적과 의도를 공유하는 활동 연속이다. 과제는 복잡성, 구조화 정도 그리고 목적과 관련 있고 환경에 대한 사회적 그리고 물리적 요구에 영향을 받는다(Christiansen, 1991). 과제에 대한 환경의 영향은 후에 규제 조건에 대한 토의에서 볼 수 있다. 본래 과제는 치료사가 그 자체를 분석하여 과제의 요소들을 밝힐 수 있다. 과제는 인간에 대한 의미와 목적을 가지고 있어서 아이가 특별한 과제에 참여하기 위해 과제를 선택할 것이다. 기능적 과제는 아이와 가족에게 목표 지향적이고 중요해서 이 이론의 틀에서 중재의 초점이다(Mathiowetz & Haugen, 1995). 운동 학습의 의미와 목적에 대한 상대적 효과는 연구에서의 초기 단계이다. 작업치료 분야에서 연구는 중재 프로그램에서 사용된 활동에 목적이 부합된 것에 대한 효과를 조사하였지만 항상 이러한 활동들이 개별적으로 의미있다고 확신할 수는 없다(Riccio, Nelson, & Bush, 1990, Sietsema 등, 1993). 목적은 개별적이고 많은 요인들에 의해 결정된 의미에 의존한다(Nelson, 1988,

Ferguson & Trombly, 1997). 유아들에게 특별한 과제에 대한 의미는 자기 선택과 흥미 수준에 의해 추론 가능하다. 과제나 활동에 대한 분석은 과제 수행에 대한 이해에 매우 많은 도움을 준다. 치료사는 과제와 활동을 분석해서 그것들의 요소와 개별적 의미를 명확히 밝힌다. 보호자와 후기 아동기의 아이들은 활동이 그들에게 의미 있게 되도록 요청받을 수도 있다. 과제나 활동에 대한 분석은 과제 수행을 이해하는 데 매우 도움이 된다. 치료사는 과제와 활동을 분석해서 그들의 요소와 개별적 의미를 밝힌다. 이러한 분석은 아이-과제-환경의 조화를 결정하는 데 중요한 부분이다.

### 3) 기술

기술은 효율적 노력으로 운동 목표를 성취하게 하는 일관된 능력이다(Gentil, 1992). 숙련된 움직임은 인간이 목표 지향적인 과제를 수행하여 문제에 대한 최상의 해결을 찾는다. 운동 과제를 수행하는 데 있어서 기술은 사용하는 특별한 운동 패턴 한 가지를 의미하지는 않는다. 특별한 과제를 성취하는 데 사용될 수 있는 많은 움직임 패턴과 전략들이 있다. 예를 들면, 숟가락으로 음식을 먹는 기술을 보이는 아이들은 서로 움직임이 유사하게 보이지만 움직임 전략에서는 같은 신경운동을 모든 아이들이 사용하고 있다고 가정할 수는 없다.

### 4) 환경

아이가 과제를 수행하는 환경은 이 이론의 틀에서는 과제 수행과 관련된 중요한 요소로 고려된다. 작업 치료사는 평가와 중재를 제공할 때 환경의 물리적, 사회적 그리고 문화적 면들을 고려한다. 물리적 환경은 인간이 환경 안에서 수행하고 환경에 접근하는 것을 조정하는 비인간적인 면들로 이루어져 있다. 이러한 유형에는 자연 지형, 건물, 가구, 사물, 기구, 식물군과 동물군을 포함한다. 물리적 환경은 빛, 소리, 색깔, 재질, 촉각 그리고 형태와 같은 운동 기술 습득에 영향을 주는 감각 정보의 다중 자원들이 깊이 포함되어 있다. 아이들이 참여하고 처리하며 효율적으로 사용해야 하는 환경에서의 뚜렷한 특징이나 중요한 정보를 종종 '어포던스' 라고 부른다(Gibson, 1963, Gibson, 1966).

한 아이의 사회적 환경은 사람에게 유용하고 그 사람에 대해 기대하는 가족, 친구 그리고 보호자 같은 의미 있는 사람들을 포함한다. 그들은 인간의 사회적 기준, 일정한 틀 그리고 역할 기대들에 영향을 주기 때문에 사회 집단에 보다 큰 의미가 있다. 사회적 환경은 과제, 목표 성취, 아이의 운동 기술 습득에 관한 다른 사람들이 지각하는 역할에 영향을 줄 수 있다. 문화적 환경은 습관, 믿음, 활동 패턴, 행동 기준 그리고 특별한 집단의 구성원에 대한 기대를 반영한다. 그것은 교육과 지지에 대한 인간의 기회와 자원에 접근하는 데 영향을 주는 규범을 포함한다(AOTA, 1994). 아이들, 가족들 그리고 다른 보호자들은 종종 다양한 문화적 환경에 노출되어 있다. 아이들과 함께 일하는 모든 사람들이 아이들의 운동 기술 습득을 향상시키는 것과 관련될 때 서로서로의 역할을 지지할 수 있기 위해서는 문화적 믿음과 기대 안에서 유사성과 차이점을 명확히 하는 것이 중요하다.

### 5) 규제 조건들

규제 조건들은 힘, 타이밍 그리고 성공적인 과제 성취에 대한 거리나 범위 같은 특별한 움직임을 결정하는 환경적 면들이다(Gentile, 1987). Gentile(1987)은 규제 범위에 기초하여 과제를 다음과 같은 두 가지 차원으로 분류하였다. 과제 수행 동안 환경이 정적이냐 아니면 동적인가 그리고 과제가 수행되는 시간은 다양한가(시도 사이의 다양성)(그림 13.1). 이러한 시스템은 아래에서 정의하는 열린 과제와 닫힌 과제 사이의 연속체를 설명한다.

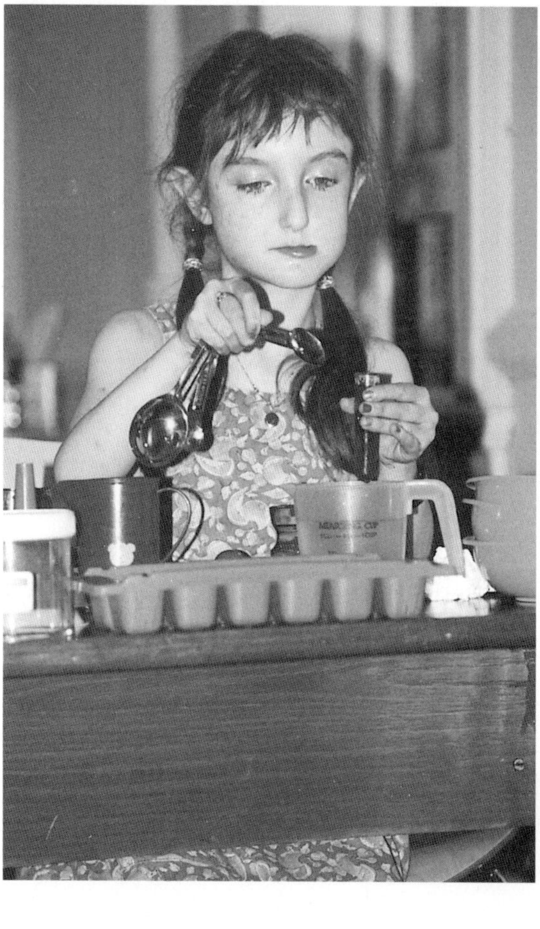

**그림 13.1**

치료사가 과제의 중요한 부분에 아이가 집중하도록 돕는다(치료사는 카메라 밖에 위치)

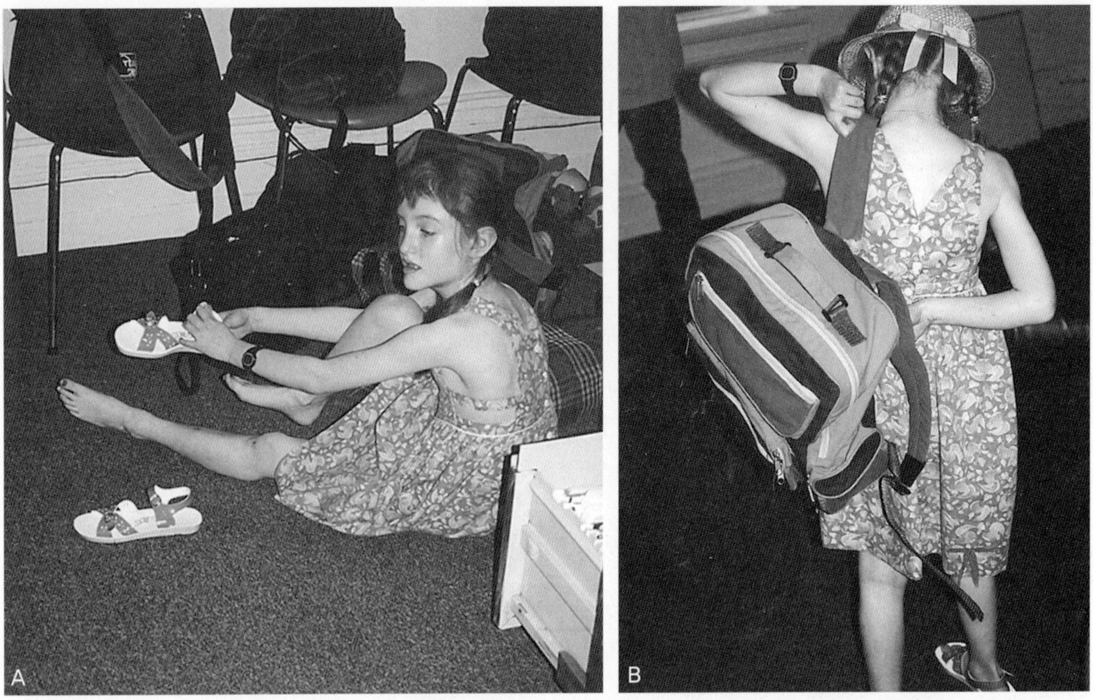

**그림 13.2**

(A) 다양성이 적은 닫힌 과제 (B) 다양성이 많은 닫힌 과제

닫힌 과제는 과제를 수행하는 동안 환경이 정적일 때의 과제를 말한다. 어떤 닫힌 과제는 각 수행(예, 머리 빗기, 손씻기 그리고 화장실 이용하기) 동안 다양성이 없다(그림 13.2). 다른 닫힌 과제는 더 많은 다양성을 가진다(예, 밥을 먹는 것에서 다양한 음식, 용기 그리고 설정된 자세에서 다양성이 존재하는 스스로 먹기 과제). 각 시도간에 더 큰 다양함은 아이들에게 더 많은 것을 요구하고 움직임 전략은 다양성이 보다 적은 과제를 수행하는 것보다 훨씬 유연해야 한다.

열린 과제는 환경이 유동적이며 각 시도 간에 다양성이 있다. 이러한 과제는 아이들에게 최상의 요구를 할 수도 있다(그림 13.3). 힘과 거리에 더하여 움직임 전략은 타이밍에 대한 규제 조건을 고려해야 한다. 발달과 운동 지연이 있는 아이와 장애를 가진 아이는 종종 과제 완성을 위한 타이밍이 중요할 때 어려움을 겪게 된다.

Gentile(1987)의 분류도식에서는 아이가 운동 기술 학습의 초기 단계에 있을 때 아이에게 더 많은 요구를 바라는 열린 과제로 진행하기 전에 적은 요구사항을 성취해야 하는 닫힌 과제를 제시해야 한다고 하였다. 연습의 유형은 덜 다양한 환경에서 반복을 요구하는 닫힌 과제에 대한 운동 기술을 발달시키는 데 필요하다. 열린 과제에서 기술은 움직임, 타이밍, 힘 그리고 크기에서 다양한 환경 안에서 연습을 필요로 할 것이다.

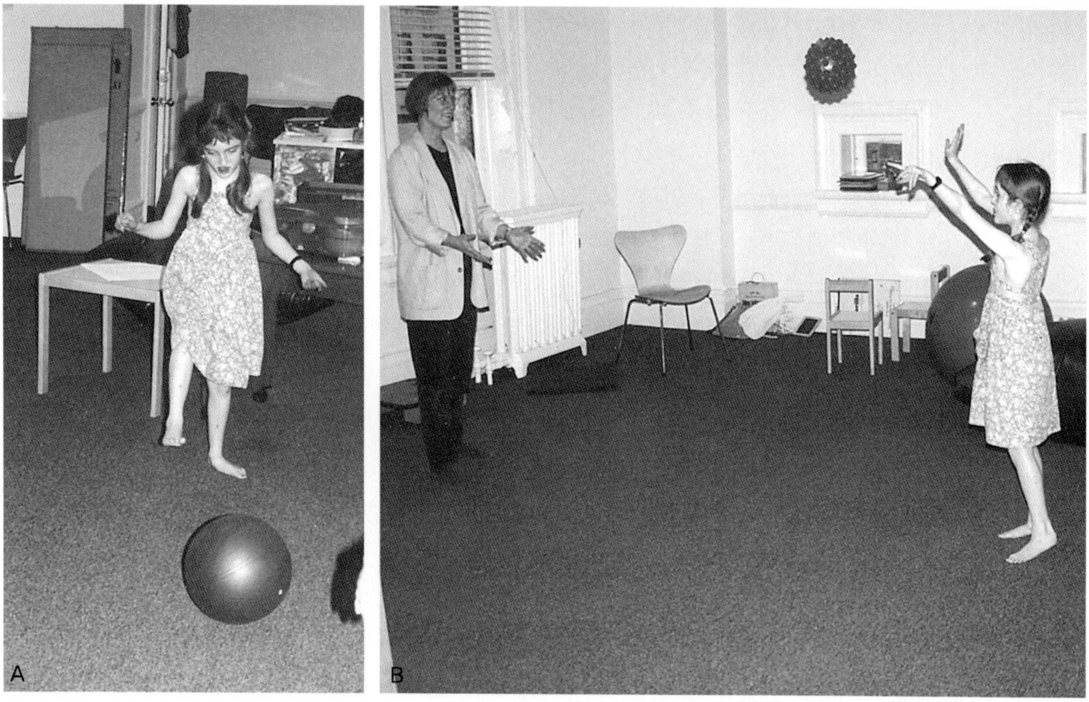


**그림 13.3**
아이에게 다양한 요구를 하는 열린 과제

### 6) 아이-과제-환경의 조화

운동 기술 습득 이론의 틀은 신변 처리, 학업, 놀이, 가동성 그리고 의사소통의 영역에서 일상의 기능적 과제를 성취하기 위한 움직임 문제를 해결하는 아이의 능력에 관한 것이다. 작업치료에서 선택한 과제는 가족 배경에서 기능적 수준에 기초하여 아이에게 중요해야 하고 의미 있어야 하며 성취 가능해야 한다. 아이의 능력, 과제에서 요구사항 그리고 과제가 수행되는 환경적 특성 사이에 조화가 중요하다.

과제와 환경의 성격은 아이가 다양한 움직임 전략을 사용하는 것을 권유하기 위해 수정될 수 있다(Kaplan, 1994). 예를 들어, 어깨 신전의 증가된 사용을 요구하는 공간에서는 더 높은 곳에 장난감을 놓거나 사용하지 않는 손과 팔 근처에 장난감을 놔둔다. 고관절 내전은 아이가 가깝게 위치한 두 개의 쿠션 사이를 기어가게 함으로써 향상될 것이다. 장난감이나 사물들이 두 손이나 조작의 특별한 유형에 사용될 수 있다. 과제나 환경의 물리적이고 감각적인 특성은 아이의 성공에 중요하고 중재 동안 종종 조작되기도 한다. 예를 들면 한 아이가 처음에는 소음이 낮고, 적절히 밝은 빛 그리고 다른 아이들로부터의 줄어든 산만한 환경에서 과제를 연습할런지도 모른다. 과제는 아이들이 수용할 수 있을 정도의 촉각적 특성에 적응될 수 있다. 이러한 감각 변수는 아이가 과제를 수행해야 하는 자연스런 환경을 견딜 수 있을 때 체계적으로 변화될 수 있다. 과제의 다른 특성은 역시 수정될 수 있다는 것이다(예, 크기, 모양, 재질, 유연성 그리고 시각적 대조와 상세함의 양). 과제의 인지적인 면(예, 단계 수, 문제 해결이 필요하고 정보 처리가 필요한지)이 역시 중재 동안 분석되고 조작된다. 특별한 과제와 환경의 정신 사회적 요구는 역시 그 과제에서 기술을 발달시키는 아이의 능력에 중요하다(그림 13.4). 예를 들면, 아이가 자신의 움직임이 성공적이라고 느끼고 긍정적인 관심을 가지는 것 같으면, 아이는 다른 사람으로부터의 긍정적 되먹임에 대한 희망이 없거나 그들이 성공적이지 않을 것이라 생각할 때보다 더 자주 과제를 시도할 것이고 더 열심히 수행 할 의지가 있다(그림 13.5).

### 7) 학습 단계

운동 기술의 습득은 하나의 과정이고 연습, 되먹임, 치료사의 역할 그리고 학습자의 참여에 대한 필수적인 조건은 특별한 학습자에 대한 특별한 과제 안에서의 기술 수준에 기초하여 다양성을 고려해야 한다는 것이다. Gentile(1992)는 학습의 초기와 후기 단계를 설명하였다. 학습의 초기 단계 동안에 학습자는 목표를 성취하고자 하는 과제와 환경의 특별한 양상과 조화를 이루는 움직임 전략을 찾아야 한다. 이것을 성취하기 위해서 아이는 문제 해결에 적극적으로 참여해야 하고 움직임을 계획하며 실제 발생되는 움직임의 결과에 기초하여 계획을 평가해야 한다. 이것은 아이가 성공적인 움직임 전략을 결정할 환경에서의 조건(어포던스)에 초점을 맞출 것을 요구한다. 학습자는 기억 안에 목표와 계획을 보유해야 한다. 그런 다음 실제적인 움직임과 결과를 기억 속에 저장된 정보와 비교해야 한다. 이러한 과정은 상당한 인지력 그리고 집중력을 아이에게 요구하는데 발달 지연과 장애를 가진 많은 아이는 어려움을 나타낼 수도 있다(그림 13.6).

이러한 단계에서 환경은 아이가 적극적으로 계획하고 움직임 전략을 실험하도록 구조화되는 것이 필요하다. 환경의 한 가지 요소는 아이와 관련된 어른들이다. 이러한 어른들은 아이가 목표와 움직임 결과를 기억하도록 돕고 사용하는 움직임 전략에 초점을 맞추지 않고 성과에 되먹임을 제공하는 것을 돕는다. 환경에서의 중요한 조건은 학습자에 의해 발견될 수 있고 아이는 선택적 전략을 시도하도록 권유 받을 수 있다. 초기에 아이의 움직임 패턴은 인정될 수 있다. 아이가 선택한 특별한 움직임 패턴은 아이의 적극적 참여와 상황에 대한 문제 해결보다는 덜 중요하다고 생각된다. 장래 또는 더 복잡한 움직임과 과제를 한정하는 움직임 전략은 환경적 조건의 변화에 의해 수정될 수 있다. 예를 들어, 장난감이나 사물을 조작하고 잡기 위해 단지 한 팔과 손을 사용하기 좋아하는 아이는 두 손의 조작이 필요한 장난감이나 과제에 더욱 동기화되고 흥분될 수 있다.

어떤 움직임 동안에는 조절을 위한 다양한 관절과 움직임이 있고 이러한 것들 모두

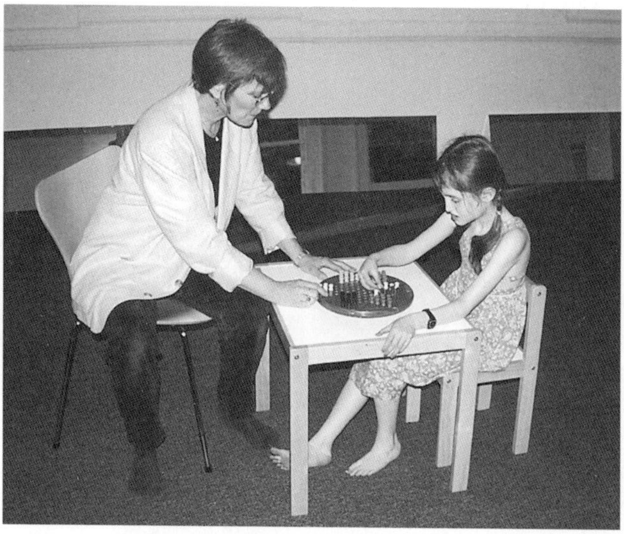

**그림 13.4**

치료사와 보드 게임을 하는 데 매우 집중하는 아이

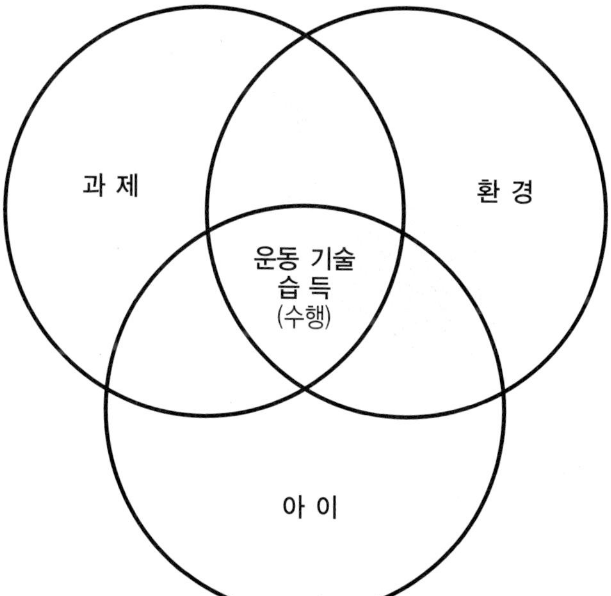


**그림 13.5**

아이–과제–환경 조화

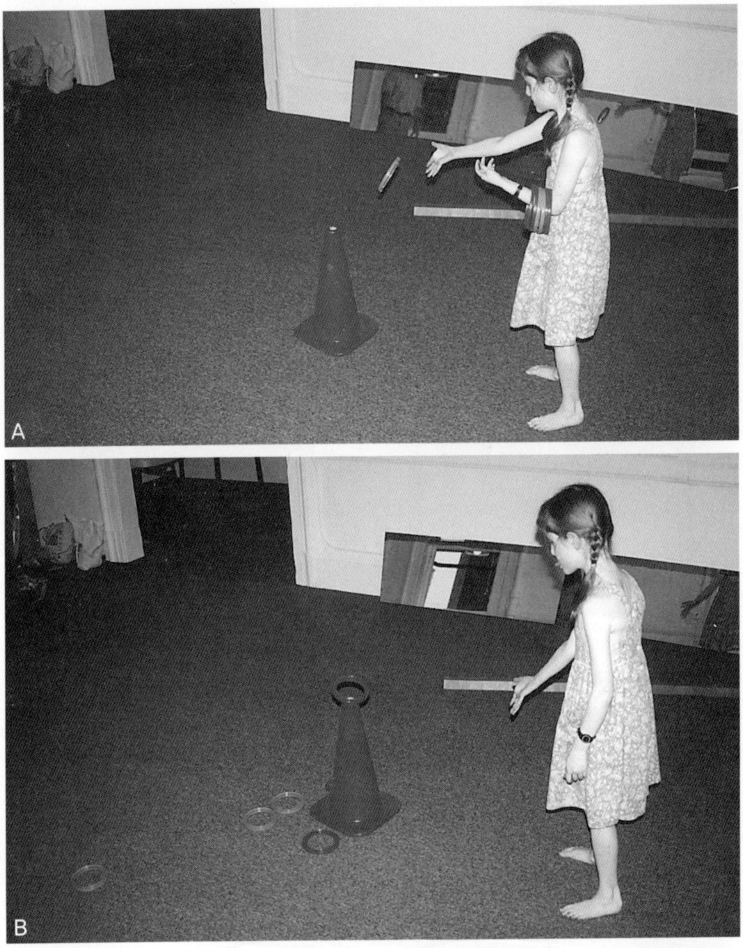

그림 13.6
(A) 아이가 콘의 특징과 아이로부터 콘까지의 거리에 집중한다. (B) 아이가 여러 번의 실패를 경험한 후 성공적인 전략을 발견하였다.

다양한 방향에서 작동할 수 있다. 새로운 움직임을 처음 학습 할 때는 이러한 가능성 있는 움직임 옵션의 모든 것을 조절하는 데 가장 효과적인 방법을 이해하는 것이 어려울 수도 있다. 이것을 종종 '자유도'의 문제라고 한다(Berstein, 1967). 초기 학습시기에서 치료사는 반대되는 근육 집단(종종 '고정'이라고 하기도 함)의 동시수축을 포함하는 움직임을 기대해야 하고 비효율적이고 서투른 움직임을 기대해야 한다. 이러한 움직임들은 아이가 균형, 조절 그리고 운동 계획을 경험할 때 새로운 운동 기술을 시도하는 효과적인 예비적 단계들일 것이다(Gentile, 1992).

학습 후기 단계 동안 기술은 특별한 과제 안에서 발달한다. 다양한 과제는 행동에 대한 배경과 기능에 기초한 다양한 요구사항을 지닌다. 이 단계에서 인간은 연습을 위한 조건을 구조화할 수 있고 아이에 의한 결과와 성과에 대해 자기 평가를 향상시킬 수 있다. 아이는 정보 되먹임에 대해 덜 의존해야 한다. 어떤 과제에 대해서 결과(성공이냐 실패냐)에 대한 평가로부터 사용된 수행과 움직임 전략은 더 특별한 조정과 평가를 강조한다.

### 8) 연습

다양한 전략에 대한 연습과 실험은 기술 습득에 필수적이다. 연습의 양은 새로운 운동 기술을 학습하는 데 가장 중요한 요소들이다(Gentile, 1992). Schmidt(1991)은 "연습은 현재 수준의 능력을 능가하는 운동 행동을 생산하기 위해 반복적인 시도"라고 하였다. 연습의 목표는 아이가 운동 문제에 대한 전반적 해결을 실험하는 것이다. 연습은 다양한 과제를 연습하기 전에 하나의 과제를 반복하는 방법으로 구조화되어야 한다. 이것을 묶음 연습(blocked practice)이라고 한다. 무작위 연습(random practice)은 무작위 순서에서 다양한 과제를 연습하는 것으로 구조화하는 또 다른 방법이다. Schmidt(1991)의 운동 학습에서의 최근 연구 관점은 다양한 과제의 무작위 연습이 묶음 연습보다 장기 학습에 더 좋다 라고 제시하고 있다. 무작위 연습 동안의 수행은 묶음 연습 접근을 사용할 때보다 처음에는 마치 더 악화되는 것처럼 보일 수도 있다. 그러나 학습의 보유는 무작위 연습을 사용할 때 더 많이 향상된다. 연습은 어려움에 대하여 분명하고 최상의 효과를 위해 많은 노력을 요구한다. 효과적인 연습을 위해 치료사는 성취 가능한 목표를 유지하면서 가능한 한 매우 도전적인 것을 제공하도록 애써야 한다. Vygotsky(1978)의 근접 발달 영역에 대한 개념은 성취 가능한 목표, 활동 그리고 과제를 발달시키는 데 도움을 준다. 근접 발달 영역은 아이가 스스로 과제를 완성할 수 있는 과제와 아이가 조금의 도움을 받으면 수행 가능하기 위해 잠재력을 발휘할 수 있는 과제 사이의 거리를 언급한다. 효과적인 지지와 가르침으로 아이는 수준에 넘는 기술을 성취할 수 있기 전에 자신의 수준에서 기술을 성취할 수 있다. 이러한 개념이 과거에 인지 발달에 적용되었지만 운동 기술에 대한 학습을 향상시키는 데 또한 유용하다.

다양한 연습배경은 유연한 전략에 대한 학습을 증가시킬 수 있고 더 많은 시도 간에 다양성이 있는 과제에 중요할 것이다. 이것은 아이가 하나의 배경에서 다른 배경으로 전략을 쉽게 이전하는 능력을 도와줄 것이고 하나의 치료 환경에서 지역 사회, 학교 또는 가정과 같은 더 자연스로운 환경으로 전략을 이전하는 것을 도울 것이다(Lee, Swanson & Hall, 1991, VanSant, 1991). 사용해야 하는 과제에 대해 배경을 분석함으로써 기술 습득을 향상시킬 때는 다양성 조건을 고려할 수 있다. 가정, 교실 그리고 운동장과 같은 자연스러운 환경에서의 연습은 최상적이다. 이것이 불가능하다면 어떤 조건들이 연습 동안 시뮬레이션 될 수도 있다.

전체 과제(whole task) 대 분리된 과제(separate part of a task)에서 연습 효과를 연구하였다. 여러 단계(예, 자전거를 타거나 공을 던지는 것)로 쉽게 나누어질 수 있는 과제들은 전체 과제로써 연습되어야 한다. 어떤 복잡한 과제(예, 방 청소)는 더 쉽게 여러 단계로 나누어질 수 있고 부분별로 연습될 수 있다. 그러나 장난감이나 물건들을 향하여 팔을 뻗고 잡아서 조작하는 것으로부터 분리하는 것 같은 균형에 대하여 연습하는 것은 장남감 놀이를 하거나 컵으로 물을 마시기 위해 팔을 뻗어서 잡는 기능적 활동 상황 안에서 균형 훈련을 하는 것보다 덜 효과적이다(Winstein, 1991).

### 9) 되먹임(feedback)

수행 후에 주어지는 되먹임은 운동 학습과 기술 습득에 영향을 줄 수 있다(Bly, 1996). 아이가 자신의 움직임에 대한 결과를 이해하는 것을 돕기 위해 다른 사람들이 주는 되먹임은 언어적이지만 제스쳐, 표정, 청각과 촉각 단서 그리고 필요시 치료사의 직접적인 손의 안내로도 구성될 수도 있다. 기술이 증가함에 따라 아이는 결과에 대한 정보를 얻고 선택적 전략을 계획하기 위해 자신의 몸으로부터 전해지는 되먹임을 사용할 것이다. 시간이 진행함에 따라 아이는 다른 사람으로부터의 되먹임에는 덜 의존적이어야 하고 자신의 수행을 더 쉽게 평가해야 한다. 초기 학습단계에서는 '요약 되먹임' 이라고 하는 수행에 대한 전반적 되먹임이 더 특별하고 자세한 되먹임보다 많은 도움을 준다(Gentile, 1992).

심지어 학습의 초기 단계에서도 각 시도마다 지속적인 되먹임이 학습의 지속성을 방해할 수 있다고 증명하였다. 최근 연구는 모든 단계가 기술의 지속성을 향상시킬 것이라 제시하였다(Schmidt, 1990, & Winstein, 1991). 이러한 연구를 기초로 되먹임은 움직임 시도의 50% 후에 주어져야 한다. 학습이 진행됨에 따라 되먹임은 줄어들거나 소거되어야 한다. 또한 되먹임은 움직임 반응이 실패를 인정하는 수준(실패 범위)보다 더 클 때 주어지며 다양한 시도 후에 주어지는 요약 되먹임은 매 시도 후에 순간적인 되먹임보다 더 좋을 것이다(Schmidt, 1991). 예를 들어, 스스로 식사하기를 학습하는 아이는 비록 몇 번의 부정확성과 흘리는 것이 관찰되더라도 숟가락질마다 수행에 대한 되먹임을 받지 않는다. 아이가 전체 음식을 흘리거나 그릇을 엎지른다면 되먹임은 아이가 자신의 수행을 평가하는 것을 도울 것이고 숟가락을 자기 입으로 가져가는 것을 시도하게 할 수 있다. 이러한 경우에는 치료사는 되먹임이 주어지기 전에 실패의 범위를 결정해야 한다. 요약 되먹임은 여러 번의 숟가락 시도 후에 주어질 것이고 "너의 입안에 음식물의 대부분이 남아 있다" 나 "너는 지난주보다 많이 흘리지 않는다" 라는 식으로 진술해 준다.

사용하는 되먹임의 내용은 아이의 인지, 언어 그리고 감각 능력에 적절하고 간략해야 한다. 예를 들면, 수용적 언어 능력이 매우 한정적이거나 아주 어린 아이 같은 경우에는 여러 번의 성공적인 시도 후에 손뼉 치기, 과장된 미소, 토닥거려 주기 등을 연속적으로 제공해야 한다. 이것을 종종 움직임에 관한 '결과에 대한 지식(knowledge of results)' (KR)이나 '성과에 대해 주어지는 정보 되먹임' (IF-O)이라고 한다(Gentile,

1992). 주어진 되먹임은 결과에 대해서 설명한다. 예를 들면 "너는 매우 적게 흘렸어" 또는 "너가 그것을 했어!" 라고 한다(그림 13.7).

정보 되먹임과 제의는 다양한 방법 안에서 주어져야 한다. 가장 평범한 방법은 언어이지만 인간은 역시 다양한 움직임에 대한 모델을 사용하거나 직접적인 손의 안내를 사용하여 아이를 움직이게 하고 아이가 움직임에 대한 선택적 방법을 느낄 수 있도록 하는 것이다. 신체 자세나 손 안내는 아이가 학습이 가장 효과적이 되도록 하기 위해서 움직임 해결을 아이 스스로 찾아야 하기 때문에 다른 방법이 성공하지 못할 때 사용한다(그림 13.8). 이러한 방법들은 치료사가 사용하는 방법이 성공적이지 못하거나 비효율적이라면 아이가 다른 움직임 전략을 시도하도록 하기 위해 사용될 수도 있다. 치료사는 역시 아이가 과제를 다른 방향으로 수행하도록 하고, 아이가 목표를 상기하도록 하거나 아이가 계속 시도하도록 동기화시킬 수도 있다. 아이들은 가끔 목표를 기억하는 것과 환경의 특징에 집중하는 것에 대해 도움을 요구하기도 하는데 이는 성공적 성과를 위해 중요하다. 치료사는 대조색을 사용하고 관련 없는 감각 자극을 제한하거나 언어 또는 시각 되먹임을 사용하여 현저한 특성을 지적하는 것을 촉구함으로써 대상에 대한 아이의 관심을 이끈다. 아이가 행동에 대한 자신의 되먹임을 처리하도록 짧은 간격 후에 되먹을 주는 것

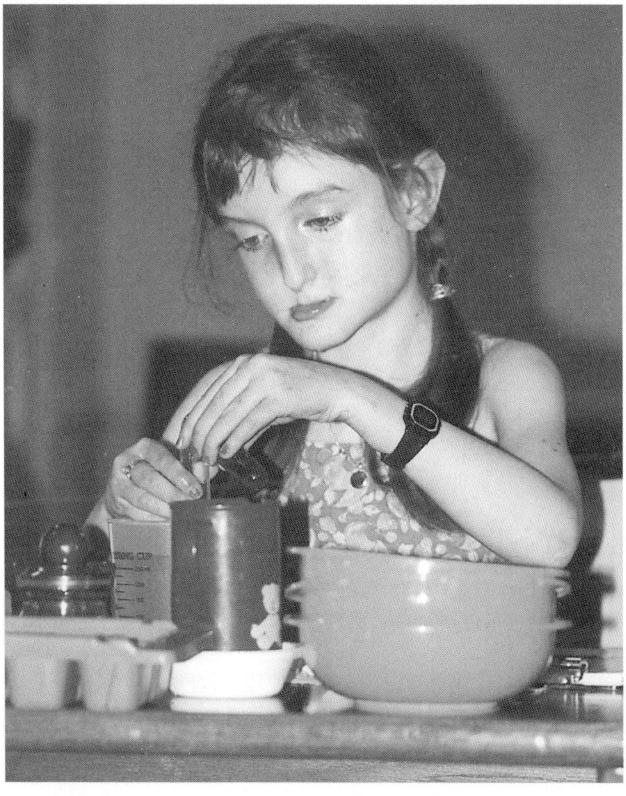

**그림 13.7**

치료사가 음료를 성공적으로 붓는 것을 이해하도록 돕기 위해 언어적 피드백을 제공한다(치료사는 카메라 밖에 위치)

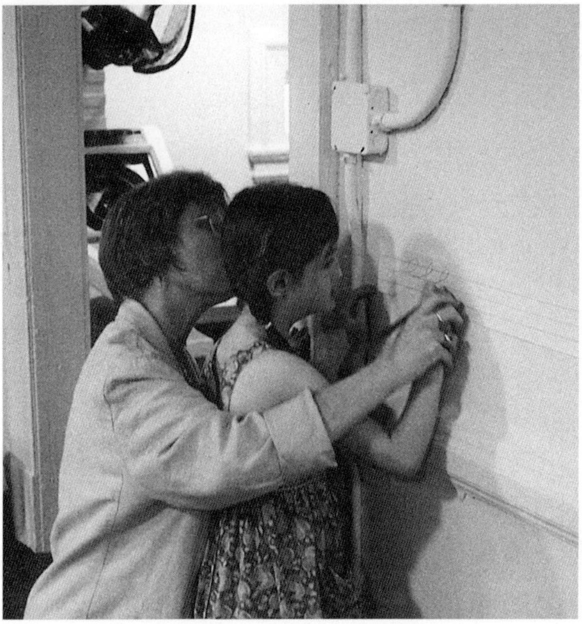

**그림 13.8**

치료사가 움직임 목표에 관한 언어적 피드백을 제공한 다음 맨손 안내를 제공한다. "너는 선 안에 유지했어!"

이 도움을 줄 수도 있다(Gentil, 1992).

학습의 후기 단계 동안 아이는 자신의 움직임에 대해 더욱 특별한 되먹임으로부터 이점을 얻을 수 있고 '수행에 대한 지식(knowledge of performance)' (KP)이나 '사용한 움직임에 관한 정보 되먹임' (IF-M)을 선택하기도 할 것이다(Gentile, 1992). 그러나 치료사는 아이가 치료사로부터의 되먹임에 덜 의지하게 하도록 해야 하고 자신의 움직임과 수행을 사정하는 능력을 증가시키도록 해야 한다. 되먹임의 내용은 아이가 이러한 문제 해결에 참여하게 하는 질문들을 포함할 수 있다(예, 너는 수행한 것에 대해 어떻게 생각하니? 잘 한 것 같니? 그렇지 못한 것 같니? 네가 시도할 수 있는 다른 방법은 무엇이니?).

### 13.2.4 가정

운동 기술의 발달에 초점을 맞추고 있는 다른 이론의 틀로부터 운동 학습, 조절 그리고 발달 이론을 기초로 하는 운동 기술 습득 이론의 틀을 구별하는 몇몇 기본적인 가정이 있다. 이러한 가정에는 평가와 중재에 대한 결과가 존재한다.

한 가지 중요한 가정은 기능적 과제는 행동을 조직화하는 것을 돕는다는 것이다. 평가와 치료의 초점은 의미 있는 과제에 참여하는 인간의 능력이다. 이와 관련된 가정은 의미 있는 과제의 성공적 수행은 다양한 인간 시스템과 환경 시스템의 상호작용으로부터 출현한다는 것이다. 그러므로 평가와 중재는 이러한 다양한 시스템을 고려해야 한다.

마지막 가정은 관찰할 수 있는 운동 문제는 하나 또는 그 이상의 시스템에서 어떤 손상이나 문제에 대한 보상과 모든 시스템의 상호작용 결과이다. 평가와 중재는 새롭거나 더 효과적인 세련된 운동 행동(행동유도성 상태)이 출현하는 데 영향을 줄 수 있거나 변화를 줄 수 있는 하위체계(조절 변수들)를 분명히 밝힐 것이다. 이것은 운동 발달과 관련된 다른 이론의 틀에서 찾아 볼 수 있는 가정(즉, 관찰할 수 있는 운동 문제는 신경학적 손상의 직접적인 결과이다)과는 꽤 차이가 있다. 그러한 이론의 틀에서 중재는 신경학적 시스템에 직접적으로 영향을 주어야 하는데 운동 기술 습득 이론의 틀에서는 경우가 다르다.

### 13.2.5 요약

움직임 과학에 대한 전반적인 이해는 여전히 계속해서 출현하고 있다. 제시하는 정보는 연령 범위, 인구, 배경, 과제 그리고 운동 기술 안에서 한정된 유용한 연구 전망에 기초가 되었다. 어떻게 아이가 더 효율적인 운동 기술을 습득하는지 전체적으로 이해하기 위해서는 더 많은 정보가 필요하다. 그러나 인간, 과제 그리고 환경에 대한 고려가 기능적 과제와 서로 상호작용하고 갑작스럽게 출현하는 운동 기술에 영향을 줄 때, 운동 기술에 대한 초기 지지축을 설정해 준다.

## 13.3 기능/기능장애 연속체

운동 기술 습득 이론의 틀은 습득할 특별한 기술에서 수행에 따라 기능과 기능장애의 연속체를 정의하는 다른 이론의 틀과는 다소 차이가 있다. 과제를 수행하는 것과 관련된 아이들의 능력은 연속체의 기능적 결과를 반영한다. 반면에 과제를 수행하는 것과 관련된 아이들의 무능력과 어려움은 연속체에 대한 기능장애의 결과를 반영한다. 즉, 아이는 환경에서 기능에 필요한 기술을 수행할 수 있거나 그렇지 못할 것이다. 이와 같이 이러한 습득 이론의 틀에서 기능과 기능장애를 정의하는 특별한 연속체는 없다. 이분법적 기준 측정은(다시 말하면 아이가 특별한 기술을 수행할 수 있으면 예, 아이가 기술을 수행할 수 없으면 아니오) 아이를 위해 특별한 기능/기능장애 연속체를 생산할 때 사용될 수 있다. 또한 과제는 분석될 수 있고 아이가 할 수 있는 것과 할 수 없는 과제 요소들을 밝힌다. 기능과 기능 장애는 기술이 수행되는 환경에 의해 결정된다. 과제를 사용하는 환경도 분석되어 수행에 대한 제약과 지지를 명백히 밝힐 수 있다. 더욱이, 아이들의 발달 상태는 단지 이러한 이론의 틀을 위한 배경을 제공하고 습득해야 할 기술이 아이의 기대에 합리적인지를 결정할 때 고려된다. 예를 들면 3세 아이가 문장 작성을 배울 것이라 기대하는 것은 비합리적이지만 스스로 옷을 입는 것에 대한 기대는 합리적이다.

기능/기능장애 연속체는 환경에서 아이가 수행하는 데 필수적인 어떤 과제를 위해 정의될 수 있다. 그것은 간단히 눈 맞추는 능력과 일상생활 활동의 독립적인 수행으로부터 사회적으로 적절한 방법 안에서 상호작용하는 능력까지 범위를 정할 수 있다. 운동 기술 습득 이론의 틀 안에서 기술은 항상 특별하다. 이론의 틀 안에서 기술들은 아이를 관찰하는 데 필수적이거나 중요한 과제를 우선시 한다. 각각 관찰되는 과제에 관하여 아이가 과제를 수행할 수 있거나 수행하지 못하는 기능과 기능 장애 연속체가 있다.

### 13.3.1 기능/기능장애에 대한 지표

기능에 대한 지표들은 아이가 수행할 수 있는 과제에 관한 것들이다. 이러한 지표들은 과제 수행에 관련된 아이의 능력과 강점을 밝히고 운동 기술 습득을 반영한다. 예를 들어, 아이가 자세를 잘 잡으면 상의 소매를 통해 팔을 밀어 넣을 수도 있고 어른이 도와준다면 지퍼 역시 올릴 수 있을 것이다.

기능장애에 대한 지표들은 아이가 수행할 수 없는 과제에 관한 것이고 과제 수행과 운동 기술 습득에서 어려움을 반영한다. 이러한 지표들은 과제 수행과 관련된 아이의 무능력과 욕구들을 정의한다. 위의 예를 사용하면 아이는 등 뒤에 있는 상의 소매를 당길 수 없고 지퍼 역시 올릴 수 없다. 이러한 이론의 틀에서 기능장애에 대한 지표는 중재될 수 있는 수행 요소의 결손과 수정을 너무 많이 요구하는 과제나 환경의 특성에 관한 관심을 가르킨다(즉, 아이-과제-환경의 부조화). 예를 들면, 아이는 어깨 거들에서의 능동 관절 가동 범위가 감소하였고 손의 민첩성도 떨어지며 지퍼를 조작하기 위한 양측 협응도 감소하였다. 그래서 과제와 환경은 수정될 수 있는데 상의를 입을 때 머리 위로 입는 것과 등 뒤로 입는 것을 비교해서 수행할 수 있게 하고 옷을 구입할 때 밸크로가 부착된 옷을 구입하게 할 수도 있다. 그렇지 않으면 어깨의 능동 관절 가동 범위, 손의 민첩성 그리고 양측 협응에 대한 교정을 기초로 한 수행 요소로부터의 이점을 얻을 수 있다. 과제와 환경의 요구는 발달 수준과 아이들의 능력이 조화를 이루도록 하는 게 필요하다.

기능과 기능 장애에 대한 지표는 아이가 학습 초기 단계인지 후기 단계인지를 결정할 수있게 한다. 학습 단계의 지표는 움직임이 너무 느린 것, 힘을 너무 많이 쓰거나 너무 적게 쓰는 것, 물건을 쥐고 조작하는 데 어려움, 쉽게 떨어뜨리는 것, 순서와 타이밍의 어려움, 과제나 움직임의 단계를 계획하는 데 어려움 그리고 잦은 실수를 포함한다. 학습 후기 단계에 대한 지침은 더 부드럽고 정교한 움직임, 적은 양의 동시 수축의 사용, 전체 과제에 대한 더 좋은 계획과 순서화 그리고 각 시도에서 증가한 정확성이 있다. 이러한 평가 정보는 그것이 과제와 환경 수정 그리고 사용될 수 있는 연습과 되먹임의 유형과 관련될 때 중재를 위해 사용될 수 있다(차트 13.1).

**차트 13.1 기능과 기능장애에 관한 지표**

| 기능 | 기능장애 |
| --- | --- |
| **기능장애에 대한 지표**<br>- 아이는 운동 과제를 수행할 수 있다.<br>- 아이의 환경은 과제 수행을 지지한다.<br>- 과제의 필수요건은 환경적 지지의 존재 여부없이 아이들의 능력 안에 있다.<br>- 아이-과제-환경의 조화 | **기능 장애에 대한 지표**<br>- 아이는 운동 과제를 수행할 수 없다.<br>- 아이의 환경은 과제 수행을 지지하지 않는다.<br>- 과제의 필수요건은 환경적 지지와 함께 아이의 능력을 초월한다.<br>- 아이-과제-환경의 부조화 |

# 13.4 평가에 대한 안내

평가는 작업 수행 영역과 배경을 처음에 평가하고 이차적으로 수행 요소를 평가하는 하향식 처리를 따른다. 이는 수행요소들이 기능적 과제 수행에 영향을 주기 때문이다(Trombly, 1995). 아이의 수행에 영향을 주는 모든 요소들은 평가 과정에서 고려되어야 한다. 평가는 역동적 과정이고 특별한 순서를 따르는 것이 필수적인 것은 아니라는 것이 중요하다. 다음은 평가에 대한 전반적인 안내이다. 각각의 작업 치료사가 자신에 관하여 가장 효과적이고 효율적인 방법 안에서 이러한 정보를 관찰하고 조직하는 것을 배우는 것이 중요하다. 아이, 과제 그리고 환경에 관련된 요소들뿐만 아니라 모든 세 가지 요소들의 상호작용은 중재가 세 가지 모든 영역을 언급할 수 있을 때 평가되어야 한다.

과정은 처음에는 아이에 초점을 두고 그 다음에는 과제, 다음은 환경 그리고 마지막으로 모든 세 가지 영역에서의 상호작용으로 구성한다.

## 13.4.1 아이

① 아이, 가족, 선생님, 다른 보호자와의 토의

- 아이가 가정, 학교 그리고 지역 사회에서 효과적으로 수행하는 가장 중요한 과제를 밝혀라. 유아기 아이들에 대한 이러한 정보는 아이의 흥미 수준과 과제에 대하여 스스로 선택하게 하고 이를 관찰함으로써 추론 가능하다.
- 이러한 과제 중에서 아이가 어려워하는 과제를 명확하게 밝혀라. 작업치료 중재에서 관심을 가지는 가정, 학교 또는 지역 사회 삶과 관련된 과제를 우선순위에 두라(예, 스스로 식사하기, 옷입기, 쓰기, 컴퓨터 키보드나 스위치를 활성화

하기, 놀이 활동에 참여하기, 돈을 다루기, 대중교통 이용하기, 자신의 일상생활 공간을 유지하기).

- 이러한 과제를 수행하는 운동 기술이 아이의 능력 안에 있는지 아이의 나이와 사회 문화적 배경을 기초한 수행에 합리적인지를 분명히 하라.

② 자연스럽게 수행되는 환경 안에서 중요한 과제를 수행하는 아이를 관찰하라. 이것이 불가능하면 이러한 환경들을 찾고 가능하면 시뮬레이션 환경을 시도하라. 특별한 과제에 대한 운동 기술 습득에 관련되는 과제 성격, 환경적 요구 그리고 아이의 능력과 학습 단계를 사정하라. 덧붙여서 아동 장애 평가 목록(Pediatric Evaluation of Disability Inventory(PEDI))(Haley, Coster, Ludlow, Haltiwanger, & Andrellos, 1992), 학교 기능 사정(The School Function Assessement)(Coster, Deeney, Haltiwanger, & Haley, 1998), 운동과 처리 기술 사정(The Assessement of Motor and Process Skills-AMPS)(Fisher, 1992) 그리고 아동용 기능적 독립수준 측정(The Functional Independence Measurement for Children(WeeFIM))(Hamilton, & Granger, 1991)과 같은 표준화된 기능 평가는 아이들의 최근 능력 수준에 대해서 정의하고 우선순위를 결정하게 하며 형식화한다.

## 13.4.2 과제

③ 전반적인 관점으로부터 중요한 과제에 대한 필요사항과 특성을 분석하라. 과제의 수행 요소를 찾고 과제 수행에서 어려운 점과 아이가 잘 할 수 있는 과제들을 알아보아라. 과제 분석의 이러한 과정은 수행에 영향을 주는 과제의 측면들을 밝히는 데 중요하다. 습득한 정보는 과제 수정에 대하여 결정하는 것, 다양한 과제를 사용하는 것 또는 과제 수행을 방해하는 수행 요소를 결정하는 것을 돕는다.

④ 이러한 과제에서 운동 기술 습득에 영향을 줄 것 같은 아이의 수행 요소들을 평가하라. 과제수행을 제한할 것 같은 수행 요소들을 평가해야 한다. 근 긴장도, 힘, 관절가동범위, 기억력, 문제 해결능력, 감각 통합, 시각적 구별, 대처 기술과 같은 수행 요소를 평가하기 위해 작업치료사는 더 깊은 영역을 검사하는 사정절차를 사용해야 한다.

### 13.4.3 환경

⑤ 각 과제가 수행되는 환경 특성과 요구들을 분석하라. 물리적 특성(공간, 가구, 대상, 일, 지지 면, 조명, 빛, 소음, 산만함, 전반적인 조직화), 규제 조건(필수적인 타이밍, 힘 그리고 움직임의 규모에 영향을 주는 것) 그리고 사회 문화적 배경(요구사항, 기대, 교수, 과제의 존재)을 고려하라. 환경 분석에서는 수행에 영향을 주는 환경적 면에는 어떤 것이 있는지 밝히는게 중요하다. 습득한 정보는 환경 수정에 관해서 결정하고 다양한 환경을 탐험하고 과제 수행을 방해하는 수행 요소를 결정하는 데 도움을 줄 수 있다.

다음 평가 과정의 몇 가지 단계는 아이, 과제, 그리고 환경에 대한 상호작용을 조사하는 것을 포함한다.

⑥ 규제 조건은 과제에 영향을 주는 특별한 움직임을 결정하는 환경적인 면들이다. 과제는 Gentile의 닫힌 그리고 열린 과제 분류법, 단계 수, 감각-운동, 인지적 그리고 정신 사회적 요구, 구조의 정도 그리고 재료의 특성: 크기, 모양, 재질, 무게, 유연함 그리고 고유한 시각적 단서와 대조에 대한 관점으로부터 분석할 필요가 있다.

⑦ 환경에 관련된 아이의 과제 수행에 관한 다음 사항들을 검토하라.

- 아이는 무엇을 할 수 있나? 어떤 환경 안에서 할 수 있는가? (기능에 대한 지침들)
- 아이는 무엇을 할 수 없나? 어떤 환경 안에서 할 수 없는가? (기능 장애에 대한 지침들)
- 과제 수행에서 반영되는 운동 기술 습득을 방해하는 것에는 어떤 것들이 있는가? 과제와 환경의 제약 그리고 아이의 수행 요소 결손에 대해 설명하라.
- 과제 수행에서 운동 기술 습득을 지지하는 것은 무엇인가? 과제와 환경적 지지 그리고 아이 수행 요소 능력을 설명하라.
- 무엇이 아이의 운동 기술 습득이나 과제 수행을 향상시킬 수 있는가? 되먹임, 연습 그리고 과제나 환경적 수정에 대해서 고려하라. 평가 과정에서 이러한 질문과 다음 단계를 수행하는 것으로부터 얻은 정보는 중재에 직접적으로 적용된다(변화에 대한 가정을 언급한다)

⑧ 과제와 환경에 대한 수정 가능한 부분을 찾아라. 과제와 환경 조건을 수정하라. 아이가 새로운 조건에서 과제를 연습하게 하라. 운동 기술 수행과 결과에 관한 되먹임을 제공하라.

⑨ 예비 수정, 되먹임 그리고 연습과 함께 아이의 과제 수행을 관찰함으로써 운동 기술 습득을 재사정하라.
⑩ 마지막 단계는 평가에 대한 해석과 중재에 대한 추천이다. 과제 수행과 기술 습득을 제한하고 지지하는 운동 기술 습득과 요인들에 관한 정보는 중요한 과제를 위해 설명된다. 이러한 정보를 바탕으로 각 과제에 대한 운동 기술 습득과 중재 계획을 포함한 목표와 목적은 팀 구성원들 사이에서 발달한다.

평가는 하나의 역동적인 과정이다(McCaffrey-Easley, 1996). 일차적 관심은 아이-과제-환경의 상호작용으로 특별한 환경에서 우선되는 각 과제를 아이가 수행하는 동안 아이에 관해서 사정하는 것이다. 관찰은 아이의 능력, 과제특성 그리고 환경적 요구 사이에서 전후로 이동한다. 평가에 대한 해석과 추천은 이러한 모든 영역 사이의 상호작용에 초점을 맞추고 있다.

## 13.5 변화에 대한 가정

운동 조절, 운동 학습 그리고 운동 발달에서 출현하는 연구를 바탕으로 다음에 소개하는 변화에 대한 가정은 운동 기술 습득에 관한 중재를 안내한다. 네 가지 일반적인 가정을 소개한다.

① 과제의 필요 요건, 환경적 요구, 아이의 능력 사이에 조화는 운동 기술 습득을 더 향상시킬 것이다.
② 아이가 성취해야 할 것과 원하는 운동 기술 습득과 결과에 관한 명백한 정보가 제공되어야 한다는 것을 이해한다면 운동 기술 습득은 더욱 향상될 것이다.
③ 아이가 과제 수행을 위해 자신의 최상의 움직임 전략을 찾아 독립적으로 문제를 해결할 것을 권유받는다면 운동 기술 습득이 더 향상될 것이다.
④ 아이에게 도전적(즉, 아이의 능력의 상위 한계 또는 근접 발달 영역에서 가능한 과제)이고 동기화하는 과제를 제공하면 운동 기술 습득이 더욱 향상될 것이다.

여덟 가지 특별한 가정을 소개한다.

⑤ 학습 초기 단계에서 되먹임이 움직임 결과와 과제와 환경에 대한 중요한 특성(운동 수행이 아닌)에 초점을 둔다면 운동 기술 습득은 더욱 향상될 것이다.
⑥ 학습 초기 단계에서는 되먹임이 요약적이고 움직임 수행의 실패를 인정하는 수

준(실패의 범위) 이상이 보였을 때 되먹임을 제공한다면 운동 기술 습득이 향상될 것이다.

⑦ 학습 후기 단계에서는 아이가 타고난 신체에 초점을 맞추고 환경적 되먹임을 지각함으로써 자신의 움직임 수행에 대해서 자기 평가를 하도록 권유받으면 운동 기술 습득이 향상될 것이다.

⑧ 아이가 전체 과제와 전체에서 분리된 과제의 부분들을 연습한다면 운동 기술 습득이 더 향상될 것이다.

⑨ 아이가 무작위 연습을 아이에게 제공한다면 운동 기술 습득이 더 잘 될 것이고 장기 보유도 향상될 것이다(그러나, 중증 인지 장애가 있는 아이는 학습 초기 단계에서는 특별히 묶음 연습이 더 효과적일 것이다.)

⑩ 열린 과제에서 연습 동안에 아이에게 다양하고 예기치 못한 과제를 제공한다면 운동 기술 습득이 열린 과제에서 향상될 것이다.

⑪ 자연적인 치료 환경에서 아이가 운동 기술 수행에 관한 되먹임을 제공받고 연습을 한다면 운동 기술 습득이 그러한 환경 내에서 발달할 것이다.

⑫ 운동 기술을 다양한 배경과 일상적인 틀에서 연습한다면 운동 기술은 더욱 일반화될 것이고 전이되거나 그것을 다른 배경과 일상적인 틀에서 더 잘 사용할 것이다.

## 13.6 임상에서의 적용

이 장에서 설명한 운동 기술 습득 이론의 틀은 아이-과제-환경의 조화가 과제와 환경적 수정과 관련된 연습, 그리고 되먹임 개념과 협력하여 운동 기술 습득을 향상시킨다. 이 절에서의 초점은 운동 기술 습득을 향상시키기 위해 변화에 대한 일반적인 가정과 특별한 가정을 어떻게 실제 치료에 적용할 것인가에 대한 더 깊은 내용을 설명할 것이다. 중재는 평가로부터 발전된 목표와 목적에서 특징지워지는 것으로 각 과제에 관련된 운동 기술 습득을 향상시키는 것에 직접적이다. 그러나 이 이론의 틀을 사용하기 위해 치료사는 자신의 지식과 기술을 과제/환경 분석과 수정 안에서 통합하는 것이 필요하다. 이 이론의 틀에서 사용하는 특정한 방법은 과다한 근긴장도가 있는 아이와 감각 조절에 문제를 지닌 아이와 비교했을 때 적용하는 것은 다를 것이다. 예를 들어, 과긴장도가 있는 아이를 위해서 치료사는 단지 운동 기술 습득 이론의 틀만을 사용하거나 신경발달 치료와 같은 다른 이론의 틀과 연합해서 치료하기도 할 것이다. 그러나 치료사는 항상 강직에 대한 이론과 지식을 고려해야 한다. 운동기술 습득 이론의 틀은 그 자체만으로 또는 다른 많은 접근법과 함께 사용될 수 있지만 치료사는 항상 아이의 특별한 문제에 관련된 유용한 사항들을 고려한다.

이 이론의 틀에서 과제 수행은 운동 기술 습득을 반영하다. 아이의 과제 수행에 대한 관찰을 통하여 작업치료사는 과제 수행을 지지하거나 제약하는 과제, 환경 그리고 아이에 관한 중요한 정보를 얻는다. 중재 목표는 아이-과제-환경이 조화를 이루어 과제 수행을 향상시키는 것이다. 이것을 하기 위해 치료사는 과제와 환경을 수정하거나 과제 수행을 향상시키는 데 잠재력을 가지고 있는 수행 요소 결핍을 언급한다.

아이는 자신이 기대하는 것과 무엇이 원하는 움직임 결과나 과제 목표를 성취하는 것을 상기시키는지 이해할 필요가 있다. 치료사는 환경의 중요한 양상과 아이에 의해 수행되는 움직임 성과에 관한 되먹임 정보를 제공한다. 아이는 자신의 움직임 결과가 원하는 결과와 얼마나 유사한지 그리고 얼마나 다른지를 알 수 있다. 치료사는 아이에게 그림을 완전히 그리거나 원하는 방식에 맞게 상의를 입는 것과 같은 원하는 결과에 대한 시각적 모델을 제공할 수 있다. 그런 다음 아이는 자신의 결과와 시각적 모델을 비교하도록 권유받을 수 있다.

시각적 손상을 입은 아이를 위해 언어와 촉각적 정보가 아이에게 제공되어 이것을 비교하게 할 수 있다. 성취에 대한 결과 기대는 나이, 능력 수준 그리고 사회 문화적 기대에 합리적인 것이 중요하다. 이러한 정보는 보호자, 차트 조사 그리고 기준 이론 검사로 얻을 수 있다.

특히 유아나 인지 손상이 있는 아동에게는 과제 수행에 필요한 움직임을 아이가 이해하도록 돕기 위해 직접적인 손 안내가 종종 필요할 것이다. 이러한 경우에는 아이가 스스로 움직임을 시작할 때까지 한 번에 또는 여러 번에 걸쳐 하나의 과제를 통해 아이를 움직일 것이다. 손 안내의 의도는 아이가 사고할 때까지 그것을 사용하는 것이고 가능하면 빨리 손 안내를 하지 않는 것이다. 아이가 이러한 접근법 안에서 자신의 움직임 전략을 발달시키고 치료사가 부가한 전략에 의존하지 않는 것이 중요하다.

인지 장애가 있는 어떤 아이들은 새로운 기술을 학습하고 보유하기 위해서 다른 아이들보다 오랜 반복이나 묶음 연습을 할 필요가 있을는지도 모른다. 중증 인지장애아들은 기술을 일반화하고 배운 것을 장기 보유하는 데 어려움이 있기 때문에 사용될 각각의 환경 안에서 하나의 과제를 연습하는 것이 필수적이다. 아이는 목표를 성취하기 위해 다양한 움직임 전략을 사용하여 자신의 최상의 능력으로 혼자서 문제를 해결할 것을 권유받아야 한다. 이것은 아이가 움직임에 대한 자신의 전략을 발견하게 할 것이다. 일단 아이가 움직임에 대한 개별적 전략을 발달시키면 아이는 운동 기술 습득을 더 향상시킬 것이다.

치료사는 아이가 과제를 수행한 후에 추가적으로 치료사의 되먹임을 받기 전에 아이가 자신의 몸과 지각한 환경 되먹임을 사용하거나 처리하도록 몇 분 기다리는 것이 중요하다. 이러한 시간은 아이에 따라 다양하므로 적절히 조정되어야 한다.

학습 초기 단계에서 운동 기술 습득을 향상시키기 위해서 과제는 도전적이고 동기를 이끌어내며 아이의 경험과 관련되어야 한다. 이것을 효과적으로 수행하기 위해서 치료사는 아이의 기술, 한계 그리고 도전적이지만 외부 지지를 받는 상태에서 아이의 능력을 초과하지 않는 적응이나 보조 과제를 이해하는 것이 필요하다. 치료사는 지금 아이가 할 수 있지만 아이가 어느 정도 도움을 받아서 독립적으로 성취할 잠재적 범위 안에서 과제를 구조화하기 위해 근접 발달 영역을 사용할 것이다. 더욱이 아이의 환경에 대한 치료사의 이해를 기초로 과제를 아이의 삶에 관련되고 의미 있도록 구조화한다.

학습 초기 동안에 치료사는 아이의 능력이 과제의 필수요건과 환경 요구에 조화를 이루도록 시도한다. 이것은 보조 장비, 자세잡기를 위한 장비, 보조 기술, 과제나 환경 수정 또는 아이가 과제를 더 쉽게 처리하고 과제의 주요한 특성을 사용하는 것이 가능하도록 하는 되먹임 제공을 포함할 것이다. 아이가 움직임의 결과를 이해한다면 치료사가 되먹임을 줄이고 아이가 자신의 신체를 이용하고 환경적 되먹임을 지각하도록 촉구하는 것이 중요하다. 치료사는 상세한 되먹임에 반하여 요약이나 전반적 되먹임을 제공해야 하고 아이의 움직임 직후에 되먹임을 제공하는 것 대신 아이의 움직임 수행이 미리 설정된 실패 범위 밖에 떨어질 때 되먹임을 제공한다. 그러나 어떤 아이들은 독특한 학습과 정신사회적 선호도와 욕구 때문에 학습 초기 단계에서 더 잦은 또는 순간적인 되먹임을 요구할는지도 모른다. 치료사는 되먹임을 제공할 때라고 결정될 때 움직임 과학 연구 자료에서 제공하는 정보와 함께 이러한 요인들을 중요시해야 한다.

학습 후기 동안에 아이는 자신의 고유한 신체에 초점을 맞추고 환경적 되먹임을 지각함으로써 움직임 수행과 결과에 대해 스스로 평가하는 것을 깨닫게 된다. 치료사는 아이의 움직임 결과와 효과적이지 못하고 효율적이지 않은 특별한 움직임 전략이나 기대하는 성과 사이의 차이를 설명하기보다는 오히려 아이에게 질문을 해서 아이가 자신의 움직임 수행과 결과에 관한 생각과 해결책을 만들도록 도와줄 것이다. 잠재력에 관한 질문들에는 "네가 수행한 것에 대해 어떻게 생각하니?", "일이 잘된 것 같니? 아니면 그렇지 않니?", "네가 시도할 수 있는 다른 방법은 어떤 방법이 있을까?" 등이 있다. 아이가 자신의 생각이나 해결책을 만들지 못할 때는 치료사는 아이와 함께 이 과정에 참여할 수 있고 움직임 수행과 결과에 대한 더 많은 되먹임을 제공할 수 있다. 치료사는 아이에게 어떻게 움직이는지 보여 줄 수 있고 특별한 움직임 전략이 왜 효과가 없는지에 대해 설명해 줄 수 있다. 치료사는 아이가 자신의 움직임 전략을 바꾸는 데 어려움이 있을 때나 그런 경우가 있다면 다른 움직임 전략을 제시하고 보여주거나 가르쳐야 한다. 그러나 치료사가 아이의 고유한 신체와 환경적 되먹임 지각에 전적으로 접근하지 못하기 때문에 치료사가 만든 움직임 전략이 움직임 결과를 얻는 데 효율적이지 못하거나 효과적이지 못할런지도 모른다. 특별한 과제를 성취하기 위해 사용하는 전략에는 '정상'적인 것도 없고 '최상'이라고 할 수 있는 것도 없다. 이 이론의 틀에서는 신경발달치료 이론의 틀에서 사용하는 특별한 신체적 핸들링 전략을 제안하지 않기 때문이다.

아이는 과제 전체를 연습해야 한다. 아이가 전체 과제를 수행하는 경험 없이 과제의 부분들을 따라 분리하여 연습해서는 안된다(예, 셔츠 전체를 입어보지 않고 팔을 소매에 넣는 부분만 연습시키는 것). 아이는 과제의 부분들을 독립적으로 수행할 수 있고 과제의 다른 부분들에 대해서는 치료사로부터 물리적 도움과 더 많은 되먹임을 요구할 수도 있다. 전체 과제를 연습하는 것은 아이가 과제에 관심을 기울여야 하고 관리해야 하는 과제, 환경적 조건 그리고 정보가 실제 치료에 연합되어야 하기 때문에 중요하다. 이러한 조건은 과제의 부분들을 분리해서 연습할 때는 연급되지 않고 타이밍과 순서는 과제 전체를 수행하는 동안 관리 받을 필요가 있다.

치료사는 종종 치료 기간을 구조화해서 아이가 많은 과제에 중요한 기초 기술을 연습하도록 한다(예, 균형잡기). 가능하다면 균형은 치료용 공이나 볼스터 같은 치료 장비에서 과제의 부분이지만 전체 과제와 분리되지 않은 상태로 훈련받아야 한다. 많은 아이들은 장비(예, 치료용 공)를 이용하여 배운 기술을 균형이 필요한 과제에 전이시키는 것이 어렵다(예, 옷입기나 장난감 쪽으로 팔을 뻗어 장난감을 조작하기 또는 용기를 이용해서 식사하기).

치료사는 열린 과제를 연습하는 동안 움직임의 다양성과 예측 불허를 고려하여 연습 조건을 구조화해야 한다. 왜냐하면 이러한 것들이 이러한 과제들의 고유한 특성이기 때문이다. 아이는 많은 운동 기술을 수행하는 데 필수적인 민첩성과 규제 조건의 예측성 불허를 다루는 전략 레파토리를 발달시키도록 권유받을 수 있다.

아이가 특별한 과제 수행과 결과를 이해하자마자 다양한 과제가 제공되고 연습되어야 한다. 이것은 무작위 연습을 이끌어 기술 습득에 대한 가능성을 향상시킬 것이고 장기 보유능력을 향상시킬 것이다. 어떤 아이는 이것을 이해하는 데 오랜 시간이 걸려서 원하는 수행과 결과를 이해하기까지 묶음 연습이 더 많이 필요할 것이다. 다른 요소들은(예, 아이의 정보 처리 능력과 학습 선호도) 묶음 연습에서 무작위 연습으로 이동할 때라고 결정하는 시기에 고려되어야 한다. 더욱이 중증 인지 장애나 움직임을 이해하는 데 많은 시간이 필요한 아이는 더 많은 묶음 연습이 필요하다. 묶음 연습은 움직임 기술이 사용될 각 치료 환경에서 제공되는 것이 필요하다. 왜냐하면 중증 인지 장애가 있는 아이는 하나의 치료 환경 또는 하나의 일상적 틀에서 배운 움직임 기술을 다른 환경이나 다른 틀로 전이하는 데 많은 어려움이 있기 때문이다.

학습 초기와 후기 동안 아이는 다양한 환경, 다양한 재료 그리고 다양한 일상 틀에서 움직임 기술을 연습할 것을 권유받아야 한다. 이것은 아이에게 많은 과제와 환경적 요구를 다루는 데 더 큰 레파토리와 더 유연한 전략을 제공할 수 있다. 이것은 습득한 움직임의 일반화와 장기 보유를 향상시킬 수 있다. 인지적 손상이 있는 어떤 아이는 매일 일상생활의 기초로 사용될 재료를 친숙한 환경에서 연습하는 것이 필요하다. 어떤 아이들은 가상 환경이나 과제로부터는 치료의 효과를 얻을 수 없다.

운동 기술 습득 이론의 틀에서 목표(Goal)와 목적(Objective)은 기능적 과제 수행에 직접적이다. 목표는 아이와 보호자가 조정하는 노력 안에서 과제 수행을 명백히 한다. 목적은 아이가 목표로 향해 진행하게 만드는 더 작은 목표들이다(Mager, 1975). 목적은 측정 가능해야 하고 과제 수행(예, 자켓을 입는 것, 지퍼를 잠그는 것), 수행에 대해 기대하는 수준이나 기준(예, 한 주에 세 번 가능하다, 어떤 조건이 필요하거나 필요하지 않을 수도 있다), 과제 수행에 필수적인 조건들(즉, 과제 수정, 언어적 암시, 언어와 촉각 되먹임 그리고 연습) 그리고 과제 수행이 일어나는 배경(예, 가정과 교실)을 포함한다.

운동 기술 습득이 아이의 능력, 과제 필수요건 그리고 환경적 요구를 조건으로 하기 때문에 중재는 과제 지향적이고 특별한 배경 중심이다. 하나의 과제나 하나의 환경에서 아이가 작업하는 것은 다른 환경이나 과제를 위한 것이 아니다. 그러므로 운동 기술 습득에서 아이의 진행에 대하여 관찰 가능한 행동을 서류화하고 행동적 목적들을 검토하고 향상시킴으로 이러한 중재의 효과를 주의 깊게 조절하는 것이 중요하다. 이것은 이 장에서 설명했던 변화에 대한 가정의 효과에 대해 알려지지 않은 것이 여전히 많기 때문에 중요하다.

이 책에서 설명하는 다른 이론의 틀들은 여기서 소개한 운동 기술 습득 이론의 틀과 연합하여 사용될 것이다. 특히 작업치료는 인체 역학, 신경발달 치료, 감각 통합, 대처기술 그리고 시각적 정보 처리 이론의 틀을 사용할는지도 모른다. 특별히 인체 역학 이론의 틀은 앉기, 자세 잡기, 일에 대한 외형 설계 그리고 과제와 관련된 재료를 설정하는 단계에서 운동 기술 습득 모델을 도울 수 있다. 대처 기술 이론의 틀은 그것이 운동 기술 습득에 영향을 주는 정신사회 하위체계에 초점을 맞추고 아이-과제-환경적 조화와 관련될 때 적합하다. 시각적 정보 처리 이론의 틀 역시 과제와 환경적 수정을 도울 수 있다. 치료사는 다른 이론의 틀의 이론적 배경, 특별한 가정, 치료사, 아이 그리고 가족의 역할에 대한 생각 그리고 목표의 우선순위에서의 차이로 인한 충돌의 가능성을 깨달아야 한다.

## 13.7 요약

이 장에서 설명한 운동 기술 습득 이론의 틀은 중재 과정에서 아이와 치료사의 전통적인 역할과 책임감 안에서 중요한 변환을 제안한다. 아이는 자신의 학습에 대해 적극적인 학습자임과 동시에 책임자로 본다. 치료사는 문제 해결 과정에서 아이, 가족 그리고 다른 사람들의 파트너로서 본다. 아이가 새롭거나 더 효율적인 운동 기술을 습득하게 하는 촉진자인 것이다. 이 이론의 틀은 아이에게 행했던 특별한 전략을 제공하는 대신에 치료사가 아이, 과제 그리고 환경의 분석가가 될 것을 요구하고, 특별한 과제를 수행하는 아이의 능력을 향상시킬 학습 상황을 구조화하는 데 창의성을 발휘할 것을 요구한다. 기능적 과제와 적극적 학습자에 대한 강조는 전통적인 작업 치료 철학과 치료에 매우 적합하다.

## 참고문헌


American Occupational Therapy Association. (1994). Uniform terminology for occupational therapy, third edition. *American Journal of Occupational Therapy, 48*, 1047–1054.

Bernstein, N. (1967). *Coordination and regulation of movements*. New York: Pergamon Press.

Bly, L. (September/October, 1996). What is the role of sensation in motor learning? What is the role of feedback and feedforward? *NDTA Network*, 1–7.

Brooks, V. B. (1986). *The Neural Basis of Motor Control*, New York: Oxford University Press.

Carr, J. H., & Shepherd, R. B. (1987). *A Motor Relearning Programme for Stroke (2nd ed.)*, Rockville, MD: Aspen Systems.

Christiansen, C. (1991). Occupational therapy intervention for life performance. In C. Christiansen & C. Baum (Eds.), *Occupationai Therapy, Overcoming Human Performance Deficits* (pp. 28–29). Thorofare, NJ: Slack, Inc.

Coster, W., Deeney, T., Haltiwanger, J., & Haley, S. (1998). *School Function Assessment*. San Antonio, TX: Psychological Corporation.

Ferguson, J. M., & Trombly, C. A. (1997). The effect of added-purpose and meaningful occupation on motor learning. *American Journal of Occupational Therapy, 51*, 508–515.

Fisher, A. G. (1992). *Assessment of motor and process skills* (Res. ed. 6.1J). Unpublished test manual, Department of Occupational Therapy, Fort Collins, CO: Colorado State University.

Gentile, A. M. (1987). Skill acquisition: Action, movement and neuromotor processes. In J. H. Carr, R. B. Shepherd, J. Gordon, A. M. Gentile, & J. M. Held (Eds.), *Movement Science: Foundations for physical therapy in rehabilitation* (pp. 93–154). Gaithersburg, MD: Aspen.

Gentile, A. M. (1992). The nature of skill acquisition: Therapeutic implications for children with movement disorders. In H. Forssberg & H. Hirschfeld (Eds.), *Movement disorders in children*, Medicine and Sports Sciences, Basel, Karger, 36, 31–40.

Gibson, E. J. (1963). Perceptual development. In H. W. (Ed.) *Child psychology*. Chicago, IL: University of Chicago Press.

Gibson, E. J. (1969). *Principles of perceptual learning and development*. New York: Appleton-Century-Crofts.

Gibson, J. J. (1966). *The senses considered as perceptual systems*. Boston, MA: Houghton Mifflin.

Gliner, J. A. (1985). Purposeful activity in motor learning theory: An event approach to motor skill acquisition. *American Journal of Occupational Therapy, 39*, 28–34.

Goodgold-Edwards, S. A., & Cermak, S. A. (1989). Integrating motor control and motor learning concepts with neuropsychological perspectives on apraxia and developmental dyspraxia. *American Journal of Occupational Therapy, 44*, 431–439.

Haugen, J. B., & Mathiowetz, V. (1995). Contemporary task-oriented approach. In C. Tremble (Ed.), *Occupational therapy for physical dysfunction* (4 ed.) (pp. 510–527). Williams & Wilkins.

Humphry, R., Jewell, K., & Rosenberger, R. C. (1995). Development of in-hand manipulation and relationship to activities. *American Journal of Occupational Therapy, 49*, 763–771.

Kamm, K., Thelen, E., & Jensen, J. I. (1990). A dynamical systems approach to motor development. *Physical Therapy, 70*, 763–775.

Kaplan, M. (1994). Motor learning: Implications for occupational therapy and neurodevelopmental treatment. *Developmental Disabilities Special Interest Section Newsletter, 17*, (3), 1–4.

Lee, T., Swanson, L., & Hall, A. (1991). What is repeated in a repetition? Effects of practice conditions on motor skill acquisition. *Physical Therapy, 71*, 150–156.

Levine, M. (1987). *Developmental variation and learning disorders*. Cambridge, MA: Educators Publishing Service.

Mager, R. F. (1975). *Preparing instructional objectives*. Belmont, CA: Pearson.

McCaffrey-Easley, A. (1996). Dynamic assessment for infants and toddlers: The relationship between assessment and the environment. *Pediatric Physical Therapy, 8*, 62–69.

Nelson, D. L. (1988). Occupation: Form and performance. *American Journal of Occupational Therapy,42*, 633–641.

Poole, J. (1995). In C. Trombly (Ed.), *Occupational therapy for physical dysfunction* (4th ed.) (pp.

265–276). Baltimore: Williams & Wilkins.

Riccio, C. M., Nelson, D. L., & Bush, M. A. (1990). Adding purpose to repetitive exercise of elderly women through imagery. *American Journal of Occupational Therapy, 44,* 714–719.

Sabari, J. (1991). Motor learning concepts applied to activity-based intervention with adults with hemiplegia. *American Journal of Occupational Therapy, 45,* 523–530.

Schmidt, R. A. (1991). Motor learning principles for physical therapy. In M. J. Lister (Ed.), *Contemporary management of motor control problems: Proceedings of the II STEP conference* (pp. 49–63). Alexandria, VA: Foundation for Physical Therapy.

Sietsema, J. M., Nelson, D. L., Mulder, R. M., Mervau-Scheidel, D., & White, B. E. (1993). The use of a game to promote arm reach in persons with traumatic brain injury. *American Journal of Occupational Therapy, 47,* 19–24.

Thelen, E., Corbetta, D., Kamm, K., Spencer, J. P., Schneider, K., & Zernicke, R. F. (1993). The transition to reaching: Mapping intention and intrinsic dynamics. *Child Development, 64,* 1058–1098.

Thorndike, E. L. (1932). *Fundamentals of learning.* New York: Teachers College, Columbia University.

Thorndike, E. L. (1935). *The psychology of wants, interests, and attitudes.* New York: Appleton-Century-Crofts.

Travers, R. M. W. (1977). *Essentials of learning* ($4^{th}$ ed). New York: Macmillan.

Trombly, C. (1995). Occupation: Purposefulness and meaningfulness as therapeutic mechanisms. *American Journal of Occupational Therapy, 49,* 960–972.

van der Weel, F. R., van der Meer, A. L., & Lee, D. N. (1991). Effect of task on movement control in cerebral palsy: Implications for assessment and therapy. *Developmental Medicine and Child Neurology, 33,* 419–426.

VanSant, A. (1991). Motor control, motor learning, and motor development. In P. C. Montgomery & B. H. Connolly (Eds.), *Motor control and physical therapy: Theoretical framework and practical applications* (pp. 13–28). Hixson, TN: Chattanooga Group.

Vygotsky, L. S. (1978). *Mind in society: The development of higher psychological processes.* Cambridge, MA: Harvard University Press.

Winstein, C. J. (1991). Knowledge of results and motor learning—Implications for physical therapy. *Physical Therapy, 71,* 140–149.

Winstein, C. J. & Schmidt, R. A. (1990). Reduced frequency of knowledge of results enhances motor skill learning. *Journal of Experimental Psychology (Learning, Memory, Cognition), 16,* 677–691.

● ● ● 제 1 4 장

# 대처 이론의 틀

G. GORDON WILLIAMSON / MARGERY SZCZEPANSKI
조무신 역

대처는 최적의 기능을 증진하는 데 있어 작업치료사들이 설명하는 적응 과정의 주요 요소이다(Fine, 1991). 대처는 일상생활을 위한 발달기술의 통합과 적용이다. 효과적으로 아동이 대처할수록 아동은 좀 더 효과적으로 배운다. 효과적인 대처는 학업성취, 자부심 그리고 개인의 통제 감각과 확실히 상호관계가 있다. 대처의 이론의 틀은 인지행동 이론 모델에 근거를 두고 있다. 아동이 현재와 미래의 도전과 기회를 다룰 수 있는 대처 자원의 발달과 사용을 강조한다. 중요한 특징은 병리학보다 기대와 요구에 대한 건전한 적응에 초점을 맞춘 그것의 긍정적인 방침이다. 대처 이론의 틀은 작업수행의 모든 영역에 종사할 때 스트레스에 대처하는 아동의 능력을 향상시키는 데 목적이 있다. 좌절과 매일의 도전들은 모든 아동들의 삶에 영향을 미친다. 그래서 이 이론의 틀 안에 나타나는 정보는 그 또는 그녀의 경험에 응하여 더 적합한 행동들로 발전시키는 데 보조를 필요로 하는 어떠한 아동에게도 이와 같이 적용할 수 있다. 대개의 경우, 작업치료를 받은 아동들은 대처에 효과가 없기보다 다른 이유로 중재를 받아야 할 것이다. 비록 대처의 이론의 틀이 수행의 사회감정적인 관점을 설명하는 것과 분리하여 적용될 수 있을지라도, 이 교재에서는 전형적으로 다른 이론의 틀과 관련되어 사용된다. 어떤 중재의 결과가 아동의 대처 능력에 의하여 영향을 받기 때문에, 아동이 제한된 적응 능력을 가지고 있다고 결정되었을 때 이 접근법은 모든 중재계획에 포함되었을 것이다. 이 이론의 틀의 적용은 광범위한 특별한 필요를 가지고 있고 다양한 사회문화적인 배경으로부터 온 아동과 청소년들에게 꼭 맞게 사용할 수 있다.

# 14.1 이론적 기초

이 대처이론의 틀은 작업치료의 실행을 위한 유일한 지침의 안에서 아동들의 스트레스와 대처와 관련된 이론적인 개념들을 조직화한다.

아동 발달 분야에서 다수 전문가들은 그들의 대처 자원, 취약점, 그리고 긴장이 많은 상황에 행동반응과 관련이 있는 아동의 대처하는 양상을 연구하였다. 대처는 개인적인 필요에 직면하고 환경의 요구반응에 적응하도록 하는 과정이다. 아동은 사고, 느낌, 그리고 좋아하는 것을 다룰 때는 그 또는 그녀의 자신으로 대처한다. 아동은 사회적이고 물리적인 세계를 다룰 때는 환경으로 대처한다. 대처의 목적은 행복감을 유지하거나 향상시키는 것이다(예를 들면, 아동들이 세계에서 그들 자신과 장소를 좋게 느끼는 주변 환경과 상황에 대처한다). 아동의 대처 능력은 필요 또는 요구와 그들을 다루는 자원의 유효성 간의 조화로 결정된다. 효과적인 대처는 일상생활에서의 요구를 조절하는 데 충분한 방책을 반영한다. 효과적인 대처의 장기 목표의 결과는 친밀한 사회적인 관계에 대한 긍정적인 동일성과 능력의 습득이다. 대처는 적응의 폭넓은 개념의 기본적인 능력이다. 스트레스에 대처하는 과정은 노력에 목적이 있는 행동의 유발을 유도한다. 더이상 능동적인 노력을 요구하지 않게 매우 잘 설계된 반사 또는 자율적인 습관성 행동이 포함되지 않는다. 그와 같이 자율적이거나 또는 잘 설계된 행동은 이 이론의 틀의 배경으로는 설명되지 않는다. 비록 이런 분별이 항상 명백하지 않을지라도, 모든 아동의 환경과의 상호작용으로 둘러싸인 대처의 전체적인 정의를 하지 않는다. 이 이론의 틀에 대한 기본적인 가정은 대처 과정이 교류되고 대처 전략이 습득된다는 것이다. 대처의 교류는 사회적 물리적 주위 상황의 배경과 그들과 연속되고 순환되는 상호작용에서 발생한다. 환경은 대처 과정에 있어 진행 중이고, 항상 존재하는 영향력을 가지고 있다. 환경과의 교류를 통해, 아동들은 그들의 행동 레퍼토리로 대처 전략을 시도하고, 실행하고, 통합한다. 대처 전략은 요구와 환경적인 기대의 변화의 반응에 앞서 습득한다. 이 이론의 틀은 더 효과적으로 대처하는 것을 배울 수 있다고 가정하기 때문에 사실상 습득할 수 있다고 간주할 수 있다. 대처 과정은 스트레스로 나타나는 개인적인 필요와 환경 요구들에 의해서 발생된다. 스트레스는 사람의 행복감에 도전적이거나, 협박하거나, 또는 해롭다고 받아들여지는 상황에 반응하여 물리적으로, 인지적으로, 또는 감정적으로 경험하는 긴장감이다. 이론적인 기본원리 안에서, 스트레스에 대처하는 것은 폭넓게 정의되었고 아동이 상황을 처리하는 것에 한정되어 있지는 않다. 스트레스에 대한 도전이 종종 긍정적이고 활기를 돋우는 감정과 관련이 있다고 이야기된다. 스트레스는 아동에게 잠재적으로 해롭거나 위협적인 것과 같이 부적정인 영향이 있는 것으로 설명되었다. 발달상 스트레스의 적정수준은 각각 아동에 따라 차이가 있고, 동기, 학문, 숙달을 촉진한다.

스트레스는 아동의 독특한 상황지각에 근거한 긴장의 긍정적이거나 부정적인 느낌을 유발시킬 수 있다. 치료시간을 호위하는 아동의 다양한 반응은 이 점을 설명한다. 한 아동은 치료실에 들어가서, 테이블에 놓여진 마음을 끄는 장난감을 흘낏 보고, 그 다음에 그것을 가지고 놀기 위하여 그 또는 그녀의 어머니의 곁에서부터 떠난다. 이 아동은 도전으로 상황을 설명한다. 또 다른 아동은 동일한 치료실에 들어가서 같은 장난감을 흘낏 보았을 때, 그 또는 그녀의 어머니의 곁에서 떠날 때라고 기억한다. 이 아동은 초기에 조심하여 상황을 인지하고 그 또는 그녀의 부모 곁에서 몇 분을 보낸다. 치료사의 격려와 함께, 이 아동은 장난감에 쉽게 다가갈 수 있다(그림 14.1).

비록 스트레스가 반작용일지라도, 스트레스 요인들은 활동의 내적 또는 외적 사건을 반작용으로 이끌어낸다. 내적 스트레스 요인들로는 생각, 흥미, 동기, 신체감각과 장애의 존재가 포함된다. 외적 스트레스 요인들로는 주위를 둘러싸고 있는 것들, 사물의 조작, 그리고 사람과의 상호작용이 있다. 외적 스트레스 요인들은 사소한 고장, 매일의 일상에서의 거주지의 변화와 가정의 불화와 같은 주요한 사건으로 사소한 동요로부터 강도를 조준할 수 있다. 아동들은 빈번히 내적 또는 외적 요구와 기대에 관해 스트레스를 경험하기 때문에, 이런 용어의 관계는 이 장에서 스트레스 요인의 이론으로 사용된다. 이동이 스트레스를 다루는 방법은 그들의 대처교류를 관찰하는 것에 대해서만 평가받을 수 있다. 교류의 관찰은 아동의 (대처 과정)이 일상생활에서 어떻게 표현되는가를 이해하기 위한 매체이다.

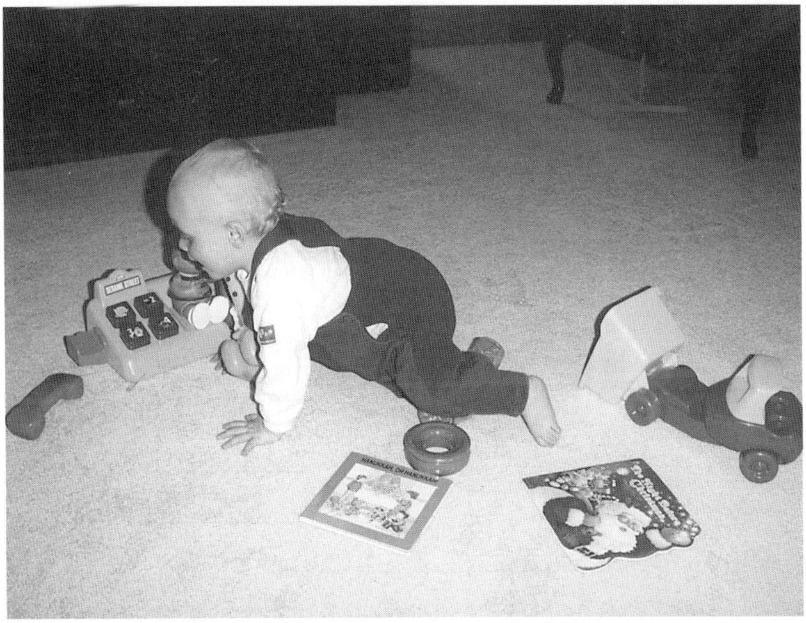

**그림 14.1**

아동은 기분 좋게 장난감들에 접근할 수 있다

## 14.1.1 대처 과정

여러 방면의 연구자들이 대처과정(Antonovsky(1979), Haan(1977), Lazarus & Folkman (1984), Moos & Billings(1982), Zeitlin, Williamson, & Rosenblatt(1987))을 설명하였다. 그들의 연구로부터 설명에 더불어, 임상적으로 유용하게 설계된 대처 모델이 발전되었다. 그것은 아동의 대처과정을 관찰하고, 이해하고, 분석하기 위한 구조를 제공한다.

모델은 인지-행동적인 방침으로 나타나나, 아동의 정신과정이 매우 정확하게 말로 묘사하기 어렵다는 것을 알아야 한다. 더 나이가 많은 아동에 있어서, 인지적 기여는 각각의 처리의 단계에서 더 영향을 미치게 된다. 대처과정은 대처교류의 배경에서 일어난다. 아동과 환경 사이에 상호작용의 연속인 대처 교류는 아동과 환경과 관련된 요소로 이루어져 있다. 이 모든 요소는 대처 과정의 결과에 기여한다. 그 다음에 대처 교류를 관찰할 때 환경, 아동, 그리고 아동이 경험한 과정 단계의 기여를 평가하는 것이 중요하다. 아동의 기대로부터, 이 교류 모델은 4단계, 서로 관련이 있는 과정으로 대처를 관찰한다(그림 14.2).

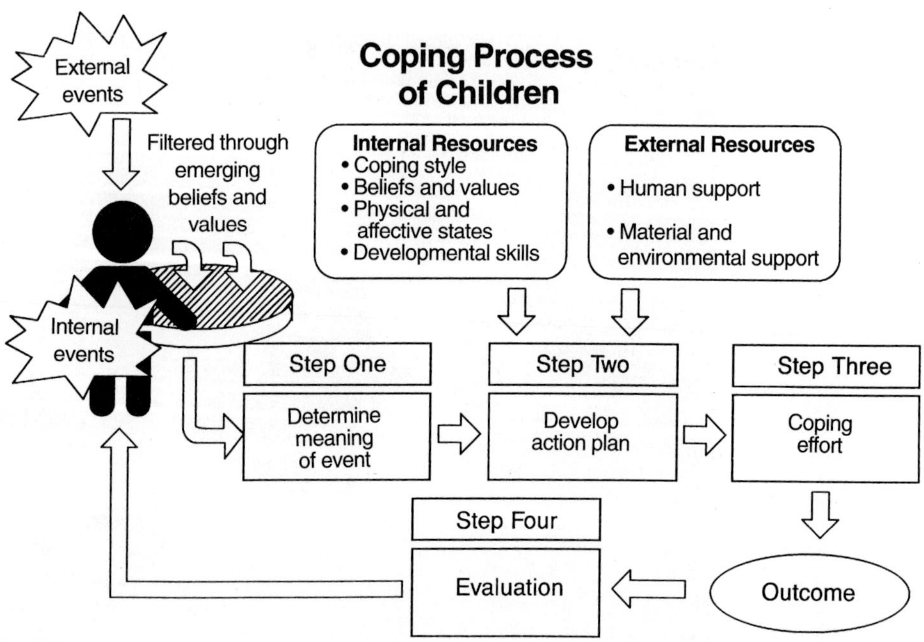


**그림 14.2**
아동들의 대처기술의 진행도

① 상황의 의미를 결정하라.
② 활동계획 개발하라.
③ 대처 노력을 수행하라.
④ 그것의 유효성을 평가하라.

대처 교류에 대한 환경적인 기여는 빈번하게 coping 과정을 시작하는 아동에게 가능한 외적 요구의 창의물과 아동의 대처 노력에 대한 환경적인 반응을 포함한다. 이 환경적인 피드백은 아동이 어떻게 대처 노력의 효과를 인지하는지에 영향을 준다(예를 들면, 이것은 얼마나 성공적으로 상황이 처리되는지의 아동의 평가에 기여한다). 대처 교류의 분석은 치료사가 아동이 일상에 기초한 특정한 상황과 기능에 어떻게 대처하는지를 이해하도록 돕는다.

1단계. 상황의 의미를 결정하다.

대처 과정은 아동에게 긴장이 많음으로써 경험되어진 요구나 기대로 인지된 내적 또는 외적 상황의 경험에 의해 시작된다. 유아기 아동(young childen)은 내적 요구와 기대의 스트레스는 오직 그들의 행동을 통해서 추론될 수 있다. 유년기 아동(older childen)은 구두로써 내적 욕구를 표현할 수 있을지도 모른다. 이러한 내부적 요구의 예는 아동의 개인적 목표, 좋아하는 것, 관심사, 성공이나 실패에 대한 기대, 신체적 감각, 그리고 아동에 의해 경험한 광범위한 감정의 범위가 있다. 유아기에는 외적 요구와 기대는 우선적으로 가족 구성원과 다른 돌보는 사람들에 의해 만들어지고 후에는 선생님들과 지역사회에 의해 만들어진다.

대부분의 성인들은 스트레스를 만들어내는 아동의 사회적 행동, 수행, 그리고 일상생활의 처리에 대한 유일한 요구와 기대를 갖는다. 요구와 기대가 아동의 처리 수단과 조화를 이룬다면 그것은 스트레스의 적정한 정도를 제공할 것이다. 요구가 너무 높거나 또는 낮을 때 효과적인 대처와 발달이 방해받는다. 특히 아동과 관련된 외적 요구와 기대의 예는 발달적이고 학구적인 업적, 자기 건강관리의 독립, 그리고 사회와 지역사회 활동 참여를 위한 목표가 포함된다. 게다가, 물리적 환경은 협상하기 위한 아동에 대한 외적 시공간적인 특별한 세트를 부과했다(예를 들면, 접근하기 어려운 환경에 대상물, 그리고 널리 행해지고 있는 장난감들을 이동시키는 것에 대하여 반응하는 복잡한 환경에서 움직임). 인지적이고 감성적인 처리과정은 그들이 아동의 사건을 평가할 때 최근 아동에게 형성된 믿음과 가치들을 통해 걸러짐으로써 사용된다. 사건의 의미는 아동의 행복감에 대한 위협, 해로움, 또는 도전으로 해석될지도 모른다. 많은 경우에 사건은 아동의 요구가 순조롭게 잘 해내게 될 수 없는 것을 느낄 때 스트레스를 받게 된다. 사건이 아동에게 스트레스 요인으로 확인되었을 때, 다음 단계는 행동의 과정을 결정하는 것이다.

### 2단계. 행동계획의 발전

스트레스 요인을 어떻게 다루는지에 대한 아동의 결정은 아동이 상황에 맞게 행동할 수 있는 자원의 유용성에 좌우된다. 시간을 초과하여 기술을 발전시키는 아동의 결정은 추상적인 생각이 나타나면서 더욱 복잡해진다. 후기 아동이 대안들과 상황에 맞는 선택을 통해서 생각할 수 있을 수 있는 반면에, 제한된 인지 기술을 가진 어린 아동은 감정, 즉각적인 개인의 필요성, 인과관계들의 관계를 유발하는 인식에 기초를 둔 행동계획을 추진하는 경향이 있다. 한 사람의 행동의 논리적 결과를 예언하는 능력은 점진적으로 의사 결정 과정을 중재한다. 대처 수단이 아동의 활동계획 결정에 영향을 미치는 자신과 환경의 견해이다. 그들은 내적(아동 내면에서) 또는 외적(환경 내에서)으로 분류될 수 있다. 주요한 내적 수단은 아동의 대처 스타일, 믿음과 가치들, 신체적이고 감정상태, 발달기술이다. 외적 수단으로는 인간의 자원과 도구, 환경적인 지지들이 있다. 이런 수단의 비평적인 중요성은 후에 따로 별도 장에서 논의된다.

### 3단계. 대처하는 노력의 방법

대처 과정의 3번째 단계는 요구 또는 기대에 대한 대처 노력이 포함되어 있다. 대처 노력은 아동이 실제로 스트레스를 다루는 것이다. 대처 노력에서, 인지적 또는 행동적인 대처 전략들이 상황을 조절하곤 한다. 하나의 대처 전략은 분리하여 사용될 수도 있고 또한 몇몇 전략들이 동시에 사용될지도 모른다. 대처 노력은 대체로 스트레스 요인을 다루고, 스트레스 요인과 관련된 감정을 조절하고, 신체적 긴장과 관련된 조절을 하는 쪽으로 향하게 된다. 행동 지향적인 대처 노력은 특히 스트레스 요인(요구) 쪽으로 향하게 된다. 예를 들면, 숙제를 끝마칠 수 없는 아동은 교과서를 재검토하는 것을 선택하거나, 부모님의 도움을 요청하거나, 숙제를 명백하게 하기 위해 급우를 부른다. 스트레스 요인과 관련된 감정을 다루기 위한 대처 노력은 아동이 더 좋아지도록 도와주는 방향으로 조정해 준다. 좌절을 경험한 아동은 그것을 발생시키는 상황으로부터 물러나도록 선택하거나, 다른 사람들로부터 안락을 찾거나, 감정과 반대로 행동하거나 부정하는 방어기전를 사용할지도 모른다. 또한 감정을 다루기 위해 사용된 대처 노력은 관련된 신체적 긴장을 조절하기 위해 종종 사용된다. 예를 들면, 피로를 경험한 아동은 휴식을 취하는 것을 선택하거나, 덜 엄격한 하나의 활동으로 변화시키거나, 피로에 관계없이 활동을 지속할지도 모른다. 아동의 대처 노력을 중요한 후속 요소(아동의 대처 교류에 대한 환경의 반응)를 이끌어내는 결과를 산출한다. 아동은 물리적이나 사회적 환경으로부터 피드백을 경험한다. 예를 들면, 세발자전거를 배우기 위해 노력하는 아동은 자전거의 실제의 움직임이나 성인의 언어적 설명으로부터 피드백을 받을 수 있다(그림 14.3).

### 4단계. 효과적인 평가

대처과정에서 4번째 단계는 아동의 대처 노력 결과의 평가와 그것의 결과적인 피드

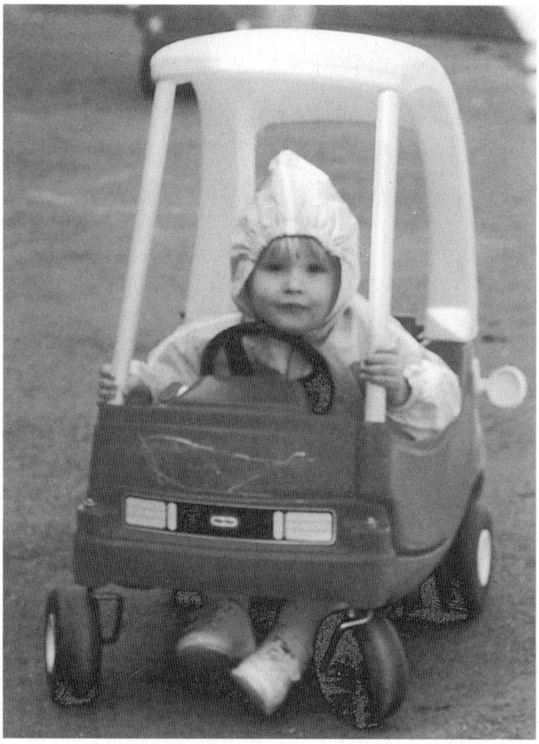

**그림 14.3**

아동들은 자동차의 움직임으로부터 피드백을 받아 어린이용 자동차를 나아가게 하는 것을 배운다.

백을 포함한다. 평가는 이 결과가 아동을 위해 가지고 있는 개인적인 의미뿐 아니라 대처 노력 결과의 인식 평가를 포함한다. 아동들의 시각으로부터 대처 노력은 자신과 환경에 대한 긍정적이고 부정적인 느낌으로 된다. 아동의 대처노력이 효율적이라면, 스트레스는 축소나 제거에 의해 조절될 것이다. 아동은 감정적으로 더 좋아지고 행복감은 향상되거나 회복되고 대처 주기는 다음 긴장을 발생 상황까지 완성된다. 스트레스는 대처 노력이 효과적이지 않을 때 계속되며, 또 다른 극복 주기는 유사하거나 새로운 전략에 시도될 때 생성된다. 반복적으로 실패한 대처 경력을 가지고 있는 아동은 부정적인 자아개념과 실패가능성을 단계적으로 나타낼지도 모른다.

아동은 적응 효과에 관한 감각은 내면화된 후 개인적인 타당성과 차후에 영향을 미친다. 치료사들은 아동들의 대처 능력 인지와 다른 대처 교류로부터 나오는 다양한 기분과 감정의 지각 수용능력에 민감해야 한다. 시간 외로, 대처 효과의 내면화는 아동 정체성과 절친한 관계로 만드는 아동 능력의 특징을 결정하는 데 중대한 역할을 한다.

대처 노력의 목표와 효과에 대한 성인의 견해는 아동들과 같지 않을 것이다. 많은 대처 노력은 성인들의 성공 또는 실패 패러다임으로부터 쉽사리 평가될 수 없다. 대신에 아동 평가는 성인에게 명백할 것 같지 않은 개인적인 사고와 감정을 반영한다. 아동들은 특유한 세계 관점을 가지기 때문에, 그들은 종종 그들의 활동의 목표를 바꾸고, 결과에 대한 기대를 옮기는 데 있어서 유동적이다. 예를 들면, 아동이 모양과 색색의 조각을 맞추는 것에 열중하는 것의 결과에 대해 더할 나위 없이 행복해할지도 모르는 반면에, 성인들은 실패로 이끄는 성공의 부족 때문에 퍼즐은 완성하는 데 있어서 아동들의 어려움을 설명할지도 모른다. 마찬가지로, 성인은 단순하게 나타날 아동의 행동을 요구할 것이다. 비록 요청을 승낙할지라도 아동은 과제가 어렵고 상황이 효과적으로 관리되기 어렵다고 느낄 것이다.

일상생활의 대처는 진행되고 연속적이다. 아동은 다양한 강도의 스트레스 요인에 동시적으로 대처하거나 시간을 넘어 장기간 스트레스 요인에 대처할지도 모른다.

## 14.1.2 대처수단

특유한 수단은—내적과 외적—대처과정을 돕는다. 내적 수단에는 대처 스타일, 믿음과 가치, 신체적 감정적 상태 그리고 발달기술이 있다. 외적 대처 수단에는 인간의 지지와 물질적이고 환경적인 지지가 있다. 부적당한 수단이 비효과적인 대처와 스트레스에 대한 취약성으로 나타나는 반면에, 이런 수단을 가진 친교관계는 아동 대처 수단이 요구를 다루는 아동의 능력에 긍정적으로 영향을 주는 방법을 이해하는 데 중대하다.

### 1) 내적 대처 수단

대처 스타일. 대처스타일은 개인의 안녕을 위협하거나, 해를 끼치거나 도전하는 것으로 이해하는 상황에서의 아동 특유의 행동 습관을 언급한다. 신생아기 그리고 유아기의 대처 스타일은 그들의 감각운동계, 반응성, 그리고 자아창시(self-initiation)의 유일한 패턴으로 설명할 수 있다(Zeitlin, Williamson, & Szczepanski, 1988). 이 대처특성은 목표 지향적 대처 효과를 만들어내는 통합된 발달 기술의 사용으로 나타난다. 이 이론의 틀에서, 대처스타일은 정적인 개인적 특성이 아니라 학습된 행동의 패턴으로써 보여진다.

감각운동계는 아동의 정식의 정신생리학적 기능의 조절과 반응을 포함하는 감각계와 운동계의 통합에 대해 언급했다. 이런 감각-운동의 조직의 범주에서의 대표적인 특성은 자아 위로를 하고, 반응에 대한 동시적인 다른 감각으로부터의 정보를 조직하고 돌보는 동안 타인에 의해 이동되고, 적절한 행동을 유지하고 시각적 집중을 증명할 수 있는 아동의 능력이다.

반응의 범주는  신체적, 사회적 환경의 요구에 대해 아동에 의해 하는 행동을 알게 해 준다. 이런 범주를 대표하는 특징은 말소리나 몸짓의 지시에 반응하고, 다른 사람들의 감정과 기분에 반응하고, 하루 일정에 적응하고, 주위 변화에 대해 순응하고, 스트레스 상황 후에 회복하는 능력들이다. 일반적으로 이런 대처행동의 유형은 외적 사건에 의해

야기된다.

자기 스스로 시작한다는 것은 사물과 사람과 상호 작용하는 개인적 필요성과 마주하는 자율적으로 발생하는 아동의 행동을 말한다. 이런 대처 행동은 본질적으로 유발된다. 견본의 특성은 전략의 다양성을 독립적으로 사용하는 사물을 탐색하고, 새로운 상황에 이전에 배운 행동을 적용하고, 행동하는 동안의 인내를 보여주고, 상황을 예측하는 능력이다.

취학 전과 취학 연령 아동의 대처 스타일은 환경에 대처하고 자신과 대처하기 위해 사용되는 특징적인 패턴으로 설명될 수 있다(Zeitlin, 1985). 관련된 대처하는 특성은 완성될 때까지 활동을 유지하는 것 같은 과제지향적 행동, 환경에서 사회적인 단서에 반응하는 것 같은 상호적인 행동, 분노나 사랑을 표현할 수 있는 것 같은 감정에 기초한 행동, 그리고 초기에 위협으로 받아들인 상황을 재평가하는 것 같은 심리에 기초한 행동들이 있다. 표 14.1은 취학 전과 좀 더 나이 많은 아동들과 관련된 견본 대처 특성의 나타낸다.

**믿음과 가치.** 믿음은 자신과 세상에 대한 진실로서 생각되는 견해다. 어린 아동에서, 대처와 관련되어 나타난 믿음은 발달된 효율감—필요에 응하여 효과를 산출하고, 상황을 조절하고, 타인을 신뢰하는 인지 능력—과 관련이 있다. 믿음은 대개 아동의 자신감에 반영되며 행동으로부터 나타날 수 있다. 좀 더 나이든 아동에서 믿음의 예는 "나는 할 수 있어", "나는 좋은 사람이야", "우리 부모는 내가 필요로 할 때 언제나 계실거야", 그리고 "나는 우리학교에서 가장 서투른 아이야" 같은 표현에서 나타난다.

가치는 아동의 욕구나 선호를 반영한다. 그것들은 개인적인 목적에 기여하고 그들의 성취에 대한 실행을 자극하기 위해 제공된다. 가치 체계는 결국 인생에서 무엇이 중요한지에 대한 아동의 견해에 영향을 준다. 아동에 있어 가치는 성인 인정, 학업 성취, 과제 완성, 그리고 놀이와 여가에서의 선호와 같은 논제와 관련된 행동으로 나타난다.

**표 14.1** 3세 이상 아동의 대처기술 표본

| 자신과의 대처 | 환경과의 대처 |
|---|---|
| 좌절 인내 | 호기심 |
| 개인적 필요와 느낌의 표현 | 다른 사람과의 사회화 |
| 필요와 맞는 행동 시작 | 일과에 대한 적응 |
| 필요할 때 도움을 청하는 능력 | 지시에 따르는 능력 |
| 의존과 독립의 균형 | 다른 사람의 느낌 인지 |
| 대리인의 수용 | 다른 사람들로부터의 온정과 지지의 수용 |
| 변화의 유연성과 목표를 성취하기 위한 행동 | 실망에 따른 회복력 |
| 과제 지속성 | 상황에 능동적으로 참여하는 능력 |
| 활동의 성공적인 완성에 대한 기쁨 표현 | 새롭고 어려운 상황에 대한 반응 |

믿음과 가치는 가족과 사회 경험 그리고 문화적 배경에 의해 형성되고 강하게 영향을 받는다. 그것들은 두 가지 중요한 방법으로 대처에 영향을 준다. 첫 번째로, 그것들은 상황의 인식에 기여하고, 상황이 위협적인지, 해로운지, 도전을 요하는지를 결정하는 데 기여한다. 그리고 두 번째로, 그것들은 특별한 행동을 취할 것인지, 피할 것인지를 결정하는 동기를 부여하는 힘으로 제공된다.

신체적, 정서적 상태. 신체적 상태는 지구력과 건강한 것과 같이, 일반적인 건강과 생리학적인 상태를 말한다. 정서적 상태는 특징적인 기분과 감정을 반영한다. 모든 대처 교류는 대처 효과를 강화하거나 스트레스에 대한 약점을 만들어 낼 수 있는 아동의 신체적, 정서적 상태의 변화의 배경에서 일어난다. 신체적이고 감정적인 상태에 영향을 미치는 만성질환, 반복되는 입원, 무능력상태, 감정적 불안정, 우울감은 아동에게 진행되는 스트레스로 나타난다.

발달 기술. 아동의 발달 능력과 기술 습득의 수준은 대처노력을 위해 가능한 행동들의 범주에 기여한다. 인지적, 정신사회적, 의사소통적, 운동범위에서의 아동의 기술은 대처전략을 배우는 데 기초를 제공한다. 아동이 성숙함에 따라, 대처 전략은 이전에 습득한 발달 기술에 의존하여, 점점 더 복잡해진다. 배고픈 감각과 대처하는 것은 발달 기술이 어떻게 대처행동에 영향을 주는지에 대한 예로 제공된다. 1살 된 아동은 엄마에게 기어가서 말로서 주장할지도 모른다. 두 살 된 아동은 "엄마, 쿠키"라고 요구한다. 그에 반해, 4살 된 아동은 찬장으로 가서 독립적으로 먹을 것을 찾는다.

### 2) 외적 대처 수단

인적 지지. 아동의 대처 노력에 영향을 주는 환경에서 사람들은 인적 지지로 고려된다. 그것에는 부모, 형제, 광범위한 가족구성원들, 선생님, 건강전문가, 지역사회 구성원들이 포함된다. 부모나 다른 주요한 보호자는 대처 노력이 시작되고, 실행되고, 강화되는 데 있어 주위 환경으로서 초기에 제공되는 가장 의미있는 것이다.

아동양육의 정상적인 과정을 통해, 보호자는 아동의 스트레스에 대한 노출을 보호하고, 요구를 만들고, 대처 행동을 수정하고, 대처 노력에서 아동을 격려해 주고 도우며, 우발적인 피드백을 제공함으로써 대처 교류에 영향을 준다. 많은 요소는 사회적 상호작용의 질, 양육, 일관성, 그리고 제한된 환경과 같이, 인적 지지의 타당함에 영향을 준다(그림 14.4).

물질적이고 환경적인 지지. 물질적인 지지는 돈으로 살 수 있는 항목과 서비스이다. 가족의 물질적 지지로는 충분한 음식과 옷, 은신처, 그리고 의료 서비스를 제공하고 아동을 위해 적절한 장난감과 활동을 제공하는 능력이 포함된다. 환경적인 지지는 공기의 질, 공간의 조직화, 소음과 빛의 수준, 안전한 탐색을 위한 기회와 같은 물리적인 주위 환경 상태이다(그림 14.5). 혼란스럽거나, 예언할 수 없거나 또는 과다 자극적이거나 또는 적

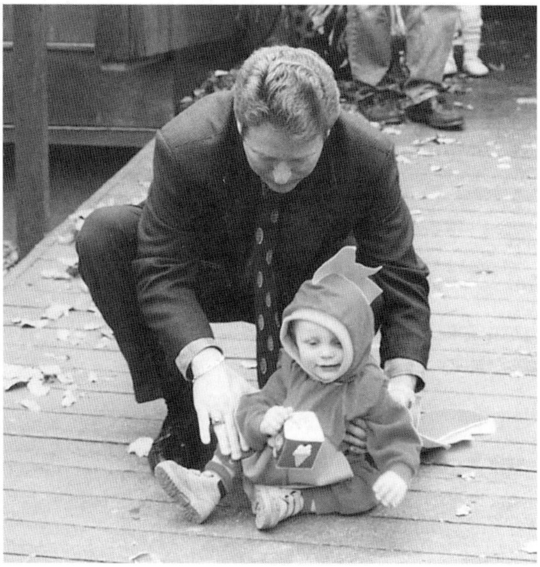

**그림 14.4**
환경의 안전한 탐험을 하기 위한 아버지의 지지

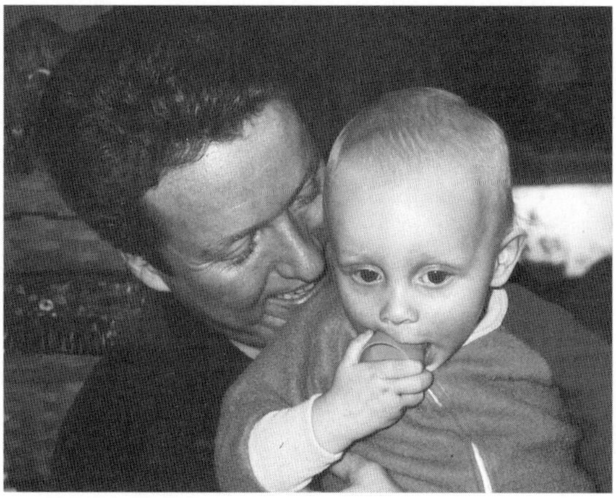

**그림 14.5**
아버지-아동의 긍정적인 상호작용

당한 자극이 부족한 환경이 아동의 발달과 대처할 수 있는 능력을 위태롭게 한다.

### 14.1.3 특별한 욕구를 가진 아동의 대처

장애를 가진 취학 전과 학령기 연령 아동은 대처 행동에서의 단체로 비교해 볼 때 장애가 없는 동료보다 덜 효과적이다. 이 연구에서, 장애를 가진 아동이 적응 기능에서 더 모순되거나 단호한 것으로 볼 수 있다. 또한 문헌은 가난하게 사는 아동이 대처하는 경향이 있다고 하였다.

몇몇 연구는 특별한 필요를 가진 영아와 유아 대처행동을 검사했다. 유효한 연구는 일반적으로 사회적 상호작용(Ramey, Beckman-Bell, & Gowen, 1980), 환경조사(Mac Turk, Vietze, McCarthy, McQuiston, & Yarrow, 1985), 또는 자연발생적인 문제 해결(Brinker & Lewis, 1982)과 같은 대처의 분리된 요소를 이야기했다. 이런 연구는 장애가 있는 매우 어린 아동이 분야와 관련된 이런 대처에서 덜 적당하다고 제안했다.

연구는 두 아동그룹의 대처 스타일을 비교하도록 특별히 구성되었다고 하였다.(Williamson, Zeitlin, & Szczepanski, 1989, Zeitlin & Williamson, 1990). 이 연구는 발달장애를 가지고 있는 영아나 육아가 미미하게나마 상황에 따른 효과적인 대처 유형을 가지고 있다는 것을 발견하였다. 장애가 없는 아동은 장애가 있는 아동보다 더 효과적으로 대처한다. 두 그룹 사이에 가장 중요한 차이는 자아창시(self-initiation)에서 발생된다. 그러나 개개의 아동이 대처효과의 전체 범위를 나타낸다는 것을 여실히 보여준다는 것이 중요하다. 이 조사결과는 장애의 존재가 아동이 무력함을 가질 것이라는 것을 반드시 의미하지 않는다고 확증하였다. 그보다도, 특별한 욕구를 가진 아동이 일상생활의 스트레스에 더 약할 수 있다고 제안했다. 장애가 있는 아동은 성공적인 대처 노력을 지원하기 위해 보다 적은 수단을 가질지도 모른다. 신경운동, 인지 또는 의사소통 장애는 발달 기술의 습득을 방해할 수 있다. 그로 인해 유효한 대처 전략의 변화와 복잡함을 제한한다. 부모가 일상적인 보호의 요구로부터 심리적인 고민 또는 심리적인 극도피로를 경험했다면 부모는 지지적이고 외적인 수단으로 이용하는 것이 적다. 게다가, 장애를 지닌 아동은 종종 치료계획, 입원, 활동 제한, 그리고 일과에서의 혼란과 같은 규칙적인 스트레스의 요인을 다루어야 한다. 그래서 그것들은 대처 수단의 제한된 레퍼토리와 더 많은 스트레스 요인에 직면하는 경향이 있다. 이런 취약성은 작업치료사로서 그들에게 놓인 요구와 기대감에 응하여 아동의 대처 노력을 평가하는 데 중요하다는 것을 강조했다.

## 14.2 기능/기능장애의 연속체

대처 기능과 기능장애는 요구와 기능의 한도에서의 효과적인 대처와 기능장애의 한도에서의 비효과적인 대처 적응을 조절하는 내적과 외적 수단을 사용하는 아동의 능력을 반영하는 효과의 폭넓고 일반적인 연속체로 잘 설명될 수 있다. 기능 또는 기능장애는 요구와 기대와 아동의 유용한 대처수단 간에서 우수한 적합성에 의해 결정된다. 비효율적 대처가 부적당한 수단 혹은 과도한 요구를 반영하는 반면에, 효과적인 대처는 스트레스를 다루는 것과 일상생활의 요구에 맞는 적당한 수단을 반영한다. 폭넓고 보편적인 기능

/기능장애 연속은 바로 아래에 논의되어져 있다. 일반적인 연속체로부터 일어나는 특정한 기능/기능장애 연속들의 위를 잇는다.

### 14.2.1 기능과 기능장애의 지표 : 효과적인 대처

대처 노력을 요구하는 폭넓은 상황에서의 여러 가지 유효한 수단을 사용하고, 개인적인 필요에 직면하여 사람과 사물과 생산적으로 상호작용하고, 과제정복을 위해 건강한 행복감과 의욕을 가지고, 자아인식을 발달시키는 인지기술을 가지고, 시종일관된 효과적인 대처스타일을 가지는 것 같이 아동이 일상생활의 요구와 직면하는 충분한 내적, 외적 수단을 가질 때 아동은 효과적으로 대처한다. 이 영역에서 문제점은 아동이 일상에서 일상과정, 기회, 도전과 좌절을 조절하기 위해 필요한 내외적 수단이 부족하다. 그 또는 그녀는 개인적 필요와 직면할 수 없고 사람과 사물과 생산적으로 상호작용하지 못하여 부정적인 자신감을 가질 수 있다. 이처럼 아동은 최소로 효과적인 대응 스타일을 가지고 비효과적이거나 부적합한 대응 행동의 독특한 패턴이 나타날지도 모른다(차트 14.1).

대처 효과가 요구와 대처 수단 사이에 조화된 것에 의존하기 때문에, 각각의 대처 자원들을 제출하는 것은 추가적인 기능/기능 장애 연속체를 가지는 데 임상적으로 유용하다. 중재는 대처 스타일, 믿음과 가치, 신체적이고 감정적인 상태, 발달 기술, 인간 지지, 물질적이고 환경적인 지지, 요구, 기대와 관련이 있는 특징한 연속제의 많은 부분에 집중된다. 이 연속체는 유동적인 방법으로 해석되어야 한다. 주어진 일상생활의 복잡함 때문에, 아동 대처 수단의 적당성은 변화될 수 있다. 그리고 요구는 환경적인 배경에 따라 변화 할 수 있다.

**차트 14.1** 효율적인 대처를 위한 기능과 기능 장애의 지표

| 효과적인 대처 | 비효율적인 대처 |
|---|---|
| **기능** : 일상생활의 요구와 직면하는 충분한 내적 외적 수단. 요구는 조절할 아동의 능력 내에 있다. | **기능 장애** : 일상생활의 요구과 직면하기 위해 불충분한 수단 또는 요구가 조절하기 위한 아동의 능력을 부적절하게 능가한다. |
| **기능에 대한 지표**<br>- 대처 노력을 요구하는 광범위한 상황에서 적당히 유용한 여러 가지 수단 사용한다.<br>- 개인적인 필요와 직면하여 사람과 사물과 생산적으로 상호작용한다.<br>- 자기의식을 발전시키는 인지력을 가진다.<br>- 과제정복을 위한 행복감과 의욕을 가진다.<br>- 시종 일관하게 효과적인 대처 스타일을 나타낸다. | **기능 장애에 대한 지표**<br>- 일상생활에서 일상과정, 기회, 도전과 좌절을 조절하기위해 필요한 내외적 수단이 부족하다.<br>- 개인적 필요와 직면할 수 없고 사람과 사물과 생산적으로 상호작용하지 못한다.<br>- 자아인식을 발달시키는 인지력이 부족하다.<br>- 부정적인 자신감을 가지고 실패가 예상된다.<br>- 최소로 효과적인 대처 스타일을 보인다: 비효과적이거나 부적합한 대응 행동의 독특한 패턴이 나타날지도 모른다. |

### 1) 대처 스타일

대처 스타일은 아동이 협박하거나, 해롭거나, 도전하는 것 같이 인지된 상황들을 조절하기 위한 전략을 넘어선 특정한 전략들을 전형적으로 선택하는 방법에 대해 언급한다. 이런 연속체들은 기능적인 한계에서 일관되게 효과적인 대처 스타일부터 기능 장애적인 한계에서 최소로 효과적인 대처 스타일까지 있다. 효과의 세 가지 주요 수준들은 이런 연속체에서 나타내어진다: 일관하게 효과적이고, 상황적으로 효과적이고, 극소로 효과적이다. 효과는 대처 노력들이 (1) 상황에 적절하고, (2) 아동의 발달 연령에 적절하고 (3) 원하는 결과를 이루기 위하여 성공적으로 사용되는 것을 의미한다.

이 연속체의 기술적인 한계에서, 대처 스타일을 일관되게 효과적인 대처 스타일을 보이는 아동은 위에서 언급된 지표와 맞는 대처 노력들을 나타낸다. 이 아동은 긍정적인 결과들을 산출하도록 격려될 수 있는 대처 특성 레퍼토리를 갖는다. 전략은 환경적인 정황에서 융통성 있는 방법 안에 일반화된다. 이런 아동은 자신과 환경 대부분의 시간에 성공적으로 대처한다.

상황적으로 효율적인 대처 스타일을 보이는 아동은 연속체의 중간 범위 안에 이르고, 대처 능력을 가진다. 이 아동은 어떤 상황 안에 전략들의 효율적인 사용에 의지하는 대처 행동을 가진다. 예를 들면, 치료시간에 아동은 부모가 나타나지 않을 때 임상가와는 독립적으로 조절할 수 없다. 아동이 소동작 과제를 조절할 수 없지만 대동작 과제를 조절할 수 있다. 따라서, 대처 전략을 사용하는 능력은 인간의 지지, 활동의 형태, 환경의 물리적 요구의 존재 또는 결여와 같은 환경에 의존한다. 일반적으로, 대처효과가 상황에 맞게 결정된 아동은 대처노력을 지원하기 위한 외적 수단에 의존한다.

최소한으로 효과적인 대처 스타일을 보인 아동은 연속체의 기능장애 한계에 있고 효과적인 대처 전략 레퍼토리에 한계가 있다.

3가지 특징을 가지고 있는 패턴들이 관찰될 수 있다.

① 대처 행동은 일관성이 없고 예측할 수 없다. 아동의 수행에 있어서 산만하고 시행착오가 나타난다.
② 대처 행동은 아동이 상황에도 불구하고 똑같은 행동을 연속적으로 반복하는 데 있어 완고히 되풀이하여 성공적인 결과를 얻는 데 실패한다. 아동은 주위의 요구에 근거한 행동을 바꾸거나 변화시킬 수 없다.
③ 대처 행동은 즉각적인 스트레스를 줄이지만 시간이 지날수록 부정적인 결과를 초래한다. 예를 들면, 불끈하는 기질을 습관적으로 사용하는 것은 아동이 스트레스가 심한 상황을 피하거나 방산하게 할지는 모르나, 그들은 학습과 발달을 위하여 바람직하지 않은 장기 결과를 가지게 된다.

부적합한 대처행동의 일부 예로는 상동적인 신체 움직임, 회피의 지속적인 부정, 언어적 학대, 화난 반응, 손톱을 깨무는 버릇, 과잉활동, 산만성이 있다.

아동이 대처행동의 특정 종류에 따라 효과에서 변화를 나타낼지도 모른다는 것을 명심하는 것은 중요하다. 예를 들면, 차이는 자신에 대처하는 것과 환경에 적응하는 것 간에 또는 반응과 자아 창시 간에 뚜렷할지도 모른다.

게다가, 아동은 특정한 대처 전략(대처 스타일에 관련된 기능과 기능장애의 행동 직설법의 목록에 그려진 것처럼)의 사용에서 다를지도 모른다.

대처 스타일과 관련된 연속체는 이런 이론의 틀에 중요하기 때문에 상세하게 토론된다. 다음 추가적인 연속체는 다른 대처 수단(요구와 기대뿐만 아니라)의 성질과 영향력을 분명하게 하기 위하여 더 짧은 형식으로 표현한다. 기능과 기능장애의 표본 행동 직설법에 대한 주의는 이런 수단이 아동의 생에서 구체적으로 설명하는 방법을 치료사가 인지하는 것을 돕는다(차트 14.2).

**차트 14.2** 시종일관하게 효과적이고, 최소로 효과적인 대처 스타일의 지표

| 시종일관하게 효과적인 대처스타일 | 상황에 맞게 효과적인 대처 스타일 | 최소로 효과적인 대처 스타일 |
| --- | --- | --- |
| **기능 :** 대처 전략은 다양한 상황에서 폭넓게 효과적으로 사용된다. 대처 노력은 아동의 발달연령에 적합하고 원하는 결과를 성공적으로 이룬다. | **기능 :** 대처 전략은 한 상황에서 효과적으로 사용되고, 다른 상황에 일반화하지 않는다. 대처 노력은 상황과 그들의 성공에 그들의 적합성에 따라 변할 수 있다. | **기능 장애 :** 대처 전략은 일정하지 않고 예언할 수 없고, 완고히 자꾸 되풀이 하거나, 즉각적인 스트레스를 감소시키지만 시간에 따라 부정적인 결과를 발생시키는 경향이 있다. 대처 노력은 부적당하고 대체로 실패한다. |
| **기능의 지표**<br>- 반응을 위해 다른 감각으로부터 정보를 조직한다.<br>- 활동수준을 스스로 조절한다.<br>- 일정에 따라 요구된 것처럼 움직임을 통합한다.<br>- 상호 사회적인 상호작용을 한다.<br>- 독립적으로 문제를 해결한다.<br>- 새로운 상황에 대한 학습을 일반화한다. | **상황에 의한 역할의 지표**<br>- 감각 정보의 일정한 타입을 조직화하나 다른 것은 하지 않는다.<br>- 변수가 활동수준을 조절한다.<br>- 황도의 유형을 다양하게 함으로써 움직임을 협응시킨다.<br>- 일과에 적응하지만 변화를 참지는 못한다.<br>- 몇몇 사람과 사회적으로 상호작용하나 다른 사람과는 그렇지 않다.<br>- 성인의 지원과 안내로 문제를 해결한다.<br>- 어떤 배경에서 단지 획득한 지식을 적용한다. | **역기능의 지표**<br>- 감각입력을 참을 수 없다.<br>- 서툴게 활동수준을 조절한다.<br>- 협응되지 않은 움직임은 과제 요구에 맞지 않는다.<br>- 일상 업무와 변화에 조정하지 못한다.<br>- 사회적 상호작용에 반응이 느리다.<br>- 도움이 있어도 문제를 해결할 수 없다.<br>- 학습을 일반화할 수 없다. |

## 14.2.2 믿음과 가치를 위한 기능과 기능장애의 지표

믿음과 가치들은 환경의 개인적 필요와 요구에 맞는 대처를 지지한다. 연속체의 기

능적 한계에서, 아동은 개인이 필요한 것을 신뢰한다. 만나게 될 것이고, 성공을 기대하고, 높은 자부심을 나타낸다. 기능장애 한계로, 아동은 세상이 부주의하고 반응이 느리다고 생각하며, 실패를 예상하여, 낮은 자부심으로 나타난다(차트 14.3).

**차트 14.3** 믿음과 가치에 대한 기능과 기능장애의 지표

| 믿음과 가치는 효과적으로 대처하도록 도와준다. | 믿음과 가치는 대처하는 것을 방해한다. |
|---|---|
| **기능** : 믿음과 가치는 환경의 개인적인 필요 및 요구에 맞게 대처하도록 지지한다.<br><br>**기능의 지표**<br>– 개인적인 필요와 맞을 것이라고 믿는다.<br>– 성공을 기대한다.<br>– 높은 자부심을 나타낸다. | **기능 장애** : 믿음과 가치는 환경의 개인적인 필요와 요구에 맞게 대처하는 것을 방해한다.<br><br>**기능 장애의 지표**<br>– 세상이 부주의하고 반응이 느리다고 믿는다.<br>– 실패를 예상한다<br>– 낮은 자부심으로 나타난다. |

## 14.2.3 신체적이고 감정적인 상태에 대한 기능과 기능장애의 지표

신체적이고 감정적인 상태는 개인적인 필요와 환경의 요구에 맞게 아동이 대처하도록 지지하고, 감정적인 행복을 경험하고 적당한 신체적인 인내력을 소유하며 효과적으로 기분을 조절하는 능력을 가지는 것이 포함되어 있다.

이 영역에서 문제는 아동이 압도적이거나 계속되는 걱정, 두려움, 또는 불안정을 경험하고 나이에 맞는 과제에 대한 신체적 인내력이 부족하고 산만한 기분의 현저한 변화 또는 우울증이 나타날 때 명백해진다(차트 14.4).

**차트 14.4** 신체적이고 감정적인 상태에 대한 기능과 기능장애의 지표

| 신체적이고 감정적인 상태는 효과적으로 대처하도록 지지한다. | 신체적이고 감정적인 상태는 대처하는 것을 방해한다. |
|---|---|
| **기능** : 신체적이고 감정적인 상태는 환경의 개인적인 필요 및 요구에 맞게 대처하도록 지지한다.<br><br>**기능의 지표**<br>– 감정적인 행복을 경험한다.<br>– 적당한 신체적인 인내력을 소유한다.<br>– 효과적으로 기분을 조절한다. | **기능 장애** : 신체적이고 감정적인 상태는 환경의 개인적인 필요와 요구에 맞게 대처하는 것을 방해한다.<br><br>**기능 장애의 지표**<br>– 아동이 압도적이거나 계속되는 걱정, 두려움, 또는 불안정을 경험한다.<br>– 나이에 맞는 과제에 대한 신체적 인내력이 부족하다.<br>– 산만한 기분의 현저한 변화 또는 우울증이 나타난다. |

## 14.2.4 발달 기술을 위한 기능의 역기능의 지표

발달 기술 지지는 아동이 연령수준에 맞는 다양한 기술을 보일 때 개인적인 필요와

요구에 맞게 대처하도록 지지한다. 아동이 경험과 지도를 통해 기술을 습득할 때 일상생활에서 자발적으로 그런 기술을 부지런히 반복해라. 아동이 나이에 대해 기술이 한계가 있을 때, 아동이 일과생활에서 기술을 일반화할 수 없을 때, 그리고 아동이 단지 매우 개인적이고 반복적인 지도를 통해서만 배울 수 있을 때, 기능장애가 명백해진다(차트 14.5).

**차트 14.5** 기능과 기능장애의 발달기술에 대한 척도

| 효과적인 대처 기술을 지지를 위한 발달기술 | 대처 기술을 지지하지 않는 발달기술 |
|---|---|
| **기능 :** 개인적인 필요와 욕구들에 대하여 대처하는 것을 지지한다.<br><br>**기능의 척도**<br>– 연령에 맞는 기술의 범위와 다양성을 설명함<br>– 일상생활 활동에서 기술들이 자연스럽게 적용된다<br>– 경험과 다양한 교육방법들을 통해 기술을 습득한다. | **기능 장애 :** 발달기술이 없거나 대처 노력들 안에서 효과적으로 사용되지 않는다.<br><br>**기능 장애의 척도**<br>– 연령에서의 제한된 기술을 나타냄<br>– 일상생활 활동 안에서 기술들을 일반화할 수 없음<br>– 오직 높은 개별화와 반복적 교육을 통해 기술을 습득한다. |

## 14.2.5 인간적인 지지

인간적인 지지는 환경의 개인적인 필요와 요구에 맞게 대처하도록 육성한다. 어른이 아동을 양육하고 감응하기 쉬울 때, 어른이 적절한 행동에 역할 모델로 활동할 때, 어른이 정확하고, 알맞고, 자제적인 피드백을 줄 때, 기능의 지표가 명백하게 나타난다. 기능장애의 지표는 아동에게 유효하지 않거나 부정적일 때, 어른이 부적합한 행동을 설계하거나 강화할 때, 그리고 어른이 부정확하고 결여되고 비자제적인 피드백을 줄 때, 명백하게 나타난다(차트 14.6).

**차트 14.6** 인적 자원을 위한 기능/기능장애의 척도

| 인적 자원을 촉진하는 효과적인 대처 | 인적 자원을 촉진하지 않는 대처 |
|---|---|
| **기능 :** 인적 자원은 개인적으로 필요한 환경적 욕구에 대처하는 능력을 촉진<br><br>**기능의 척도**<br>– 어른들이 아동들과 반응하고 양육한다.<br>– 어른들은 적합한 행동에 대한 역할모델들을 수행한다.<br>– 대처 효과에 대한 피드백은 정확하고, 때에 맞고 부가적이다. | **기능 장애 :** 인적 자원은 대처하는 것을 방해하거나 이용할 수 없음<br><br>**기능 장애의 척도**<br>– 어른들은 아동들에 관해서 뜻대로 할 수 없거나 또는 부정적이다.<br>– 성인모델과 부적응 행동을 강화한다.<br>– 대처 효과에 대한 피드백은 결여되거나 또는 우연적이지 않고, 부가적이지 않다. |

## 14.2.6 도구와 환경적 자원들

도구와 환경적 자원들은 그들이 적당한 음식, 시설과 활동을 제공할 때 발달을 지지

하기 위한 개인적인 필요성과 외부의 요구에 대한 대처를 촉진시킨다. 시각 및 청각적인 자극이 행동에 참여하는 것을 촉진시키기 위해 적절하게 조정되었다. 그리고 물리적 환경들의 기본적인 필요가 적절하게 충족되지 않는 환경이 구성될 때 건강을 악화시키고 발달능력이 제대로 생성되지 못한다. 환경이 지나치게 자극 받게 될 때, 그리고 물리적 장애물이 독립을 방해하게 된다. 그것은 어린이가 과도하게 다른 사람에게 의존하도록 한다(차트 14.7).

**차트 14.7 자원와 환경지지를 위한 기능과 기능장애의 척도**

| 자원과 환경적 지지를 촉진하기 위한 효과적 대처 | 자원과 환경적 지지를 방해하는 대처 |
|---|---|
| **기능** : 자원과 환경적 지지물들은 개인의 필요들과 외부의 요구에 대하여 대처하는 능력을 촉진시킨다. | **기능 장애** : 자원과 환경적 지지들은 개인의 필요와 외부의 요구들에 대하여 대처하는 것을 방해한다. |
| **기능의 척도**<br>- 충분한 음식, 옷, 보호자, 그리고 성장 발달을 지지하기 위한 활동을 제공한다.<br>- 물리적 환경 조직은 독립을 최대화시킨다.<br>- 시각과 청각 자극은 행동의 참여를 조장시키기 위하여 적절하게 조정되어진다. | **기능 장애의 척도**<br>- 기본적인 욕구는 부적절하다. 건강의 약화와 발달능력의 약화에 기여한다.<br>- 물리적 장애는 독립을 방해하고, 다른 사람들에게 과도하게 의지하게 된다.<br>- 과도한 자극적인 환경은 산만함의 높은 수준과 짧은 집중 시간에 결과이다. |

## 14.2.7 요구와 기대들

요구와 기대들은 아동들의 사회적, 신체적인 환경이 아동을 관리할 수 있는 적당한 스트레스가 생산될 때 채워진다. 기능의 척도는 학교나 집에서 나타나는 활동들은 아동의 인지와 기능적 능력이 일치할 때, 아동이 새롭고 위협적 상황에서 필요한 지지와 지도를 제공할 때, 수행을 위한 아동의 개인적 기대들이 실현가능할 때의 활동들이다. 기능장애에 대한 척도들은 활동들이 아동들에게 주어진 능력에서 너무 쉽거나 또는 너무 어려운 활동이 제공될 때, 대처 능력에 관계없는 위협적 상황에 반복적으로 처해질 때, 아동이 상황들을 독립적으로 처리하는 것이 기대되어질 때, 아동의 개인적 기대들이 매우 높아서 그들은 지속적인 실패의 의미를 발생시키거나, 매우 낮아서 그들은 동기성을 방해할 때 명백하게 나타난다(차트 14.8).

**차트 14.8** 요구와 기대에 대한 기능과 기능장애의 척도들

| 적절한 요구와 기대 | 부적절한 요구와 기대 |
|---|---|
| **기능 :** 사회적 물리적 환경의 욕구와 기대들은 발달상에서 적절한 스트레스를 생성한다. 아동의 요구와 기대는 다루어지기 쉽다.<br><br>**기능의 척도**<br>- 아동들의 집과 학교에서 나타나는 활동들은 인지와 기능적 능력을 지속적으로 나타난다.<br>- 아동은 새롭고 위험한 상황에서 필요에 따라 지원과 안내가 제공된다.<br>- 수행을 위한 개개인의 아동들의 실행 기대는 현실적이다. | **기능 장애 :** 내적 외적 요구와 기대는 부적적한 스트레스를 만든다(예를들어, 너무 높거나 너무 낮은 혹은 일정하지 않은).<br><br>**기능 장애의 척도**<br>- 아이에게 나타나는 활동들은 매우 쉽거나 어렵게 주어진 아동의 능력입니다.<br>- 아동은 반복적이고 독립적으로 모든 상황을 처리하기를 기대하거나, 대처 능력에 관계없이 위험한 상황에 반복적으로 놓이게 된다.<br>- 성취를 위한 아동의 개인적 기대는 매우 높아서 지속적인 실패를 나타내거나 매우 낮아서 동기성을 가지는 것을 방해한다 |

# 14.3 평가를 위한 안내

종합적인 평가는 아동의 대처능력의 수준과 적응능력의 영향을 미치는 요소들을 확인한다. 평가는 아동의 대처기술에 대한 특성과 내/외적 대처 자원들과 아동들이 어떻게 대처 노력들을 적용시킬 것인가에 대하여 중점을 둔다. 게다가, 매일의 요구 사항과 만성 스트레스 요인이 확인되어진다. 이 장은 이러한 각각의 요소들을 인급하기 위한 고려사항을 제공한다. 대처기술과 관련된 평가는 초기의 작업치료 사정의 상황에 쉽게 통합되어질 수 있거나 또는 아동이 치료를 받았을 때 지속적인 기초로서 수행되어질 수 있다. 아동의 인지 능력의 평가는 작업 치료 사정 내의 고유한 특성이다. 게다가, 치료사는 다른 전문가들로부터 얻어진 평가 데이터에 의존할지도 모른다. 철저한 평가는 아동이 대처하는 데 문제를 가지게 될 경우 좀 더 철저한 평가가 지시되어진다.

## 14.3.1 대처 능력의 수행 평가

이전에 이론적 기초를 설명하였을 때, 대처의 과정은 단지 대처 능력이 수행되는 환경 내에서 관찰되어진다(Williamson, 1996). 이 대처능력의 수행을 평가하기 위하여, 치료사는 오랜 시간 동안 여러 가지 상황에서 아동을 관찰하는 것을 필요로 합니다. 다른 영역에서의 많은 관찰들은 임상가들에게 대처 능력을 수행하는 데 필요한 구성요소들이 효율적인 대처 기술 수행에 대한 방해를 촉진시킨다는 것에 대한 의미를 제공한다. 치료사는 아동들에 의해 경험되어지는 기대와 욕구들, 아동들이 욕구를 처리하기 위해 사용하는 대처 노력들, 아동이 물리적 사회적 환경으로부터 받는 피드백을 확인하는 것이 필요하다.

이러한 요구와 기대를 평가할 때, 그것들을 확인하는 것이 처음으로 필요하며 그리고 나서 그들의 발달적 적절성을 결정한다. 다른이들의 요구와 기대는 사회적 상호 작용들의 관찰을 통하여 성인 보호자들과 인터뷰함으로써 확인되어질 수 있다. 물리적 환경의 요구는 전형적인 환경 내에서 아동의 직접적인 관측을 통하여 설명된다.

외부 요구와 기대에 반응하며 아동의 대처 노력의 평가는 (1) 이용 가능한 전략들의 레퍼토리 (2) 그들이 전략의 사용에 대한 유연성 (3) 그것들이 사용되어지는 환경 (4) 특정한 스트레스 요인들에 대한 그들의 성공을 고려하여야 한다. 대처 능력의 수행에서의 피드백의 특성을 평가할 때, 치료사는 그것이 어떻게 제공되는지(e.g physically, verbally), 그것이 아동들의 수행에 관련한 정확한 정보를 주는지, 그리고 그것이 적절하고 부수적인 방법에 의하여 제공되는지에 대하여 평가되어야 한다.

추가로 대처 능력의 수행에 대한 관찰로서 지도한다. 아동들의 대처경험에 대하여 부모 인터뷰를 통해서 수집되어질 수 있다. 나이든 아동이나 청소년들은 대처 수행기술에 대한 히스토리에 관해 직접적으로 질문을 받게 될 수 있다. 부모들을 가이드하는 질문들은 다음을 포함한다.

- 당신의 아이는 어떤 특수한 상황에서 스트레스를 받게 되는가?
- 그 상황에서 당신의 아이는 어떻게 하는가?
- 이러한 환경에서 당신은 무엇을 하는가?
- 당신의 아이는 변화에 대하여 어떻게 반응하는가?
- 당신의 아이는 탐구하고 새로운 것을 시도하는 것을 좋아하는가?

이 평가는 작업 치료사가 아동의 특정 상황에 어떻게 대처 하는지를 이해하는 것을 돕습니다. 중재 계획을 위한 더 많은 정보를 얻기 위해 아동 고유의 내/외부의 대처자원들을 평가하는 것이 유용하게 사용된다.

## 14.3.2 대처 자원의 평가

### 1) 대처 유형

대처 유형을 평가하기 위하여, 아동의 대처능력에 대한 전반적인 효과성에 대한 고려와 최대와 최소 적응 대처 행동을 확인하는 것이 필요하다. 아동의 기대와 요구를 처리하는 능력에서의 효과성의 정도와 대표 표본에서 효과를 얻기 위해 다양한 상황에서 아동들을 관찰하는 것이 중요하다. 다음 표준들은 임상적인 판단을 하는 것에 유용하다. (1) 다양한 상황에서의 대처 효과에 대한 적절성, (2) 아동의 발달 연령에서의 대처 효과에 대한 적절성, (3) 효과가 바라는 결과를 성공적으로 달성하는지에 대한 범위.

다음 두 가지 관찰 도구를 아동의 대처 형태를 평가하기 위해 제안되었다.

이것은 초기 대처 수행 목록과 대처 목록이다. 이 초기 대처 수행 목록은 4~36개월과 그리고 발달 범위 내에서 기능하는 특별한 요구를 가지고 있는 더 나이 많은 아동들을 위하여 고안되었다. 이 대처 수행 목록은 3~16세의 아동을 위해 고안되었다.

이러한 도구의 각 아이템은 대처 행동에 목표를 삼고, 이것은 아동들의 적응 기능과 관계되어지는 전문적 조사연구에 의하여 문서화되어진다. 그 작성 목록의 결과는 전반적인 대처 효율성의 수준과 대처 형태를 확인한다. 비교는 도구의 다른 분류들 사이에서 만들어질수 있다. 추가로 최대와 최소의 대처 행동들이 묘사된다. 도구들은 치료사들에게 조사한 것을 해석하고 치료를 계획하는 것을 돕고 유일하게 구조화 되어진다. 몇 가지 문제들은 대처 형태를 평가할 때 강조되는 것이 필요하다.

① 아동 스스로 행동을 개시할 수 있는 범위는 무엇인가? 그리고 이러한 대처 행동들은 생산적인가 ?
② 아동은 다양한 상황에 대하여 유연성 있게 대처 전략을 사용하는 것이 가능한가?
③ 아동이 어떻게 스스로 대처하는가와 아동이 어떻게 환경적 요구에 대처하는가의 사이에서의 차이점은 무엇인가?
④ 아동의 대처 노력에 대한 효율성을 어떻게 평가할 것인가?

이 마지막 문제는 중대하다. 왜냐하면 아동의 대처 효율성에 대한 평가는 자신감의 발전에 크게 영향을 주기 때문이다. 대처능력에 대하여 적절하게 수행하는 아동들의 특성을 평가하는 도구들은 많이 있다(예를 들어, 성격, 사회기술, 조절 능력, 그리고 성격 특성을 설명하는 척도). 추가로, 스트레스와 대처능력을 측정하는 유용한 도구가 많이 있다.

### 2) 믿음과 가치

최근에 만들어지거나 현존하는 믿음 그리고 가치들은 아동을 관찰하고 아동들의 상호작용을 통해서 평가되어지고, 아동의 자신감에 대한 추론들은 놀이와 목적적인 활동, 목표 지향적인 활동을 하는 동안 형성되어질 수 있다. 다음 행동들은 환경에 영향을 받게 되는 능력에 관한 아동의 감정들을 반영한다. 자신의 의지에 의하여 활동을 수행하거나, 창조적인 일을 하거나 도전적인 것을 받아들이고, 일을 끝마치려는 노력을 하고, 좌절과 성공에 반응한다. 이 정보는 개별화된 중재를 촉진시키는 활동의 선택과 활동의 등급에 있어서 중요하다. 또한, 형식적 도구는 학령기 아동의 자신감을 평가하는 데 유용하게 쓰일 수 있다. 이러한 도구 중 하나는 Piers-Harris 아동의 자기-개념화 목록(Piers & Harris, 1969)이 있으며, 숙련된 치료사 또는 다른 팀 일원에 의해 시행되어질 수 있다. 또한, 놀이와 활동 히스토리는 부모로부터 얻을 수 있거나, 아동의 수행과 흥미를 반영하는 정보들을 나타낼 수 있다.

말을 할 수 있는 아동과 함께, 임상가는 더 나아가 많은 아동들과, 비공식적 면접을 통하여 믿음과 가치를 직접 탐험할 수 있다. 언급되어질 수 있는 문제들은 다음을 포함한다. 아동이 지금 하고 싶어 하고, 향후에 하고 싶어 하는 것, 아동에 있어서 중요한 것, 아동이 지금 나타나는 불구의 상태와 일반적인 장애에 대해여 어떠한 생각을 하는가와 아동이 다른 사람들과 어떻게 같고 혹은 어떻게 다른가에 관한 것이다.

부모 인터뷰는 아동들의 신념과 가치에 강력하게 영향을 미치는 가족에 의하여 나타나는 믿음과 가치들에 대한 정보를 얻는 것에 유용하게 사용되어질 수 있다. 이러한 인터뷰는 집에서 행동을 지도하는 접근, 아동에 대한 부모들의 인식, 아동의 행동, 목표 그리고 아동의 미래에 대한 기대들과 같은 요소들을 나타낸다. 예를 들어 교육 성취도에서 높은 가치를 가지는 부모는 학교에서의 실패에 대하여 벌을 주는 결과를 나타낼지도 모른다. 마찬가지로, 사회적으로 받아들여질 수 있는 행동을 위한 부모의 가치는 다른 사람들과 사이좋게 지내고, 교대하며, 서로 나누는 것과 같은 부분에서 나타나는 유아의 기능장애에 대한 부적절한 문제를 발달시키는 결과를 나타낼지도 모른다.

### 3) 신체적이고 감정적인 상태

다른 분야의 전문가에 의한 병력과 건강 검사는 아동의 신체의 상태에 관한 정보(지식)에 기여할 수 있다. 추가적인 관련 정보는 발달과 감각운동 평가 동안 작업치료사에 의해 직접 얻어진다(예, 관절운동범위, 근력, 지구력, 협응, 감각처리, 기능적 이동, 그리고 조작기술). 감정 상태의 평가는 감정과 기분의 적절, 감정적인 표현의 범위와 안녕(행복, 복지)의 감각의 관찰을 포함한다. 작업치료사는 여러 분야에 걸친 학제적(이분적인)인 팀에 목적이 있는 활동과 수행요구에 관찰력이 예리한 여러 유형 아동의 감정적 반응에 의해 유일한 공헌(기여)을 제공한다.

### 4) 발달 기술

발달기술 평가의 대체 자원에서 작업치료사는 다양한 발달영역 평가를 위해 표준실습의 설명을 친근하게 여겨야 한다. 적합한 능력의 범위, 아동들의 힘과 약점은 인지, 정신사회, 의사소통 그리고 운동발달을 포함한 모든 영역에서 확인할 수 있다. 왜냐하면 발달기술의 취득은 아동들이 할 수 있는 것과 어떻게 기술을 적용하고 통합적으로 대체하는 노력에 집중하여 평가하고, 자동적으로 효과적인 대체를 이끌어내지 못한다. 놀이평가를 위한 적절한 대체 내용의 수집과 아동들의 일상생활과 학교의 자연배경의 관찰을 지시한다. 문제해결 능력과 구조적이지 않은 일과 자아형성의 능력을 사용하는 아동들을 설명하는 능력의 주위 상황의 증명을 포함하는 발달평가의 접근은 대체와 연관되어 있고, 과정을 지향한다. 놀이평가는 기능배경의 발달기술을 자연스레 사용하는 아동들의 관찰을 안내하는 것 또한 작업치료사에 의해 사용된다.

### 5) 인간적 지지들

인간 후원의 이용도와 품질은 그들이 아동의 대처에 관련이 있음을 확인한다. 가정 그리고 치료방문 동안에, 부모와 다른 보모는 발달의 근본적인 촉진자이고 아동과 환경 사이에 중재자로서 그들의 역할을 주시해야 한다. 부모-아동-환경 상호작용의 관찰은 보모에 의해 창조된 요구와 기대의 윤곽을 그리도록 만든다. 그들의 역할은 아동의 대처 노력과 아동에게 주어진 피드백을 촉진하거나 간섭하는 것이다. 이 정보는 아동들이 이용 가능한 사회적 자원의 평가와 양육에 관련된 보모의 필요성의 평가에 도움이 된다. 아동이 학교에 들어가거나 지역사회활동에 참여함에 따라, 가족공동체 아래 있는 인간적 지지들은 점증적으로 검증되었다. 예를 들면 학교에서 선생님과 학생들이 상호간의 관계 속에서 어떤 영향을 끼치는지 교실에서나 운동장에서 관찰하여야 한다. 또한 아동에게 유용한 인간적 지지를 받을 수 있는 범위를 확장하기 위한 가능성을 평가하도록 돕는다. 적당한 안내와 함께 앞의 복잡하지 않은 손위 형제, 조부모 또는 이웃들은 아동을 돕는 데 새로운 보충이 된다.

### 6) 도구와 환경적 지지

아동의 욕구는 연령에 기초한 발달적 능력, 장애의 출현에 따라 도구와 환경적 지지에 관련있다. 작업치료사는 주위환경이 조직화되어 있는지, 접근하기 쉬운지 그리고 발전적으로 유용한 장난감이 다양하게 제공되는지 아닌지를 결정한다. 장애가 있는 아동은 아동이 지탱하는 데 최선의 기능을 필요로 하는 구성물질을 필수적으로 조사해야 한다. 이러한 지지들은 움직임과 위치선정하는 도구, 적합한 장난감, 의사소통 도구 그리고 건축적인 것을 포함할 수도 있다. 환경의 측정을 위한 평가실(Caldwell & Bradley, 1979)은 작업치료사가 사회와 물리적 환경에 대한 일반적 반응과 소아의 외적요소를 평가하는 데 사용할 수 있다.

## 14.3.3 평가를 중재계획에 연결하기

아동의 대처 처리에 대한 유용한 평가는 자료화한 후에 자원은 교정되어 왔고, 그 정보는 중재계획을 분석하는 데 필요하다. 다음의 의사결정 질문은 계획된 중재에서 대처 효과를 중대할 때 유용하게 사용할 수 있다.

- 상황에 놓여진 아이들은 잘 대처하는가? 못하는가?
- 어떤 요인을 쉽게 효과적으로 대처하는가 그리고 요인을 방해하는가?
- 효과적인 대처와 방해하는 요인과 함께 어떻게 바뀔 수 있는지?(요구와 기대, 대처자원, 아이들의 대처하기 위한 환경응답)
- 아동의 대처능력을 용이하게 만드는 최대 차이점은 어떤 변화를 만들 것이가?

## 14.4 변화에 대한 가설

요구에 따른 변화는 대처과정의 자연스러운 처리에 기초하고 그것이 어떻게 영향 받는가 이다. 그들이 요구하는 태도 요소 중 영향의 대처와 순종하는 것의 변화는 (1) 특수한 상황의 요구, (2) 어린이의 요구 관리에 대응수단, (3) 노력에 대한 주위 환경의 반응을 포함한다. 이러한 상황들은 분리된 것처럼 보이지만 대처 자원과 환경적 요구 사이에 적합한 것을 증진하는 치료를 하는 동안 동시적으로 나타난다.

이 이론의 틀에 변화를 가정하기 위해서 3개의 조건이 있다.

① 효과적인 대처는 환경적 요구에 의해 용이해지고, 그들은 아이들의 능력과 함께 일치한다.
② 효과적인 대처는 내적, 외적 목표자원의 확장에 의해 강화된다.
③ 효과적인 대처는 아이들의 목표효과를 의존하는 반응으로 사용하는 것에 의해 격려된다.

## 14.5 임상에서의 적용

중재의 첫번째 목표는 대처자원과 환경적 요구와 기대 사이의 적합과 조화의 좋은 상태를 증진하는 것이다. 적합한 상황이 생겼을 때, 배움과 발달은 촉진되고, 아동들은 건강과 전문적 지식의 감각을 경험한다. 중재는 아동과 환경 사이의 적합성을 입증하기 위해 만들어진다. 그 결과 미리 획득한 것은 대체전략을 수정할 수 있고, 새로운 것은 현재와 미래의 요구를 화합하기 위한 것을 배울 수 있다. Zeitlin and Williamson(1994)은 어린 시절의 아동들을 위한 중재의 전략과 원리의 광범위한 논의를 공개했다. 그들은 대체와 관계된 개인의 가족 서비스 계획 발달 단계가 필요하다고 강조했다. 이 책은 또한

가족을 위한 중점모델과 함께 대체전략의 적용을 제시한다

### 14.5.1 요구 변경

효과적인 대처를 촉진하기 위한 첫번째 조건은 환경적 요구의 단계를 용이하게 하기 위한 아동의 적응능력을 요구한다. 치료사와 부모는 반드시 아동의 기능적 수준의 철저한 이해로 적당한 목표와 기대치를 세울 수 있다. 약간의 불균형이 요구와 아동의 기능적인 능력 사이에서 발견됐다. 그래서 더 촉진된 동기와 배움의 필수적인 도전 제공이 요구된다. 성인은 수많은 방법으로 아동을 위한 요구와 기대를 채점할 수 있다(복잡한 요구 증가 또는 감소, 동기는 아동에게 보여지는 요구의 방법, 필수적인 보조 제공 또는 좋은 결과를 위해 아동을 위한 관리).

물리적 사회적환경의 특징은 아동의 행동에 영향을 준다. 그러므로 치료사는 집이나 학교에서 적합한 중재를 요구할 때 환경을 고려하여야 한다. 다음의 예는 수정할 수 있는 방법을 설명한다. (1) 아동의 언어를 이해하기 위해 귀를 기울이기 (2) 장난감에 접근하기 쉬운 아동의 신체적인 자세 취하기 (3) 아동의 인내를 위한 감각 경험들을 등급화하기 (4) 행동의 변화 기대 속에서 언어적 안내를 제공 (5) 아동의 집중 시간과 에너지 수준을 조절하기 위하여 중재 장소에 적응시키기 조심스러운 활동분석은 작업치료사가 욕구들이 적절한지에 대한 중재 순서와 형태를 등급화하는데 도움을 준다. 그러므로 활동들은 발달에 따라 적절하게 선택되어질 수 있고 적절한 수준으로 변화되어진다. 정신 지체인 Jenny의 경우, 등급화된 욕구들의(grading demand) 중요성을 설명한다. Jenny는 혼자 옷 입는 활동에서의 참여를 완강하게 거부한다. 치료사는 동기화와 성공적인 옷 입기 프로그램을 계획하기 위하여 부모와 함께 협의하였다. 그것은 혼자서 상지의 옷 입기에 대한 노력을 간략화하기 위한 노력에 초점 맞추기 위해 결정되었다. 욕구들은 문맥상에서 Jenny가 과제를 성취하기 위해 동기화되었을 때가 의미 있는 시간들이라고 설명되었다. 그녀는 학교 가는 것과 목욕하는 것을 즐겼지만 보통 침대로 가는 것은 저항했다. 그러므로 집에서 학교 가기 전에 셔츠와 코트 입는 것, 목욕 전에 셔츠를 벗는 것에 대하여 역점을 두었다. 잠옷을 입는 것은 하루의 마지막으로 미루어졌다. 그리고 겉옷을 입고 벗는 것은 손가락으로 그림그리기와 같은 그녀가 좋아하는 활동을 수행하는 치료 기간 동안 수행을 하도록 하였다.

게다가 치료사는 부모에게 수행 순서의 수를 증가시킴으로서 Jenny의 점진적인 참여를 위하여 필요한 과제의 구성요소들을 세분화시켜서 지도하는 방법을 가르친다. 역연쇄(backward-chaining)를 사용하여 아동은 단지 과제의 마지막 단계를 수행하게 하고, 그런 후에 마지막 과제의 앞 단계를 수행하게 하고, 마지막의 세 단계 앞, 그리고 과제 마지막의 네 단계 앞, 그리고 과제를 완전히 배울 때까지의 과정을 진행시킴으로서 과제의

수행을 기대한다. 이러한 방법을 통해, 요구들은 Jenny가 옷 입기에서 저항하거나 부적응 행동에 대하여 독립성의 증가를 나타낼 수 있도록 수정되어야 한다.

그것은 치료사가 부모, 선생님, 그리고 다른 중요한 사람들과 일을 할 때 모두가 공유되어진 일관된 과제와 아동을 위한 기대를 확인하기 위해 중요하다. 이러한 협동은 새로운 대처 행동들을 배울 때 방해가 될 수 있는 아동의 메시지에 대하여 혼동하는 것을 본질적으로 피할 수 있다. 그리고 그것은 비현실적인 요구에 의한 저항할 수 없게 되는 것으로부터 아동을 보호할 수 있다.

## 14.5.2 대처 자원들을 강화하기

중재에서 있어서 두번째 요구는 아동의 내, 외적 대처 자원을 강화하는 데 있다. 이러한 자원들은 대처 유형, 신념, 가치, 육체적, 그리고 감정상태, 발달기술, 인적 지원들 그리고 자원(material), 환경적인 수단을 포함한다. 작업치료사들에 의한 수많은 통상적인 실행은 대처 수단을 확장하기 위하여 계획되었다. 이러한 요구의 실행은 수행 요소에서의 장애를 보상하기 위하여(예를 들면, 감각 처리, 신경근육의 조절) 또는 교정하기 위한 치료와 수행영역(예를 들면, 놀이, 일상생활 활동)에서의 능력을 교육하는 것과 관련한다.

아동은 대처자원을 제한했을 때, 임상가는 아동의 특정 요구를 설명하기 위하여 부가적인 이론의 틀을 이용한다. 예를 들면, 만일 감각의 처리의 손상이 효과적으로 대처하는 방법을 방해하면, 감각 통합에 대한 이론의 틀은 이러한 취약성을 교정하기 위하여 적용된다. 뒤이어 계속되는 토론은 효과적으로 대처하는 능력을 향상시키는 데, 일반적인 지침서를 제공한다.

### 1) 대처 유형

많은 특별한 아동들의 대처 행동들은 그들의 행동범위 내에서 산만하거나, 모순되고, 제한적이다. 아동들의 대처 유형에 대한 강점과 취약점에 대한 평가에 기초하여, 중재는 대처하는 행동들이 자기-창시, 반응성, 유연성, 활동 수준, 그리고 자기-조절과 같은 특성과 관련되는 대처 행동들을 확장하는 데 목표를 둘 수 있다.

감정에 대처하는 것은 이 점을 설명한다. 치료사는 어린이가 효과적인 방법으로 화(anger)를 조절하고, 표현하는 것을 돕는 역할을 한다. 치료사는 (1) 어린이가 감각을 경험하고, (2) 적절한 말의 분위기를 만들고, (3) 감정의 긴장을 줄이기 위하여 인지 행동의 기술을 가르치고, (4) 받아들일 수 있고 용인할 수 없는 행동을 명확하게 나타내기 시작할 때 감정에 이름을 붙일 수 있다.

특정의 목표, 목적과 중재 활동들은 아동의 최대와 최소의 효과적 대처 행동에 대한 정보에 기초한다. 이전에 논의되는 것과 같이, 이러한 행동들이 평가 도구, 관찰 또는 부모 인터뷰를 통하여 상세하게 설명될지도 모른다. 가장 최소의 효과적 대처행동 목록은 학습과 발달을 방해하는 주요한 요인을 입증한다. 이 목록은 이 행동 중 어느 쪽이 현실적으로 변할 수 있는지 결정하기 위해 재조사될지도 모른다. 비록 대부분의 행동들은 변화의 잠재성을 가지고 있지만, 몇 가지 대처 행동들은 다른 것보다 좀 더 쉽게 영향을 받게 될 수 있다. 예를 들면, 활발한 에너지 수준을 개발하는 것보다 필요할 때 아동들이 도움을 받아들이는 것을 가르치는 것이 기본적으로 좀 더 쉽다.

변화를 위하여 수용력을 가지는 대처 행동은 중재에 대한 목표로서 조직화된다. 목표는 특정 행동의 변화를 지도할 수 있거나 그것은 넓은 의미로 쓰여질 수 있다. 목표를 설정하는 데 있어 우선순위는 어느 변화가 더 효과적인 대처 행동을 촉진하는가에서 가장 큰 변화를 가져올 것인지 결정함으로써 확립되어진다. 중재를 위한 특정 목표를 설정하기 위해 작업 치료사는 아동에게 금지한 목표들을 달성할 수 있도록 학습해야 하는 행동적인 능력이 무엇인지를 고려해야 한다.

가장 효과적인 대처행동의 목록은 어린이의 실행을 용이하게 하는 요인들을 확인한다. 이러한 대처 특성은 치료 전략과 활동을 결정하기 위해 필수적이다. 그들은 아동의 강점을 만들기 위하여 중재를 디자인하는 데 사용되어진다. 예를 들면, 만일 아동의 가장 효과적인 대처 행동이 특정한 상황에서 움직임에 적응하고, 조절하기 위한 능력이라면, 비 활동성을 감소시키기 위한 치료적 전략은 운동적 활동들을 강조할 것이다. 만일 모든 것이 잘 이루어진다면, 성공적인 운동 수행에 대한 즐거움은 아동의 사기-조절 관련 활동에서의 능동성을 증진시킬 것이다.

특별한 경우에 필요한 특별한 대처 전략들을 어린이들에게 가르치는 것이 필요하다. 휠체어를 타는 아동들은 학교나 쇼핑센터와 같은 혼잡한 환경을 극복하는 길을 배울 수 있다. 학습장애를 가지고 있는 아동들은 지각능력의 부족이나 지체된 필기능력을 교실에서 배울 수 있다. 두려움이 많은 아동들은 스쿨버스에서 운전기사 근처의 자리에 친구 옆에 앉음으로서, 안전하게 타는 것을 배울 수 있다. 제한된 대인관계의 능력을 보이는 아동들은 친구 사귀는 방법이나, 논쟁을 해결하는 등의 교육을 받을 수 있다.

이전에 서술된 바와 같이, 아동들은 그들의 대처유형에 따라서 분류될 수 있다(즉, 최소의 효율적, 상황적으로 효율적, 또는 지속적인 효율적). 중재의 특성은 각각의 아동들에 대하여 다양하다. 어린이의 대처유형의 적절성에 근거한 치료의 지침은 이번 단원의 후반부에 서술하겠다.

## 2) 믿음과 가치관

믿음과 가치관이 자아의 긍정적인 면에 공헌하거나, 효과적인 대처 노력을 수행하는 어린이의 능력에 도움을 줄 때, 대처하는 것이 지지된다. 어린이의 믿음과 가치관은 자만심이나 감정적인 반응에 부정적인 영향을 초래할 때, 스트레스를 받기도 한다. 치료사들은 일상의 활동에서 자아와 적성에 긍정적인 면을 부각시킬 수 있는 활동들을 제공함으로써, 믿음과 가치관에 직접적으로 영향을 줄 수 있다. 예를 들어, 신체적 장애를 가진 아동들은, 다른 사람들에게 의존하는 결과로 자신에 대한 부정적인 인식을 가질 수도 있다. 좀 더 큰 아동들은 자신의 생각이나 느낌을 표현할 수 있는데, 그들은 그들의 생각이나 가치관을 명백히 하고 고치는 데 초점을 둘 수 있다.

그것은 "나의 장점은 무엇인가?", "내 자신에게 목표는 무엇인가?", "여기서 거기까지 어떻게 가는가?" 와 같은 주제와 연관된 토론을 수행하는 데 도움이 될 수도 있다.

가족의 신념과 가치관이 아동의 대처 전략들에 부정적인 영향을 주게 될 경우, 가족에 기초한 교육이 필요할지도 모른다. 부모들은 그들 자신의 신념을 인식하는 것과 어떠한 방법으로 자녀들을 관리하는지와 그들이 어떻게 아동들의 행동들에 영향을 주는지에 대하여 도움을 받을 수 있다.

### 3) 신체, 심리적 상태

작업치료에서의 많은 활동들이 아동의 신체 상태에 영향을 준다. 활동들은 인내심을 키우고, 근력을 증가시키고, 운동 조절 능력을 향상시키기 위해 고안되어질 수 있다. 아동들의 특정한 신체적 특징들은 피로를 예방하기 위해 일과 스케줄을 모니터링하는 것, 기능을 최대화하기 위해 환경을 변경해주는 것, 장애를 보상하기 위한 대안적 방법을 가르치는 것들을 필요로 한다. 감정적 상태에 영향을 주는 치료는 아동의 분위기와 정신역학에 초점을 맞춘다. 중재는 효과적인 처치를 필요로 하는 깨어있는-각성 상태와 적절한 자기-조절 수준, 감정적 안정을 지지하기 위해서 등급화되어진다. 표본치료전략은 활동들에 대한 세심한 선택, 행동관리기술, 그리고 치료적으로 자신을 이용하는 것을 포함한다. 예를 들면, 우울한 아동의 기분은 지지적 치료접근과 적극적인 참여를 유도하는 선호활동을 통해 전환할 수 있다. 아동들의 감정적인 욕구가 효과적인 대처를 방해하는 근본적인 이유라면 작업치료사는 심리학자나 사회복지사와 협력할 필요가 있을지도 모른다.

### 4) 발달 기술

발달기술은 대처노력에 대한 기초를 제공하므로, 적응기능은 아동들의 유용한 발달능력기술을 확장시키고 수행 장애를 교정함으로써 도움을 받을 수 있다. 그러나 그 과제는 발달기술의 습득이 대처와 관련된 성과와 밀접하게 결합되기 위한 치료학적인 프로그램을 구성하는 것이다. 그런 다음 아동들은 기능적인 대처상황에서 그 기술들을 통합하고 적용하는 기회를 갖는다. "~하기 위해서" 와 같은 문장을 사용하여 치료목적을 기록함으로써 이러한 연결을 형성하는 것을 유용하다. 예를 들면 페드로는 그의 놀이 계획을 확립시키기 위해서 자기만의 자기-창시의 문제 해결력을 증진시키기 위해 모든 제스처를 통한 그의 욕구를 의사 전달하기 위하여 양측 협응 능력이 향상될 것이다.

몇몇 경우에는 중재는 필요한 어떤 사고에 대하여 대처할 수 있는 준비 개발 기술을 가르치는 것을 중점으로 한다. 자립심을 키우기 위하여 육체적으로 도전을 하는 아동는 더 극적인 협동심 개발, 수행 도움, 방법 지시 또는 선택을 나타내기 위하여 눈을 응시하는 방법을 훈련하기가 요구된다. 그것은 또한 치료의 목표가 기술의 일반화와 제어에 대하여 역점을 둔다는 것은 중요하다.

치료에 대한 충분한 시간은 다양하고 복잡한 조건하에서의 새로운 행동이 수행되는 것이 요구된다. 그러므로 제어에 대한 수준은 기술들이 일상생활 속에서의 스트레스 하에서 실제로 유용할 수 있다는 것을 확인할 수 있다.

### 5) 인적 자원들

가족은 아동의 위험에 대하여 대처 전략들을 지지하기 위한 중요한 외부적 자원이기 때문에, 작업치료사들은 적절한 중재를 제공하고 계획하기 위하여 부모와 상호 협력적인 관계를 빈번하게 유지해가야만 한다. 어떻게 보모들은 전반적인 가족의 건강과 아동들 삶의 활동에서 특수한 아동이 가질 수 있는 요구에 대처하는가?(Bar ber, Turnbull, Behr, & Kerns, 1988;Olsen & Mc Cubbin, 1983; Williamson, 1987; Zeitlin & Williamson, 1994) 서비스는 가족의 문제들에 반응하기 위하여 구조화되이지고 많은 형태를 가질 수 있다. 아동의 인적 지원들을 강화시키기 위하여, 치료사는 돌보기와 관련된 문제들, 부모와 아동의 상호 작용, 행동 지도, 부모의 역할 개발, 그리고 지역사회 자원에 관한 정보의 필요성을 제기해야 한다. 이러한 노력들을 통하여 부모는 아동의 표현 능력을 촉진시키기 위한 그들의 능력을 확장시킨다(그림 14.5). 치료사들 또한 치료 기간 동안 인적 지지 자원의 중요성을 언급한다. 이런 자원은 그 교실 환경은 적응 기능을 향상시키기 위한 외부적 자원들을 긍정적으로 받아들임으로써 그 아동의 선생들과 함께 협력함으로써 확장시킬 수 있다.

### 6) 물리적 환경적인 자원들

전문적인 치료사들은 집, 학교, 지역사회에서 성공적인 대처기술을 교육하기 위하여 물리적인 환경에 적응시키는 역할을 담당하는 전문가들이다. 예를 들어, 치료사는 시력 결핍 아동에 대한 시력을 최대의 기능적인 면으로 변화시킬 것이고 움직이는 데 어려운 아동을 위해 적응적 앉기를 제공할 것이며, 과잉행동 아동을 위해 환경적인 자극을 조정할 것이며, 육체적이고 발전적으로 수행할 수 있는 활동들을 제안한다.

### 14.5.3 준비된 부가적 피드백

세번째 원리인 효과적인 대처는 아동들의 대처 노력에 따른 부가적 반응에 의해 용기를 얻는다는 것이다. 적절한 피드백은 보강이 요구될 수 있고, 새로이 대처 전략을 취득할 수 있는 반면에 부적절한 피드백은 비효과적이거나 적응성이 없는 대처 작용을 유지시킨다. 피드백이 생산적인 대처 능력에 대하여 기회를 맞추고 명백하고 방해가 없을 때, 아동들은 개개인의 가치와 자율을 대표하는 간명한 체계에 시간을 투자하는 지배감을 경험한다. 중요한 사회적인 피드백은 말뿐만 아니라 비록 미소, 얼굴 찌푸림을 표현할 수 있고 그리고 감탄 혹은 경악을 보인다. 피드백의 특징은 대처행동의 효율적인 학습을 촉진시키기 위해 신중하게 선택되어짐이 필요하다.

피드백의 사용시 고려할 점은, 자발적이고 의미있는 행동을 강조하는 것이 중요하다. 그리하여 아동들이 스스로 표현한 행동에 치료사의 부가적 반응에 초점을 맞춰 접근한다. 강조할 점은 아동의 초기행동을 지지하는 치료적 환경과 새로 습득한 기술을 표현하도록 용기를 줄 수 있는 피드백을 제공하는 것이다. 이러한 환경 속에서 아동은 대처 전략을 선택하여 시도하고 문제를 해결하며 자유스럽게 표현하는 기회를 가진다.

또 주의할 것은 아동은 사회적으로 적절한 제한 속에서 상호작용을 하며 이끄는 동안 충분한 기회를 제공하여 치료사와 아동 사이에 균형을 유지하는 것이다.

### 14.5.4 직접적 또는 간접적인 중재

중재계획의 이행 조건에 사용되는 중재에는 직접적인 것 그리고 간접적인 것, 2개의 범주로 나누어진다. hildebrand(1975)에 따르면 전략에 의해 아동들의 행동들은 어른과 함께 그들의 특정 상호작용을 통한 전략에 의해 직접적으로 영향력이 있다.

기술과 행동의 인습적인 교육은 행동조절에 대하여 직접적인 전술의 측면에서 좋은 예가 된다. 몇 가지 예들이 포함된다. (1) 말로써 지도하면서 아동들의 자신의 일을 풀 수 있도록 도와준다. (2) 아동들은 자신의 우상행동을 닮고 싶어 하는 욕망 (3) 육제적인 충동은 수동적인 수행을 돕는다. (4) 되먹임을 통한 섬세한 강화 계획

반대로, 간접적인 것으로는 공간, 구성물질, 지식 그리고 다른 개별적 주위의 환경의 관리를 통해서 아동들의 행동에 전략적인 중재를 한다. 이 전략들은 "단계를 세우다" 환경의 변화에 의해서 배우게 된다. 간단한 간접적인 전략은 : (1) 장난감의 크기와 종류 조정 (2) 충동적인 아동을 위한 주위산만 요소의 제거 (3) 사회적 상호작용을 촉진하기 위한 아동들의 그룹화 (4) 변화에 대한 적응이 어려운 아동에게 치료 순서를 예상 가능하게 제공 (5) 신체적 장애가 있는 아동에게 스플린트, 보조도구, 자세 조절 장비를 사용하는 것

들을 포함한다.

대체적으로 직접적, 간접적인 중재의 조화는 대처기술 습득 촉진 전략에 필요하다. 보호는 치료에 의해서 직접적인 지도에 따라 과신을 피해야 한다. 왜냐하면 의존적 대처 반작용의 경향을 강화되기 때문이다. 종종, 직접적 접근을 통해서 환경을 변경하는 결과는 아동들의 자신을 가르치는 방법에서 행동묘사를 할 수 있는 것이라 한다. Jeremy의 경우 유아로, 뇌성마비 편마비유형으로 극도의 감정적인 저항성을 보였다. 치료사는 관찰 후 두 손 사용을 위해 자연스럽게 팔을 연결시켰다. 상호간의 활동은 간접적 중재전략의 시작이며 손 사용의 발달을 촉진시킨다.

## 14.5.5 대처 효과의 수준에 기초를 둔 중재

아동들의 대처유형의 효과 수준은 중재 전략의 선택과 치료 프로그램의 정도에 영향을 미친다. 이 토론은 다음과 같이 아동이 가지는 최소효과, 상황에 따른 효과, 그리고 대처유형의 효과에 필요한 지침을 제공한다.

### 1) 최소효과 대처유형

최소효과적인 대처 양식을 보여주는 아동은 발달적 기술의 직접적인 교육과 대처행동으로 이루어진 강한 중재를 요구한다. 이 행동의 대처효과는 상반되고, 견고한 반복이 많고, 순간의 스트레스가 감소하지만 시간이 지날수록 부정적 결과를 야기한다(예를 들어, 화를 내는 성질과 찡그리는 습관). 그것은 아동들의 비효과적인 대처행동을 피하기 위해 계속해서 사용하고, 스트레스적인 상황을 조절하는 것을 얻고, 양자택일의 대처전략의 제한적인 레파토리 때문에 나타난다. 최소효과적인 아동들은 주로 발달적이고, 행동적이거나 대처 노력을 끌어내는 환경자원 혹은 할 수 없는 것을 제한하고, 어떤 이유에서든 상황에서 이용 가능한 자원을 적용시킨다. 치료는 환경적 요구에 무모한 상동증적 행동을 감소시키는 동안 아동들의 수단으로 초점을 맞춘다.

성공적인 대처는 기능적인 생산시 다양한 발달적 기술을 통합하고, 직접적 목표의 대처 노력이 요구되어진다. 초기에 중재는 발달적 능력 확대가 자세조절, 이동, 물체 조작, 인지처리과정, 사회 상호작용과 의사소통에서의 큰 능력 성취를 강조했다. 게다가 치료는 바람직한 대처 능력을 가르치는 것과 나쁜 패턴의 강화를 위한 기회를 감소시키는 환경 수정을 고안했다. 조화는 선택에서 필요하고, 활동과 실행의 제안은 강조되어졌다. 최소한의 효과가 있는 아동은 새로운 환경에서 독립적 행동을 배운 것을 적용할 때 자주 결함이 있었기 때문에, 치료사들은 아동의 대처 능력이 향상되도록 다양한 상황에서 새로운 활동을 점차 소개해야 한다.

부모와 치료사는 모든 발달적이고 대처와 관련한 한 때의 문제 대처하기가 비현실적이기 때문에 중재를 우선적으로 설립하는 것이 필요하다. 또한, 아동의 처리과정을 위해 적당한 기대치를 결정하는 게 중요하다. 양립과 행동관리에 접근을 공유하는 것은 부정적 행동과 용기를 북돋아주는 능력을 구별할 때 필요하다.

### 2) 상황에 따른 효과적인 대처양식

상황에 따른 효과적인 대처양식에서 아동은 몇몇 적응 능력을 가진다. 대처노력은 한 상황에 효과적으로 사용된다. 그러나 다른 상황에서는 일반화되지 않는다. 중재는 상황에 따른 효과적인 대처 전략의 사용과 아동이 일반적으로 덜 성공한 상황이 일반화된 아동교육에 도움이 되도록 조정되어진다. 특히 중요한 것은 간접적인 중재 전략을 두는 것인데 이는 그들이 자기 주도성을 기르기 때문이다.

중재프로그램을 계획하기 위하여, 작업치료사는 상황의 본질과 아동이 효과적으로 대처하는 것을 증명해 주는 환경을 동일시해야 한다. 전후관계상 고려되는 변화하는 것에 대한 표본은 (1) 돌보는 사람의 출석 또는 부재, (2) 구조의 단계, (3) 혼자 또는 집단의 환경, (4) 현재 요구되는 시간, (5) 감각입력의 확실한 유형에 대한 아동의 선호, 또는 (6) 신체적 불구를 가진 아동이 적응할 만한 장비의 이용도가 포함되어 있을 것이다. 주요한 치료적 전략은 아동이 무익하게 대처하는 상황의 환경적 특성과 비슷하게 성공적으로 대처하는 경험의 환경적 특성과 더 근접해지도록 변화한다. 예를 들면, Sean은 일상에서는 활동적이고 융통성이 있지만 새로운 환경에서는 불안해한다. 그의 부모는 만들어진 소설 상황에 대한 다양한 기법을 그들의 아들에게 더 친숙하고 덜 위협적이도록 가르쳤다. 이러한 전략은 그가 예상한 것의 사전조사와 그가 핸드백을 가지고 갈 때, 대상에 대해 안심하고 상황에 길들여지고 열중하는 데 허락된 시간을 포함한다.

### 3) 대처유형의 일관된 효과

아동이 자주 사용하는 특유의 대처의 노력들은 대처 유형의 일관된 효과를 보여준다. 이 아동들은 다양한 상황을 넘어 일반적인 대처 전략을 사용할 수 있다. 아이들의 대처가 모든 상황에 성공하는 것은 아니지만, 그 결과로 아이들은 충분한 수단을 가지고 새로운 요구로부터 행동과 적응에 조절을 나타낸다. 그 아이들의 대처유형 효과는 작업치료사의 다른 치료법들의 태도가 필요하고, 따라서 대처와 중재의 관계는 본질 안에서 예방과 지지되어야 한다. 치료사는 환경적 요구와 아이의 대처 수단 사이의 균형과 그리고 지속적인 간접적 중재 전략 사용과 대처노력의 생산을 장려하고 모니터한다. 삶의 스트레스적 사건은 목표로 향하는 것을 방해하고 또한 집중력을 악화키는 결과를 가져온다. 본질적 예방의 활동은 상황 속에서 그것의 요구를 예언하고, 아동과 가족을 지지할 수 있다(예를 들면, 입원기간, 현재 프로그램 안에서 아동의 변화, 형제의 생일 또는 집 안에서의 변화).

## 14.5.6 중재 속에서 대처 조절

대처 이론의 틀을 적용하는 중재원리는 위도된 넓은 기초를 가지고 있다. 각각의 아동들은 독특한 매너에 의존하고 경험과 유효한 대처자원이 요구하는 것을 경험한다. 대처 능력을 향상시키는 것, 그것은 얼마나 요구되는지 검사하는게 필요하고 특별한 경우 근무시간외 관리된다. 치료에 포함된 스트레스를 인정해야 한다. 왜냐하면 그것을 변화의 과정이기 때문이다. 표준 처리 원본은 사용하지 않는다. 왜냐하면 중재는 개인화하는 것을 필요로 하기 때문이다. 그런 사례로 중재는 기본적인 치료의 틀을 잡는 것과 관련이 있다. 대부분의 아동들을 위한 치료가 적절하게 작용하기 위해서 밀접한 연관성이 있다. 예를 들면 환경의 요구에 반응하여 개인의 욕구를 발견하고 충족시키는 아동의 능력 강화를 위한 방법으로 신경 발달 치료를 제공하여 도와주는 것이다. 아래에 설명되는 치료계획은 통합 극복을 목표로 진행된다.

- 편마비가 있는 유아의 양손을 발달시키기 위한 문제 해결 전략으로 유아용 의자에 털실을 매달고 그 끝에 장난감을 걸었다. 장난감을 얻기 위하여 아동은 시행착오를 겪으며 양손으로 털실을 끄는 법을 배웠다. 목표 달성이 가능해질 때 그는 전략을 바꾸어 아동의 능력을 증대시켰다.
- 7살의 아동은 치료기간 동안 어머니와 분리되는 대단히 큰 어려움이 있었다. 완호를 위해서는 엄마가 곁에 없는 시간을 등급화하는 것이 필요했다. 아동의 극복전략은 높은 동기를 부여하여 어머니가 휴식을 취하는 동안 가장 좋아하는 장난감을 주어 어머니가 방으로 돌아올 때까지 놀게 하였다. 이 아동의 독립성을 강화시키기 위하여 긍적적 칭찬 및 상이 지급되었다.
- 초등학생 나이의 그룹은 근 운동 계획 및 개인 특기 발달을 위한 콜라주 포스터를 만들기로 하고 감각 운동 발달과 협동을 통한 놀이를 육성시키기 위해 콜라주에 대한 상의를 하였다. 활동을 구축시키기 위해 다음의 치료방법이 이용되었다. (1) 콜라주의 공동 주제와 그룹제목 정하기, (2) 다양한 재료사용, 자르기, 찢기 및 솜씨, (3) 필요로 한 제한된 공급 물자 나누기, (4) 캔버스에 붙이고 풀을 바른 뒤, 마를 때까지 누르기(반 중력인 대기의 자극에 반응하는 능력). 이 활동은 감각 운동 전체를 주목표로 하고, 부 목표는 동료(예를 들면 다른 사람의 감각에 반응을 보이고, 아이디어를 받아들이고 나누는 회전을 체험하고 칭찬을 주고받는)를 목표로 하였다.

일상생활 안에서 작업성과 및 치료효과를 동시에 강화하기 위해 어떠한 방법이 적용 될수 있는지 견본을 통해 설명된다.

11살의 조는 충동조절이 약하고 독서와 수학 학습장애가 있는 정상 지능을 가진 소년이었다 그의 초등교육은 특수학교에서였다. 그러나 그는 음악과 체육을 위해 일반 학교로 편입하였다. 조는 교실에서의 문제행동 때문에 담임교사의 의뢰로 작업치료에 소개되었다. 그의 담임교사는 조의 두드러진 기분 변화와 밖에서의 고분고분한 행동을 표했던 것을 지적하였다. 아마도 그의 장애적 행동의 원인은 작업치료 평가에서 확인된 몇몇 감각 통합적 결함일 것이다. 효과적인 치료 방식은 그의 문제행동이 나타나는 것을 최소한으로 줄이는 것과 관계가 있다. 그는 실패에 대한 큰 두려움으로 학교나 사회에서의 상황대처가 어렵다고 판단되었다. 이런 상태에서는 격정적 감정으로 가기 쉽다.

작업치료 평가 감정에서의 감각 통합능력의 부족은 아마 그의 장애 행동에 공헌할 것이다. 그러나 그의 문제행동에 있어서 가장 관련 있는 것은 비효과적 대응 방식이다. 조는 그가 싫어하는 여러 교육과 사회적 상황의 실패를 가장 두려워 하는 큰 어려움이 있었다. 이 상태에서는 격정적이고 폭발적인 반작용이 일어나기 쉽다. 활발하고 고분고분하게 되는 기간의 주위 상황은 혼자 놀때나 공상할 때였다. 그의 무능함에 최소한의 효과적인 대응은 새로운 지도나 요구상황과 연관된 화내기였다. 대조적으로, 그에게 가장 효과적인 대응방안은 낮은 요구와 친숙한 구조 배치, 용기를 부여하는 것이였다.

선생님과의 상담에서 학교적응을 위한 세 가지 중재적 접근방법이 나왔다. 첫째로, 조는 개인적으로 감각조직과 감각능력을 증진시키는 작업치료를 받았다. 둘째, 선생님은 그가 학급에 적응하는 것을 도와주어 위험도를 줄인다. 예를 들면, (1) 학급일정에서 일상적 부분과 간단한 일을 늘린다. (2) 조의 책상 위치를 친구 옆 끝줄에 앉히고 가까이에서 도와 줄 수 있도록 하였다. (3) 조가 물을시 재 반복지도를 책임지고 완전히 이해하도록 하는 임무를 주었다. (4) 독서와 수학수업은 아침에 집중하는 대신에 낮시간에 짧게 지도하면서 성공을 위하여 조심스럽게 단계를 늘려갔다. 어른의 지지와 지도는 휴식시간이나 점심시간에 스트레스적 사회상황에 대처하는 것이다.

조는 상황에의 어려움에 대한 분석과 확인을 배우고 대인활동의 고려와 그것의 결과, 그리고 목표 도달의 과정단계를 배웠다. 실례로, 스트레스적인 상황에서 그는 인지사용을 통한 기술적 과정으로 STOP 하였다(내가 무얼 하려는지 멈추고, 나의 뒤에 무슨 상황이 벌어지는지 보고, 나의 선택을 보고, 처음으로 돌아가 다른 방향으로 행동한다). 규정된 시간의, 조는 그의 감정 상호작용과 결과적 행동은 더 효과적으로 제한될 수 있을 것이다. 소그룹은 또한 기회가 제공된다. 소그룹은 대부분 많은 기회를 제공하고 조를 평등하게 격려하며 친근한 상호작용을 한다. 이런 점에서 사회적 평등으로 보다 그 시간의 긴장을 줄여준다.

# 14.6 요약

이 장은 아동의 효과적인 대처기술의 증진을 위해 이론의 틀을 제시했다. 전통적인 모델에서 대처과정은 요구의 변화, 환경적 요구와 기대의 수정, 주변 대응의 강화, 그리고 의존반응의 단서를 제공한다. 직접적인 그리고 간접적인 중재 전략은 이 요구된 수단에 선택되어 적용되어진다. 작업치료는 유일하게 인간의 적응과 기능의 효과적인 대처의 가장 기본적인 것이라고 정의한다. 이 이론의 틀의 저자들은 아동들이 다른 사람들과 협력 속에서, 그들의 일상적인 삶 속에서 생산해내는 그들 자신의 욕구와 환경적 요구에 성공적으로 대처하기를 바란다.

## 참고문헌


Antonovsky, A. (1979). *Health, stress, and coping*. San Francisco, CA: Jossey-Bass.

Bandura, A. (1977). Self efficacy: Toward a unifying theory of behavior change. *Psychological Review, 84*, 191–215.

Barber, P. A., Turnbull, A. P., Behr, S. K., & Kerns, G. M. (1988). A family systems perspective on early childhood special education. In: S. L. Odom, M. B. Karnes (Eds.). *Early intervention for infants and children with handicaps* (pp. 179–198). Baltimore: Paul H. Brookes.

Barrera, M. E., & Vella, D. M. (1987). Disabled and nondisabled infants' interactions with their mothers. *American Journal of Occupational Therapy, 41*, 168–172.

Brinker, R. P., & Lewis, M. (1982). Discovering the competent handicapped infant: A process approach to assessment and intervention. *Topics in Early Childhood Special Education*, 2(2), 1–16.

Brooks-Gunn, J., & Furstenberg, F. F. (1987). Continuity and change in the context of poverty: Adolescent mothers and their children. In: J. J. Gallagher, & C. T. Ramey (Eds.). *The malleability of children* (pp. 171–188). Baltimore: Paul H. Brookes.

Caldwell, B. M., & Bradley, R. H. (1979). *Home observation for measurement of the environment*. Little Rock, Arkansas: Center for Child Development and Education, University of Arkansas at Little Rock.

Compas, B. E. (1987). Coping with stress during childhood and adolescence. *Psychological Bulletin, 101*, 393–403.

DiBuono, E. (1982). *A comparison of the self-concept and coping skills of learning disabled and nonhandicapped pupils in self-contained classes, resource rooms and regular classes*, Unpublished doctoral dissertation, Walden University, West Covina, CA.

Drotar, D., Crawford, P., & Ganofsky, M. A. (1984). Prevention with chronically ill children. In: M. C. Roberts, & L. Peterson (Eds.). *Prevention of problems in children* (pp. 232–265). New York: John Wiley & Sons.

Dunst, C. J., Cushing, P. J., & Vance, S. D. (1985). Response-contingent learning in profoundly handicapped infants: A social systems perspective. *Analysis and Intervention in Developmental Disabilities, 5*, 33–47.

Fine, S. B. (1991). Resilience and human adaptability: Who rises above adversity? *American Journal of Occupational Therapy, 45*, 493–503.

Garbarino, J. (1995). *Raising children in a socially toxic environment*. San Francisco: Jossey-Bass.

Garmezy, N., & Rutter, M., (Eds.). (1983). *Stress, coping, and development in children*. New York: McGraw-Hill.

Haan, N. (1977). *Coping and defending: Processes of self-environment organization*. New York: Academic Press.

Hanzlik, J. R. (1989). Interactions between mothers and their infants with developmental disabilities: Analysis and review. *Physical and Occupational Therapy in Pediatrics, 9*(4), 33–47.

Hildebrand, V. (1975). *Guiding young children*. New York: Macmillan.

Kennedy, B. (1984). *The relationship of coping behaviors and attribution of success to effort and school achievement of elementary school children*. Unpublished doctoral dissertation, State University of New York-Albany, Albany, New York.

Larson, J. G. (1984). *Relationship between coping behavior and academic achievement in kindergarten children*. Unpublished doctoral dissertation, Fairleigh Dickinson University, Teaneck, NJ.

Lazarus, R. S., & Folkman, S. (1984). *Stress, appraisal and coping*. New York: Springer Publishing.

Lorch, N. (1981). *Coping behavior in preschool children with cerebral palsy*. Unpublished doctoral dissertation, Hofstra University, Hempstead, NY.

MacTurk, R. H., Vietze, P. M., McCarthy, M. E., McQuiston, S., & Yarrow, L. J. (1985). The organization of exploratory behavior in Down syndrome and nondelayed infants. *Child Development, 56*, 573–581.

Moos, R. H., & Billings, A. G. (1982). Conceptualizing and measuring coping resources and processes. In: L. Goldberger, & S. Breznitz (Eds.). *Handbook of stress: Theoretical and clinical aspects* (pp. 212–230). New York: Free Press.

Murphy, L. B., & Moriarty, A. E. (1976). *Vulnerability, coping, and growth*. New Haven, CT: Yale University Press.

Olsen, D., & McCubbin, H. (1983). *Families: What makes them work*. Beverly Hills, CA: Sage Publications.

Piers, E., & Harris, D. (1969). *The Piers-Harris children's self-concept inventory*. Nashville, TN: Counselor Recordings and Tests.

Ramey, C. T., Beckman-Bell, P., & Gowen, J. W. (1980). Infant characteristics and infant caregiver interactions. In: J. J. Gallagher (Ed.). *Parents and families of handicapped children. New directions for exceptional children*. Vol. 4 (pp.59–83). San Francisco, CA: Jossey-Bass.

Rosenberg, S. A, & Robinson, C. C. (1988). Interactions of parents with their young handicapped children. In: S. L. Odom, M. B. Karnes (Eds.) *Early intervention for infants and children with handicaps* (159–177). Baltimore, MD: Paul H. Brookes.

Schaffer, M. P., & Schaffer, S. J. (1982). Stress related to organically-based learning disabilities. In: A. S. McNamee (Ed.) *Children and stress: Helping children cope* (pp. 8–18). Washington, DC: Association for Childhood Education International.

Shahmoon, S. R. (1990). Parenthood: A process marking identity and intimacy capacities. *Zero to Three, 11*(2), 1–9.

Turnbull, A. P., & Turnbull, H. R. (1990). *Families, professionals, and exceptionality: A special partnership* (*2nd ed.*). Columbus, OH: Merrill Publishing.

Werner, E. E., & Smith, R. S. (1982). *Vulnerable but invincible: A study of resilient children*. New York, NY: McGraw-Hill.

Williamson, G. G. (Ed.) (1987). *Children with spina bifida: Early intervention and preschool programming*. Baltimore, MD: Paul H. Brookes.

Williamson, G. G., Zeitlin, S., & Szczepanski, M. (1989). Coping behavior: Implications for disabled infants and toddlers. *Infant Mental Health Journal, 10*, 3–13.

Yeargan, D. R. (1982). A factor-analytic study of adaptive behavior and intellectual functioning in learning disabled children. Dissertation. Denton, TX: North Texas State University.

Zeitlin, S. (1985). *Coping inventory*. Bensenville, IL: Scholastic Testing Service.

Zeitlin, S., & Williamson, G. G. (1988). Developing family resources for adaptive coping. *Journal of the Division for Early Childhood, 12*, 137–146.

Zeitlin, S., & Williamson, G. G. (1990). Coping characteristics of disabled and nondisabled young children. *American Journal of Orthopsychiatry, 60,* 404–411.

Zeitlin, S., & Williamson, G. G. (1994). *Coping in young children: Early intervention practices to enhance adaptive behavior and resilience.* Baltimore, MD: Paul H. Brookes.

Zeitlin, S., Williamson, G. G., & Rosenblatt, W. P. (1987). The coping with stress model: A counseling approach for families with a handicapped child. *Journal of Counseling and Development, 65,* 443–446.

Zeitlin, S., Williamson, G. G., & Szczepanski, M. (1988). *Early coping inventory.* Bensenville, IL: Scholastic Testing Service.

제 1 5 장

# 작업이론의 틀

LOREE A. PRIMEAU / JANICE M. FERGUSON
유은영 역

아동을 위한 작업이론의 틀(occupational frame of reference)의 역사를 이해하기 위해서는 작업치료의 처음 시작으로 거슬러 올라가야 한다. 작업치료 창시자들은 정신과 환자에게 운동, 일, 놀이 등을 적용한 도덕치료(moral treatment)에 철학적 기반을 두고(Licht, 1948), 치료적 수단으로서 작업(occupation)의 중요성을 강조하였다(Primeau, Clack, & Pierce, 1989). 국제작업치료증진협의회(National Society for the Promotion of Occupational Therapy)는 1917년부터 1940년까지 작업의 개념과 이 개념이 인간의 건강(health)과 안녕(well-being)에 주는 영향에 대해 주안점을 두고 연구하였다(Kiehlhofner, 1997). 그 후 20년 뒤에 작업치료사는 인간의 건강과 연관된 생체역학적 모델(biomechanical model)을 개발하여, 몸과 마음의 내적인 메카니즘이 건강에 영향을 준다고 하여 작업치료의 주된 개념을 전환하게 되었다. 그 당시 치료적 수단과 핵심으로서 작업(occupation)의 사용은 그 가치를 인정받지 못하였고, 몇몇 경우에는 완전히 작업의 기능을 무시당하였다. 1960년대 Mary Reilly(Ph,D., OTR, FAOTA)의 지도하에 작업(occupation)을 다시 작업치료의 핵심 개념으로 자리 잡기 위한 노력이 시작되었다. 오늘날 작업과학(occupational science)의 학문적 기반은 '작업적인 존재로서 인간' 에 관한 연구에 초점을 두고 있다(Yerxa et al., 1989).

## 15.1 이론적 기초

아동을 위한 작업이론의 틀은 아동에게 적용 가능하도록 작업개념의 조직화와 재조정을 하였다. 주어진 작업과 그것을 치료적 수단으로 사용하는 것은 작업치료의 기본이며, 모든 아동은 '작업적 관점' 을 통하여 바라보아야 한다(Yerxa, 1995)는 것이 핵심개념이다. 아동을 위한 작업이론의 틀은 모든 아동에게 적용 가능하며, 단독으로 혹은 다른 이론과 함께 사용할 수도 있다.

작업치료사의 일차적인 역할은 작업을 가능하게 하는 것이다. 작업을 가능하게 한다는 것은 "주어진 환경에서 의미 있고, 유용한 작업을 선택하고, 조직화하고, 수행하기 위해 클라이언트와 협력하는 것" 이다(Law, Polatajko, Baptiste, & Townsend, 1997, p 30). 클라이언트와 파트너십을 형성하는 것은 사람들이 자신이 선택하고 만족하는 작업에 참여하도록 가능하게 하는 것으로 이것이 환자중심(client-centered)의 작업치료인 것이다. 환자중심의 접근은 작업치료에 사람들이 적극적으로 참여하게 하는 힘을 가지고 있다. 환자중심의 치료에서 강조하는 것은 해야 하는 과제들과 이유보다는 클라이언트와 협력하는 것이다. 환자중심의 작업을 실현하기 위해서는 "클라이언트를 존중하고, 의사결정에 참여시키며, 그 요구를 반영함은 물론, 클라이언트의 경험과 지식까지도 인정" 해야 한다(Law et al, 1997, p 49). 아동과 함께 할 때는 작업치료사의 클라이언트로 아동, 부모, 형제, 가족, 친구, 선생님 및 아동과 연관되어 있는 많은 사람들을 참여시켜야 한다.

작업치료는 사람(people), 그들이 처한 환경(environment), 그리고 작업(occupation) 간의 역동적인 관계로 연결되어 있기 때문이고(Law et al, 1996), 작업치료사의 이차적인 역할은 사람과 환경이 변할 수 있도록 도와주는 것이다(Law et al, 1997). 이러한 역동적이고 상호의존적인 사람, 환경, 작업의 관계는 일생동안 작업 수행(occupational performance)이 끊임없이 가능하도록 하는 밑거름이다. 작업 수행(occupational performance)이란 "자신이 속한 문화와 연령에 맞게 자신을 관리하고, 삶을 즐기고, 자신이 속한 사회에서 사회 · 경제적으로 의미 있는 작업을 선택하고, 조직화하고, 만족하게 작업을 수행하는 능력" 을 말한다(Law et al, 1997, p. 30).

작업수행은 사람, 환경, 작업과 상호의존적이기 때문에 작업치료사는 다음과 같은 아동의 작업수행능력을 고려할 수 있어야 한다. 즉 사람(person)과 관련된 내용으로 아동의 정신세계(spirituality), 수행요소(performance component), 기술 등을 고려하고, 환경(environment)에 관한 내용으로 물리적, 사회적, 문화적, 구조적 환경을 그리고 작업(occupation)과 관련된 사항으로 아동의 작업과의 관계를 이해해야 한다. 사람, 환경, 작업의 변화는 작업수행(occupational performance)을 변화시키는 결과를 낳게 될 것이다. 적절한 작업수행은 사람, 환경, 작업이 최대화되었을 때 가능하다(Law et al, 1996).

## 15.1.1 사람

사람(person)은 관찰 가능한 다양한 작업수행 요소와 정신세계로 구성된 통합체라고 할 수 있다(Law et al, 1997). 정신세계(spirituality)는 아동의 실체(essence of self), 의지(will), 동기(motivation), 의사결정 능력이라고 할 수 있으며, 이것이 일상의 작업으로 표현됨으로써 일상적인 삶은 그 의미를 갖게 된다. 정신세계(spirituality)는 아동과 그들의 작업수행(occupational performance)을 이해하기 위해 필수적이다. 작업수행요소(performance component)는 성공적인 작업수행을 위해 요구되는 인간의 기본적인 능력이라고 정의할 수 있고, 그 분류는 세 가지 영역인 감각운동(sensorimotor), 인지(cognitive), 심리사회적(psychosocial)인 요소로 구분된다(AOTA, 1994).

물론 모든 작업수행 요소가 직접 관찰이 가능한 것은 아니다. 종종 작업치료사들은 아동의 작업수행 능력을 관찰해야 하고, 이 관찰을 통하여 작업수행 요소의 상태를 파악하기도 한다(Fisher & Kielhofner, 1995a). 예를 들어 개념형성과 문제해결능력 같은 인지능력들은 아동의 다양한 과제수행 능력을 보고 평가한다. 아동의 작업수행을 정확하게 하는 관찰 가능한 행동과 동작들은 '기술(skill)' 이라고 부른다.

기술(skill)은 아동의 작업수행요소에 달려 있고, 이것은 작업수행에 직접적인 영향을 준다. 이들은 운동기술(motor skill), 처리기술(process skill), 의사소통과 상호작용 기술(communication and interaction skill)로 구성되어 있다. 운동기술(motor skill)은 관찰 가능한 행동으로 아동이 움직이고, 물건 및 물리적인 환경과 관계를 형성하게 한다. 처리기술(process skill)은 아동이 작업에 참여하기 위해서 행동을 조직화하고, 적응하는 관찰 가능한 방법에 관한 것이다. 의사소통과 상호작용 기술(communication and interaction skill)은 자신의 생각, 느낌, 의사를 전달하고 다른 사람과 이를 잘 조정하는 관찰 가능한 행동을 말한다. 이들 기술은 서로 조화를 이루면서 상호의존적으로 기능을 하게 된다(Fisher & Kielhofner, 1995b).

정신세계(spirituality), 작업수행요소(performance component), 기술(skill)은 아동이 자신이 속한 환경과 작업과 역동적인 관계를 형성하며 상호 작용하는 존재로 성장하는데 기여하게 된다(Law et al., 1997).

## 15.1.2 환경

환경(environment)은 작업의 배경(context)라고 할 수 있다. Law(1991)에 의하면 환경은 "사람의 외부에서 어떤 반응을 이끌어 내도록 하는 배경(상황)" 이라고 정의하였다. 환경은 작업의 배경이기 때문에 아동의 작업수행을 가능하게 하거나 방해할 수도 있다. 환경은 장소(location)와 속성(attribute)에 따라 분류할 수 있는데, 장소는 가정, 이웃, 지역사회, 국가 등이고, 속성은 물리적, 사회적, 문화적, 경제적, 정치적, 법적인 배경으로 구분할 수 있다. 환경을 장소와 속성으로 분석하는 것은 작업수행을 가능하게 하는지 혹은 방해하는지를 결정할 때 유용하게 사용할 수 있기 때문이다(Law, 1991; Law et al., 1997).

아동을 위한 작업이론의 틀은 '환경'이라는 용어를 아동을 위한 물리적, 사회적, 문화적, 제도적 특성으로 언급하였다(Law et al., 1997). 또한 배경(context)이라는 용어는 아동이 작업에 참여하는 장소로 생각하면 된다(용어의 이러한 차이점을 구별하여 사용해야 한다는 내용은 1994년 AOTA에서 소개한 Uniform Terminology, 3판에 소개되어 있다). 아동의 작업이론의 틀에서 중점을 둔 배경(context)은 가정, 학교, 지역사회 등의 3가지 장소를 주로 다룬다는 것을 기억해야 한다.

환경이 작업수행을 방해하거나 가능하게 한다는 의미는 특정 작업수행 형태에 따라 그 기회가 증진(afford)되거나 제한(press)을 될 수 있다는 것이다. 환경이 작업수행의 기회를 증진시키는 경우는 아동은 환경에 따라 자신이 가진 잠재력을 다양하게 발휘하기 때문이다. 왜냐하면 어떤 환경에서 무엇을 선택하는지는 아동의 자유의사이기 때문이다. 예를 들어 운동장은 아동에게 다양한 놀이기구와 오르고, 내려오고, 던지는 등의 기회를 제공하고, 모래성 쌓기, 진흙으로 과자 만들기, 잔디밭에서 친구들과 게임 등의 자유로운 놀이를 가능하게 한다. 반면에 환경은 어떤 작업의 수행을 제한하기도 하는데, 예를 들어 교실이라는 환경에서는 선생님과 받아쓰기를 해야 하는 등의 특정 형태의 작업수행만 허용된다. 즉 아동들은 책상과 의자에 앉아 있어야 하고, 수업을 받기 위해 조용히 해야 하며, 선생님의 도움이 필요하면 손을 들어 의사를 표현해야 한다. 그러므로 환경은 동시에 특정 작업행동을 허용하기도 하고, 제한하기도 하기 때문에 아동의 작업수행에 영향을 주게 된다.

## 15.1.3 작업

아동을 위한 작업이론의 틀에서는 작업(occupation)을 두 가지 형태로 정의하고 있는데, 하나는 '꼭 해야 하는 것(that which is done)'과 '찾아서 해야 하는 것(active doing)'이 그것이다(Christiansen & Baum, 1997). 꼭 해야 하는 것의 예로 각 개인과 문화에 따라 의미와 가치가 주어진 것으로 매일 일상적으로 해야 하는 과제나 활동들을 말한다. 작업(occupation)이란 사람들이 해야 하는 것으로 자신을 돌보는 일(신변처리), 인생을 즐기는 일(여가), 자신이 속한 지역사회에 사회·경제적으로 기여(생산성)하는 모든 일을 포함한다(Law et al., 1997 p 34).

이 정의는 작업의 세 가지 목적인 신변처리, 여가활동, 생산성이라는 근거에 기초한 것이다. 신변처리의 목적은 자신을 돌보는 것이고, 여가는 즐기기 위함이고, 생산적인 작업은 경제적 생계유지 혹은 사회·경제적인 사회참여를 실현하기 위한 것이다(Law et al., 1997). 찾아서 해야 하는 작업으로는 "자신의 물리적, 사회적인 배경과 시간의 흐름을 고려한 문화적으로 의미 있는 일(work), 놀이, 일상생활 활동들이다"(Kielhofner, 1995c, p. 3)(그림 15.1).

아동의 작업이론의 틀에서 말하는 작업이란 아래의 가정에 근거한 것이다.

- 아동은 작업에 참여하고 싶어 한다.
- 작업은 복잡하고 다차원적(multi-dimensional)이다.
- 작업은 주어진 환경을 고려해야 한다.
- 작업은 시간을 고려하여 이루어져야 한다.
- 작업은 발달과정이면서 결과물이다.
- 작업은 의미가 있어야 한다.
- 작업은 건강에 영향을 주는 치료적 수단이다.
- 치료적 수단으로서 작업은 2가지 특징이 있는데 하나는 그 수단으로서 작업(occupation-as-mean)과 결과물로서의 작업(occupation-as-end)이다.

**아동은 작업에 참여하고 싶어 한다.** 아동 작업이론의 틀은 아동이 작업적 존재(occupational being)라는 믿음을 전제로 한다(Yerxa et al., 1989). 이 의미는 아동은 작업의 참여를 통하여 활동하고, 자신감을 표출하고, 효율성 경험하려는 생리적인 욕구를 가지고 있다는 것이다(Clark et al., 1991; Reilly, 1962; Wilcock, 1993; Yexra et al., 1989).

이 자신감과 효율성을 위한 내적인 욕구는 작업에 참여를 통하여 표현되고(Clark et al., 1991; Yexra et al., 1989), 이는 작업을 위한 인간의 생존에 관한 욕구로 전환된다고

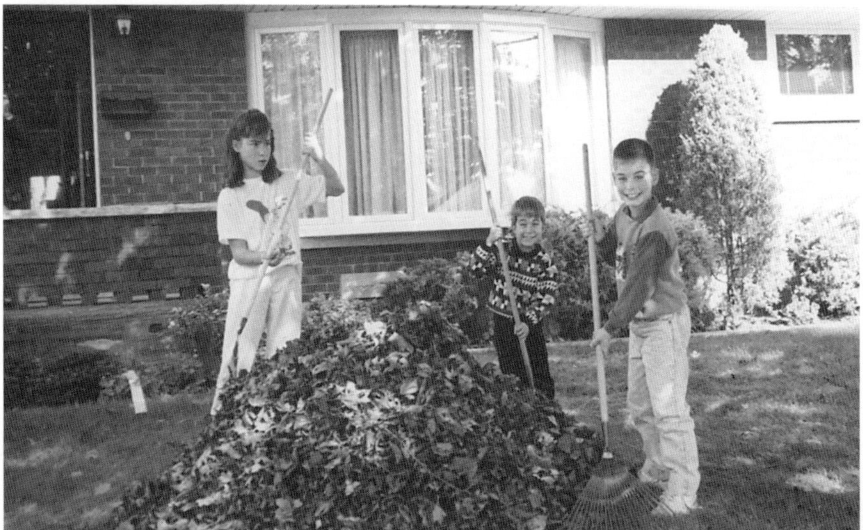

**그림 15.1**

작업: 활동을 적극적으로 행하고 완성하는 것이다.

볼 수 있다(Polatajko, 1994). 아동의 신체적, 정신적 건강은 작업에 참여하는 능력을 기본으로 한다(Kielhofner, 1997; Polatajko, 1994).

**작업은 복잡하고 다차원적(multi-dimensional)이다.** 이 뜻은 작업이론의 틀은 작업이 복잡하고 다차원적이라는 믿음을 가지고 있다는 의미이다. 작업은 시간, 정신적, 사회적, 상징적, 영적인 의미를 포함하는 환경과 문화에 기본을 두고 있다. 이들 신체적, 인지적, 정서적, 영적 차원은 작업의 복잡성과 아동에게 특별한 작업을 창출하는 데 상호관련이 있다(AOTA, 1995; Polatajko, 1994; Yexra et al., 1989).

**작업은 주어진 환경을 고려해야 한다.** 작업에 참여하기 위해서는 환경과의 상호작용이 필요하다(Yexra et al., 1989). 아동과 환경의 상호작용은 서로 보완적이다. 즉 아동은 작업을 통하여 환경에 영향을 주고, 작업은 환경에 의해 영향을 받는다. 이러한 아동, 작업, 환경과의 상호관계는 아동의 작업과 환경을 이해하는 기본이 된다(Kielhofner, 1997)(그림 15.2)

**작업은 시간을 고려하여 행하여야 한다.** 아동의 작업은 시간의 흐름에 영향을 받는다(Kielhofner, 1995C; Yexra et al., 1989). 작업은 아동이 시간을 고려함으로써 나름대로의 인생의 주기가 형성되는 것이고 생의 패턴(pattern), 습관(habit), 일상(routine), 삶의 형태(lifestyle), 인생이야기가 생겨나는 것이다(Christiansen & Baum, 1997; Kielhofner, 1995b; Law et al., 1997).

**작업은 발달과정이면서 결과이다.** 인간발달은 작업과 매우 관련이 높다(Kielhofner, 1997). 작업은 아동기 발달의 결과물로서 발생하기 때문이다(Reilly, 1969; Yerxa et al., 1989). 학교, 놀이, 가족구성원으로서의 아동의 작업과 일(work), 여가(leisure) 등과 관

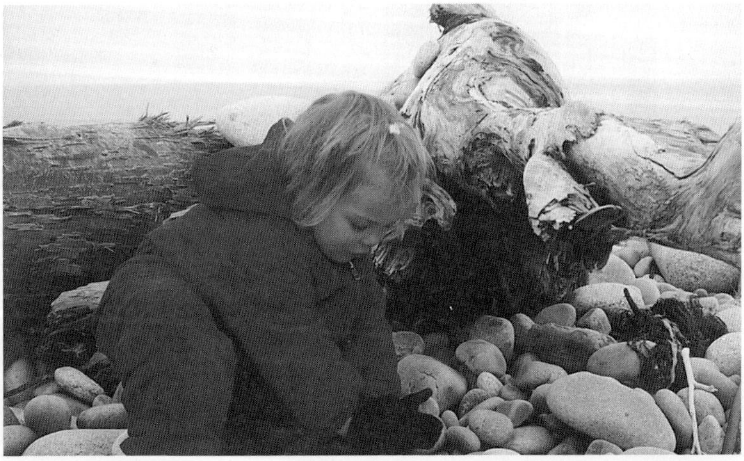

**그림 15.2**
돌맹이를 가지고 놀면서 아동은 자연환경과 서로 상호작용을 경험하게 된다.

련된 어른의 작업도 일종의 작업의 발달 연속선상에 있는 것으로 보고 있고, 이러한 아동기의 작업은 성인이 되었을 때 자신감과 성취감을 형성시키는 것으로 믿고 있다(Primeau, Clark, & Pierce, 1989; Reily, 1969, 1974). 작업에 참여한다는 것은 아동의 발달을 이끌어 내고, 아동의 신체적, 인지적, 정서적, 사회적 능력을 변화시키는 일종의 매개체라고 볼 수 있다(Kielhofner, 1997).

**작업은 의미가 있어야 한다.** 작업에 참여한다는 것은 무엇을 경험한다는 것과 분리할 수 없다(Wood, 1995; Yerxa, 1994). 작업에 참여함으로써 다른 사람을 쉽게 관찰할 수 있고, 이것은 아동이 작업에 참여할 수 있도록 이해를 도와준다(Clark et al., 1991; Nelson, 1997; Wood, 1995; Yerxa et al., 1989). 의미가 있어야 한다는 뜻은 아동의 작업이 일어나는 사회적, 문화적 배경을 고려한 그 아동의 과거경험과 연관된 것이어야 한다는 것이다. 작업에 참여하는 것은 자신의 인생에 의미를 부여하는 일이다(Kielhofner, 1997; Law et al., 1997; Yerxa et al., 1989)(그림 15.3).

**작업은 건강에 영향을 주는 치료적 수단이다.** 아동의 작업이론의 틀은 아동 자신이 마음과 의지의 표현으로 손을 사용하는 것이 건강에 영향을 줄 수 있다는 믿음에 근거하고 있다(Reilly, 1962). 작업에 참여함으로 자신감과 안녕(well-being)을 이끌어 낼 수 있고, 이는 건강을 증진하고 질병을 예방한다(Yerxa, 1994). 이러한 이론적 틀로 볼 때 작업은 치료적 매개체이고, 작업치료의 중심이라고 말할 수 있다.

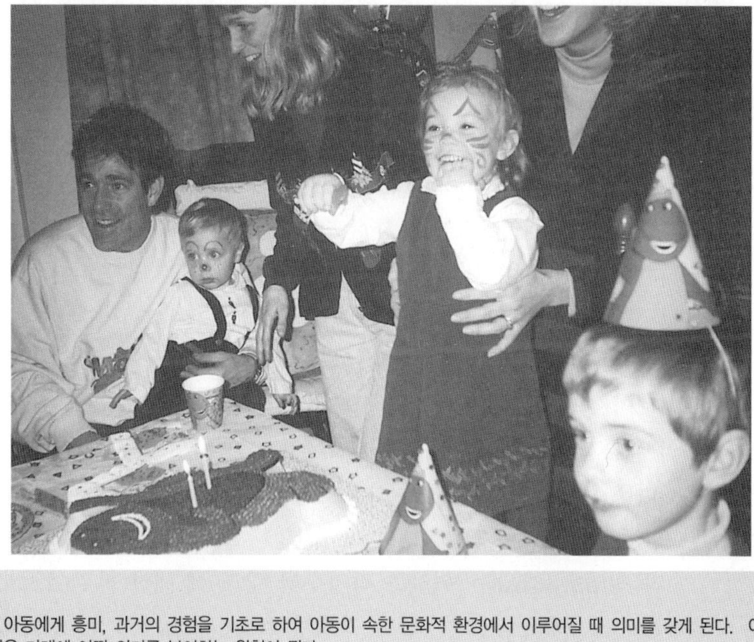

**그림 15.3**

생일파티는 아동에게 흥미, 과거의 경험을 기초로 하여 아동이 속한 문화적 환경에서 이루어질 때 의미를 갖게 된다. 이동이 작업에 참여하는 것은 미래에 어떤 의미를 부여하는 원천이 된다.

**치료적 수단으로서 작업은 2가지 특징이 있는데, 하나는 그 수단으로서의 작업(occupation-as-means)과 결과로서의 작업(occupation-as-end)이다.** 수단으로서의 작업(occupation-as-means)은 아동이 작업에 참여한다는 것은 변화를 일으키는 하나의 과정으로 볼 수 있다(Gary, 1998; Trombly, 1995). 이 의미는 작업이 아동의 작업수행 능력을 효과적으로 변화시키는 치료적 매체라는 것이다. 결과로서 작업(occupation-as-end)은 아동이 작업에 참여하는 것은 작업치료의 목표이자 치료의 산물(output)이라는 것을 의미한다(Gary, 1998; Trombly, 1995). 작업(occupation)이 치료적 결과로서의 치료적 매개로서 성공적으로 역할을 하기 위해서는 아동들에게 의미가 있어야 한다. 건강과 안녕의 배경에는 작업이 치료적 매체로서 수단과 결과로 사용되고 있다.

### 15.1.4 작업의 역동성

적절한 작업수행은 아동, 작업, 환경이 최대한으로 적절하였을 때 성취된다. 아동의 작업수행은 아동, 환경, 작업이 적절하게 맞도록 중재(intervention)를 통하여 향상된다. 이 이론의 틀에서 강조하는 것은 작업의 증진을 통한 변화에 초점을 두고 있다(그림 15.4). 작업치료사는 아동, 부모, 선생님, 관련자들과 협조를 통하여 아동과 부모를 위한 의미와 목적이 있는 작업의 형태(occupational form)를 고안한다(Nelson, 1996, 1997). 변화는 아동과 작업형태(환경과 작업)에 영향을 주고, 이에 적응하게 하는 작업적인 역동성(occupational dynamics)이 행동으로 표현될 때 가능하다(그림 15.5). 이러한 관점에서 작업형태(occupational form), 의미(meaning), 목적(purpose), 적응(adaptation), 영향력(impact), 작업분석(occupational analysis), 작업조합(occupational synthesis) 등의 개념들이 이 이론의 기본이고, 보다 자세한 논의가 필요한 내용들이다.

**작업형태(occupational form)**란 사람이 참여하는 작업의 형태를 말하는 것으로 다른 말로 특정 작업이 가능한 환경이라고 할 수 있다. 즉 "주변의 객관적인 세트, 사람과는 독립적이고 외적인 것으로 이차적인 작업수행을 위한 안내와 구조를 제공하는 것" 이라고 정의할 수 있다(Nelson, 1988, p. 633).

**의미(meaning)**는 사람에게 해당되는 것으로 작업의 형태를 결정할 때 적극적으로 고려해야 한다. 의미는 사람(정신기능, 작업수행요소, 기술)과 작업형태(환경과 작업) 사이의 상호작용에 의해서 발생된다. 이것은 각 개인마다 주관적이고, 경험적이며, 유일한 것이다(Nelson, 1994, 1997). 사람의 발달력(developmental history)은 작업형태와 관련된 의미에 의해 영향을 받고, 같은 작업형태일지라도 각 개인마다 그 의미는 다르다

**목적(purpose)**은 '원하는 작업수행 결과' 에 대한 바램(desire)이라고 정의할 수 있다(Nelson, 1996, p 777). 일단 작업형태(occupational form)에 의미가 부여되면, 그때 사람은 목적을 경험하게 된다. 반대로 의미(meaning)는 작업형태와 사람 간의 상호작용

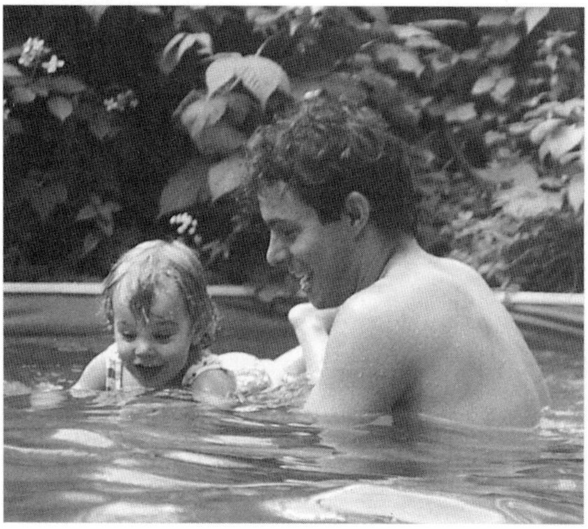

**그림 15.4**

아버지가 딸의 적절한 작업수행능력을 촉진하고 있다. 아버지는 아동에게 안전한 공간, 놀이방법, 신체적 보조를 통하여 수영이라는 작업, 환경, 아동과의 효율성을 극대화하고 있다. 의미를 부여하는 원천이 된다.

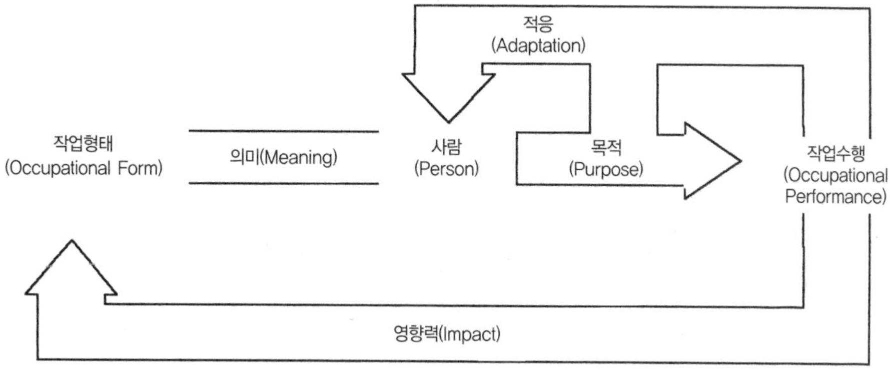


**그림 15.5**

작업의 적응과 영향력에 대한 역동성

에 의해서 생성되기도 하며, 목적은 사람과 그 사람의 작업수행 잠재력과의 상호작용에 의해서 부여되기도 한다. 작업에 참여하는 것의 사람의 목적이다. 목적은 다른 것보다 각 개인의 관점을 반영해야 한다. 각 개인의 정서적 경험은 당사자에게는 매우 중요한 사안이기 때문이다.

의미 있고, 목적 있는 작업수행은 사람(정신세계, 수행요소, 기술)과 작업형태(환경과 작업)에 영향을 준다. 적응(adaptation)은 사람이 한 작업수행의 효과라고 말할 수 있으며, 영향력(impact)은 작업형태에 따른 작업수행의 효과라고 할 수 있다. 적응과 영향력은 매우 역동성을 지니고 있는데, 그 이유는 그것이 사람, 환경, 작업의 변화를 촉진시키기 때문이다. 이러한 역동적인 적응을 가능하게 하는 작업에의 참여는 사람의 정신세계(spiriuality), 수행요소(performance component), 기술(skill)을 변화시키거나 영향을 주기 때문이다. 영향력을 지닌 작업에의 참여는 작업형태의 변화를 가져오게 한다. 특별히 환경은 다른 차원의 작업이 가능하게 하는 기회와 영향력을 끼친다.

**작업분석(occupational analysis)**은 작업의 다차원적인 면을 검증하고 확인하는 과정이다. 작업을 수행하기 위해 필요한 도구나 재료와 같은 실제적인 측면과 작업의 의미, 가치와 같은 그 이면의 측면을 고려하는 과정이다(Breines, 1995). 모든 측면은 작업을 수행하는 동안 서로에게 영향을 주며 상호의존적이다. 작업분석은 작업의 구성요소와 그 요소가 전체의 작업과 어떤 관계가 있는지 분해하는 과정이다. 작업분석을 위한 틀이 표 15.1에 제시되어 있다.

**작업의 조합(occupational synthesis)**은 작업치료사가 의미와 목적이 담긴 작업형태를 구상하기 위해 아동 및 어른과 협조하는 과정이다. 바꾸어 말하면, 아동의 작업 수행은 정신력, 수행요소, 기술 등에 적응력을 키워주고, 환경과 작업에 영향을 가져다준다(Nelson, 1994, 1996, 1997). '조합(synthesis)' 이라는 용어는 작업치료사가 아동에게 적절한 작업형태를 구상하기 위해서 사람, 환경, 작업의 다양한 측면을 동시에 고려해야 한다는 의미이다.

사람의 작업형태와 구성요소에 대한 지식과 이해는 작업의 조합을 위해 필수적이다(Nelson, 1994). 작업치료사는 아동 특유의 특성, 환경, 종합적인 작업형태를 고려했을 때 작업수행의 목적과 의미를 가능하게 할 것이고, 이때서야 치료적 매체로서 기능을 하게 되는 것이다(Nelson, 1994). 다시 말하면 사람(person)-환경(environment)-작업(occupation)의 조화가 최대화될 것이다.

## 15.2 작업행동 환경

작업행동을 위한 환경(occupational behavior setting)은 "공간, 사물, 작업형태, 사회적 집단이 서로 의미 있고, 조직화되어야 한다"(Kielhofner, 1995a, p. 104). 작업행동을 위한 환경은 아동이 작업에 참여하는 정도에 따라 작업수행능력을 향상시키기도 하고 저하시키기도 한다.

### 15.2.1 가정

가정(home)은 아동의 삶에 가장 많은 부분을 차지하는 환경이다(Csikszentmihalyi & Larson, 1984). 가정은 쉼터이자 생활공간이며, 사회적 관계가 형성되는 곳이다

**표 15.1 작업 분석**

| 작업형태(Occupational Form) | |
|---|---|
| **물리적 측면(Physical Dimension)** | |
| 물건(objects) | 물건의 존재, 공간적 특성, 위치, 무게, 온도, 질감, 소리 여부, 빛과 공기와 같은 배경 |
| 사람(human aspects) | 사람의 신체적 존재(키, 위치 등) |
| 시간(temporal aspects) | 작업의 진행단계에 따른 재료들의 순간적인 변화들 |
| **사회문적인 측면(Sociocultural Dimension)** | |
| 상징(symbols) | 사회적 일치감과 의미를 가진 물건(국기, 빨간 빛) |
| 규준(norms) | 작업수행을 위한 사회문화적인 규정된 기대(자동차 제한속도, 신호 등) |
| 제도(sanction) | 규준과 관련된 사회적인 보상과 벌(속도위반 벌금) |
| 역할(roles) | 다른 사람들과 연관된 기대되는 것(운전자로서의 역할) |
| 전형성(typical use)/다양성(variation) | 요리를 위해 주전자를 사용; 테니스공을 치기 위하여 라켓을 사용 |
| 사회적 단위(social unit)/ 사회수준(level of society) | 상징, 규준, 제도, 역할, 전형성/다양성은 사회적 단위의 한 부분임; 국제적, 문화적, 국가적/정부, 지역/지역사회, 기관, 조직, 가족, 기타 집단을 포함 |
| 언어(language) | 사회 문화적으로 적절한 개인의 언어 시스템 |
| **사람(person)** | |
| 감각 운동(sensory motor) | 예: 촉각, 전정감각, 공간지각, 깊이지각, 인내력, 관절가동범위, 근력, 실행능력 |
| 인지(cognitive) | 예: 기억력, 문제해결능력, 학습의 일반화능력, 개념형성 능력 |
| 심리사회(psychosocial) | 예: 흥미, 자아개념, 사회적 행위, 자기조절력 |
| **개인적 의미(Individual Meaning)** | |
| 의미 지각(perceptual meaning) | 작업형태를 물리적인 측면에서 해석함 |
| 상징적 의미(symbolic meaning) | 작업의 형태를 사회문화적인 측면에서 해석함 |
| 정서(affective) | 작업의 형태를 정서적 측면으로 해석함 |
| **개인적 목적(individual purposes)** | |
| 내적/외적, 즐거운 감각의 추구/아픈 감각 피하기, 가치 지향적/도덕 지향적, 의식/무의식, 목적의 정도 | |
| **작업수행(occupational performance)** | |
| 보이는 기술(overt skill) | 관찰 가능한 행동; 근골격계에 의한 결과 |
| 보이지 않는 기술(covert skill) | 관찰할 수 없는 행동; 정신기능 |
| 작업수행의 고리(chains of occupational performance) | 작업을 수행하기 위해 복잡한 순서를 아는 기술 |
| 습관(habit) | 나이에 따른 학습된 작업능력; 일단 습득되면 적은 노력으로도 수행가능하나 지속적인 노력은 필요함 |

(Kielhofner, 1995a). 침실, 거실, 부엌, 화장실, 마당, 지하실, 세탁실 등에서 다양한 작업에 참여할 수 있고, 작업행동이 조직화된다. 이들 장소에 대한 것은 청소년기의 일상생활을 다룬 연구를 통하여 알려졌다(Csikszentmihalyi & Larson, 1984). 아동의 물리적인 환경의 범위는 연령이 증가하면서 더욱 확대된다(Barker & Schoggen, 1973).

### 15.2.2 학교

학교(school)는 아동기의 중심이 될 수 있으며 경험을 나누는 장소이다(Medrich, Roizen, & Buckley et al, 1982). 학교는 아동이 공식적으로 교육을 받고, 성인이 되기 위한 준비를 하는 제도적 환경이자 친구들과 그들의 문화를 체험하는 환경이기도 한다(Csikszentmihalyi & Larson, 1984; Kielhofner, 1995a). School Functional Assessment (Coster et al, 1998)는 학교에서 행해지는 6가지 활동들을 분류하고 있다. 이들 활동은 교실, 대중교통을 이용한 이동, 이동(transition), 식사시간/간식시간, 화장실, 운동장/쉬는 공간 등이다. 대중교통 및 이동은 아동의 기능적 운동능력을 위한 것이라고 볼 수 있다(예를 들어 학교를 돌아다니기, 등교). 식사 및 간식시간은 학교환경에서 먹는 것을 말하고, 화장실은 대소변 관리 및 위생을 위한 활동들을 말한다. 운동장 및 쉬는 환경은 아동이 자유시간, 수업이 없을 때의 교실, 체육관, 운동장 등을 말한다.

### 15.2.3 지역사회

지역사회(community)는 아동이 성인의 세계를 탐색하는 기회와 동료들과 서로 관계를 맺을 수 있도록 하는 다양한 대중 환경이다(Csikszentmihalyi & Larson, 1984). 지역사회에서 아동은 다양한 작업환경을 경험할 수 있는데, 단거리 이동(걷기, 달리기, 자전거타기, 스케이트보드 타기), 원거리(자동차, 버스, 기차, 비행기) 이동, 야외공간(거리, 공원, 운동장, 해변) 등을 경험할 수 있다. 다른 작업환경으로 친구의 집, 교회, 레크레이션 센터 등이 있다(그림 15.6).

## 15.3 작업수행의 수준

작업수행(occupational performance)은 각각 위치하는 행동의 수직체계가 있다(Christiansen & Baum, 1997; Nelson, 1988; Trombly, 1995). 작업수행의 복잡성은 단순

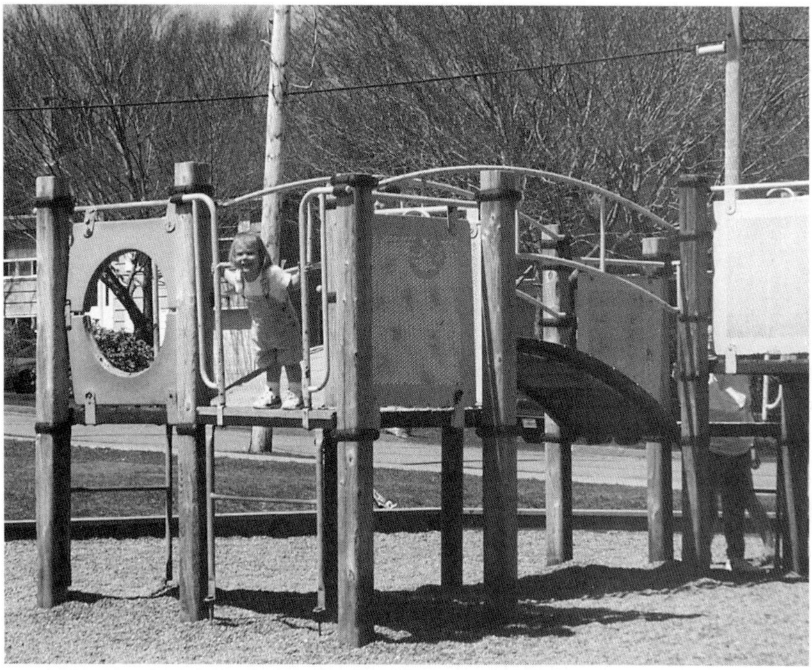

**그림 15.6**

지역사회에 아동이 참여하는 것은 다양한 환경을 접할 수 있게 한다. 아동이 외부 공간에서 놀이를 하고 있다.

한 수준에서부터 복잡한 수준까지 한 일직선상에 있다. 작업수행의 이론의 틀(occupational frame of reference)에서는 아동을 위한 작업수행 수준을 4단계로 나누고 있다. 다음에 제시되는 참여(participation), 복잡한 과제수행(complex task performance), 활동수행(activity performance), 구성요소 처리(component process) 등이 그것인데, 위에서부터 아래로 순서적 구조를 가지고 있다(표 15.2).

**표 15.2 작업수행의 단계**

| | |
|---|---|
| 참여(participation) | 아동의 연령과 문화(가정, 학교, 지역사회)에 적절한 기대되는 아동의 작업 참여 |
| 복잡한 과제 수행<br>(complex task performance) | 또래 집단 및 속한 환경에서 요구되는 복잡한 과제를 수행하는 능력: 놀이(play), 자기 관리(personal care), 교육(education), 조직적인 활동(organized activities), 보수 혹은 무보수 일(paid or unpaid work), 사회활동(socialization), 기능적인 운동(functional mobility) |
| 활동 수행(activity performance) | 자신이 원하는 주된 과제를 수행하는 능력(운동기술, 처리기술, 사회적 관계형성 기술) |
| 구성요소 처리(component process) | 일상과제와 활동을 수행하기 위한 기본적인 구성요소 및 처리과정(수행요소:performance component) |

## 15.3.1 참여

참여(participation)는 작업수행의 가장 위에 있는 단계이다. 이것은 아동과 어른에게 중요한 환경에서 아동이 작업에 전반적으로 참여하는 것을 말한다. 이 단계에서는 어른이 수용할 수 있으면서 아동이 만족하고, 성장을 촉진하고, 도전과 기회를 가질 수 있는 환경에서의 작업에 참여하고 조직화하는 능력이 필요하다(Coster, 1998). 이 단계에서는 가정, 학교, 지역사회 등의 환경에서 아동이 참여를 위한 특별한 관심이 있어야 한다. 예를 들어 학교에서 아동의 참여는 교실, 체육관, 식당, 운동장, 학교버스 등에서 다양하게 일어나야 한다. 이들 환경에서 나타나는 작업참여는 특정 환경이 주어지기 때문에 가능하다.

## 15.3.2 복잡한 과제수행

복잡한 과제수행(complex task performance) 은 작업수행의 2번째 단계로 아동이 참여하는 이들 환경에서 복잡한 과제를 수행하는 데 중점을 둔다. 아동의 작업 참여는 종종 특정 기준 혹은 기대되는 환경에서 발생하기 때문에 이 단계에서 아동의 복잡한 과제 수행능력은 다른 또래에서도 유사하게 나타난다(Coster, 1998). 교실에서 하는 복잡한 과제의 예로 숙제, 컴퓨터 사용하기, 친구들과 어울리기 등이다.

아동과 관련된 7개의 작업을 제시하였는데 그것은 놀이(play), 자기 관리(personal care), 교육(education), 조직적인 활동(organized activities), 보수 혹은 무보수 일(paid or unpaid work), 사회활동(socialization), 기능적인 운동(functional mobility) 등이 그것이다. 이들 각각의 작업들은 복잡한 과제로 나누어 볼 수 있다. 복잡한 과제의 수행은 아동이 작업에 참여하기 위한 기본이며, 학교, 가정, 지역사회에 참여하기 위한 중요한 단계이다(그림 15.7).

### 1) 놀이

놀이(play)는 아동의 일차적인 작업이다(Bundy, 1993; Canadian Association of Occupational Therapist, 1996; Erikson, 1959; Parham & Primeau, 1997; Reilly, 1974; Simon & Daub, 1993). 이것은 생산적인 작업으로 분류되어 왔으며, 그 자체로서 독립적인 영역으로 인정받아 왔다. 놀이는 다양하게 정의되어 왔는데 놀이의 경험을 중심으로 생각하는 놀이성향, 관찰 가능한 특성을 보는 놀이형태, 놀이환경 및 문화적 환경 등이 강조되어 왔다. 관찰 가능한 행동으로서 놀이를 정의(Parham & Primeau, 1997)한 개념에서는 놀이자의 경험을 등한시하고는 있지만 이들 개념은 복잡한 과제인 구성놀이에는 유용하게 쓸 수 있는 정의이다. 이들 놀이의 형태는 작업이론의 틀에서는 감각운동놀이

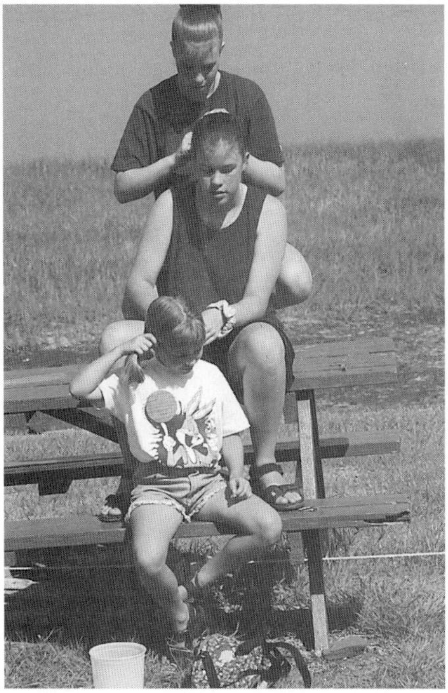

**그림 15.7**
몸을 단장하는(grooming) 복잡한 과제는 운동능력, 처리능력, 사회적 상호작용 기술이 필요하다(Courtesy Sandra Taylor, Windflowers photography).

**표 15.3 복잡한 놀이 과제**

| | |
|---|---|
| 감각운동놀이(sensorimotor play) | 자신, 사람, 물건을 조작하고 탐색함; 감각경험을 위해 반복적인 동작과 움직임을 함(Morrison, Metzger & Pratt, 1996) |
| 물건놀이(object play) | 손가락 및 입에 넣는 장난감; 손가락 사이에 물건을 넣고 움직임 |
| 사회성 놀이(social play) | 옹알이 혹은 어르기 등과 같은 아동기에 어른과 함께 하는 놀이; 순서 지키기; 다른 사람과 협조 혹은 나누기(Cook & Sinker, 1993); 집단놀이; 역할놀이(Schaefer, 1993) |
| 운동놀이(motor play) | 기기, 달리기, 높이뛰기, 기어오르기, 던지기, 발차기, 잡기(Cook & Sinker, 1993); 뒤쫓기, 레슬링, 아이들과 거친 놀이 |
| 상상놀이(imaginative play) | 마술, 상상놀이(Landreth, 1993); 자신보다는 다른 것들을 위한 언어표현과 묘사(Schaefer, 1993); 상상 혹은 환상적인 반응 놀이; 지속적인 상상력 발휘; 이야기 만들기 혹은 말하기(Fazio, 1997) |
| 게임놀이(game play) | 규칙을 이해하고, 받아들이기, 따르기(Landreth, 1993); 규칙을 만들거나 깨뜨리기(Takata, 1974); 공정한 놀이 시범 보이기(Primeau, 1989); 다른 사람의 관점을 가정(Landreth, 1993); 게임 중에 역할 수행; 게임 중에 역할 전환(reid, 1993) |

(sensorimotor play), 물건놀이(object play), 사회성 놀이(social play), 운동놀이(motor play), 상상놀이(imaginative play), 게임놀이(game play) 등으로 나누어 볼 수 있다(표 15.3).

Bundy(1997)는 아동의 놀이에는 중요한 3가지 놀이 요소가 있다고 하였는데 그것은 내적 동기(intrinsic motivation), 내적 조절력(intrinsic control), 낮은 현실성(suspension reality)이라고 하였다.

- 내적 동기(intrinsic motivation): 아동은 적극적인 참여와 넘치는 활동력을 가지고 있다. 어려움, 장애물, 장벽에 직면하였을 때 끊임없이 도전한다. 그리고 같은 주제를 가지고 반복적인 활동과 행동을 한다. 또한 결과보다는 과정에 참여하는 것을 즐거워한다.
- 내적 조절력(intrinsic control): 아동은 무엇을 해야 하는지, 어떻게 해야 하는지, 안전하게 자신을 조절할 줄 안다. 변화에 도전하고, 복잡한 과제를 수정할 줄을 알며, 다른 사람들과 놀이를 시작하고 참여할 줄을 안다. 놀이감과 도구를 다른 사람들과 공유할 수도 있으며, 원하는 것과 필요한 것을 얻기 위해 협상을 할 수도 있다.
- 낮은 현실성(suspension reality): 아동은 익살스럽고, 장난을 좋아하며, 농담 및 다른 사람을 놀리기도 한다. 사람과 사물을 창의적으로 놀이에 참여시키며, 상상적이고 신기하며 자유로운 방식을 선호한다.

### 2) 개인관리/자기관리

작업치료사는 이 용어를 일상생활동작, 자기유지(self-maintenance), 수단적 일상생활(IADL) 등의 다양한 분류영역에서 사용하고 있다. 어떤 말을 사용하든 공통적인 목적은 자기자신을 돌보는 것이다. '개인관리(personal care)' 라는 용어는 자신의 몸을 돌본다는 기본적인 개념으로 먹기, 옷입기, 몸단장하기, 목욕하기, 구강관리, 대소변 처리 등을 말한다(표 15.4)

개인관리는 자기 가치(self-worth)와 사회적 환경에서 성공적인 참여와 관계가 있다. 사회적, 문화적 규준은 아동이 적절한 행위 및 다른 사람과의 관계를 요구한다. 또한

**표 15.4 개인관리의 복잡한 과제**

| | |
|---|---|
| 먹기 | 음식을 먹고 마시기 |
| 몸단장 하기 | 이닦기; 머리 빗기; 코닦기 |
| 목욕하기 | 세수하기, 손씻기; 목욕 및 샤워하기, 물준비 |
| 옷입기 | 실내 및 실내용 옷입고 벗기, 양말신고 벗기 |
| 화장실 가기 | 화장실 관리, 닦기, 물내리기, 손씻기 , 손 말리기 |
| 소변관리 | 낮과 밤의 소변조절, 실수 후 관리하기 |
| 대변관리 | 낮과 밤의 대변조절, 실수 후 관리하기 |

성숙하면서 개인관리 과제를 독립적으로 수행하기를 기대한다. 이러한 기대에 대한 순응은 자신이 속한 환경에서 또래와 다른 사람들을 어떻게 받아들여야 하는지에 영향을 준다(Christiansen & Baum, 1997). 사회적 기대를 지각하는 것은 자신의 가치를 인식하는 데 중요한 기여요소로 알려져 있다(Harter, 1990).

### 3) 교육

교육(education) 혹은 학습환경에 참여하는 것은 생산적인 작업 혹은 일(work)이라고 여겨져 왔다(AOTA, 1994; Law et al., 1997). 아이들의 학습은 다양한 환경에서 이루어지는데 유치원, 주간보호 프로그램, 학교, 가정, 지역사회가 그것이다. 교육 과제의 예로 가르치는 데 집중하기; 관찰하기, 모방하기, 실습기술, 과정, 기술; 개인 혹은 집단 관리; 쓰기 과제; 언어 혹은 비언적 지시; 그룹놀이에 참여하기 등이다(AOTA, 1994; Coster, Deeney, Haltiwanger, & Haley, 1998) (그림 15.8)(표 15.5).

### 4) 조직화된 활동

조직화된 활동(organized activities)은 어른의 지도하에 가능한 활동 혹은 공식적인 기관에서 수행하는 아동의 작업을 의미한다. 이 활동은 "아동이 시간을 목적있고, 지속

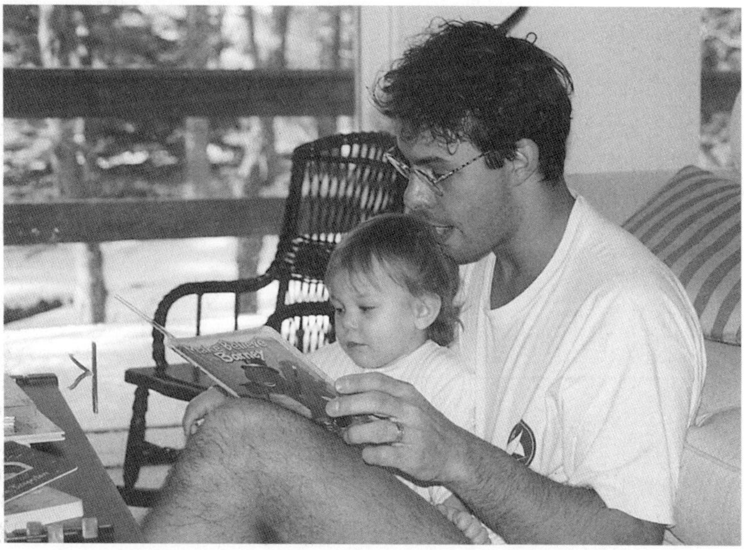

**그림 15.8**

아동들의 학습은 다양한 환경에서 일어난다. 아동이 가정에서 책을 읽는 교육이라는 작업에 참여하고 있다.

**표 15.5 복잡한 교육 과제**

| | |
|---|---|
| **재료 사용(using materials)** | 책, 종이, 노트, 연필, 지우개, 분필, 가위, 풀, 스태플러, 테이프, 그림 도구 등과 관련 모든 학습관련 재료 사용 |
| **차리고, 치우기 (set-up & clean-up)** | 위치잡기, 고치기, 재료 모우기; 작업대 셋팅하기; 작업대 깨끗하게 치우기 |
| **글쓰기(written work)** | 좋은 글쓰기 작업의 유지(숫자, 글자, 단어); 글쓰기와 관련된 인내력; 또래와 맞추기 위한 속도 유지 |
| **컴퓨터 사용 (computer & equipment use)** | 컴퓨터 프로그램을 켜고, 끄기; 키보드와 마우스 사용하기; 디스켓 넣고 빼기; 요구된 시간에 적절하게 작업하기 |
| **과제 행동/완성 (task behavior/completion)** | 과제에 집중력 유지하기; 효과적으로 지시 따르기; 관찰하기, 시작하기, 연습기술, 처리과정, 기술; 개인과 집단에 참여하기; 과제에 맞게 행동을 조절하기; 적절하게 도움청하기; 좋은 피이드백에 반응하기 |

적이며, 구조화되고, 선택의 폭이 적은(부모 혹은 동료집단의 압력이 어느 정도 선택에 작용하는 활동) 상태에서 시간을 활용하는" 것으로 정의할 수 있다(Medrich, Roizen, Rubin, & Buckley, 1982, p.158). 스포츠 팀, 연맹, 클럽, 학교외 프로그램, 레슨 등이 조직화된 활동의 예이다. 이들 형태의 작업에 아동이 참여하는 것은 매우 즐겁고 생산적이다. 그러므로 이것들은 놀이 혹은 생산적인 작업으로 분류하기보다는 양쪽을 모두 포함하고 있다고 볼 수 있다.

조직화된 활동에 아동이 참여하는 것은 다양한 기능을 익히는 기회가 된다. 즐거움과 재미는 아동이 이들 작업에 참여하고 싶도록 하며, 신체적 발달, 인지발달, 창의성, 사회가치관 형성, 자기관리 등의 잠재력을 향상시키는 경험을 제공하게 된다(Medrich et al., 1982). 조직화된 활동은 전형적으로 레슨, 집단프로그램, 학교프로그램 등의 3가지 형태에서 볼 수 있다. 레슨은 개인적 혹은 집단으로 받을 경우도 있는데, 주로 기술 혹은 이해력을 위한 지식을 전달하는 경향이 있다. 그룹활동은 아동에게 사회집단의 한 형태를 경험하는 기회를 제공한다. 학교프로그램은 훈련을 받고, 수행하고, 학교운영을 돕는 자발적인 활동들이 해당된다(표 15.6).

**표 15.6 조직화된 활동**

| | |
|---|---|
| **스포츠** | 수영, 스케이트, 테니스, 야구, 농구, 축구, 미식축구, 하키, 배구, 기타 스포츠 |
| **예술활동** | 음악, 노래, 춤추기, 드라마, 연기, 그림그리기, 수예 및 공예 |
| **종교활동** | 교회활동 |
| **클럽과 조직** | 보이 스카우트, 걸 스카우트, YMCA, 소년 소녀 클럽, 컵 스카우트, 브라우니스 |
| **학교외 프로그램** | 스포츠팀, 응원, 합창, 밴드, 학생상담, 신문만들기, 교통순찰 |

### 5) 보수 혹은 무보수 일

아동의 작업을 생각할 때 보수 혹은 무보수 일(unpaind and paid work)이라는 것이 언뜻 이해가 잘 되지 않기도 하지만 사실 아동들은 가정 안팎에서 이미 가사일과 관련된 일부 보수를 받고 있다. 또한 아동은 지역사회에서 자원봉사를 하는 경우도 있다. 보수 혹은 무보수와 관련된 과제로는 침대 정리하기, 쓰레기 버리기, 심부름하기, 마당 청소하기, 동생 혹은 애완동물 돌보기, 설거지하기 등을 들 수 있다(Goodnow, 1988; Medrich et al., 1982; Primeau, 1998; Rogoff, Sellers, Pirrotta, Fox, & White, 1975)(그림 15.9).

아동이 이러한 일에 참여하는 것은 문헌에서도 언급하고 있지만 아동의 사회화 행동을 개발시키고, 성인기의 보수를 받고 일한다는 개념을 익히게 하며, 독립성을 촉진시키는 것으로 해석되고 있다(Goodnow, 1988). 대부분 아동은 가정에서 보수를 받지 않고 일하는데, 일의 형태가 다른 사람을 일부 돕는 것에서부터 점차적으로 대부분 혼자 책임지는 형태로 일이 변하는 것을 알 수 있다. 실제로 아동이 가정에서 무보수 일들에 참여하는 것은 종종 부모와 아동 사이의 긴장을 유발시킨다(Goodnow, 1988; Medrich et al., 1982). 지역사회에서 무보수 자원봉사자로 일하는 아동의 경우 종종 자신의 일에 대한 보상을 가정내 혹은 밖에서 받기도 한다. 무보수와 보수를 받는 작업은 다음의 형태의 과제를 들 수 있다.

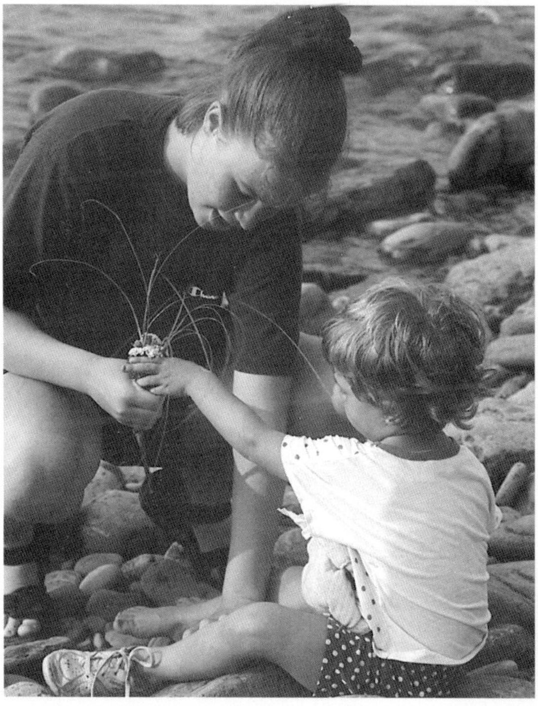

**그림 15.9**

대부분의 아이들은 어린이 때부터 다양한 무보수 혹은 보수를 받는 일에 참여하고 있다(Courtesy Sandra Taylor, Wind-flowers photography).

- 가사일(housework): 음식 차려먹기; 쇼핑(Goodnow, 1988); 심부름하기(Rogoff et al., 1975); 침대 정리하기; 자신의 방청소, 집청소; 식탁 차리고 치우기; 설거지; 마당쓸기; 쓰레기통 비우기; 음식준비하기(Medrich et al., 1982).
- 돌보기(care-giving): 형제돌보기; 애완동물 돌보기(Medrich et al., 1982; Rogoff et al., 1975)
- 지역사회 자원봉사: 지역사회 기관 혹은 조직에서의 자원봉사(교회, 병원, 요양원, 정부기관, 문화센터)
- 아르바이트(part-time job): 신문배달, 아기보기, 정원관리(Medrich et al., 1982); 창문닦기, 세차(Goodnow, 1988); 패스트푸드 점에서 아르바이트

### 6) 사회화

사회적 활동은 아동에게 "정서적, 신체적 요구에 따른 적절한 환경적, 문화적인 방법으로 다른 사람들과 상호관계를 맺을 수 있는 기회를 제공한다(AOTA, 1994, p.1051). 작업치료적 측면에서 사회적 활동은 신변처리와 여가적인 작업으로 분류하여 왔다. 사회적 활동은 가족과 지역사회에서 아동의 많은 참여를 필요로 하는데, 이를 위해서는 기능적인 의사소통 능력, 자신에 대한 정보(이름, 주소, 전화번호), 또래와의 상호작용, 문제해결능력, 시간개념, 자기 보호능력이 필요하다(Haley et al., 1992).

다른 사람을 통하여 배우는 일은 평생 지속되는 과정이다(Reid, 1993). 이러한 사회적인 작업활동을 통하여 아동은 자신의 사회적 환경속에서 다른 사람들과 관계를 지속하면서 신체적, 정서적 욕구를 해결하고, 개발하는 방법을 배운다(그림 15.10). 사회적 활동은 2가지 측면이 있는데 그것은 의사소통능력과 환경에서의 압력과 강화에 따른 사회적 행동을 수정하는 능력이다(Cronin, 1996). 사회적 작업에의 참여는 아동이 사회적 세계를 성공적으로 생활하도록 도와준다(표 15.7).

### 7) 기능적 움직임

기능적 움직임(functional mobility)으로 구성된 과제는 한 장소에서 다른 장소로 움직이거나 자세를 변화시킬 수 있게 한다. 작업치료 문헌에서는 이 기능적 움직임을 자기관리 활동으로 분류하고 있지만, 아동을 위한 작업이론의 틀에서는 그 자체로서보다는 다른 작업을 수행하기 위한 전제조건으로 보고 있다. 기본적인 작업수행을 위해서 요구되는 기능적 움직임에는 2가지 영역이 있는데 신체 이동(body transfer) 및 장소 이동(body transportation)이다(Haley et al., 1992). 신체이동은 침대 안에서 움직임, 휠체어 사용하기, 침대, 의자, 휠체어, 자동차, 욕조, 화장실, 바닥으로 이동이 포함된다. 장소이동은 실내 및 실외활동, 다양한 건물 층 및 실외에서 이동하기, 계단 이용하기, 움직이는 동안 물건을

**표 15.7 사회적인 활동**

| | |
|---|---|
| 기능적 의사소통 | 가족, 또래, 중요한 사람들과의 모든 형태의 의사소통 |
| 사회적 모임 | 적절하게 허락 얻기; 바른 태도; 사생활 및 다른 사람의 물건 존중하기; 적절한 언어 사용하기 |
| 어른의 규칙과 지시에 순종하기 | 학교, 교회, 식사시간에 요구되는 행동과 습관(habit), 일상(routine), 약속 등에서 어른과 협조하기 |
| 긍정적인 인간관계 | 사회적 상호관계 형성에 참여하기; 다른 사람과 협조하기; 경청하기, 적절하게 반응하기; 공유하기; 순서 지키기; 적절하게 목소리 조절하기 |
| 행동의 조절 | 일상의 변화에 대처 혹은 받아들이기; 문제 인식하기; 문제 및 갈등 해결하기; 도움청하기; 모든 환경에서 좋은 인내력 보이기; 이상행동(self-stimulus) 하지 않기 |
| 자신의 관리에 대한 인식 | 자신의 외모에 인식 및 관리하기; 식사 후에 세수 및 손 씻기; 구강관리, 몸단장하기, 코 관리; 날씨, 계절, 작업에 따른 적절한 옷입기; 적절하게 옷 관리하기 |
| 안전의식 | 교통, 낯선 사람, 익숙하지 않은 물건 같은 위험한 환경에 주의하기; 부적절한 물건 입에 넣지 않기; 응급상황에 적절하게 행동하기; 환경에서 관찰된 위험한 것들을 보고하기 |

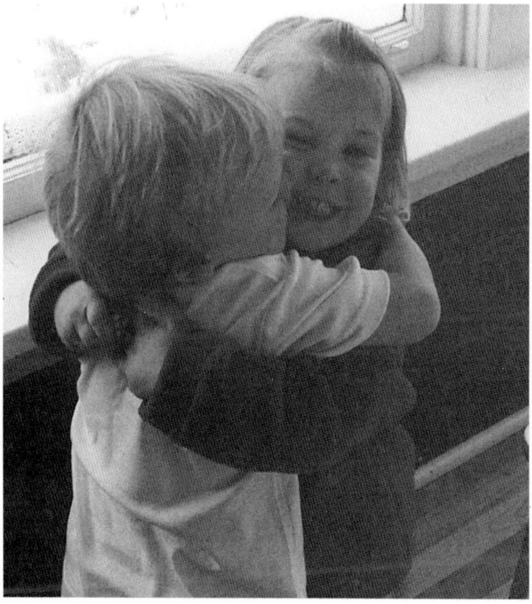

**그림 15.10**
사회적 작업은 아동이 신체적, 정서적 욕구와 발달과의 상호작용이 있을 때 일어난다.

조작하거나 이동시키기 등이 이에 포함한다(AOTA, 1994; Haley et al., 1992).

기능적 움직임은 아동의 사회적, 인지적 발달에 중요한 역할을 한다. 환경과 연계되어 스스로 움직임을 만드는 능력은 아동이 자신감, 기술습득, 독립성을 얻는 데 가장 중

**표 15.8 기능적인 움직임 과제**

| | |
|---|---|
| **자세변화 및 유지하기 (maintaining and changing position)** | 의자, 휠체어, 서기, 바닥, 자동차, 욕조 및 샤워실, 화장실 등으로 이동하기; 침대안에서 들고 나기; 바닥 혹은 화장실에서 안정된 자세 유지하기; 한번에 적어도 30분 정도 기능적인 자세 유지하기 |
| **이동하기(travel)** | 실내 혹은 실외의 모든 장소에서 이동하기; 다양한 작업환경을 조정하기; 또래와 페이스 유지하기 |
| **동작 조절 (manipulation with movement)** | 작업환경에서 자세변화와 이동하는 동안 물건 옮기기; 물건을 집어 올리고 내려놓기; 물건을 놓아둔 장소로부터 물건 찾기 |
| **단계 바꾸기(changing level)** | 물리적 작업환경에서 위와 아래로 이동하기 |
| **레크레이션 활동** | 공을 던지고 받기; 달리기, 높이뛰기, 제자리 뛰기, 기어오르기; 운동장에 높고, 낮은 도구를 움직이기 |

요한 요소이다(Wright-Ott & Egilson, 1996). 기능적 움직임은 가정, 학교, 지역사회 환경에서 아동이 작업에 참여하기 위한 선행조건이라고 할 수 있다(표 15.8).

## 15.3.3 활동 수행

활동 수행(activity performance)은 작업수행의 3번째 단계이다. 이것은 복잡한 활동 중에서 특수한 활동을 말한다. 핵심은 아동의 장점과 단점은 활동수행을 촉진 혹은 제한할 수도 있다. 학교에서의 복잡한 과제는 종이와 연필 다루기, 손으로 하는 과제에 집중하기, 일을 조직화하기, 필요하다면 선생님께 도움을 청하기 등이 있다. 이러한 활동수행은 아동의 현재의 장점과 약점에 따라 좌우된다(Coster, 1998). 아동을 위한 작업이론의 틀은 아동의 활동 수행을 위해 요구되는 기술을 인간작업모델(model of human occupation)에서 참고하여 운동(motor), 처리과정(process), 사회적 상호작용(social interaction)으로 분류하고 있다(Fisher & Kielhofner, 1995b)(표 15.9).

## 15.3.4 수행요소 처리과정

구성요소 처리과정(component processes)은 작업수행의 4번째 단계로 아동의 작업수행에 따른 수행요소(performance component)로 구성되어 있다. 이 단계는 아동의 수행요소 기여도에 의하여 좌우될 것이다(Coster, 1998). 종이와 연필을 다루는 활동을 위한 수행요소 처리과정은 양손통합, 운동조절, 실행력, 미세운동협응, 민첩성, 시각-운동통합 등의 수행요소에 달려 있다(그림 15.11).

**표 15.9 운동, 처리, 상호작용 기술**

| 운동영역 및 기술(Motor Domain and Skills) | |
|---|---|
| **자세(posture)**<br>과제 수행 동안 물체를 다루면서 자신의 몸을 정렬시키고 안정시키는 것 | 안정성(stabilize): 앉기, 서기, 걷기, 뻗기, 움직이기, 들어올리기, 물건을 당기기 등과 같은 활동을 하는 동안 몸통 조절 및 균형을 유지하기<br>정렬(aligns): 지지면에 몸을 수직으로 자세를 유지하기<br>위치(positions): 과제와 관련된 몸, 팔의 위치와, 과제 수행 동안 효율적인 팔의 움직임을 촉진시키는 자세 |
| **이동성(mobility)**<br>공간에서 물체와 상호작용 할 때 몸 전체 또는 신체 일부분을 움직이는 것 | 걷기(walks): 지면에서 걷거나 방향을 바꾸어 이동하기<br>뻗기(reaches): 도달 범위 밖에 있는 물체를 놓거나, 효과적으로 잡기 위해 팔을 뻗어 움직이기. 물체를 잡기 위해 집게를 능숙하게 사용하는 것도 포함됨<br>구부리기(bends): 과제 수행을 위해 적절한 방향으로 몸통을 구부리고, 돌리고, 비틀기 |
| **협응력(coordination)**<br>과제 수행을 지지하는 방법으로 환경과 상호작용하기 위해 신체의 한 부분 이상을 사용하는 것 | 협응(coordinates): 양측성 운동 과제 동안 과제를 안정시키고 조작하기 위해 둘 이상의 신체 부분을 함께 사용하기<br>조작(manipulates): 민첩하게 잡기/놓기 패턴을 사용하기<br>유연성(flows): 과제를 수행할 때 부드럽고 유연하게 팔과 손을 사용하기 |
| **힘과 노력(strength & effort)**<br>효과적인 과제 수행을 위해 적절한 근력의 생성을 필요로 하는 기술 | 움직이기(moves): 물체의 지지면을 따라 밀고, 당기고, 지면을 따라 끌기<br>운반(transport): 걷거나 움직여서 물체를 한 장소에서 다른 장소로 옮기기<br>들기(lifts): 물체를 수직으로 들어올리거나, 나르기<br>측정하기(calibrate): 과제 수행 동안 움직임의 정도, 속도, 힘의 등급을 매기기<br>잡기(grips): 미끄러지지 않고 물체를 집거나 잡기 |
| **에너지(energy)**<br>과제 수행의 과정 동안 지속적인 노력을 말함 | 지속하기(endures): 신체 피로, 휴식을 위한 중단, 숨을 고르기 위해 멈추는 일이 없이 과제를 지속해서 수행하고 완성하기<br>속도 유지(paces): 과제 수행의 전 단계에 걸쳐 지속적이고 효과적인 속도 혹은 템포를 유지하기 |
| **처리 영역과 기술(Process Domain and Skills)** | |
| **에너지(energy)**<br>과제 수행의 전 과정 동안 적절하게 집중할 수 있는 정신적 에너지 | 속도 유지(paces): 과제 수행의 전 단계에 걸쳐 지속적이고 효과적인 속도 혹은 템포를 유지하기<br>주의력(attends): 일에 초점을 맞추어 집중하기 |
| **지식(knowledge)**<br>과제와 관련된 지식을 찾아내어 사용하는 능력 | 선택(chooses): 과제 수행 전에 과제 수행에 필요한 적절한 도구 및 재료 선택<br>사용(uses): 목적에 맞는 타당한 도구와 재료로 사용하기<br>다루기(handles): 적절한 방법으로 고정시키고, 안정시키고, 지지하여 잡기<br>주의(heeds): 의도하는 특정 과제의 완성에 초점을 둔 목표 지향적인 행동을 하기<br>요구(inquires): 질문을 하거나 표시를 읽음으로써 언어 또는 글로 쓰여진 정보를 구하기 |
| **시간의 조직화 (temporal organization)**<br>과제의 시작, 논리적인 순서, 지속, 단계 완성 및 과제 수행에서 행동의 순서와 관련된 것 | 시작(initiates): 망설임 없이 다음 행동을 시작하거나 단계를 시작하기<br>지속(continues): 불필요한 방해 없이 단계를 수행. 일단 시작하면 마무리가 될 때까지 지속하기<br>순서(sequences): 시간과 에너지의 효율적인 사용을 위해 효과적이고 논리적인 순서로 각 단계를 수행하기<br>종료(terminates): 보속증, 부적절한 지속 또는 미성숙한 종결 없이 하나의 행동이나 단계를 완성시키기 |

**표 15.9 (계속)**

| | |
|---|---|
| **공간 및 사물의 조직화(organizing space & objects)**<br>과제 수행의 공간과 사물을 조직화하기 위한 기술 | 찾기/위치(searches and locates): 논리적인 방법으로 도구 및 재료들을 찾고 배치하기<br>모으기(gathers): 필요한 도구, 잘못 놓여진 도구 및 재료들을 찾아 재배치하기<br>조직화하기(organizes): 한 작업공간에서 또는 많은 작업장 사이에서 쉽고 효율적으로 과제를 수행하도록 하기 위해 논리적이고 질서 정연하게 재료 및 도구 배치하기<br>복원하기(restore): 적절한 장소에 재료 및 도구를 논리적, 공간적으로 재배열하기<br>조정하기(navigates): 공간을 통과하며 움직이는 도중에 만난 장애물을 피하기 위해 팔, 몸, 휠체어의 움직임 패턴을 조정하여 장애물과의 접촉을 피하기 |
| **적응(adaptation)**<br>과제 수행 중 발생하는 실수로 인한 결과를 통해 예측하고, 교정하고, 학습하는 능력, 실수로부터 이익을 얻는 능력과 관련된 것 | 인식/반응(notices and respond): 과제의 진행을 예측할 수 있는 피드백을 제공하는 환경적 단서에 효과적으로 반응하기<br>순응(accommodates): 발생 가능한 문제를 예측하여 그에 대한 반응으로 작업장 안에서의 행동을 수정하거나 물체의 위치를 변경시키기<br>조절(adjusts): 문제가 발생할 것을 예측하고 그에 대한 반응으로 작업 환경을 바꾸기<br>이익(benefits): 원치 않는 상황이나 문제를 예측하고 방지하여 다시 재발하거나 지속되는 것을 막기 |
| **사회작용 영역 및 기술(Social Interaction Domains and Skills)** | |
| **인지(acknowledging)**<br>의사소통과 상호작용을 위한 행동들 | 돌리기(turn): 상대방과 얼굴을 마주볼 수 있도록 적극적으로 자세를 취하기<br>바라봄(look): 상대방과 눈을 맞추기<br>확인(confirm): 메시지를 반복하여 알아보기<br>접촉(touches): 상호작용을 위한 적절한 신체적 접촉 및 사용하기 |
| **보내기(sending)**<br>의사소통과 연관된 직접적인 메시지를 전달함 | 인사(greets): 적절한 단어, 문장, 의식을 사용하여 상대방에게 인사하기<br>답하기(answer): 질문에 대한 적절한 답하기<br>질문하기(questions): 상대방과 비슷한 수준과 상황에서 적절하게 사실적인 정보를 요구하기<br>동의하기(complies): 동의하기, 의견을 받아들이기, 요구를 받아들이기, 공감대 형성하기<br>북돋아 주기(encourages): 긍적적인 피드백 혹은 적절하게 보조해 주기<br>연장하기(extends): 대화를 지속하기 위해 메시지를 전달하기<br>분명하게 하기(clarifies): 상대방과의 대화 혹은 관계형성을 위한 확신하기<br>한계 정하기(set limits): 거절 혹은 한계에 대한 표현하기<br>감사하기(thanks): 적절한 단어, 문장, 의식을 사용하여 받은 고마움을 표현하기<br>결론 짓기(conclude): 적절하게 대화 혹은 상호관계를 종료하기 |
| **맞추기(timing)**<br>상대방과 환경의 기대에 맞게 자신의 메시지를 결합하기 | 다가가기(approaches): 관계를 시작하기 위한 적절한 전략을 사용하기<br>거리 지키기(places self): 상대방과 자신과의 적절한 거리 지키기<br>자세 취하기(assumes position): 유사한 수준과 관계형성 형태에 맞는 적절한 신체적 자세 취하기<br>적절한 언어사용하기(matches language): 상대방과 상황에 맞는 적절한 언어 사용하기<br>표현하기(disclose): 적절한 의사, 감정, 느낌, 경험, 개인적인 정보에 대한 토의 및 공유하기<br>정서적 표현하기(express emotion): 상대방의 정서상태 및 상황에 따라 적절한 정서적인 방법을 사용하기 |

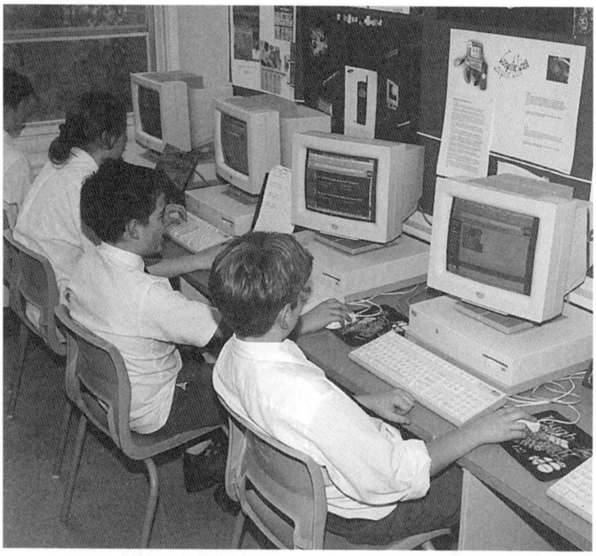

**그림 15.11**

아동들이 학교환경(참여)에서 많은 작업 중의 하나에 참여하고 있다. 교육적인 작업으로 컴퓨터 사용(복잡한 과제수행)은 마우스와 컴퓨터 프로그램(활동수행)을 선택하는 운동 및 처리기술(process skill)이 필요하다. 작업수행 요소는 이들 기술을 위한 소동작 협응 및 민첩성, 시각운동기술, 인지, 흥미(구성요소 처리기술) 등이다(Courtesy Sandra Taylor, Windflowers photography).

# 15.4 아동의 작업

아동의 작업이론의 틀은 자신만의 독특한 작업수행 패턴을 형성하는 3가지 환경(가정, 학교, 지역사회)을 밝힌바 있다. 이들 환경 속에서 아동은 놀이, 자기관리, 교육, 조직화된 활동, 보수 혹은 무보수 일, 사회화 활동, 기능적 움직임 등의 작업을 수행한다. 이 이론의 틀에서는 환경에서 아동이 다양한 위의 작업에 참여하는가에 가장 관심을 두고 있다.

## 15.4.1 아동-환경-작업의 조화를 극대화하기 위한 전략

아동을 위한 작업이론의 틀에서는 아동-환경, 작업 사이의 조화를 극대화시킬수 있는 전략(strategies to maximize the child-environment-occupation fit)을 5가지 제시하고 있다. 작업의 조합과정에서 치료사는 적응력 혹은 효율성을 높일 수 있는 작업형태(occupational form)를 고안하기 위해 이들 전략을 사용한다(그림 15.5를 보라). 이들 전략은 재회복(establish/restore), 대체(alter), 변형(adapt), 예방(prevent), 그리고 새롭게 창조(create)하는 것이다(Dunn, Brown, & McGuigan, 1994). 이 전략에서 목표하는 것은 사람, 환경, 작업이거나 혹은 이들을 조화를 극대화하기 위한 조합이다.

### 1) 재회복

조직과 재회복(establish/restore)은 사람 내에서 변화를 촉진하는 것을 목적으로 한다. 작업치료사는 아동의 강점, 약점과 그것들이 어떻게 작업수행을 방해하거나 촉진하는지 파악해야 한다. 교정적 접근(remedial approach)에서와 같이 이 전략의 핵심은 아동이 작업에 참여하는 능력을 촉진하도록 연령에 적절한 기술을 재회복시키는 것이다(Dunn et al., 1994).

### 2) 대체

대체(alter)는 변화를 위한 중심으로 환경을 목표로 하고 있다. 아동의 기술과 능력에 적절한 환경은 치료사가 확인하게 된다(Dunn et al., 1994). 아동의 현재 기술수준을 받아들이고 환경을 이들 기술을 극대화하기 위한 매개로 선택하는 것이다.

### 3) 변형

변형(adapt)은 환경과 작업의 변화를 촉진한다. 환경 혹은 작업을 아동의 작업수행을 돕기 위해 적응시킨다(Dunn et al., 1994). 이들 적응(adaptive) 혹은 보상(compensatory)적 접근방법의 사용을 위해 작업치료사는 환경과 작업을 변화시킨다.

### 4) 예방

작업수행 문제의 발생을 예방(prevent)하기 위해서는 사람, 환경, 작업 모두가 목표가 된다(Dunn et al., 1994). 가끔 작업치료사는 아동이 문제가 발생되는 것을 예방하기 위해 치료를 했음에도 작업수행을 어려워하는 것을 경험하게 된다. 이러한 문제는 아동, 환경, 작업의 변화를 통하여 해결할 수 있다.

### 5) 창조

환경 혹은 작업은 변화 아래 창조(creative)되는 것이다. 작업치료사는 적절한 작업수행 능력을 증진하기 위해 환경과 작업을 창조한다(Dunn et al., 1994). 이전에서 언급했던 전략과 달리 이번 전략은 아동의 작업수행에 있어 기능장애를 가정하지 않는다. 이것은 아동이 적절한 작업수행을 촉진하고 경험하도록 작업에 참여할 수 있는 환경과 기회를 창조하는 것을 목적으로 한다.

# 15.5 기능/기능장애의 연속체

이 이론의 틀은 가정, 학교, 지역사회 환경에서 아동이 작업수행을 하는 것에 관심을 두고 있다. 기능/기능장애의 연속성(function/dysfunction continua)은 작업수행의 단계를 통하여 개념화 혹은 조직화된 것이다. 4개의 기능/기능장애의 연속체가 있는데 (1) 참여(participation), (2) 복잡한 과제 수행(complex task performance), (3) 활동 수행(activity performance), (4) 구성요소 처리과정이 그것이다.

## 15.5.1 참여에 영향을 주는 기능과 기능장애의 요인

아동의 작업수행이 기능적일 때는 가정, 학교, 지역사회 환경에서 자신의 작업행동을 만족스럽고, 성장을 촉진하고, 환경에 도전과 기회가 되며, 어른에게 수용 가능할 경우가 이에 해당된다. 기능의 지표는 아동이 참여하는 작업에 대한 만족; 아동의 참여가 적절할 수 있는 사회적 환경(부모, 교사, 아동과 관계된 어른); 아동의 작업참여가 자신에게 유용(affords)하고 압력으로 작용할 때(presses); 아동의 참여가 또래 나이에 적절하고 그 문화에 맞는 유사한 수준일 때 작업에 참여한다.

작업참여에 있어 기능장애의 지표는 아동이 개인적인 만족, 성장촉진, 환경에의 도전과 기회가 되지 못하거나 불가능할 때, 아동과 관련된 어른이 받아들일만한 작업이 아닐 경우, 또래집단의 문화와 유사한 작업이 아닐 경우이다(차트 15.1).

**차트 15.1 참여를 위한 기능과 기능장애의 지표**

| 참여 능력(Ability to participate) | 참여 장애(Inability to participate) |
|---|---|
| **기능** : 아동이 다양한 환경에서 작업에 참여하는 것<br><br>**기능의 지표**<br>- 아동의 작업참여는 자신이 만족하는 다양한 작업 환경에서 일어난다.<br>- 아동의 작업참여는 성장을 촉진하는 다양한 작업 환경에서 일어난다.<br>- 아동은 환경의 도전과 기회에 적응하려고 한다.<br>- 아동의 참여가 어른이 적절하게 여겨지는 사회적 환경에 바르게 적응하는 형태로 나타난다. | **기능 장애** : 아동이 다양한 환경에서 작업에 참여하기 어려운 것<br><br>**기능장애의 지표**<br>- 아동은 다양한 작업환경에 따른 작업에 참여할 수 없거나 참여하지 않는다.<br>- 아동의 참여가 개인의 만족하는 수준에 이르지 못한다.<br>- 아동의 작업참여가 성장을 촉진하지 못한다.<br>- 아동이 환경의 도전과 기회에 적절하게 대처하지 못한다.<br>- 아동의 참여가 어른이 적절하게 여겨지는 사회적 환경에 적절하지 않다. |

## 15.5.2 복잡한 과제수행을 위한 기능과 기능장애의 지표

복잡한 과제수행(complex task performance) 단계에서 기능/기능장애는 작업에 참여를 위한 아동의 복잡한 과제 수행능력을 다루고 있다. 놀이, 개인관리, 교육, 조직화된 활동, 보수/무보수 일, 사회화 활동, 기능적 이동은 복잡한 과제 안에 작은 단위로 나뉘어져 있을 수도 있다.

이들 각 복잡한 과제를 위해서 기능적인 지표로 아동이 속한 작업환경 내에서 만족할 만한 과제 수행이 따라야 한다. 아동이 복잡한 과제수행을 위해서는 부모, 교사, 관련된 사람들에 의한 적절한 사회적 환경이 조성되어야 한다. 아동은 또래 혹은 같은 학년 수준에서 일어나는 작업환경 내에서는 작업 참여를 위해 요구되는 시간, 과정, 재료, 도구 등을 수정하지 않으면서 주어진 환경 내에서 모든 과제를 수행하게 된다.

각 복잡한 과제를 수행하는 데 기능장애의 지표로 아동은 자신이 속한 환경에서 요구하는 작업참여가 만족스럽지 못하다. 이들의 복잡한 과제 수행을 위해 주어진 사회적 환경들도 적절하지 않다. 그러므로 아동은 또래와 같은 학년의 아이들이 하는 일반적인 활동조차도 도움을 받아야 한다. 이들 아동을 위해서는 또래와 같은 학년에 주어지는 시간, 재료, 과정, 도구 등에 대한 수정이 필요하다(차트 15.2)

**차트 15.2 복잡한 과제수행을 위한 기능과 기능장애의 지표**

| 복잡한 과제수행 능력<br>(Ability to perform complex task) | 복잡한 과제수행 장애<br>(Inability to perform complex task) |
|---|---|
| **기능** : 작업에 참여하기 위해 필요한 복잡한 과제를 수행한다(예, 놀이, 자기관리, 교육, 조직화된 활동, 모수와 무보수 일, 사회화, 기능적 이동).<br><br>**기능의 지표**<br>- 아동은 개인적으로 만족하는 방법으로 다양한 복잡한 과제를 수행한다.<br>- 아동의 복잡한 과제수행은 어른이 적절하게 여기는 작업환경에 맞게 적절하다. | **기능 장애** : 작업수행을 필요한 복잡한 과제를 수행하지 못한다(예, 놀이, 자기관리, 교육, 조직화된 활동, 모수와 무보수 일, 사회화, 기능적 이동).<br><br>**기능장애의 지표**<br>- 아동은 개인적으로 만족하는 방법으로 다양한 복잡한 과제에 참여하지 못한다.<br>- 아동의 복잡한 과제수행은 어른이 적절하게 여기는 작업환경에 적절하지 않다.<br>- 일반적으로 같은 또래에게 주어지는 개인적인 관리 과제를 수행하기 위해 도움이 필요하다.<br>- 또래 아동에게 주어지는 복잡한 과제수행을 위해 도구, 재료, 과정, 시간 등의 수정이 필요하다. |

## 15.5.3 활동 수행을 위한 기능/기능장애의 참여

활동 수행(activity performance) 수준의 기능/기능장애 연속체는 작업참여에 요구되는 복잡한 과제를 구성하는 아동의 특정기술의 수행에 관심을 두고 있다. 작업수행의

3가지 영역에는 운동기술(motor skill), 처리기술(process skill), 사회적 상호작용 기술(social interaction skill)이 있다.

각 3영역의 기능의 지표로 아동이 속한 작업환경 내에서 복잡한 과제수행에 요구되는 수행기술을 만족하는 것이다. 사회적 환경(부모, 교사, 관련된 어른)에서는 아동이 복잡한 과제 수행에 요구되는 수행기술을 적절하게 작업환경에 사용하도록 조정해야 한다. 아동은 또래에게 주어지는 정도의 일반적인 작업환경에서는 특별한 도움을 필요로 하지 않는다. 즉, 복잡한 과제수행에 요구되는 모든 수행기술을 도구, 재료, 과정, 시간의 수정을 하지 않고 수행한다.

3영역의 기능장애 지표로 아동은 주어진 작업환경에 복잡한 과제 수행에 요구되는 수행기술에 대하여 만족스럽지 않다. 사회적 환경(부모, 교사, 관련된 어른)이 적절한 아동의 수행기술을 조성하지 못한다. 아동은 또래 아동에게 주어진 환경에서 작업수행을 위해서 도움이 필요하다. 또한 아동은 이러한 상황에서 도구, 재료, 과정, 시간 등에 대한 수정이 필요하다(차트 15.3).

**차트 15.3 활동수행을 위한 기능과 기능장애의 지표**

| 특정 활동수행 능력<br>(Ability to perform specific activities) | 복잡한 과제수행 장애<br>(Inability to perform specific activities) |
|---|---|
| **기능** : 아동이 복잡한 과제수행을 위한 운동, 처리, 사회적 상호기술을 가지고 있다.<br><br>**기능의 지표**<br>- 아동의 복잡한 과제수행에 요구되는 기술이 수행능력이 만족스럽다.<br>- 아동의 복잡한 과제수행을 요구되는 수행기술이 어른이 적절하게 여기는 수준으로 만족하다. | **기능 장애** : 아동은 복잡한 과제수행을 위한 운동, 처리, 사회적 상호기술을 가지고 있지 못하다.<br><br>**기능장애의 지표**<br>- 아동이 복잡한 과제수행에 요구되는 수행기술이 만족스럽지 않다.<br>- 아동의 복잡한 과제수행을 위해 요구되는 기술이 어른이 적절하게 여기는 사회적 환경에 만족스럽지 않다.<br>- 아동은 일반적으로 같은 또래에게 주어지는 복잡한 과제를 수행하기 위해 도움이 필요하다.<br>- 또래 아동에게 주어지는 복잡한 과제수행을 위해 도구, 재료, 과정, 시간 등의 수정이 필요하다. |

## 15.5.4 구성요소 처리를 위한 기능과 기능장애의 지표

구성요소 처리과정을 위한 단계에서 기능/기능장애의 연속체는 아동의 활동과 복잡한 구제수행을 위한 구성요소를 다루고 있다. 이 수준에서의 손상은 작업환경에서 참여를 위해 요구되는 아동의 활동 및 복잡한 과제수행의 문제점을 다룬다. 구성요소 처리 혹은 구성요소는 Uniform Terminology, 3판(AOTA, 1994)에서 자세하게 기술되어 있다. 그러므로 여기에서는 제시하지 않았다.

기능면에서 아동의 구성요소 처리과정은 자신의 작업환경에서 활동과 복잡한 과제를 수행하도록 아동이 과정과 구조가 적절할 때 가능하다. 아동이 작업환경에 참여하기 위해서는 수행요소 처리 능력이 요구된다.

아동의 기능장애 면에서 보면 작업환경에 적절한 작업수행과 복잡한 과제 수행을 돕기 위한 구조와 처리과정이 부적절하다.

## 15.6 평가를 위한 안내

이 이론의 틀의 평가과정은 아동을 위한 특별한 개념을 중심에 두고 있다. 이들 개념에는 아동의 작업수행은 고객중심(client-centered)이며, 역동적이며(dynamic), 특정 환경을 고려하며, 작업수행능력을 측정가능한 수준으로 접근하는 top-down approach라는 것이다. 이 top-down approach는 아동의 각 작업수행 수준에 달려있다.

### 15.6.1 고객중심의 평가

작업치료사와 고객은 서로 협조를 통하여 전문성, 경험, 관점을 공유하며 효율적인 평가과정을 수행하게 된다. 아동을 위한 고객중심 평가(client-centered assessment)는 아동의 능력은 물론 아동과 관련된 가족들도 포함시켜야 하며 평가방법, 목적, 치료의 결과에 대한 것들을 함께 결정해야 한다. 이를 위해서 작업치료사는 정확한 순서를 정하고, 명료한 의사소통을 해야 하며, 이러한 과정을 통하여 고객은 평가의 필요성과 자신들의 장점, 단점을 파악하게 되고, 효율적인 정보를 제공하게 된다. 아동을 위한 고객중심의 평가는 실제 자연스러운 생활과 작업환경에서 평가될 때 가장 정확하다(Townsend, 1997).

### 15.6.2 역동적인 평가

이 평가 전략은 작업수행 면에서 아동의 강점을 찾아내어 치료의 계획을 세우고, 아동 중심의 치료를 증진하기 위해서 사용된다. 역동적인 평가(dynamic assessment)는 작업치료사에게 아동의 학습방법, 과제의 접근법, 치료를 통해 기대되는 변화의 형태 및 정도, 치료의 접근방법을 결정하는 데 도움을 준다. 역동적인 평가는 검사-교육-검사(test-teach-test) 전략이라고 할 수 있다. 이 전략은 먼저 아동이 과제를 독립적으로 수행할 수 있는지 시도하게 한다. 다음에 작업치료사가 과제를 가르치기 위한 중재방법으로 도움을 주게 되는데, 이 과정에서는 과제 자체의 수정, 난이도 조정, 약간의 도움, 과제의 분석 등의 방법이 이용된다. 마지막으로 같은 혹은 유사한 과제를 주어 치료사의 중재가 아동이 과제 수행능력을 향상시켰는지 점검한다(Missiuna, 1987).

또한 역동적인 평가는 변화에 대한 아동의 잠재력을 평가하기 위해 환경도 함께 포함시킨다. 작업치료사는 과제 수행의 시작 단계에서부터 아동의 과제에 영향을 주는 상황과 환경을 중점적으로 다룬다(Dunn, 1993; Law, 1993). 평가에서 환경을 고려하면 작업치료사에게는 환경의 변화를 통하여 아동의 작업수행능력이 어떻게 증진될 수 있는지 알 수 있는 기회를 얻게 된다. Pediatric Evaluation of Disability Inventory(Chaley et al., 1992)와 School Function Assessment(Coster et al., 1998)는 아동의 성공적인 과제 및 활동수행을 위해 요구되는 도움의 양과 변형해야 하는 형태를 평가할 수 있는 도구들의 예이다.

역동적인 평가를 통하여 얻어지는 정보는 치료사가 아동과 그들이 속한 환경은 분리되었지만 통합체로 보아야 한다는 것을 의미한다. 아동, 환경, 작업과의 상호작용에 대한 이해는 아동의 작업수행능력과 아동-환경-작업의 효율성을 최대화하며, 중재방법 및 수준을 결정하는 데 도움을 준다.

### 15.6.3 배경중심평가

배경중심의 평가(context-specific assessment)는 각 환경(가정, 학교, 지역사회) 내에서 아동의 과제 및 활동과 관련된 정보를 제공해 준다. 이 정보는 작업치료사가 이들 환경 속에서 아동의 작업참여를 위해 어디에서 중재를 시작해야 하는지 알 수 있게 한다(Haley, Coster, & Binda-Sundberg, 1994).

### 15.6.4 작업수행 평가를 위한 top-down approach

많은 아동을 위한 작업치료 이론의 틀은 정상발달과 연관된 발달 지향적(developmentally-oriented)으로 아동의 작업수행요소(performance component)에 중점을 두고 있다. 작업수행요소에 중점을 두는 것은 작업수행 면에서는 bottom-up approach라고 한다. bottom-up approach의 사용은 작업치료사가 작업수행요소의 결함이 문제의 근본이라고 여기고 치료와 평가를 통하여 작업수행의 문제점을 확인하는 과정으로 진행된다. 작업수행 문제와 작업수행요소 사이의 일반화 문제는 아동, 부모, 그리고 아동과 관련된 다른 전문가들에게도 정확하게 제시하기 어렵다(Coster, 1998; Trombly, 1993).

top-down approach는 주로 환경과 연관된 개인의 작업수행 능력에 초점을 두고 있다(Mathiowetz, 1993; Trombly, 1993). top-down approach를 이용한 평가에서는 아동의 가정, 학교, 지역사회에서의 참여를 작업수행의 가장 상위수준(top-level)으로 보고 있다. 이 단계에서 작업치료사, 아동, 부모는 학교, 가정, 지역사회에서 일어나는 작업들에 아동이 참여를 원하는 것, 필요로 하는 것, 기대하는 것 등을 함께 논의한다.

복잡한 과제와 활동수준에서 평가는 아동이 자신의 환경에 참여하는 데 영향을 주는 복잡한 과제 및 활동 수행능력을 결정해야 한다. 마지막 단계에서는 요구되는 과제들을 수행하는 데 영향을 주는 손상(impairment) 정도를 평가하기 위해 구성요소 처리과정을 평가한다(Coster, 1998). 이들 단계에서의 평가는 작업치료사가 왜 아동이 작업에 참여하는 데 제한이 있는지 이해하는 데 도움을 준다(표 15.10).

표 15.10에서는 각 작업수행 단계에서 평가해야 하는 예를 보여준다. 아동을 위한 작업이론의 틀에서 치료의 목표는 아동이 가정, 학교, 지역사회의 작업에 참여하는 것이다. 그러므로 복잡한 과제 수행 및 참여수준에 특별히 관심을 두고 있다. 표 15.10에서 제시하는 작업수행 평가들은 작업에 기본을 둔(occupation-based) 것들이 아니다. 그러므로 이들 수준과 작업참여 수준과의 관계가 명료하지 않다. 중요한 것은 평가는 top-down model을 사용할 수 있지만 치료는 bottom-up approach를 사용할 수도 있다. 이것은 아동, 가족, 환경에 따라 결정된다.

## 15.7 변화에 대한 가설

여기에 제시되는 이론의 틀에서는 14개의 치료적 중재를 위한 가이드라인이 있다. 첫 4개는 일반적인 원칙으로 어떻게 이 이론적 틀에서 변화를 이끌어 낼 수 있는지 제시하고 있다.

① 치료사가 치료적 매개체로서 아동의 작업에 참여하게 된다면 아동, 환경, 작업이 변하게 될 것이다.
② 치료사가 아동이 작업에 참여하도록 기회를 주기 위해 고객중심의 접근법을 사용한다면 아동과 가족 모두 개인적으로 만족하고, 의미있고, 발달면에서 적절한 작업에 참여할 수 있도록 선택하고, 조직화할 것이다.
③ 치료사가 이동이 개인적으로 만족하고, 의미있고, 발달적으로 적절한 작업에 참여할 수 있는 기회를 만들게 된다면 아동과 부모 모두 만족스러운 아동의 작업참여를 보게 될 것이다.
④ 치료사가 아동, 환경, 작업 사이의 효율성을 최대화하여 변화를 증진시킬수 있는 기회를 준다면 아동의 작업수행 능력이 적절하게 될 것이다.

**표 15.10 평가**

| Levels of Occupational Performance | Assessments | Occupation Based | Non-Occupation Based |
|---|---|---|---|
| 참여 (Participation) | Classroom Environment Scale— Trickett & Moos, 1973 | ■ | |
| | Home Observation for Measurement of the Environment(HOME)—Caldwell & Bradley, 1979 | ■ | |
| | Pediatric Evaluation of Disability Inventory(PEDI)— Haley et al., 1992 | ■ | |
| | Play History— Takata, 1969 | ■ | |
| | School Function Assessment(SFA)— Coster et al., 1998 | ■ | |
| | Work Environment Scale— Moos, 1981 | ■ | |
| | Qualitative Methods(participant observation, interviews, document review) | ■ | |
| 복잡한 과제 수행 (Complex Tasks Performance) | Assessment of Motor and Process Skills(AMPS)— Fisher, 1995 | ■ | |
| | Canadian Occupational Performance Measure (COPM)— Law et al., 1994 | ■ | |
| | Functional Independence Measure for Children(Wee FIM)— Hamilton & Granger, 1991 | ■ | |
| | Interest Checklist— Matsutsuyu, 1969 | ■ | |
| | Knox Preschool Play Scale— Knox, 1997 | ■ | |
| | PEDI— Haley et al., 1992 | ■ | |
| | SFA— Coster et al.,1998 | ■ | |
| | Test of Playfulness(ToP)— Bundy, 1997 | ■ | |
| | Qualitative Methods(Participant observation, interviews, document review) | ■ | |
| 활동 수행 (Activity Performance) | AMPS— Fisher, 1995 | ■ | |
| | Bruininks— Oseretsky Test of Moter Proficiency— Bruininks, 1978 | | ■ |
| | Gross Motor Function Measure(GMFM)— Rusell et al., 1989 | | ■ |
| | Erhardt Developmental Vision Assessment & Erhardt, 1988 | | ■ |
| | Peabody Developmental Motor Scales— Folio & Fewell, 1983 | | ■ |
| | PEDI— Haley et al., 1992 | ■ | |
| | Preschool Play Scale— Knox, 1997 | ■ | |
| | SFA— Coster et at., 1998 | ■ | |
| | The First STEP(Screening Test for Evaluating Preschoolers)— Miller, 1993 | | ■ |
| | Wee FIM— Hamiltion & Granger, 1991 | ■ | |
| | Qualitative Methods(Participant observation, interviews, document review) | ■ | |
| 구성요소 처리 (Component processes) | Bayley Scales of Infant Development— Bayley, 1993 | | ■ |
| | Beery Developmental Test of Visual Motor Integration— Beery, 1989 | | ■ |
| | Bruininks-Oseretsky Test of Motor Proficiency— Bruininks, 1978 | | ■ |
| | Motor— Free Visual Perception Test(MVPT)— Colarusso & Hammill, 1972 | | ■ |
| | Miller Assessment for Preschoolers(MAP)— Miller, 1982 | | ■ |
| | Sensory Integration and Praxis Tests(SIPT)— Ayres, 1989 | | ■ |
| | The First STEP— Miller, 1993 | | ■ |

나머지 내용은 작업치료사가 작업수행능력을 증진시키기 위해 어떻게 기회를 만들어야 하는지 제시하고 있다.

⑤ 치료사가 아동이 목적있고, 의미있는 작업수행이 가능하도록 작업형태(occupational form)를 고안하기 위해 작업조합(occupational synthesis)을 사용한다면, 아동의 적응능력의 변화와 작업형태에 큰 영향을 줄 것이다.
⑥ 적응(adaptation)이 가능해지면 변화는 아동의 정신세계(spirituality), 작업수행요소, 기술에도 일어날 것이다.
⑦ 영향력이 일어나기 시작하면 변화는 아동의 작업과 환경에도 나타나게 될 것이다.
⑧ 치료사가 작업수행 단계에서 작업을 수단으로(occupation-as-mean) 사용한다면, 아동의 결과로서 작업(occupation-as-end), 즉 가정, 학교, 지역사회의 의미있는 작업에의 참여가 증진될 것이다.
⑨ 치료사가 낮은 수준의 작업수행능력(활동수행과 수행요소 처리과정)에서 중재를 작업의 결과에 초점을 두고 접근한다면 아동의 작업수행능력(occupation-as-ends)이 최대화될 것이다.
⑩ 치료사가 아동이 작업에 참여할 수 있도록 발달적으로 적절한 기술을 얻을 수 있게 중재방법을 고안한다면, 아동, 환경, 작업과의 효율성이 최대화될 것이다.
⑪ 치료사가 아동의 기술과 능력에 맞게 환경을 변화시킬 수 있다면, 아동, 환경, 작업과의 효율성이 최대화될 것이다.
⑫ 치료사가 아동의 기술과 능력에 맞게 환경과 작업을 변화시킨다면 아동, 환경, 작업의 효율성을 최대화시킬 수 있을 것이다.
⑬ 치료사가 중재가 없는 상태에서 작업수행의 어려움이 예상된다면 치료사는 문제를 예방할 수 있는 아동-환경-작업의 효율성을 증대시키는 중재를 제공해야 한다.
⑭ 치료사는 환경 혹은 작업을 증진시키도록 창의적이면 아동의 환경과 작업과의 효율성을 최대화시킬 것이다.

## 15.8 임상에서의 적용

이 이론의 틀에서 수단으로 작업(occupation-as-mean)이란 의미는 아동, 환경, 작업에서의 변화를 위해서 치료사를 치료의 매개체로 사용한다는 것을 의미하며, 이로써 아동의 적절한 작업수행능력을 향상시키고자 한다(occupation-as-ends). 수단으로서 작업(occupation-as-mean)이란 아동이 작업에 참여하도록 변화를 만들어 가는 과정을 의미한다.

작업에 주어진 의미는 경험, 즉 치료적 매개인 수단으로서 작업(occupation-as-mean)이란 과정과 분리할 수 없다. 의미 있는 작업이란 치료사가 가지고 있는 어떤 도구가 아니라 치료사와 고객 사이의 파트너십을 통하여 개발되는 것으로 둘 사이의 상호작용에 의해서 지속된다. 고객의 삶에 있어 의미 있는 작업을 발견하는 과정은 매우 복잡하고, 지속적인 과정으로 아동과 가족이 치료를 받는다는 관점보다는 이들의 삶 속으로 치료사가 들어간다는 관점이 적절하다(Helfrich and Keilhofner, 1994).

어떻게 치료사가 고객의 삶 속으로 들어갈 수 있는가? 우선 치료사가 아동의 삶과 환경을 진심으로 이해하기 위해서는 강한 라포를 통한 파트너십을 형성해야 한다. 긍정적인 치료적 라포를 형성하기 위해 치료사가 아동 중심으로 언어 혹은 비언어적 수단을 적절하게 사용한 효율적 의사소통 수단을 개발하고, 즐거움과 긍정적인 감정을 경험하도록 먼저 다가서야 한다(Tickle-Degner, 1995).

일단 치료사가 아동과 가족의 삶으로 들어가면 그들의 삶에서 의미 있는 작업을 발견하게 될 것이며, 이를 기초로 중재방법을 개발할 수 있을 것이다. 작업은 자신이 처한 환경에서 즐겁고, 적절해야 비로서 의미가 있는 것이다. 이 이론적 틀에서는 놀이가 아동을 위한 수단적 작업(occupation-as-mean)이기 때문에 발달과 재미라는 측면이 매우 중요하다. 다른 실제 생활의 작업은 아동에게 의미와 중요성을 고려하여 중재에서 사용하게 된다(Pierece, 1998). 아동과 가족에게 의미 있는 작업을 선택하고, 고안하고, 변형시킬 수 있는 치료사의 능력은 그들의 삶에 어느 정도 깊숙이 들어가 있느냐와 치료적 매개체로서 의미 있는 작업의 힘을 얼마나 믿느냐에 달려 있나.

## 15.8.1 작업수행의 수준

수단으로 작업(occupation-as-mean)은 아동의 의미 있는 작업에 성공적으로 참여를 높이기 위해 작업수행의 어떤 단계에서도 사용이 가능하다. 치료사는 아동이 자신의 능력에 맞는 작업에 참여할 수 있도록 작업을 선택하고, 변형시켜야 한다. 또한 아동의 작업수행에 영향을 주는 작업수행 요소의 결함 혹은 기술에 따라 작업을 선택해야 한다. 특히 아동의 복잡한 과제(complex task performance) 수행능력과 참여수준을 고려하여 작업을 변형시키고, 실습을 시켜야 한다. 잊지 말아야 할 것은 아동이 가지고 있는 활동수행수준(activity performance)의 정도와 작업수행 요소(performance component)를 고려하여 작업을 구성하고, 조직화해야 한다. 작업 수행수준을 고려한 치료적 작업이 사용된다면 아동의 전반적인 중재 목적인 가정, 학교, 지역사회에서 일어나는 놀이, 개인관리, 교육, 조직화된 활동, 보수 혹은 무보수 일, 사회화, 기능적인 이동 등에 참여능력이 향상될 것이다.

이 이론의 틀에서 치료사가 치료 계획을 세울 때 모든 아동의 작업수행능력을 고려해야 한다. 예를 들어 한 어머니가 자신의 딸은 항상 스쿨버스 타는데 매일 늦는다고 말한다고 가정하자. 그러면 치료사는 아동이 자세조절 능력(작업수행 요소 처리과정: component process)의 문제로 몸통의 균형능력(활동수행: activity performance)이 부족하여 옷입기(복잡한 과제: complex task) 수행능력이 부족한지 알아보아야 한다. 작업수행 요소 처리과정의 문제와 활동수행(activity performance) 수준의 제한점을 확인하는 것은 아동의 작업수행의 문제를 찾아내고, 치료사가 중재를 결정하는 데 기초가 된다. 이 시점에서 작업치료사는 작업수행 요소의 문제를 위해서 다른 이론의 틀을 선택할 수도 있다. 치료사는 아동이 혼자 옷을 입을 수 있도록 변형할 수도 있다. 이 아동을 위한 적절한 치료목표는 아동이 성공적으로 자신의 개인관리(복잡한 과제: complex task) 작업을 완수하여 시간내에 스쿨버스(참여: participation)를 타는 것이다.

### 1) 아동-환경-작업의 효율성의 최대화할 수 있는 중재법

적절한 작업수행은 아동, 환경, 작업의 효율성이 최대화될 때 가능하게 된다. 중재, 즉 치료는 아동, 환경, 작업의 변화를 증진시켜야 하는데, 이것이 아동이 작업수행능력을 향상시키기 때문이다. 작업분석과 조합(synthesis) 과정을 이용하여 치료사는 아동, 환경, 작업에서 효과적인 변화를 줄 수 있는 작업을 구상하는 중재전략으로 재회복(establish/restore), 대체(alter), 변형(adapt), 예방(prevent), 창조(creative) 등의 방법을 사용하게 된다.

### 2) 재회복

이 전략은 교정적 접근법(remedial approach)을 근간으로 하고 있으며, 중재를 위해서 아동의 작업수행 면에서의 문제영역 혹은 제한점을 찾아내야 한다. 치료사는 우선 아동의 작업을 어렵게 하는 작업수행요소(component)를 찾아낸 후 중재를 시작하는데, 중재는 작업에 필요한 능력과 기술을 향상시키는 데 초점을 두고 있다. 이 접근법에서는 작업을 한 치료의 방법으로(occupation-as-mean) 사용할 수도 있고, 다른 이론의 틀이 사용될 수도 있다.

### 3) 대체

이 전략은 아동의 기술과 능력보다는 그가 속한 환경을 변화시켜 작업수행능력을 향상시키는 것이다. 예를 들어 뇌손상을 가진 한 청년이 패스트 푸드점에서 아르바이트를 하는데, 카운터에서 주문을 받고, 금전등록기를 사용하고, 주문목록을 외우는 등의 복잡한 과제를 수행하기 어렵다. 이 경우 작업치료사는 고용주에게 청년을 카운터보다는 조용하게 음식을 준비하는 곳으로 작업환경을 대체시켜 주도록 권하게 된다. 즉, 그가 가진 인지능력과 기술에 맞는 작업환경을 찾아주는 것이다. 이러한 방법은 치료사가 성공적인 직업을 갖도록, 청년, 직업환경, 사회적 환경의 적합성을 최대화시켜 주는 것이다. 이 전략의 주안점은 개인의 기술과 능력에 적절한 환경을 연결시켜 작업수행 능력을 최대화 하는 것이다.

### 4) 변형

이 전략은 변형 혹은 보상적 접근(compensatory approach)에 근간을 두고 있으며, 아동의 작업수행능력을 증진시키기 위해 작업과 환경의 변화를 모두 고려하는 방법이다. 예를 들어 뇌성마비를 가진 학령기 여아가 글쓰기가 어려운 경우, 작업치료사는 연필과 종이 대신에 컴퓨터, 키보드, 프린터 등의 사용을 추천한다. 그리고 아동이 수업을 받는 책상도 컴퓨터를 사용하기 쉽고, 자세도 바르게 유지하도록 변형시켜 준다. 즉, 물리적 환경을 변형하여 학교수업을 위한 아동, 환경, 작업 사이의 효율성을 극대화시켜 학생으로서의 참여 수준을 향상시켜 준다.

### 5) 예방

이 전략은 중재 없이 작업수행의 어려움을 예측하여 미리 예방하는 방법이다. 치료사는 발달실행증(developmental dyspraxia)을 가진 남자아이와 부모 사이에서 일어날 수 있는 잠재적 문제를 미리 예측해 볼 수 있다. 예를 들어 가정에서 침대와 방을 청소하는 데서 올 수 있는 아동과 부모의 갈등을 미리 예측하여 대처해 줄 수 있다. 이 경우 치료사는 부모에게 발달실행증이 무엇인지 정보를 제공하고, 이들이 적절한 방법으로 집안일을 할 수 있도록 아들의 능력에 대하여 알려준다. 이 방법은 부모가 비현실적인 기대로 인한 좌절감을 예방하고, 아동에 대한 현실적인 기대를 갖도록 하는 데 도움을 준다. 이 전략을 통하여 작업치료사는 아동의 환경, 아동이 가진 기술 및 능력, 집안일 사이의 효율성을 극대화시키기 위해 아동의 사회적 환경인 부모의 기대를 변화시키는 방법을 사용하였다.

### 6) 창조

치료사는 이 전략을 적절한 작업수행 능력을 향상시키기 위해 환경과 작업을 새롭게 만들어 낸다. 이 전략에서는 결함보다는 작업수행 능력의 향상을 기대할 수 있는 잠재력에 더 관심을 두고 있다. 예를 들어 가족과 함께 일하는 작업치료사는 가사일의 효율성을 높이기 위해 부모를 교육할 수 있다. 즉, 치료사가 정보제공을 통하여 부모는 아동과 가사일을 할 수 있는 새로운 기회를 얻게 된다. 그러므로 가족, 환경, 작업 사이의 효율성을 극대화하여 모든 가족 구성원의 작업수행능력을 향상시키게 된다.

### 15.8.2 결과로서의 작업

이 이론의 틀을 통한 전반적인 중재목적은 결과로 작업수행 능력을 향상시키는 것이다(occupation-as-ends). 즉 아동과 어른이 모두 가정, 학교, 지역사회에서 작업을 선택하고, 조직화하고, 수행 가능하게 하는 것이다. 결과로서 작업(occupation-as-ends)의 치료적 기능은 아동의 적절한 작업수행 수준에 달려 있다. 작업수행능력(occupation-as-ends)을 향상시키기 위한 매개로 작업(occupation-as-mean)을 그 수단으로 사용하게 된다.

## 15.9 요약

아동을 위한 작업이론의 틀은 아동작업치료에 적용할 수 있도록 구조적인 면에서 작업을 종합화하고, 조직화하였다. 아동을 위한 작업이론의 틀은 모든 아동에게 적용할 수 있으며, 단독으로 혹은 다른 이론의 틀과 함께 사용할 수도 있다.

작업수행 능력은 사람(people), 환경(environment), 작업(occupation) 사이의 상호작용에 달려있기 때문에 작업치료사는 아동의 작업수행 능력에 영향을 주는 아동의 정신능력(spirituality), 작업수행 요소(performance component), 기술(people); 물리적, 사회적, 문화적, 제도적 환경(environment); 작업(occupation) 등의 상호관계를 고려해야 한다. 적절한 작업수행은 사람, 환경, 작업 사이의 효율성이 극대화되었을 때 얻어질 수 있다.

작업수행은 각자 그 속에서 행동수준에 대한 수직구조를 가지고 있다. 이 이론의 틀에서는 4단계로 나누고 있는데, 참여(participation), 복잡한 과제수행(complex task performance), 활동수행(activity performance), 작업수행요소 처리과정(component process)이 그 것이다. 아동의 참여하는 세 가지 작업환경(가정, 학교, 지역사회)은 아동의 유일한 작업수행 패턴을 창출하게 한다. 이들 환경 내에서 아동은 놀이(play), 자기관리(self-care), 교육(education), 조직화된 활동(organized activities), 무보수 혹은 보수를 받는 일(unpaid and paid work), 사회화 활동(socialization), 기능적 이동(functional mobility) 등의 작업에 참여하게 된다.

기능/기능장애 연속성(function/dysfunction continua)은 참여, 복잡한 과제수행, 활동수행, 작업수행 요소처리 과정 등의 작업수행 수준에 따라 조직화된다. 작업이론의 평가과정은 다양한 평가방법을 사용한다. 그 중 고객중심(client-centered), 역동적인 과정

(dynamic process)은 특정 환경 및 작업수행 수준을 평가하는 top-down approach를 사용한다.

아동의 작업이론의 틀은 중재방법을 안내하기 위한 14가지의 지침을 제시하고 있다. 첫 4개는 이 이론의 틀을 이용하여 아동을 어떻게 변화시킬 것인가 하는 일반적인 중재원칙을 제시하고 있다. 나머지 10개는 작업수행능력과 아동-환경-작업의 효율성을 극대화하기 위한 아동, 환경, 작업을 작업치료사가 각각 어떻게 변화시켜야 하는지 제시하고 있다.

아동, 환경, 작업 사이의 효율성을 극대화하기 위한 5가지 전략을 제시하고 있는데, 재회복(establish/restore), 대체(alter), 변형(adapt), 예방(prevent), 창조(creative)가 그것이다. 작업분석과 조합을 통하여 치료사는 이들 전략을 작업의 적응(adaptation)과 영향을 미칠 수 있는 작업형태(occupational form)를 개발해야 한다.

수단으로 사용되는 작업(occupation-as-mean)은 아동, 환경, 작업의 변화를 촉진하기 위한 치료과정에 사용되어 성공적인 작업(occupation-as-ends) 능력을 가능하게 할 것이다. 재회복, 대체, 변형, 예방, 창조는 아동-환경-작업의 효율성을 극대화시킬 수 있는 작업치료사 할 수 있는 중재행위라고 할 수 있다. 중재의 결과로 작업(occupation-as-ends)을 얻는 것 혹은 아동의 가정, 학교, 지역사회의 작업에 성공적인 참여가 이 이론의 틀에서 얻고자 하는 중재의 궁극적인 목표이다.

## 참고문헌


American Occupational Therapy Association. (1994). Uniform terminology for occupational therapy: Third edition. *American Journal of Occupational Therapy, 48,* 1047–1054.

American Occupational Therapy Association. (1995). Position paper: Occupation. *American Journal of Occupational Therapy, 49,* 1015–1018.

Ayres, A. J. (1989). *Sensory Integration and Praxis Tests* (SIPT). Los Angeles: Western Psychological Services.

Barker, R. G., & Schoggen, P. (1973). *Qualities of community life.* San Francisco: Jossey-Bass.

Baum, M. C., & Law, M. (1997). Occupational therapy practice: Focusing on occupational performance. *American Journal of Occupational Therapy, 51,* 277–288.

Bayley, N. (1993). *Bayley Scales of Infant Development* (2nd ed.). San Antonio, TX: Psychological Corporation.

Beery, K. E. (1989). *Beery Developmental Test of Visual Motor Integration* (3rd ed.). Cleveland, OH: Modern Curriculum Press.

Breines, E. B. (1995). *Occupational therapy activities from clay to computers: theory and practice.* Philadelphia: F.A. Davis.

Bruininks, R. (1978). *Bruininks-Oseretsky Test of Motor Proficiency.* Circle Pines, MN: American Guidance Service.

Bundy, A. C. (1993). Assessment of play and leisure: Delineation of the problem. *American Journal of Occupational Therapy, 47,* 217–222.

Bundy, A. C. (1997). Play and playfulness: What to look for. In L. D. Parham & L. S. Fazio (Eds.), *Play in occupational therapy for children* (pp. 52–66). St. Louis, MO: Mosby-Year Book.

Caldwell, B. M., & Bradley, R. H. (1979). *Home Observation for Measurement of the Environment* (HOME). Little Rock, AR: University of Arkansas.

Canadian Association of Occupational Therapists. (1996). Practice paper: Occupational therapy and children's play [Insert]. *Canadian Journal of Occupational Therapy, 63,* 1–20.

Christiansen, C., & Baum, C. (1997). Understanding occupation: Definitions and concepts. In C. Christiansen & C. Baum (Eds.), *Occupational therapy: Enabling function and well-being* (2nd ed.) (pp. 2–25). Thorofare, NJ: Slack.

Christiansen, C. H., Schwartz, R. K., & Barnes, K. J. (1993). Self-care: Evaluation and management. In J. A. DeLisa (Ed.), *Rehabilitation medicine: Principles and practice* (2nd ed) (pp. 178–200). Philadelphia: J. B. Lippincott.

Clark, F. A., Parham, D., Carlson, M. E., Frank, G., Jackson, J., Pierce, D., Wolfe, R. J., & Zemke, R. (1991). Occupational science: Academic innovation in the service of occupational therapy's future. *American Journal of Occupational Therapy, 45,* 300–310.

Colarusso, R. P., & Hammill, D. D. (1983). *Motor-Free Visual Perception Test.* Novato, CA: Academic Therapy.

Cook, J. L., & Sinker, M. (1993). Play and the growth of competence. In C. E. Schaefer (Ed.), *The therapeutic powers of play* (pp. 65–80). Northvale, NJ: Jason Aronson.

Coster, W. (1998). Occupation-centered assessment of children. *American Journal of Occupational Therapy, 52,* 337–344.

Coster, W. J., Deeney, T. A., Haltiwanger, J. T., & Haley, S. M. (1998). *School Function Assessment* (SFA). Standardized version. Boston: Boston University.

Cronin, A. F. (1996). Psychosocial and emotional domains of behavior. In J. Case-Smith, A. S. Allen, & P. N. Pratt (Eds.), *Occupational therapy for children* (3rd ed) (pp. 387–429). St. Louis, MO: Mosby-Year Book.

Csikszentmihalyi, M., & Larson, R. (1984). *Being adolescent: Conflict and growth in the teenage years.* New York: Basic Books.

Dunn, W. (1993). Measurement of function: Actions for the future. *American Journal of Occupational Therapy, 47,* 357–359.

Dunn, W., Brown, C., & McGuigan, A. (1994). The ecology of human performance: A framework for considering the effect of context. *American Journal of Occupational Therapy, 48,* 595–607.

Erhardt, R. P. (1988). *Erhardt Developmental Vision Assessment.* Tucson, AZ: Therapy Skill Builders.

Erikson, E. (1959). Identity and the life cycle. *Psychological Issues, 1,* 1–171.

Fazio, L. S. (1997). Storytelling, storymaking, and fantasy play. In L. D. Parham & L. S. Fazio (Eds.), *Play in occupational therapy for children* (pp. 233–247). St. Louis, MO: Mosby-Year Book.

Fisher, A. G. (1995). *Assessment of Motor and Process Skills* (Rev. ed.). Fort Collins, CO: Three Star Press.

Fisher, A., & Kielhofner, G. (1995a). Mind-brain-body performance subsystem. In G. Kielhofner (Ed.), *A model of human occupation: Theory and application* (2nd ed.) (pp. 83–90). Baltimore: Williams & Wilkins.

Fisher, A., & Kielhofner, G. (1995b). Skill in occupational performance. In G. Kielhofner (Ed.), *A model of human occupation: Theory and application* (2nd ed.) (pp. 113–137). Baltimore: Williams & Wilkins.

Folio, M. R., & Fewell, R. R. (1983). *Peabody Developmental Motor Scales.* Chicago: Riverside.

Goodnow, J. J. (1988). Children's household work: Its nature and functions. *Psychological Bulletin, 103,* 5–26.

Gray, J. M. (1998). Putting occupation into practice: Occupation as ends, occupation as means. *American Journal of Occupational Therapy, 52,* 354–364.

Haley, S. M., Coster, W. J., & Binda-Sundberg, K. (1994). Measuring physical disablement: The contextual challenge. *Physical Therapy, 74,* 443–451.

Haley, S. M., Coster, W. J., Ludlow, L. H., Haltiwanger, J. T., & Andrellos, P. J. (1992). *Pediatric Evaluation of Disability Inventory* (PEDI). Version 1.0. Boston: New England Medical Center and PEDI Research Group.

Hamilton, B. B., & Granger, C. V. (1991). *Functional Independence Measure for Children* (WeeFIM). Buffalo, NY: Research Foundation of the State University of New York.

Harter, S. (1990). Causes, correlates, and the functional role of global self-worth: A life-span perspective. In R. J. Steinberg & J. Kolligan (Eds.), *Competence considered*. New Haven, CT: Yale University Press.

Helfrich C., & Keilhofner, G. (1994). Volitional narratives and the meaning of therapy. *American Journal of Occupational Therapy, 48*, 319–326.

Kielhofner, G. (1995a). Environmental influences on occupational behavior. In G. Kielhofner (Ed.), *A model of human occupation: Theory and application* (2nd ed.) (pp. 91–111). Baltimore: Williams & Wilkins.

Kielhofner, G. (1995b). Habituation subsystem. In G. Kielhofner (Ed.), *A model of human occupation: Theory and application* (2nd ed.) (pp. 63–81). Baltimore: Williams & Wilkins.

Kielhofner, G. (1995c). Introduction to the model of human occupation. In G. Kielhofner (Ed.), *A model of human occupation: Theory and application* (2nd ed.) (pp. 1–7). Baltimore: Williams & Wilkins.

Kielhofner, G. (1997). *Conceptual foundations of occupational therapy* (2nd ed.). Philadelphia: F. A. Davis.

Knox, S. (1997). Development and current use of the Knox Preschool Play Scale. In L. D. Parham & L. S. Fazio (Eds.), *Play in occupational therapy for children* (pp. 35–51). St. Louis, MO: Mosby-Year Book.

Landreth, G. L. (1993). Self-expressive communication. In C. E. Schaefer (Ed.), *The therapeutic powers of play* (pp. 41–63). Northvale, NJ: Jason Aronson.

Law, M. (1991). The environment: A focus for occupational therapy. *Canadian Journal of Occupational Therapy, 58*, 171–179.

Law, M. (1993). Evaluating activities of daily living: Directions for the future. *American Journal of Occupational Therapy, 47*, 233–237.

Law, M., Baptiste, S., Carswell-Opzoomer, A., McColl, M., Polatajko, H., & Pollock, N. (1994). *Canadian Occupational Performance Measure* (2nd ed.). Toronto, Ontario, Canada: Canadian Association of Occupational Therapists.

Law, M., Baptiste, S., McColl, M., Opzoomer, A., Polatajko, H., & Pollock, N. (1990). The Canadian Occupational Performance Measure: An outcome measure for occupational therapy. *Canadian Journal of Occupational Therapy, 57*, 82–87.

Law, M., Cooper, B., Strong, S., Stewart, D., Rigby, P., & Letts, L. (1996). The person-environment-occupation model: A transactive approach to occupational performance. *Canadian Journal of Occupational Therapy, 63*, 9–23.

Medrich, E. A., Roizen, J. A., Rubin, V., & Buckley, S. (1982). *The serious business of growing up: A study of children's lives outside school*. Berkeley, CA: University of California.

Miller, L. J. (1982). *Miller Assessment for Preschoolers* (MAP). San Antonio, TX: Psychological Corporation.

Miller, L. J. (1993). *The First STEP*. San Antonio, TX: Psychological Corporation.

Missiuna, C. (1987). Dynamic assessment: A model for broadening assessment in occupational therapy. *Canadian Journal of Occupational Therapy, 54*, 17–21.

Moos, R. H. (1981). *Work Environment Scale*. Palo Alto, CA: Consulting Psychologists Press.

Morrison, C. D., Metzger, P., & Pratt, P. N. (1996). Play. In J. Case-Smith, A. S. Allen, & P. N. Pratt (Eds.), *Occupational therapy for children* (3rd ed., pp. 504–523). St. Louis, MO: Mosby-Year Book.

Nelson, D. L. (1988). Occupation: Form and performance. *American Journal of Occupational Therapy, 42*, 633–641.

Nelson, D. L. (1994). Occupational form, occupational performance, and therapeutic occupation. In C. B. Royeen (Ed.), *American Occupational Therapy Association Self Study Series, The Practice of the Future: Putting Occupation Back Into Therapy* (Lesson 2). Rockville, MD: The American Occupational Therapy Association.

Nelson, D. L. (1996). Therapeutic occupation: A definition. *American Journal of Occupational Therapy, 50*, 775–782.

Nelson, D. L. (1997). Why the profession of occupational therapy will flourish in the 21st century. *American Journal of Occupational Therapy, 51*, 11–24.

Parham, L. D., & Primeau, L. A. (1997). Play and occupational therapy. In L. D. Parham & L. S. Fazio (Eds.), *Play in occupational therapy for children* (pp. 2–21). St. Louis, MO: Mosby-Year Book.

Pierce, D. (1997). The power of object play for infants and toddlers at risk for developmental delays. In L. D. Parham & L. S. Fazio (Eds.), *Play in occupational therapy for children* (pp. 86–111). St. Louis, MO: Mosby-Year Book.

Pierce, D. (1998). What is the source of occupation's treatment power? *American Journal of Occupational Therapy, 52*, 490–491.

Polatajko, H. J. (1994). Dreams, dilemmas, and decisions for occupational therapy practice in a new millennium: A Canadian perspective. *American Journal of Occupational Therapy, 48*, 590–594.

Primeau, L. A. (1989). *A description and comparison of game playing behavior of preadolescent boys 9 to 11 years of age with and without developmental dyspraxia.* Unpublished master's thesis, University of Southern California, Los Angeles.

Primeau, L. A. (1998). Orchestration of work and play within families. *American Journal of Occupational Therapy, 52*, 188–195.

Primeau, L. A., Clark, F., & Pierce, D. (1989). Occupational therapy alone has looked upon occupation: Future applications of occupational science to pediatric occupational therapy. *Occupational Therapy in Health Care, 6*(4), 19–32.

Reid, S. (1993). Game play. In C. E. Schaefer (Ed.), *The therapeutic powers of play* (pp. 323–348). Northvale, NJ: Jason Aronson.

Reifel, S., & Yeatman, J. (1993). From category to context: Reconsidering classroom play. *Early Childhood Research Quarterly, 8*, 347–367.

Reilly, M. (1962). Occupational therapy can be one of the great ideas of 20th century medicine. *American Journal of Occupational Therapy, 16*, 1–9.

Reilly, M. (1969). The educational process. *American Journal of Occupational Therapy, 23*, 299–307.

Reilly, M. (1974). An explanation of play. In M. Reilly (Ed.), *Play as exploratory learning: Studies of curiosity behavior* (pp. 117–149). Beverly Hills, CA: Sage.

Rogoff, B., Sellers, M. J., Pirrotta, S., Fox, N., & White, S. H. (1975). Age of assignment of roles and responsibilities to children: A cross-cultural survey. *Human Development, 18*, 353–369.

Russell, D. J., Rosenbaum, P. L., Cadman, D. T., Gowland, C., Hardy, S., & Jarvis, S. (1989). *Gross Motor Function Measure.* (GMFM) Hamilton, Ontario, Canada: Gross Motor Measures Group.

Schaefer, C. E. (1993). What is play and why is it therapeutic? In C. E. Schaefer (Ed.), *The therapeutic powers of play* (pp. 1–15). Northvale, NJ: Jason Aronson.

Simon, C. J., & Daub, M. M. (1993). Human development across the life span. In H. L. Hopkins & H. D. Smith (Eds.), *Willard and Spackman's occupational therapy* (8th ed., pp. 95–130). Philadelphia: J. B. Lippincott.

Takata, N. (1969). The play history. *American Journal of Occupational Therapy, 23*, 314–318.

Takata, N. (1974). Play as prescription. In M. Reilly (Ed.), *Play as exploratory learning: Studies of curiosity behavior* (pp. 209–246). Beverly Hills, CA: Sage.

Tickle-Degnen L. (1995). Therapeutic rapport. In C.A. Trombly (Ed.), *Occupational therapy for physical dysfunction* (4th ed, pp. 277–285). Baltimore, MD: Williams & Wilkins.

Townsend, E. (1997). *Client-centered occupational assessment.* Unpublished manuscript, School of Occupational Therapy, Dalhousie University, Halifax, Nova Scotia, Canada.

Trickett, E. J., & Moos, R. H. (1973). The social environment of junior high and high school classrooms. *Journal of Educational Psychology, 65*, 93–102.

Trombly, C. (1993). Anticipating the future: Assessment of occupational function. *American Journal of Occupational Therapy, 47*, 253–257.

Trombly, C. A. (1995). Occupation: Purposefulness and meaningfulness as therapeutic mechanisms. *American Journal of Occupational Therapy, 49*, 960–972.

Wilcock, A. (1993). A theory of the human need for occupation. *Occupational Science: Australia, 1*, 17–23.

Wood, W. (1995). Weaving the warp and weft of occupational therapy: An art and science for all times. *American Journal of Occupational Therapy, 49*, 44–52.

Wright-Ott, C., & Egilson, S. (1996). Mobility. In J. Case-Smith, A. S. Allen, & P. N. Pratt (Eds.), *Occupational therapy for children* (3rd ed., pp. 562–580). St. Louis, MO: Mosby-Year Book.

Yerxa, E. J. (1994). Dreams, dilemmas, and decisions for occupational therapy practice in a new millennium: An American perspective. *American Journal of Occupational Therapy, 48*, 586–589.

Yerxa, E. J. (1995, October). *Let's talk about occupation.* Paper presented at the Fall Forum, School of Occupational Therapy, Dalhousie University & Nova Scotia Society of Occupational Therapists, Halifax, Nova Scotia, Canada.

Yerxa, E. J., Clark, F., Frank, G., Jackson, J., Parham, D., Pierce, D., Stein, C., & Zemke, R. (1989). An introduction to occupational science: A foundation for occupational therapy in the 21st century. *Occupational Therapy in Health Care, 6*(4), 1–17.

# 3편 … 이론의 틀 적용

APPLICATIONS OF FRAMES OF REFERENCE

제 1 6 장

# 이론의 틀의 임상적용

JIM HINOJOSA / PAULA KRAMER
김태훈 역

이 장에서는 임상에서 이론의 틀을 사용하는 것의 중요성에 대해 토론한다. 첫번째 문단에서는 치료사가 아동을 치료할 때 이론의 틀을 분명히 설명할 수 있도록, 이론의 틀을 이해하는 것의 중요성을 설명한다. 두번째 문단에서는 치료적인 관계와 적용기술에 대해 설명한다. 세번째 문단에서는 다양한 적용방법을 설명하고, 마지막 문단에시는 새로운 이론의 틀의 개발에 대해 언급한다.

## 16.1 이론의 틀을 설명하기

학생들이나 초보 작업치료사들에게 아동을 치료할 때 무엇을 해야 하는지, 왜 특별한 활동을 해야 하는지에 대해서 질문을 던지면, 흔히 "모르겠어요", "직관적으로 해요", "알기는 알것 같은데, 말로 설명은 못하겠어요.", "다른 치료사 선생님이들이 하시니까 그냥 따라서 해요.", "학교에서 배웠고, 교수님께서 좋다고 하셨어요." 라는 대답을 한다. 이런 복잡한 질문에 신속하게 적절한 대답을 하는 것은 힘든 일이다. 그러나, 치료사들도 자신들이 무엇을 하고 왜 하는지에 대해서 이해해야만 한다. 또한, 보호자나 전문가들에게 그러한 사항들에 대해 설명할 수 있어야 한다.

최근에, 임상실습중인 한 여학생에게 소아작업치료 시간 동안 무엇을 할 것인지에 대한 질문을 하였다. 그 여학생은 아동에게 다양한 감각자극을 주면서 놀이를 할 것이라고 대답했다. 이것은 그 아동의 개인적인 욕구와 분명한 목표에 대한 이해가 부족한 대답이었다. 또한, 이러한 중재방법은 이론적인 근거와 사고과정이 부족하였다. 아동의 치료과정에서 나타나는 반응에 대해서 이론적 근거를 가지고 설명하지 못했다. 재정지원자들은 단순한 놀이활동에 대해서는 지원하지 않을 수도 있으나, 분명한 계획과 사고과정이 수반된 중재과정에서 대해서는 지불할 것이다. 치료사들은 치료에 대해서 비용을 지불하는 모든 사람들에게 중재의 이유와 효과를 설명할 준비를 해야 한다.

앞의 예에서, 그 여학생은 분명한 이론적 근거를 가지고 중재의 이유를 설명할 이해력과 능력이 부족했다. 이 여학생은 여러 가지 감각자극으로 아동을 치료할 것이라고 계획했지만, 특정한 문제영역이나 기대결과에 대해서 설명하지 못했다. 중재는 그런 단순한 방식으로는 설명할 수 없다. 문제영역의 확인과 심사숙고한 중재는 단계적으로 접근해야 한다. 이처럼 중재를 위한 조직적이고 체계적인 접근 구조가 이론의 틀이다.

앞의 예에서, 그 여학생은 치료에 대한 목표는 있었지만 치료에 대한 이론적 근거인, 이론의 틀이 없었다. 또한, 이론의 틀이 없기 때문에 중재로 인한 변화를 측정하기도 어려웠을 것이다.

이번에는 다른 예를 살펴보겠다. 임상실습 지도자가 한 남학생에게 뇌성마비를 가진 아동을 왜 엎드린 자세로 스쿠터보드에 태우는지를 설명하라고 질문하였다. 그 남학생은 엎드린 자세가 적절한 자세라고 대답했다. 나중에, 그 지도자는 학생이 사용하고 있는 이론적 틀을 분명히 구분해서 설명하라고 다시 한번 질문하였다. 그러자, 그 남학생은 엎드린 자세가 환경을 탐색하기 위해서 발달적으로 적절한 자세이며, 환경과의 상호작용을 촉진하기 위해서 생체역학적 이론의 틀을 사용하였다고 대답하였다. 그 학생이 처음에는 직관적으로 대답했지만, 나중에는 세부사항을 고려해서 중재에 대한 이론적 이해를 설명할 수 있었다. 직관도 사실은 지식에 근거한 경우가 많다.

학생이나 치료사가 직관적으로 대답한다면, 지식적인 근거를 고려하지 않은 것으로 생각할 수도 있다. 때때로, 학생이나 치료사들은 전문교육 기간 동안 자신들이 배운 것을 인정하지 않고, 직관적으로 행동하는 것처럼 보일 수도 있다. 실제로, 그들의 의사결정은 지식에 근거한 것이지만, 단지 그 중재의 이론적 배경을 말로 설명하기 어려운 것이다. 이론에 근거한 이론적 틀의 확인은 치료사가 자신의 지식과 치료의 근거를 확실하게 설명할 수 있게 한다.

치료사들은 가끔 자신들이 아동에게 무엇을 하고 있는지에 대한 간단한 이론적 근거를 설명함으로써, 자신들의 중재에 대한 근거를 제시할 수 있다. 작업치료의 상당부분은 일상에 대한 관찰로 보여질 수 있다. 작업치료사들이 치료적인 자극을 제공하기 위해 아이들과 놀이를 할때, 일상의 관찰자들은 누구나 아이들과 놀이를 하면서 그런 자극을 줄 수 있다고 이야기할 수도 있다. 그러나, 치료사가 자신이 이론적 배경을 가지고 치료하고 있다고 이야기할 때, 치료사들은 그 놀이가 특정한 반응을 유발하기 위한 고도로 숙련된 기술이며 심사숙고한 중재라고 설명할 수 있어야 한다. 이론적 틀의 목적은 중재를 위한 청사진을 제공하는 것이다.

치료사들에게 어떤 이론의 틀을 주로 사용하는가 질문해 보면, 다수가 골고루 사용한다고 대답한다. 어떤 경우에는, 치료사들은 자신의 중재에 대한 다양한 이론적 틀을 명확히 설명하지 못한다. 이러한 경우에 근거가 분명한 중재계획을 세울 수 없을 수도 있다. 또 다른 경우에, 치료사들은 자신들의 중재가 한 가지의 이론적 틀로 결합되지 않고 여러 가지 자원에 근거해서 이루어지기 때문에 자신들의 접근을 절충적(ecletic)이라고 이야기한다. 다시 한번 강조하지만, 치료적인 중재는 잘 정리된 이론적 근거가 포함된, 명확한 이론의 틀이 있어야 한다. 치료사가 다양한 접근방법으로부터 개념, 이론, 적용기술을 일관성 없이 선택한다면, 특정한 효과는 기대하기 어렵다. 이론의 틀의 이론적 근거는 다른 이론과의 조화를 이룬, 통합적 접근에 기초한다. 치료사가 다양한 접근을 일관성 없이 사용한다면, 치료적 변화를 이론적으로 설명하기는 어려울 것이다. 이론의 틀은 특정한 중재로부터 어떤 결과를 기대할 수 있는지를 설명한다. 절충적이라는 진술은 중재에 대한 이론적 근거가 부족하다는 것을 암시한다.

의사가 결과에 대한 지식없이 약을 처방해서는 안되는 것처럼, 치료사는 결과에 대한 이해없이 치료과정을 사용해서는 안된다. 치료사는 아동의 현재 문제와, 중재에 의한 특정 변화나 결과에 근거해서 이론의 틀을 선택한다. 이론의 틀에 근거하지 않은 중재는 보통 설명할 수 있는 조직적인 변화를 이끌어 낼 수 없다. 잘못된 중재는 약물 오용과 비슷한 결과를 초래할 수도 있다. 기대되는 반응에 대한 명확한 근거가 없이 전정자극과 같은 신경심리학적인 기술을 사용하는 경우가 그러한 예가 될 수 있다. 감각통합 이론의 틀에 대한 이해없이 전정자극을 사용하는 것은 부적절한 반응을 초래할 수도 있고, 더 심각한 중추신경계 반응을 유발할 수도 있다.

요컨대, 작업치료가 일상생활 활동에 초점을 두어 중재하기 때문에, 다른 전문가들이 사용하는 실증적인 과학적 근거가 부족하게 보일 수도 있다. 아동 작업치료는 활동지향적이고, 놀이를 자주 사용하기 때문에, 선택한 활동을 치료적으로 설명하는 것이 매우 중요하다. 이론의 틀은 중재과정에서 사용되는 활동들을 설명하는 과학적인 이론적 근거를 제공한다. 치료사는 이론의 틀을 통해서, 단순해 보이는 것을 복잡한 이론적 근거를 가지고 명료화시킬 수 있으며, 그 이론들을 적용할 수 있는 수준까지 끌어올릴 수 있다.

## 16.2 이론의 틀을 아동에게 적용하는 기술

이 책의 앞선 장들은 아동치료를 위해 중요한 최근의 이론의 틀들을 소개하였다. 이론적 틀에 대한 지식과 이해보다도 아동을 효과적으로 중재하기 위해서는, 효과적으로 적용하는 방법에 대한 이해도 필요하다. 다른 작업치료사들도 모든 작업치료 적용에 있어서 총체적인 실행기술을 강조했다(Crepeau, 1991; Gilfoyle, 1980; Keilhofer, 1983; Koomar & Bundy, 1991; Mosy 1981a, 1981b, Peloquin, 1989, 1990, 1994). 예를 들어

Mosey는 작업치료의 철학적인 기원의 일부로서 총체적인 측면에서의 실행기술을 제시했다(1981a). 이 장에서 저자들은 아동과 이론의 틀의 실행과 관련하여 훨씬 더 구체적인 실행기술을 논하고자 한다.

앞선 장들에서 언급되었던 구체적인 이론의 틀들의 이해뿐만 아니라, 아동에게 적용하는 기술도 언급되고 통합되어야 한다. 아동을 중재하는 것은 어른을 중재하는 것과 다른 흥미로운 도전거리가 있다. 아동은 어른의 축소판이 아니며, 그들에게 의미있는 방법으로 접근할 필요가 있다. 아이들이 비록 표현은 못하지만, 어른들과 마찬가지로 생각과 느낌이 있다는 것을 반드시 고려해야 한다.

치료적인 관계는 치료사와 아동 사이에 상호작용과정이다. 치료의 목표는 아동 안에서 일어나는 긍정적인 변화의 촉진을 효과적으로 보조하는 것이다. 이때 치료사와 아동이 반드시 동등하게 참여할 필요는 없다. 관계의 정도를 설정하는 것은 치료사의 역할이다. 치료사는 아동에게 도움이 될 수 있도록 관계의 정도를 조정한다. 초기에는 아동을 참여시키고, 아동이 알게 하고, 아동이 중재과정에 관여하게 하는 것이 중요하다. 치료사는 종종 반응을 유발하는 자극제이며 치어리더로서의 역할을 담당하기도 한다. 또 다른 경우에, 치료사는 훨씬 더 수동적이며 아동에게 편안함을 주어야 할 경우도 있다.

아동을 효과적인 중재에 참여시키는 것은 작업치료사의 실행기술의 필수요소이다. 어른과는 달리 아이들은 치료를 자신에게 도움이 되는 거라고 생각하지 않을 수도 있다. 치료의 기술은 아동을 치료과정에 참여시키기 위해서 치료사가 장난감, 물체, 사물 또는 치료사의 행동으로 아동의 관심을 끄는 것이다. 이러한 기술은 보이지 않는 것이며, 설명하기도 어렵다. 그것은 기술이라기보다는 창조성, 열정, 폭넓은 지식에 근거한 사물선택 능력, 관계를 발전시키고 중재의 효과를 증진시키기 위하여 아동을 참여시키는 방법의 혼합이다. 그러한 '재주'는 아동을 작업수행요소나 작업수행영역을 통해서 이해하는 것이 아니라, 온전한 사람으로서 다루어야 한다는 사실을 인정함으로부터 나온다. 또한 아이들 각각은 유일한 존재이기 때문에, 각각의 아이들을 다르게 다루어야 한다.

모든 이론의 틀에서 치료적 관계는 중재과정에서 중요하다. 어떤 경우에는 이론적 배경 과정의 변화가 언급될 수 있지만, 많은 경우에는 언급되지 않는다. 앞에서 언급된 특정한 이론의 틀에는 발달을 촉진시키는 특정한 종류의 관계가 존재한다. 예를 들어 감각통합 이론의 틀에서, 치료사는 치료에 적극적으로 참여하고, 아동과 같이 놀이를 해야 한다. 동시에, 아동이 치료 환경에서 주도적이도록 허용해야 한다. 역할 획득 이론의 틀에서는, 아동에 대한 무조건적인 긍정적 수용이 중재에 있어서 성공의 관건이다. 치료적인 관계가 언급되지 않은 이러한 상황에서, 발달과 변화를 증진시키고, 그러한 이론의 틀을 지속적으로 적용하는 관계를 공식화할 의무가 있다. 앞에서 언급된 적용기술은 모든 이론의 틀에 폭넓게 적용된다.

효과적인 치료적인 관계에는 여러 가지 특성이 있다. Perlman(1979)은 이것을 따뜻함, 수용, 관심과 진실성이라고 하였다. Mosey(1981a)는 공감과 감정이입을 추가하였다.

치료적 관계의 유일성은 특별한 요소에 의존하기 때문에 종종 설명하기가 어렵다. 느낌과 상호작용에 의한 감정적인 경험이라는 표현이 정확할 것이다. 치료적인 관계는 공감과 감정이입을 수반한다. 공감이란 흔히 동정을 수반하며, 같은 느낌을 공유하는 것을 말한다. 감정이입이란 다른 사람의 느낌, 감정, 생각을 이해하려고 노력하여 자신의 생각에 반영하는 것을 말한다. 초보 치료사들은 종종 치료적 관계를 시작할 때 공감을 잘하지만, 감정이입이 아동과 상호작용할 때 더 효과적이기 때문에, 공감에서 감정이입으로 초점을 이동하는 것이 중요하다.

치료사와 아동의 관계에서 무조건적인 수용도 필수적인 부분이다. 치료사는 아동과 아동의 능력을 있는 그대로 인정하여야 한다. 이것은 아동과 아동의 생활스타일에 대한 편견을 배제하는 것이다. 치료사의 역할은 아동의 강점을 개발하고 손상을 최소한다는 것을 인정해야 한다. 그러나, 치료사는 아동이 무엇을 할 수 있고 어떻게 하는 것에 대해 중재하고 상호작용할 때, 아동의 현재 능력만을 기준으로 해서는 안된다. 아동이 특정한 작업을 수행하지 못하거나 이전에 실패했던 경험이 있을때, 재시도하지 않으려고 한다. 치료사는 아동이 활동 그 자체보다 무엇인가를 하려는 시도가 더 중요하다는 것을 가르치는 것이 필요하다.

작업치료사가 적절한 도구를 사용하는 것도 실행기술의 중요한 부분이다. 작업치료를 적용할 때 인간 이외의 환경도 실행기술의 요소가 된다. 어떤 이론의 틀은 치료적인 환경을 설명한다. 예를 들어, 생체역학적 이론의 틀은 아동의 자세변화를 촉진시키는 특정한 도구의 사용을 설명한다. 인간, 작업과 운동기술 획득 이론의 틀은 아동, 작업, 환경의 조화를 통하여 환경의 중요성을 강조한다. 다른 이론의 틀들도 구체적인 환경을 제시하지는 않지만, 효과적인 환경과 관련된 암시나 가이드라인을 제시한다. 치료사는 이 책에 소개된 이론의 틀을 효과적으로 사용하기 위해서는 안전한 치료적 환경을 조성해야 한다. 적절한 도구로 기술의 수준을 높이고 아동을 참여시키고 발달을 촉진하기 위해서는, 창조성을 가지고 환경을 조작하여 이론의 틀을 사용하여야 한다.

실행의 기술을 개발하는 것은 시간과 경험이 필요하다. 화가나 음악가들처럼, 어떤 치료사들은 실행기술에 대한 타고난 재능을 가지고 있을 수도 있지만, 대부분의 초보치료사들은 실행기술에 대한 개념이 없을 수도 있다. 실행기술이란 이론의 틀을 단순히 기술적으로 적용하는 것을 의미하는 것이 아니라, 지식, 자기만족, 자기이해, 자기수용, 자각의 결합이다. 초보치료사들이 능숙한 임상가가 되기 위해서, 이러한 과정에 능동적으로 참여하기를 바란다.

## 16.3 이론의 틀을 다양하게 적용하기

효과적인 중재는 환경 내에서 가장 적절한 이론의 틀을 클라이언트에게 적용시키는 치료사의 능력과 관련성이 있다. 클라이언트가 작업치료에 의뢰되면, 치료사는 예비 선별을 한다. 이것은 적절한 이론의 틀과 클라이언트에게 맞는 평가도구를 결정하게 한다. 이때 한 가지 이론의 틀만 사용하는 경우도 있고, 한 가지 이론의 틀만으로 아동이나 가족의 복잡한 문제를 다루기는 불충분한 경우도 있다. 이번에는 이론의 틀을 적용하는 다양한 방법(한 가지 적용, 순서대로 적용, 평행 적용, 조합)을 설명한다. 또한 새롭고 독특한 이론의 틀의 개발에 대해서도 언급할 것이다.

### 16.3.1 한 가지 이론의 틀

이론의 틀을 쉽게 사용하고 적용방법을 이해하기 위해서, 초보치료사들은 반드시 한 번에 한 가지 이론의 틀을 사용해야 한다. 이때 분명히 기억해야 할 사실은 치료사들이 모든 환자들에게 한 가지 이론의 틀만 적용하는 것은 아니라는 점이다. 초보 치료사의 경우에는 아동의 특정한 요구를 수용하기 위해서 한 가지 이론의 틀에만 집중해야 한다는 것이다. 같은 치료사일지라도 다른 아동에게는 좀 더 적당한 다른 이론의 틀이 사용될 수도 있다.

초보치료사들은 보통 소아중재에 관련된 이론들에 익숙하지 못하다. 치료실에서는 아동을 어떻게 도울 것인가가 주된 관심이 된다. 이러한 관심은 그것을 왜 하는가(예, 이 중재가 효과 있는가 없는가?)보다는 무엇을 하느냐에 초점을 맞추는 경향이 있다. 그러나 초보 치료사가 유능한 치료사가 되기 위해서는, 이론의 틀의 모든 요소와 친숙해지도록 시간을 투자해야 한다. 이를 위해서, 초보치료사들은 한 환자에게 한 가지 이론의 틀을 적용하는 것부터 시작해야 한다. 이 책에 언급된 이론의 틀들은 이론을 바탕으로 실행에 대한 청사진을 제공한다.

치료사는 이론의 틀의 적용을 시작할 때, 먼저 이론적 기초를 숙지하여 전체 이론의 틀이 익숙해질 수 있도록 하여야 한다. 이론적 기초가 완전히 이해되면, 그 다음 문단(기능과 기능장애의 연속체, 평가가이드, 변화예측, 치료적용)의 이해가 쉬울 것이다. 따라서, 이론적 기초는 중재를 위한 중요한 개념을 이해하는 키워드를 포함하고 있다. 모든 중요한 개념이 정의되고 가정도 진술되며 개념과 원리 사이에 분명한 관계도 제시된다. 기능과 기능장애의 연속체, 평가가이드, 변화가정, 치료적용은 모두 이론적 기초에서 파생된다.

한 번에 한 가지 이론을 공부함으로써, 치료사는 이론적인 내용과 임상적인 적용에 대해서 익숙해질 것이다. 이론적 내용을 이해한 후에, 치료사는 그러한 능력을 아동의 강점과 약점을 발견하는 수단으로써, 기능과 기능장애에 체계적으로 적용한다. 기능과 기능장애를 발견한 다음, 치료사는 어떤 영역의 중재가 필요한지 결정한다. 중재는 변화를 가정하면서 치료적용에서 설명된 순서로 적용한다. 변화가 가정되고 적절한 중재가 사용되는가를 아는 것은 중요하다. 따라서, 여러 가지 중재에 있어서 한 가지 이론의 틀로부터의 변화를 고려한 모든 원리가 사용되지는 않는다. 이러한 변화에 대한 원리를 기초로, 치료사는 아동으로부터 원하는 반응을 이끌어 내기 위해 환경을 조작한다. 경험적인 접근과 이론에 기초한 접근은 기술적이고 유능한 전문가와 고도로 숙련된 임상가로 구분하여 설명할 수 있다. 기술적이고 유능한 전문가는 중재과정과 효과를 평가하는 이론적 배경을 바탕으로 중재를 한다.

위와 같이 한 가지 이론의 틀이 적절하게 사용되면, 중재의 일관성이 보장된다. 개념, 원리, 변화에 대한 가정, 일관성은 서로 다른 줄기로부터 하나로 합쳐진다. 치료사가 한 가지 이론의 틀만 사용한다면, 모든 행동이 일치하고 이론적 원리와 중재적용이 일치할 것이다. 이러한 일관성은 한 문단으로부터 한 가지 개념이나 원리만 가지고 와서 적용을 진행한다면 이루어질 수 없다. 예를 들어, 핸들링(handling)은 신경발달 이론의 틀의 주요 개념이다. 핸들링 자체만으로는 전체 이론의 틀을 대표할 수 없다. 치료사가 이론적 배경이 변화와 원리로부터 나오는 치료적인 개념없이 핸들링을 사용한다면, 그것은 단지 하나의 기술에 불과하며, 신경발달 이론의 틀을 적용하는 방식이라고 볼 수 없다. 또 다른 예는 강화이다. 이것은 역할획득 이론의 틀의 중요한 요소이나 강화가 이론의 틀을 대표할 수는 없다.

한 가지 이론의 틀이 사용되면, 개념, 원리, 변화에 대한 가정이 일관성이 있고, 결과물도 설득력있는 중재과정을 보장하게 된다. 중재과정 동안 치료사가 문제점을 발견하면, 이론의 틀(이론적 배경, 변화와 관련된 원리, 임상적 적용)로 돌아가고, 그것은 중재계획을 수정하기 위한 약간의 가이드를 제공한다. 하나의 이론의 틀이 어떻게 성공적으로 사용되는가는 Samantha, Andy, Travis의 예에서 제시된다.

치료사가 하나의 이론의 틀을 사용하는 것이 능숙해지고 적용에 대한 이해가 익숙해지면, 모든 아이들에게 적용하려고 할지도 모른다. 각각의 클라이언트마다 가장 적절한 이론의 틀이 있는데, 불행히도 이러한 태도는 개개인의 특성을 고려한 결정을 방해한다. 많은 경우에 그러한 고정관념은 한 이론의 틀이 다른 이론의 틀보다 항상 우월하다는 '우물안 개구리' 식 사고를 하게 될 수도 있다. 이러한 경우에 치료사는 이론의 틀을 동일시하고, 자신이 작업치료사가 아니라, '신경발달치료사' 또는 '감각통합치료사' 라고 자칭하기 시작한다. 이때, 치료사는 아동의 개인적 요구를 관찰하기보다는 특정 이론의 틀에 대한 강한 믿음을 가지고 중재를 진행하게 될지도 모른다. 그러한 태도는 (1) 아동이 자신의 요구를 수용하는 중재를 받을 수 없고 (2) 치료사가 다른 이론의 틀의 측면에서 자신의 지식 정도를 인식하지 못할 수도 있다는 두 가지 위험성이 있다. 이것은 클라이언트의 요구를 수용할 기회를 방해하며, 좋은 중재라고 볼 수 없다.

## 16.3.2 복합적 이론의 틀

실제로, 많은 아이들은 한 가지 이론의 틀만으로 자신들의 요구를 수용시킬 수 없다. 실제 아이들의 문제는 교과서의 내용보다 훨씬 더 복잡하다. 한 가지 이론의 틀이 특정 아동의 모든 문제를 언급할 수 있으면 쉽겠지만, 실제로 이론의 틀은 이론적 배경에 의해 제한을 받는다. 예를 들어 감각통합 이론의 틀에서, 일상생활 활동은 이론적 배경에서 종합적으로 언급되지는 않는다. 예를 들면, 감각통합의 이론적 배경은 아동의 목표능력이 발달했을 때, 아동이 나이에 적절한 일상생활 활동의 수행을 돕는 기술을 수행할 수 있다고 제안한다. 이것이 어떤 아이들에게는 적용되지만, 다른 아이들은 나이에 적절한 수준의 특정한 작업을 수행하기 위해 부가적인 직접적 중재를 필요로 한다. 이때 역할획득 이론의 틀이나 운동기술 획득 이론의 틀과 같은 특정한 기술 획득을 위한 이론의 틀의 사용이 요구된다.

실제로 여러 가지 문제를 가지고 있는 아동을 위한 적절한 중재계획을 세우기 위해서는 한 가지 이상의 이론의 틀이 필요한 경우가 많다(Mosey, 1986).

이 책의 각 장에서 언급된 순수한 의미의 이론의 틀이 사용될 때, 한번에 아동의 가장 두드러진 문제점을 해결할 수는 있지만, 종종 전체 치료과정에서 부적절할 수도 있다. 여러 가지 이론의 틀을 조합하거나 순차적으로 적용하여, 중재에 대한 독특한 접근과 함께 전체 이론의 틀에 대한 기본적인 이해를 발전시키는 것이 필요하다.

## 16.3.3 이론의 틀의 순차적 적용

이론의 틀은 순차적으로 적용될 수 있다. 한 가지 이론의 틀이 주로 적용되고, 분리된 문제나 좀 더 세부적인 문제를 해결하기 위해서 다른 이론의 틀이 사용된다. 예를 들어 뇌성마비 아동은 먼저 신경발달의 이론의 틀로 치료를 한다. 몇 달이 지난 후에 치료사는 아이가 시지각에 문제가 있는 것을 발견한다. 치료사는 아동을 시각정보분석 이론의 틀로서 평가한다. 이때, 치료사는 신경발달의 이론의 틀을 지속적으로 적용하면서 시각정보분석 이론의 틀을 추가로 사용할 것인지를 결정한다. 각각의 이론의 틀은 다른 이론적 배경으로부터 서로 다른 수행영역의 요소들을 설명한다. 또한, 각각은 서로 다른 발달적 시각을 기초로 하고 있고, 변화에 대한 개념도 다르다. 이 두 가지 이론의 틀에 대한 연구는 어느 것도 변화과정에 대한 접근으로서 다른 것과 조화되지 않는다는 사실을 알게 한다. 그러나, 분리되어서 적용되었을 때 서로 대립되지는 않는다. 서로 다른 이론적 배경으로 인하여 개념과 원리가 일치하지 않을 때 대립이 발생한다. 이러한 상황에서, 각각의 이론의 틀은 변화과정을 서로 다른 방식으로 이해하기 때문에 한 가지가 다른 것과 조화되지 않더라도 치료사는 두 가지를 통합해야 한다. 예를 들어, 치료사는 기본접근 이론인 신경발달이론의 틀의 순서에 따라서 다른 이론의 틀들의 사용을 결정할 수 있다. 치료사는 신경발달이론의 틀로 치료회기를 시작해서, 시각정보분석 이론의 틀로 치료회기를 종료한다. 각각의 중재방법은 각 이론의 틀의 이론적 배경을 기초로 하여 명확하게 설명된다. 치료사가 변화와 적절한 도구의 사용을 위해 조작하는 환경에서 이러한 경계는 명확하다. 치료회기에서 신경발달 이론의 틀을 적용할 때, 아동과 치료사는 매트에 위치할 것이고, 치료사는 아동과 놀이활동을 하는 동안 롤, 공과 치료적 핸들링을 사용한다. 시지각적인 부분을 치료할 때 아동은 테이블에 앉아서 그리기 활동에 참여할 것이다. 각각의 이론의 틀에 근거한 기술과 활동들은 통합되지 않았다. 치료사는 이론의 틀이 주어진 회기 안에서 이루어진다는 사실을 항상 명심해야 한다. 신경발달이론이 감각통합이론의 준비과정으로써 순서적으로 사용된 예는 Judith의 증례에서 볼 수 있다.

순차적 적용의 특징은 주로 사용하는 한 개의 이론의 틀을 지정하고, 일련의 순서에 따라 다른 세부적인 문제를 해결하는 것이다. 각각의 이론의 틀은 본래의 특징을 유지하면서 치료목표가 분리되어 있다. 중재와 적절한 도구도 별개이며 각각의 이론적 배경에 따른다.

시간이 경과함에 따라, 이론의 틀은 다른 방식으로 순차적으로 적용할 수도 있다. 치료사는 특정한 목표를 달성하기 위해, 일정기간 동안 다른 이론의 틀을 사용할 수도 있다. 예를 들어 치료사는 감각계통을 조절하고 기능적인 능력을 달성하고 목표행동을 달성하기 위해서, 감각통합이론의 틀을 사용할 수도 있다. 그러나 아동은 글씨쓰기 능력의 향상도 필요할 수 있다. 이때 치료사는 운동기술획득 이론의 틀로서 스위치를 선택할 수도 있다.

## 16.3.4 평행적 적용

이론의 틀은 비슷하거나 관계가 있는 문제가 있을 때 두 개의 이론의 틀을 동시에, 평행적으로 적용할 수도 있다. 각각의 이론의 틀은 다른 치료회기 동안 분리되어 사용되거나, 같은 회기에서 분리해서 사용하거나, 분리된 중재과정에서 사용할 수도 있다. 두 가지 이론의 틀이 이론적 배경을 공유하지 않더라도, 이 두 가지는 대립되지는 않는다. 신경발달 이론의 틀과 생체역학적 이론의 틀이 흔히 평행적으로 사용된다. 뇌성마비 아동을 치료하는 치료사는 신경발달 이론의 틀을 사용할 수 있다. 치료사는 신경발달 이론의 틀로 아동의 움직임을 촉진시키고, 가능한 정상패턴의 발달을 보조한다. 치료를 진행할 때, 치료사는 아동이 보조 도구를 통해서 얻을 수 있는 이익을 생각할 수 있다. 어떤 보조장비나 도구가, 운동기술의 증진을 위해 필요한 적절한 자세를 제공할 수 있는지를 결정하기 위해서 생체역학적 이론의 틀을 선택한다.

신경발달 이론의 틀의 주된 도구는 치료적인 핸들링이지만, 생체역학적 이론의 틀은 아동의 자세를 조정하기 위한 도구나 장비에 의존한다. 두 가지 이론의 틀은 서로 대립하지 않으며 같은 목표를 위해서 통합되며, 평행적인 형태로 잘 사용될 수 있다. 이러한 경우에, 신경발달 이론의 틀은 아동의 일차적인 운동발달을 담당하고, 생체역학적 이론의 틀은 아동의 정적인 자세교정에 대한 요구를 수용한다. 신경발달 이론의 틀은 일정하게 계획된 치료회기 동안 가이드를 제시하지만, 생체역학적 이론의 틀은 하루 종일 아동의 자세를 조정할 수 있는 도구를 제공한다. 두 가지 이론의 틀에서 아동의 운동수행에 대한 견해는 분리되어 있지만, 서로 합쳐져서 중재를 촉진한다. 예를 들어, 대처기술 이론의 틀은 보통 다른 이론의 틀과 평행하게 사용된다.

평행적으로 사용된 다른 이론의 틀의 예는 역할획득 이론의 틀이 소개된 장에서 설명되어 있다. 중재적용 부분에서, Jose의 예는 이 이론의 틀이 학교에서 아동을 중재하는 치료사에게 좋은 선택이 될 수 있음을 설명하고 있다. 그러나, 개별적인 문제를 해결하기 위해서는 감각통합 이론의 틀이 필요하다고 하였다. 이것도 이론의 틀이 평행적으로 사용된 다른 예라고 하겠다.

이론의 틀을 순차적으로 적용한 Judith의 경우도 이론의 틀을 평행적으로 중재한 예가 될 수도 있다. 한 아동이 여러 가지 문제를 가진 경우에 각 이론의 틀은 고유의 특성을 유지하면서, 두 가지 이론의 틀은 서로 일관성 있게 사용된다(서로 조합되지 않더라도). 이처럼 분리된 측면을 가진 하나의 중재는 시간이 경과함에 따라 평행적인 형태로 두 가지 이론의 틀을 사용한다. 이와 같이 이론의 틀을 평행적으로 사용하기 위해서는 중재기간동안 3개월 이상의 관찰이 필요하다.

## 16.3.5 이론의 틀의 조합

이론의 틀은 통합적인 방식으로 조합되어 사용될 수도 있다. 이것은 두 가지 이론의 틀이 추구하는 변화방식이 일치하여, 이론적 배경의 일관성이 있을 때 가능하다. 두 가지 이론의 틀을 조합하기 위해서는, 각 이론의 틀을 분명하게 이해한 숙련된 치료사가 필요하다. 치료사는 두 가지 이론의 틀의 기본원리가 조화가 되는지를 결정하기 위해서 각 이론의 틀에 대한 관찰을 해야 한다. 변화의 원리를 같이 사용하기 위해서는 기본개념이 같거나 비슷하여 일관성이 있어야 한다.

감각통합과 신경발달치료는 두 가지 이론이 조합되서 사용되는 예가 될 수 있다. 이들은 모두 발달을 목표로 하고 특정한 기술과 능력은 정상 발달에서 획득될 수 있다고 제안한다. 이론의 틀이 조합되어 사용되면, 두 가지 이론의 틀의 기술은 한 치료회기 내에서 통합되어 사용된다. 대처기술 이론의 틀도 다른 이론의 틀과 조합되서 사용되기도 하지만, 특히 심리사회적 이론의 틀과 잘 조합된다. 조합적인 중재의 특징은 두 가지 분리된 이론이 통합되어 아동을 전체적으로 설명할 수 있다는 것이다. 두 가지 이론의 틀이 조화되어, 치료적인 목표가 통합된다. 중재는 여러 가지 적절한 도구들이 조합되어서 사용된 혼합물이라고 할 수 있다.

시간이 경과함에 따라 두 가지 이론의 틀을 조합한, 숙련되고 능력있는 치료사는 두 가지를 하나로 보기 시작한다. 이것이 진정한 의미에서의 조합이다. 두 가지를 하나로 만들기 위해서, 치료사는 개념, 원리, 가정을 신중히 점검하면서, 내부적으로 일치하는 이론적 배경을 일원화하고 섞어서, 이론적 배경을 재정립하여야 한다. 이때, 치료사는 전체 이론의 틀을 형식화할 필요가 있다. 이 과정은 매우 복잡하며, 전문적인 교육과 지식을 필요로 한다.

## 16.3.6 이론의 틀의 형식화

새로운 이론의 틀과 기존의 이론의 틀을 형식화하는 것은, 앞에서 언급했듯이 역동적인 작업이며 특정한 문제가 계속 바뀌기 때문에, 작업치료를 위한 진행성 과정이다. 이 문단에서는 새로운 이론의 틀에 대한 요구를 논하고, 새로운 이론의 틀을 개발하는 과정을 개괄적으로 설명하고자 한다. 더 자세한 정보는 "작업치료를 위한 응용 과학적 질문(Applied scientific inquiry for occupational therapy. Mosey 1989, 1992, 1996)"을 참조하기 바란다.

지식은 증가하고 기술은 진보한다. 이것은 사회를 변화시키고, 작업치료사의 관심 영역도 변화시킨다. 한 가지 예는 신생아 중환자실에서의 기술진보가 저체중아의 생존율을 높인 것이다. 이 아이들은 독특한 요구와 특별한 중재를 필요로 하며, 여러 가지 방법으로 중재되어 왔다. 어떤 치료사들은 저출산아들의 특별한 문제를 해결하기 위해서 기존의 이론의 틀을 변형시켰다. 또 다른 치료사들은 이들을 위해서, 새로운 이론을 기초로 한 새로운 이론의 틀을 개발했다. 두 가지 경우 모두 지식과 기술의 진보가 요구된다.

사회가 변화함에 따라, 전문가들도 새로운 접근법과 해결책을 개발하여 대처한다. 이러한 상황은 작업치료사들에게 새로운 이론의 틀을 개발하도록 요구하였다. 치료사들은 약물중독된 신생아들, 에이즈에 감염된 신생아들, 전반적 발달장애 아동들을 중재하기 위해서 가장 적절한 이론의 틀을 개발한다. 새로운 이론의 틀의 개발을 자극하는 다른 요인은 도구나 치료환경을 바꿀 필요가 생기기 때문이다.

지식의 변화도 새로운 이론의 틀에 대한 요구를 촉진한다. 새로운 지식은 이론의 재정립, 새로운 이론의 개발, 기존의 이론을 변형시키는 새로운 연구의 결과이다. 이것은 치료사가 어떤 이론의 틀이 효과가 없다는 것을 발견하거나 특정 장애를 중재하는 데 필요한 기존의 이론의 틀을 찾을 수 없을 때 발생한다.

이론의 틀을 개발하고 설명하는 과정은 복잡하며, 폭넓은 지식과 진보된 임상적 추론기술이 결합되어야 가능하다. 5장에서 언급되었듯이, 기존의 이론적 정보를 종합적이고 일관성있는 이론으로 재조직화해야 한다. 이러한 철저한 준비로부터 치료사는 기능과 기능장애의 연속체를 형식화하고, 기능과 기능장애의 행동 특징을 정의하고, 평가과정과 도구를 구체화하고, 변화의 원리를 기록하고, 임상적용 과정을 개관한다. 이러한 과정을 통하여, 치료사는 이론을 임상에 적용할 수 있는 형태로 만들기 위하여, 내적일관성이 수반된 개념과 구조를 체계적인 순서로 고려한다.

# 16.4 요약

치료사들은 경험을 통해서 클라이언트의 문제를 발견하고 다른 장애를 다루는 방법을 발견하는 데 적응하게 된다. 초보 치료사는 한 명의 클라이언트에게 하나의 이론의 틀을 사용해서 중재과정의 이해를 시작한다. 한 가지 이론이 소아작업치료를 중재하는 이론으로서 익숙해지면, 치료사는 여러 가지 이론의 틀을 다른 방법(순차적, 평행적, 조합적)으로 적용할 수 있게 된다. 학식과 경험이 풍부한 치료사는 임상영역의 중재를 가이드하기 위한 새로운 이론의 틀을 형식화할 수 있게 된다.

## 참고문헌

Crepeau, E. B. (1991). Achieving intersubjective understanding: Examples from an occupational therapy treatment session. *American Journal of Occupational Therapy, 45,* 1016–1025.

Gilfoyle, E. M. (1980). Caring: A philosophy for practice. *American Journal of Occupational Therapy, 34,* 517–521.

Keilhofner, G. (1983). The art of occupational therapy. In G. Keilhofner (Ed.), *Health through occupation: Theory and practice in occupational therapy* (pp.295–309). Philadelphia: F. A. Davis.

Koomar, J. A., & Bundy, A. C. (1991). The art and science of creating direct intervention from theory. In A. G. Fisher, E. A. Murray, & A.C. Bundy (Eds.), *Sensory integration: Theory and Practice* (pp.251–314). Philadelphia: F.A. Davis.

Mosey, A. C. (1981a). Occupational therapy: configurations of a profession. New York: Raven Press.

Mosey, A. C. (1981b). Introduction: The art of practice. In B. Abreu (Ed.). *Physical disabilities manual* (pp. 1–3). New York: Raven Press.

Mosey, A. C. (1986). *Psychosocial components of occupational therapy.* New York: Raven Press.

Mosey, A. C. (1989). The proper focus of scientific inquiry in occupational therapy: Frames of reference (Editorial). *Occupational Therapy Journal of Research, 9,* 195–201.

Mosey, A. C. (1992). *Applied scientific inquiry in health professions: An epistemological orientation.* Rockville, MD: American Occupational Therapy Association.

Mosey, A. C. (1996). Applied scientific inquiry in the health professions: An epistemological orientation (2nd ed.). Bethesda, MD: American Occupational Therapy Association.

Peloquin, S. M. (1989). Sustaining the art of practice in occupational therapy. *American Journal of Occupational Therapy, 43,* 219–226.

Peloquin, S. M. (1990). The patient-therapist relationship in occupational therapy: Understanding visions and images. *American Journal of Occupational Therapy, 44,* 13–21.

Peloquin, S. M. (1994). Occupational therapy as art and science: Should the older definition be reclaimed? *American Journal of Occupational Therapy, 48,* 1093–1096.

Perlman, H. H. (1979). *Relationship: the heart of helping people.* Chicago, IL: The University of Chicago Press.

●●● 제 1 7 장

# 사례 연구 : 신경발달치료 이론의 틀

BETH KORBY ELENKO
박수현 역

## 17.1 배경정보

앤디는 두살박이 이란계 남자아이이다. 앤디에게는 두 살과 일곱 살 된 누나가 있다. 큰 누나는 초등학교 1학년생이며 작은 누나는 일주일에 두 번 헤드스타트 프로그램(미국 공립 유아원의 프로그램)에 다니고 있다. 앤디의 부모는 최근 별거하였으며 엄마가 주 보호자의 역할을 담당하고 있다.

### 17.1.1 가정 환경

앤디네 가족은 뉴욕에 있는 한 아파트의 1층에 거주하고 있다. 집 내부는 작은 부엌과 욕실, 거실, 두 개의 침실, 그리고 작은 벽장으로 구성되어 있다. 부엌에는 작은 테이블과 찬장, 그리고 전자제품이 있다. 거실에는 편안한 소파와 의자, 두 개의 진열장, 그리고 텔레비전이 있으며 거실의 중앙에는 작은 카펫이 놓여 있어 아이들은 주로 이곳에는 즐겨 논다. 앤디의 누나들은 인형집과 장난감으로 가득 찬 트윈 침대와 바퀴가 달린 트런틀 침대(사용하지 않을 때는 밑으로 넣을 수 있는 침대)가 있는 침실에서 함께 생활했다. 앤디는 엄마의 퀸 사이즈 침대와 유아용 침대가 있는 다른 침실에서 생활했다. 그곳에는 컴퓨터와 두 개의 진열장이 있다. 비록 아파트가 좁긴 해도 깨끗하고 유지보수가 잘 이루어져 있으며 조명과 난방시설도 잘 갖추어져 있다. 각 방에는 작은 창문이 있으며 엄마의 침실에 있는 창문은 이웃들이 오가는 것을 볼 수 있도록 평상시 열려 있었다.

누나들은 일상적인 방문객들을 맞이하기 위해 창가에 자주 앉아 있었으며 그 아파트의 이웃들은 대부분 같은 문화권의 사람들로 개방적 사고를 지니고 있었다. 이웃 어른들은 자신의 아이들을 학교, 베이비시트, 그 외 아이들을 돌봐주는 곳에 보내고, 데려오기 위해 앤디의 집앞을 지나 다녔다. 앤디의 외조부모는 앤디의 집에서 몇 블록 떨어진 곳에 살면서 아이들을 잘 돌봐주었으며 여러 명의 이모, 외삼촌, 그리고 사촌들이 앤디의 집을 자주 드나들었다.

### 17.1.2 출생력

앤디는 2파운드의 몸무게로 임신 28주에 둔위분만으로 태어났다. 앤디의 어머니는 임신기간 동안 특별한 일이 없었다고 말했다. 앤디는 신생아중환자실(NICU)에 입원해 있는 동안 III-IV 등급의 뇌실내 출혈이 있었으며 호흡기에 의존하여 지내야 했고 여러 차례 수혈을 받았다. 그후 태어난지 6주 후에 퇴원하였으며 사후관리는 받지 않았다.

앤디가 3개월이 되었을 때 엄마는 앤디의 몸이 판자처럼 뻣뻣해지는 것을 느끼고는 앤디의 발달에 대한 염려가 점차 커져갔다. 앤디의 엄마는 기저귀를 채우면서, 옷을 입히면서 좌절하기 시작했다. 앤디의 관절을 구부릴 수가 없었으며 구부리다가는 부러질 것만 같았다. 앤디는 자주 울었으며 달래기도 어려웠다. 앤디는 머리를 들 수도, 물건을 잡기 위해 팔을 뻗지도 못했다. 젖병을 빨 수는 있었으나 먹는 것보다 흘리는 것이 많아 항상 체중미달이었다. 앤디의 부모는 앤디를 이 의사, 저 의사에게 데려갔으나 어떠한 성과도 얻지 못했다. 의사들은 “이러면서 잘 클 겁니다”, “참고 기다려봅시다”라는 말만 했다. 앤디가 잘 자랄 것이라는 의사들의 확신에도 불구하고 부모의 염려는 더해갔다.

앤디가 8개월 경 폐렴으로 입원하게 되었을 때 신경과 전문의로부터 조기중재 서비스에 대한 이야기를 듣게 되었으며 조기중재 담당부처와의 연락을 위해 사회사업팀에 의뢰되었다.

마침내 앤디는 아동의 발달을 걱정하는 부모들이 주로 찾는 뉴욕주립조기중재상담서비스에 의뢰되었다. 그 곳에서는 앤디를 평가하기 위해 가정방문 조기중재 프로그램을 의뢰하는 조기중재원피지명인(Early Intervention Original Designee: EIOD)을 선정해 주었다.

앤디의 부모가 최근에 별거하게 된 것은 앤디의 양육과 관련된 과도한 스트레스와 압박감 때문이었다. 앤디의 아빠는 아들의 문제에 대해 감당할 수 없어 집을 떠났다고 한다. 이로 인해 앤디의 엄마는 다른 두 아이의 양육과 더불어 앤디에게 필요한 모든 것을 혼자 감당해야만 했다. 가정조기중재프로그램 서비스조정자와의 첫 만남에서 앤디의 엄마는 자신의 걱정거리와 앤디와 가족의 어려움에 대해 호소했다. 그 후 앤디는 집에서 발달 심리사와 특수교사로부터 평가를 받았다. 평가를 통해 밝혀진 관심사와 권고를 바탕으로 앤디는 작업치료사, 물리치료사, 그리고 언어병리사에게 평가를 받게 되었다.

## 17.2 작업치료평가

의뢰정보와 일반적 관찰로 이루어진 앤디의 선별평가 이후 작업치료사는 움직임과 긴장도의 어려움을 평가하기 위한 규준으로 신경발달치료(NDT) 이론의 틀을 선택하였다. 작업치료사는 앤디의 발달지연이 대동작, 소동작, 그리고 신변처리기술에 어떠한 영향을 주는지에 대해 관심을 두었다. NDT 이론의 틀은 학제간 접근(interdisciplinary approach: 여러 전문가들이 아동의 중재 목표를 함께 수립하고 협조하는 팀접근 방식) 방식으로, 아동의 발달에 관여하는 가족의 통합적 역할을 강조하며 가족 중심으로 적용되었다(Bailey, Buysse, Edmondson, & Smith, 1992; Guralnick, 1989; Hinojosa & Anderson, 1991; McCollum & Yates, 1994).

작업치료평가(occupational therapy assessment)는 보호자 면담, 임상적 관찰, 표준화된 평가의 다양한 방식으로 이루어졌다. 평가는 앤디의 누나와 엄마가 있는 집에서 이루어졌다.

### 17.2.1 기능적 기술에 대한 전반적인 평가

이 부분에서는 앤디의 가정 내 일상적인 활동과 놀이 환경에서의 대동작 능력, 상지기능, 일상생활활동 능력에 대해 평가했다. 앤디의 어머니는 앤디가 엄마의 웃는 얼굴을 쳐다볼 수 있도록 거실바닥에 담요를 깔고 앤디를 눕혔다. 앤디는 주위의 모든 방들을 포함한 이곳저곳을 주시하며 웃어보였다. 평가하는 동안 조금 소리를 내기는 했지만 주로 조용히 있었다.

앤디는 어떤 자세에서도 머리를 중앙으로 또는 오른쪽으로 돌리는 것이 어려웠다. 엎드린 자세에서 바로누운 자세로 뒤집기를 시작할 때는 연합된 움직임 패턴을 이용했다. 앤디는 팔을 짚고 앉도록 하기 위해 골반을 구부렸을 때 또는 그의 항중력 자세를 취했을 때 울음을 터트렸다. 앤디는 스스로 항중력 자세를 취할수도, 유지할 수도 없었다. 앤디의 엄마가 앤디를 들어올렸을 때 앤디는 고개를 가누지 못한 채 골반과 체간은 신전되었으며 상체의 '고정(fixing)' 이 관찰되었다. 어머니는 앤디 주위로 오가는 것이 무엇인지 볼 수 있도록 바로누운 자세로 생활하도록 하고 있으며 그 외 다른 자세에서는 앤디가 운다고 하였다.

앤디는 어떠한 자세에서도 상지를 이용해 지지하거나 체중을 지지하지 못했다. 바로누운 자세에서 엄마나 장난감으로 손을 뻗기 위해 상체를 움직이기 시작할 때는 상체에서 긴장도가 증가됨이 관찰되었다. 비대칭성긴장성목반사(ATNR)가 상체 움직임 시 우세하게 작용하였으며, 오른손은 주먹을 쥔 채로 있었고, 몸 중앙으로 양 팔을 가져올 수 없었다. 앤디가 양손을 펼려고 할 때 엄지는 손 안에서 내전되었다. 물체를 앤디의 손에 쥐어주었을 때 그것을 잡기 위한 손 전체로 잡는(gross grasp) 모습이 나타났으며 무의식적으로 물건을 떨어뜨렸다. 또한 상체의 의지적인 움직임은 매우 적은 것으로 나타났다.

놀이행동에 대한 평가 동안 앤디는 환경에 대한 탐색을 시도하지 않았다. 앤디의 누나가 웃으며 같이 놀려고 해도 반응하거나 놀려는 시도를 보이지 않았다. 장난감을 흔들며 앤디의 손을 뻗게 하려는 누나들의 시도는 번번히 실패했다. 결국 누나들은 앤디의 손을 쥐어잡고 장난감 쪽으로 끌어당겼다. 어머니는 앤디가 텔레비전을 보고 음악을 듣는다고 이야기했다.

신변처리에 관한 정보는 어머니와의 비공식적인 면담을 통해 수집하였다. 앤디의 어머니는 먹이고 목욕시키는 것이 가장 힘들다고 하였다. 앤디의 어머니는 자신의 다리 사이에 앤디의 골반과 하지를 고정하고 밥을 먹인다고 하였다. 또한 앤디가 젖병을 빨 수 있으나 많은 양을 흘리며 젖꼭지를 빨기 위해 입술을 닫는 것이 잘 되지 않는다고 보고하였다. 앤디는 이제 막 이유식을 시작한 단계였다. 또한 신체적으로 뻣뻣하기 때문에 목욕이 어려워 스폰지로 닦이거나 함께 목욕을 하면서 붙잡아야 한다고 하며 기저귀를 갈 때와 옷을 입을 때도 사지의 뻣뻣함 때문에 곤란을 호소하였다. 앤디의 어머니는 유모차를 이용하며 차에서는 카시트에 앉힌다고 하였다. 그녀는 카시트와 유모차에 앉아 있을 때 밑으로 떨어지거나 벨트 밖으로 밀려나 있는 경우가 있어 걱정이라고 말하였다.

## 17.2.2 움직임의 질

앤디의 움직임의 질(quality of movement)은 바닥에서 아동을 관찰한 것과 치료사와 함께 상호작용을 시도하는 동안 평가되었다. 앤디의 체간, 골반, 그리고 사지에서는 전반적인 과긴장성이, 그리고 목과 상지대(shoulder girdle)에서는 저긴장성이 나타났다. 긴장도는 상지의 굴곡근과 하지의 신전근에서 증가되어 있었다. 앤디는 어떠한 관절의 수동적인 움직임에도 저항하였다. ATNR은 모든 자세에서 특히 왼쪽으로 두드러지게 나타났으며 이것이 움직임 패턴에서 우세하게 작용했다. 모든 자세에서 머리정위, 균형, 또는 보호반응이 나타나지 않았다. 앤디는 신전긴장도가 우세하게 작용하는 바로누운 자세를 좋아했으며 앉은 자세에서 골반의 근긴장도를 이완시키거나 엎드린 자세에서 상체로 체중을 지지하는 것이 어려웠다. 앤디는 엎드린 자세에서 바로누운 자세로 돌아눕기 위해 머리와 목의 과신전과 함께 전체적인 체간 신전을 이용하여 굴렀으며 횡단면에서의 정렬(alignment)이 좋지 않았다. 앤디는 견갑상완의 분리와 골반-경골의 분리가 부족했다. 엎드린 자세에서 머리와 목의 저긴장성과 상지대의 불안정성은 바닥에서 자신의 머리를 들어 올리는 것을 방해했다. 다리와 발은 신전되고 상체는 '고정된' 자세였다. 즉 견갑골 후인; 상완의 거상(elevation), 내회전, 내전, 신전; 주관절 신전; 전완의 회내; 그리고 수근관절 손가락이 모두 굴곡된 자세였다.

## 17.2.3 표준화된 평가

뉴욕주립조기중재프로그램의 서비스 여부를 결정하기 위해서는 앤디의 발달 연령 수준에 대한 정보가 필요하기 때문에 표준화된 평가(standardized evaluations)가 추가되었다. 사실 앤디는 움직임의 질이 떨어지기 때문에 이러한 연령 수준 평가가 앤디의 실제 기술을 평가하기에는 적합하지는 않다. 게다가 표준화된 평가는 앤디의 운동 기술을 저해하는 요인이 무엇인지 분석하지는 않는다. Hawaii Early Learning Profile(HELF)(Furuno, O' Reilly, Hosaka, Inatsuka, Allman, & Zeisloft, 1984)와 Peabody Fine and Gross Motor Scales(Folio & Fewell, 1983)를 사용하였다. 두 평가 모두에서 앤디의 점수는 2개월에서 4개월 수준으로 기능의 한 영역 이상에서 33% 이상 지연되어 있었다. 이러한 수행 점수는 앤디에게 조기중재서비스가 필요함을 증명해 주었다.

## 17.2.4 평가결과 요약

이 부분에서는 앤디의 운동수행능력을 NDT 이론의 틀에 입각하여 기능/비기능 연속체로 조명하겠다.

### 1) 자세긴장도

자세긴장도(postural tone)는 비정상적이었다. 앤디의 머리, 목, 어깨에서는 저긴장이, 체간, 골반, 사지에서는 과긴장도가 관찰되었다. 특히 상지에서는 굴곡긴장도가, 체간과 골반, 그리고 하지에서는 신전긴장도가 증가하였다. 엎드린 자세에서 머리는 지지면으로 떨어져 있는 반면, 하지는 지지면으로부터 들려있었다. 상체를 뻗으려고 할 때는 진전(tremor)이 관찰되었다. 또한 모든 관절에서 수동적 움직임에 대한 저항이 나타났다.

### 2) 안정성/운동성

앤디의 안정성-운동성(Stability/Mobility)은 연속체의 극단적인 비기능 상태였으며 많은 보상적 행동(compensatory behaviors)이 동반되어 있는 상태였다. 어떠한 자세에서도 머리 정립, 균형, 또는 보호반응이 나타나지 않았다. 앤디 스스로는 어떠한 항중력 자세도 취하지 못했으며 타인에 의해 항중력 자세가 취해졌다 하더라도 그 자세를 유지하기가 어려웠다. 앤디에게 필요한 안정성을 제공하기 위해서는 치료적 핸들링이나 도구의 지지가 필요했다. 또한 앤디는 항중력 자세를 유지하고자 견갑골 후인; 상완 거상, 내회전, 내전, 신전; 주관절 신전; 전완의 회내; 수근관절 굴곡과 손가락의 굴곡이 특징적인 '고정(fixing)' 자세를 자주 보였다. 앤디는 ATNR이 우세하게 작용했으며 오른손은 주로 주먹을 쥐고 있었고 양 손을 중앙으로 가져올 수 없었다.

### 3) 자세조절

앤디는 중간 범위에서의 자세조절(postural control)만 가능한 상태로 자세조절연속체의 극단적 비기능 상태였다. 앤디는 신전긴장도가 우세하기 때문에 바로누운 자세를 좋아했다. 엎드린 자세에서 바로누운 자세로 돌아누울 때도 머리와 고개를 과신전시키면서 몸 전체의 신전을 이용하였다. 엎드린 자세에서는 앤디의 얼굴은 바닥으로 떨어져 일으킬 수 없는 반면, 하지는 공중으로 떠있었으며 상체에서는 '고정된(fixed)' 자세가 관찰되었다.

### 4) 공간 내 세 면에서의 자세정렬

앤디는 모든 신체면에서 자세 정렬(postural alignment)이 부족한 비기능 상태였다. 엎드린 자세에서는 시상면(앞-뒤 방향)에서의 머리 정립반사가 나타나지 않았다. 상체로 지지하고 앉아 있으면서 약간의 체중 이동을 부여하는 시상과 전두면(측면)에서의 머리 정립반사 역시 나타나지 않았다. 이러한 자세정렬의 부족은 ANTR이 우세하게 작용하기 때문이다. 횡단면에서의 정렬 역시 부족하기 때문에 머리와 목의 과신전과 함께 전신을 신전시키면서 굴러 바닥으로 쿵하고 떨어지게 된다.

### 5) 분리

앤디의 움직임 패턴은 비기능적인 연합운동 또는 시너지 방법으로 수행되었다. 연합운동패턴은 뒤집기를 할 때 나타났다. 앤디는 구르기를 시작하기 위해 머리와 목의 신전과 더불어 전신의 신전을 이용하였으며 이때 체간과 하지의 신전이 증가되었다. 또한 앤디는 신체 전반의 신전을 통해 자세를 유지하는 시너지 패턴을 이용하였다. 이로 인해 자세 변환 시 신체가 이완되기 어려웠다. 앤디는 상완의 굴곡 연합을 이용하여 주먹을 쥐고, 상완의 신전 연합을 이용하여 손을 폈다. 견갑-상완 분리와 골반-경골 분리 역시 부족했다.

#### 6) 움직임의 다양성

앤디는 움직임의 다양성(variety of movement)이 제한되어 있었다. 모든 자세에서 양쪽 하지의 신전, 내전, 내회전이 지속되는 상투적 움직임(stereotypical movement)이 나타났다. 상지에서도 모든 자세에서 견관절의 거상과 후인이 지속되는 상투적 패턴이 나타났다. 또한 모든 움직임 패턴에서 ATNR이 우세하게 작용했다.

#### 7) 수동적 관절가동범위

앤디의 수동관절움직임의 제한, 비정상적인 긴장도, 상투적인 움직임 패턴은 비기능성을 단편적으로 보여주는 것이다. 더 나아가 기형과 구축을 유발할 수 있는 위험 요인이 된다.

### 17.2.5 개별화가족서비스계획 회의

앤디에 대한 모든 평가가 끝난 후, 앤디의 어머니, 외조모, 서비스중재자, 조기중재 담당부서에서 파견된 특수교사, 그리고 EIOD(조기중재원피지명인)이 참가한 가운데 개별화가족서비스계획(IFSP) 회의를 개최하였다. IFSP 회의에서는 각 전문가들의 개별평가 결과가 진술되었다. 팀은 이러한 결과를 가족의 관심사와 필요내에서 의논하였다. 앤디와 가족의 목표에 대한 토론이 이루어지면서 중재 수행계획이 수립되었다. 앤디의 어머니는 앤디에 대한 서비스 권고와 결과(outcome)에 동의하였다. 앤디의 IFSP에 쓰여진 결과는 중재목표가 되었다. 각 중재 목표를 책임지게 될 전문가는 가장 적절한 사람으로 팀회의를 거쳐 결정되었다. 전체적인 목표는 특수용어나 의학용어를 사용하지 않고 기술되었다. 앤디는 작업치료, 물리치료, 언어치료, 특수교육을 1주일에 2회, 30분씩 받기로 결정하였다. 다음은 작업치료에서 계획한 결과들이다.

- 머리, 목, 어깨, 체간 조절 향상
- 상체로 체중을 지지하기
- 아동의 앞에서 양 손 이용하기
- 아동의 손 안에 물건 쥐기
- 양손을 가져와 박수치기
- 아동 주위의 물건 조작하기
- 운동성 증가
- 지지없이 앉기

- 젖병 잡고 유지하기
- 컵 사용하는 법 익히기
- 숟가락 사용하는 법 익히기

## 17.3 중재

앤디의 중재(intervention)는 NDT 이론의 틀에서 논의된 중재 기법과 특정 치료 기법으로 이루어졌다. 조기중재에서는 종종 아동을 평가한 치료사가 아닌 다른 치료사가 아동을 치료하게 된다. 이로 인해 앤디에게는 재가방문서비스를 제공하는 다른 작업치료사가 선정되었다. 앤디를 담당하게 된 작업치료사는 의뢰 정보를 통해 초기 작업치료평가 결과서와 작업치료를 통해 기대되는 목표가 적힌 IFSP을 받았다.

가족과 첫 대면하는 작업치료사의 주 목표는 가족과의 관계성을 수립하고 앤디에 대해 간략하게 평가하는 것이었다. 작업치료사는 IFSP의 정보를 바탕으로 가족과 앤디의 관심사를 재확인하였다. 치료사는 가족구성원이 참여한 가운데 앤디의 감각운동수행요소들을 평가하였다. 앤디의 발달을 돕고 함께 노는 방식을 배우고자 하는 앤디의 어머니와 누나들과의 라포는 쉽게 형성되었다. 초기에는 치료사가 자신을 만질 때 성가셔하고 엄마에게서 눈을 떼지 못했다.

앤디 어머니의 주 관심사는 앤디에 대한 일상적인 관리와 관련된 것이었다. 앤디를 안을 때 편안함을 느끼지 못하고 어떻게 잡아주어야 좋은 것인지를 몰라 힘들다고 하였다. 앤디를 어떻게 안으시는지 보여달라고 요청했을 때 앤디의 어머니는 앤디를 감자 자루처럼 들어올려 어깨에 걸쳤다(그림 17.1). 이에 대한 중재는 비정상적인 근긴장도를 억제하기 위해 앤디를 어떻게 다루고, 안고, 자세를 취해야 하는지에 대한 시범과 설명으로 시작했다. NDT에서 설명하고 있는 변화를 위한 선행조건에 따르면, 모든 전문가와 가족 구성원이 치료적 핸들링을 사용한다면 아동은 움직임의 다양한 패턴을 경험하게 되고 동적 자세긴장으로 움직이기 위한 최대한의 기회를 가지게 된다고 하였다. 따라서 치료사는 가족에게 그 기법들을 설명했다. 이러한 초기 중재 기간동안 작업치료사는 어머니와 누나들에게 집에서 앤디를 안고 다니는 연습의 기회를 여러 번 제공하였다. 이를 통해 앤디의 어머니는 앤디를 다루는 것에 대해 좀 더 편안함을 느끼게 되었다. 또한 앤디의 치료사는 어머니에게 목 가누기와 체간 굴곡, 그리고 중앙으로 향하게 하는 것을 촉진시키는 방법을 설명해 주었다(그림 17.2).

앤디를 다루는 것에 대해 편안함을 느끼게 하는 1달간의 중재 이후, 앤디의 어머니가 옷을 입히고 기저귀를 교체하는 일상적인 활동도 어려워함을 발견하였다. 작업치료사는 다시 옷을 쉽게 입힐 수 있는 기법을 설명하고 시범을 보였다. 또한 일상에서 적용할

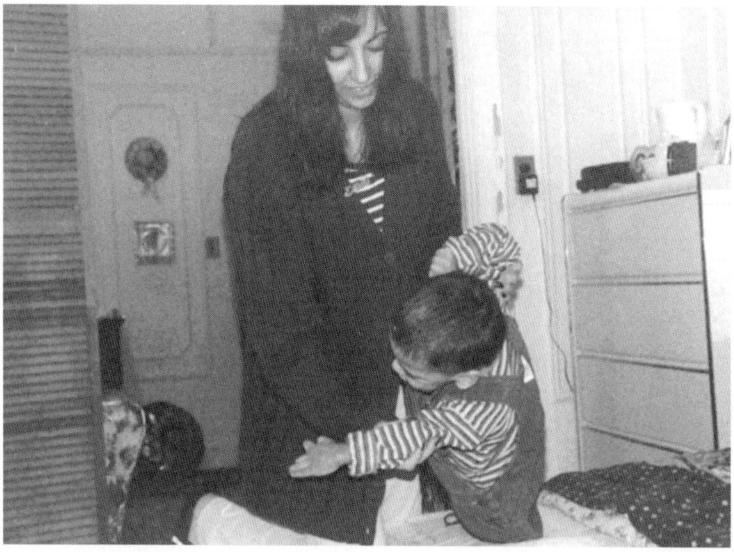

**그림 17.1**

긴장도를 억제하며 안는 방법을 교육하기 전에 팔을 잡아 일으키고 있는 어머니의 모습

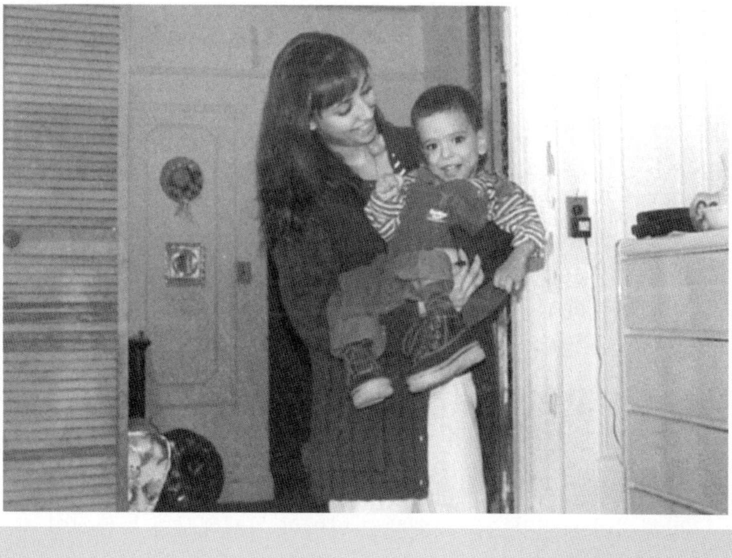

**그림 17.2**

억제기법을 이용하여 아동을 안고 있는 어머니의 모습; 신전이 증가하는 것을 막고 중앙정위(midline orientation)를 증진시키기 위해 고관절을 구부림

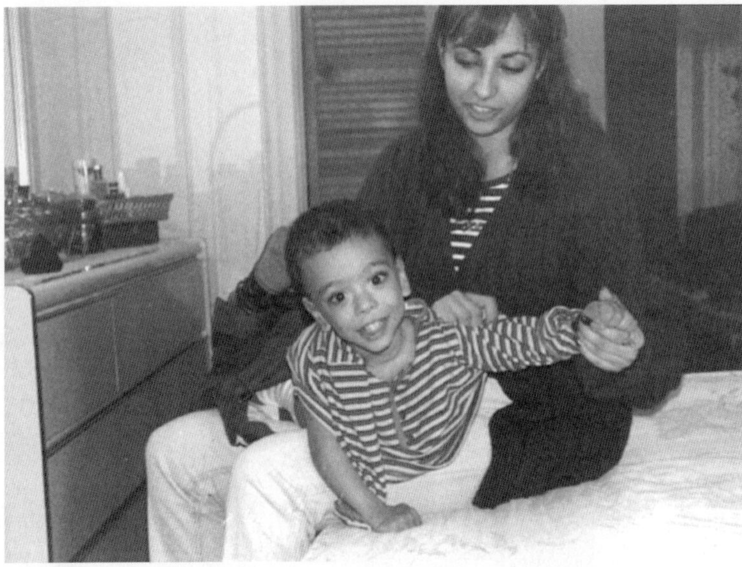

**그림 17.3**

어머니에게 옷입는 방법을 교육하고 있음. 엎드려 누운 자세에서 상지로의 체중지지와 머리조절을 증진시키며 셔츠를 입히고 있음

수 있는 사지의 움직임을 시작하고 근육을 늘리는 준비기법들을 설명했다. 앤디의 어머니는 근육을 늘이면서 앤디의 옷을 입고 벗는 방법을 연습했다. 그림 17.3에서처럼 앤디의 어머니는 앤디를 무릎 위에 엎드리도록 하여 머리 위로 셔츠를 입히는 동안 앤디가 머리를 들고 상체로 체중을 지지할 있게 하였다. 또한 옷을 입을때 셔츠 소매를 주름을 잡아넣도록 함으로써 소매로 팔을 획 잡아당기거나 어깨 위로 옷을 잡아당기지 않고 팔을 앞으로 구부리도록 하였다. 앤디의 어머니는 반대 쪽 옷을 입히기 위해서 몸을 돌려 한 쪽에서 다른 쪽으로 체중을 이동하며 구르는 것을 촉진시켰다. 엎드린 자세에서 바지를 입힐 때 역시 이러한 방법을 이용하여 다리와 골반으로 바지를 당겨 체중 이동을 촉진하였다(그림 17.4). 이렇게 기저귀를 채우고 상호작용하는 동안 앤디의 어머니는 앤디의 골반을 구부릴 때 척주와 하체 근육이 이완됨을 느낄 수 있었다. 이로 인해 기저귀를 가는 동시에 긴장도도 쉽게 억제할 수 있게 되었다.

어머니가 앤디를 다루고 앤디와 노는 것이 익숙해짐에 따라 작업치료사는 앤디의 감각운동발달에 치료의 초점을 두기 시작했다. 치료는 거실 바닥이나 어머니 침대에서 준비활동과 함께 직접적인 핸들링으로 진행하였다. 이러한 활동은 앤디의 움직임 패턴을 방해했던 과긴장도를 억제했고 다양한 자세에서의 능동적인 자세조절을 증진시켰다. 앤디의 집에는 사용할 수 있는 치료도구가 한정되어 있었으므로 움직임을 촉진하기 위해 주로 치료사 자신의 무릎과 손을 이용하였다.

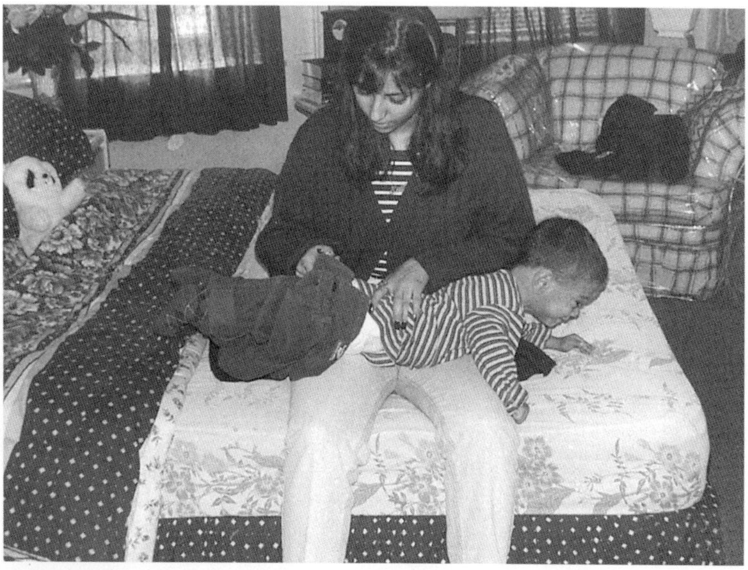

**그림 17.4**

어머니가 바지를 입히면서 왼손으로 체중이동을 촉진하고 있음

앤디는 누나들과 함께 있는 때 더욱 활기에 찼다. 그러므로 치료사는 누나가 집에 있을 때는 놀이 활동에 함께 참여하도록 하였다. 앤디에 대한 준비기법(preparatory technique)은 치료사의 다리 위에 엎드린 자세로 눕히는 것이었다; 이 자세에서 치료사는 머리 들어올림과 상체의 체중지지를 유발시켰다. 또한 상체로 체중을 지지하게 하여 머리 가누기와 머리를 중앙에 위치시키는 것에 초점을 두었다. 치료사는 체간 굴곡과 머리 조절을 촉진시키고 엎드린 자세에서 팔꿈치로 체중을 지지하던 것을 팔을 편 자세로 체중을 지지하도록 하기 위해 체간 또는 상지대의 근위부 조절점을 이용하였다(그림 17.5). 그 시기에는 간헐적인 핸들링을 실시하여 앤디가 스스로 자신의 근육을 활성화시키는 기회를 부여하였다. 앤디는 엎드린 자세에서 상완을 펴고 잠시 동안 유지할 수 있었으나 곧 주저앉아 버렸다. 이를 시행하는 동안 치료사는 체중지지와 머리조절을 촉진하기 위해 자신의 손을 앤디의 어깨에 펼쳐놓고 흉부근육을 측면적으로 늘리도록 위쪽으로, 뒤로 잡아당겼다(그림 17.6).

앤디는 긴장도가 증가되어 있기 때문에 다른 조절점을 이용하는 것이 필요했다(예로 체간의 안정성을 제공한 다음 상지대를 움직이기 위한 핸들링을 적용하여 전범위에서의 움직임을 경험할 수 있도록 한다). 이를 통해 앤디의 긴장(tightness)을 감소시키고 능동적인 움직임을 촉진시켰다. 엎드린 자세에서는 ATNR을 억제하기 위해 대칭적 자세를 취하도록 하였다. 이를 위해서 가족에게 손을 뻗거나 가족이 갖고 있는 물건을 두드려 아

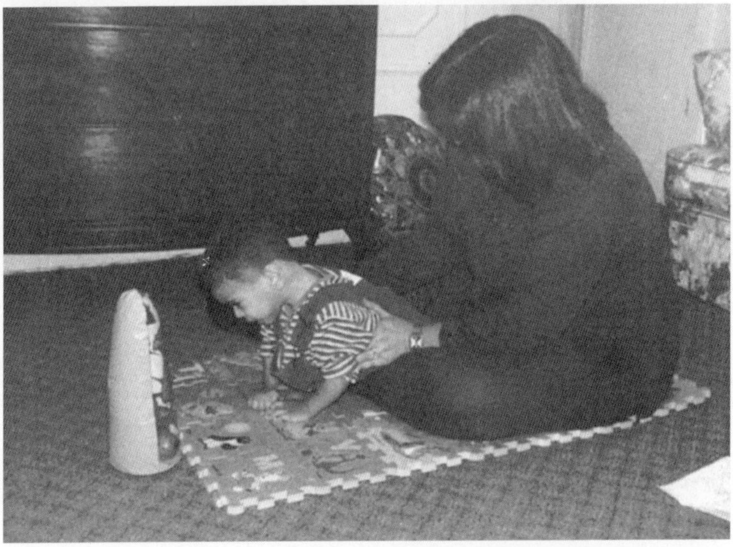

**그림 17.5**

치료사의 다리 위로 엎드려 누운 채 상지를 신전시켜 체중을 지지하고 있는 모습. 치료사는 아동의 체간에서 촉진 자극을 주고 있음

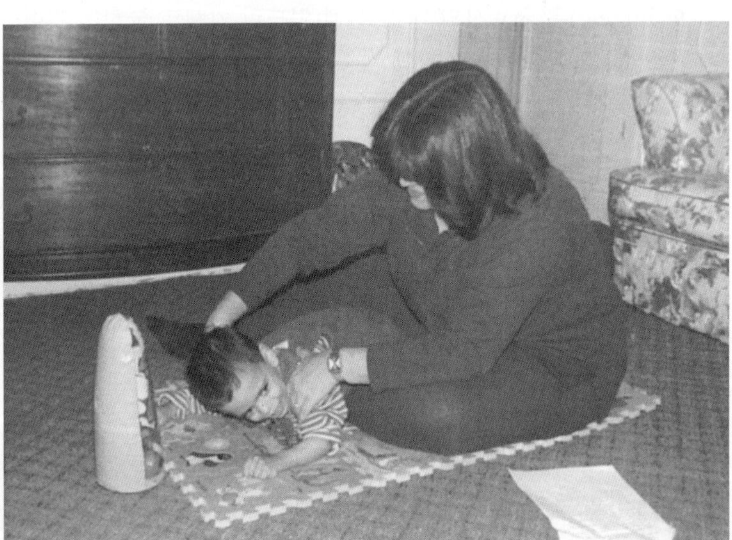

**그림 17.6**

엎드려 눕힌 자세에서 아동의 상지대가 주저앉음. 치료사는 아동의 머리 들기를 촉진하기 위해 흉부근육(pectoralis muscles)을 늘림

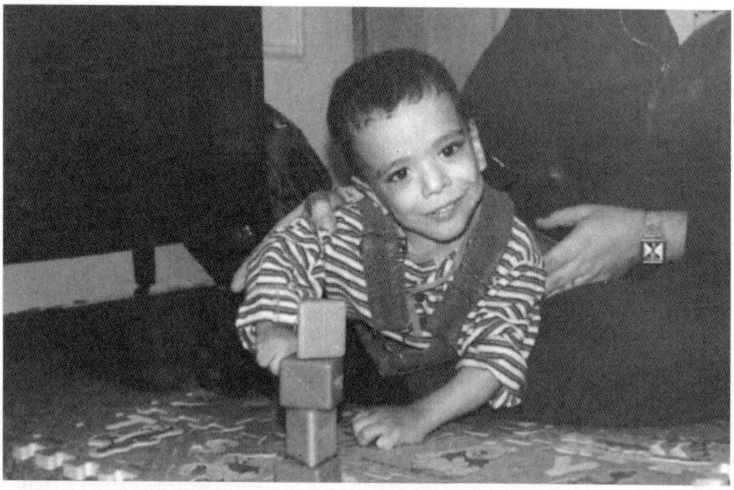

**그림 17.7**

상완을 신전시켜 엎드려 누운 상태에서 치료사는 한 쪽으로 손뻗기를 촉진함

동의 동기를 유발하면서 정중앙으로 머리가 위치하도록 하였다. 이러한 방법으로 앤디 스스로 머리를 들어 누나 또는 앞에 쌓아둔 블록을 쳐다보도록 하였다(그림 17.7). 앤디는 손을 뻗어 블록 위를 두드리는 것을 성공할 때는 즐거운 웃음을 보였다.

엎드린 자세에서 바로누운 자세로 돌아눕도록 하기 위해 앤디의 골반에 조절점을 이용하여 뒤집기를 촉진하였다. 이러한 자세는 중력을 제거한 자세이므로 앤디 스스로 수행할 수 있었다. 앤디는 이제 대부분의 시간을 엎드린 자세에서 보내었다. 치료사는 치료를 통해 앤디가 바로 누운 자세에서 벗어나도록 하는 데 많은 시간을 할애하였다. 골반의 조절점을 이용하여 바로누운 자세에서 옆으로 돌아눕는것을 촉진하였으며 엎드린 자세에서의 활동을 지속하였다(그림 17.8). 점차 앤디는 옆으로 누운 자세에서는 앞으로 팔을 뻗을 수 있도록 상지대를 촉진하여 체중을 지지하지 않은 측면으로 뻗을 수 있게 되었다. 또한 일단 엎드린 자세를 취하면 기능적 자세를 취할 수 있게 되었다. 엎드린 자세에서 증가된 긴장도를 이완시키면서 상체로 체중을 지지할 수 있게 되어 앞에 놓인 장난감을 향해 손을 뻗기 시작했다.

앤디가 앉은 자세에서 엎드려 누운 자세로 자세를 전환할 수 있도록 하기 위해 작업치료사는 앤디 신체의 양 측면에 두 손을 올려놓고 골반과 몸통의 조절점을 이용하여 옆으로 누운 자세로부터의 자세전환을 촉진시켰다. 즉, 치료사가 체중을 지지하는 쪽으로는 아래쪽으로 압박을 주고, 체중을 지지하지 않고 있는 체간에 대해서는 위쪽으로 압박을 줌으로써 앤디가 앉은 자세로의 전환을 촉진할 수 있었다(그림 17.9).

앤디는 이제 다리를 동그랗게 앉은 자세(ring sitting)로 앉아 있을 수 있으며 몇 분

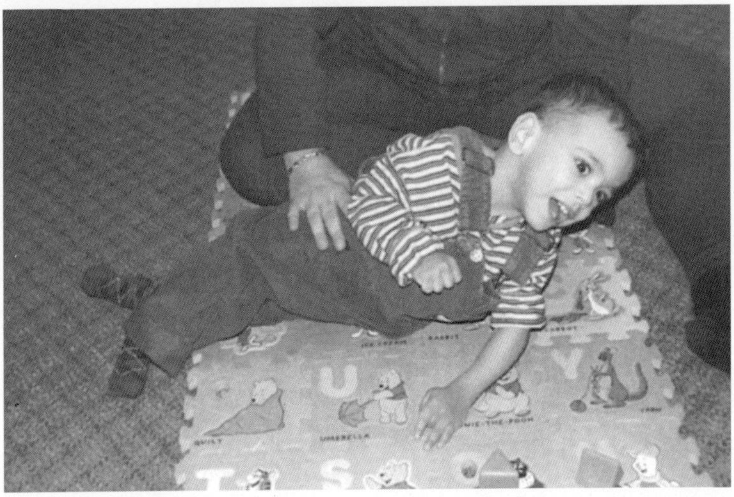

**그림 17.8**

옆으로 누운 자세로의 구르기 촉진

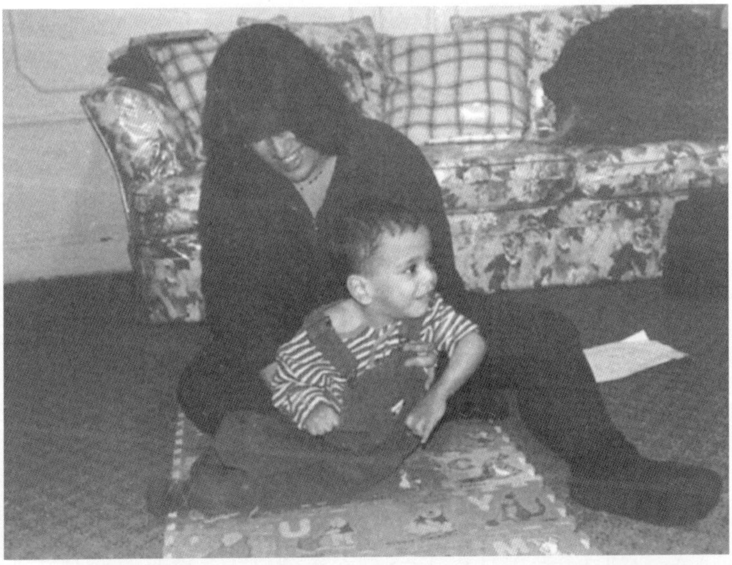

**그림 17.9**

옆으로 누운 자세에서 앉은 자세로의 전환 촉진

동안은 자세를 스스로 조절할 수 있었다. 이러한 항중력 움직임 동안 앤디는 고개를 들고 상체를 똑바로 세우고 있기 위해 노력하였다. 치료사는 중립자세에서 아래로 압박을 주며 앤디의 골반에 안정성을 줌으로써 상체를 자유롭게 움직일 수 있도록 하였다. 항중력 움직임은 앤디에게 매우 힘든 도전이었다. 그렇지만 치료사가 잡아주면 반대쪽으로 체중을 이동하고 몸통을 회전하는 동안 체간을 똑바로 세운 자세에서 손을 뻗을 수 있었다. 이것은 치료사의 한 손으로 한 쪽 골반을 지지하고 다른 한 손으로 반대쪽 손목을 잡아주고 있기 때문에 가능한 것이다. 이를 변형시킨 방법으로 치료사의 다리 사이에 앤디를 앉혀 안정성을 준 상태에서 한 손으로는 어깨를 잡아주고 다른 손으로는 손을 펴서 견갑골 위에 올려 부드럽게 앞으로 밀어주도록 하는 방법을 사용하기도 하였다.

동그랗게 앉은 자세(ring sitting)에서의 활동이 잘 이루어진 후 옆으로 앉은 자세(side sitting)에서의 체중이동과 체간회전을 촉진시켰다. 치료사는 앤디의 골반을 잡아 바닥면으로 압박을 주고, 그 다음 앤디가 치료사의 다리로 체중을 지지하도록 하면서 장난감을 향해 팔을 뻗도록 하였다. 이를 통해 앤디는 체중을 지지하는 방향으로의 체간 회전과 체중이동을 할 수 있었다. 이후 반대 방향으로의 체간 회전도 촉진하였다.

앤디는 모든 자세에서 상지대를 늘리는 것(elongating)이 필요했다. 앤디의 강직이 상체의 운동조절을 제한하고 있기 때문에 상지대를 늘려 체중을 지지하는 면으로 움직일 수 있도록 어깨의 움직임을 촉진해야 했다. 아동의 상지를 손목과 손부위에서 잡아주고 외회전 시키면서 간헐적 관절 압박을 동반한 부드러운 견인(intermittent joint

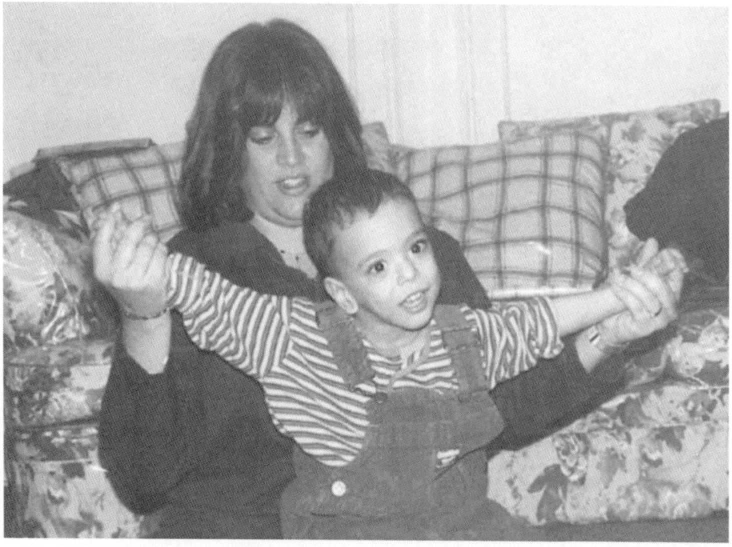

**그림 17.10**

앉은 자세에서 양쪽 어깨를 부드럽게 견인하는 모습

compression with gentle traction)을 적용하였다(그림 17.10). 이런 방법으로 견갑대의 짧아진 근육들을 늘여주는 것은 흉부의 확장(expansion)도 일으킬 수 있었다. 다른 때에는, 치료사는 상완견갑관절에 간헐적인 압박을 가하면서 좌우방향으로(side-to-side) 체중이동을 촉진시켰다. 이러한 기법을 적용함으로써 앤디는 머리정위(head righting)와 체중이동이 가능해졌으며, 자세조절을 위해 자신의 상체를 이용한 고정이 필요하지 않다는 것을 알게 되었다.

앤디의 움직임이 점점 더 자유로워짐에 따라, 치료사는 블록을 잡고 쌓는 동작을 촉진하기 위해 활동(activitiy)을 단계화하였다. 움직임(movement)을 발달단계에 적합한 기능적 활동(functional developmentally appropriate activities)으로 통합하는 것은 작업치료사 고유의 업무이다. 앤디의 운동기술을 증진시키는 동안, 앤디의 인지기술을 발달시키기 위해 치료사는 앤디가 스스로 팔을 뻗어서 누를 수 있도록 개조된 스위치장난감(adapted switch toy)를 이용하였다. 앤디의 상지와 체간의 신장(elongation)을 위해 다양한 위치에 스위치를 놓았다.

앤디의 팔뻗기가 증진되기 시작함에 따라, 치료사는 손목과 손가락의 원위부 움직임에 초점을 맞추었다. 앤디는 손가락이 신전된 상태에서 손에 물건을 쥐어줬을 때 잡는 기술이 더욱 발달하였다. 상체를 통해 체중지지를 하게 함으로써 팔뻗기동작시의 운동조절능력이 향상되었다. 치료사의 손으로 앤디의 손을 잡고, 앤디의 전완 회외와 손가락 굴곡을 부드럽게 촉진함으로써, 앤디는 물건을 손으로 잡고 물건과 상호작용할 수 있었다(그림 17.11).

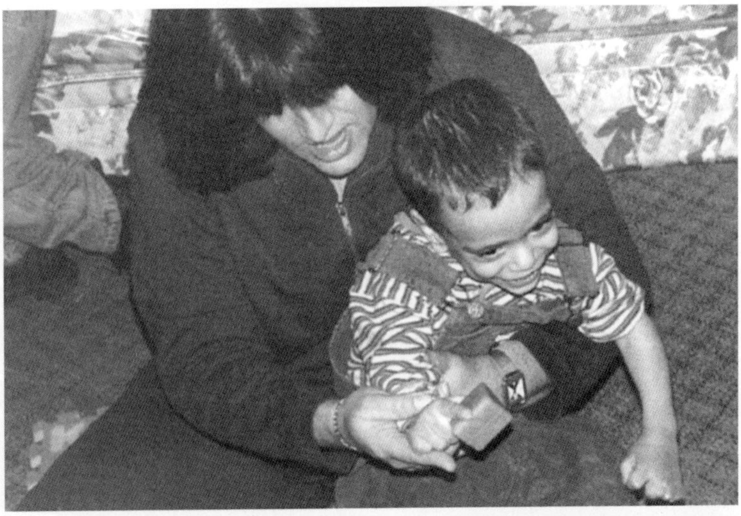

**그림 17.11**

장난감을 쥐기 위한 촉진

앤디가 수초 동안 자기 손안에 물건을 잡고 있을 수 있게 되었을 때, 작업치료사는 앤디의 의지적인 잡기를 발달시키는 것에 초점을 맞추기 시작하였다. 수의적인 잡기를 발달시키기 위해, 치료사는 앤디의 손에 감싸 쥐고 압박을 가함으로써, 앤디가 자신의 손안에 물건을 있음을 느끼게 하였다. 앤디는 보통 물건이 손바닥에 닿았을 때 손가락을 편 상태로 유지하였다. 앤디는 물병, 연필, 블록, 종이 같은 물건을 향해 자발적으로 손을 뻗고, 엄지패드(thumb pad)와 내전된 검지(adducted index finger)의 내측면을 사용해 물건을 잡기 시작하였다. 그러나 앤디는 단지 짧은 기간 동안만 물건을 잡을 수 있었고, 곧 물건을 떨어뜨렸다.

앤디는 음식먹기, 목욕하기, 이동 시에 지지를 위한 보조도구(adaptive equipment)들이 필요했다. NDT 이론의 틀과 더불어 인체역학적인 이론의 틀(biomechanical frame of reference)을 사용함으로써 아동의 요구를 더욱 충족시킬 수 있었다. 이러한 보조도구들을 사용하여 앤디는 좀 더 안전한 자세를 유지할 수 있었고, 근긴장도의 증가를 억제할 수 있었다. 더욱이, 음식먹기, 목욕하기, 이동시에 자세를 고정시키기 위한 엄마의 수고가 덜어짐에 따라, 좀 더 쉽고 효과적으로 활동을 수행할 수 있었다. 물리치료사와 협력하여, 앤디의 유모차도 최적의 자세를 위해 개조되었다. 유모차를 개조함으로써 앤디는 직립자세를 경험할 수 있게 되었다. 음식을 먹을 때 사용하는 앤디의 아동용 높은 의자(high-chair)도 개조하였다.

치료사에 의해 실시된 이러한 개조작업들을 통해, 앤디는 낮 시간 동안, 특히 음식을 먹는 직립자세를 유지할 수 있었기 때문에, 앤디의 근긴장도와 자세조절능력이 향상되었다. 앤디가 성장하여 개조된 유모차를 더 이상 사용할 수 없게 되자, 상업화된 기성품 개조유모차(commercial custom adapted stroller)를 주문하였다(그림 17.12). 이때까지 앤디는 샤워물줄기 아래에서 목욕을 했다. 기성품 개조유모차의 성공적인 사용을 통해, 앤디의 엄마는 좀 더 효과적인 목욕방법을 찾는 데 관심을 갖게 되었다. 앤디의 엄마는 시간이 지날수록 앤디를 안전하게 씻기는 것이 점점 더 어려워짐을 느끼고 있었다. 앤디의 엄마와 작업치료사는 쉽고 안전한 목욕을 위해 최적의 자세유지를 만들어 줄 수 있는 개조된 목욕의자(adapted bath chair)의 사용가능성을 함께 의논하였다. 엄마와 치료사는 목욕의자를 주문하였고, 이를 사용함으로써 물속에서 앤디를 좀 더 안전하게 앉힐 수 있게 되었고, 엄마는 아이의 자세고정으로부터 자유로워져, 아이를 씻기는 데 좀 더 집중할 수 있게 되었다.

위에 설명된 중재들은 앤디의 치료초기 3개월 간에 대한 것으로, 가족중심접근(family-centered approach)에서의 NDT 이론의 틀을 사용한 과정들을 요약한 것이다. 앤디에게 감각운동발달에 대한 치료를 적용하는 동안에도 치료사는 가족들의 요구에 관심을 가졌다. 치료사는 기본적으로 앤디를 돌보고 상호작용하는 가족들의 능력에 관심을 두었다. 가족들이 앤디를 돌보고, 상호작용하는 것을 촉진시키기 위한 기술들을 가르치고, 교육하기 위해서 가족구성원들의 관심, 요구, 기술을 지속적으로 평가하는 것이 치료

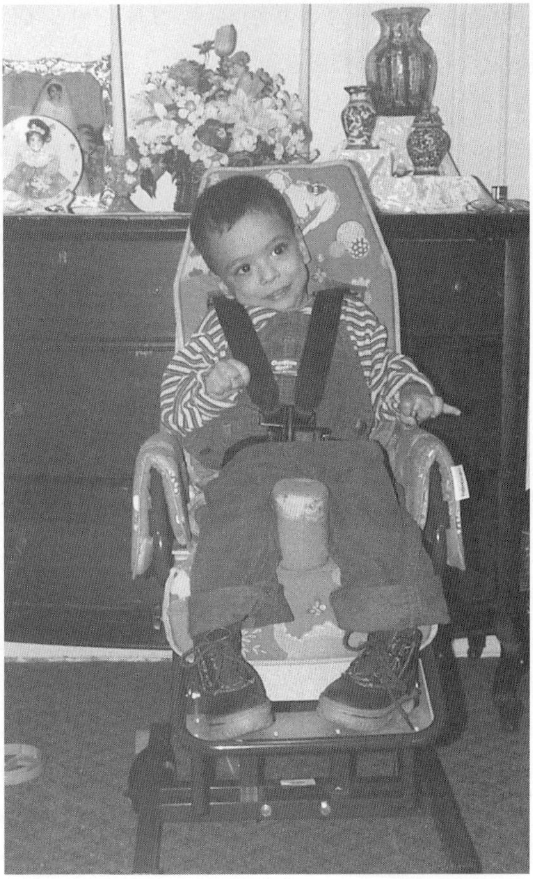

**그림 17.12**
개조된 유모차에 골반중립자세로 앉아 있는 모습

의 중요한 부분이었다. 또한 앤디를 먹이고, 입히고, 씻기고, 이동시키기 위한 일상생활 기술들과 앤디의 형제들을 위해 학습활동 참여와 놀이에 대해서도 중점을 두었다. 어떠한 이론의 틀을 사용하더라도, 치료사가 아동과 그의 가족들의 요구에 민감하게 귀를 기울이는 것은 필수적인 것이다.

## 17.4 요약

생후 3개월 말에 앤디의 첫 치료가 시작되었을 때, 앤디는 웃으면서 치료실에 들어왔다가 울면서 치료실을 떠났다. 앤디는 중력에 대항한 움직임 시에 자신의 근육을 조절할 수 있게 되었고 자발적으로 장난감에 손을 뻗고 물건을 잡을 수 있게 되었으며, ATNR을 억제하면서 머리를 정중선상에 유지하게 되었다. 앤디는 놀이 활동에 참여하기 위해 엎드린 자세(prone position)를 사용하기 시작하였고, 구르기를 통해 누운 자세와 엎드린 자세 간의 이동을 독립적으로 수행할 수 있게 되었다. 앤디는 전완을 지지하고 엎드린 자세(prone on elbow)에서 양손지지(extended arm support) 자세로의 이동과, 장난감이나 사람을 잡기 위해 체중이동을 하고 한쪽 상지로 팔을 뻗는 동작이 가능해졌다. 앤디는 상지를 이용하여 지지하고 잠깐 동안 바닥에 앉은 자세를 유지할 수 있었다. 앉은 자세에서 물건을 잡기 위해 한 손을 뻗으면 앤디는 오른쪽 또는 뒤쪽으로 넘어지곤 하였다. 지지하고 앉은 자세(supported sitting)에서, 정중선에 위치한 물건을 향해 손을 뻗고, 손을 펴고, 물건을 잡고, 손바닥 전체로 잡는(gross palmar grasp) 방법으로 물건을 쥐고 있을 수 있었다. 때때로, 앤디는 정중선을 벗어난 곳에 위치한 물건을 향해 팔뻗기가 가능하기도 했다.

앤디는 이제 일상 생활을 수행할때 엄마를 좀 더 많이 도와 주었다. 옷을 입을 때 엄마가 일단 옷소매를 손부위에 위치시켜 주면 스스로 팔을 뻗어 소매 밖으로 손이 나오게 하였다. 주먹쥔 손으로 젖병을 잡으며, 머리를 뒤로 젖히지 않고 물을 마실 수 있도록 만들어진 절개된 컵(cut-out cup)을 이용하면 물을 흘리지 않고 마실 수 있다. 하지만 앤디는 여전히 컵을 잡으려고 하지 않는다. 앤디는 손가락으로 음식을 먹는 것을 좋아하지만, 엄지와 검지를 이용해 음식을 잡은 후 음식을 입으로 가져가기 위해 보호자의 손을 이용한 유도(hand-over-hand)가 필요하다. 또한 앤디는 숟가락을 잡을 수 있지만 숟가락을 입으로 가져갈 때, 근긴장도가 높아지기 때문에 보호자의 손을 이용한 유도(hand-over-hand)가 필요하다.

## 연구 과제

1. 앤디에게 왜 NDT 이론의 틀이 적용되었는가?
2. 앤디의 전체적인 근긴장도는 팔뻗기 동작에 어떤 영향을 미쳤는가?
3. 작업치료사는 앤디의 습관적인 패턴에 어떻게 초점을 맞추었는가? 치료사는 앤디의 손뻗기 능력을 향상시키기 위해 어떤 시도를 하였는가?
4. 왜 작업치료사는 안정성(stability)을 제공하는가? 어떻게(How), 어느 곳에(Where) 이러한 안정성을 제공할 수 있는 다른 방법은 없는가?
5. 작업치료사는 왜 조절점(key point of control)을 변경하며, 앤디에게 간헐적인 핸들링(handling)을 제공하는가?
6. 앤디의 팔뻗기를 어렵게 하는 다른 요인들은 어떤 것들이 있는가?
7. 작업치료사는 어떻게 능동적인 팔뻗기와 잡기를 촉진하는가? 이를 위한 다른 방법들은 어떤 것이 있는가?

## 참고문헌

Anderson, J., & Hinojosa, J. (1984). Parents in a professional partnership. *American Journal of Occupational Therapy, 38*, 451–461.

Bailey, D., Buysse, V., Edmondson, R., & Smith, T. (1992). Creating family-centered services in early intervention: Perceptions of professionals in four states. *Exceptional Children, 58*, 298–309.

Folio, M. R., & Fewell, R. R. (1983). *Peabody developmental motor scales and activity cards.* Allen, TX: DlM Teaching Resources.

Furuno, S., O'Reilly, K. A., Hosaka, C. M., Inatsuka, T. T., Allman, T. A., & Zeisloft, B. (1984). *Hawaii Early Learning Profile (HELP).* Palo Alto, CA: Vort Corporation.

Guralnick, M. (1989). Recent developments in early intervention efficacy research: Implications for family involvement in P.L. 99–457. *Topics in Early Childhood Special Education, 9* (3), 1–17.

Hinojosa, J., & Anderson, J. (1991). Home programs for preschool children with cerebral palsy: Mother's perceptions. *American Journal of Occupational Therapy, 45*, 273–279.

McCollum, J., & Yates, T. J. (1994). Dyad as focus, triad as means: A family-centered approach to supporting parent-child interactions. *Infants and Young Children, 6* (4), 54–63.

제 1 8 장

# 사례 연구 : 운동 기술 습득 이론의 틀

GARY BEDELL / MARGARET T. KAPLAN
김영근 역

## 18.1 배경

사만다는 자율신경 이상증(dysautomia)이 있는 9세 여아이다. 자율신경이상증은 자율신경계 기능의 일차적 장애로 특징지어지는 유전적 상염색체 퇴행 신드롬이다. 증상은 감각 규제의 어려움, 운동 불협응, 반사저하, 혈관 운동 조절 약화, 불안정한 심혈관 반응, 눈물억제, 사래와 과도한 침분비, 삼킴장애, 과도한 구토반응 그리고 정서적 불안정이다(National Dysautonomia Reserch Foundtion, 1997).

사만다는 뉴욕의 그리니치 마을의 아파트에서 부모와 애완견과 함께 살고 있다. 아이는 이웃에 있는 사립학교에 재학중이고 현재 3학년이다. 그녀는 최근에 한 주에 두 번 작업치료와 물리치료를 받고 있으며 먹기와 구강 운동 문제로 인하여 언어 치료도 받고 있다. 사만다는 GT 튜브를 이용해서 저녁식사를 하고 점액으로 가래를 뱉기 어려워 인공 흡입이 필요하다. 그러나 그녀는 입으로 다양한 음식을 먹는 데 인내하는 훈련을 시작하고 있다. 낮 동안에는 입으로 약 650칼로리를 섭취하고 있다. 부드러운 음식은 딱딱한 음식보다 훨씬 관리하기가 쉽다. 그녀는 특별히 참치 샌드위치, 쿠키 그리고 체더 치즈를 좋아한다.

사만다는 유아기 이후 충분한 서비스를 받고 있다. 유아기와 아장아장 걸을 시기에 감각운동과 구강 운동 문제에 대한 외래 재활 서비스를 받았다. 그녀는 역시 유치원에서 통합반에 있었고 교육적 그리고 치료적 서비스로 학업 전 기술과 기능적 기술에 대한 도움을 받았다.

## 18.2 작업치료 평가

사만다에 대한 정보는 처음에는 그녀의 교육적 정보를 검토하고 교사와 부모와의 대화를 통해 얻었다. 사만다의 부모는 사만다가 혈관운동 조절과 체온 조정이 잘 안되어 종종 '의료적 위기' 를 맞곤 한다고 설명하였다. 사만다는 빠른 혈압 감소, 급격히 상승하는 체온, 갑작스러운 열, 기관지 감염 그리고 GT 튜브를 통한 세균성 감염으로 인하여 실신이 있을 수 있고 이러한 위기로 인해 가끔 입원한다고 한다.

사만다의 교사와 부모는 사만다가 힘과 지구력이 감소하고 종종 집중력에도 어려움이 있기 때문에 자주 쉬어 주어야 한다고 한다(그림 18.1). 더욱이 매우 상냥하고 다정다감한 사만다는 환경과 일상생활에서 일관성을 필요하다고 한다. 아이의 부모는 사만다에 대한 예측력이 필요한데 이는 감각 조정과 운동 조절의 어려움으로 전형적인 자율신경계 이상증의 특징을 가진 아이를 위한 필수 기본 정보이다. 부모는 가족 자율신경계이상증을 위한 네트워크에 매우 잘 참여하고 있고 몇 년 동안 사만다를 위해 일하는 교사와 치료사에게 많은 교육을 받았다.

평가는 하향식 진행을 따랐다. 처음에는 사만다의 작업 수행 영역과 배경에 대해 평가하고 다음으로 수행 요소를 평가했다. 아이-과제-환경의 조화를 분석하는 데 초점을 두었다. 교육적 정보 검토와 교사와 부모와의 비전형적인 대화방식을 통해 사만다의 많은 강점과 필요 사항을 알았다. 사만다의 강점은 보행이 가능하고 신변처리의 모든 면이 독립적이라는 것이다(종종 질적 수행과 완전함에 대해서는 암시가 필요하다). 거기에다 아

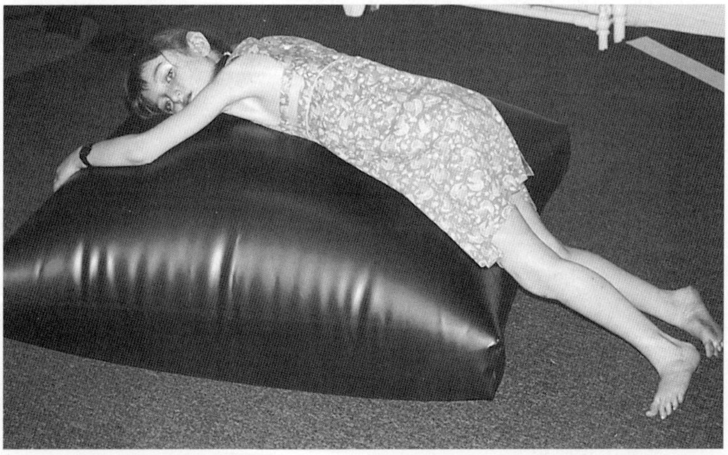

**그림 18.1**

사만다는 자주 휴식을 필요로 한다.

이는 매우 지지적이고 재산이 많은 부모가 있고 읽기 능력은 같은 반의 아이들 수준 이상이다. 사만다는 과제에 대해서 좋은 지구력과 좌절에 대한 내성을 가지고 있어서 활동, 과학 숙제, 쿠키 만드는 활동 그리고 문제 해결 보드 게임 같은 것을 즐겼다.

사만다는 섬세한 움직임 조절, 힘과 압력의 조정, 양측 협응, 힘의 증가, 지구력 그리고 균형을 요구하는 대부분의 과제를 수행하는 데 어려움이 있다. 사만다는 역시 의미 있는 구강 운동과 먹기에 문제가 있지만 작은 음식은 먹을 수 있고 몇몇 음식과 음료는 조금씩 먹을 수 있다. 아이는 전적으로 학교 점심 프로그램에 참여하고 아이가 견딜 수 있을 만큼의 양을 먹고 마시도록 권유받았다. 게다가 사만다의 교사와 부모는 아이가 어려운 어떤 과제를 피하기 위해 변명을 하거나 사회적 대화를 사용하기도 하고 그렇지 않을 때는 받아들이기도 하고 필요할 때는 일관성 없이 다른 사람에게 도움을 요구하기도 한다고 한다. 작업치료 평가에서는 사만다가 학교생활에서 가장 어려운 점에 대해 다음과 같이 설명한다.

- 과학과 예술 과제를 수행할 때 재료를 조절하고 조작하는 데 필요한 미세 운동(그림 18.2와 18.3)
- 다른 아이들이 움직일 때 식당에서 음식 용기를 열고 음식을 나르기
- 교실활동과 숙제를 할 때 빠르고 지속적으로 읽기 쉽게 쓰기
- 다른 아이들이 교실 주위를 움직이는 동안 교실에서 재료를 운반하기
- 체육시간에 균형 잡기, 달리기 그리고 공으로 하는 활동

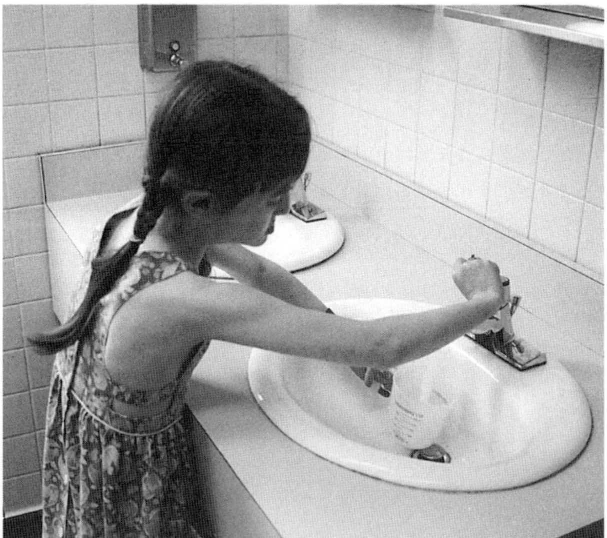

**그림 18.2**

교실 재료를 조작하기

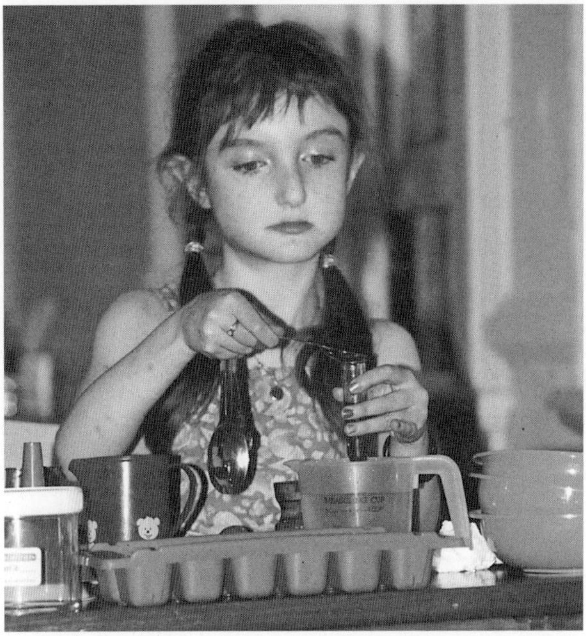

**그림 18.3**
미세 운동 조작과 교실 재료를 조정하기

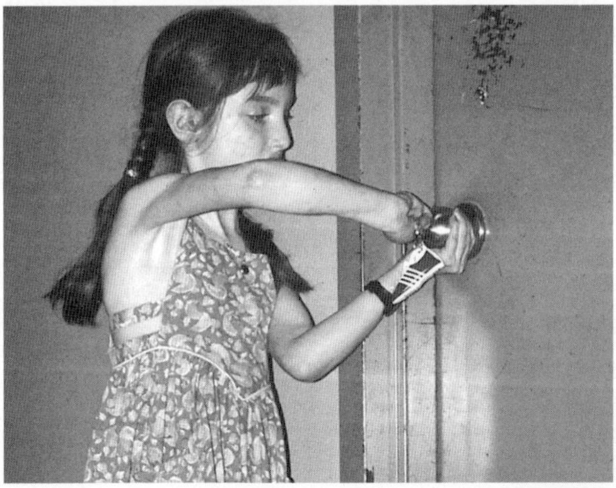

**그림 18.4**
사만다는 학교에 있는 욕실 문을 여는게 어렵다.

- 운동장에서 다른 아이들과 전적으로 어울리기
- 계단을 올라가는 동안 균형을 유지하면서 다른 아이들과 보조를 맞추기
- 열쇠로 잠겨진 욕실 문을 열기(그림 18.4)

이러한 과제들은 마지막 과제를 제외하고 모두 개방형 과제들이다. 왜냐하면 환경이 유동적이고 과제와 환경이 요구하는 것이 과제를 시작하는 각 시간마다 다양하기 때문이다.

## 18.2.1 과제 수행에 대한 관찰

정해진 과제들은 시간과 장소 안에서 관찰하였다. 사만다는 학교 생활 동안 전형적으로 그것들을 수행하였다. 위 과제 모두를 관찰하는 동안 운동 기술 습득 이론의 틀을 사용할 때 평가 과정에서 관심있게 보여지는 두 가지 과제가 있다: 1) 교실에서 과학 과제를 수행하는 것 그리고 2) 다른 아이들이 움직이는 동안 식당에서 음식을 관리하고 점심을 나르는 것. 이러한 것들은 중재를 증명하기 위해서 후에 토의할 과제들이다.

### 1) 과학 과제

과학 과제에서 사만다가 특별한 모든 재료를 설정하고 획득하기, 싱크대에서 물을 받아서 뒤에 있는 작업장으로 운반하기, 미리 준비된 물을 튜브에 붓기 그리고 준비된 섞여진 화학약품을 안약용 도구를 사용하여 검사 튜브와 페트리 용기에 넣기 등이 관찰해야 할 내용이다. 이러한 것들은 전체 학령기를 통해 과학 실험에 참여하기 위해 필요한 과제들이다(사진은 작업치료의 개인적인 치료 환경에서 시뮬레이션 과제 수행을 보여준다).

사만다는 위에서 지정한 과학 과제의 목록들 중 많은 것을 할 수 있었다. 아이는 자신의 작업장에서 모든 과제 재료를 설정하고 획득할 수 있었다. 그러나 각 항목을 한 번에 하나하나씩 가져왔기 때문에 다른 아이들이 수행하는 데 보통 걸리는 시간보다 5분

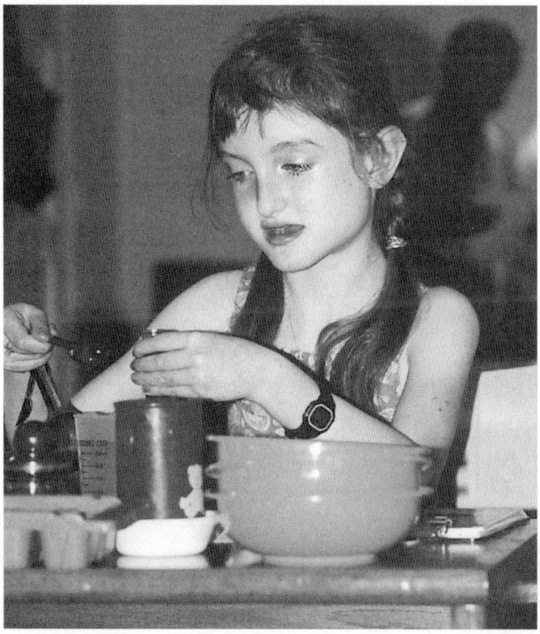

**그림 18.5**
과학: 채우기와 측정하기

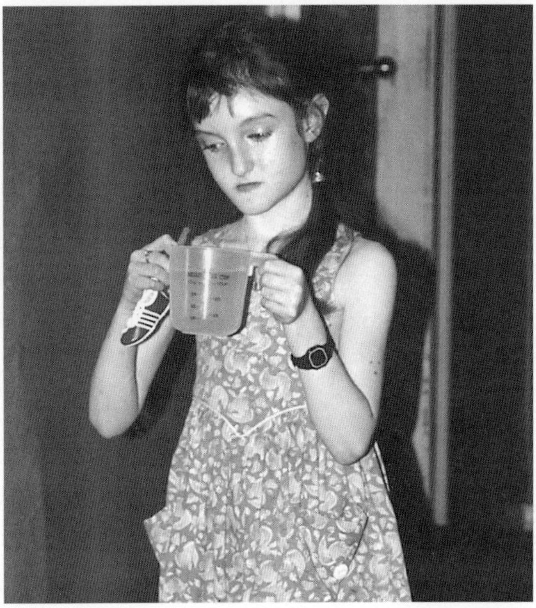

**그림 18.6**
과학: 운반하기

정도 지체되었다(그림 18.5). 다른 아이들은 한 손에 많은 물건을 잡을 수 있었고 두 손으로 물건을 쥐고 운반하며 놓을 수 있었다(그림 18.6). 사만다는 측정용 컵에 물을 가득 채울 수 있었지만 너무 많이 채워서 작업장으로 걸어서 돌아갈 때 어느 정도는 쏟았다. 아이는 물을 검사용 튜브에 넣을 수 있었지만 미리 설정된 안내선 안에 유지할 수 없었다(그림 18.7). 그러나 명백하게 뚜렷한 표시를 검사 튜브에 했을 때는 측정 선에 아주 밀접하게 도달했다(그림 18.8). 그녀는 안약용 도구를 사용하여 화학 약품을 검사 튜브와 페트리 용기에 넣고 섞을 수 있었지만 정확한 양을 일관성 있게 넣지는 못했다(그림18.9). 아이는 역시 안약용 도구에 물을 가득 채우고 완전히 비우는 데 어려움이 있었다.

### 2) 점심 용기 나르기

학교 식당에서 사만다는 급우들과 줄을 서서 천천히 걷는 게 필요했다. 그리고 나서 처음에 한 줄로 쌓여진 접시에서 접시 하나를 골라내고 카페 스타일의 카운터에 접시를 놓고 밀었다. 그리고 나서 세 가지 음식 항목(쥬스 한 컵, 스파게티 한 그릇, 디저트용 제리)과 프라스틱 용기 그리고 냅킨을 선택해서 그것을 접시에 놓았다. 바지 주머니로부터 돈을 꺼내어 직원에게 돈을 지불하고 잔돈을 받아 다시 주머니에 넣었으며 급우들이 많이 앉아 있는 소풍용 의자처럼 생긴 의자가 있는 식탁으로 접시를 운반하였다. 마지막으로 앉아 있는 동안에 그릇과 음식 용기를 열어야 했다.

사만다는 세 번의 시도 끝에 식기함에서 접시를 하나 끄집어 낼 수가 있었는데 이것

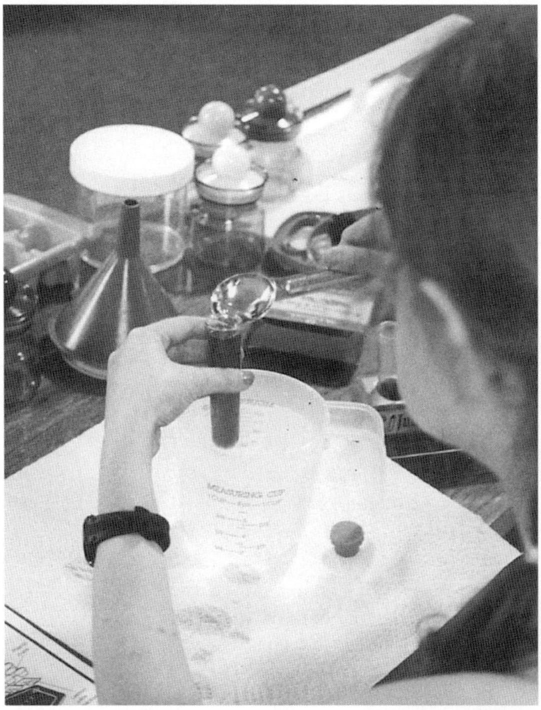


**그림 18.7**
시험관에 채우기

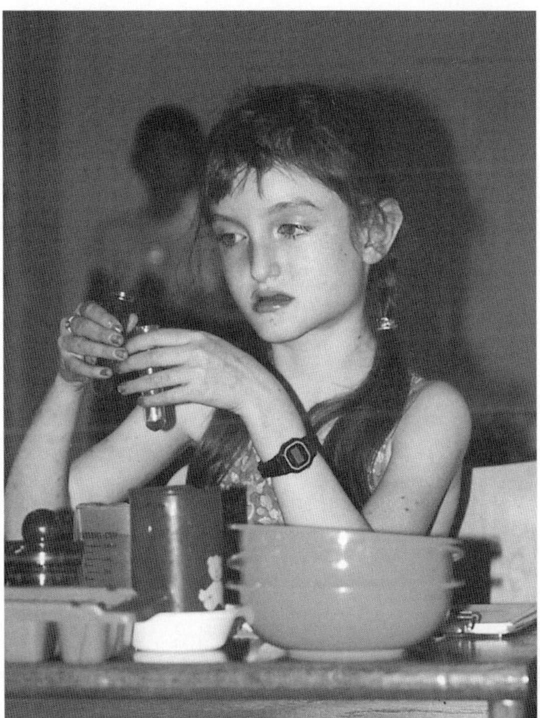

**그림 18.8**
정확한 양을 혼합하기

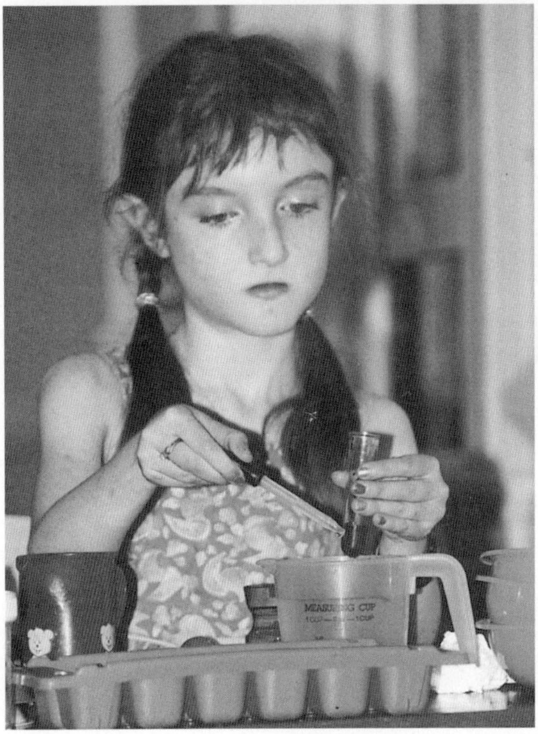

**그림 18.9**
안약 점적기를 사용하여 정확하게 측정하기

은 효과적으로 과제를 수행하기 위해 다양한 방법을 시도하도록 권유받은 후에 실시하였다. 그녀는 접시를 가지고 줄을 따라 걸을 수 있었고 카운터를 따라 접시를 밀면서 용기와 음식 모두를 접시에 담을 수가 있었다. 사만다는 잔돈을 받아 얼마의 돈을 접시와 바닥에 그만 떨어뜨렸다. 그녀는 동전을 집어서 한 번에 하나씩 주머니에 넣었다.

사만다는 접시를 식탁으로 옮기는 동안 서투르면서 불안하게 걸었다. 급우들에게 자신을 움직여서 식탁에 접시를 놓을 수 있도록 해 달라고 요청하기보다는 누군가 봐 줄 때까지 기다렸다. 그녀는 앉을 때 의자의 가장자리에 앉아서 식탁의 가장자리에 위치했다. 그녀가 식탁에 앉았을 때에 그녀의 급우들은 거의 음식을 다 먹었다(그림 18.10).

사만다는 잡고 찢는 것이 동시에 안 되므로 용기 포장지를 열 수 없었다. 그녀는 쥬스가 있는 곽의 양측면을 잡아당길 수는 있었지만 쥬스가 나오게 하기 위해 양측면을 밀어 완전히 열리도록 하는 마지막 단계는 완성할 수 없었다. 아이는 교사에게 다가가 도와 달라고 했고 교사는 열어 주었다.

이러한 두 가지 과제 동안 사만다는 어떤 것은 문제 해결하는 데 어려움을 보였다. 그녀는 다양한 방법을 사용하였고 종종 어른들에게 도움을 요청했으나 다른 아이들에게는 도움을 요구하지 않았다. 이러한 과제 동안 그녀는 비대칭적 자세를 보였고 과다한 움직임을 보였으며(지나친 혀와 얼굴의 움직임) 종종 침을 흘리기도 했다. 그녀는 다양한

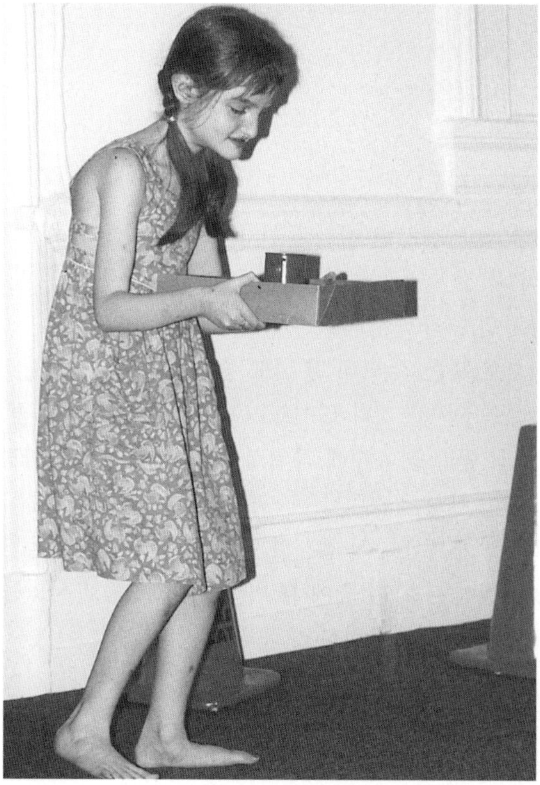

**그림 18.10**
테이블로 점식 식사 쟁반을 운반하기

크기와 다양한 무게의 물건을 운반하는 게 어려웠고 다른 아이들 주위를 통과하는 것에서 어려워했다. 감소한 힘, 균형 그리고 양측 협응은 그녀의 수행의 질을 방해했다. 손 안에서의 조작과 미세 운동 조절 그리고 미숙한 잡기와 놓기 패턴에서의 어려움은 역시 그녀의 수행에 영향을 주었다. 결론적으로 사만다는 과제를 완성하는 데 많은 시간이 걸렸다. 더욱이 과제가 완성되었을 때에는 많은 실패가 있었다.

사만다가 접시를 잡기 위해 다양한 방법을 사용하도록 권유받았을 때와 더 정확하게 검사 튜브에 물을 붓기 위해 시각적 단서가 주어졌을 때는 사만다의 수행이 향상된 것을 주시하는 것이 중요하다. 이러한 방법들이 효과적이었기 때문에 이러한 방법들은 사만다의 중재에 역시 동원될 것이고 후에 더 자세히 묘사될 것이다. 사만다가 목표와 필요한 움직임을 분명히 이해한다는 것이 평가 동안 드러났다. 아이는 어떤 움직임 요소들이 어렵고 그러한 움직임들을 정제하여 더 정확하고 효율적으로 과제를 수행하게 하는 것이 필요하다. 현재 사만다는 학습의 초기 단계가 아니라 초기 단계에서 후기 단계로 이동 중임을 이러한 과제들을 통해서 알 수 있었다. 결론적으로 변화에 대한 가정에 기초하여 되먹임은 움직임 결과보다는 움직임 수행에 초점을 맞춤으로 시작할 수 있었다. 더욱이 사만다는 자세한 되먹임을 받을 수 있고 자신의 움직임 수행과 결과에 대해 스스로 평가하도록 권유받을 수 있었다.

### 18.2.2 목표와 목적

목표: 사만다가 과제를 위해 할당된 시간 동안 교실에서 과학 과제를 정확하게 완성할 수 있을 것이다.

목적: 사만다는 강화된 시각적 단서를 이용하여 정확한 물의 양을 용기에 흘리지 않고 성공적으로 붓는 것이 네 번 시도 중 세 번 정도 가능할 것이다.

목적: 사만다는 재료를 엎지르거나 떨어뜨리지 않고 네 번 시도 중 세 번 정도 성공하여 두 가지 물건을 동시에 작업실로 옮기는 과제를 할당된 시간 내에 완성하는 능력이 향상될 것이다.

목표: 사만다는 학교 식당에서 혼자서 접시와 음식을 관리할 수 있을 것이다.

목적: 사만다는 일주일에 다섯 번 중에 세 번 정도는 한 줄로 서있는 동안 돈을 직원에게 주고 잔돈을 떨어뜨리지 않고 받을 것이다.

목적: 사만다는 100%로 혼자서 용기와 쥬스 박스를 열 수 있을 것이다.

목표: 사만다는 점심시간을 관리하여 카페에서 다른 아이들과 함께 식사를 할 것이다.

목적: 사만다는 최소한 10분 동안 식탁에서 다른 아이들과 식사를 할 수 있을 것이다(점심시간을 관리하는 것은 사만다의 향상된 속도와 효율성을 반영한다).

## 18.3 중재

운동 기술 습득 이론의 틀을 적용할 때 중재를 안내하는 변화에 대한 가정을 사용하는 것은 중요하다. 한 가지 일반적인 가정은 아이가 목표와 성취해야 할 것을 분명하게 이해한다면 운동 기술 습득은 향상될 것이다. 사만다에게 중요하고 도전적인 과제를 밝히게 하고 그녀가 어떻게 이러한 과제들을 수행하기 원하는지 설명하게 함으로써 중재 목표에 관해서 더욱 뚜렷해질 것이다. 또한 아이에게 중요하고 아이의 동기를 이끌면서 도전적인 과제는 아이가 과제에 더 잘 참여하게 할 것이고 이는 이러한 이론의 틀 안에서 또 다른 일반적인 가정이 될 것이다.

세번째 일반적인 가정은 과제의 필수요건, 환경적 요구 그리고 아이의 능력이 조화를 이루면 운동 기술 습득은 더 향상될 것이다. 과제의 필수요건과 환경적 요구가 사만다의 능력과 더 밀접한 조화를 이루기 위해서 팀은 사만다의 학교 스케쥴과 학교와 관련된 과제를 수정해서 아이가 최소한의 제한된 환경에서 급우들과 모든 교육적 그리고 사회적 활동에 전적으로 참여하는 것을 가능하게 한다. 사만다는 체육실, 미술실 그리고 식당으로 가기 위해 계단을 올라야 하는데 그 전에 계획한 할당된 과제를 끝내기 위해 10분이 추가되었다. 이것은 아이가 복잡한 환경에서 기능하기 때문에 아이에게 더 많은 시간을 주어 할당된 과제를 수행하게 했고 넘어지거나 압력을 받는 것을 예방할 수 있도록 했다.

사만다는 필기하기가 어렵기 때문에 필기하고 과제를 수행하기 위해서 노트북과 소형 카세트를 사용하는 것을 허락받았다. 그러나 매일 글쓰기 연습은 행해졌고 쓰기 속도, 문자 간격, 배열과 관련하여 작업치료사가 매주 조정하였다(그림 18.11). 아이는 또한 기울어진 보드에서 글을 쓰도록 하였는데 글을 쓸 때 인체 역학적이고 시각적 이점을 제공하기 위한 듯 싶다.

사만다의 능력 안에서 도전적인 과제를 아이가 수행할 수 있다는 사실을 교사가 여전히 기대하고 있다는 것을 아이에게 확신시키기 위해 선생님은 체육시간과 운동장에서 놀이를 할 때 다른 아이들과 전적으로 어울리도록 그녀를 권면할 것을 요구받았다. 사만다가 어떤 활동을 할 때 지치거나 불편해하면 특별한 허락 없이 자유롭게 옆으로 가서 휴식을 취한 후 다시 돌아오도록 하였다. 그러나 선생님은 사만다의 수행 대신 아이가 새로운 활동을 시도하는 것과 노력하는 것을 강요하였다. 그러나 공놀이와 같이 어떤 친숙한 활동에서는 사만다는 자신의 수행을 자가 평가하도록 하였고 아이의 수행을 향상시키는 다양한 방법을 끄집어내도록 하였다(그림 18.12).

사만다는 학교에서 욕실문을 다루는 데 문제가 있을지라도 가정이나 십에서 잠겨져 있는 다른 문을 열 수 있다는 것을 발견하였다. 아이가 학교에서 욕실문을 여는 데 어려움이 있었던 것은 문의 무게와 아이의 감소한 힘 그리고 양측 협응 문제 때문이었다. 학교 욕실문은 안전성을 위해 계속 잠겨져 있기 때문에 사만다가 급우들이나 선생님의 도움을 받아야 한다고 결정하였다. 치료사는 아이가 또한 선생님이나 급우들의 도움을 받아 이러한 과제를 가능한 많이 수행하도록 하였다. 부수적으로 작업치료사는 아이의 수행을 조절하였고 한 주를 기준으로 하여 필요한 되먹임을 제공하였다(그림18.13).

이러한 영역에서 연습과 되먹임이 자연스러운 배경과 일상생활에서 일어난다면 운동 기술 습득은 향상될 것이라고 이 이론의 틀 안에서 설명되어야 한다. 그러므로 중재는 자연스러운 배경과 가능하면 자연스러운 시간 안에서 과제가 실시되도록 해야 한다. 더욱이 연습은 선택한 과제를 대부분 열린 과제로 고려해야 하기 때문에 다양성과 예측 불허성을 포함해야 할 것이다. 다양성과 예측불허는 과제를 실시할 때는 주위에서 움직이는 다른 아이들이라는 조건으로 제공될 것이고, 선택한 과제를 연습할 때 다양한 과제 재료, 위치, 작업장 그리고 배경의 사용을 통해 제공될 것이다.

또한 무작위 연습 스케줄은 각 작업치료가 다양한 과제를 포함하기 때문에 사용될 것이다. 이것은 사만다가 과제에 대한 운동 기술을 배우거나 정제한 것을 다른 과제로 일반화하는 것을 더 가능하게 할 것이고 장기 지속력을 향상시킬 것이다.

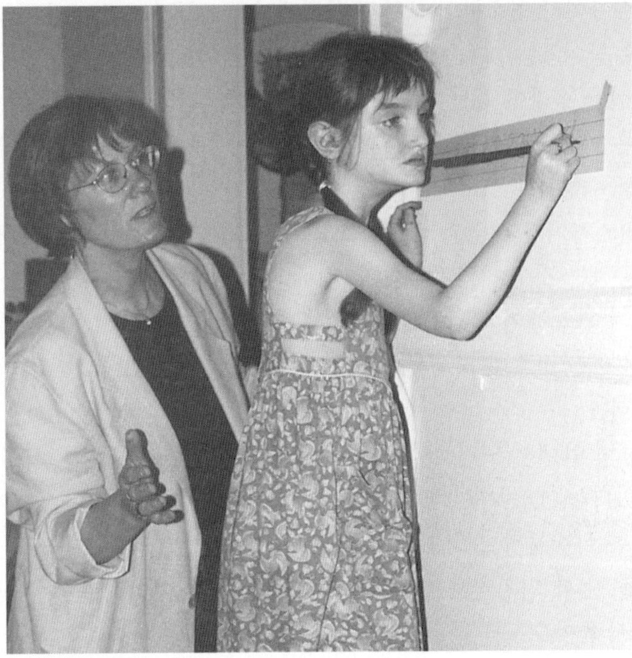

**그림 18.11**

치료사가 잡기, 공간에 문자쓰기 그리고 속도 맞추기에 관해서 언어적 피드백을 제공한다. 사만다는 자신의 수행을 자가 평가하도록 권유받는다.

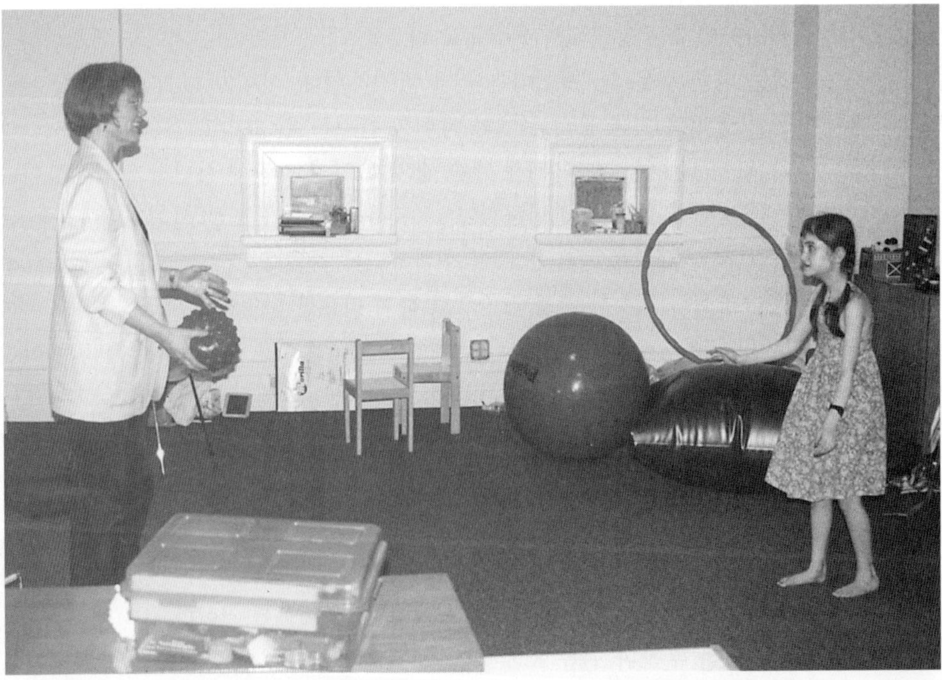

**그림 18.12**

치료사는 사만다가 공에 집중하고 팔로 공을 잡기 위한 다양한 전략을 시도하는 데 집중하도록 한다.

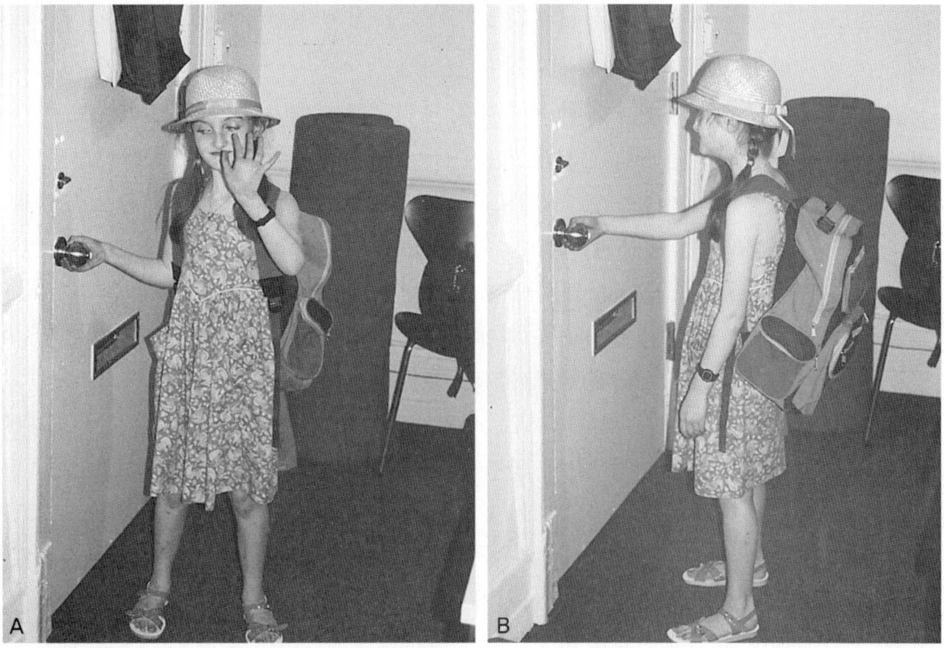

**그림 18.13**

A와 B는 사만다가 무거운 문 여는 연습을 하는 장면이다.

## 18.3.1 과제수행에 대한 관찰

다음에는 과학 과제와 점심식사 과제를 더 깊이 있게 설명하여 운동 기술 습득 이론 틀의 사용을 증명할 것이다.

### 1) 과학 과제

작업치료사는 주마다 있는 과학 수업동안 교실에서 함께 작업하였다. 이 시간 동안 치료사의 역할은 되먹임을 제공하고 과제 재료와 전략을 수정하며 사만다가 어떤 운동 기술을 연습하게 하여 수행을 향상시키는 것이었다. 변화에 대한 가정과 일치하여 아이는 과학 과제를 성취하고 자신의 수행을 자가 평가하는 데 필요한 움직임 패턴을 연습하도록 권유받았다.

초점은 수행에 맞추었는데 사만다가 과제의 필수 요건의 모든 것을 이해했다는 것은 분명하지만 몇몇 움직임 요소를 수행하는 것은 어려웠다. 여기서 설명하는 변화에 대한 가정은 학습 후기 단계에 대한 설명으로 만약 아이가 자신의 고유한 신체와 지각된 환경적 되먹임에 초점 맞춤으로 자신의 움직임 수행과 성과를 스스로 평가하도록 권유받는다면 운동 기술 습득이 향상될 것이다.

과학 과제를 위한 작업실을 조직화했을 때 아이가 처음에는 모든 재료를 보도록 요구했고 다음에는 과제의 고유한 특성에 기초하여 대상을 결정하도록 했으며, 한 손 안에서 관리가 이루어질 수 있도록 하고, 두 손을 분리하여 각각 손으로 따로 쓸 수 있게 하며, 또한 두 손을 동시에 쓸 수 있도록 하였다. 그런 다음 사만다는 한 번에 두 개 그리고 종종 세 개 물건을 사용하도록 권유받았다(그림 18.14).

아이가 물로 측정용 컵에 1.5컵 표시까지 채우도록 하였고, 아이가 이 표시의 경계선까지 이르도록 채울 때까지 수행을 점검하고 자기 교정을 하도록 하였다. 이 전략을 또한 검사 튜브를 채우는 데도 사용하였다. 그러나 아이는 검사 튜브에 대해 측정 선의 시각적 구별이 어려우므로 빨간색 투명 연필로 표시하도록 하였고 채워야 할 부분이 잘 보이도록 하였다.

사만다는 또한 안약용 기구를 사용하여 정확한 수의 물방울을 검사튜브와 페트리 용기에 넣는 묶음 연습도 한정적으로 실시하였다(즉, 다른 과제를 연습하기 위해 움직이기 전에 하나의 과제를 반복적으로 연습하는 것). 아이는 작은 그릇을 처음에 사용하여 이것을 연습하고 각 시도마다 평가를 받았다. 아이가 정확한 물방울 수를 비우는 데 어려운 점이 있다는 것을 인정했다면 필요한 만큼의 적절한 힘으로 안약용 기구를 짜도록 언어적 되먹임을 받았고, 시도할 때마다 평가를 받았다. 아이가 열에 맞추어 정확하게 다섯 방울을 넣을 수 있었을 때에 아이는 할당된 실험을 계속 하였고 자신의 수행을 조정하였다(그림 18.15). 실례로 사만다가 과제 중에 이러한 면에 특별한 어려움이 있었기 때문에 전체 중 한 부분에 대해 묶음 연습을 사용하였다. 아이가 전체 과제에서 분리된 과제의 부분을 연습한다면 운동 기술 습득이 더 향상될 것이고 이것은 변화에 대한 가정을 설명한다.

실험은 검사 튜브 안에 액체가 붉은 선까지 채워지고 세 가지 다른 파란색 표시가 있는 세 개의 페트리 용기까지 내용물이 찼을 때 완성된다. 사만다가 실험을 끝냈을 때 가까운 작업장에 있는 선생님의 결과와 자신의 결과를 비교하였다. 아이는 검사 튜브에 대해서는 선생님과 유사하지만 세 가지 페트리 용기에서는 어려움이 있었다. 그러므로 아이가 한 개 접시에 페트리 용기를 놓도록 하였고 그것을 운반하여 선생님 앞에 놔두어 쉽게 비교하면서 실험하도록 하였다. 사만다는 선생님이 해 놓으신 것 가까이에서 시행을 하더라도 파란색 세 가지는 정확하게 수행하지 못했다. 그러나 급우들의 과학 과제를 조사했을 때 그들의 결과와 자신의 결과가 유사함을 알고 힘을 내었다. 사만다의 교사는 전반적인 교실 수행과 과제 결과에 관한 언어적 요약 되먹임을 제공하여 사만다의 사정을 재확인했다(그림 18.16).

사만다는 매주 작업치료 시간 동안 늘어난 되먹임과 연습 양 때문에 과제를 완성하는 데 추가 시간을 필요로 했다. 그러나 아이의 교사, 보조교사 그리고 급우 몇 명은 아이의 수행을 향상시키는 데 필수적인 도움의 유형과 아이 스스로 할 수 있는 수행 양을 알

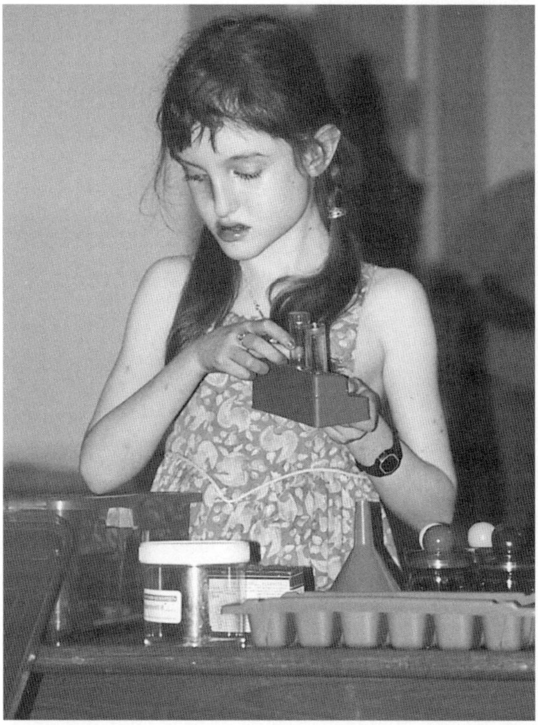

**그림 18.14**

활동을 준비하기 위해 한 번에 한 개 이상의 물건을 잡아서 운반한다.

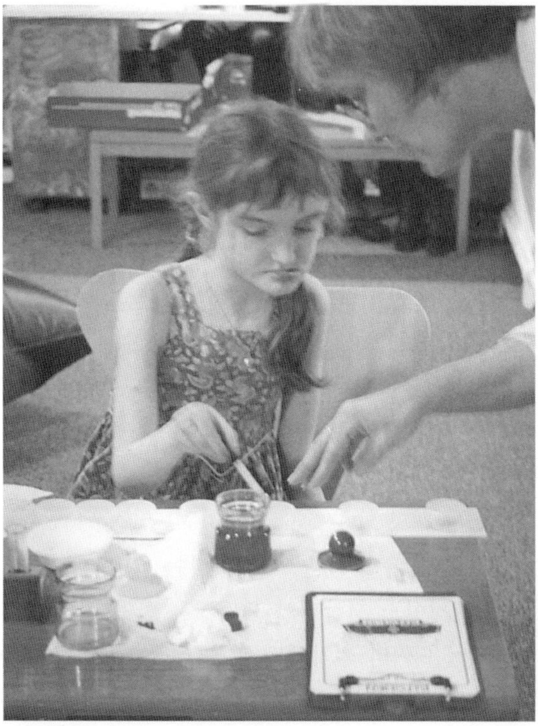

**그림 18.15**

사만다는 연습을 하는 동안 전에 사용한 전략을 수정하는 데 도움을 주는 피드백을 받는다.

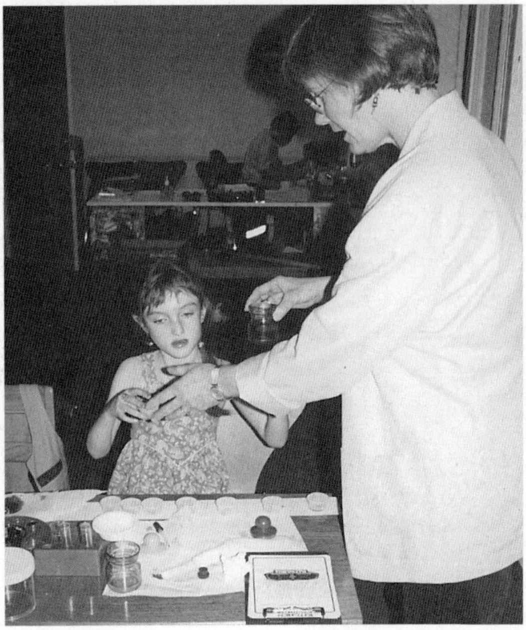

**그림 18.16**

사만다가 자기 평가하는 방법을 배우기 위해 자신의 결과와 선생님의 결과를 비교한다.

수 있었다. 연습과 되먹임의 유사한 유형들은 비슷한 능력을 요구하는 다른 과제를 수행할 때도 사용될 수 있었다. 교실에서 중재를 함으로써 작업치료사는 역시 다른 아이들이 할 수 있었던 것과 할 수 없었던 것을 사정할 수 있었고 그들에게 되먹임을 제공할 수 있었으며 할 수 있다면 도움이 될 만한 추천도 해주었다.

사만다는 중재 기간 몇 주 동안에 걸쳐 다양한 과학 과제를 수행했다. 이러한 시기 동안에 연습 조건은 다양한 과제 재료(예, 다양한 크기와 모양의 검사 튜브와 용기, 안약용 기구 그리고 다양한 저항이 있는 액체)와 다양한 의자, 다양한 작업 표면을 사용하여 체계적으로 다양하게 할 수 있었다. 액체를 측정하고 부을 때 시각적 되먹임이 덜 제공되었다. 다양한 안약용 기구에 적절한 힘의 양을 조절하기 위해서 언어적 되먹임이 덜 제공되었다. 아이는 안양용 기구를 정확하게 이용하는 데 더 이상 묶음 연습을 필요로 하지 않았다. 아이가 자기 스스로 자기 평가를 할 수 있었을 때, 자신의 움직임 수행과 결과에 대한 단서와 격려의 양이 줄었다.

### 2) 점심 식당에서의 일상적인 틀

점심 식당에서 직원으로부터 잔돈을 받을 때 사만다는 손을 컵모양으로 만들고 가능한 한 수평을 유지하도록 언어적이고 시각적인 되먹임을 받았다. 아이가 잔돈의 특성을 평가하고 자신이 관리할 수 있을 거라 생각했던 것을 돌려받고 그것을 아이의 오른손(우세손)을 사용하여 주머니에 넣게 하도록 하였다. 아이는 지폐 위에 동전을 놓아야 하기 때문에 처음에 동전에 초점을 맞춤으로써 아이가 받은 것을 조직화하기 위해 세 가지 연습과 한 가지 제안을 요구하였다. 아이가 지폐를 잡는 데 어려움이 있다는 것이 분명할 때 아이의 손에 잔돈을 유지하기 위해 손을 컵모양으로 계속 유지하는 동안 엄지손가락을 사용하여 더 안전하게 잔돈을 잡도록 언어적 되먹임을 받았다. 사만다는 추가적인 되먹임을 제공받았을 때조차 점심 식당 과제에서 이러한 부분에 어려움이 있어서 매주 작업치료 시간에 훈련을 계속해서 연습할 것이다. 또한 아이는 스스로 이러한 과제를 연습하도록 하였고 직원에게 지폐는 자신의 왼손에 놓고 동전은 아이의 오른손에 놓는 방식으로 과제를 간결하게 해 줄 것을 요청했다. 이것은 아이가 자신의 신체와 환경적 되먹임에 대한 지각에 관심을 가짐으로써 자신의 움직임 수행과 결과에 대하여 자기 평가하도록 권유받으면 운동 기술 수행이 더 향상되어 변화에 대한 가정을 증명한다.

치료사는 사만다가 점심 식당의 식탁에 접시를 쉽게 운반하도록 하기 위해 아이가 모든 음식 항목을 무게가 다른 점심접시에 놓도록 언어적 되먹임을 하였다. 또한 아이가 처음으로 접시를 골라내도록 하고 최소한 두 가지 다른 방법으로 접시를 잡고 있게 한 다음 접시를 식탁에 운반하는 데 가장 편안한 방법을 찾도록 하였다. 다른 아이들이 사만다가 가는 길에 서있거나 너무 가까이 있으면 사만가가 다른 아이들에게 "실례해요"라고 말하는 것을 상기하도록 하였다(그림 18.17).

사만다는 몇 번의 실패 후에 사만다는 용기 포장지를 여는 몇 가지 다른 방법을 시도하도록 언어적 되먹임을 받았다. 추가적인 평가 정보는 이 시간 동안 얻을 수 있었다. 사만다가 용기의 포장지를 잡고 유지하기 위해서 인체 역학적으로 유해한 자세를 취하거나 부적절한 힘을 사용한다는 것이 확실했다. 부수적으로 아이는 포장지를 열기 위해 양쪽 팔을 조화롭게 움직이는 것이 어려웠다. 우세 손인 오른손이 왼손보다 더 강력한 힘을 일관성 있게 발휘하였다. 치료사는 사만다에게 포장지를 계속 잡고 있는 다른 방법을 보여주어 이것이 아이의 수행을 향상시킬 것인지 사정하였다. 이러한 자세에 양쪽 측면 잡기(bilateral lateral pinch)를 사용하여 가장자리가 톱니 모양으로 생긴 부위를 잡고 그녀의 체간에 대항하여 왼쪽 전완을 안정시키고 포장지를 열기 위해 잡아당겨 오른 손이 체간에서 멀어지게 하는 동안 왼손으로 강하게 쥐게 하는 것을 수행하도록 하였다. 아이가 자신의 신체 내적인 것과 환경에서 물건으로부터 되먹임을 받음에 따라 이러한 방법을 시도하도록 하고 수정하게끔 한다. 사만다는 언어적 그리고 시각적 되먹임과 신체적 안내와 더불어 여덟 번의 시도 후에 포장지를 열 수 있었다. 신체적 안내는 아이가 포장지를 찢어서 열 때 반대쪽 팔의 움직임을 위해 다양한 힘과 압력에 대한 감각을 주도록 사용하였다. 사만다에게 양쪽 팔로 '잡기와 움직임' 패턴에 대해서 시범을 보여 주는 동안에 작업치료사가 자신의 손을 사만다의 손에 놓고 실시하도록 하였다.

유사한 전략을 사만다가 쥬스 용기를 여는 것을 도와주는 데 사용하곤 하였다. 그러나 사만다는 여전히 이 과제의 마지막 단계를 할 수 없었고 반복되는 실패로 인해 좌절감이 증가하였다. 그러므로 교사와 사만다의 부모와 토의한 것을 바탕으로 작업치료사가

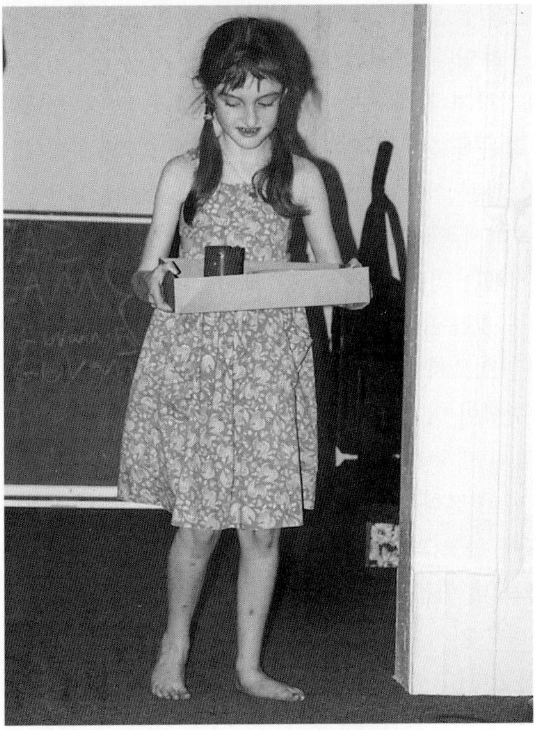

**그림 18.17**

사만다는 쟁반 위에 여러 물건들을 놓고 균형을 잡으며 테이블로 걸어가고 있다.

한 달을 기준으로 이 과제에 대한 사만다의 수행을 조정할 것을 결정하였다. 사만다가 보조 교사나 급우들에게 도움을 요구하거나 도움을 원한다면 이러한 과제를 연습하는 데 선택사항을 받을 것이다. 보조 교사와 토의하고 식당에서 다른 아이에 대한 관찰을 통하여 더 많은 어린 아이들이 역시 이러한 용기의 유형을 여는 데 어려움이 있었다는 것을 밝혔다. 작업치료사와 두 교사는 이것에 관해 교장 선생님과 식당 관리자에게 정보를 알리고 학생들이 혼자서 열 수 있을 정도의 음료 용기를 주문해 달라고 제시하였다. 사만다의 부모는 역시 사만다가 집에서 관리할 수 있는 많은 쥬스 용기를 정했다. 이러한 목록과 다른 상품들이 점심 식당 관리자에게 주어져 모든 사람들이 아이가 이러한 다른 상품들 중 하나 또는 몇몇에 주목하기 시작하는 것에 관심을 가지도록 하였다.

여러 작업치료 기간을 거쳐 사만다가 오른손을 컵모양으로 만들고 자세를 수평으로 유지하게 함으로써 잔돈을 유지하는 능력을 향상시킬 때 점차 시각적이고 언어적 되먹임을 줄였다. 아이는 엄지 손가락으로 지폐를 잡고 계속 유지하는 것이 어려웠지만 계속적으로 직원에게 오른손에 동전을 놓고 왼손에 지폐를 놓아달라고 요구하는 전략을 사용할 수 있었다.

두 번의 치료 기간 후에 사만다는 자발적으로 언어적 되먹임 없이 접시에 음식들의 무게를 고루 분포할 수 있었다. 결국 아이는 얼굴에 연합 움직임이 덜 보이면서 더욱 빠르고 쉽게 접시를 식탁으로 운반할 수 있었다. 그러나 사만다는 다른 아이들이 자신이 지나가는 길에 있을 때 급우들에게 "실례합니다"라고 말하는 것을 이따금씩 상기하도록 했다. 점심 식당에서 움직임이 항상 변할 때의 과제는 개방형 과제이다. 이것은 변화에 대한 가정에서 진술한 것을 사용했음을 증명한다. 열린 과제를 위해서 아이가 연습 동안 다양성과 불예측성을 제공받는다면 운동 기술 습득은 열린 과제 동안 더 향상될 것이다.

사만다는 용기 포장지를 열기 위해 두 번의 추가적인 치료 기간 동안 직접적인 손 안내를 계속해서 필요로 했다. 이러한 치료 기간 후에 아이는 인체 역학적으로 좋은 자세 중에서 손의 자세에 대해 단지 시각적 되먹임을 필요로 했다. 사만다에게 용기의 포장지를 열기 위해 찢는 동안 왼손으로 더 강하게 잡을 것을 말함으로써 언어적 되먹임을 제공했다. 마지막으로 매주 치료를 통하여 2개월이 흐른 후 사만다는 되먹임 없이 세 번의 시도 끝에 용기 포장지를 열 수 있었다. 그러나 아이는 다른 급우들이 이러한 과제를 수행하는 것 보다는 더 많은 시간을 계속적으로 필요로 했다.

# 18.4 요약

사례는 운동 기술 습득 이론의 틀에 대해서 사만다에 대한 실제 적용을 통해서 증명하였다. 사만다는 과제 수행에 도움을 받거나 한정된 다양한 능력과 어려움을 지니고 있었다. 사만다가 운동 기술 습득이 향상되고 더 자동적으로 수행하거나 덜 의식적인 생각과 자기 평가를 요구하게 됨에 따라 위에서 제시한 과제를 완성하는 데 시간과 추가적인 되먹임과 훈련이 줄어들어야 한다는 것을 믿게 되었다. 이것은 아이가 급우들과 사회화하는 데 더 많은 시간을 보낼 수 있도록 하며 아이가 원하는 과외 활동을 하게 한다. 더욱이 아이의 배경과 교과과정에 관련된 활동을 계속적으로 치료에 사용함으로써 사만다에게 중요한 다른 과제를 향상시킬 것이라 믿었다.

### 연구 과제

1. 사만다를 위해 운동 기술 습득 이론의 틀이 선택된 이유는?
2. 사용 가능한 다른 이론의 틀에는 어떤 것이 있는가? 그리고 왜 그런가?
3. 사만다가 위에서 설명한 과제와 유사한 과제를 연습할 수 있는 다른 배경에는 무엇이 있는가?
4. 운동 기술 습득 이론의 틀을 사용한다면 위 과제 목록 중에 사만다의 수행을 언급할 다른 방법에는 어떤 것이 있는가?
5. 사만다가 어려워했던 다른 과제들에 대해 묘사하는 방법을 설명하라.
6. 사례 연구에서 제시한 아이가 더욱 심각한 인지 손상이나 더 심각한 신체적 손상을 지닌다면 평가와 중재 과정은 어떻게 달라지겠는가?

제 1 9 장

# 사례 연구 : 생체역학적 이론의 틀

CHERYL ANN COLANGELO
김태훈 역

## 19.1 주관적 정보

트래비스는 5세의 남자아이로, 지능은 정상이고 아세토이드형 뇌성마비를 보이는 아이이다. 그는 대운동, 소운동, 자기관리 영역에서 불편을 호소했다. 그는 통합교육을 하는 유치원에 들어갔다. 트래비스가 학교프로그램에 참여하는 것을 돕고, 자기 또래의 학급친구들이 하는 역할들을 자신도 수행할 수 있도록 하기 위해 작업치료 서비스에 의뢰되었다.

### 19.1.1 가정배경

트래비스는 맞벌이를 하는 부모님과 누나가 한 명 있고 도시 근교에 살고 있다. 방과후에는 치료프로그램에 적극적으로 참여하는 베이비시터가 돌보아 주고 있다. 그는 일주일에 두 번 정도 가정방문 물리치료를 받고 있고, 학교에서는 작업치료를 받는다.

### 19.1.2 학교 교육

학교에 기록된 의학적 기록은 간단해서, 최근의 건강정보만 기록되어 있었다. 트래비스는 조산되었고, 발작증상이 있었으나 약을 통해 성공적으로 치료되었다. 심하지는 않지만, 상기도염을 자주 앓는 편이다. 그 외의 건강상태는 양호한 편이다.

트래비스는 생후 9개월부터 30개월 사이에 가정방문치료를 받았다. 그 이후에는 특수아동을 위한 전일제 학교전 프로그램에 참여하여, 작업치료, 물리치료, 언어치료를 일주일에 3번씩 받았다. 그의 부모님은 치료프로그램에 적극적으로 참여하였고, 가정 중재에 대한 교육도 받았다고 한다. 학교전 치료프로그램은 신경발달치료와 생체역학적 이론의 틀을 기초로 중재를 받았다. 트래비스는 유치원에 입학한 후, 학교전 프로그램의 치료사들과 함께 유치원 담임 선생님을 방문했다. 이때 트래비스의 치료경력과 보조도구 프로그램에 대한 정보가 전달되고, 교육기간에 대한 정보도 토론되었다.

특수유치원에서 장애아동이 트래비스 혼자 밖에 없는 일반유치원으로의 전학이 언급되었다. 새로운 학교에서 선생님은 물론 학생들도 휠체어를 탄 친구를 경험한 적이 없었다고 한다. 트래비스 부모님의 걱정거리는 (1) 학교전 프로그램에 능동적으로 참여할 것인지와 (2) 트래비스가 정규교육과정에 참여하기 위해서 필요한 훈련과 지원에 관한 것이다.

## 19.2 작업치료평가

치료경험과 환경이 어떤 요구를 수용해야 하는지, 작업치료 서비스를 어떻게 전달할 것인지, 어떤 이론의 틀이 가장 적절할 것인지를 결정하는 데 중요한 역할을 한다. 트래비스의 경우, 기존의 프로그램에서 새로운 프로그램으로 이전하기 때문에, 이러한 요소가 더욱 중요하다.

### 19.2.1 자세반응 영역에서의 변화를 위한 잠재력

트래비스는 4년간 직접적이고 집중적인 치료서비스에 참여하였다. 그는 어리기 때문에 변화를 위한 잠재력이 많아 보였고, 인지기능이 좋았다. 치료사는 자세 기술에 대한 약간의 질적인 변화를 기대했지만, 적절한 자세 조절을 보상하기 위하여 외부적으로 지지하고 움직임을 실행하기 위해서 인지적 주의를 증가시킴으로써, 움직임의 질을 강조하는 것에서 기능적인 기술로의 목표변화가 필요한 시점이었다. 예를 들어 부적절한 자세반응을 전정감각과 고유수용성감각으로 보상하기보다는, 의식적으로 자신의 몸의 위치를 확인하고 활동에 참여하기 전에 팔이나 외부적인 지지로 몸을 재정렬하는 방법을 배우는 것이다. 중추신경계 손상이 있는 아이들에게, 적절한 발달과 능력은 움직임의 질을 향상하는 것과, 지지를 통한 기능향상의 상호보완을 통해서 가능하다는 것을 명심해야 한다.

## 19.2.2 환경

작업치료 서비스의 전달은 소비자의 요구와 공공기관의 제도에 의해서 결정된다. 교육제도에는 장애가 있는 아이들에게 서비스를 제공하기 위한 여러가지 옵션이 있고, 치료목표는 옵션에 따라 달라진다. 많은 학교들은 중도 또는 중증도의 장애가 있는 아이들에게 특수학급에서 공부하도록 제한한다. 이때, 감각운동발달과 조절된 이동능력을 목표로 하고, 치료서비스는 이러한 요소들이 이용 가능하도록 시간과 노력을 집중적으로 제공한다. 또 다른 경우에, 일반학급에서 통합교육을 받는 장애아동들은 교과목 학습성취와 지역사회 참여가 목표이다. 이러한 경우에, 작업치료사는 교과활동의 참여도를 최대화하기 위해 수행요소를 중재하며, 치료로 인한 수업시간 열외를 최소화하여야 한다. 각 학교는 중재영역의 정의와 시간, 구성원, 공간에 따라서, 치료서비스가 어떻게 전달되고 어떤 요구를 수용할지에 대해서 결정한다. 학교에서의 중재는 임상적인 형태의 수행요소의 중재를 제한하지만, 선생님, 다른 학생, 지역사회와의 상호작용을 통하여 변화를 촉진시킬 수 있는 다양한 환경을 제공한다. 경우에 따라서 가정방문치료나 클리닉 방문치료도 움직임의 질이나 가정관리 영역을 중재하기 위해서 추천할 수 있다.

트래비스의 경우에, 학급참여와 수행기술에 관한 요구는 통합교육 교실 내에서 중재되어야 했다. 이것은 생체역학적 이론의 틀과 잘 조화되는 부분이다. 부적절한 자세조절을 보상하기 위해서 외부적인 지지를 제공하여 기능을 향상시키는 보조도구 프로그램은 교실 내에서 치료사의 간섭과 치료적인 요구를 최소화한다. 또한, 트래비스가 지난 4년간 집중적인 치료를 받았기 때문에 운동기술 영역은 상당히 중재가 되었고, 가정방문 물리치료로 계속 진행중인 상태였다.

환경에서 고려할 또 다른 측면은 주변 사람들이다. 트래비스는 자신과 똑같이 도움이 필요한 장애아동들이 많은 환경에서 전학왔고, 전 학급에서는 가장 지적 능력이 뛰어난 아이였다는 점이다. 전에는 마을의 어른들이 트래비스의 능력을 알았고, 아이의 요구를 적절히 수용할 수 있었다. 대부분의 사회적 상호관계는 주로 어른들과 이루어졌다.

장애아동들에 익숙한 사람들이 트래비스를 보는 시각과 새로운 지역사회 사람들의 시각을 비교하는 것도 중요하다. 치료사는 치료실을 넘어서서 지역사회 전체에서의 아동의 입장을 볼 수 있어야 한다.

트래비스는 날씬하고 잘 생겼지만, 성격이 민감한 편이다. 중도의 아세토이드 증상을 가지고 있어 자발적인 움직임을 할 때, 원위부에서 과도한 움직임이 나타나며 사지와 머리를 중간 범위로 유지하는 것이 어렵다. 그는 말을 들을 때는 다른 사람과 눈맞춤을 유지할 수 있지만, 말을 할 때는 머리와 목이 과도하게 움직여서 말소리를 내는 데도 어려움이 있다. 대화를 할 때, 트래비스는 구강운동이 부적절하여 발음이 부정확하고, 호흡과 발성의 협응이 되지 않아 목소리가 작다. 트래비스는 감정의 기복이 심하고, 자신의 신체적이고 감정적인 문제에 대해서 자주 언급한다. 트래비스는 독립적으로 앉을 수는 있지만, 손으로 몸을 지지해야만 하며, 손기능도 매우 제한적이다. 독립적으로 기기는 가능하다. 자조활동(self-care)은 의존적이며 휠체어를 스스로 추진하지 못한다.

트래비스는 손 대신 팔과 몸을 흔들어 인사하며, 아기같은 소리와 표정을 하기도 한다. 밥먹기와 화장실 가기는 도움이 필요하다. 그래도 항상 웃으며 행복하다. 성격이 좋아서 다른 아이들과 잘 싸우지도 않고, 도움을 받는 것을 좋아한다. 하지만, 학교친구들이나 주변어른들이 트래비스를 어떻게 받아들일 것인가도 중요하다.

학교친구들은 대부분 트래비스에 대해 적극적이다. 놀이를 할 때 게임도구나 장난감을 미리 트래비스 가까운 곳에 놓아주어서, 트래비스를 도와준다. 친구들은 트래비스를 동생처럼 대해주며, 트래비스가 대답하기 편하도록 주로 예/아니오로 대답할 수 있는 질문을 해준다. 하지만, 친구들은 트래비스에게 자기 또래에 적절한 주제를 공유하는 것을 꺼려한다. 트래비스의 선생님은 트래비스가 동료들과 상호작용을 시작하지 못하는 것을 걱정한다.

최근에 트래비스의 신체적 상태는 특별히 향상된 것은 없으나, 새로운 환경에서 역할과 참여는 좋아지고 있다.

## 19.2.3 기능적인 자세와 이동

생체역학적 이론의 틀을 사용해서, 학교생활 참여와 수행과 관련하여 다음과 같은 영역들이 평가되었다.

### 1) 관절가동범위

트래비스는 관절을 전범위로 움직일 수 있으나, 중간 각도에서 적절하게 조절하지 못하기 때문에, 관절가동범위의 끝부분에서만 움직임을 멈출 수 있다.

### 2) 정위자세(upright)에서 머리 조절

가만히 앉아 있을 때는 머리를 바로 유지할 수 있으나, 입이나 팔다리를 움직이려고 하면 머리조절이 어렵다. 따라서 말할 때 눈맞춤이 어렵고, 종이를 보고 쓰기나 그리기가 힘들며, 도움을 받아 걸을 때 진행방향을 응시하지 못한다.

### 3) 정위자세에서 몸통 조절

말을 하거나 손을 사용하지 않으면, 약 15분 정도까지 발바닥을 바닥에 붙이고 의자에 앉을 수 있다. 다리를 내전하여 안정성을 유지하려고 한다. 바닥에서 고관절을 외전 및 외회전한 고리앉기 자세는 유지할 수 없다. 길게 앉기(long sitting) 자세에서는, 등을 둥글게 하고 목을 과신전하고, 골반을 후경사시켜서 앉는다. 몸통조절은 체중 지지면을 넓게 했을 때만 양호하여, 고관절을 내전 및 외회전시킨 W자 모양 앉기에서 가장 기능적이다(이것은 보행시 부정적인 영향을 준다).

의자에 앉을 때나 바닥에 앉을 때 말을 하거나 팔을 움직이면, 머리와 팔이 과도하게 움직여서(이것은 무게중심을 이동시키고, 조절되지 않은 평형반응을 유발함) 몸통의 균형이 깨어진다.

#### 4) 공간에서 손 사용을 위한 어깨와 팔의 조절

앉아 있을 때, 트래비스는 머리와 몸통 상부를 지지하기 위해서 견갑골을 거상(elevation)하고 후굴(retraction)시킨다. 자세지지가 좀 더 필요한 상황에서는 팔꿈치를 신전 및 외회전시켜 몸통을 지지하고, 어깨와 고관절을 내전 및 내회전시킨다.

팔뻗기를 할 때 근위부가 움직이면 손을 정확하게 위치할 수 없기 때문에, 트래비스는 팔꿈치를 신전함으로써 근위부를 고정한다. 손이 어깨를 중심으로 움직여서 움직임의 범위가 크고, 중간 각도 조절이 되지 않는다. 손을 몸의 중심선 가까이 두기 위해서는, 어깨를 내전 및 내회전시키고, 양쪽 팔꿈치를 구부려 양손이 가슴 앞에 오도록 고정한다.

수의적인 잡기는 큰 물건잡기나 원통(cylindrical)잡기 수준이다. 너 삭은 뷸체는 내전된 손가락 사이에 끼운다. 잡기를 할 때 손목이 굴곡되고 척골편위(ulnar deviation)된다. 잡기를 할 때 팔을 조절하는 것이 어렵기 때문에, 물체를 잡을 때 팔을 빠르게 휘두르듯이 움직인다. 한 자세에서 손의 모양을 유지하지 못하며, 원하는 위치에서 손을 펴는 것도 어렵다. 트래비스는 학급에서 이루어지는 그림그리기, 퍼즐끼우기, 제스쳐하기, 동물모양 흉내내기 등의 활동을 수행하는 데 어려움을 느끼고 있다.

#### 5) 공간에서 이동하는 능력

트래비스는 기기를 통하여 독립적으로 이동한다. 이때 머리는 보통 숙이지만, 시각이 필요한 경우에만 머리를 들 수 있다. 팔을 외전시키고, 팔꿈치는 펴며 손은 주먹을 쥔다. 고관절은 90도 이상 외전시켜 불안정하다. 팔다리의 협응이 어렵기 때문에, 양손을 동시에 이동시켜 무게중심을 이동한다. 이것은 시간과 에너지 소모가 많아서 짧은 거리에서만 기능적이다. 교실 내에서 이동하는 데는 괜찮으나, 그 외의 환경에서는 적절한 이동수단이 되지 못한다.

트래비스는 어른이 가슴 부분을 받쳐주거나 손을 잡아서 머리 위치까지 들어주면, 천천히 걸을 수 있다. 걷기를 할 때, 어른이 손을 머리 위치까지 들어주게 되면 아동을 몸통조절을 거의 하지 않고 팔만 흔든다. 몸통을 잡아주면, 목과 몸통을 옆으로 과도하게 움직여서 무게중심을 이동시키려고 하기 때문에, 머리조절이 어려워지고 진행방향을 눈으로 보기 어렵다. 걸을 때 다리를 내전시키기 때문에 체중지지면이 좁아진다. 발의 앞꿈치가 바닥에 닿자마자, 고관절과 무릎을 구부리기 때문에, 걸음 사이에 안정성을 유지할 시간이 거의 없다.

워커(그림 19.1)를 사용할 때 체중을 지지하는 팔을 지속적으로 유지할 수 없다. 핸들을 잡을 수는 있지만, 체중을 이동시킬 때 자신도 모르게 팔을 밀고 당기고 올리기도 한다.

수동휠체어를 사용할 때, 손을 바퀴에 위치하거나 유지하기가 어렵기 때문에, 독립적인 추진을 할수 없다.

### 6) 자조활동에 참여하는 능력

트래비스는 딱딱한 비스켓이나 쿠키를 잡아서 먹을 수 있으나, 부드러운 음식은 손에서 부서진다. 이때 어깨를 올리고 후굴시키고 팔꿈치를 구부리고 손을 가슴에 고정시키며, 머리를 숙여서 과자를 먹는다. 숟가락으로 액체음식 먹기는 할 수 없다. 액체음식

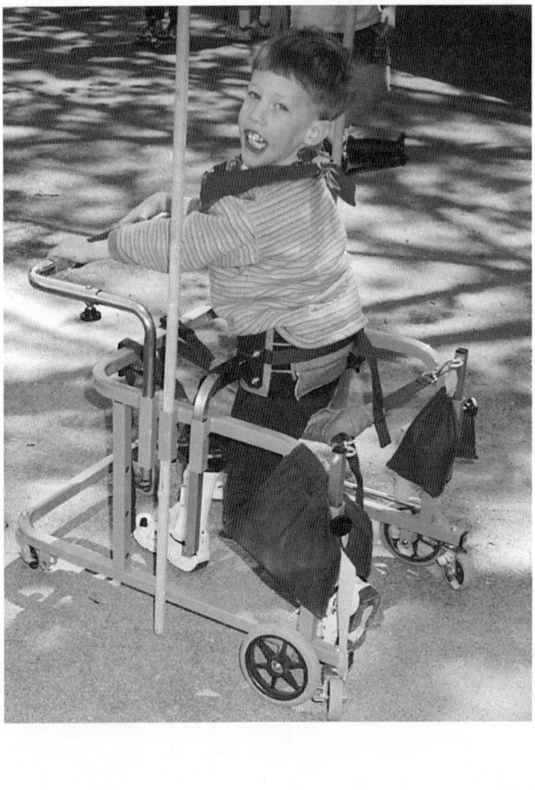

**그림 19.1**
워커

을 빨 수는 있지만, 빨대를 깨물어서 고정을 해야 한다. 입술, 볼, 혀, 턱에서 협응운동을 하기가 어렵기 때문에 혀를 구개에 붙여 음압을 만들어서 빨기를 한다. 비정상적인 빨기 패턴은 병적인 입움직임을 강화하여 효과적인 먹기와 말하기를 방해한다.

트래비스는 변기에 혼자 앉을 수 없다. 고관절을 90도 구부린 상태를 유지할 수 없기 때문에, 다리를 내전시켜 변기의자 구멍으로 빠지게 된다. 고관절을 신전시켜 보상하기도 하지만, 몸통이 뒤로 기울여진다. 잡아주는 사람이 없으면, 서서 소변보는 것도 힘들다.

### 7) 보조도구를 사용하기 위한 스위치 조작능력

트래비스는 스위치를 사용할 때, 정확하게 움직일 수 없고 팔을 과도하게 움직여서 접근한다. 따라서 팔을 뻗고 스위치에 손을 대는 데 시간이 많이 걸린다. 주먹을 쥐어서 손목을 고정하여, 큰 스위치를 겨우 유지할 수 있다. 손가락은 펴고, 엄지손가락을 써서 키보드를 누른다. 손목은 보통 구부러지고 척골편위(unlar deviation)된 상태로 있다. 키를 누를 때 성공률은 회당 25% 정도이다. 마우스는 사용할 수 없다.

### 8) 목표

요컨대, 장기목표는 가족과 학교구성원, 치료사로 구성된 팀에 의해서 세워진다. 생체역학적 이론의 틀을 주로 사용하지만, 그것만 고집하는 것은 아니다. 트래비스가 작업치료의 범위 내에서 여러 가지 요구가 있을 수 있는데, 생체역학적 이론의 틀만으로는 만족시킬 수 없기 때문이다.

① 보조장비를 이용하여 교실에서 자세조절을 향상시킨다.
② 공간에서 독립적이고 적절하게 이동하기 위한 수단을 제공한다.
③ 또래들과 상호작용을 시작할 수 있도록 도구와 지지를 제공한다.
④ 쓰기, 그리기, 조소활동의 독립성을 증가시키기 위한 적절한 자세와 보조도구를 제공한다.
⑤ 독립적인 먹기를 위한 적절한 자세와 보조도구를 제공한다.
⑥ 독립적인 화장실가기를 위한 적절한 자세와 보조도구를 제공한다.

## 19.3 중재

생체역학적 이론의 틀은, 여러 가지 목표를 달성하기 위해서 필요한 다양한 자세조절 장비를 이용할 수 있게 한다. 이러한 자세조절 장비가 환경 내에서 적절한지가 중요한 고려사항이다(병원에서는 허용되지만, 학교에서는 사용할 수 없는 경우도 있기 때문이다). 트래비스의 경우, 일반적으로 통용되는 장비를 사용하였고, 처음에는 집 주위에서 사용하는 목적에 맞추어 적용되었다. 외관, 조작성(크기와 무게), 장비의 개수는 트래비스를 중재하는 구성원들의 의견을 고려했다. 선생님, 동료학생, 부모님도 새로운 장비의 목적을 이해하여 오용하지 않도록 해야 한다.

최종적인 사용과 효과는 치료사의 의견도 중요하지만, 학급 학생들과 선생님의 의견을 반영해야 한다. 일과중에 잘 사용되고 있는지, 현재의 문제나 잠재적인 문제는 없는지, 어떻게 변형시키는 것이 학교에서 더 도움이 되는지가 치료프로그램의 핵심요소이다.

트래비스의 목표는 학교에서의 요구를 확인하고, 생체역학적 이론의 틀로 중재하는 것이다.

## 19.3.1 교실에서의 자세 조절

트래비스에게 가장 안정적인 자세는, 좌석벨트를 45도 각도로 착용하여 골반을 고정하고 양쪽 좌골결절(ischial tuberosities)에 체중지지를 일정하게 유지하여, 고관절과 무릎을 90도 구부리고 앉는 것이다. 벨트가 없을 경우, 골반이 후굴절되고 체중이 뒤로 이동되어, 바로 앉은 자세를 유지할 수 없게 된다. 골반과 발을 고정시킴으로써, 고관절 내전으로 안정성을 보상할 필요가 없게 되었다. 트래비스는 머리를 좌석에 지지하기 위한 장비도 필요했다. 머리와 몸통을 외측에서 지지하기 위한 장비는 머리와 몸통이 외측으로 과도하게 움직이는 것을 감소시켰다. 머리 지지대는 시각적인 검색을 위해 약간 움직이면서, 지속적인 시각적 집중을 유지하기 위해서 충분히 지지할 수 있게 제공되었다.

트래비스의 휠체어는 외관이 멋지게 만들어져서, 학급친구들이 서로 휠체어를 밀어주고 싶어했다. 좌석은 교실 책상 높이에 맞추어졌으나, 최적으로 맞추지는 못했다. 등받이는 고관절을 각도를 고려하여 골반이 약간의 후굴절이 가능하도록 약간 기울였고, 좌석은 바닥과 평행하게 했다. 또한, 대퇴부와 45도 각도로 금속 버클이 달린 좌석벨트를 설치하여 골반의 후굴절을 방지하였다. 그러나 좌골결절보다는 척추에 바닥이 닿고 등이 구부러져서, 자세의 안정성이 감소하고 머리를 바로할 때 목이 과신전되었다.

문제점을 해결하기 위해, 대퇴부 아래에 웻지를 대고 발받침대의 높이를 조절하여, 대퇴부를 올리면서도 고관절의 각도는 그대로 유지할 수 있도록 하였다. 보호자가 끼우고 뺄 때는 좀 불편하지만, 골반 후굴시 버클이 대퇴부를 압박하므로, 벨트의 버클도 중앙에서 옆으로 이동시켰다.

유치원에서는 바닥에서 하는 활동이 많다. 예를 들면, 선생님의 말씀시간, 같이 이야기하는 시간, 나이 많은 학생들이 책읽어 주는 시간과 만들기 시간 등이다.

따라서, 바닥에서 활동을 할때, 등받침대(90도 각도), 좌석벨트, 외전용 웻지가 설치된 바닥용 자세지지대가 제공되었다. 등의 옆을 받쳐주기는 했지만 등이 약간 구부러졌으며, 독립적인 이동을 위해 좌석벨트를 착용하지 않았다. 트래비스는 이 장치에서 허리를 약간 뒤로 기울어지고 회음부(perineum)는 외전웻지에 고정시켜서 편하게 기댈 수 있었다. 치료사는 트래비스의 자세를 보고 약간 불만족했지만, 앉기와 이동하기가 용이했으며 이야기 듣기 활동을 할 때 편하게 참여할 수 있었다. 콩주머니가 들어간 의자나 벽에 기대는 것보다 훨씬 더 많은 지지를 제공했다. 하지만, 이것은 트래비스가 학교생활을 하면서, 자세조절에서 해방되기 위한 일부에 불과했다. 우주선 놀이나 짐수레꾼 놀이와 같은 상상놀이를 할 때는 밝은 파란색의 바닥용 시터(그림 19.2)도 필요했다.

활동과 이동이 많은 시간에, 트래비스는 W앉기 자세에서 기어서 이동했다. W앉기 자세는 다른 아이들과 같이 어울리는 놀이를 할 때 제한점이 있었다. 가장 좋은 방법은 트래비스의 발목보조기(ankle-foot orthoses)를 제거하고  잠시동안이나마, 발꿈치가 닿게 앉도록 하는 것이었다.

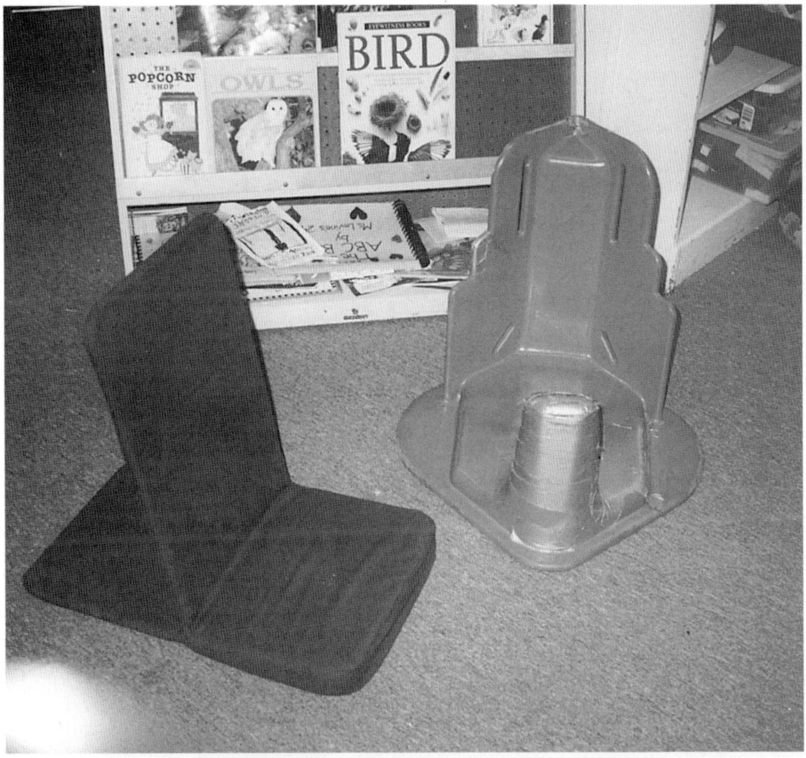


**그림 19.2**

두 가지 바닥용 시터(sitter)는 수업시간에 편안함과 지지를 제공했지만, 조음기능이나 손기능을 수행하기에는 적절하지 못했다.

## 19.3.2 공간에서 독립적이고 적절한 이동

바닥에서 활동을 할 때는 기어다니기를 하더라도, 이것은 비효율적이고, 안전하지도 않고 학교 내에서 이동하기는 부적절한 방법이다. 머리조절과 어깨안정성과 같은 요소만 전제된다면, 스쿠터보드가 5~10세 아이들이 복도에서 이동하는 데 적절할 수 있다. 보조를 받아서 걷거나 전동이동장치도 실행 가능한 대안이었다.

워커를 이용한 보행은 가정방문 물리치료의 장기목표이다. 자세조절과 상지지지에 대한 요구도가 낮은 변형된 보행기가 학교에서 이동하는 데 제공되었다. 그 장치는 다리가 순간적으로 구부러지더라도 자세를 유지할 수 있도록 골반을 받쳐주는 장치가 포함되었다. 대퇴부 방향으로 아동이 잡을 수 있는 바(bar)가 설치되어 있긴 했지만, 몸통과 보행기를 지지하는 데 필수적이지는 않았다. 걸으면서도 지속적인 시각적 집중을 유지할 수 있도록 머리지지대도 설치되었다. 이 장치 덕분에 트래비스는 공간에서 용이하게 이동할 수 있었고, 복도를 따라 다른 방으로 이동할 수도 있었다. 보행장치에는 양발이 땅에서 떨어지더라도 몸 전체를 지지할 수 있는 착탈식 안장이 설치되어서, 다른 아이들과 공차기 놀이도 가능하게 되었다(그림 19.3).

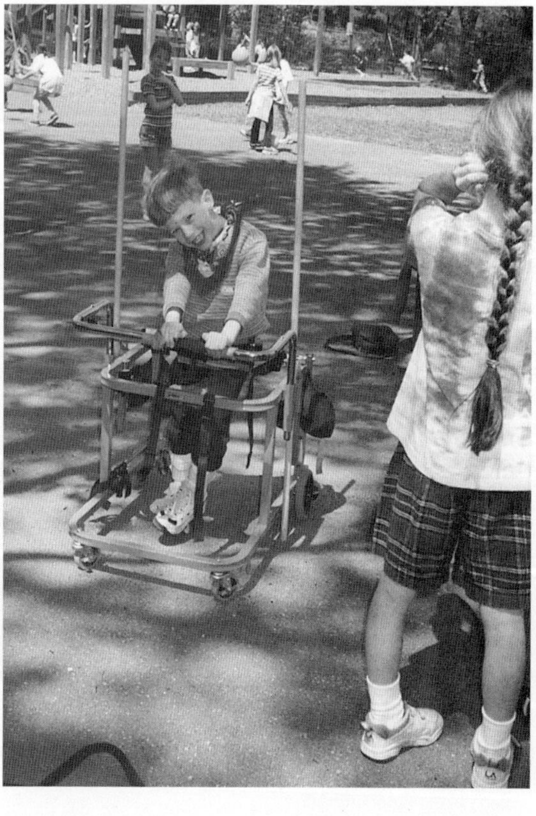

**그림 19.3**

안장이 장착된 워커는 아동이 친구들과 운동장에서 뛰어 놀 수 있도록 해주었다.

트래비스는 전동 휠체어를 충분히 사용할 만한 인지적인 능력이 있었다. 트래비스의 부모님이 클리닉을 통해서 자세지지 장치가 설치된 전동 휠체어를 주문했다. 다음과 같은 장치가 트래비스가 조이스틱을 사용하는 것을 도와주었다. 몸통 상부가 앞뒤로 움직이는 것을 고정하는 멜빵은 조이스틱을 조절하는 팔에서 나타나는 원위부의 움직임을 감소시켰다. 상완지지대(humeral wings)는 팔이 중심선을 넘어서 움직일 때, 어깨가 후굴과 외전되는 방향으로 많이 움직이는 것을 방지하기 위해서 랩보드(lap tray)에 설치되었다. 랩보드는 전완을 지지하기 위해 제공되었다. 트래비스의 전완을 랩보드 위에 위치시키기 위해서, 조이스틱(랩보드에 구멍을 뚫어서 설치함)은 약간 낮추었다. 이러한 방법으로, 트래비스는 전완이 랩보드와 접촉해 있는 동안 손목을 신전할 필요가 없었고, 손으로 조이스틱을 조작할 때 손목이 저절로 중간각도가 되었으며, 중력의 영향으로 손이 조이스틱에 유지되었다. 조이스틱은 손이나 팔이 과도하게 움직여도 조금만 움직이도록 완충장치가 장착되었다.

### 19.3.3 사회적 상호작용

신체적 의존성과 조음장애 때문에, 학급 동료들이 트래비스의 능력을 인식하는 것은 어려운 일이다. 복도에서, 학생들은 누가 트래비스의 휠체어를 밀어주었는가를 묻곤 한다. 트래비스는 학생들이 자신의 부정확한 발음을 인어구사를 못하는 것으로 오해한다는 것을 알기 때문에, 대답을 잘 하지 않는다. 또한, 소리가 작기 때문에 시끄러운 복도나 식당에서는 다른 사람들이 트래비스의 목소리를 듣지 못하는 경우도 많다.

보행기로 이동하는 것은 스스로 이동할 기회를 제공하고, 친구들에게 자신의 능력을 보여줄 수 있게 하였다. 트래비스는 말을 먼저 걸지는 않지만, 다른 친구들의 활동에 참여하기 위해 다가갔다. 트래비스가 다가가자 친구들이 질문을 했고, 트래비스는 필요시 말을 반복하고 해석하여 대답했다. 혼자 이동하고 말을 하기 시작하자 아이들이 트래비스를 존중해 주었다. 의사소통을 돕기 위해서, 언어치료사는 머리에 쓰는 확성장치를 제공하였다. 트래비스는 머리, 목, 어깨의 움직임이 과도한 편이기 때문에 머리에 쓰는 장치를 약간 변형해야 했다. 안장이 달린 보행기는 트래비스가 체육시간에 스케이트를 탈 때도 사용될 수 있었다.

트래비스가 자신의 능력을 표현하고 사회적으로 참여할 또 다른 기회를 제공해 준 것은 컴퓨터였다. 트래비스는 다른 아이들과 마찬가지로 글자도 읽을 수 있고, 학습용 소프트웨어의 개념들도 잘 이해할 수 있었다. 트래비스는 크기가 확대된 키보드와 마우스 대신 화살표키를 사용하였다. 이 키보드는 랩보드에 고정된 이젤(easel)에 놓고 쓸 수 있도록 하였다(그림 19.4). 이것은 트래비스가 손목 신전이 부족하기 때문에, 상완을 지지할 수 있도록 고안되었다. 이젤의 각도는 목과 머리의 정위자세에 도움이 되도록 맞추었

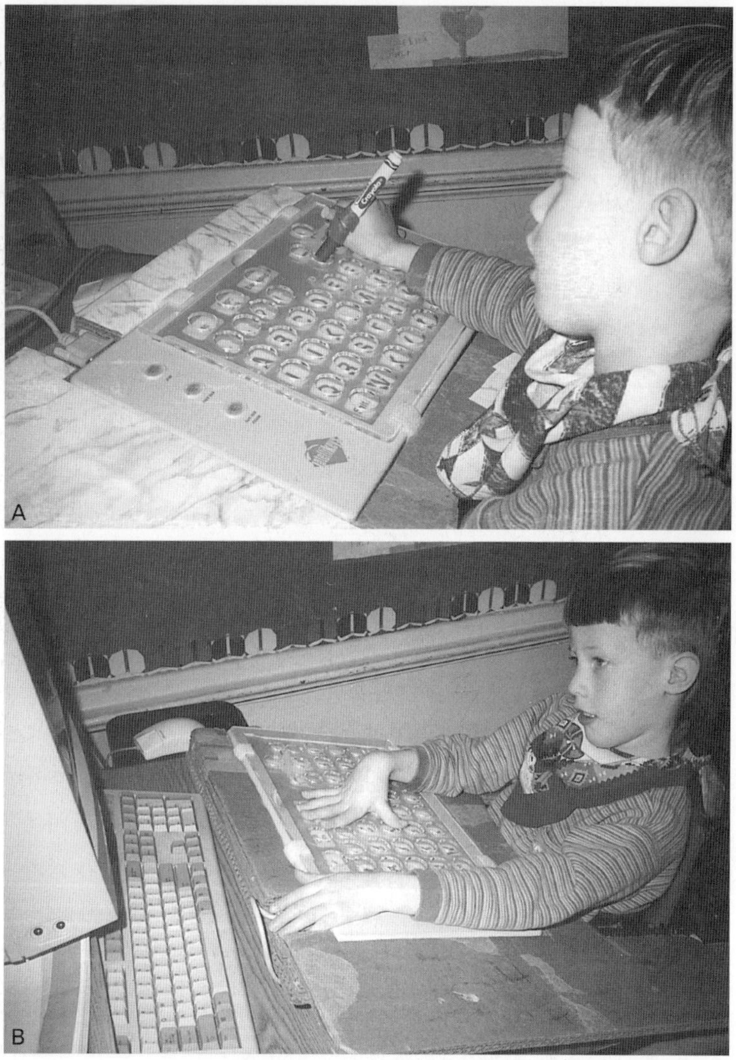

**그림 19.4**

아동이 이젤판 구멍을 이용하여 키보드를 사용하는 모습(A). Adapted marker-holder는 손목신전을 촉진시키고, 손가락의 분리된 움직임을 보상한다(B).

다. 상완 지지대(humeral wing)는 어깨와 팔의 과도한 움직임을 제한하고 안정성을 제공하기 위해서 랩보드에 장착되었다. 키보드를 누를 때 분리된 손가락의 움직임이 필요하기 때문에, 두번째 손가락의 근위부지간관절(PIP)을 신전시키는 고리형의 스플린트를 사용하였다. 엄지손가락으로 키보드를 누를 때는 전완이 회내되고 팔꿈치가 굴곡되고 견관절이 내회전 및 외전되어서 몸통이 지지면에서 떨어지게 했지만, 두번째 손가락을 사용하면서 이런 문제들이 해결되었다.

특수 키보드는 일반 키보드와 동시에 사용할 수 있기 때문에, 트래비스는 친구들과 게임을 하기도 하고 교육용 프로그램도 같이 사용할 수 있었다.

### 19.3.4 쓰기, 그림, 조소 활동에 참여

이런 활동들에 참여할 때, 트래비스는 자세유지를 위한 두 가지 옵션을 사용한다. 휠체어를 친구들이 쓰는 테이블로 이동시키거나, 랩보드를 사용하는 경우도 있다. 휠체어를 테이블로 이동시키면, 친구들과 더 가까이 다가가서 활동에 참여할 수 있다. 랩보드를 사용하면 자세지지나 자세조절이 보다 용이하지만, 친구들과는 거리가 멀어진다. 선생님은 트래비스와 의견을 조율하여 두 가지 옵션을 번갈아가며 사용하였다.

트래비스는 견관절이 후굴되고 팔꿈치가 신전되어서 테이블 위에 팔을 유지시키지 못한다. 옆과 앞에서 전완지지를 하기 위해서, 랩보드로 몸통을 지지하였다. 상완지지대가 어깨의 과도한 움직임을 방지하기 위해 사용되었다. 몸통고정을 위한 멜빵도 사용하였으나, 몸통을 움직이고 조절하는 놀이를 할 때는 풀어야 했다.

트래비스는 두 가지 종류의 쓰기와 그리기 활동에 참여하였다. 한 가지는 색깔과 움직임을 정확하게 할 필요가 없는 자유그리기였다. 이것은 친구들과 같이 테이블에서 수행했다. 트래비스는 훨씬 더 조절이 필요한 모양그리기와 글자쓰기도 배우고 싶어했다. 트래비스가 글씨쓰기를 하는 것은 키보드 사용에 비해서 이려워 보였지만, 사기이름 쓰기 능력은 학급활동에서 매우 중요했다. 머리와 팔을 지지하기 위해서 이젤이 장착된 랩보드를 사용하였다. 손목의 굴곡과 척골편위는 전완을 지지면에서 분리시키기 때문에, 손목의 척골 쪽에 스플린트를 착용하였다. 쓰기용 보조기는 처음에는 엄지, 둘째, 셋째 손가락 중간에 펜이 위치하도록 만들었으나, 트래비스는 둘째, 셋째 손가락 사이에 펜이 위치하는 것을 선택했다.

보조장비를 사용하면서, 트래비스는 제한된 움직임 범위 내에서 팔과 손을 더 효과적으로 사용할 수 있는 방법을 익혔다. 또한, 한 손을 자세지지를 위해 사용하기보다는, 공간에서 양손을 사용하는 방법도 배웠다.

### 19.3.5 독립적인 먹기

트래비스는 손가락으로 음식을 집을 때 부드럽고 조절된 움직임이 부족하며, 음식물을 입으로 가져갈 때 전완조절도 어렵다. 포크를 사용할 때 얼굴을 찌를 위험이 있고, 스푼에 있는 음식물은 흘리는 경우가 많았다. 손과 입의 위치도 조정해야 하고, 식당의 소음 때문에 긴장도도 올라갈 수 있기 때문에, 식사시에는 최대한의 자세조절이 필요했다. 작업치료와 언어치료 시간에 구강운동과 손조작기술이 중재되었다. 점심식사를 하는 동안, 최대한의 자세지지를 받으면서 최소한의 움직임으로 수행되어야 했다. 트래비스는 머리지지대, 몸통지지대, 멜빵과 랩보드를 사용하였다.

독립적인 먹기를 위한 첫번째 단계는 샌드위치 홀더의 사용이었다. 이것을 사용하면, 음식을 입으로 가져갈 때 스푼이나 포크를 사용할 때 필요한 전완과 손목조절을 하지 않아도 된다. 트래비스는 전완지지대로 팔을 고정시키고 팔꿈치는 랩보드에 지지한 후, 팔꿈치 굴곡만을 사용하여 샌드위치 홀더를 입으로 가져갈 수 있었다. 홀더의 오른쪽 끝부분이 입을 향하게 하기 위해서 전완을 중간 위치에 유지시키는 것은 트래비스의 의식적인 조절이 필요했다. 샌드위치가 입에서 몇 인치 정도의 거리에 위치하면, 트래비스는 팔을 고정시키고 입을 샌드위치 쪽으로 움직여서 먹었지만, 이것은 손이 입 쪽으로 갑자기 움직일 수 있기 때문에 피해야 할 동작이다. 샌드위치 홀더 사용은 포크조절을 위한 연습용이었다.

컵과 빨대 사용은 딜레마였다. 트래비스가 빨대를 독립적으로 사용하기는 하지만, 사용방법이 비정상적인 구강운동을 강화시켜 조음장애에 영향을 줄 수 있었다. 언어 유창성이 더 중요했기 때문에, 치료팀은 트래비스가 식사시간에 마시는 활동을 도와주기로 했다. 트래비스가 치료를 통하여 빨기 패턴이 개선될 때까지, 친구들이 컵으로 마시는 것을 도와주었다.

### 19.3.6 화장실가기에서의 독립성 증가

트래비스가 변기에서 떨어지지 않게, 변기에 대퇴부를 고정시키는 링이 설치되었다. 변기 옆에 손잡이는 두 가지 목적으로 설치되었다. 한 가지는 앉아 있을 때 몸통지지를 돕기 위해 잡을 수도 있고, 허리를 앞으로 숙일 때 잡아서 당길 수도 있고, 소변이 통 속으로 정확하게 들어가도록 몸의 위치를 조절할 때도 필요하다. 두번째는 트래비스가 서는 것을 배우기 시작할 때, 대퇴부를 고정시키고 손잡이를 잡기 위해 필요하다(그림 19.5).

서기는 화장실 사용의 독립성에 많은 잠재력을 제공한다. 옷(특히 하의)을 벗을 때도 필요하고, 휠체어에서 변기로 변기에서 휠체어로 이동하기 위해서도 서기가 필요하다.

## 19.4 요약

첫해의 통합교육프로그램은 트래비스가 새로운 환경에 적응하고, 구성원들에게 자신을 알리고, 학교 구성원들이 트래비스에게 익숙해져서 신체적 도움을 효과적으로 주는

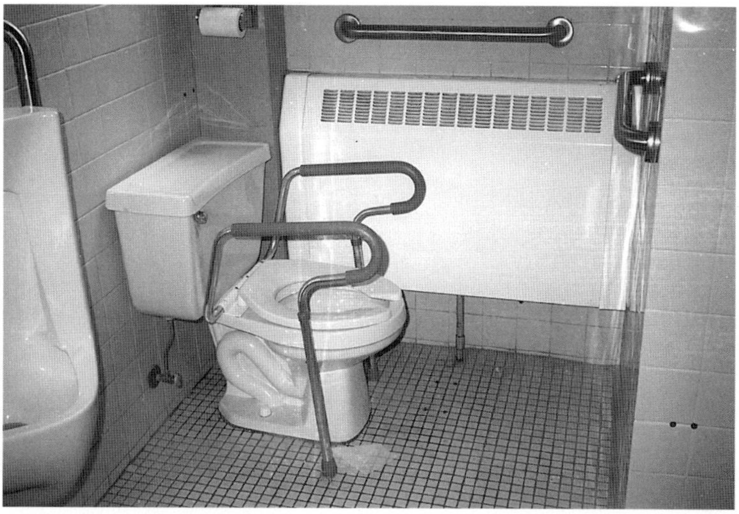

**그림 19.5**

변기 손잡이는 독립적인 서기를 위한 지지를 제공한다.

것을 우선 목표로 하였다. 일 년이 지나자, 트래비스는 선생님으로부터 영리한 학생으로, 친구들로부터는 사회성 좋은 친구로 인정받았다. 트래비스는 다른 아이들과 상호작용할 기회가 생겼고, 친구들은 트래비스를 이해하고 무엇을 도와주어야 할지를 알게 되었다. 트래비스는 이동장비와 의사소통장비의 사용법을 마스터하였다(전동 휠체어, 키보드, 확성기). 또한, 학교 구성원들과 치료사들의 도움을 받아서 먹기, 화장실가기, 손조작 기술이 향상되었다.

앞으로의 치료서비스는 교실이나 커리큘럼의 변화에 따라서 자세를 유지하거나 변화시킬 필요가 있을 것이다. 또한 트래비스의 요구대로 능동적인 움직임 패턴을 중재해야 할 것이다.

## 학습을 위한 질문

1. 트래비스에게 생체역학적 이론의 틀이 왜 지금 시점에 사용되었는가?
2. 집에서 도움이 될 만한 부가적인 장비는 어떤 것이 있을까?
3. 트래비스를 위해 필요한 다른 이론의 틀은 어떤 것이 있을까?

제 2 0 장

# 사례 연구 : 감각통합과 신경발달치료 이론의 접목

CHANIE PRUZANSKY / KAY FARRINGTON
박수현 역

## 20.1 배경

주디스(Judith)는 운동발달 소동작기술의 지연을 이유로 평가에 의뢰된 11개월의 유아이다. 주 호소는 손뻗기의 어려움과 한 손에서 다른 손으로 물건을 옮기지 못하는 것이었다.

주디스는 뉴욕에 살고 있으며, 나무와 그네가 있는 작은 뒤뜰이 있는 조그마한 2층 집을 소유하고 있는 중상층 가정의 셋째 막내딸이다. 주디스에게는 유치원에 다니는 4살의 오빠와 놀이방에 다니는 3살 된 언니가 있다.

주디스는 38주의 임신기간을 거쳐 6파운드 2온즈(약 2.78kg)으로 태어났으며 엄마는 임신기간 중 고혈압과 임신중독증을 앓았다. 주디스는 만성 귀 염증(chronic ear infection)의 병력을 지니고 있었으며 8개월경 고막절개술(myringotomy)을 실시하여 튜브를 삽입하였다. 주디스는 전반적으로 좋은 건강상태를 보이고 있었다.

주디스는 움직이기 싫어하는 기질의 조용한 유아였다. 네발기기 자세를 취하거나 치료공 위에 태울 때 괴로워하는 것을 빼고는 핸들링에도 잘 견뎠다. 주디스는 엎드린 자세에서 넓은 기저면(base of support)을 사용하였으며 앉을 때도 팔을 집어 지지하면서 앉는 모습을 보였다. 엎드려 눕히면 팔꿈치를 편 상태에서 지지했으며 하체는 개구리 다리 모양으로 구부러져 있었다. 하지만 이 자세를 오래 견디지 못했다. 또한 주디스는 평가자의 무릎 위에서 네발기기 자세를 취했을 때도 매우 힘들어 했고 등이 밑으로 처지는 현상을 보였다. 앉은 자세에서도 아래 척주를 똑바로 세우지 못했다.

이러한 주디스의 손상을 다루기 위한 작업치료 이론의 틀로 감각통합과 신경발달치료 이론을 선택하였다. 신경발달치료는 주디스의 움직임과 운동성 간의 균형 부족과 자세긴장도(postural tone)를 위해 사용하였으며, 감각통합은 다른 이슈들을 다루기 전에 신경계의 손상을 치료하기 위해 선정하였다.

### 20.1.1 신경발달치료 이론의 틀에 입각한 평가

NDT 이론의 틀(neuro develop-mental treatment frame of reference)을 평가에 이용하는 것은 주디스가 넓은 기저면을 사용하고 협력수축이 부족하며 전반적인 운동 발달이 지연되어 있기 때문이다.

자세긴장도(postural tone). 주디스는 엎드려 누운 자세와 그 외 자세에서도 넓은 기저면을 사용한다. 하지에서는 무릎을 과신전시키고 발가락을 구부리며 발목을 교차시키는 고정(fixation) 패턴이 나타난다. 상지에서는 특히 움직임을 시도할 때 손에 주먹을 쥐고 어깨를 올리는 고정자세가 관찰되었다.

자세정렬과 관련된 정위반응과 평형반응(righting and equilibrium reactions as they relate to postural alignment). 바로누운 자세(supine)에서 머리의 지지를 제거한 결과, 주디스는 중력에 대항하여 턱을 끌어당기지 못했다(그림 20.1). 엎드린 자세에서의 평가에서도 보호신전반응(protective extension)이 나타나지 않았다.

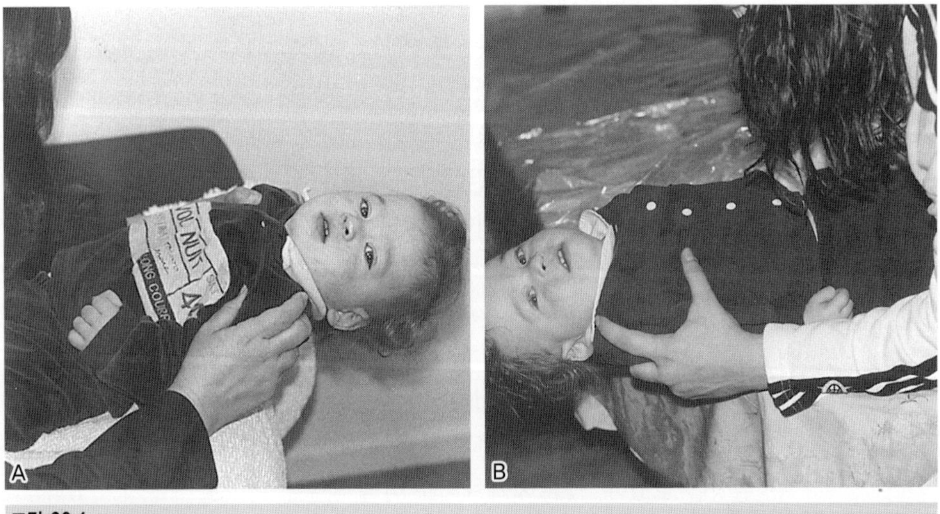

**그림 20.1**
(A)는 턱을 당긴 성숙한 반응 (B)는 미성숙한 반응

**안정성과 운동성(대동작기술).** 주디스는 안정성이 부족했다. 체중을 이동하는 것을 피하며, 한 자세에서 다른 자세로 움직이는 것에 대한 두려움이 매우 강했다. 또한 체중을 지지하기 위해 바닥에 발이 닿는 것을 매우 싫어하기 때문에 정상적인 기저면을 갖추지 못했다.

**안정성과 운동성(소동작기술).** 주디스는 소동작기술의 지연으로 인해 앉은 자세에서 팔을 높이 들고 있는 자세(high guard position)를 취하였다. 검지손가락만을 이용하여 페그보드 구멍에 손가락을 넣을 수 있는 것을 보아 손가락의 분리된 움직임의 시작되었음을 알 수 있었다. 그러나 작은 물체는 갈퀴 형태로 쥐는 패턴(raking pattern)을 사용했다. 각 손의 블록을 하나씩 쥘 수 있으며 세 번째 블록을 잡기 위해 두 블록 사이에 유지하고자 하는 시도를 보였다. 페그보드에 있는 페그를 빼낼 수 있으며 양 손으로 종이를 구길 수 있었다. 또한 줄 달린 장난감을 당기기도 했다.

**분리(dissociation).** 주디스는 세웠을 때 하지의 분리가 결여되어 있었다. 주디스는 무릎으로 서 있는 상태(kneeling)에서 한 쪽으로 체중을 옮기는 것을 피하거나 부적절하게 이동시켰으며 한 쪽 다리만 구부리고 무릎으로 선 자세(half-kneeling)를 하지 않고 양 발을 동시에 들어올리는 모습(pivot up)을 보였다.

**움직임의 다양성(variety of movement).** 주디스의 움직임 레퍼토리는 매우 제한되어 있었다. 어깨를 올리고 손을 움켜 쥔 고정적인 자세만 사용했다. 더욱이 자세변화에 대한 두려움과 불안, 그리고 체간 회전의 결핍은 움직임 가능성을 더욱 제한하고 있었다. 주디스는 매우 적은 범위에서의 대동작 움직임만을 가진 극히 정적인 아동이었다.

**관절가동범위(ROM).** 주디스의 고정 패턴(patterns of fixation)이 일시적으로 나타나긴 하나 관절가동범위를 제한하지는 않았다.

## 20.1.2 감각통합이론의 틀에 입각한 평가

감각통합 이론의 틀(sensory integrative frame of reference)을 이용하여 평가하는 것은 주디스의 촉각과 움직임에 대한 지나친 민감도에 근거하여 사용한 것이다.

### 1) 감각계 조절

**촉각계(tactile system).** 주디스는 누가 자신을 잡는 것이나 껴안는 것을 좋아하지 않았다. 엎드려 누운 자세에서도 손은 항상 움켜쥐고 있었다. 부모는 주디스가 기기 시작했을 때도 손바닥 전체가 아닌 손 끝으로만 체중을 지지했다고 보고하였다. 주디스는 젖병을 잡는 것도 거부했다. 발바닥으로 체중을 지지하는 것도 싫어했다. 주디스의 어머니는 발바닥이 과하게 민감하기 때문에 '엑서쏘서(보행기 형태로 생겼으나 바닥이 고정되어 있고 주위에 장난감이 많이 달린 형태; exersaucer)' 에 세우지 못했다고 했다.

**청각계(auditory system).** 주디스는 진공청소기와 같은 큰 소리에 매우 민감했다. 특히 말하기 발달이 지연되어 청력과 관련된 문제가 의심되었다. 이를 위해 언어와 듣기 평가가 의뢰되었다.

**중력과의 관계성(relationship to gravity).** 주디스는 중력에 대하여 불안함을 보였다. 주디스는 움직임에 대한 고정을 위해 다리를 넓게 벌려 앉았으며 자신의 팔 범위 내에 있는 장난감만 가지고 놀았다. 주디스는 치료사의 무릎이나 공 위에서 있는 것 또는 머리의 자세가 갑자기 변하는 것을 견디지 못했다. 전정처리능력이 부족하였으며 움직임에 대한 두려움을 보였다(예, 엎드려 누운자세에서 앉은 자세로 전환할 때 두려워하였다).

**움직임 수준(movement level).** 주디스는 한 자세에 머물러 있는 경향이 있었다. 엎드린 자세에서 네발기기 자세로 움직일 때 울음을 터트리고 등이 구부러졌다.

**구강각성(oral arousal).** 주디스는 구강 분비액을 조절하지 못해 침을 흘리고 있을 때가 많았다. 대부분의 시간동안 입을 벌리고 있는 것이 관찰되었다.

**후각각성(olfactory arousal).** 익숙하지 않은 물건은 코에 대고 냄새를 맡아보기는 하나 냄새에 싫어하는 반응을 보이지는 않는다.

**시각계(visual system).** 문제가 없었다.

**집중수준(attention level).** 주디스는 아주 조용한 아기로 주디스의 어머니는 처음에 주디스가 정말 '착한 아기' 라고 생각했다. 그러나 주디스가 잘 움직이지 않는 것에 주시하게 되면서 이것이 걱정거리로 바뀌었다. 또한 주디스는 촉각과 전정변화에 대해 과한 경계심을 보였다.

**자세안구진탕(postrotary nystagmus).** 아직 어린 관계로 평가할 수 없었다.

**움직임에 대한 민감성(sensitivity to movement).** 회전 움직임이나 선형적인 과속 움직임(linear acceleration)에 대해 견디지 못했다. 어머니의 보고에 의하면 뒤뜰의 그네에서는 편안해 하나 엎드린 자세나 바로누운 자세에서 흔드는 것은 매우 싫어했다.

**고유수용성민감도(proprioceptive sensitivity).** 주디스는 관절과 근육의 움직임에 대한 반응이 부족했다. 혼자서 앉아 있을 수는 있으나 편안하게 유지하지 못하고 몸이 뻣뻣해지며 곧 몸을 움직이기 시작했다. 또한 바로누워있는 주디스를 앉히기 위해 끌어당기면 목이 뒤로 쳐지는 현상을 보였다.

**정서적 각성(emotional arousal).** 비록 주디스는 전반적으로 각성상태가 떨어져 있는 것으로 보이지만 환경의 변화에 대해서는 과도한 각성과 두려움을 보였다.

### 20.1.3 기능 지지 능력

앞서 논의 되었던 이 계통(예, 청각, 시각, 전정, 고유수용성, 촉각)은 최종산물을 이끌어내는 기능 지지 능력(functional support capabilities) 발달에 기초가 된다.

빨고-삼키고-숨쉬기(suck-swallow-breath). 이 영역에서의 주 문제는 주로 빨기, 구강운동조절, 그리고 발성우 통합과 관련되어 있다. 주디스는 구강운동조절의 부족과 과도한 침흘리기가 나타났다. 또한 깨무는 것(biting)과 씹는 것(chewing)이 어려웠다. 자세조절, 발성(phonation) 그리고 소리를 내는 능력(vocal abilities)이 모두 지연되어 있었다.

촉각변별(tactile discrimination). 물건을 잡는 것을 거부하고 무엇인가가 자신에게 닿는 것에 대한 주디스의 부정적 반응은 환경의 탐색을 방해했다. 결국, 이것은 만짐을 통해 물체를 구별하는 능력을 키우는 데도 악영향을 미쳤다.

동시수축(cocontraction). 굴근과 신전근의 동시수축의 어려움이 발견되었다. 안정성과 운동성에 관련된 동시수축은 NDT에서 평가되었다.

근긴장도(muscle tone). NDT 이론의 틀에 입각한 분석에서와 마찬가지로 주디스의 자세긴장도가 약간 떨어지는 것으로 나타났다.

균형과 평형(balance and equilibrium). 주디스는 전정계의 조절능력이 부족하기 때문에 떨어짐에 대한 심한 두려움을 지니고 있었다. 주디스는 앞으로 뿐만 아니라 어느 방향으로도 보호신전이 나타나지 않았다.

발달적 반사(developmental reflexs). 엎드린 자세에서의 신전(prone extension)과 바로누운 자세에서의 굴곡(supine flexion)이 부족했다.

편측성(lateralization). 주디스는 오른손을 더 많이 사용했다.

양측통합(bilateral integration). 주디스는 한 손의 물체를 다른 손으로 옮기지 못했다.

### 20.1.4 최종산물과 관련된 능력

최종산물은 감각계 조절능력과 기능을 뒷받침하는 역량들의 결과물이다. 주디스의 경우 연령적 제한으로 인해 최종산물능력(end-product abilities)을 기대하기에는 제한이 있었다.

실행(praxis). 주디스는 장난감에 손을 뻗는 것이 느렸다. 이것은 아마도 움직임에 민감도 또는 조직화의 부족 때문으로 생각된다. 움직임에 대한 부족은 실행의 부족을 반영하는 것이다. 또한 주디스의 촉각과민은 실행장애(dyspraxia)에 영향을 미쳤다.

형태공간지각(form and space perception). 주디스가 너무 어린 관계로 이 부분은 평가할 수 없었다.

행동(behavior). 행동적으로 두드러진 문제는 없었다. 하지만, 움직임에 대한 두려움과 촉각에 대한 반응은 행동적인 문제로 비추어 질 수도 있다.

학문적 학습능력(academics). 주디스가 너무 어린 관계로 이 부분은 평가할 수 없었다.

언어와 발음(language and articulation). 주디스는 수용언어와 표현언어가 모두 지연되었다.

**정서적 긴장(emotional tone).** 주디스는 새로운 활동, 움직임 전환, 특정 장난감에 노출되었을 때 스트레스를 받고 불안해했다. 촉각과민과 중력과 관련된 어려움, 그리고 머리자세의 변화에 대한 불안을 지니고 있다. 이 모든 것이 정서적 긴장에 영향을 끼쳤다.

**활동수준(activity level).** 주디스의 활동은 최소 수준이었다.

**환경적 능숙함(environmental mastery).** 주디스의 적응반응(adaptive responses)은 부적절하며 환경에 대한 탐색능력도 없었다. 그러므로 통제의 어려움이 예측된다.

### 20.1.5 평가결과 요약

주디스는 대동작과 소동작발달 마일스톤(milestone)이 지연되어 있었다. 주디스는 무언가를 잡을 때 촉각방어가 나타났다. 특히 발바닥과 입에서 방어가 있었다. 감각처리의 문제(특히, 움직임에 대한 과민)와 운동계획기술의 부족은 인지와 의사소통, 그리고 사회적 정서발달의 부분에서 중대한 영향을 끼쳤다.

11개월의 주디스는 모든 조작능력이 지연되어 있었다. Peabody Fine and Gross Motor Scales(Folio & Fewell, 1983)의 소동작 부분에서는 7 내지 8개월 정도의 연령점수를 보여 3 내지 4개월 정도 지연되어 있음을 알 수 있었다. 주디스는 모든 영역에서 증진 가능성을 보였으며 조기중재서비스가 도움이 될 것으로 판단되었다.

평가가 완료됨에 따라 그 결과를 부모에게 설명하였다. 주디스의 부모는 평가의 결과에 대해 이해하고 주디스와 관련된 관찰사항과 관심사에 대해 적힌 문서에 동의하였다. 부모는 앤디의 평가 결과가 주디스의 전형적인 수행능력이라고 말하였다.

개별가족서비스계획(Individualized Family Service Plan: IFSP)을 수립하기 위한 회의가 개최되었다. 주디스는 일주일에 2회 작업치료, 물리치료, 언어치료, 특수교육을 받기로 했다. 특수교육은 1회 1시간씩, 그리고 나머지 치료는 1회 30분씩 실시하기로 하였다.

다음은 감각통합 이론의 틀과 관련된 작업치료 목표(goal)와 목적(objective)의 예이다.

**목표** 1: 독립적으로 움직이는 능력이 증진됨에 따라 환경에 대해 탐색할 수 있다.

- 주디스는 엎드려 누운 자세에서 바로누운 자세로 뒤집을 것이다.
- 주디스는 네발기기 자세로 전환할 것이며, 엎드려 누운 자세에서 앉은 자세로 전환할 것이다.
- 주디스는 앉은 자세에서 선 자세로 전환할 것이다.

**목표** 2: 운동계획능력이 증진됨에 따라 그 나이에 적절한 과제와 활동에 능동적으로 참여할 수 있다.

- 주디스는 자발적으로 물건을 집어들고 자신의 의지대로 움직일 것이다.

• 주디스는 바이-바이하며 손을 흔들 것이다.
• 주디스는 페그를 집어들고 페그보드의 구멍에 가져다 놓을 것이다.

다음은 신경발달치료 이론의 틀과 관련된 작업치료 목표와 목적의 예이다.

목표 3: 체간을 회전시키는 능력과 신체 중앙을 가로지르는 능력이 증진되어 환경을 좀 더 자유롭게 움직이며 한 자세에서 다른 자세로 전환할 수 있다.

• 주디스는 신체 중앙에서 장난감을 가지고 놀 것이다.
• 주디스는 자신이 원하는 장난감을 잡기 위해 신체의 중앙을 가로질러 손을 뻗을 것이다.
• 주디스는 앉은 자세에서 네발기기 자세로 전환할 수 있을 것이다.
• 주디스는 바닥에 앉아 한 손을 이용하여 신체 반대쪽에 있는 위치한 모양 맞추기 통에 모양을 집어넣을 수 있을 것이다(그림 20.2).

목표 4: 주디스의 소동작기술이 증진되어 장난감을 조작할 수 있다.

• 주디스는 다양한 잡기 형태를 이용하여 작은 물건을 집어 올릴 수 있을 것이다.
• 주디스는 모양맞추기 통에 모양을 집어 넣을 수 있을 것이다.
• 주디스는 레고 같은 조립 블록을 끼울 수 있을 것이다.

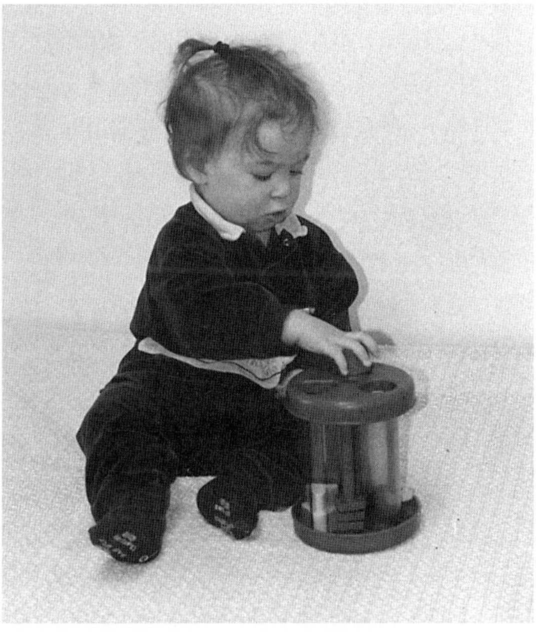

**그림 20.2**
체간회전을 증진시키기 위한 활동

## 20.2 신경발달치료 이론의 적용

NDT 이론에서 설명하고 있는 변화와 관련된 5가지 선행조건(postulate)을 주디스에게 적용하였다. 하나는 자세긴장도와 관련된 것, 두 개는 기저면과 관련된 자세조절에 관한 것이며, 또 하나는 자세 정렬과 관련하여, 그리고 나머지 하나는 움직임의 다양성과 관련하여 적용하였다. 첫번째 주디스에게 적용한 선결조건은 **만일 치료사가 아동의 근육 활성화(muscle activation)를 감지할 수 있고 치료사가 접촉을 단계화할 수 있다면 아동은 움직임의 능동적 참여를 증진시키기 위한 최상의 입력(input)을 받을 수 있을 것이다.** 예로 주디스의 발이 치료사를 향하도록 엎드려 누운 자세에서 치료사의 손으로 주디스의 골반측면을 잡아주어 외전을 조절하고 엉덩이를 올려주며 네발기기 자세에서 팔꿈치를 펼 수 있도록 도와주었다. 주디스는 움직임 조절이 증진되었으며 치료사의 핸들링 조절은 점차적으로 감소시켰다.

기저면과 관련된 자세조절을 증진시키기 위해서는 준비 활동으로 중재를 시작해야 한다. 이러한 준비 활동은 수동적인 움직임으로 제한된 신체구조의 운동성을 증진시키는 것 또는 능동적인 움직임 전에 신체 자세정렬의 안정성을 도모하는 기법이다. 예로, 아동의 기저면에 심부압박을 적용하는 것은 준비활동으로서 기저면으로부터의 움직임의 시작을 촉진시킨다. 주디스를 의자에 앉힌 자세에서 한 쪽 무릎에 하부 압박을 주었다. 다른 쪽 무릎은 바닥에 발 뒤꿈치를 두드리면서 신전되도록 하였다. 이것을 발을 바꾸어 실시한 다음 하지의 90/90/90 자세에서 양쪽 무릎에 압박을 주었다. 이것은 앉은 자세에서 일어서는 기술을 강화시키는 활동이다(그림 20.3).

**근위부의 안정성은 관절 주위의 동시수축이 이루어지는 체중지지를 통해 촉진된다.** 주디스가 혼자 서기 전에는 치료사가 하지관절 주위의 동시수축을 촉진하기 위해 하부 압박을 제공하면서 고관절을 지지하여 선 자세를 취하도록 하였다. 고관절을 번갈아 가며 앞으로 움직여 체중을 이동하게 함으로써 체간 회전과 앞쪽으로의 운동성(forward mobility)을 증진시켰다.

**만일 치료사가 기능적 움직임 동안 자세조절을 촉진하고 이러한 움직임 패턴을 반복할 수 있는 기회가 확대된다면, 기능적 움직임 패턴은 아동이 운동행동 레퍼토리로 자리매김할 수 있을 것이다.** 주디스는 낮은 긴장도를 지니고 있기 때문에 처음에는 근위부인 주디스의 어깨에 핸들링을 적용하고 점차적으로 원위부인 손 쪽으로 지지를 옮겨가면서 네발기기 자세에서 앉은 자세로의 전환을 촉진하였다. 이때 양손을 어깨에 둔 채 한 손으로는 아래로 향한 압박을 주고 다른 손은 뒤로 당겨 회전을 촉진하며 앉은 자세로 움직였다. 뒤쪽으로 당기는 손은 상완 외회전을 이용한 원위부 지지를 제공하기 위해 점차적으로 아래로 옮겨 잡았다.

**움직임의 시작을 위한 준비로 자세정렬을 촉진시킨다면, 아동은 활동 동안 자세조절을 유지하기 위한 적절한 근육활성화의 잠재력을 지니게 될 것이다.** 주디스는 앉아있

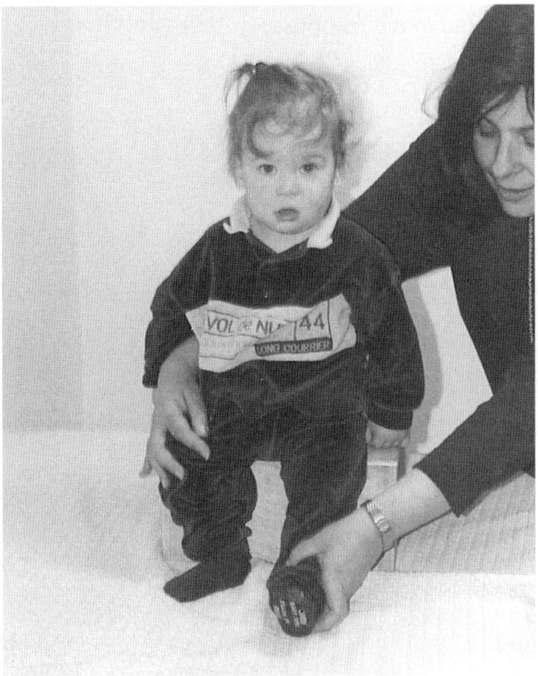

**그림 20.3**
아동을 앉힌 자세에서 치료사가 한 쪽은 무릎에 하방압력을 주고 다른 쪽은 바닥에 뒤꿈치를 두드림

을 때 하지가 외전 되는 경향이 있었다. 치료사는 주디스의 다리를 중립자세로 놓아(안쪽으로 내전시킴) 손뻗기를 위한 외측 체중이동을 시작할 수 있도록 하였으며 이러한 손뻗기가 포함된 다양한 놀이 활동에 참여하도록 하였다.

**만일 치료사가 아동의 발달 수준, 필요, 그리고 흥미에 맞춰 환경을 조정해 준다면 운동 기술을 증진시키기 위한 최대한의 자극이 제공될 것이다.** 주디스는 거울에 비친 자신의 모습을 보는 것을 매우 좋아하였으므로 치료사는 아동의 이동식 침대를 거울 앞에 가져다 주었다. 8인치 높이의 나무 박스를 침대 안에 놓고 주디스를 앉혔다. 주디스는 난간을 잡기 위해 앞으로 손을 뻗었으며 그것을 잡고 스스로 일어났다. 주디스는 매일 일정 시간을 그 침대 안에서 지냈기 때문에 이러한 환경 속에 있는 동안 거울과 박스을 통해 다양한 자극을 받을 수 있었다.

## 20.3 감각통합이론의 적용

감각통합이론에서 설명하고 있는 다음의 8가지 선행조건(postulate)을 주디스에게 적용하였다. **만일 치료사가 아동이 자신의 환경에서 행동할 수 있는 상황을 제공한다면,**

**아동은 좀 더 적절한 적응반응(adaptive response)을 보일 것이다.** 주디스의 치료는 집에서 이루어졌기 때문에 치료도구는 그 환경 속에 있는 것으로, 그리고 쉽게 운반할 수 있는 것으로 선정하였다.

- 실외용 그네 세트(outdoor swing set)
- 스쿠터보드(scooter board)
- 물리치료용 공기주입식 땅콩공(physiotherapy peanut inflatable ball)
- 다이나디스크(바닥이 둥근 균형판: DynaDisc)
- 치료용 볼스터(원통 모양의 받침대: bolster)
- Sit' n Spin(앉은 상태에서 바닥이 회전되는 장난감)
- 거친 촉감의 담요(rough textured blanket)
- 무게 조끼, 무게 담요(weighted vest, weighted blanket)
- 유아용 로션, 유아용 파우더(baby lotion, baby powder)
- 면도 크림 또는 거품 크림
- 마른 콩, 쌀, 파스타, 종이조각, 면봉
- 고스도치 모양의 공(koosh ball), 고스도치 모양의 동물장난감(koosh animals), 치료밴드(Theraband)
- 진동 장난감(vibrating toys)
- 벨크로가 부착된 장난감
- 구강 장난감, 여러 모양의 호각들
- 비눗방울, 젖은 스폰지, 부드러운 털 조각
- 긴 끈이 달린 반짝이는 구슬, 컬러 호일(colored foil)
- 놀이용 반죽(Play-dough)

이 도구들은 주디스의 놀이 상황에서 사용되었다.

**중재가 여러 감각계와 관련되어 있고 이것이 상호감각통합을 유발한다면 적응반응이 더 강하게, 그리고 더 잘 일어날 것이다.** 다양한 감각계통을 사용하는 활동을 실시하였다. 예로, 주디스가 무릎으로 서 있는 자세에서 앞에 있는 볼스터에 기대어 있다면 치료사는 볼스터를 약간 굴려 주디스가 한 손을 펴서 뻗어 밀도록 하며 볼스터의 다른 쪽에서 시범을 보였다. 이 활동을 통해 촉각, 고유수용성감각, 전정감각 입력이 일어났다.

**만일 아동이 치료에 자발적으로 참여한다면 운동 패턴을 수립하기 위한 신경 메커나즘이 일어나게 된다**(예, 피드포워드(feed forward)와 수반발사(corollary discharge)). 여러 활동을 제공하여 주디스가 선택하고 거부할 수 있도록 하였다.

**치료사가 아동의 발달에 적합한 적응반응을 유발할 수 있는 상황을 마련한다면 적**

**응반응은 좀 더 잘 일어나며 발달의 증진도 더 잘 일어나게 될 것이다.** 중재에 사용되는 활동은 적응반응이 요구되도록 설정하였다. 예로, 치료사의 손을 주디스의 다리 사이로 넣어 엎드린 상태의 주디스 상체를 지지해 주며 거울 앞에 서서 거울에 비친 자신을 보고 웃으며 손을 뻗어 척주를 펼 수 있도록 한다. 이 때 치료사는 지지하는 손을 가슴 위 부분에서 아래 부분으로 점차적으로 내려오도록 하여 주디스가 좀 더 복잡한 적응반응을 수행할 수 있도록 유도하였다(그림 20.4).

**만일 그 활동이 아동이 도전하여 성취될 수 있도록 설정되어 있다면 더 나은 적응반응을 촉진시킬 수 있을 것이다.** 즉, 모든 활동은 주디스가 '할 수 있도록' 설정되었다. 주디스가 처음에 두려움을 보였던 활동을 시도할 때는 서서히, 점진적으로 유도하였다.

**치료사가 아동에게 정서적인 안정감을 준다면 아동은 치료과정에 좀 더 잘 참여하게 될 것이다.** 주디스는 아직 어린 아동이기 때문에 특히 주디스의 반응을 주시하였다. 주디스의 경우, 치료를 단계적으로 진행시켜 주디스가 전반적인 안정감을 느낄 수 있었다.

**치료를 하는 동안 치료사가 아동에게 지속적인 피드백을 제공한다면, 아동은 그가 무엇을 하고 있는지 또는 무엇을 했는지를 더 잘 이해하게 될 것이다.** 주디스는 칭찬과 격려를 통해 치료사가 이루기 원하는 것이 무엇인지를 이해할 수 있었다. 주디스의 치료사는 지속적으로 긍정적 피드백을 주었기 때문에 주디스는 수행하고 있는 활동을 긍정적

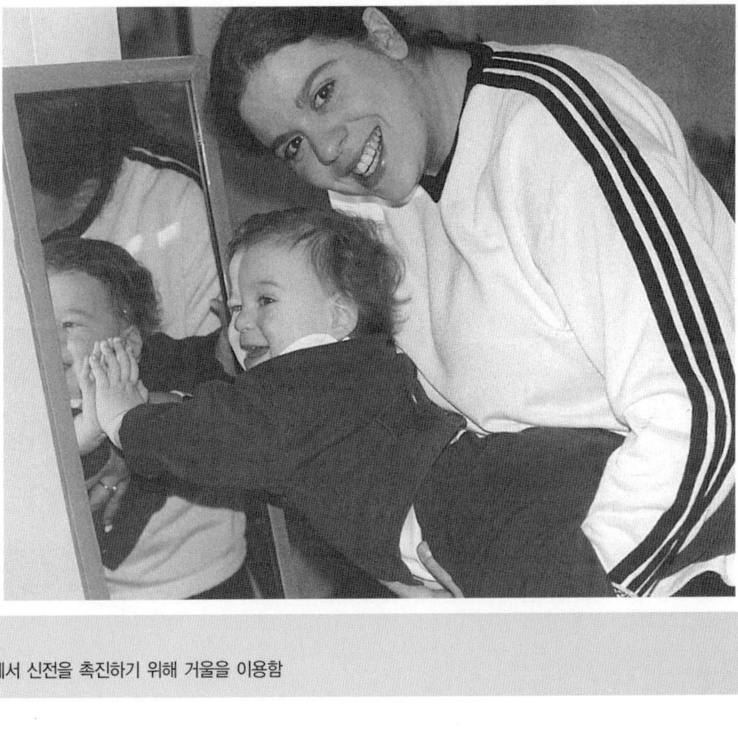

**그림 20.4**

엎드린 자세에서 신전을 촉진하기 위해 거울을 이용함

으로 느끼고 지속적으로 참여할 수 있었다.

**치료사가 아동에 맞춰 조절한 활동을 다양하게 변화시켜 가며 제공한다면 아동은 이미 습득된 행동을 발전시키기보다는 적응된 반응을 더욱 형성하게 될 것이다.** 주디스의 손뻗기를 증진시키기 위한 활동은 바닥, 플랫폼, 볼스터, 땅콩공에서 번갈아가며 실시되었다. 이러한 활동은 다양한 수준에서 그리고 다양한 지면에서의 균형과 평형반응을 발전시키는 데 도움이 되었다. 유사한 목표를 가진 다양한 활동을 이용하는 것이 적응반응의 가능성을 증진시킨다.

전정입력의 조절은 다음의 선결조건을 적용하였다.

**첫째, 조절입력(modulation input)이 한 계통에 주어지면 계통들은 상호의존적이므로 그 영향이 모든 계통에서 나타나게 된다.** 앞서 기술하였던 활동 중 거울을 향해 선형으로 가속과 감속하는 것은 주디스의 중력 불안과 감각처리의 기능장애를 감소시키기 위해 전정수용체에 감각입력을 제공하는 것이기도 하다.

**둘째, 아동의 감각식이(sensory diet)를 조절하면 감각계조절(sensory system modulation)이 더 잘 일어날 것이다.** 주디스는 많은 감각계에서 손상을 보이고 있기 때문에 감각식이가 필요했다. 촉각방어를 감소시키기 위해 솔질과 관절압박을 적용하는 Wilbarger 프로토콜을 이용하였다. 또한 다양한 움직임 경험을 통해 주디스를 다른 강도의 다른 움직임들에 노출시켰다.

**셋째, 만일 아동의 반응이 과다하면 그 적응반응은 생존 욕구이며 자극이 통합되지 않았음을 반영하는 것이다. 그러므로 감각 입력은 아동이 적응반응을 만들어낼 수 있도록 변경시켜 주어야만 한다.** 주디스와 같은 유아들은 과도한 자극이나 잘못된 감각자극으로부터 자신을 보호할 수 있는 적절한 방어력이 부족하다. 그러므로 중재 동안 활동을 천천히 강화시켜 나가는 것이 필요하다.

**넷째, 만일 감각계조절수준이 정상화 된다면 기능 지지 능력(functional support capabilities)과 최종산물의 능력이 촉진될 것이다.** 중재기간 동안 치료는 기능을 뒷받침하는 역량과 최종산물의 기초가 되는 감각계조절에 초점을 두었다.

## 20.4 두 가지 이론의 틀 적용

작업치료중재는 각 세션 안에 신경발달치료와 감각통합치료를 순차적으로 적용하는 것으로 구성하였다. 각 세션은 신경발달치료 이론의 틀을 먼저 적용하고, 다음으로 감각통합 이론의 틀을 적용했다.

### 20.4.1 전형적 치료 세션

치료사는 환영 속에 주디스의 집을 방문했다. 주디스는 운동용 매트가 깔린 테이블 위에 있었고 치료는 자세긴장도와 자발적인 운동성을 증진시키기 위한 준비 핸들링(preparatory handling)으로 시작되었다.

신경발달치료중재는 긴장도의 증진과 움직임 촉진에 초점을 맞추었다. 먼저 촉진과 함께 움직임에 대한 준비로 주디스의 어깨와 체간을 가동시켰다. 주디스의 어깨와 상지의 가동성을 위해서는 견갑골을 내전시키고 어깨를 하강(depression)시키는 핸들링을 이용하였다. 또한 치료사는 체간의 측면 굴곡과 회전뿐 아니라 체간의 굴곡과 신전을 촉진시키기 위해 핸들링을 적용했다. 이러한 준비 핸들링으로 주디스의 자세긴장도는 증진되었고 동적 운동성을 위한 준비가 갖추어졌다.

자세정렬(postural alignment)은 감각입력 전의 준비로서 조심스럽게 검토되었다. 예로, 주디스를 '롤' 위에 다리를 벌려 앉혀 골반(기저면) 위에 체간이 정렬되도록 하였다. 바닥에 놓인 발에는 기저면의 심부압박(deep pressure)을 적용하였다. 또한 롤의 측면에 놓인 쌀과 콩이 담긴 통에 모양틀을 숨겨 찾도록 하여 체간회전을 촉진하였다(그림 20.5).

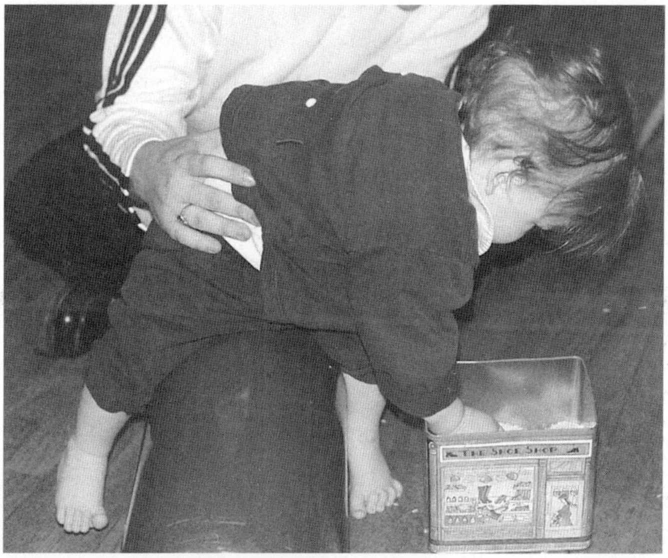

**그림 20.5**

아동의 두 다리를 벌려 롤 위에 앉혀 기저면으로 심부압박을 제공함. 또한 쌀과 콩이 든 통 안에 장난감을 넣어 측면에 두고 장난감을 찾도록 하여 체간회전을 촉진시킴

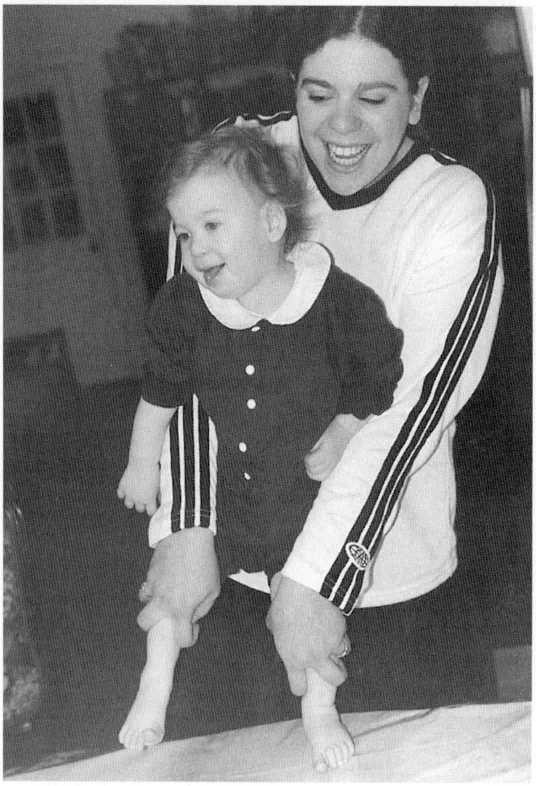

**그림 20.6**

흔들거리는 동작(swaying motion)을 이용하여 체중을 이동시킴

신경발달치료 이론의 틀을 바탕으로, 주디스는 치료사가 뒤에서 잡아준 상태에서 기립 자세를 취하도록 하였다. 치료사의 손은 주디스의 발목 앞쪽을 잡아주어 테이블에 번갈아가며 발바닥을 부드럽게 두드리면서(gentle tapping) 위 아래로 들어 올렸다. 이를 통해 체중지지와 체중이동을 경험하도록 하였다. 또한 그 자세에서 주디스를 측면으로 흔들어 체중을 이동시키도록 하였다. 주디스는 치료사가 노래를 불러주면서 이런 활동을 하는 것을 재미있어 했다(그림 20.6).

테이블 위에 볼스터를 올려놓고 볼스터와 수직방향이 되도록 주디스를 엎드린 자세로 눕혔다. 이 자세에서 주디스는 상체를 앞으로 뻗었고 치료사는 다리를 잡아주었으나 곧 주디스가 울음을 터트려 이 활동은 중단되었다.

치료사는 상체의 체중지지와 상하지의 움직임 분리(dissociation)를 위해 주디스를 테이블 위의 스쿠터보드에 엎드린 자세로 눕혔고 경사 테이블 끝에 베이비시터가 앉도록 하였다. 치료사는 테이블 아래로 주디스를 밀었고 주디스는 베이비시터에게 팔을 뻗어 '하이-파이브' 를 해 주었다. 하지만 3번 후에 금방 지쳐버렸다. 이 활동의 목적은 조절되고 분리된 상지 움직임을 이끌어내기 위한 것이었다.

이렇게 NDT를 통해 운동성을 증진시킨 후 솔질 프로그램(Wilbarg Protocol의

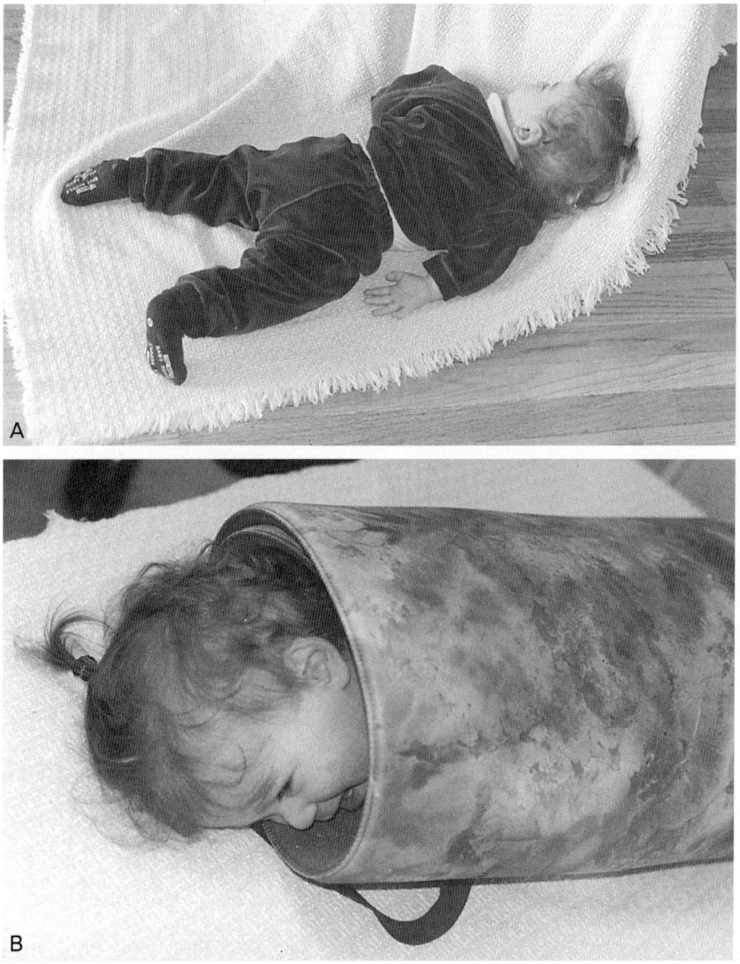

**그림 20.7**

(A) 구르기를 촉진시키기 위해 담요에서 눕혀 당김 (B) 담요에 쌓여 있는 아동

brushing program)으로 SI 치료를 시작하였다. 주디스의 고개가 치료사를 향하도록 하여 바닥의 거친 담요 위에 엎드려 눕혔다. 이 상태에서 담요를 바닥에서 들어올려 좌우로 흔들며 몸이 돌아가도록 하였다(그림 20.7). 이 활동과 Wilbarger 프로토콜은 고유수용성감각, 전정감각, 그리고 촉각 입력을 주는 활동이다.

주디스의 기기를 촉진시키기 위해 휴대용 터널을 통과하면 장난감을 가질 수 있도록 하였다. 주디스는 자신의 움직임으로 인해 터널이 흔들린다는 것을 알아차렸고 몇 분 동안 이 활동에 참여하였다(그림 20.8). 이 활동은 적응 활동에 참여하는 동안 감각입력과 함께 운동성이 함께 유발되도록 한 것이다.

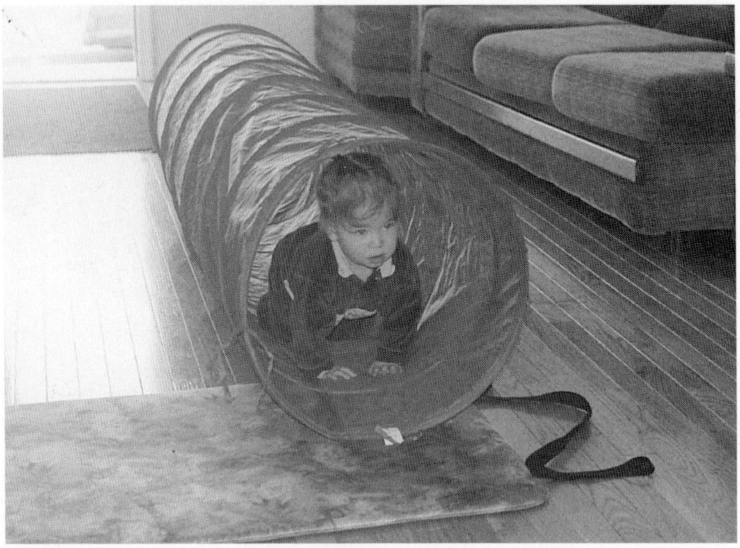

**그림 20.8**
휴대용 터널을 통과하여 기고 있는 아동

그리고 주디스가 좋아하는 장난감을 계단용 융단이 깔린 네 개의 계단 위에 올려놓고 주디스를 그 앞에 내려놓았다. 치료사는 한 쪽 무릎을 계단 위에 올려놓고 그 다음 바닥에 있는 무릎을 계단 위로 올리면서 하지가 외전되는 것을 막아주었다.

주디스의 균형 활동을 위해서는 DynaDisc에 앉혀 마라카스(유아용 딸랑이의 일종) 같은 소리나는 도구로 손을 뻗도록 하였다. 이 활동은 땅콩공에서도 실시하였으며 여러 다양한 장난감을 사용하였다.

치료시간이 끝날 쯤에는 주디스를 높은 의자에 앉힌 후 구강운동기술 활동을 실시하였다. 작은 빨대를 네모난 형태의 음료수에 꼽고 빨대 위로 음료사가 나오도록 짜주었다. 처음에는 음료수가 주디스의 입술 밖으로 나왔으나 나중에는 음료수를 입안으로 삼켰다(그림 20.9).

## 20.4.2 중재에 대한 반응

치료 5개월 후 주디스는 상당한 증진을 보였다. 주디스의 과한 경계심도 개선되었다. 주디스의 손은 이제 펴져 있었다. 다양한 촉감의 장난감을 가지고 놀게 되었다. 진공청소기 소리가 켜져 있어도 이를 무시하고 노는 것을 멈추지 않았다.

중력과의 관계에 있어서도 훨씬 안정되었다. 바로누운 자세에서 엎드려 누운 자세

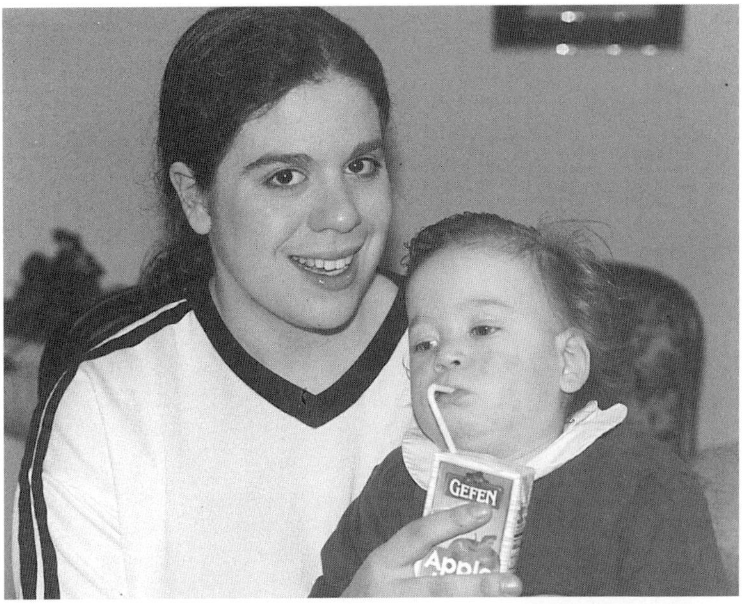


**그림 20.9**
빨기(sucking)는 자세조절과 구강운동조절을 증진시키고 전반적인 조직화를 가능하게 하는 기능적 기술임

로의 구르기가 가능해졌고, 엎드려 누운 자세나 바로누운 자세에서 어려움 없이 앉은 자세로 전환할 수 있었다. 선 자세에서의 전정입력 조절능력 또한 눈에 띄게 증진되었다. 최소한의 감독하에 계단을 오르내리기 시작했다. 아직 Sit' n Spin을 스스로 조정하는 것은 어려웠으나 Sit' n Spin에 올라타는 운동계획이 가능해졌다. 이제 주디스는 혼자 서서 한 두 발자국을 떼기도 했다. 그렇지만 체간 회전은 여전히 숙제로 남아 있었다(그림 20.10).

촉각입력조절(modulation of tactile input)이 증진됨에 따라 자신의 손을 이용하게 되었고 이로인해 환경에 대한 통제 능력이 효율적으로 이루어졌다. 주디스는 물건을 두 손으로 옮겨잡을 수 있게 되었고 이후 물체에 대한 잡기와 놓기도 증진되었다. 이제 통 안에 입방체를 담을 수 있을 뿐 아니라 장난감에 모양을 구별하여 모양틀에 가져다 놓을 수도 있었다. 주디스는 소리를 지르거나 검지 손가락을 이용하여 원하는 물건을 가리키게 되었다. 더 이상 분필에 민감해 하지 않고 칠판에 낙서를 하기도 하였다. 정교한 손끝잡기(neat pincer grasp) 형태로 치리오스(작은 도넛모양의 씨리얼)를 집어 올리며 손뼉도 치고 바이-바이 손을 흔들기도 했다.

구강운동조절의 측면에서는 아직 침을 많이 흘렸다. 비눗방울이나 호각, 촛불을 불지 못하고 빨대를 이용하여 음료수를 먹는 것이 불가능했다.

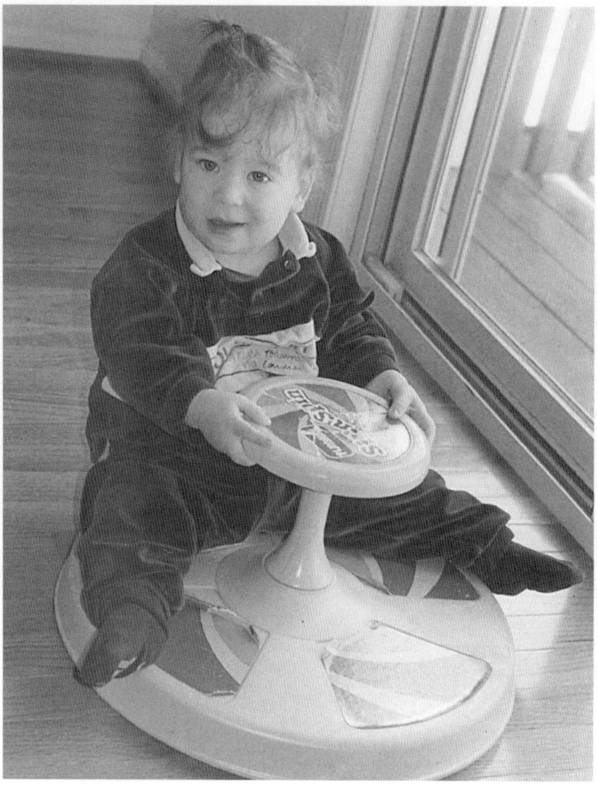

**그림 20.10**
Sit' n Spin에 앉아 있는 아동

# 20.5 이후 중재 목표

목표 1: 혼자서 먹고 옷을 입을 수 있도록 신변처리(self-care) 기술을 증진시킨다.

- 주디스는 숟가락으로 먹는 동안 자신의 손으로 숟가락을 잡고 있을 것이다.
- 주디스는 숟가락이나 포크를 이용하여 스스로 먹기를 시작할 것이다.
- 주디스는 신발과 양말을 벗을 것이다.

목표 2. 구강운동조절의 발달을 통해 침 흘리기가 감소하고 빨대를 이용하여 마시거나 개조된 컵으로 적은 양을 흘리면서 마실 수 있다.

- 주디스는 호각을 불 것이다.
- 주디스는 흘리지 않고 빨대로 음료수를 마실 것이다.
- 주디스는 롤리폽(막대사탕)을 핥을 것이다.

목표 3: 체간 회전이 증가하고 움직임이 유연해짐에 따라 혼자서 한 자세에서 다른

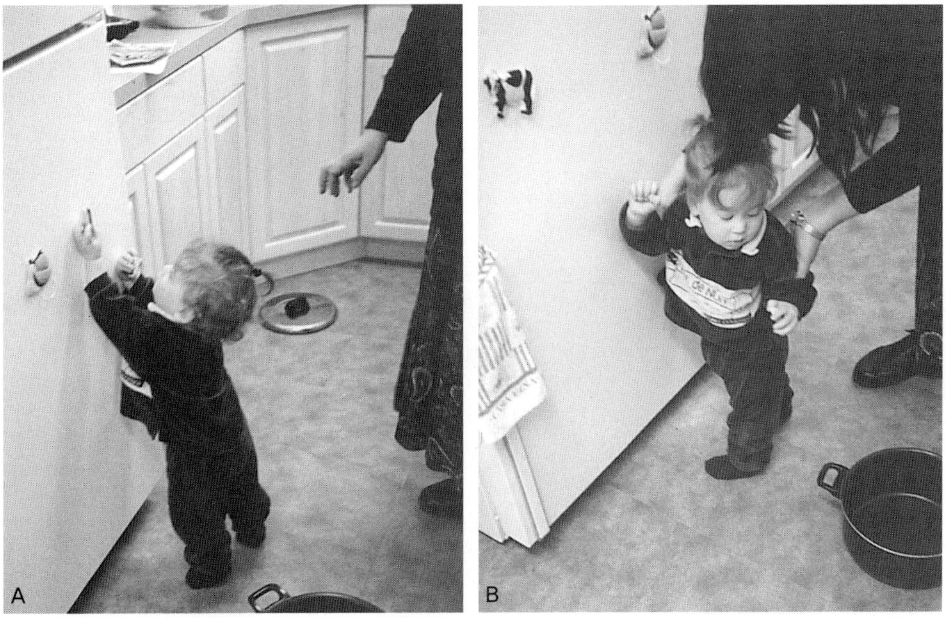

**그림 20.11**
체간 회전

자세로 전환할 수 있다.

- 주디스는 바닥에 앉아 실로폰을 가지고 놀면서 오른손으로 막대를 잡아 자신의 왼쪽에 놓인 실로폰을 칠 것이다.
- 주디스는 냉장고를 집고 일어서서 냉장고 문에 붙은 자석을 떼어 뒤에 놓인 통에 넣을 것이다(그림 20.11).
- 주디스는 박스에 앉아 자신의 측면 바닥에 놓인 콩주머니를 집어올린 후 반대 방향에 있는 치료사에게 줄 것이다(그림 20.12).
- 주디스는 네발기기 자세에서 앉은 자세로, 앉은 자세에서 선 자세로 전환할 것이다.

## 20.6 요약

주디스는 보호자가 치료사의 중재 권고를 바탕으로 시종일관 끝까지 따라와 주었기 때문에 최대한의 진전을 볼 수 있었다. 중재에서 자주 언급되었던 것처럼 주디스의 부모는 언제 주디스가 주요 발달 이정표(milestone)에 도달할 수 있을지에 대해 치료사에게

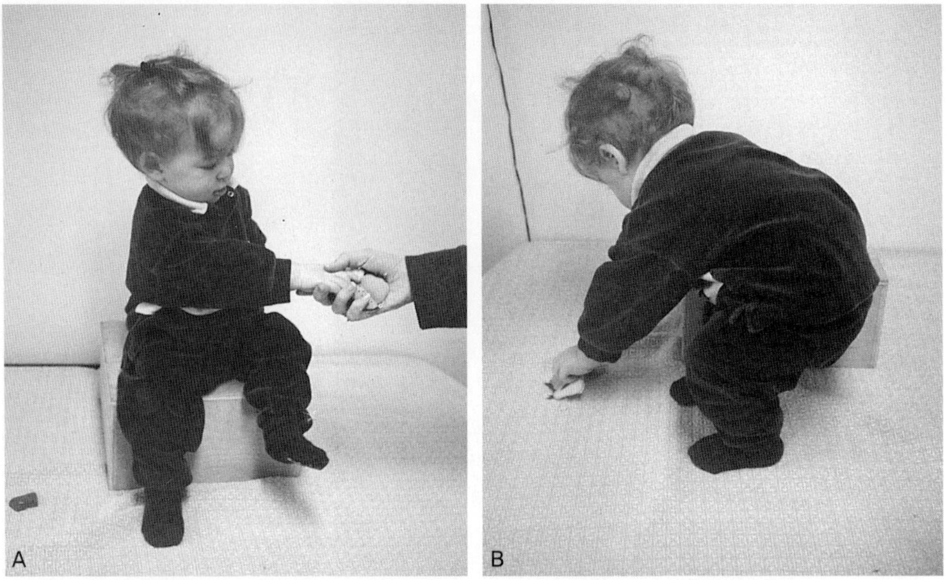

**그림 20.12**
치료사에게 콩주머니를 주기 위해 신체중앙선을 가로질러 손을 뻗는 아동

물어보았다. 이것은 다음 이정표에 도달하기 전에 필요한 하위기술과 순서를 설명하는 데에 큰 도움이 되었고 부모가 치료에서 무엇이 행해지고 있는지를 이해할 수 있었다.

주디스는 대동작과 소동작기술을 저해하는 전정처리의 어려움이 남아있기에 작업치료가 지속적으로 필요했다. 감각등록과 조절의 부족, 그리고 발달적 실행장애는 말하기 발달을 방해했다. 더욱이 분리(dissociation)와 움직임의 다양성을 발전시키는 것이 움직임의 유동성을 위해 필요했다. 주디스는 5개월 이내에 빠른 진보를 보인 정말 사랑스러운 조그만 소녀이다. 치료사는 주디스의 진전이 더할 나위 없는 속도로 계속될 것이라고 예측하였다.

이 사례에서는 신경발달치료 이론의 틀과 감각통합 이론의 틀을 함께 사용하는 것을 설명하였다. 각 치료 세션에서는 신경발달치료를 먼저 적용하고 그 다음 감각통합을 적용하여 두 가지 이론의 틀을 순차적으로 사용하였다. 중재 진행 과정을 뒤돌아 보았을 때 두 이론은 대등한 방식으로 일정 기간 동안 시종일관 사용되었으며, 이 이론들은 어떠한 방식으로도 통합되지 않았다. 대부분의 중재가 두 가지 방향으로 이루어지는 것처럼 아동의 발달은 양쪽 모두가 중요하기 때문이다.

## 연구 과제

1. 주디스의 감각방어을 암시하는 징후(signs)를 나열하시오.
2. 왜 감각통합과 신경발달치료 이론을 함께 사용하였는가?
3. 주디스의 목표에 명시된 부가적인 목표와 치료활동을 나열하시오.
4. 목표에 바탕이 되는 기능/기능장애의 연속체를 다루기 위해 '변화와 관련된 선행조건(the postulates regarding change)' 이 어떻게 사용되었는지 논하시오.
5. 두 이론은 함께 이용하기 위해 어떠한 방법으로 통합하였는가?

## 참고문헌

Folio, M. R., & Fewell, R. R. (1983). *Peabody developmental motor scales and activity cards.* Allen, TX: DIM Teaching Resources.

Oetter, P., Richter, E., & Frick, S. (1992). *MORE integrating the mouth with sensory and postural function.* Hugo, MN: PDP Products.

Wilbarger, P. (1991) *Occupational therapy: sensory defensiveness,* 60 minute video, PDP Products, Hugo, MN.

Wilbarger, P., & Wilbarger, J. (1991). *Sensory defensiveness in children 2–12.* Santa Barbara, CA: Avanti Education Programs.

# 한글 찾아보기

## ㄱ

## ㄴ



## ㄷ



## ㄹ

## ㅁ



## ㅂ



## ㅅ

## ㅇ

## ㅈ

## ㅊ



## ㅋ



## ㅌ



## ㅍ

## ㅎ

# 영문 찾아보기

## A



## B



## C

## D



## E



## F



## G



## H



## I



## K



## L



## M

## N



## O



## P



## Q



## R



## S

## T



## U



## V



## W

**옮긴이**

김경미 인제대학교 작업치료학과
김영근 대구보건대학 작업치료과
김태훈 순천제일대학 작업치료과
박수현 여주대학 작업치료과
유은영 연세대학교 작업치료학과
이지연 동남보건대학 작업치료과
조무신 춘해대학 작업치료과



**아동작업치료 이론의 틀**

FRAMES OF REFERENCE FOR
PEDIATRIC OCCUPATIONAL THERAPY • Second Edition

2007년 2월 15일 초판 인쇄
2007년 2월 20일 초판 발행

**저 자** PAULA KRAMER · JIM HINOJOSA
**옮긴이** 김경미 · 김영근 · 김태훈 · 박수현
유은영 · 이지연 · 조무신
**발행자** 김시동
**발행처** **정문각**

서울특별시 마포구 대흥동 210-1 봉화빌딩 4층
TEL. 713-0421~3 FAX. 704-6265
전자우편 jungmunk@unitel.co.kr
홈페이지 www.jungmunkag.co.kr
등 록 1990년 10월 25일 9-246호

정가 **30,000원**

ISBN 978-89-7742-346-6 93510